国家卫生健康委员会"十四五"规划教材
全国高等学校药学类专业第九轮规划教材
供药学类专业用

# 生物药剂学与药物动力学

## 第6版

主　编　尹莉芳　张　娜

副主编　孙　进　袁　弘　蒋　晨

编　者（以姓氏笔画为序）

尹莉芳（中国药科大学）　　　　　　孟胜男（中国医科大学）

孙　进（沈阳药科大学）　　　　　　钟国平（中山大学药学院）

张　娜（山东大学药学院）　　　　　贺福元（湖南中医药大学）

张文丽（中国药科大学）　　　　　　袁　弘（浙江大学药学院）

陈　钢（广东药科大学）　　　　　　徐华娥（南京医科大学）

陈志鹏（南京中医药大学）　　　　　斯陆勤（华中科技大学药学院）

周四元（中国人民解放军空军军医大学）　蒋　晨（复旦大学药学院）

U0298136

人民卫生出版社
·北京·

**图书在版编目（CIP）数据**

生物药剂学与药物动力学/尹莉芳，张娜主编．——
6 版．——北京：人民卫生出版社，2022.7（2024.11重印）
ISBN 978-7-117-33238-5

Ⅰ.①生…　Ⅱ.①尹…②张…　Ⅲ.①生物药剂学 –
医学院校 – 教材②药物代谢动力学 – 医学院校 – 教材
Ⅳ.①R945②R969.1

中国版本图书馆 CIP 数据核字（2022）第 101470 号

| | | |
|---|---|---|
| 人卫智网 | www.ipmph.com | 医学教育、学术、考试、健康，<br>购书智慧智能综合服务平台 |
| 人卫官网 | www.pmph.com | 人卫官方资讯发布平台 |

生物药剂学与药物动力学
Shengwu Yaojixue yu Yaowu Donglixue
第 6 版

主　　编：尹莉芳　张　娜
出版发行：人民卫生出版社（中继线 010-59780011）
地　　址：北京市朝阳区潘家园南里 19 号
邮　　编：100021
E - mail：pmph @ pmph.com
购书热线：010-59787592　010-59787584　010-65264830
印　　刷：人卫印务（北京）有限公司
经　　销：新华书店
开　　本：850 × 1168　1/16　印张：29
字　　数：838 千字
版　　次：2000 年 6 月第 1 版　2022 年 7 月第 6 版
印　　次：2024 年 11 月第 5 次印刷
标准书号：ISBN 978-7-117-33238-5
定　　价：86.00 元

打击盗版举报电话：**010-59787491**　**E-mail：WQ @ pmph.com**
质量问题联系电话：**010-59787234**　**E-mail：zhiliang @ pmph.com**
数字融合服务电话：**4001118166**　**E-mail：zengzhi @ pmph.com**

# 出 版 说 明

全国高等学校药学类专业规划教材是我国历史最悠久、影响力最广、发行量最大的药学类专业高等教育教材。本套教材于1979年出版第1版,至今已有43年的历史,历经八轮修订,通过几代药学专家的辛勤劳动和智慧创新,得以不断传承和发展,为我国药学类专业的人才培养作出了重要贡献。

目前,高等药学教育正面临着新的要求和任务。一方面,随着我国高等教育改革的不断深入,课程思政建设工作的不断推进,药学类专业的办学形式、专业种类、教学方式呈多样化发展,我国高等药学教育进入了一个新的时期。另一方面,在全面实施健康中国战略的背景下,药学领域正由仿制药为主向原创新药为主转变,药学服务模式正由"以药品为中心"向"以患者为中心"转变。这对新形势下的高等药学教育提出了新的挑战。

为助力高等药学教育高质量发展,推动"新医科"背景下"新药科"建设,适应新形势下高等学校药学类专业教育教学、学科建设和人才培养的需要,进一步做好药学类专业本科教材的组织规划和质量保障工作,人民卫生出版社经广泛、深入的调研和论证,全面启动了全国高等学校药学类专业第九轮规划教材的修订编写工作。

本次修订出版的全国高等学校药学类专业第九轮规划教材共35种,其中在第八轮规划教材的基础上修订33种,为满足生物制药专业的教学需求新编教材2种,分别为《生物药物分析》和《生物技术药物学》。全套教材均为国家卫生健康委员会"十四五"规划教材。

本轮教材具有如下特点:

1. 坚持传承创新,体现时代特色 本轮教材继承和巩固了前八轮教材建设的工作成果,根据近几年新出台的国家政策法规、《中华人民共和国药典》(2020年版)等进行更新,同时删减老旧内容,以保证教材内容的先进性。继续坚持"三基""五性""三特定"的原则,做到前后知识衔接有序,避免不同课程之间内容的交叉重复。

2. 深化思政教育,坚定理想信念 本轮教材以习近平新时代中国特色社会主义思想为指导,将"立德树人"放在突出地位,使教材体现的教育思想和理念、人才培养的目标和内容,服务于中国特色社会主义事业。各门教材根据自身特点,融入思想政治教育,激发学生的爱国主义情怀以及敢于创新、勇攀高峰的科学精神。

3. 完善教材体系,优化编写模式 根据高等药学教育改革与发展趋势,本轮教材以主干教材为主体,辅以配套教材与数字化资源。同时,强化"案例教学"的编写方式,并多配图表,让知识更加形象直观,便于教师讲授与学生理解。

4. 注重技能培养,对接岗位需求 本轮教材紧密联系药物研发、生产、质控、应用及药学服务等方面的工作实际,在做到理论知识深入浅出、难度适宜的基础上,注重理论与实践的结合。部分实操性强的课程配有实验指导类配套教材,强化实践技能的培养,提升学生的实践能力。

5. 顺应"互联网+教育",推进纸数融合 本次修订在完善纸质教材内容的同时,同步建设了以纸质教材内容为核心的多样化的数字化教学资源,通过在纸质教材中添加二维码的方式,"无缝隙"地链接视频、动画、图片、PPT、音频、文档等富媒体资源,将"线上""线下"教学有机融合,以满足学生个性化、自主性的学习要求。

众多学术水平一流和教学经验丰富的专家教授以高度负责、严谨认真的态度参与了本套教材的编写工作,付出了诸多心血,各参编院校对编写工作的顺利开展给予了大力支持,在此对相关单位和各位专家表示诚挚的感谢! 教材出版后,各位教师、学生在使用过程中,如发现问题请反馈给我们(renweiyaoxue@163.com),以便及时更正和修订完善。

人民卫生出版社

2022年3月

## 主编简介

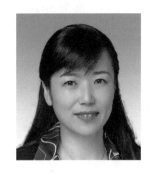

### 尹莉芳

中国药科大学药学院教授，博士生导师，江苏省缓释智能制剂及关键功能性辅料开发与评价工程研究中心主任。入选"教育部新世纪优秀人才"，中国药科大学兴药学术带头人，江苏省"教育厅青蓝工程"创新团队带头人、江苏省"333高层次人才培养工程"第二层次中青年科技领军人才，中国药学会药剂专业委员会副主任委员，国家药品监督管理局药品审评中心咨询专家委员会委员，中国药学会工业药剂专业委员会委员，主编或者参编教材10余部。长期致力于口服缓控释制剂、纳米给药制剂相关研究，获江苏省科学技术奖一等奖（排名第一）、江苏省科技进步奖二等奖（排名第一）。主持科技部新药重大专项、国家自然科学基金面上项目、企业项目等数十项，完成数十个品种申报，获得30余个临床批件或者生产批件。以通讯作者在 *ACS Nano*、*Advanced Science* 等发表学术论文100余篇，授权专利10余项。

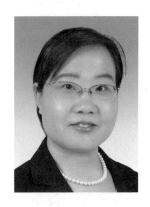

### 张 娜

山东大学药学院教授，博士生导师。入选"教育部新世纪优秀人才"，山东大学学科高峰计划药物动力学学科带头人，中国药学会纳米药物专业委员会委员，中国颗粒学会生物颗粒与粉体专业委员会委员。从事生物药剂学与药物动力学教学20年，作为课程团队负责人，"生物药剂学与药物动力学"入选山东省一流课程。主编、副主编和参编教材14部。主持山东省、山东大学教研课题8项，获得山东大学优秀教师、山东大学"教学名师"、山东省首届高校微课比赛一等奖、全国首届高校微课比赛优秀奖、药剂学校级优秀教学团队负责人等奖励。近年来主持科研课题17项，其中国家级课题9项，累计发表研究论文120余篇，2014—2019年被国际爱思唯尔（*Elsevier*）科学文献出版社评为中国高被引学者。授权专利19项。

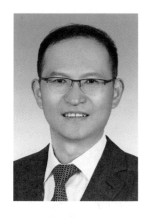

**孙 进**

教授，博士生导师，沈阳药科大学无涯创新学院院长。入选教育部长江学者特聘教授，中组部万人计划科技创新领军人才、教育部新世纪优秀人才。从事教学 20 年，为本科生讲授生物药剂学与药物动力学、药剂学专业英语和药剂学实验等课程。积极参与编写国家统编教材和学术专著，主要包括《口服药物吸收与转运》《药物转运体》《纳米粒给药系统》《生物药剂学与药物动力学》《临床药物代谢动力学》等。以通讯作者在 *Nature Communications*，*Science Advances*，*Advanced Science*，*Nano Lett*，*ACS Nano*，*Trends Pharmacol Sci*，*Small*，*Biomaterials*，*J Control Rel* 等发表学术论文 180 余篇，授权专利 40 余项。

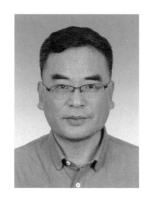

**袁 弘**

浙江大学药学院教授，博士生导师，药物制剂技术国家地方联合工程实验室副主任。主讲药剂学、生物药剂学与药物动力学、药物制剂工程等多门本科生和研究生课程。主要从事脂质纳米给药系统、靶向共聚物胶束给药系统等新型药物制剂的研究与新制剂的开发。在难溶性药物、多肽蛋白类药物的口服给药研究，口服淋巴靶向基础理论研究，智能递送给药系统的纳米材料与纳米载体分子设计等领域，取得了一些重要进展。累计发表 SCI 论文 50 余篇；获得专利授权 20 余项；获得国家科技进步奖二等奖 1 项，浙江省科技进步奖一等奖 1 项、二等奖 2 项，教育部自然科学奖二等奖 1 项。

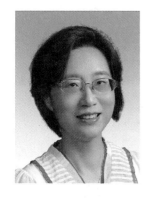

**蒋 晨**

复旦大学药学院教授，博士生导师，国家杰出青年。自 2003 年起，主讲包括生物药剂学（上海市精品课程）等多门本科生和研究生课程。研究方向为靶向药物递释系统，聚焦基于疾病病理特征的靶向药物递释系统设计和优化，并揭示相关靶向机制。获得国家杰出青年科学基金、上海市学术带头人称号、教育部新世纪人才计划，主持国家自然科学基金 5 项及国家 863 项目 1 项；获教育部自然科学奖一等奖和上海自然科学奖二等奖。近 5 年发表高质量 SCI 论文多篇（其中 IF 大于 10.0 的 30 篇），包括 *Adv Mater*，*ACS Nano*，*Nano Lett*，*Biomaterials*，*J Control Rel*，*Small* 等。

# 前　言

《生物药剂学与药物动力学》(第6版)为国家卫生健康委"十四五"规划教材、全国高等学校药学类专业第九轮规划教材,在第5版介绍生物药剂学与药物动力学(简称药动学)基本概念、基础理论、研究方法及其应用的基础上,根据药学学科的发展要求和最新的前沿技术进行了充实与更新,同时本版教材融入了课程思政元素和知识链接,使本教材的科学性、新颖性、实用性和可读性得到了进一步的提高。

本书分为十六章。第一章介绍生物药剂学的基本概念、研究内容与发展;第二章至第七章根据药物转运、吸收、分布、代谢、排泄的规律,阐述药物的理化性质、制剂和给药途径对药物疗效的影响,说明生物药剂学与剂型设计的关系;第八章至第十六章为药物动力学的基本理论、应用及研究进展,通过药动学原理研究药物在体内的变化规律,及其在新药研发与临床研究等方面的具体应用。

本教材修订工作主要体现在以下几个方面:

1. 编排和调整　为保证知识点具有梳理性,对教材的章节划分进行了调整。考虑到药物跨膜转运内容涉及吸收、分布及消除的各个环节,将其设为一章单独介绍,从而使读者更容易理解其在药物体内全过程中的作用。

2. 补充与更新　随着对转运体的种类、分布、功能以及调控机制认识的深入,本教材补充了"药物转运体对药物体内过程的影响"等内容。鉴于目前口服药物吸收预测模型在新药研发中的广泛应用,在"口服药物的吸收"中补充了该模型的介绍和应用;在"非口服给药途径药物的吸收"中补充了耳部给药的介绍;在"药物的代谢"中补充了药物代谢酶多态性及其临床意义;在"药物的排泄"中补充了新型纳米制剂对药物排泄的影响。此外,部分章节增加了剂型实例,并完善了研究药物体内过程新方法、新技术。同时,根据国内外药品监督管理部门颁布的最新法规及研究进展,在第十五章中,对新药非临床及临床药动学研究、人体生物利用度和生物等效性研究等内容进行了更新,增加了改良型新药调释制剂、纳米药物、生物技术药物的药动学研究,并在十六章中补充了细胞药动学、中药药动学等药动学新理论,增强教材的实用性和新颖性。

3. 纠错与替换　根据读者使用的调研与反馈意见,对上版教材中抽象或不明确的含义、概念和原理,进行了详细的讲解并增加了相应案例分析,对教材中存在的一些争议较大的内容进行了删减,对写错的公式和符号等进行了修改。

4. 栏目设置　与第5版教材相比,本教材在章节前后分别增设了学习目标和思考题,对各章知识点进行总结和延伸,引导读者深入学习;同时,本教材还融合了数字资源,包括课件、目标测试题等,方便读者自学或复习。

本教材的编委多为从事生物药剂学与药物动力学教学与科研工作的一线中青年教师,他们的智慧、热情和协作使本书能及时完稿,也特别感谢王柏副教授在本书编写过程中提供的宝贵意见,感谢参与本书编排工作的毕肖林、韩晓鹏、刘永军、孙丙军、刘莉莎、秦超、孙涛、唐春明、辛晓斐等老师和学生(排名不分先后)。

本教材主要供医药院校药学类及相关专业使用,也可作为药师、临床医师、医药生产和科研单位技术人员的参考书。

由于时间紧迫以及编者水平有限,书中难免存在疏漏与错误之处,恳请读者提出宝贵意见和建议。

尹莉芳

2022年1月

# 目　　录

# 第一章

# 生物药剂学概述

第一章
教学课件

## 第一节 生物药剂学的基本概念

生物药剂学(biopharmaceutics)是20世纪60年代迅速发展起来的药学相关学科,药剂学(pharmaceutics)是关于药物配制、生产技术和合理利用等内容的综合性应用技术科学;前缀"bio"来源于希腊语的"bios",即将药剂学与生命有机体(或组织)联系起来。因此,生物药剂学就是关于药物制剂或剂型用于生命有机体(或组织)的科学。它是研究药物及其剂型在体内的吸收、分布、代谢与排泄过程,阐明药物的剂型因素、机体的生物因素与药物效应三者之间相互关系的科学。生物药剂学中的药物效应,是指药物作用的结果,是机体对药物作用的反映,既包括治疗效果,也包括副作用和毒性。研究生物药剂学的目的是正确评价药物制剂质量,设计合理的剂型、处方及制备工艺,为临床合理用药提供科学依据,使药物发挥最佳的治疗作用并确保用药的有效性和安全性。

生物药剂学研究各种剂型给药后药物在体内的过程和动态变化规律以及影响体内过程的因素。不同的剂型或给药途径会产生不同的体内过程(图1-1)。

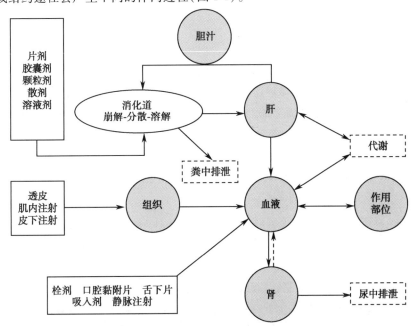

图 1-1 不同剂型给药的体内过程

药物进入体循环才能发挥全身治疗作用,多数情况下,药物必须透过生物膜才能进入体循环。吸收(absorption)是指药物从用药部位进入体循环的过程。药物从体循环向各组织、器官或体液转运的过程称为分布(distribution)。药物在吸收过程或进入体循环后,受肠道菌丛或体内酶系统的作用,结构发生转变的过程称为代谢(metabolism)或生物转化(biotransformation)。体内药物以原型或其代谢产物的形式排出体外的过程称为排泄(excretion)。药物的吸收、分布和排泄过程统称为转运(transport),而分布、代谢和排泄过程称为处置(disposition),代谢与排泄过程称为消除(elimination)。

生物药剂学研究影响药物体内过程的因素,主要是剂型因素和生物因素。剂型因素不仅涵盖注射剂、片剂、胶囊剂、丸剂、软膏剂和溶液剂等药剂学中的剂型概念,也广义地包括与剂型有关的各种因素,主要有以下几个方面:

1. 药物的化学性质,如同一药物的不同盐、酯、络合物或衍生物,即药物的化学形式、药物的化学稳定性等。

2. 药物和剂型的物理性质,如粒径、晶型、晶癖、溶解度、溶出速率等。

3. 药物的剂型、用药方法和给药途径。

4. 制剂处方中所用辅料的种类、性质和用量。

5. 处方中药物的配伍及相互作用。

6. 制剂的工艺过程、操作条件和贮存条件等。

生物因素主要包括以下几个方面:

1. 种族差异  指不同的生物种属,如小鼠、大鼠、兔、豚鼠、犬、小型猪和猴等不同的实验动物与人的差异,以及同一种生物在不同地理区域和生活条件下形成的差异,如不同人种之间的差异。

2. 性别差异  指动物的雌雄与人的性别差异。

3. 年龄差异  新生儿、婴儿、青壮年与老年人的生理功能可能存在的差异。

4. 生理和病理条件的差异  生理条件如妊娠或各种疾病引起的病理变化可导致药物体内过程的差异。

5. 遗传因素  体内参与药物代谢的各种酶及其活性可能引起的个体差异等。

## 第二节  生物药剂学的研究内容及其在新药开发中的应用

### 一、生物药剂学的研究内容

生物药剂学研究的是药物及其剂型体内转运和动态变化过程,其研究工作主要涉及以下内容。

1. 研究药物的理化性质对药物体内过程的影响  药物在体内的行为特征与药物的化学结构和物理性质密切相关。药物的理化性质如粒径、晶型、晶癖等会影响药物的溶解度或溶出速率,从而影响药物的生物活性。如非洛地平溶解度低,普通片剂溶出缓慢,生物利用度低,采用微粉化技术减小药物粒径(粉碎到 $25\mu m$ 后),制成片剂,其血药浓度比普通片剂提高了 1 倍;采用固体分散体技术,制成片剂,其血药浓度又比采用微粉化技术制备的片剂提高了 2 倍。因此,通过研究药物的理化性质与体内过程的关系,可合理指导制剂的开发。

2. 研究剂型、制剂处方和制剂工艺对药物体内过程的影响  同一药物的不同剂型可能产生不同的药理作用,不同厂家的同一品种也可能出现疗效的差异。剂型、处方和工艺设计需要运用药剂学的基本理论和方法,而研究制剂处方和工艺对药物体内过程的影响则是生物药剂学的主要研究内容。如头孢呋辛酯片制剂工艺分为干法制粒和湿法制粒,由于湿法制粒可导致部分无定形头孢呋辛酯药物转变为生物利用度较低的 α 晶型,因此国内企业多采用干法制粒工艺。口服纳米混悬剂粒径小,可以改善黏膜黏附性,延长胃肠道滞留时间,减少吸收的个体差异。再如口服硝酸甘油时首过效应可灭活约90%,因此硝酸甘油常以舌下含服形式给药以避开首过效应,提高疗效。

3. 根据机体的生理特点进行制剂设计　　从生物因素影响药物效应的角度进行剂型设计具有重要的指导意义。如口服药物制剂的设计,要综合考虑机体因素对制剂释放、药物的稳定性、药物的存在状态的影响,应根据消化道各段的pH、药物在胃肠道的转运时间和消化道中的酶与细菌对药物及辅料的作用,设计胃肠道定位、定时的给药系统。如果药物在胃酸中不稳定或者对胃部刺激性大,可以考虑设计成肠溶剂;根据结肠部位的pH或者结肠细菌产生的独特酶系,利用pH敏感的高分子材料或采用可降解的高分子材料为载体能够实现药物在结肠定位释药。

4. 研究微粒给药系统的体内过程　　微粒给药系统也称为微粒制剂,系指药物与适宜载体(一般为生物可降解材料),经过一定的分散包埋技术,制得的由具有一定粒径(微米级或纳米级)微粒组成的固态、液态、半固态或气态的药物制剂。不同的表面性质(荷电情况、配体修饰、表面亲疏水性)和粒径大小决定了微粒给药系统的体内过程和胞内命运,进而影响药物的生物利用度和疗效。微粒进入血液循环后,在到达靶部位前,可能被巨噬细胞吞噬、与血浆蛋白结合或被酶降解。对微粒表面进行修饰,可避免网状内皮系统(reticuloendothelial system,RES)的吞噬作用。如用聚乙二醇、吐温-80或泊洛沙姆等修饰脂质体膜,形成长循环脂质体或隐形脂质体(stealth liposomes),从而延长药物在血液中的循环时间;再如在脂质体表面采用阳离子聚合物、亲水性非离子聚合物以及生物黏附剂进行修饰后,可克服口服药物吸收的黏液层屏障,提高药物的生物利用度。

5. 研究新的给药途径与给药方法　　传统剂型与给药方法已经不能满足现代临床治疗的要求,黏膜给药、经皮给药、多肽口服、吸入式疫苗等新的给药途径和方法的出现不仅满足了临床需求,同时也为临床合理用药提供了新的选择。开发新的给药途径和方法,需要研究和比较这些给药途径和方法的药物转运机制以及对药物体内转运过程的影响,综合考察改变给药途径和方法对药品的有效性和安全性的影响。例如天麻素水溶性好,导致其不易透过血-脑屏障,研究发现将天麻素制成鼻用凝胶剂,药物可经鼻腔内的嗅觉系统绕过血-脑屏障传递至脑内,改善了天麻素在脑部的递药效率。

6. 探索生物药剂学的研究方法　　生物药剂学通过研究药物剂型因素、生物因素和药物效应之间关系及其规律,从药物体内过程的改变影响药物效应的角度出发,为各种制剂提供更加合理和完善的评价方法和指标。生物药剂学的体内外试验方法的建立,需要依据生物药剂学的原理和要求,给药途径和方法的不同,制剂的生物药剂学评价方法也有所不同。如依据营养学原理设计的动态胃模型(dynamic gastric model,DGM)和人体胃模拟器(human gastric simulator,HGS)可以体外模拟胃pH变化、酶消化、胃混合、剪切力速率和强度、胃蠕动和胃排空等,预测制剂胃内行为,改善体外预测结果与体内药动学过程之间的相关性。此外,利用分子拓扑学知识,结合深度学习算法等人工智能技术建立预测药物体内过程、药物相互作用的数学模型,建立模拟体内吸收的体外模型(如Caco-2细胞模型、MDCK-MDR1细胞模型等)研究药物的小肠吸收,研究以药物的理化参数预测机体的吸收,研究可以预测人体血药水平的动物实验模型等,都属于生物药剂学研究工作中不可缺少的部分。

## 二、生物药剂学在新药开发中的应用

药物产品的体内过程和药物效应是其研发过程的关键因素和追求的目标。自20世纪70年代以来,世界卫生组织和各国制药协会的新药评价指导原则中,都将药物代谢动力学(简称药动学)与药物效应动力学(简称药效学)作为新药非临床和临床药理评价的主要内容。

生物药剂学的研究工作贯穿于新药的发现、化合物的筛选、非临床有效性和安全性试验、制剂处方和工艺设计、临床有效性评价等整个药品研发过程。药品上市后,仍然需要生物药剂学和药动学的参与和评价。

1. 新药的合成和筛选中,需要考虑药物体内的转运和转化因素　　在围绕先导化合物进行系列化合物的合成过程中,可以选择一些候选药物进行动物的生物药剂学研究,以判断它们的代谢性质。一个比较好的候选药物应具备口服吸收良好、容易转运到药效作用部位(如中枢神经系统药物能通过血-脑屏障)、有适宜的药动学参数等特点。

在新药设计中,除了关心药物的活性、安全性和稳定性之外,还要关注药物到达靶组织的浓度,淘汰药效不佳,毒性较大以及吸收、分布、代谢和排泄性质不理想的候选化合物。由于代谢途径复杂的药物会使不同个体及不同种族人群的药效作用与毒性作用难以预测,理想的候选药物应尽可能在体内不生成反应性代谢产物。根据药物在体内的代谢途径来设计前药,通过定向结构改造改变药物的体内过程,可以使其更有利于临床应用。

2. 新药安全性评价中,药动学研究可以为毒性试验设计提供依据　受多种因素的影响,毒性试验观察到的毒性反应往往不一定与剂量相关,而与血药浓度相关。毒性试验所用的剂量可能高于人用剂量的数十倍至近百倍,如果剂型中高浓度的药物吸收不良,进入体内的药量与剂量不成正比,就有可能造成毒性剂量评估上的误差。因此,需要将药动学数据与短期和亚慢性毒性研究的结果结合来确定慢性毒性、生殖毒性和致畸研究的适宜剂量水平。给药频率通常根据药物的消除半衰期($t_{1/2}$)进行设计,$t_{1/2}$长的药物最好参考有效血药浓度范围制订给药方案。药物的组织分布也是毒性试验要考虑的因素,例如受试药体内分布试验显示在骨髓中有蓄积,长期毒性试验就应注意观察该药对造血功能和形态学的影响。

3. 新药的制剂研究中,剂型设计的合理性需要进行生物药剂学研究　合理的药物剂型是发挥药效的重要因素。例如常用的口服剂型,一般希望能使药物被充分吸收,这可以通过血药浓度-时间曲线来衡量,其中血药浓度-时间曲线下面积(AUC)、达峰浓度($C_{max}$)和达峰时间($t_{max}$)等参数可以反映药物在胃肠道的吸收速度和吸收程度。多数血管外给药剂型可通过测定血药浓度来评价处方设计和制备工艺的合理性以及制剂质量的可靠性。

4. 新药非临床和临床试验中,需要进行动物或人体药动学研究　新药非临床研究中,原则上需要开展动物药动学研究,以便为新药安全性和有效性评价提供信息。新药临床试验中,需进行单次给药剂量递增和多次给药剂量递增的药动学研究、患者药动学研究、物质平衡研究、食物影响研究和药物相互作用研究,如有需要,还应进行肝肾功能不全患者及儿科人群的药动学研究。此外,在新药临床研究全过程中,涉及处方、生产工艺等重大变更,可能需要进行生物利用度和生物等效性研究。总之,建议汇总临床研发阶段各项研究中收集的药动学数据,综合分析影响药物药动学特征的内在因素和外在因素,包括但不限于年龄、性别、体重、种族和药物相互作用等。

5. 新药上市后的变更需要用生物药剂学进行评估　新药经过注册并获准进行商业化生产后,仍然需要生物药剂学的参与。药品获得管理机构的批准后,其处方、生产工艺、生产场地和给药方案等发生任何变更,或者对已上市药品进行改进和扩展,需要对药品进行剂型、规格、释放特性、给药方案、适应证和适用人群等变更时,必须评估变更对生物药剂学行为的影响,尤其是变更较大时,需要提供变更后人体药动学资料和其他支持性数据。

### 知识链接

## 改良型新药

改良型新药是在已知活性成分的基础上,对其结构、剂型、处方工艺、给药途径和适应证等进行优化,具有明显临床优势的药品。与全新靶点和结构的创新药相比,改良型新药具有更多可以借鉴的已知活性成分药品的研究数据,可缩短临床研发的周期。被改良药品的结合靶点、作用机制、药效学数据、人体药动学数据、有效性证据和安全性特征均较为明确。因此,化学药物改良型新药的临床研发可借鉴已上市药品的临床开发经验,立足于明确的临床需求(如现有已上市药品疗效待提高、性能待改善或给药方式待优化等)进行优化。改良型新药需开展必要的临床试验,并在临床试验中对临床优势进行概念验证,并最终确证。

### 三、生物药剂学与相关学科的关联性

生物药剂学的迅速发展,与相关学科的介入和渗透密切相关。

药剂学是研究药物制剂的基本理论、处方设计和制备工艺等内容的综合性应用技术科学。生物药剂学作为药学的分支学科,与药剂学关系密切、相辅相成。药剂学中新剂型的研制需要体内外质量的保证,制剂体内质量的考察需要依赖生物药剂学的理论和方法,而药剂学的发展又对生物药剂学提出新的要求。因此,生物药剂学研究可以为制剂处方筛选、工艺设计及质量控制等提供科学依据,药剂学中新剂型的设计和开发又推动了生物药剂学理论和方法的完善及发展。

药物动力学(又称药代动力学、药物代谢动力学,简称为药动学)是应用动力学原理与数学处理方法研究药物在体内的吸收、分布、代谢和排泄过程量变规律的科学。同一原料药,制成药物制剂的剂型不同、处方组成和制备工艺不同,给药后的体内过程、疗效和安全性也不同。因此,研究药动学已成为新制剂研发和新剂型设计与评价的主要手段之一,可为药物制剂的合理选择、处方工艺的设计及优化提供依据。药动学与药剂学的结合,产生和发展了生物药剂学,从而为认识药物剂型、生物因素与药物效应之间的关系提供了可能。因此,药动学与生物药剂学互为依存、共同发展。

此外,生物药剂学与药理学、生物化学等学科,在内容上互相补充和渗透,都是研究药物或其他生理有效物质与机体的关系。但研究的侧重点不同,药理学主要研究药物在体内的作用方式和作用机制;生物化学主要研究药物参与机体的生化过程;生物药剂学则是研究药理上已证明有效的药物,制成某种剂型并以某种途径给药后,其在体内吸收、分布、代谢和排泄过程,以评价制剂的体内质量。研究生物药剂学,还需要具备生理学和人体解剖学等相关基础知识。

## 第三节 生物药剂学的发展

生物药剂学作为一门研究药物及其剂型在体内动态变化规律的学科,在掌握药物体内过程的变化规律、评价和筛选给药系统及给药途径方面发挥着越来越重要的作用。近年来,数理、电子、生命、材料、信息等科学领域的发明和创造,极大地推动了生物药剂学的发展,同时,也为生物药剂学提出了新的研究领域和课题。

### 一、研究内容和进展

1. 生物药剂学分类系统 生物药剂学分类系统(biopharmaceutics classification system,BCS)是根据药物的体外溶解性和肠壁渗透性将药物分成四类。第Ⅰ类:高溶解性、高渗透性药物,如普萘洛尔、茶碱等;第Ⅱ类:低溶解性、高渗透性药物,如布洛芬、吡罗昔康等;第Ⅲ类:高溶解性、低渗透性药物,如雷尼替丁、阿替洛尔等;第Ⅳ类:低溶解性、低渗透性药物,如呋塞米、紫杉醇等。BCS为预测药物在胃肠道吸收及确定药物吸收的限速步骤提供了科学依据,可根据这两个特征参数预测药物的体内过程。为了提高生物药剂学分类系统的准确性,又提出了一种基于药物体内处置的生物药剂学分类系统(biopharmaceutics drug disposition classification system,BDDCS),BDDCS用药物代谢程度部分或完全地替代BCS中的渗透标准,弥补了BCS分类标准不易准确区分BCSⅡ类和Ⅳ类药物的缺点。为了更好地预测BCSⅡ类药物的吸收主要受溶解性还是溶出速率限制,提出修正的BCS分类系统(developability classification system,DCS),该系统在BCSⅡ类药物中加入两个亚集(Ⅱa类和Ⅱb类),Ⅱa类表示溶出速率限制吸收的药物,Ⅱb类表示溶解性限制吸收的药物。由于部分药物有"由过饱和状态转化析出"的可能性,如一个弱碱性药物,在胃部酸性环境中溶解度较大,当转运到小肠时,可能出现利于吸收的过饱和状态,而这种过饱和状态容易导致药物以微小结晶或无定形状态析出,因此,有研究者在DCS系统基础之上,提出了修订版DCS(refined developability classification

system,rDCS),进一步完善了弱碱性药物吸收限速步骤的研究。

**2. 药用辅料对药物体内过程的影响**　药用辅料系指生产药品和调配处方时使用的赋形剂和附加剂。药用辅料是药物制剂的重要组成部分,是保证药物制剂生产和使用的物质基础,其不仅能够影响制剂的稳定性,还可影响药物的体内过程,导致药物的生物利用度发生变化。如口服制剂的生物等效性豁免申请中,需要从辅料用量、辅料对吸收影响的原理、药物吸收性质三个方面考察辅料对吸收的影响,应关注如糖醇类(如山梨醇、甘露醇)和表面活性剂类(如吐温-80、十二烷基硫酸钠)等辅料对药物吸收的影响。其中,糖醇类辅料主要作为填充剂或者甜味剂使用,这类辅料虽然难以吸收,却可以影响局部或整个肠道的水分流向与速率,进而有可能降低低渗性药物的吸收。再如,泊洛沙姆是一种非离子型表面活性剂,在制剂中常作为药物增溶剂、乳化剂、润湿剂等使用,除此之外,泊洛沙姆还能增加肠壁通透性,降低肠蠕动,延长药物在胃肠道中的滞留时间,促进药物吸收。

**3. 分子生物药剂学**　分子生物药剂学(molecular biopharmaceutics)系一门从分子和细胞学水平研究剂型因素对药物疗效影响的学科。与研究制剂设计和制备过程的药剂学不同,分子生物药剂学着重从分子和细胞水平解释制剂特性和体内处置过程,研究剂型因素对药物作用的影响。

(1)微粒制剂的细胞药动学:与普通制剂相比,聚合物胶束、脂质体等微粒制剂可以提高药物的溶解度,改善药物的稳定性,实现组织或者细胞的靶向分布。微粒制剂药效的发挥不仅与靶组织的药物浓度有关,还与药物在特定靶部位的释放密切相关,制剂中的药物只有在特定部位释放出来并与其作用靶点结合,才能发挥药效。微粒制剂通过配体-受体介导、抗体-抗原结合、阴阳离子吸附等机制与细胞膜发生相互作用,并以内吞方式进入细胞内,其内吞途径主要有巨胞饮、网格蛋白介导的内吞、小窝蛋白介导的内吞及网格蛋白/小窝蛋白非依赖的内吞等,纳米粒的入胞途径与其本身的表面电荷、粒径、形状和载体的性质密切相关,不同入胞途径可能会导致药物的不同胞内分布和代谢过程。如递送多肽、蛋白、核酸药物等生物大分子药物时,应避免生物大分子被溶酶体的酸性和丰富酶环境降解,需具有溶酶体逃逸功能或尽量避开溶酶体,如以小窝蛋白介导的方式内吞。因此,将细胞看作一个微观的有机整体,研究纳米药物入胞方式,胞内及亚细胞靶点处药物含量,定量研究纳米药物在细胞内吸收、转运、分布、代谢及排泄的动力学过程,并通过建立数学模型阐明纳米药物在细胞内的处置规律,对阐明微粒制剂在细胞内的作用机制、预测和评价纳米药物的药效具有重大意义。

(2)转运体的研究:转运体是一类镶嵌膜蛋白,又称膜转运体(membrane transporter),能识别并转运其生理底物或内源性底物。根据转运底物穿越细胞膜的方向的不同,药物转运体可分为内流转运体(influx transporter)与外排转运体(efflux transporter)。肽转运体、核苷转运体等内流转运体可将底物从细胞外转运至细胞内,P糖蛋白(P-gp)、多药耐药蛋白等外排转运体可将底物从细胞内转运至细胞外。转运体在多个组织和器官中均有表达,尤其在药物的重要处置部位如小肠、肝、肾、血-脑屏障和胎盘等。因此,转运体在药物的吸收、分布、代谢与排泄过程中扮演着重要的角色。例如,PEPT1是一种在小肠广泛分布的寡肽转运体,将扎那米韦的乙酰酯前药与氨基酸共价结合,制成扎那米韦的氨基酸酯类前药,可以使扎那米韦特异性靶向PEPT1转运体,显著性提高药物在小肠上皮的渗透性。再如,丙磺舒可以竞争性抑制肾脏的有机阴离子转运体对头孢菌素类药物的摄取,降低其清除率,因此,丙磺舒与头孢菌素类药物联用,可使得头孢菌素类药物的肾清除率降低、血药浓度升高、半衰期延长。此外,在病理条件下,转运体的分布、表达与功能都会发生显著性变化,从而影响药物的体内处置过程,如P糖蛋白在正常卵巢组织中几乎不表达,在良性卵巢肿瘤中的阳性表达率为13.3%,在恶性卵巢肿瘤中的阳性表达率为33.3%。因此,通过研究病理生理因素、药物因素、基因多态性对药物转运体及其体内药物动态过程的影响,可为新药开发和临床用药过程中改善药物处置、减少药物相互作用提供理论依据。

**4. 生物大分子药物递送**　生物大分子药物是指利用现代生物技术方法生产的源自生物体内并被用于疾病的诊断、治疗或预防的生物大分子,主要包括蛋白质、多肽、酶、激素、疫苗、单克隆抗体、细胞因子和递药基因等,并多用于治疗肿瘤、心脑血管疾病、神经退行性疾病、免疫性疾病、遗传性疾病等重大疾病。与传统的小分子化学药物相比,生物大分子药物具有相对分子质量大、生物膜透过性差、易在体内降解、存在多晶型和多构象的复杂形态、免疫原性强等特点。微粒递药系统如微球、脂质体、胶束等,能够显著延长生物大分子药物的半衰期,提高其靶向性,同时降低其免疫原性,极大地提高了蛋白药物和核酸药物的疗效。目前绝大多数生物大分子药物以静脉注射方式给药,寻求生物大分子药物的非注射给药方式一直是药剂学、生物化学等领域的研究热点,如通过添加小分子吸收促进剂 8-(2-羟基苯甲酰胺基)辛酸钠(SNAC),提高索马鲁肽的表观渗透率、增加血浆暴露量,从而实现了索马鲁肽口服给药。尽管微粒递送系统取得了重要的进展,这些载体的递送效果仍不尽如人意,如由于许多大分子药物镶嵌在微球表面,无法完全包裹,因而容易造成药物突释。进一步阐明影响生物大分子药物立体结构稳定性的主要因素,建立稳定其立体结构的方法,如整合大分子药物的体内主要代谢途径、建立预测其药动学特性的体内外模型,对大分子药物早期研究有重大意义。

5. 中药药动学研究　中药药动学是应用药动学原理、现代分析技术与数学方法,研究中药活性成分、组分、单方和复方在体内吸收、分布、代谢和排泄的动态变化规律及其时-量、时-效关系,并用数学函数加以定量描述的一门学科,可阐明药物的作用机制,促进中药新制剂、新剂型的开发,改进中药制剂的质量控制,优化中药临床给药方案。与成分明确的化学药物相比,中药具有多成分、多靶点、代谢复杂、药效输出广泛的特点,因此,中药药动学研究具有整体观和辩证观的特点。尽管中药药动学研究取得了很大成就,但是后续研究仍需要不断创新开发符合中药特点的新理论、新方法和新技术,如采用符合中医"证候理论"的病理模型进行药动学试验,为临床实践提供更多有价值的信息。

6. CAR-T 细胞治疗产品　嵌合抗原受体 T 细胞免疫疗法(即 CAR-T 疗法)的基本原理是利用基因工程修饰 T 淋巴细胞,使其表达嵌合抗原受体,T 细胞通过直接与肿瘤细胞表面的特异性抗原相结合而激活,通过释放穿孔素、颗粒霉素 B 等直接杀伤肿瘤细胞,同时还通过释放细胞因子募集人体内源性免疫细胞杀伤肿瘤细胞,从而达到治疗肿瘤的目的,而且还可形成免疫记忆 T 细胞从而获得特异性的抗肿瘤长效机制。CAR-T 的优点在于能非主要组织相容性复合体依赖性识别肿瘤蛋白质和脂类抗原,不需要经过抗原递呈细胞(antigen presenting cell,APC),目前主要用于 B 细胞急性淋巴细胞白血病(B cell-acute lymphoblastic leukemia,B-ALL)、慢性淋巴细胞白血病(chronic lymphocytic leukemia,CLL)和 B 细胞非霍奇金淋巴瘤的治疗,如我国上市的第一个 CAR-T 细胞治疗产品(阿基仑赛注射液)获批的适用证是成人系统性治疗后复发或难治性大 B 细胞淋巴瘤。目前大多数 CAR-T 细胞的来源为患者自体淋巴细胞,少数临床试验中使用了同种异体来源的淋巴细胞,将淋巴细胞人工改造成 CAR-T 细胞,在体外大量扩增后再回输入患者体内用以攻击癌细胞。CAR-T 细胞产品的制备要特别关注原辅料选择、转导基因载体或转染基因载体的制备及质量控制、细胞供体筛选及检测、CAR-T 细胞制备工艺研究、工艺过程控制、细胞产品质量控制要求以及非临床评价研究等。CAR-T 细胞产品的非临床研究主要包括:①体外药效学研究;②动物体内药效学研究;③药动学研究,重点研究目标细胞在体内增殖、分布和存续时间;④非临床安全性研究,主要包括一般毒性、制剂安全性研究以及免疫毒性研究等。

## 二、新技术和新方法

### 1. 细胞模型和药物转运

(1)Caco-2 细胞模型:Caco-2 细胞模型作为一种能够快速研究药物口服特性的体外模型,已成为国内外普遍认可的体外模型。与整体动物实验方法相比,Caco-2 细胞来源于人结肠癌细胞,同源性好,实验条件可控,重复性好,不仅能够用于研究细胞摄取,跨膜转运过程及其转运机制,也可用于研究药物在细胞的代谢。但是 Caco-2 细胞也存在诸多不足,如高度的紧密连接性使药物的渗透性可能低于人体实际值,培养周期过长(21 天左右),无黏液层等。而 Caco-2 细胞与杯状细胞 HT29-MTX 细胞共培养可以克服单纯 Caco-2 细胞无黏液层的缺点。此外,将 Caco-2 细胞与小鼠派尔集合淋巴结或者人淋巴瘤细胞共培养可以诱导分化出 M 样细胞,进而模拟特异性大分子及抗原物质的摄取。

(2)MDCK-MDR1 细胞模型:ATP 结合盒转运蛋白家族中的 ABCB(包括 P-gp 与 BSEP 等)、ABCC(如 MRP)及 ABCG(如 BCRP)等外排型转运蛋白的高表达是导致化疗药物治疗失败的重要原因,这些外排型转运蛋白会使肿瘤细胞内的药物量减少,从而对肿瘤细胞的杀伤作用下降。MDCK-MDR1 细胞模型是用人的 *mdr1* 基因稳定转染 MDCK(Madin-Darby Canine Kidney)细胞建立的细胞系。与 Caco-2 细胞模型相比,MDCK-MDR1 细胞模型培养周期短,P-gp 呈极性分布,可用于药物透过血-脑屏障的快速筛选,也可以作为模拟肠道吸收的辅助手段。此外,通过 MDCK-MDR1 细胞模型还可进一步构建高表达 CYP3A4 的细胞系,用于研究 P-gp 和 CYP3A4 联合作用对药物处置的影响。

(3)Calu-3 细胞模型:Calu-3 细胞来源于人支气管黏膜下层腺癌,其可以分化表达多种药物转运蛋白,并分泌气道表面液体、黏蛋白和免疫活性物质。为了更好地模拟呼吸道的环境,Calu-3 细胞多接种在 Transwell 或者 Snapwell 小室中,使其顶侧能够与空气接触,基底侧能够与培养基接触。由于与呼吸道相似,Calu-3 细胞模型广泛用于研究肺部吸入药物的吸收特性和代谢。

2. 人工生物膜技术    药物对细胞膜的通透性是药物能否通过生物膜转运的关键因素,药物的油水分配系数常用于预测、解释药物在生物膜的转运行为,但不能准确反映药物与蛋白质镶嵌的双层磷脂生物膜的相互作用,因此,建立人工生物膜模型、发展类生物膜结构的评价系统具有重要意义。

(1)双层人工膜渗透分析(double artificial membrane permeation assay,DAMPA):该模型是将由十二烷等有机溶剂配制的卵磷脂/磷脂混合液涂布在聚偏氟乙烯或者聚碳酸酯膜上建立的人工单层脂质膜。在 37℃条件下,人工脂质膜将 96 孔板和 96 孔滤板分成供体室和受体室,供体室中加入待测化合物的缓冲溶液,受体室中加入空白缓冲液,通过测定一定时间内渗透进入受体室的药物量计算得到药物的渗透速率和渗透量。由于没有主动转运载体和代谢酶,因此,DAMPA 可以用于预测药物的被动跨细胞膜转运。通过改变脂质成分,还可以模拟不同组织的细胞,如由 20% 的磷脂混合液组成(磷脂酰胆碱、磷脂酰乙醇胺、磷脂酰肌醇和甘油三酯)的 DAMPA 模型与胃肠道吸收数据相关性较高,而涂布 2% 猪脑十二烷提取液的 DAMPA 模型则适合模拟血-脑屏障。

(2)基于磷脂囊泡的渗透分析(phospholipid vesicle-based permeation assay,PVPA):该技术为一种以磷脂囊泡作为渗透屏障的测定药物渗透性的方法,可用于药物的被动扩散研究。与 DAMPA 相比,PVPA 不需要使用惰性溶剂(如十二烷等)。通过改变脂质体的组成,PVPA 模型可以模拟不同组织的渗透屏障。例如磷脂酰胆碱(26.5%)、磷脂酰乙醇胺(26.5%)、磷脂酰丝氨酸(7%)、磷脂酰肌醇(7%)和胆固醇(33%)构成的 PVPA 模型可以用来模拟肠道渗透屏障。神经酰胺(50%)、蛋黄卵磷脂(25%)、胆固醇(12.5%)、游离脂肪酸(10%)和胆固醇硫酸酯(2.5%)构成的 PVPA 模型可以用来模拟角质层。

(3)基于生物色谱的渗透分析:生物色谱是将磷脂单分子层、脂质体、微乳或胶束等作为色谱固定相,采用色谱方法研究药物与细胞膜的相互作用,进而预测药物的渗透行为。生物色谱不仅可以模拟生物膜的化学环境,而且其物理性能也可以通过调节温度、pH、离子等得到有效控制。目前常见的生物色谱主要有磷脂膜色谱(immobilized artificial membrane chromatography,IAMC),固定化脂质体色谱(immobilized liposome chromatography,ILC),胶束液相色谱(micellar liquid chromatography,MLC),微乳 ILC 液相色谱(microemulsion liquid chromatography,MELC)等。如在磷脂膜色谱中,磷脂分子以双链的酯键、单链醚键等方式键合到硅胶表面,形成了有 MLC 序磷脂单分子层体系。药物与磷脂分子层之间的氢键、疏水作用力、静电作用力等相互作用会影响药物的色谱行为,因此,通过研究药物的磷脂膜色谱保留值,可以实现药物生物膜通透性的预测。

3. 生物和物理实验技术    近代生物技术和物理实验技术,作为融合现代生命科学与多学科理论研究手段的高新技术,为生物药剂学的研究方法开辟了广阔的前景。

（1）激光捕获显微切割（laser capture microdissection，LCM）：是一种在不破坏组织结构，保存要捕获的细胞，并在其周围组织形态完整的前提下，直接从冰冻或石蜡包埋组织切片中获取目标细胞的工艺。通常用于从组织中精确地分离单一的细胞。

应用LCM技术可以在显微镜直视下快速、准确获取所需要的单一细胞亚群，甚至单个细胞，从而成功解决组织中细胞异质性问题。LCM以其快速、简单、精确、特异性强等优点，作为研究组织或细胞的特异性表达和分子机制的有力的工具，不仅可以捕获组织和细胞，进行单细胞分离，甚至可以对染色体进行显微切割。LCM可以进行疾病的DNA分析和基因表达分析，在药物研发、肿瘤机制、诊断学等方面都有重要作用。

（2）分子影像技术：是应用影像学手段对活体状态下的生物体进行细胞和分子水平的定性和定量研究，实现对机体生理、病理变化的实时、无创、动态连续的成像。目前，分子成像技术主要包括超声成像（ultrasouic imaging）、X射线计算机断层成像（X-ray computed tomography）、光学成像（optical imaging）、磁共振成像（magnetic resonance imaging，MRI）、单光子发射计算机断层成像（single-photon emission computerized tomography，SPECT）和正电子发射断层成像（positron emission tomography，PET）。虽然这些成像技术都具有灵敏度高、可定量、无创伤、空间分辨率高等优点，但是也存在着不同程度的不足。例如，超声成像组织穿透性高、可进行实时监测，但分辨率较低；PET具有很高的灵敏度、无组织深度限制、能定性定量，但核辐射伤害也比较大。

（3）微透析技术（microdialysis，MD）：是以透析原理为基础的在体取样技术。作为一种活体生物取样技术，微透析技术可以在不同组织、不同器官或同一器官不同部位进行取样，为揭示药物的体内过程、作用机制以及靶向性提供依据。传统的药动学研究多采用血液或组织匀浆，而运用微透析技术，可以在活体状态下连续观察血液和机体特定部位的游离药物浓度，进而更真实地反映药物在机体吸收、分布、代谢和排泄的过程。

目前微透析技术已经发展到三联或四联探针技术，即在麻醉动物体内可同时插入四根探针，根据实验需要监测四种不同组织或同一组织四个不同部位的药物分布和代谢动力学变化。微透析技术的优势在于组织损伤小，可在麻醉或清醒的生物体上长时间连续动态取样，采样量小，不破坏机体的完整性，特别适合深部组织和重要器官的活体生化研究；透析所得的样品不含蛋白质、酶等大分子物质，不易酶解，稳定性较高，取样所得数据的可靠性高，空间分辨性强；可作为一种有效的给药途径，避开各种屏障将药物直接输入和作用于各种靶器官或靶组织。

（4）质谱流式细胞技术（mass cytometry）：是利用质谱原理对单细胞进行多参数检测的流式技术，其保留了传统流式细胞仪高速分析的特点，且具有质谱检测的高分辨力。它采用金属元素标记物（通常是金属元素标记的特异抗体或者染料）标记或识别细胞表面（或内部）的信号分子，然后用流式细胞原理分离单个细胞，再用电感耦合等离子体质谱法（inductively coupled plasma mass spectrometry，ICP-MS）观察单个细胞的原子质量谱，将原子质量谱的数据转换为细胞表面和内部的信号分子数据，并通过专业软件对获得的数据进行分析，从而实现对细胞表型和信号网络的观察。因此，质谱流式细胞技术可以对细胞群体进行精准的免疫分型，对细胞内信号传导网络进行探索。

（5）冷冻电子显微技术（cryo-electron microscopy，cryo-TEM）：是将样品快速冷冻后，在低温环境下利用透射电子显微镜对样品进行成像，再经图像处理和重构计算获得样品三维结构的一种显微技术，简称冷冻电镜，包括冷冻透射电镜技术、冷冻扫描电镜技术和冷冻痕刻电镜技术。冷冻透射电镜技术是在普通电镜上加装样品冷冻设备，将样品冷却到液氮温度，用于观察蛋白质、生物切片等温度敏感的样品。样品的冷冻可以降低电子束对样品的损伤、减小样品的形变，从而得到更加真实的样品形貌。冷冻扫描电镜技术能够对含水（溶剂）样品（如脂质体等）进行成像和分析，液态样品经过低温冷冻固定、断裂、镀膜（喷金/喷碳）等制样处理后，再通过传输系统送到冷冻样品台上进行观察。快速冷冻技术可使水在低温状态下呈玻璃态，减少冰晶的产生，从而不影响样品本身结构。冷冻痕刻电镜技术是将样品置于干冰或液氮中进行冰冻,用冷刀劈开后,在真空中升温使断裂面的冰升华,暴露出断面结构,最终得到可以观察的金属复型膜。该技术可以使生物样本的微细结构接近于活体状态,并可观察不同劈裂面的微细结构,使样品具有很强的立体感,且能耐受电子束轰击。随着样品制备、成像和计算机处理技术的不断完善,冷冻电镜术已广泛用于病毒、细胞及细胞内的微观结构、大分子复合物的剖析。

(6)微流控芯片技术(microfluidic chip technology):是通过微通道、反应室和其他某些功能部件,对流体进行精准操控,把生物、化学、医学分析过程的样品制备、反应、分离、检测等基本操作单元集成到一块微米尺度的芯片上,自动完成分析全过程。如常规的二维单层细胞培养方法不能充分反映细胞在体内生理状态和活性,无法动态观察细胞之间的相互作用,但微流控技术可以在微纳米尺度空间中,对流体进行操控,共同培养多种细胞、控制信号梯度及动态灌注培养,实现单个细胞的精确操作、模拟生理微环境。再如通过控制细胞和特定组织结构,器官芯片能够精确控制生物化学和细胞环境,模拟体内的环境和反应,因此,器官芯片实现了人体细胞的生化、遗传和代谢活动的实时成像和体外分析。由于能够模拟人体器官的复杂结构、微环境和生理学功能,因此,微流控芯片技术被广泛用于药物的吸收、分布、代谢、排泄和毒理研究。

**4. 模型引导的药物研发**　模型引导的药物研发(model-informed drug development,MIDD)可通过建模与模拟技术对生理学、药理学以及疾病过程等信息进行整合和定量,进一步了解药物的作用机制、作用特点、疾病发生发展的原理和进程等,从而为获益风险比的评估、研发决策、剂量选择,以及药物在患者亚群体中的用法用量调整、药品说明书的撰写等提供支持。MIDD被广泛应用于药物研发的各个阶段。在不同发展时期,MIDD有着不同的称谓,如建模与模拟(modeling and simulation)、定量药理学(quantitative pharmacology)、模型辅助的药物研发(model-aided drug development)、基于模型的药物研发(model-based drug development)等。常用的模型及分析方法种类主要有群体药代动力学(population pharmacokinetics)模型、药代动力学/药效动力学(pharmacokinetics/pharmacodynamics,PK/PD)模型、群体药效动力学(population pharmacodynamics)模型、基于生理的药代动力学(physiologically based pharmacokinetics)模型、基于模型的荟萃分析(model-based Meta-analysis)等。

基于生理的药代动力学(physiologically based pharmacokinetics,PBPK)模型是将全身各器官组织以生理、理化、生化的参数及吸收、分布、代谢与排泄相关的数据进行公式化描述,并借助血液/淋巴循环网络,模拟机体循环系统的血液流向,将各器官组织连接起来,研究体内代谢过程的整体模型。典型的全身生理药动学(whole body-PBPK)模型一般由胃、肠道、肝、肾、心、肺、脑、脾、胸腺、胰腺、性腺、皮肤、肌肉和骨骼等组成。这些器官/组织通过动脉、静脉和毛细血管相连,每个器官/组织具有各自的血流速度、体积、组织分配系数和渗透性。PBPK模型可以预测组织和器官中药物及代谢产物浓度的经时过程;定量地描述病理、生理参数变化对药物处置的影响;结合体外数据预测药物在体内的药动学行为,或将在动物中获得的结果外推至人体,预测药物在人体血液及组织中的浓度。在非临床研究阶段,PBPK建模能够利用计算机模拟(in silico)数据、体外(in vitro)数据和动物体内(in vivo)实验数据预测人体药代动力学(pharmacokinetics,PK)数据,从而为人体试验剂量选择提供参考。在临床研究中,PBPK模型可用于考察年龄、性别、肝损伤、肾损伤等各种生理和病理因素对PK的影响,指导临床给药方案设计,以及对孕妇、儿童、老年人、肝肾损伤患者等特殊人群的剂量进行调整,评估药物之间的相互作用。近几年,欧洲药品管理局(European Medicines Agency,EMA)和美国食品药品管理局(Food and Drug Administration,FDA)分别发布了关于PBPK模型的指南,我国国家药品监督管理局(National Medical Products Administration,NMPA)也颁布了一系列技术指导原则,如《抗菌药物药代动力学/药效学研究技术指导原则》《儿科人群药代动力学研究技术指导原则》等,建议在新药开发中考虑开展PBPK相关方法研究。

药动学是研究药物在生物体内吸收、分布、代谢、排泄过程的动态过程,而药效学研究的是药物效应随时间和浓度而变化的动态过程。PK/PD 模型能够将药物浓度、时间和效应三者结合起来进行研究，同时探讨药物的体内过程以及药物的机体效应，有助于准确地了解药物效应及药物浓度随时间的变化规律。PK/PD 模型被广泛用于药物作用的评估、药物剂量的调整、给药方案的优化及药物不良反应监测等方面。

将 PK/PD 理论与群体方法（population approach）结合形成了群体药代动力学/药效动力学（population pharmacokinetic/pharmacodynamic，PopPK/PD）的研究方法。传统 PK/PD 研究主要关注"整体平均特征"，此类研究通常在受试者特征高度相似的群体中，通过密集采样获得该群体的平均 PK/PD 特征，而对于临床研发而言，老年人、儿童等特殊人群患者中的变异对临床后续研发以及药物上市后的临床实践极为重要。因此，PopPK/PD 研究广泛用于给药方案的优化，儿童和老年人给药剂量与试验设计，特殊人群（如肝、肾功能不全者）和不同种族人群的用药，药物相互作用研究等方面。如我国 NMPA 发布的《接受药品境外临床试验数据的技术指导原则》强调，对于在境外开展的临床试验，申请人在中国申报注册时，需充分分析中国人群与非中国人群的种族敏感性。目前日本药品及医疗器械管理局（Pharmaceutical and Medical Device Act，PMDA）于 2019 年发表了 PopPK/PD 指南。2020 年我国已经发布了《群体药代动力学技术研究指导原则》，在《抗菌药物药代动力学/药效学研究技术指导原则》《儿科人群药代动力学研究技术指导原则》中也重点提到了 PopPK/PD 研究的应用。

基于模型的荟萃分析（model based Meta-analysis，MBMA）是在经典荟萃分析（Meta-analysis）基础上发展而来，MBMA 可将非临床和临床各阶段研究数据等进行整合，通过建立数学模型，可以将适应证、人群特征、靶标、作用机制、给药方案、药代/药效动力学等多维参数有机地整合在一起，形成强大的证据集成。尽管建模和模拟技术与群体药代动力学/药效动力学相似，但 MBMA 不仅可以对个体数据进行分析，还可对有价值的文献数据进行整合，以提高结论的证据支持力度。目前，MBMA 已成功应用到药物发现、临床试验优化设计等多个方面，为药品研发提供了重要的内部决策依据。

5. 计算机软件的应用　近年来，国内外研制了很多生物药剂学和药动学专用软件，这些软件被广泛用于估算药动学参数、复杂药动学方程的求解、建立模型、数据处理、实验设计、药物体内过程模拟和用药方案设计等领域。

Drug And Statistics（简称 DAS）软件是我国科学工作者开发的一款软件，它涵盖了基础药理学、临床药理学及医学统计学的相关计算，可用于药动学、药物相互作用、药物试验设计、药物体内-体外相关性分析等的定性和定量分析。DAS 软件将多种计算功能分装成不同的功能模块，主要有药物代谢动力学模块、生物等效性分析模块、药物效应动力学模块、药效相互作用动力学模块、药物试验设计模块、医药统计学模块、药物体内-体外相关性分析模块等，研究人员可以按需选择不同的模块。DAS 软件的每一模块均有演算实例，提供数据录入样板，原始数据的录入采用填表式的录入方式，数据录入完毕后只需按"计算"按钮即可完成该模块的全部统计。针对 DAS 软件不能进行群体药动学计算的不足，目前我国研究人员又开发出了"建模与模拟工作站（Modeling and Simulation Studio）"，其涵盖了生物等效性模块（MaS Studio for BE）、药动学模块（MaS Studio for PK）及群体药动学模块（MaS Studio for NM）等诸多模块。

Phoenix WinNonlin 软件是国外最常用的药代动力学/药效动力学（PK/PD）数据分析软件，广泛应用于药动学、药效学分析。Phoenix WinNonlin 软件既可用于房室模型又可用于非房室模型的分析，例如，可用于药动学经典房室模型的拟合；非房室模型分析；自定义模型方程解析药动学模型；PK/PD 模型分析；生物等效性和生物利用度计算；多剂量用药时稳态血浓估计等。该软件界面友好，数据处理功能强大，并且兼容性好，使用也比较灵活。

在药物吸收、分布、代谢和排泄建模和模拟方面，PBPK 软件是目前应用较普及的计算预测程序，目前常用的 PBPK 软件包括 GastroPlus、PK-Sim、Simcyp 等。GastroPlus 是全球应用最广泛的 PBPK/PD 及制剂模拟软件，该软件最初设计用于模拟口服药物的吸收过程，在开发的过程中建立了另外的模块来研究分布与清除、肝肠转运和代谢等。目前其主要包括基础模块、生理药代动力学模型 PBPK 模块、PBPK 模块、代谢酶与转运体模块、生物大分子模块等模块,其中基础模块是软件的核心和主体操作的界面,其余模块的运行均基于基础模块。基础模块内嵌 GastroPlus 独有的权威高级房室吸收与转运模型(ACAT 模型),并提供了房室模型,整合了机制性沉降、肝肠循环、细胞间隙扩散、纳米粒径校正等多种数学模型,全面探讨药物体内过程。PK-Sim 软件包含大量的生理信息数据库,可用于人群差异性的预测,利用虚拟人群综合多种因素(生理、病理、遗传及种族差异等)模拟药物相互作用,其支持的给药途径包括静脉注射、口服、吸入给药、经皮给药。Simcyp 软件最初旨在通过体外-体内外推法来预测药物的体内代谢,随后扩展到可用于预测药物基于生理学的整个吸收、分布、代谢与排泄过程。软件通过整合目标人群的人口统计学信息、基因变异、生理和病理相关信息,由药物代谢和转运等体外数据,预测药物人体清除率及其变异情况。但由于目前主流的 PBPK 软件均为国外开发,生理学参数大多来自白色人种,因此,还需要进一步完善中国人的生理参数。

ER 1-2

第一章
目标测试

**思考题**

1. 什么是生物药剂学?
2. 生物药剂学研究的基本内容有哪些?
3. 生物药剂学分类系统(BCS)存在哪些不足之处?
4. 非离子表面活性剂可以通过哪些机制促进药物的吸收?
5. 影响剂型体内过程的剂型因素主要有哪些?

（尹莉芳）

# 参 考 文 献

［1］刘建平.生物药剂学与药物动力学.5 版.北京:人民卫生出版社,2016.

［2］平其能,屠锡德,张钧寿,等.药剂学.4 版.北京:人民卫生出版社,2013.

［3］国家药典委员会.中华人民共和国药典.2020 年版.北京:中国医药科技出版社,2020.

［4］ROSENBERGER JL,BUTLER J,DRESSMAN U M J. Application of a refined developability classification system. J Pharm Sci,2019,108(3):1090-1100.

［5］廖萍,朱嘉,张景辰,等.仿制药一致性评价中人体生物等效性试验豁免申请的进展及辅料影响考量点.医药导报,2019,38(7):879-883.

［6］张志荣,董尔丹,吴镭,等.生物大分子药物递送系统研究现状与前沿方向.中国基础科学,2014,16(5):3-8.

［7］王兴,王瑶琪,张强,等.纳米药物递送系统的细胞药代动力学研究进展.药学学报,2018,53(10):1620-1629.

［8］荣斌,吴纯启,原野,等.CAR-T 细胞治疗产品及其非临床评价研究概述.中南药学,2019,17(9):1381-1385.

［9］毕肖林,马世堂,狄留庆,等.口服药物膜渗透性评价方法及其在中药研究中的应用进展.中草药,2019,50(22):5591-5596.

［10］李文倩,韩静静,张贤,等.药物通透性在新药发现和开发阶段的评估策略.药学学报,2021,56(5):1279-1285.

［11］吴睿,刘存芳,葛红光,等.医学影像中的分子成像技术.影像科学与光化学,2018,36(4):359-366.

［12］张晓凯,张丛丛,刘忠民,等.冷冻电镜技术的应用与发展.科学技术与工程,2019,19(24):9-17.

［13］陈文君,阮邹荣,相小强.生理药代动力学模型的发展应用动态及其与其他建模方法的融合.中国临床药理学与治疗学,2020,25(3):299-305.

［14］沈淑娇,樊玉娟,裘福荣,等.生理药动学模型发展现状及其在药物临床研究中的应用.中国临床药理学与治疗学,2020,25(3):334-343.

［15］郑亮,曾金,刘鑫,等.药动学研究常用软件介绍.中国医院药学杂志,2020,40(23):2484-2489.

第二章

# 药物的跨膜转运

第二章
教学课件

**学习目标:**

1. **掌握** 生物膜的结构和性质;药物的转运途径(被动扩散、主动转运和膜动转运)及其机制;药物转运体的分类。
2. **熟悉** 药物转运体的分布;药物转运体对药物体内过程的影响。
3. **了解** 米氏方程;药物跨膜转运的影响因素;药物转运体的多态性。

## 第一节　生物膜的结构与性质

动物细胞的表面包围着一层极薄的膜,称为细胞膜(cell membrane),又称质膜(plasma membrane)。除质膜外,真核细胞中还有构成各种细胞器的膜,称为细胞内膜(intracellular membrane)。细胞膜和细胞内膜统称为生物膜(biological membrane,biomembrane)。

物质通过生物膜的现象称为膜转运(membrane transport)。膜转运对于药物的吸收、分布、代谢和排泄过程十分重要,是不可缺少的重要生命现象之一。因此,了解和掌握生物膜的结构与性质、药物的跨膜转运机制和药物转运体的相关内容,对于提高药物的临床疗效有重要指导意义。

### 一、生物膜的结构

#### (一)生物膜的形态与化学组成

生物膜是细胞的重要组分,不同的生物膜有着不同的生物功能,但在结构上有着明显的共性:形态上,生物膜呈薄片结构,厚度只有 6～10nm;化学组成上,生物膜主要由膜脂(membrane lipid)和膜蛋白(membrane protein)借助非共价键结合而形成。

膜脂主要包括磷脂、糖脂和胆固醇三种类型,胆固醇含量一般不超过膜脂的 1/3,其功能是提高脂质分子层的稳定性,调节双分子层流动性,降低水溶性物质的渗透性。以重量计,蛋白质占较大的比例;以分子数计,脂质分子要比蛋白质多 100 倍以上。

#### (二)生物膜的模型发展历程

随着生物技术水平的不断提高,生物膜的模型也随之不断发展,发展过程包括细胞膜经典模型、生物膜流动镶嵌模型、晶格镶嵌模型和脂筏模型等阶段。

1935 年,Danielli 与 Davson 提出细胞膜经典模型,认为细胞膜是由脂质双分子层构成,两个脂质分子的疏水尾相连在中间形成膜的疏水区,脂质分子的亲水头朝外分布在膜的外侧形成对称的双层膜结构;膜蛋白分布在脂质双分子层的两侧,膜上有许多带电荷的小孔,水分子能自由通过。膜结构中还存在特殊载体和酶促系统,能与某些物质特异性结合,进行物质转运。

1972 年,Singer 和 Nicolson 提出生物膜流动镶嵌模型(fluid mosaic model)。如图 2-1 所示。该模型的基本结构仍是脂质双分子层,流动的脂质双分子层构成细胞膜的连续主体,蛋白质分子以不同的方式和不同的深度嵌入磷脂双分子层中。该模型强调了膜的流动性(flowability)和不对称性(asymmetry),即膜的结构不是静止的而是流动的,膜结构中蛋白质和脂质的分布是不对称的。流动镶嵌模型可解释许多生物膜中所发生的现象,已被许多实验证实并被普遍接受,但该模型不能说明具有流动性的膜脂在变化过程中如何保持膜的相对完整性和稳定性。

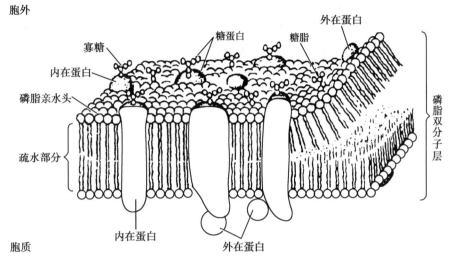

图 2-1 上皮细胞膜流动镶嵌模型示意图

1975 年,Wallach 提出晶格镶嵌模型,进一步解释了膜的流动性和完整性特征,认为其流动性是由于脂质能可逆地进行无序(液态)和有序(晶态)的相变过程。膜蛋白对脂质分子的活动具有控制作用,具有流动性的脂质是呈小片的点状分布,因此,脂质的流动性是局部的,并不是整个脂质双分子层都在流动,这就清楚地解释了为什么细胞膜既具有流动性又能保持其完整性和稳定性。

1997 年,Simons 等在 *Nature* 上发表了关于"细胞膜中的功能筏"的论文,报道了在多种天然细胞中发现的一种因鞘磷脂类和胆固醇的动态聚集而形成的在液态脂双层中运动的"脂筏"(lipid raft)微结构域(microdomain),大小约为 70nm,位于质膜的外小叶,是一种动态结构。脂筏不仅存在于质膜上,而且还存在于高尔基体膜(Golgi membrane)上。脂筏的重要特征之一是可以选择性地富集某些蛋白,便于它们之间相互作用,而同时将另一些蛋白特异性地排除在外。例如,脂筏的脂质区要厚一些,适合长跨膜结构域的蛋白质,而短跨膜结构域的蛋白质就不能移动到脂筏区。另外,脂筏的环境有利于蛋白质变构,形成有效的构象,有助于发挥膜蛋白的功能。

## 二、生物膜的性质

生物膜有三个显著的特点,即膜的流动性、不对称性和选择透过性,其与物质转运、细胞表面受体功能、细胞融合和细胞分裂等密切相关。

### (一)膜的流动性

在相变温度以上时,膜脂处于流动状态,膜脂分子具有不同的运动形式,膜蛋白也处于运动状态。磷脂分子的运动方式包括旁向扩散、旋转运动、翻转运动、摆动运动、伸缩振荡运动以及异构化运动等;膜蛋白也可发生侧向扩散和旋转运动。影响膜脂质流动性的因素主要包括膜的组成及环境因素(如温度、pH、离子强度、药物)等。磷脂脂肪酸链不饱和键可降低膜脂分子间排列的有序性,从而增加膜的流动性。例如,卵磷脂脂肪酸链不饱和程度比鞘磷脂高,相变温度较低;磷脂脂肪酸长链可使膜的流动性降低;胆固醇对膜的流动性有调节作用,在相变温度以上,它可使磷脂的脂肪酸链末端的甲基运动减小,限制膜的流动性;在相变温度以下,则能增加脂肪酸链的运动,增强膜的流动性。

### (二)膜的不对称性

细胞膜内外两侧的组分和功能有明显的差异,称为膜的不对称性。膜脂和膜蛋白在膜上均呈不对称分布,且每种膜蛋白在细胞膜上都有明确的方向性,都有特定的分布区域,导致膜功能的不对称性和方向性,使物质转运有一定方向,信号的接收和传递也有一定方向。例如,糖脂和糖蛋白只分布于细胞膜的外表面,是细胞表面受体(cell surface receptor)和抗原的主要组成。

根据在脂质双分子层的不同位置,膜蛋白可分为外在膜蛋白(peripheral protein)和内在膜蛋白(integral protein,又称镶嵌蛋白、整合蛋白)。外在膜蛋白为水溶性蛋白,通过较弱的非共价键结合于脂质双分子层表面,可增加膜的强度,或作为酶催化特定的反应,或参与信号分子的识别和信号转导。内在膜蛋白占膜蛋白总量的 70%~80%,部分或全部贯穿整个脂质双分子层,其疏水部分结合于脂质双分子层的疏水尾,亲水部分暴露于膜的一侧或两侧表面。生物膜上运输物质的蛋白根据作用方式分成通道蛋白(channel protein)、转运体(transporter)和离子泵(ion pump)三类。其中转运体和离子泵统称为载体蛋白(carrier protein),它们能够与特异性溶质结合,并通过自身构象的变化,将结合的溶质转移到膜的另一侧,主要参与协助扩散和主动转运。通道蛋白允许与自身通道的直径和形状相匹配、大小和电荷相适宜的分子或离子通过,且分子或离子通过通道蛋白时,不需要与通道蛋白结合,主要参与通道介导的单纯扩散。

### (三)膜的选择透过性

细胞膜具有选择透过性,可以让水分子自由透过,选择吸收的离子和小分子也可以通过,而其他的离子、小分子和大分子则不能通过。例如,膜的脂质结构特征,使得脂溶性强的药物较易透过而脂溶性很小的药物难以透过;膜上特异性表达的载体蛋白是某些药物选择性透过的载体。

## 第二节  药物跨膜转运途径及机制

生物膜具有复杂的分子结构和生理功能,因而药物的跨膜转运机制呈多样性,可分为三大类,即被动转运(passive transport,又称被动运输)、主动转运(active transport,又称主动运输)和膜动转运(membrane-mobile transport)。

药物跨膜转运途径、机制及其特点见表 2-1。跨膜转运的途径分为细胞间途径和跨细胞途径,其中跨细胞途径涉及的药物跨膜转运机制示意图见图 2-2。

表 2-1  药物跨膜转运途径、机制及其特点

| 转运途径 | 转运机制 | 转运形式 | 膜蛋白 | 能量 | 膜变形 |
|---|---|---|---|---|---|
| 细胞间途径 | 被动转运 | 单纯扩散<br>(膜孔转运) | 无 | 不需要 | 无 |
| 跨细胞途径 | 被动转运 | 单纯扩散<br>(脂质途径) | 无 | 不需要 | 无 |
| | | 单纯扩散<br>(通道介导) | 通道蛋白 | 不需要 | 无 |
| | | 促进扩散 | 载体蛋白 | 不需要 | 无 |
| | 主动转运 | 主动转运 | 载体蛋白 | 需要 | 无 |
| | 膜动转运 | 胞饮作用 | (受体) | 需要 | 有 |
| | | 吞噬作用 | (受体) | 需要 | 有 |

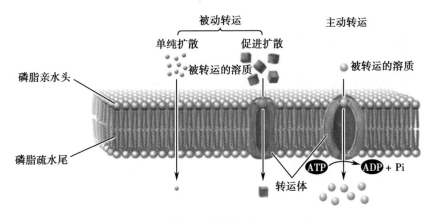

图 2-2 药物主要跨膜转运机制示意图

## 一、被动转运

被动转运是指不需要消耗能量,生物膜两侧的药物由高浓度侧向低浓度侧(顺浓度梯度)转运的过程。被动转运分为单纯扩散[simple diffusion,又称被动扩散(passive diffusion)]和促进扩散(facilitated diffusion,又称易化扩散)。

（一）单纯扩散

单纯扩散是指药物仅在其浓度梯度的驱动下由高浓度侧向低浓度侧跨膜转运的过程。单纯扩散途径包括跨细胞脂质途径、细胞间膜孔转运途径和通道介导的亲水通道转运途径等。

1. 跨细胞脂质途径 跨细胞脂质途径是单纯扩散的主要途径。药物从水相穿越细胞膜的单纯扩散可以用细胞膜性质和物理化学定律进行描述。膜本身不参与转运过程,只是充当扩散屏障。由于细胞膜为脂质双分子层,小分子脂溶性药物可溶于液态脂质膜中,因而较易扩散透过细胞膜。例如,大多数有机弱酸或有机弱碱药物在消化道内的吸收机制是单纯扩散。单纯扩散属于一级速率过程,服从菲克扩散定律(Fick law of diffusion):

$$\frac{\mathrm{d}C}{\mathrm{d}t} = \frac{DAk}{h}(C_{\mathrm{GI}} - C) \qquad \text{式(2-1)}$$

式中,$\frac{\mathrm{d}C}{\mathrm{d}t}$ 为扩散速率;$D$ 为扩散系数;$A$ 为扩散表面积;$k$ 为油水分配系数;$h$ 为膜厚度;$C_{\mathrm{GI}}$ 为胃肠道中的药物浓度;$C$ 为血药浓度。

当口服药物后,胃肠道中的药物浓度远大于血液中的药物浓度,则 $C$ 可以忽略不计;在给予某一药物于某一个体的吸收过程中,其 $D$、$A$、$h$、$k$ 都为定值,可用渗透系数(permeability coefficient,$p$)来表达,即 $p = \frac{DAk}{h}$,则式(2-1)可简化为:

$$\frac{\mathrm{d}C}{\mathrm{d}t} = pC_{\mathrm{GI}} \qquad \text{式(2-2)}$$

即药物的扩散速率等于渗透系数与胃肠道中药物浓度的乘积。渗透系数是表示药物渗透性(permeability)的参数,可描述药物的膜渗透能力。对于给定药物,药物单纯扩散透过膜的转运速率与胃肠道中药物浓度成线性关系。

2. 细胞间膜孔转运途径 膜孔转运(membrane pore transport)是指物质通过细胞间微孔按单纯扩散机制转运的过程。由于紧密连接的存在,胃和肠道具有很大的跨上皮阻力,在胃肠道上皮上有直径为 0.4~0.8nm 的微孔,这些微孔贯穿上皮且充满水,亲水性小分子,如水、乙醇、尿素等,可通过此途径按单纯扩散的机制吸收。由于细胞间途径只占整个上皮表面积的极小部分,因此经由该途径的药物吸收非常有限。

**3. 通道介导的亲水通道转运途径**　通道介导转运(channel mediated transport)是指物质借助细胞膜上通道蛋白形成的亲水通道按单纯扩散机制转运的过程。通道蛋白是一类内在膜蛋白,可形成跨膜的亲水通道,水和水溶性小分子、离子等能经单纯扩散通过。通道蛋白不与被转运物质结合,不移动,不消耗能量。通道蛋白有两种形式,一种是水通道蛋白,带电荷的亲水区形成简单的水通道,水及一些水溶性小分子可通过单纯扩散从膜的一侧到达另一侧。第二种是离子通道蛋白,细胞膜上大部分的通道蛋白是这一种。它与简单的水通道不同的是,离子通道存在门开关,仅在特定刺激发生时瞬时开放,且对通过的离子有高度的选择性;大部分离子通道的功能简单,选择的无机离子主要是 $Na^+$、$K^+$、$Ca^{2+}$ 和 $Cl^-$,在通道门开放时离子按电化学梯度快速扩散,每个通道每秒钟能通过百万以上个的离子,比载体蛋白最大转运速率高 1 000 倍。

（二）促进扩散

促进扩散是指某些药物在细胞膜上转运体的帮助下,由高浓度侧向低浓度侧跨细胞膜转运的过程。有些药物虽然水溶性不好、脂溶性也较差,但也能被较好地透膜吸收,这是因为膜结构中的一些特殊转运体参与了药物转运。一般认为,促进扩散的转运机制是:细胞膜上的转运体在膜外侧与药物结合后,通过转运体的自动旋转或变构将药物转运到细胞膜内侧。

与单纯扩散相同,促进扩散也服从顺浓度梯度扩散、不消耗能量原则。促进扩散不同于单纯扩散的特点是:①促进扩散速率快、效率高。某些高极性药物的促进扩散转运速度更快。②促进扩散有选择性。一种转运体只能识别并转运某种结构的药物,例如,在同样的浓度梯度下,右旋葡萄糖的跨膜通量明显大于左旋葡萄糖,这就是转运体易与右旋葡萄糖结合所致。③促进扩散有饱和现象。因需要转运体参与,但转运体数量、与药物结合位点数量有限,药物浓度超过该限度时转运速率不再增加。④促进扩散有部位特异性。转运体在各个器官或者同一器官的不同部位的表达水平不同,因而其药物底物在不同部位的转运存在差异。⑤促进扩散有竞争性抑制现象。两种药物依赖同一种转运体进行转运时,可相互竞争转运体结合位点,从而产生转运的相互抑制现象。

## 二、主动转运

主动转运是指生物膜两侧的药物借助载体蛋白的帮助由低浓度侧向高浓度侧(逆浓度梯度)转运并消耗能量的过程。与促进扩散一样,主动转运也需要生物膜上载体蛋白参与,因而促进扩散与主动转运属于载体介导转运(carrier-mediated transport)。

主动转运是人体重要的物质转运方式之一,转运速率可用米氏方程(Michaelis-Menten equation)描述:

$$\frac{\mathrm{d}C}{\mathrm{d}t}=\frac{V_{max}C}{K_m+C}\qquad\qquad 式(2\text{-}3)$$

式中,$\frac{\mathrm{d}C}{\mathrm{d}t}$ 为转运速度;$V_{max}$ 为理论最大转运速度;$K_m$ 为米氏常数(Michaelis constant),是指转运速度为 $V_{max}$ 的一半时所对应的底物浓度,即当 $\frac{\mathrm{d}C}{\mathrm{d}t}=1/2\cdot V_{max}$ 时,$K_m=C$,所以又称为半饱和浓度;$C$ 为膜表面的药物浓度(有时用 $S$ 表示)。由于参与转运过程的载体蛋白的数量和活性一定(具有饱和性),因此,转运能力有一定的限度。当底物数量增加到一定程度时,其转运速度并不随底物数量的增加而加快,转运能力会达到饱和,通常将这样的过程称作具有饱和性的动力学过程。由于转运速度与药物浓度不成正比,因此,该方程也被称为非线性动力学方程。转运速度与底物浓度之间的关系见图 2-3。

主动转运可分为 ATP 驱动泵和协同转运两种。

（一）ATP 驱动泵

以 ATP 水解释放的能量为直接能源进行主动转运的载体蛋白家族称为 ATP 驱动泵(ATPpowered pump）。这类载体蛋白也是一种 ATP 酶，能催化 ATP 水解提供能量。此类由 ATP 水解直接供能的逆浓度差转运方式称为原发性主动转运（primary active transport）。

目前研究较多的 ATP 驱动泵是离子泵和 ABC 转运体（ABC transporter，详见本书"药物转运体"部分）。离子泵有多种，专一性强，不同的 ATP 酶转运不同的离子。转运 $Na^+$、$K^+$ 的称为钠钾泵，转运 $Ca^{2+}$ 的称为钙泵。钠钾泵不仅可转运 $Na^+$、$K^+$，还参与非电解质如葡萄糖、氨基酸等的主动转运。

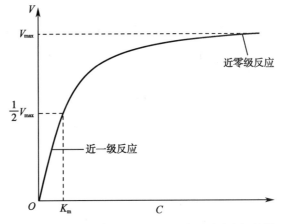

图 2-3 载体蛋白介导转运的速度与底物浓度之间的关系

（二）协同转运

协同转运（cotransport）是一类靠间接提供能量完成的主动运输方式。物质跨膜运动所需要的能量来自膜两侧离子的电化学浓度梯度，而维持这种电化学势的是钠钾泵（分布在动物细胞表面）或质子泵（分布在植物细胞、细菌以及真菌表面）。

在动物细胞中，参与协同运输的离子主要是 $Na^+$，参与协同转运的载体蛋白被称为钠离子依赖型载体蛋白。在转运过程中，载体蛋白不直接利用 ATP 水解的能量，而是借助膜上相邻钠钾泵排出 $Na^+$ 所产生的势能贮备（$Na^+$ 电化学梯度）。由于此类主动转运所需的能量间接来自钠钾泵活动时消耗的 ATP，因此，此类转运方式称为继发性主动转运（secondary active transport）。

根据物质转运方向与离子沿浓度梯度的转移方向相同与否，协同转运又可分为同向协同（symport）与反向协同（antiport）。例如，小肠上皮细胞和肾小管上皮细胞摄取葡萄糖或各种氨基酸，是伴随着 $Na^+$ 从细胞外流入细胞内而完成的，属于同向协同转运。小肠上皮细胞从肠腔中摄取葡萄糖时，虽然肠腔中的葡萄糖浓度很低，但仍能从肠腔中吸收葡萄糖，这是因为在小肠上皮细胞的肠腔面侧分布着 $Na^+$-葡萄糖转运体，包含两个结合位点，可分别与肠腔中的 $Na^+$ 和葡萄糖相结合。这种协同转运发生时需要两个重要条件：①存在浓度梯度，$Na^+$ 是顺浓度梯度，而葡萄糖分子是逆浓度梯度；②被转运物质与载体的亲和力随载体构象的变化而产生差异，即 $Na^+$ 和葡萄糖分子在膜外与载体蛋白的结合位点的亲和力强，当两者与载体蛋白结合后，载体蛋白的构象发生改变，这种亲和力就会变弱，从而导致两种物质进入细胞。而 $Na^+/H^+$ 交换载体则属于反向协同转运，即伴随 $Na^+$ 进入细胞而将 $H^+$ 输出细胞，以调节细胞内 pH。

综上，主动转运的特点有：①逆浓度梯度转运；②需要消耗能量，能量来源是 ATP 水解；③需要载体蛋白参与，载体蛋白通常对药物结构具有特异性，一种载体蛋白只转运一种或一类底物；④转运速率和转运量与载体蛋白数量及其活性有关，当药物浓度较高时，载体蛋白数量饱和，药物转运速率慢；⑤可发生竞争性抑制，结构类似物能竞争载体蛋白结合位点，抑制药物的转运；⑥代谢抑制剂可影响主动转运过程；⑦有部位特异性，例如小肠中参与维生素 $B_2$ 或胆酸吸收的载体蛋白均属于钠离子依赖型且主要分布在小肠上端，因而其主动转运仅在小肠上端进行。

## 三、膜动转运

膜动转运是指通过细胞膜的主动变形将物质摄入细胞内或从细胞内释放到细胞外的转运过程，包括物质向内摄入的入胞作用（endocytosis，分为胞饮和吞噬）和向外释放的出胞作用（exocytosis）。膜动转运是细胞摄取物质的一种转运形式，与生物膜的流动性特征有关。

（一）入胞作用

物质借助与细胞膜上某些蛋白质的特殊亲和力而附着于细胞膜上，通过细胞膜的内陷形成小泡

（vesicle），包裹物质的小泡逐渐与细胞膜表面断离，从而将物质摄入细胞内的转运过程称为入胞作用。转运的物质为溶解物或液体时，此过程称为胞饮（pinocytosis）。转运的物质为大分子或颗粒状物时，此过程称为吞噬（phagocytosis）。一些大分子物质或颗粒可以通过入胞作用被吸收，如蛋白质、多肽类、脂溶性维生素、三酰甘油、内因子-维生素 $B_{12}$ 复合物、重金属等，但对小分子药物吸收的意义不大。入胞作用有部位特异性，如蛋白质和脂肪颗粒在小肠下端的吸收较为明显。

（二）出胞作用

与入胞作用的方向相反，某些大分子物质通过形成小泡从细胞内部移至细胞膜内表面，小泡的膜与细胞膜融合，从而将物质排出细胞外的转运过程称为出胞作用，又称胞吐。腺细胞分泌胰岛素的过程是典型的出胞作用，胰岛素分子被包裹在胰腺细胞的小泡内，通过与细胞膜的融合而将胰岛素释放到胰腺细胞外。细胞内不能消化的物质以及合成的分泌蛋白均通过这种途径排出细胞。

总之，药物转运是一个非常复杂的过程。药物以何种机制被转运吸收，与药物性质、吸收部位生理特征等密切相关。某种药物可以通过一种特定的转运机制被吸收，也可以通过多种转运机制被吸收。

## 四、药物膜转运的影响因素

药物在体内吸收、分布、代谢及排泄的过程中，必须跨越多层生物膜，进行多次跨膜转运。影响药物膜转运的因素较多，包括药物的理化性质、生物膜的理化性质、能量和载体蛋白等。

（一）被动转运的影响因素

被动转运是物质或离子顺着浓度梯度或电位梯度跨过细胞膜的扩散过程，特点是不需要细胞提供能量。被动转运是药物转运中一种最常见、最重要的转运方式，主要受药物的分子量、解离度、药物的脂溶性、生物膜面积和膜两侧的浓度差的影响。通常分子量较低、脂溶性好的物质较易通过脂质双分子层。

1. 药物的解离度　绝大多数药物属于弱酸性或弱碱性的分子，在体液中会发生不同程度地解离。因此，药物在体内通常以非解离型（分子型）和解离型（离子型）两种形式存在，其中非解离型药物极性小、脂溶性较大，易通过生物膜；而解离型药物极性大、脂溶性小，不易通过生物膜。

2. 药物的脂溶性　细胞膜为类脂膜，因此，药物分子必须具有合适的脂溶性才能通过被动扩散进入细胞。评价药物脂溶性大小的参数是油/水分配系数（$K_{o/w}$）。药物穿越细胞的能力与其 $K_{o/w}$ 存在相关性：在一定范围内，药物的 $K_{o/w}$ 大，说明该药物的脂溶性较好，更易跨过生物膜；但如果 $K_{o/w}$ 过大，药物与类脂膜的亲和力过强，会导致药物滞留在细胞膜上，不利于跨膜转运。

3. 膜面积和膜两侧的浓度差　药物的跨膜转运速率也受到膜面积和膜两侧的浓度差的影响：药物与膜接触的面积越大，扩散越快；膜两侧的药物浓度差越大，扩散速度也越快，膜两侧药物浓度相同时扩散停止。

4. 药物的分子量和电荷　一些水溶性的小分子可以利用细胞间的水性通道进行膜孔扩散。一般分子量低、荷正电的物质较易通过水性通道。人体不同部位的膜孔扩散的渗透性有较大的差别，肺部和鼻腔的膜孔扩散渗透性要强于肠道，因此，它们是较好的生物大分子药物给药的部位。

（二）主动转运的影响因素

根据药物主动转运的特点可知，主动转运速率受能量和载体蛋白等因素的影响。

1. 能量　凡能够影响细胞内能量产生的因素，通常都会对主动转运产生影响，如氧浓度和代谢抑制剂等因素。

（1）氧浓度：当氧浓度为零时，细胞通过无氧呼吸提供能量，但能量产生较少，故物质运输速率较低。随着氧浓度升高，物质运输速率不断增大，但当氧浓度升高到某恒定值时，物质运输速率达到最大值，此后继续升高氧浓度，物质运输速率几乎维持恒定。

（2）代谢抑制剂：主动转运会受代谢抑制剂的影响，如抑制细胞代谢的 2-硝基苯酚、氟化物等物质均可影响主动转运。

**2. 载体蛋白**  药物的主动转运需要载体蛋白的参与，因此，载体蛋白本身的特性也会影响药物的主动转运。

（1）特异性：载体蛋白具有底物特异性，通常一种载体蛋白在进行物质运输时只能相应地转运一种物质或性质相近的一类物质。此外，载体蛋白的分布表达也存在特异性，不同细胞膜上载体蛋白的种类和数目也不同。

（2）饱和现象：载体蛋白存在饱和现象，当生物膜上的载体蛋白全部参与物质的运输时，底物的跨膜转运速度会达到峰值。

当 $K_m \ll C$ 时，米氏方程简化为：

$$\frac{\mathrm{d}C}{\mathrm{d}t} = V_{max} \qquad\qquad 式(2-4)$$

当底物浓度达到一定值时，几乎所有的转运体都参与了转运，转运速度达到了最大值（$V_{max}$），此时再增加底物的浓度，转运速度也不再增大，表现为零级过程。

（3）竞争性抑制：主动转运可发生竞争性抑制，结构类似物会与载体蛋白竞争其结合位点，从而抑制药物转运。

（4）温度：当温度由低温逐渐升高至最适温度时，载体蛋白的活性逐渐增强，其转运速率也逐渐加快。

## 第三节  药物转运体

转运体是一类镶嵌型膜蛋白，又称膜转运体（membrane transporter），能识别并转运其生理学底物（physiological substrate）或内源性底物（endogenous substrate）（例如转运糖、氨基酸、寡肽、核苷酸和维生素等营养物质进出细胞），或者保护机体免受食物或环境中毒素的侵害。转运体还能识别与其生理学底物结构相似的外源性物质，例如药物。因此，可将转运药物的转运体称为药物转运体（drug transporter）。

药物转运体在药物的吸收、分布、代谢和排泄等过程均扮演重要角色，因此决定着药物的体内命运、治疗效果与毒副作用。此外，对非靶部位和靶部位转运体的系统研究，可以为靶向型药物和制剂的设计提供参考。

### 一、药物转运体的转运机制

转运体既参与物质的被动转运，也参与物质的主动转运，根据其转运机制的不同，转运体可分为被动转运体（passive transporter）和主动转运体（active transporter）。被动转运体，也称为易化转运体（facilitated transporter），它可帮助分子顺浓度梯度穿越细胞膜，此过程不需要 ATP 提供能量。

转运体具有高度的特异性，其上有结合位点，只能与某一种物质进行暂时性、可逆地结合和分离。一个特定的转运体可能只转运一种类型的物质，甚至只是一种分子或离子。转运体与底物分子或离子特异性结合，然后通过自身的构象变化或移动完成物质的跨膜转运过程。转运体与底物分子的特异性结合位点可被竞争性抑制剂占据，而非竞争性抑制剂亦可与转运体在结合点之外结合，从而改变其构象、阻断转运进程。

转运体转运物质的动力学曲线具有"膜结合酶"的特征，转运速度在一定浓度时达到饱和，但转运体不是酶，不与底物分子发生共价结合。与单纯扩散相比，转运体参与的转运过程不仅可以加快转运速度，还能够增大物质透过质膜的量。

转运体与通道蛋白有明显的不同。通道蛋白是跨膜亲水性通道,允许适当大小的分子或离子顺浓度梯度自由扩散通过。通道蛋白介导的物质转运可能涉及构象改变,但它只是调控通道处于"开"或"关"状态,通道蛋白以极高的转运速度转运物质,其转运速度比转运体高几个数量级。

## 二、药物转运体的分类

可根据三种不同的方式对药物转运体进行分类。

### (一)溶质载体转运体与 ATP-结合盒转运体

根据基因代码(gene symbol)的不同,药物转运体可分为溶质载体转运体(solute carrier transporter,SLC transporter,SLC 转运体)与 ATP-结合盒转运体(ATP-binding cassette transporter,ABC transporter,ABC 转运体)。近年来,由于转运体家族不断扩大,为避免混淆,人类基因组组织(human genome organization,HUGO)术语委员会确定了转运体家族的基因代码,并将转运体按照基因代码分为以上两大类。一般基因代码用斜体描述,人类转运体用大写字母描述(如 PEPT1),参见本书附录四,而啮齿类动物转运体用小写字母描述(如 Pept1)。

ABC 转运体家族对底物的跨膜转运,需要 ATP 水解提供能量,因此,ABC 转运体属于原发性主动转运体(primary active transporter)。ABC 转运体上因发现有 ATP 结合域而得名。被研究最多的 ABC 转运体有多药耐药蛋白(multidrug resistance protein,MDR)、多药耐药相关蛋白(multidrug resistance-associated protein,MRP)和乳腺癌耐药蛋白质(breast cancer resistance protein,BCRP)等。

与 ABC 转运体不同的是,SLC 转运体无 ATP 结合域。一些 SLC 转运体顺电化学势能梯度转运其底物,因此,这些 SLC 转运体属于易化转运体。而另一些 SLC 转运体利用离子梯度(例如钠离子或氢离子梯度,由原发性主动转运体产生)逆电化学梯度转运其底物,这些 SLC 转运体属于继发性主动转运体。大多数药物转运体属于 SLC 转运体家族。典型的 SLC 转运体有有机阳离子转运体(organic cation transporter,OCT)、有机阳离子/肉毒碱转运体(organic cation/carnitine transporter,OCTN)、有机阴离子转运体(organic anion transporter,OAT)、有机阴离子转运多肽(organic anion transporting polypeptide,OATP)、肽转运体(peptide transporter,PEPT)、单羧酸转运体(monocarboxylic transporter,MCT)、钠/葡萄糖协同转运体(sodium/glucose cotransporter,SGLT)、葡萄糖转运体(glucose transporter,GLUT)、L 型氨基酸转运体(L-type amino acid transporter,LAT)、$Na^+$ 依赖浓缩型核苷转运体($Na^+$-dependent concentrative nucleoside transporter,CNT)、非 $Na^+$ 依赖平衡型核苷转运体($Na^+$-independent equilibrative nucleoside transporter,ENT)、胆酸转运体(bile acid transporter)等。

### (二)内流转运体与外排转运体

根据转运底物穿越细胞膜的方向的不同,药物转运体可分为内流转运体(influx transporter)与外排转运体(efflux transporter),在细胞水平研究药物转运时通常采用这种分类方式。根据这种分类方式,将底物转运进入细胞的转运体称为内流型转运体,而将底物泵出细胞的转运体称为外排型转运体。

**1. 药物内流转运体**　药物的脂溶性是影响药物通过单纯扩散机制透过细胞膜的主要因素,脂溶性强的药物往往更容易透过细胞膜。但是,很多脂溶性不强的药物也可以通过转运体参与的转运机制透过细胞膜。这些药物包括多肽及其类似物、核苷、氨基酸、糖、单羧酸及类似物、胆酸、有机阳离子和部分有机阴离子、磷酸盐和水溶性维生素等。利用药物内流转运体提高药物的跨膜转运和口服生物利用度,以及以这些转运体为靶点的新药设计,已成为药物传递系统和新药研究的热点。

(1)核苷转运体:核苷转运体中的 ENT 主要表达在细胞基底膜上,分布广泛,底物类别丰富;CNT 主要分布于小肠组织细胞,底物的特异性较强。核苷转运体可转运天然核苷底物,如腺苷、鸟苷、肌苷、尿苷、胞苷和胸苷,还可转运核苷类抗肿瘤药物(如扎西他滨、氟达拉滨、阿糖胞苷、吉西他滨、氟尿嘧啶)和抗病毒药物(如齐多夫定)。

核苷类转运体对核苷及其衍生物的吸收、分布和细胞摄取都有着重要作用,进而影响核苷类药物的药效和耐受性。

(2)肽转运体:肽转运体主要分布于小肠、肺、肾等器官的上皮细胞,主要生理功能是摄取消化道或体液中的寡肽,或介导寡肽和肽类似结构药物的转运。PEPT1 是目前被研究最深入、应用最广泛的肽转运体之一,是低亲和力/高容量的药物转运体。PEPT1 表达于小肠上皮细胞顶侧膜,在小肠近端至远端方向的表达水平逐渐升高,因此,其药物底物的肠道吸收有部位依赖性。PEPT1 的底物为二肽或三肽,它对具有肽类似结构的 β-内酰胺类抗生素、血管紧张素转化酶抑制剂、肾素抑制剂、凝血酶抑制剂和氨肽酶抑制剂等药物的口服吸收产生重要的作用。PEPT1 具有立体选择性,对含有 L-氨基酸残基的肽类的亲和力高于含有 D-氨基酸残基的肽类。将药物接上 L-氨基酸残基就可能成为 PEPT1 的底物,从而提高生物利用度,如抗病毒核苷类药物阿昔洛韦、更昔洛韦、齐多夫定的 L-缬氨酸酯前药的设计均基于这个原理。

(3)葡萄糖转运体:被消化的碳水化合物的最终产物大多是通过葡萄糖转运体从小肠吸收。葡萄糖转运体分为 SGLT 和 GLUT 两类,SGLT 是钠离子依赖的继发性主动转运体,GLUT 是非钠离子依赖的促进扩散转运体。

SGLT 家族的成员超过 450 个,主要分布于小肠刷状缘膜囊泡(brush border membrane vesicle,BBMV)的 SGLT1 是该家族最重要的成员之一,主要位于靠近肠腔的小肠顶侧膜,在肠道中主动转运葡萄糖。SGLT 依赖钠离子电化学梯度为动力转运葡萄糖,还可转运肌醇、脯氨酸、泛酸酯、脲类及葡萄糖衍生物。

GLUT 家族有 14 个成员,其中包括内流转运体和外排转运体,例如 GLUT1 和 GLUT3 属于内流转运体,主要负责将葡萄糖摄取进入红细胞和跨血-脑屏障;分布在肠道的 GLUT2,负责将葡萄糖从基底膜侧转运到体循环,属于外排转运体。而根据序列的同源性和功能特点可将 GLUT 分为 3 个亚类,且它们对葡萄糖的亲和力及转运容量差异很大。

葡萄糖等单糖通过 SGLT 转运入小肠细胞后,还需借助 GLUT 转运至体循环。此时涉及的 GLUT 转运体主要为 GLUT2 和 GLUT5。其中,GLUT2 分布于基底膜侧,参与葡萄糖和果糖的外排,GLUT5 分布在小肠管腔膜侧,优先转运果糖至小肠细胞。该过程的示意图见图 2-4。

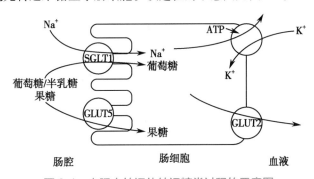

图 2-4　小肠中转运体转运糖类过程的示意图

(4)其他转运体:OCT 主要表达于肾脏、肝脏和小肠,底物非常丰富,临床应用的药物大约有 50% 是有机阳离子药物,包括抗心律失常药物、抗组胺药物、β 受体拮抗剂、骨骼肌松弛剂以及其他内源性物质(如胆碱、多巴胺和组胺等)。

OATP 是肝脏中重要的内流转运体。OATP 与肝脏代谢酶的协同作用是目前药物相互作用研究的重要领域。OATP 底物种类很多,包括四溴酚酞磺酸钠、牛磺胆酸、甘胆酸盐、雌酮硫酸盐、利福平、白三烯 $C_4$、奎尼丁、脑啡肽和地高辛等。

氨基酸转运体是介导氨基酸跨膜转运的膜蛋白。大多数氨基酸由于其亲水性,难以直接通过生物膜扩散。氨基酸转运体作为氨基酸从胞外进入胞内的通道,在氨基酸营养机体细胞和神经调节过程中起着重要作用。氨基酸转运体对底物具有高度选择性,有些氨基酸类似物也被认为通过氨基酸转运体吸收,如 L-多巴、甲基多巴和加巴喷丁等。

维生素转运体主要转运不同类别的水溶性维生素,这些维生素包括维生素 C、维生素 $B_1$、维生素 $B_2$、维生素 $B_5$、维生素 $B_6$、维生素 $B_{12}$、烟酸、叶酸、肌醇和维生素 H 等,对脂溶性维生素无效果。目前,研究较多的有两种钠离子依赖型维生素 C 转运体(sodium-dependent vitamin C transporter,SVCT),分别命名为 SVCT1 和 SVCT2,前者主要分布于小肠、肝和肾上皮组织,后者主要表达于小肠、脑、眼等器官。这两个转运体对维生素底物的立体构型选择性很高。此外,还有叶酸转运体,分布于人原淋巴细胞、胎盘、小肠、肝脏和肾脏,主要转运还原型叶酸及维生素 $B_1$。

胆酸转运体参与胆酸的肝肠循环,包括位于肝细胞基侧膜的钠离子依赖型牛磺胆酸共转运多肽(Na$^+$-dependent taurocholate co-transporting polypeptide,NTCP)和 ATP 依赖型胆盐外排泵(ATP-dependent bile salt excretory pump,BSEP)等。NTCP 参与很多胆盐的吸收,如牛磺胆酸、胆酸盐、甘胆酸盐、牛磺鹅去氧胆酸钠、牛磺熊去氧胆酸钠以及雌酮-3-硫酸盐等。胆酸转运体也参与胆固醇类化合物(如类固醇及其共轭物)、环肽类以及其他一些药物的吸收。

2. 药物外排转运体  除了上述内流转运体外,外排转运体(大多属于 ABC 转运体)在药物的口服吸收及体内代谢中也具有很重要的作用。ABC 转运体不仅在小肠、肝、肾、血-脑屏障、胎盘等组织中分布广泛,而且可在肿瘤细胞中过度表达。外排转运体对抗肿瘤药物(如多柔比星、紫杉醇、长春碱等)的外排作用会导致肿瘤细胞内药量减少,从而对肿瘤细胞杀伤作用下降,这种现象称为"多药耐药"。ABC 转运体不仅对药物的体内吸收和处置过程(即 absorption, distribution, metabolism and excretion,ADME)有直接作用,而且因其底物广泛、具有饱和性、可致竞争性抑制或诱导,可能产生毒副作用。另外,通过抑制小肠外排转运体的作用,也可能提高某些药物的口服生物利用度。

(1)P 糖蛋白:P 糖蛋白(P-glycoprotein,P-gp)于 1976 年被发现,是多药耐药蛋白的重要成员,即 MDR1。P-gp 由 1 280 个氨基酸组成,由于糖化程度的差异,分子量为 130~190kD。P-gp 分子包括 N 端和 C 端两个同源片段,每个片段各自有 6 个疏水性跨膜区(transmembrane domain,TMD)和 1 个亲水性的 ATP 结合区(nucleotide binding domain,NBD)(图 2-5)。ATP 结合区在细胞内部,具有 ATP 酶的活性,通过水解 ATP 提供外排药物所需能量,1 个药物分子的外排需要消耗 2 分子的 ATP。

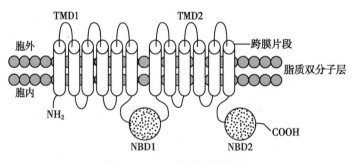

图 2-5  P-gp 的跨膜结构图

P-gp 广泛存在于人体各组织细胞中,如肠上皮细胞、肾小管上皮细胞、脑组织等。肠上皮细胞刷状缘膜中的 P-gp 能将药物从细胞中排入肠腔,这是一个与吸收方向相反的主动过程,其结果可导致药物透膜吸收减少,血药浓度降低。

P-gp 与其他外排转运体的最大差别是它的底物众多,能识别并外排化学结构、理化性质和药理学特性等方面差异很大的亲脂性药物、有机阳离子或中性化合物。例如多柔比星、柔红霉素、环孢素、长春新碱、紫杉醇、表鬼臼毒素、西罗莫司、维拉帕米、尼群地平、尼卡地平、非洛地平、三氟拉嗪、氯丙嗪、黄体酮、地高辛、氢化可的松、地塞米松、伊曲康唑、环丙沙星、依诺沙星、诺氟沙星、β 受体拮抗剂等,均是 P-gp 的底物。需要指出的是,P-gp 外排作用对不同药物吸收或生物利用度的影响程度不尽相同。一些被 P-gp 外排的药物,仍然具有临床上可接受的生物利用度,如地高辛的口服生物利用度为 60%~80%。维拉帕米既是 P-gp 底物,又是典型的 P-gp 外排抑制剂,该药物在小肠可吸收完全(>90%),但生物利用度仅为 30%,其不只是因为 P-gp 的外排作用,还由于维拉帕米同时也是代谢酶细胞色素 P450(cytochrome P450,CYP450)3A4 的底物,肠道 I 相代谢酶与外排转运体协同工作而导致药物的生物利用度大幅度降低。

(2)多药耐药相关蛋白:MRP 是另外一大类 ABC 转运体,迄今为止发现的 MRP 转运体有 MRP 1~9,其中对 MRP 1~3 的研究较为深入。在所有 MRP 中,MRP2 的分布较为独特,它位于组织器官细胞的顶侧膜,而其他 MRP 均位于细胞的底侧膜。MRP2 不仅分布于许多肿瘤细胞中,而且还在正常组织(如肝、小肠、肾、脑)中均有表达,在人小肠上段表达量较高而在结肠段表达量很少。MRP2 由 1 545 个氨基酸组成,分子量为 190kD,有 2 个 ATP 结合区和 17 个跨膜区,结构如图 2-6 所示。

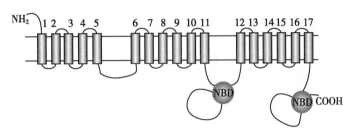

图 2-6　MRP2 蛋白的跨膜结构图

在肾癌、肺癌、胃癌、结肠直肠癌、卵巢癌、乳腺癌以及肝癌的癌组织中,MRP2 都呈阳性表达,在低分化的癌组织中的表达最高。因此,学者认为 MRP2 在肿瘤组织中的阳性表达以及高表达可能是肿瘤组织对化疗药物耐药的一个重要因素。MRP2 除了参与谷胱甘肽、葡糖醛酸盐、硫酸盐等结合物和肿瘤化疗药物的转运外,还参与促尿酸排泄药、抗生素、白介素和重金属的转运。在 MRP2 基因稳定转染的细胞中,MRP2 的过度表达可导致细胞对甲氨蝶呤、顺铂、依托泊苷、柔红霉素、表柔比星和米托蒽醌等药物耐药。

(3)乳腺癌耐药蛋白:BCRP 由 655 个氨基酸组成,分子量为 72kD。大多数 ABC 转运蛋白(包括 P-gp 和 MRP2)都含有 2 个 ATP 结合区和 2 个跨膜区,但 BCRP 在氨基末端只有 1 个 ATP 结合区,在羧基末端仅有 1 个跨膜区,所以又被称为半转运方式的转运蛋白,其跨膜结构如图 2-7 所示。

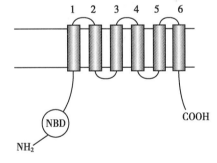

图 2-7　乳腺癌耐药蛋白的跨膜结构示意图

BCRP 除了在乳腺癌细胞里面有较高的表达外,在胎盘、小肠、肝、肾和脑中都有分布。BCRP 在人肠道中的分布以空肠的表达量最多,从空肠到结肠顺次递减。

BCRP 是具有高结合能力的外排转运体,其底物可以是带正电的也可以是带负电的分子、有机阴离子、葡糖醛酸结合物或硫酸结合物等,与 P-gp 和 MRP2 的底物存在交叉。BCRP 的转运底物广泛而复杂,包括①蒽环类:柔红霉素、多柔比星、表柔比星、米托蒽醌、蒽吡唑;②喜树碱类似物:9-氨基喜树碱、7-乙基-10-羟喜树碱(SN38)、伊立替康、拓扑替康、甲氨蝶呤;③核苷类似物:齐多夫定、拉米夫定;④荧光基团:若丹明等;⑤共轭化合物:三硫酸雌酮等;⑥其他:哌唑嗪、拓扑异构酶 I 抑制剂、酪氨酸激酶抑制剂、丝氨酸磷脂、脱镁叶绿酸甲酯等。

(三)吸收型转运体与分泌型转运体

根据体内药物动力学行为的不同,药物转运体可分为吸收型转运体(absorptive transporter)与分泌型转运体(secretory transporter),其区别如图 2-8 所示。根据这种分类方式,将底物转运进入全身血液循环的转运体称为吸收型转运体,而将底物从血液循环转运进入胆汁、尿液或肠道管腔的转运体称为分泌型转运体。但是,在讨论血-脑屏障和胎盘上的吸收型转运体和分泌型转运体时,此定义需要做适当的修改。大脑和胎儿历来被视为人体内的两个"孤立"的房室。在药物治疗的实践中,已经有许多方法可用于增加或减少药物渗透进入这两个房室。通常,转运药物渗透进入大脑或胎儿的转运体也称为吸收型转运体。

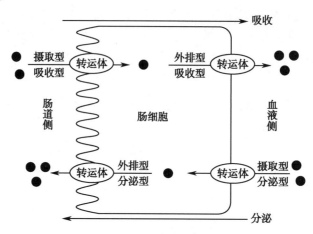

图2-8　吸收型转运体与分泌型转运体的区别

需要说明的是,吸收型转运体并不一定意味着它将底物内流转运进入细胞,同样,分泌型转运体也并不一定是外排泵。例如,位于肾近端小管上皮基底侧膜上的OAT1,它将药物从血液转运进入肾小管上皮细胞,因此属于典型的内流型转运体。但是,考虑到其整体作用,它将药物从血液循环消除进入尿液,因此OAT1也属于分泌型转运体。又如,肠道内表达的OATP-A位于小肠上皮细胞的顶膜侧,它可以摄取口服药物(即内流)进入小肠上皮细胞,随后穿越基底侧膜进入血液循环,故OATP-A可被认为是吸收型转运体。因此,一个内流型转运体究竟是属于吸收型转运体还是分泌型转运体,取决于表达该转运体的组织和膜的具体位置。

### 三、药物转运体的分布

药物转运体在小肠、肝、肾、肺、脑和胎盘等许多重要处置器官与组织的上皮细胞膜上均有表达,它们在体内各脏器的分布与转运方向示意图见图2-9。人体内的药物转运体可转运一种或一类药物底物,因此在决定药物的药动学行为方面扮演着重要角色。例如通过影响药物的吸收、分布、消除以及在靶部位的浓度等,最终决定药物的总体药理效应。附录五中总结了药物转运体的组织分布及转运特征、典型底物药物和抑制剂。

在上皮组织中表达的大多数药物转运体具有屏障功能,且这些部位的上皮细胞通常是极化的。在大多数情况下,药物转运体的表达被高度限制在极化细胞的某一侧(即顶侧或基底侧)。转运体的这种极化的表达对于保证药物向同一方向进行协同转运非常重要。

### 四、药物转运体的多态性

目前药物转运体基因多态性是一个发展迅速的研究领域,并正受到越来越多的关注。基因多态性(polymorphism)是指在一个生物群体中,出现两种或多种不连续的变异型或基因型或等位基因(allele),亦称遗传多态性(genetic polymorphism)。基因多态性来源于基因组中重复序列拷贝数的不同,也来源于单拷贝序列的变异,以及双等位基因的转换或替换。基因变异有些是正常突变,是有益的,而有些是有害的。生物体所具有的遗传性状称为表现型(phenotype)或表型。生物体所具有的特异基因成分称为基因型(genotype)。表现型是基因型与环境因素相互作用的结果。

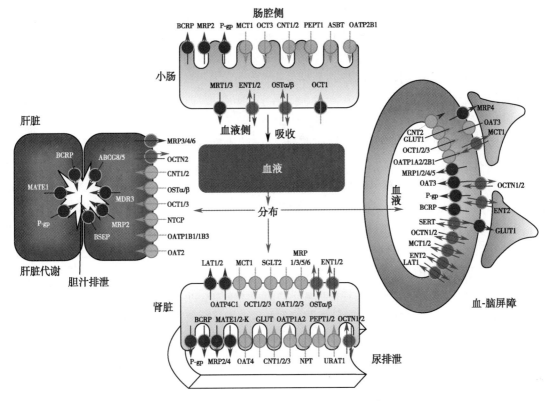

图 2-9 药物转运体在人体内各脏器的分布

药物转运体的基因多态性与其结构和功能密切相关,影响其底物药物的体内过程和临床疗效。例如,药物转运体 OATP1B1 的基因位点 521T>C 会导致其底物药物的体内药动学存在差异,研究发现中国人体内瑞舒伐他汀药代动力学特征在 OATP1B1 基因位点突变组与野生组之间存在着显著的差异。与 OATP1B1 野生组相比,瑞舒伐他汀在 OATP1B1 基因突变组人体内的吸收程度增加、清除率下降,提高了血药浓度-时间曲线下面积,因此,在临床应用中应参考 OATP1B1 基因位点 521T>C 的突变情况来指导瑞舒伐他汀的合理用药。此外,药物转运体基因多态性对其转运体表达水平、底物药物体内动态的影响,以及对临床疗效的影响是未来临床个体化给药的一个重要的出发点,在临床药学的发展和应用中占据重要地位。

## 五、药物转运体对药物体内过程的影响

### (一)药物吸收

1. 吸收型药物转运体 吸收型药物转运体有利于改善药物的肠吸收,提高口服生物利用度。

(1)PEPT1:小肠 PEPT1 是目前研究最深入的转运体之一,也是药物学家提高药物经肠吸收的最重要靶点之一。鉴于 PEPT1 的生理底物为二肽化合物和三肽化合物,因此,可以将一些吸收差的药物修饰成拟二肽或三肽的结构,以提高它们的口服生物利用度。L-多巴就是以 PEPT1 为靶点进行药物设计的最经典例子。在 L-多巴的结构中连上一个 L-苯丙氨酸可得到前药 L-多巴-L-苯丙氨酸。Caco-2 细胞研究发现,在顶端加入 L-多巴-L-苯丙氨酸后,基底侧的 L-多巴及其代谢产物多巴胺明显增多,前药的吸收比母体药物提高了 40 倍。

PEPT1 的底物具有多专属性,一些不含肽键的药物也可由 PEPT1 介导转运,如高度特异性氨基肽酶 B 抑制剂、4-氨基苯乙酸、伐昔洛韦等。这为以 PEPT1 为靶点的药物设计提供了更广的空间和新的切入点。伐昔洛韦(阿昔洛韦缬氨酸酯)是抗病毒药阿昔洛韦的前药,在吸收转运过程中可以被肠壁细胞、肝细胞以及血浆中的酯酶代谢为母体药物阿昔洛韦。阿昔洛韦口服很难被吸收,其平均口服

生物利用度为 15%~30%,但是它的前药伐昔洛韦的平均口服生物利用度可达到 54.2%。健康受试者的单剂量和多剂量研究揭示,伐昔洛韦的口服生物利用度相对于阿昔洛韦提高了 3~5 倍。在所有以 PEPT1 为靶点的前药设计中,阿昔洛韦和更昔洛韦是目前最成功的案例,两种药物均已上市。

（2）OATP:OATP 分布于人的肠道,可介导多种底物药物的小肠吸收。利用它来提高药物吸收的最经典实例是抗组胺药非索非那定和高脂血症治疗药普伐他汀。非索非那定是 Oatp/OATP 的底物,同时服用葡萄汁、橘子汁和苹果汁能抑制 OATP 介导的非索非那定的肠细胞摄取。在健康受试者的临床 I 期研究中,非索非那定与果汁(葡萄汁、橘子汁或苹果汁)同服是单独服用非索非那定的 AUC 的 1/4~1/3,是 $C_{max}$ 的 1/2 左右,但非索非那定的尿排泄清除率却没有发生改变。

高脂血症治疗药物普伐他汀,在肝内发挥抑制 3-羟基-3-甲基戊二酸单酰辅酶 A(3-hydroxy-3-methyl glutaryl coenzyme A,HMG-CoA)还原酶及胆固醇合成的作用。由于普伐他汀水溶性极好,因此其在胃肠道吸收较差。但是在对健康受试者的临床研究中发现,普伐他汀的口服生物利用度可达到 30%。究其原因,是 OATP2B1 转运体参与了普伐他汀的小肠主动吸收,且转运活性呈现 pH 依赖性,在酸性环境下要比中性和碱性环境下高。

（3）顶端 $Na^+$ 依赖型胆汁酸转运体(apical sodium-dependent bile acid transporter,ASBT):ASBT 分布于人的肠道下半部,即回肠部,主要负责胆酸的肠吸收。将药物与胆酸结合后,可以被回肠部的 ASBT 所识别,进而提高其口服吸收。例如,阿昔洛韦口服吸收差,其平均口服生物利用度为 20%,以缬氨酸为连接分子,将其与鹅去氧胆酸结合(图 2-10),通过靶向回肠 ASBT 来促进阿昔洛韦的跨膜转运。胆酸前药口服后,将阿昔洛韦的生物利用度提高了近 1 倍。

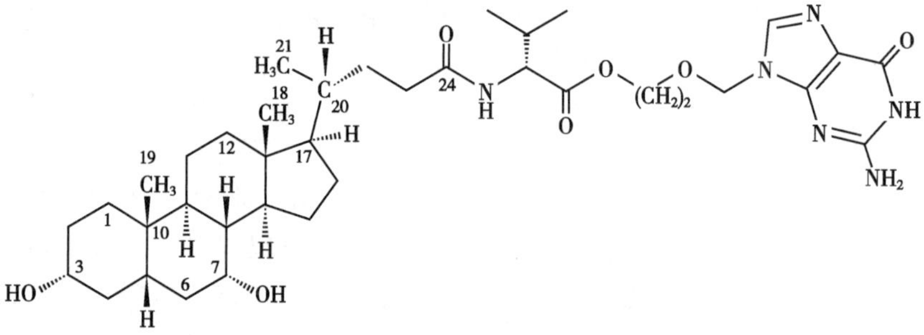

图 2-10　鹅去氧胆酸-缬氨酰阿昔洛韦的化学结构

**2. 分泌型药物转运体**　分泌型药物转运体能促进药物从体内分泌到肠腔,降低口服药物的生物利用度。

ABC 族转运体中与药物体内处置最相关的三种药物转运体为 P-gp、MRP2 和 BCRP,它们均在小肠中有分布,且都定位于肠上皮细胞的刷状缘膜侧,发挥防止外源性物质及有害代谢产物经肠吸收进入机体的重要作用,形成了药物经肠腔进入机体的屏障,即降低吸收、促进肠排泄。

因为 P-gp 的底物药物种类范围很广,因此,它在许多药物经肠道吸收过程中发挥着重要作用。例如,小肠中 P-gp 的表达水平和地高辛口服给药后的 AUC 值有明显相关性,这说明肠上皮细胞中的 P-gp 表达水平决定了地高辛口服给药后的血药浓度。

MRP2 可以转运谷胱甘肽结合物、葡糖醛酸结合物和非结合型有机阴离子化合物,在肠道分泌药物及其代谢产物的过程中发挥重要作用。例如,静脉注射 1-氯-2,4-二硝基苯后,其体内主要代谢产物 2,4-二硝基苯-$S$-谷胱甘肽结合物(DNP-SG)为 MRP2 的底物。DNP-SG 在 MRP2 功能缺损 EHBR 大鼠体内的肠和胆汁中的分泌要显著比正常大鼠低,这说明 DNP-SG 的肠分泌在很大程度上是由 MRP2 介导的。

在临床上,BCRP 同样对一些重要药物的肠道分泌起着关键作用,如拓扑替康、伊立替康和其活性代谢产物 SN-38、米托蒽醌等。

（二）药物分布

1. 肝脏　目前已从啮齿类动物和人体的肝脏中克隆出 NTCP。NTCP 能转运胆酸(如牛磺胆酸和甘胆酸)以及某些阴离子化合物等(如硫酸脱氢异雄酮硫酸酯和四溴酚酞磺酸)。由于肝细胞能选择性摄取胆酸盐,所以有些药物可以借助 NTCP 向肝脏传递。例如,HMG-CoA 还原酶抑制剂和细胞生长繁殖抑制剂都可以与胆酸盐形成共轭结合物以提高其向肝中的传递效率。

2. 脑部　血-脑屏障可将脑组织和体循环分开,是药物进入脑部的主要屏障。血-脑屏障为脂溶性的物理屏障,因此亲水性的营养成分如氨基酸、葡萄糖和核苷酸等,都需要通过转运体进入脑部。通常,脂溶性越高的药物越容易透过血-脑屏障,但是,由于脑毛细血管管腔侧膜上的 P-gp 高表达,可以将其跨过生物膜的底物药物外排到血液中,因此 P-gp 成为其底物药物向脑内转运的屏障。与正常小鼠相比,P-gp 的底物药物在 Mdr1a(-/-)基因敲除(即无 P-gp 表达)小鼠上向脑内的转运可得以大幅度提高,如地塞米松、吗啡、长春碱、地高辛、奎尼丁、环孢素、HIV-蛋白酶抑制剂等。P-gp 不仅积极参与调控其底物向脑内分布,也间接影响药物对中枢神经系统的作用。

基于 P-gp 功能的抑制会显著增加其底物药物的脑部的分布,从而可能会导致严重的神经毒性,这种情况在临床上一定要谨慎。例如,止泻药洛哌丁胺是 P-gp 的底物,其起效部位是胃肠道的阿片受体,起止泻作用,单用时由于血-脑屏障对 P-gp 的外排作用,脑内药物浓度很低,不会产生呼吸抑制作用。但当临床上与 P-gp 抑制剂奎尼丁合用时,由于奎尼丁抑制了血-脑屏障对 P-gp 的外排功能,使得一般情况下几乎不能进入中枢的洛哌丁胺的脑内浓度明显升高,洛哌丁胺作用于中枢的阿片受体后可产生严重呼吸抑制等神经毒性。

3. 胎儿　胎盘屏障处于母体和胎儿的中间,既起到供给胎儿的营养作用,又起到屏障作用,保护胎儿免受外界毒性物质的侵害。胎盘屏障上存在许多氨基酸转运体、葡萄糖转运体等。P-gp 主要在胎盘滋养层细胞的刷状缘膜中表达(母亲侧),以限制外源性毒物由母体转运到胎儿,保护胎儿,避免其接触有毒物质。

4. 肿瘤

(1)PEPT 介导的肿瘤组织靶向药物传递:在某些肿瘤细胞中也发现有 PEPT1 的存在,如胰腺癌细胞 AsPc-1、Capan-2 和纤维化癌组织 HT-1080,这为药物特异性传递到肿瘤组织提供了一种新思路,例如抗肿瘤药贝他定能够被 PEPT1 和 PEPT2 识别并介导转运。鉴于 PEPT1 在很多肿瘤细胞株都有表达,而肿瘤细胞需要大量以寡肽形式存在的氨基酸用于生长和代谢,因此,寡肽转运体为拟肽类抗肿瘤药的靶向转运提供了途径。

(2)基于 P-gp 抑制的肿瘤组织药物传递:肿瘤细胞接触一种化疗药物后产生耐药性,并且对不同化学结构和不同抗肿瘤机理的化疗药物也产生耐药性,导致化疗失败,称为多药耐药性。产生多药耐药性的主要原因之一是肿瘤细胞的细胞膜可大量表达药物外排型转运体,其中最主要的是 P-gp。它将抗肿瘤药从胞内排到胞外,降低胞内药物浓度,使肿瘤细胞得以存活并产生多药耐药性。因此,将 P-gp 抑制剂与抗肿瘤药物联合用药有望提高药物的抗肿瘤效果。但是,目前 P-gp 抑制剂的临床进展并不顺利,这可能是由于 P-gp 抑制剂在体内的非特异性分布容易引发不良反应。

（三）药物代谢

体内药物代谢主要发生在肝脏,其次是小肠。在这两个器官中,药物转运体和代谢酶共表达于肝细胞或肠细胞中,通过他们之间的协同作用使机体可以高效地处理一些内源性成分和药物等,降低其对机体的作用(图 2-11)。

1. 肝脏代谢　肝脏上存在许多代谢酶系,如氧化还原酶系、水解酶系、合成酶系等,例如CYP450、葡糖醛酸转移酶(UDP-glucosyltransferase,UGT)、磺基转移酶(sulfotransferase,SULT)等。这些代谢酶位于肝细胞内的亚细胞器-滑面内质网上。药物需要跨过肝脏窦状隙膜进入肝细胞,然后扩散进入亚细胞器滑面内质网。形成的代谢产物可通过两种途径从肝细胞清除,一种是经肝窦状隙膜

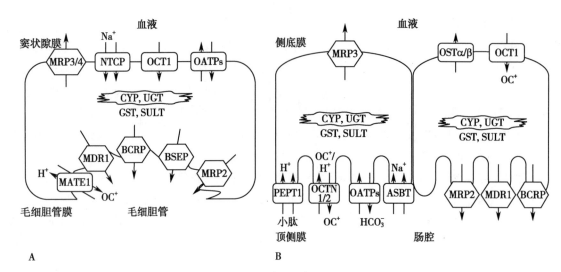

A. 肝脏；B. 小肠。

图 2-11    药物转运体和代谢酶共存的代谢器官

转运再返回体循环；另一种是经肝毛细胆管膜转运分泌到胆汁中（图 2-11A）。代谢产物通常极性增加，分子量变大，被动扩散的膜转运能力降低，此时转运体介导的膜转运显得非常重要。

在长期进化过程中，药物膜转运和药物代谢之间具有很强的协同作用，即许多药物是转运体和代谢酶的共同底物，或者药物的代谢产物是转运体的底物。

（1）转运体和代谢酶的共同底物：很多他汀类药物既是肝脏窦状隙膜 OATP 的底物，又是肝脏 CYP450 或 UGT 的底物。他汀类药物在肝细胞 OATP 的摄取下高效分布到肝脏，随后被胞内药物代谢酶代谢，通过转运体和代谢酶的协同迅速地对药物进行消除。若阻断这个过程，将大大延缓药物的消除，升高药物的血药浓度，很可能导致严重的不良反应（图 2-11A）。

（2）药物的代谢产物是转运体的底物：雌二醇在肝脏中滑面内质网上 UGT 的作用下生成雌二醇-17β-葡糖醛酸酯，该代谢产物是毛细胆管膜 MRP2 的底物，会被分泌到胆汁中，随后排泄到小肠中（图 2-11A）。此外，某些药物的胆汁高浓度排泄可能与胃肠道毒性有关，例如非甾体抗炎药在几种动物体内的胃肠道毒性与胆汁排泄量有良好相关性，如阿司匹林、吲哚美辛和萘普生等。

2. 肠代谢    肠是机体中仅次于肝脏的代谢部位。与肝细胞类似，药物转运体和代谢酶都共表达于肠细胞中（图 2-11B）。转运体与肠细胞中药物代谢酶也产生了良好的协同作用。例如，临床上使用的许多药物是 P-gp 和 CYP3A4 的双底物。通过 P-gp 外排的药物易被肠细胞中的 CYP3A4 代谢，导致药物的口服生物利用度低（图 2-12），例如紫杉醇既是 P-gp 的底物，又是 CYP3A4 的底物，导致其人口服生物利用度低于 10%。此外，肠细胞内形成的代谢产物也可能是药物转运体的底物，从而促进肠排泄。

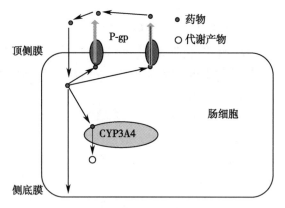

图 2-12    肠细胞中 P-gp 和 CYP3A4 的相互协同作用

（四）药物排泄

1. 尿排泄

（1）OAT：OAT 在肾脏中表达丰富。大多数物种肾脏 OAT1 和 OAT3 位于肾上皮细胞基底侧膜，负责将底物摄取入肾上皮细胞，作为有机阴离子肾分泌的第一步（图 2-9）。OAT 在各种药物的体内肾分泌过程中起关键性作用，但在分泌过程中产生的药物相互作用也不可忽视。例如，丙磺舒、西司他丁、倍他普隆分别与 β-内酰胺类抗生素同时服用时,由于前者竞争性地抑制 OAT 对后者的摄取,可显著延长 β-内酰胺类抗生素体内半衰期并降低其肾毒性;静脉给予利尿药呋噻米 40mg,同时服用丙磺舒 1g,可使呋噻米的肾脏清除率从单独给药的 1.04ml/kg 降低到 0.29ml/kg。

OAT 对毒性物质的摄取可以造成药物及其代谢产物的肾脏毒性。例如,β-内酰胺类抗生素和碳青霉烯类药物、某些抗病毒药物如阿地福韦和西多福韦的肾脏毒性与 OAT 有关。OAT1 和 OAT3 还参与其他毒性物质的胞内摄取,如吲哚基乙酸、马尿酸盐等。因此,可以利用对转运体的抑制作用来降低有机阴离子化合物由 OAT 介导的摄取和肾脏蓄积,从而降低药物的肾毒性。

(2)P-gp:由于 P-gp 分布于体内排泄器官肝和肾,因此,P-gp 的抑制会导致药物排泄的显著变化。例如,P-gp 抑制剂(包括奎尼丁、维拉帕米和伐司扑达等)可通过降低胆汁和尿排泄来升高 P-gp 底物药物地高辛的血药浓度。由于地高辛治疗指数窄,其血药浓度的变化可能对患者产生非常严重的影响。

2. 胆汁排泄　药物经胆汁排泄首先需要从血液跨肝脏窦状隙膜进入肝细胞,然后经肝毛细胆管膜转运分泌到胆汁中。这样至少有两种转运体参与药物经胆汁的排泄(图 2-11A)。任何一侧的转运体出现缺陷,都会严重影响药物经胆汁的排泄。

3. 尿和胆汁共排泄　肾脏的尿排泄和肝脏的胆汁排泄是机体药物排泄的两条最重要途径。如果两条途径都对药物排泄有贡献的话,那么不同个体的病理因素就不会对药物排泄产生显著影响,从而药物疗效和血药浓度的个体差异就不明显。与之相反的是,如果仅有一条途径对药物排泄有贡献的话,那么不同个体的病理因素就会显著影响药物排泄,导致疗效和血药浓度具有明显的个体差异。因此,在药物设计时,应尽量使尿排泄和胆汁排泄两条途径都对药物排泄有贡献。这与药物代谢相似,需尽量使多种代谢酶参与药物代谢过程,以避免因代谢酶的基因多态性造成药物代谢的显著个体化差异。

## 六、研究药物转运体及转运体功能的实验方法

研究药物转运体和转运体功能的实验方法是解析药物体内过程和药物间相互作用的重要工具,在指导新药研发和临床合理用药方面也具有重要作用。目前,研究药物转运体的实验方法大致分为细胞、离体、在体和整体四个水平。研究药物转运体,还没有一种模型方法能适用于所有的药物,因此常需要将几种方法联合使用,才能更好地研究药物转运体(关于方法的详细介绍请见第三章)。

1. 细胞水平　细胞培养模型使用的是特定的细胞株,在体外研究特定细胞对药物的转运,从而排除神经、循环系统、激素等影响。其中,较为常用的宿主细胞系有 Caco-2、MDCK-MDR1、TC-7 等。

2. 离体水平　离体动物实验主要包括组织流动室法、外翻肠囊法和外翻环法。离体和在体实验的脏器可以更好地确定药物转运的组织专属性,明确药物转运机制。

3. 在体水平　在体动物实验主要包括肠襻法和肠灌流法。在体法充分保留了动物小肠组织的血液供应和神经调节等体内环境,可以真实地反映药物吸收情况。但由于在体小肠灌流的实验时间过长,灌流流速较快,可能会对肠道黏膜造成一定损伤,从而导致药物吸收增多,降低实验准确性。

4. 整体水平　整体动物实验通常采用大鼠或小鼠进行,不存在麻醉和手术创伤,避免了非生理条件对结果的潜在影响,能更好地反映给药后药物的转运过程。动物给药后,于不同时间点采集血液,测定血药浓度,利用数学模型计算 $C_{max}$、$t_{max}$ 和 AUC 等药动学参数,用于评价药物吸收的速度和程度,主要包括肝脏转运体研究和肾脏转运体研究。但消耗试药量大,不能明确转运药物的具体器官,不能排除其他脏器对实验结果的影响,很难从分子水平上研究药物的转运机制。

知识链接

## 转运相关的药物相互作用在新药研发中的应用

我国新药自主研发的高速发展对我国的药物相互作用研究和评价水平提出了更高的要求。2021年我国国家药品监督管理局药品审评中心发布了《药物相互作用研究技术指导原则(试行)》,指导原则中详细阐述了药物相互作用体外研究和临床研究中需要考虑的基本策略及监管要求,指导新药研发过程。当体外实验提示研究药物是某个转运体的底物或抑制剂时,研究者应当综合考虑药物的安全范围、治疗指数、目标人群是否存在与已知该转运体的底物或抑制剂合并用药的可能性,选择开展体内药物和转运体相互作用的研究。

药物相互作用研究案例:

沙芬酰胺是一种选择性和可逆的B型单胺氧化酶抑制剂(monoamine oxidase inhibitor-B, MAO-B),可增强大脑中多巴胺能神经传递。沙芬酰胺于2017年在美国上市,批准与固定剂量的左旋多巴(L-多巴)单药或其他抗帕金森药物联合使用,作为中晚期症状波动特发性帕金森病成人患者的辅助治疗。沙芬酰胺为口服给药,起始剂量为50mg/d,可根据需求增加剂量至100mg/d。沙芬酰胺的主要代谢方式为酰胺基水解(NW-1153)和氧化性 $N$-脱烷基化(NW-1689)。体外研究显示,沙芬酰胺及其代谢产物NW-1689对BCRP介导的杂环胺转运有抑制作用,$IC_{50}$分别为$(43\pm23)\mu mol/L$和$(3.7\pm0.5)\mu mol/L$。

本案例中,沙芬酰胺为口服药物,肠道药物浓度高于血液浓度,使用的基础模型计算公式为$R=1+I_{gut}/IC_{50}$。当$R$值$\geq11$,即药物肠道浓度($I_{gut}$)$\geq10$倍$IC_{50}$[即$(430\pm230)\mu mol/L$]时,提示需进行体内药物相互作用研究。但从FDA公布的审评资料看,申请人后续并未提供符合要求的临床药物相互作用研究资料,FDA因此直接在说明书【药物相互作用】项下增加了相关风险描述,即沙芬酰胺和其主要代谢产物可能引起BCRP底物浓度的增加,如果同服可能增强以下药物的药理作用或不良反应,BCRP底物包括甲氨蝶呤、米托蒽醌、伊马替尼、拉帕替尼、罗素伐他汀、柳氮磺吡啶和拓扑替康等。该案例是从体外实验开始,借助基础模型进行分析,预测药物可能存在与转运体BCRP的相互作用,提示需开展临床药物相互作用研究,最终经临床试验证实或未经临床试验证实将相关风险纳入说明书【药物相互作用】项下,体现了新药研发过程中药物相互作用研究和风险评估的基本思路。

第二章
目标测试

思考题

1. 简述生物膜的概念、化学组成以及特性。

2. 简述被动转运和主动转运的分类及特点。

3. 简述促进扩散的特点,并与单纯扩散比较两者的异同。

4. 协同转运发生时,需要的重要条件有哪些?

5. 药物的脂溶性与解离度对药物透过生物膜有何影响?

6. 简述药物的理化性质对药物跨膜转运的影响及提高药物转运速度的方法。

7. 简述药物内流转运体与外排转运体的种类。

8. 如何应用药物的理化性质和体内转运关系指导处方设计?

（孙　进）

# 参 考 文 献

[ 1 ] 平其能,屠锡德,张钧寿,等.药剂学.4 版.北京:人民卫生出版社,2013.

[ 2 ] 朱家壁.现代生物药剂学.北京:人民卫生出版社,2011.

[ 3 ] 刘建平.生物药剂学和药物动力学.5 版.北京:人民卫生出版社,2016.

[ 4 ] 翟中和,王喜忠,丁明孝.细胞生物学.4 版.北京:高等教育出版社,2011.

[ 5 ] 孙进.现代药物制剂技术丛书·口服药物吸收与转运.北京:人民卫生出版社,2006.

[ 6 ] 梁文权.生物药剂学与药物动力学.2 版.北京:人民卫生出版社,2006.

[ 7 ] VAN WINKLE L J. Biomembrane transport. San Diego:Academic Press,1999.

[ 8 ] SCHINKEL A H,JONKER J W. Mammalian drug efflux transporters of the ATP binding cassette(ABC)family:an overview. Adv Drug Deliv Rev,2003,55(1):3-29.

[ 9 ] 刘瑶,曾苏.MDCK-MDR1 细胞模型及其在药物透过研究中的应用进展.药学学报,2008(6):559-564.

[ 10 ] 孙进.药物转运体.北京:人民卫生出版社,2019.

# 第三章

# 口服药物的吸收

第三章
教学课件

**学习目标:**

1. **掌握** 影响药物消化道吸收的生理因素、药物因素和制剂因素,生物药剂学分类系统及其指导口服制剂设计的基本方法。
2. **熟悉** 胃肠道的结构与功能、口服药物吸收的研究方法与技术。
3. **了解** 生物药剂学分类系统的其他应用。

## 第一节 胃肠道的结构和功能

口服药物的吸收需跨越胃肠道黏膜上皮细胞膜屏障。胃肠道吸收部位包括胃、小肠、大肠,其中以小肠吸收最为重要。药物可通过各种跨膜转运机制透过胃肠道上皮细胞后进入血液,随体循环系统分布到各组织器官发挥疗效。所以,口服给药的胃肠道吸收是药物产生全身治疗作用的重要前提。了解和掌握胃肠道的结构与功能(表 3-1),对研究口服药物的吸收特征、改善药物的吸收效能、提高药物的临床疗效有重要指导意义。胃肠道吸收部位包括胃、小肠和大肠(图 3-1)。

表 3-1 胃肠道生理特点

| 部位 | pH | 长度/cm | 表面积 | 转运时间 |
|---|---|---|---|---|
| 胃 | 0.9~1.5(空腹)<br>3.0~5.0(进食) | — | 小 | 0.5~3h |
| 十二指肠 | 4.0~6.0 | 20~25 | 较大 | 6s |
| 空肠 | 6.0~7.0 | 150~250 | 很大 | 1.5~7h |
| 回肠 | 6.0~7.0 | 200~350 | 很大 | |
| 盲肠/右结肠 | 5.5~7.5 | 6~8 | 较小 | 14~80h |
| 直肠/左结肠 | 6.1~7.5 | 10~14 | 较小 | |

**(一)胃**

胃是消化道中最为膨大的部分,可控制内容物向肠管转运。胃与食管相接的部位为贲门,与十二指肠相连的部位为幽门,中间部分为胃体部。胃壁由黏膜、肌层和浆膜层组成。每平方毫米的黏膜面上分布有约 100 个胃小凹,其下分布有胃腺,负责分泌胃液。胃上皮细胞的表面覆盖着一层厚约 140μm 的黏液层,主要由黏多糖组成,具有保护细胞表面的作用。

大多数口服的药物在胃内停留过程中可发生崩解、分散或溶出。胃黏膜表面虽有许多褶壁,但缺乏绒毛而使吸收面积有限,因此,除一些弱酸性药物有较好吸收外,大多数药物胃内吸收较差。

## （二）小肠

小肠由十二指肠、空肠和回肠组成。十二指肠与胃相连,胆管和胰腺管开口于此,排出胆汁和胰液,帮助消化和中和部分胃酸使消化液 pH 升高。小肠液的 pH 为 5.0~7.5,是弱碱性药物吸收的最佳环境。

小肠黏膜上分布有许多环状皱褶（kerckring）,并拥有大量指状突起的绒毛（villi）。绒毛是小肠黏膜表面的基本组成部分,长度为 0.5~1.5mm,绒毛内含丰富的血管、毛细血管以及乳糜淋巴管（图 3-2）。每根绒毛的外面是一层柱状上皮细胞（epithelium cell）,其顶端细胞膜的突起称为微绒毛（microvilli）。每个柱状上皮细胞的顶端约有 1 700 条微绒毛,是进行药物吸收过程的区域。微绒毛上的细胞膜厚约 10nm,上皮细胞面向黏膜侧的膜称为顶膜（apical membrane）,构成刷状缘膜（brush border membrane）。面向浆膜（或血液）侧的膜称为基底外侧膜（basolateral membrane）,细胞两侧膜称为侧膜（lateral membrane）。相邻细胞之间充满间隙液,在细胞顶膜处相连构成紧密连接（tight junction）,是细胞间途径转运的屏障（图 3-3）。

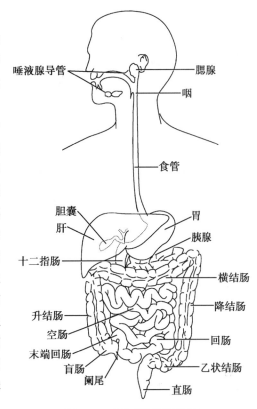

图 3-1　人体胃肠道解剖图

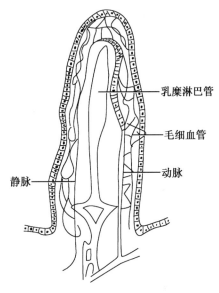

图 3-2　小肠绒毛示意图

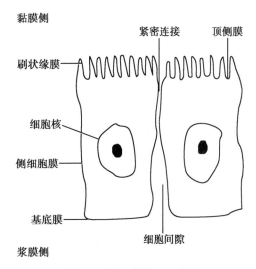

图 3-3　小肠微绒毛示意图

由于环状皱褶、绒毛和微绒毛的存在,使小肠的吸收面积比同样长短的圆筒面积增加约 600 倍（图 3-4）。因此,小肠黏膜拥有与药物接触的巨大表面积,约达 $200m^2$,使小肠（尤其是空肠和回肠）成为药物吸收的主要部位。药物通过微绒毛后进入毛细血管、乳糜淋巴管而被吸收。由于绒毛中的血流速度比淋巴液快 500~1 000 倍,故在吸收过程中淋巴系统的作用只占一小部分。

### （三）大肠

大肠由盲肠、结肠（升结肠、横结肠、降结肠、乙状结肠）和直肠组成。大肠的主要功能是储存食物糟粕、吸收水分、无机盐及形成粪便。与小肠相比,大肠粗而短（约 1.7m）,黏膜上有皱纹但无绒

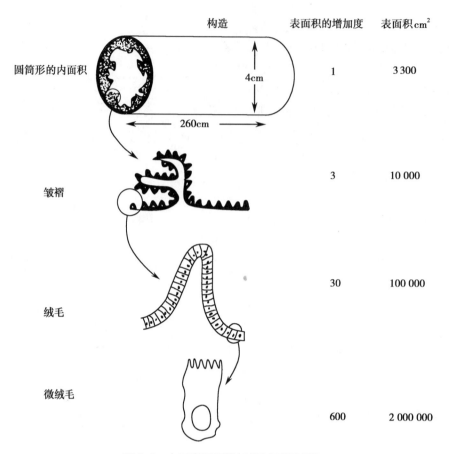

图 3-4  小肠表面积增加机制及推测值

毛,因而有效吸收表面积比小肠小得多,药物吸收也比小肠差。除结肠定位给药和直肠给药外,只有一些吸收很慢的药物,在通过胃与小肠未被吸收时,才会在大肠部位被吸收。

结肠是特殊的给药部位,是结肠疾病治疗药物的作用部位,结肠中的酶数量少且活性低,也可以作为多肽类药物的口服吸收部位。结肠分泌液量少,因而药物在结肠释放后浓度梯度较高,有利于药物的吸收。结肠内容物通过结肠的速度较慢,也有利于药物吸收,但富含纤维的食物成分使内容物通过结肠的时间缩短。结肠 pH 和肠道菌群也是影响药物吸收的重要因素。一般认为,结肠的 pH 在整个肠道中最高,可达 7.5 左右。结肠中有 400 余种细菌,主要是厌氧菌,可使营养物质发酵和药物降解。进入回盲连接处的碳水化合物和蛋白质可被肠道菌群分解,生成大量短链脂肪酸,使升结肠的 pH 从回肠的 7.5 降至 6.4 左右。这些脂肪酸又可被结肠上皮细胞吸收或代谢,因此,末端结肠的 pH 又有所回升。

# 第二节  影响药物吸收的因素

## 一、生理因素

口服药物的吸收在胃肠道上皮细胞进行,胃肠道生理环境的变化对吸收产生较大的影响。掌握和熟悉各种影响口服吸收的生理因素,对剂型设计、制剂制备、提高药物生物利用度和安全性等方面有重要的指导意义。

（一）消化系统因素

1. **胃肠液的成分与性质**  胃液的主要成分是胃酸（盐酸）,正常成人每日分泌的胃液量为

1.5~2.5L,空腹时胃液 pH 为 0.9~1.5,饮水或进食后,pH 可上升至 3.0~5.0。由于胃液的 pH 呈酸性,因此有利于弱酸性药物的吸收,而弱碱性药物吸收甚少。疾病、合用药物等能改变胃液的 pH,进而影响弱酸性药物的吸收。此外,胃液的表面张力较低,有利于药物粒子湿润和片剂包衣层水化,从而促进体液渗透进入固体制剂。

胃中的酸性液体到达十二指肠后,与胰腺分泌的胰液(pH 7.6~8.2)中的碳酸氢根离子中和,使肠液的 pH 较胃液高。小肠自身分泌液是一种弱碱性液体,pH 约为 7.6,成人每日分泌量为 1~3L。小肠较高的 pH 环境是弱碱性药物最佳的吸收部位。小肠液分泌后会很快地被绒毛重吸收,这种液体的交流可为小肠内物质的吸收起到媒介作用。

胃肠道中不同的 pH 环境决定了弱酸性和弱碱性物质的解离状态,而上皮细胞膜是一种类脂膜,分子型药物比离子型药物易于膜渗透吸收,因此,胃肠道 pH 对通过单纯扩散跨膜的药物吸收有很大影响。载体媒介的药物转运是在特定部位的转运体或酶系统作用下完成的,不受胃肠道 pH 变化的影响。此外,胃肠道中酸性、碱性环境可能对某些药物的稳定性产生影响。

胃肠液中含有酶类、胆酸盐等物质,对药物的吸收产生不同的影响。胃蛋白酶、胰酶等可以消化食物,也能分解多肽及蛋白质,因此,多肽与蛋白质药物口服易分解而失效。胆汁中含有胆酸盐,是一种表面活性剂,能增加难溶性药物的溶解度,从而提高这类药物的吸收速度和程度;胆酸盐也能与一些药物形成难溶性盐,从而减少药物吸收,如新霉素、制霉菌素、多黏菌素 E 等药物口服不吸收,只用于治疗肠道疾病。

胃肠道黏膜还覆盖有黏液(mucus),黏液中含有大约95%的水和多种大分子物质,如蛋白质、糖蛋白、黏多糖和血型物质等,其中糖蛋白是其主要成分。黏液具有黏滞性和形成凝胶的特性,可覆盖在黏膜表面,形成一个保护层。紧贴于黏膜表面的黏液层与非搅拌水层(unstirred water layer,UWL)存在一致性,因其亲水性、黏性、不流动性以及药物与黏液成分之间可能存在相互作用,成为药物尤其是高脂溶性药物扩散、吸收的屏障。此外,水分的吸收对药物的跨膜转运有促进作用,被称为溶媒牵引效应(solvent drag effect)。

### 2. 胃排空和胃空速率

(1)胃排空:胃内容物从胃幽门排入十二指肠的过程称为胃排空(gastric emptying)。胃既有贮存食物的功能,又具有"泵"的作用,能在食物进入胃约 5 分钟后,以 3 次/min 的频率蠕动。胃蠕动有分散和搅拌作用,可使药物与食物充分混合,与胃黏膜充分接触,有利于胃中药物的吸收。同时,通过胃蠕动将内容物向十二指肠方向推进。一般只有小于 2mm 的食糜颗粒可以通过幽门进入十二指肠。

(2)胃空速率:胃排空的快慢由胃空速率(gastric emptying rate)来描述。胃排空按照一级速率过程进行,可用胃空速率常数或胃空半衰期来表达,符合下式:

$$\lg V_t = \lg V_0 - \frac{K_{em}}{2.303}t \qquad\qquad 式(3\text{-}1)$$

式(3-1)中,$V_t$ 为 $t$ 时间胃内容物的体积;$V_0$ 为初始时胃内容物的体积;$K_{em}$ 为胃空速率常数。由式(3-1)可知,胃空速率与胃内容物体积成正比,当胃中充满内容物时,对胃壁产生较大的压力,胃张力增大,从而促进胃排空。

胃排空的快慢对药物在消化道中的吸收有一定影响。胃空速率慢,药物在胃中停留时间延长,与胃黏膜接触机会和面积增大,主要在胃中吸收的弱酸性药物吸收会增加。但是,由于小肠表面积大,大多数药物的主要吸收部位在小肠,因此,胃空速率决定了药物到达肠道的速度,对药物的起效快慢、药效强弱及持续时间有显著的影响。当胃空速率增大时,药物吸收加快,对于需立即产生作用的药物(如止泻药),胃空速率会影响药效的及时发挥。少数在特定部位吸收的药物,即容易受"吸收窗"影响的药物,胃空速率大时吸收反而较差。例如,维生素 B$_2$ 的转运体主要分布在十二指肠,胃空速率大时,大量的维生素 B$_2$ 同时快速通过吸收部位,可致吸收达到饱和,因而只有小部分药物被吸收。对于一些会被胃酸或酶降解的药物,胃排空迟缓将增加药物的降解程度,导致吸收下降。

影响胃空速率的因素较多(见表3-2),与胃内容物体积、食物类型、食物物理性质、身体位置、精神状态、运动状况、病理状况以及使用药物情况等有关。各类食物中,糖类的胃排空较快,蛋白质次之,脂肪最慢,混合食物由胃全部排空通常需要 2~6 小时。流质或软质食物的胃排空比黏稠或固体食物快。胃内容物黏度低、渗透压低时,一般胃空速率较大,胃内滞留时间缩短。例如,口服阿司匹林肠溶片时饮水量由 75ml 增加至 150ml,胃内容物体积增大和渗透压降低,加快了胃排空,吸收速度可增加 1 倍。此外,服用某些药物如抗胆碱药、抗组胺药、止痛药、麻醉药等可使胃空速率下降,站立比卧姿排空快,右侧卧比左侧卧胃排空快,站坐结合则可产生最快的胃空速率,情绪低落时胃排空减慢。

表 3-2　影响胃空速率的因素

| 影响因素 | 胃排空情况 |
| --- | --- |
| 胃内容物体积 | 随胃内容物增加,开始阶段胃排空加快,继而又减慢 |
| 食物类型 | 固体食物比流体食物排空慢 |
| 　脂肪类 | 胃排空慢 |
| 　蛋白类 | 胃排空次之 |
| 　糖类 | 胃排空较快 |
| 药物 | |
| 　抗胆碱药(如阿托品) | 胃排空减慢 |
| 　麻醉药(如吗啡) | 胃排空减慢 |
| 　止痛药(如阿司匹林) | 胃排空减慢 |
| 　β 受体激动剂(如异丙肾上腺素) | 胃排空减慢 |
| 　β 受体拮抗剂(如普萘洛尔) | 胃排空加快 |
| 身体位置 | 站立比卧姿排空快,右侧卧比左侧卧排空快 |

3. 肠内运行　小肠的固有运动方式包括节律性分节运动、蠕动运动和黏膜与绒毛的运动三种。节律性分节运动以肠环型肌的舒张与收缩运动为主,常在一段小肠内进行较长时间(约 20 分钟),很少向前推进,使小肠内容物不断分开又不断混合,并反复与黏膜接触;蠕动运动使内容物分段向前缓慢推进,通常是到达一个新的肠段,又开始分节运动;黏膜与绒毛的运动是由局部刺激引发的黏膜肌层收缩,有利于药物的充分吸收。肠的固有运动可促进固体制剂进一步崩解、分散,使之与肠液充分混合,增加了药物与肠表面上皮的接触面积,有利于药物的吸收。从十二指肠、空肠到回肠,内容物通过的速度依次减慢。一般药物与吸收部位的接触时间越长,吸收越好。

一些药物可影响肠道的运行速度而干扰其他药物的吸收。如阿托品、丙胺太林等能减慢胃空速率与肠内容物的运行速率,从而增加一些药物的吸收;甲氧氯普胺可促进胃排空且增加肠运行速率,减少其他药物在消化道内的滞留时间而降低吸收程度。

结肠也具有将内容物向下推进与混合的运动,推进运动主要靠"质量运动",这种运动一天仅发生几次,在早餐后第 1 小时内为最大。患痢疾时内容物通过结肠的时间较短,使液体吸收不完全而导致水样粪便。结肠的混合运动进行得较慢,可产生较大的环状收缩,从而增加结肠的表面积并引起水分的有效吸收,而通常结肠内的水分比小肠少,此处药物的吸收取决于该药物是否呈溶解状态,因此,结肠的吸收一般不完全。

肠内运行速度还受生理、病理因素的影响,如可随消化液的分泌、甲状腺素分泌的减少而降低,可因痢疾、低血糖等疾病而增加。此外,妊娠期间肠内运行速度也会降低。

4. 食物的影响　食物不仅能改变胃空速率而影响吸收,而且可因其他多种因素而对药物吸收产生不同程度、不同性质的影响。除了延缓或减少药物吸收外,食物也可能促进或不影响某些药物的吸收,见表3-3。

表3-3　食物对药物吸收的影响

| 影响结果 | 相关药物 |
| --- | --- |
| 增加吸收量 | 维生素 C、头孢呋辛、维生素 $B_2$、异维 A 酸、对氯苯氧基异丁酸、普萘洛尔、更昔洛韦、地丙苯酮、三唑仑、咪达唑仑、特非拉定 |
| 降低吸收速率 | 非诺洛芬、吲哚美辛 |
| 降低吸收速率与吸收量 | 卡托普利、乙醇、齐多夫定、利福平、普伐他汀、林可霉素、异烟肼、溴苄铵托西酸盐、卡托普利、头孢菌素、红霉素 |
| 降低吸收速率,不影响吸收量 | 阿司匹林、卡普脲、头孢拉定、克林霉素、氯巴占、地高辛、甲基地高辛、奎尼丁、西咪替丁、格列本脲、氧氟沙星、环丙沙星、依诺沙星 |
| 降低吸收速率,增加吸收量 | 呋喃妥因 |
| 不影响吸收速率,增加吸收量 | 芬维 A 胺 |
| 无影响 | 保泰松、甲基多巴、丙基硫氧嘧啶 |

(1)延缓或减少药物的吸收:食物除了可改变胃空速率而影响吸收外,还能消耗胃肠内水分,使胃肠黏液减少,从而使固体制剂的崩解、药物的溶出变慢,延缓药物的吸收。食物的存在还可增加胃肠道内容物的黏度,使药物的扩散速度减慢而影响吸收。其结果有以下几种。①延缓吸收,使最大血药浓度 $C_{max}$ 降低,达峰时间 $t_{max}$ 延长,但对反映吸收程度的血药浓度-时间曲线下面积(AUC)无明显影响;②延缓和减少吸收,使 $C_{max}$ 降低、$t_{max}$ 延长,药物吸收的速度和程度均降低。空腹与饱腹服用药物会产生不同的生物利用度。例如,空腹服用对乙酰氨基酚的 $t_{max}$ 为 20 分钟,而早餐后服用的 $t_{max}$ 为 2 小时,而且空腹服用时的 AUC 比饱腹服用时高。由此看来,饮食延缓了对乙酰氨基酚的吸收速度,又降低了吸收程度。又如,食物可减慢苯巴比妥的吸收而使其不能产生催眠作用。

(2)促进药物的吸收:食物因降低胃空速率而延长溶出较慢药物在胃内的滞留时间,可增加药物的胃内吸收,但减慢药物的肠内吸收。有部位特异性吸收的药物可因食物降低胃空速率而增加吸收,例如主要在十二指肠被吸收的维生素 $B_2$。此外,进食后组织器官的血流量增加,因而对一些血流是吸收限速步骤的药物可提高其生物利用度,如普萘洛尔、美托洛尔等。脂肪类食物具有促进胆汁分泌的作用,由于胆汁中的胆酸离子具有表面活性作用,可增加难溶性药物的溶解度而促进其吸收。例如,服用灰黄霉素,分别同时进食高脂肪食物和高蛋白食物,前者的血药浓度为 $3\mu g/ml$,而后者仅为 $0.6\mu g/ml$。

一些食物和饮料能对药物吸收产生特殊的影响,如西柚汁对口服药物的吸收有广泛影响,可使苯二氮䓬类药物、钙通道阻滞剂和抗组胺药特非那定的吸收总量增加 3~6 倍。

5. 胃肠道代谢作用　胃肠道黏膜内存在着各种消化酶和肠道菌群产生的酶,它们既对食物有消化作用,又能使药物在尚未被吸收时就发生代谢反应而失去活性。肠道代谢可在肠腔进行,也可在肠壁发生,既可在细胞内产生,也可在细胞外进行(图3-5),主要有水解反应、结合反应等。通常药物在胃肠道滞留时间越长,这种代谢反应就越容易发生。药物的胃肠道代谢也是一种首过效应(first-pass effect),影响药物的吸收。

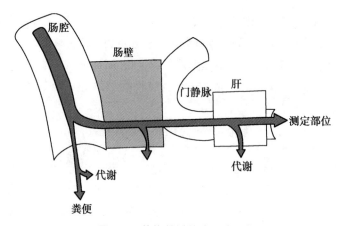

图 3-5　药物首过效应示意图

（二）循环系统因素

1. **胃肠血流速度**　血流具有组织灌流和运送物质的双重作用,胃肠道周围的血流与药物的吸收、分布和代谢有复杂的关系。当药物的透膜速率小于血流速率时,透膜是吸收的限速过程;而当透膜速率大于血流速率时,血流是吸收的限速过程。对后者而言,血流速率下降,吸收部位运走药物的能力降低,不能维持漏槽状态(sink state),药物吸收降低。高脂溶性药物和膜孔转运药物的吸收属于血流限速过程。被胃吸收的药物经胃冠状静脉、胃网膜左静脉等进入肝门静脉;吸收到小肠绒毛内毛细血管中的药物经过十二指肠静脉、小肠静脉、上肠系膜静脉进入肝门静脉;由大肠吸收的药物经过上肠系膜静脉、下肠系膜静脉进入肝门静脉。吸收的药物经肝门静脉进入体循环,然后随循环系统转运到机体各部位。血流量可影响胃的吸收速度,如饮酒的同时服用苯巴比妥,其吸收量增加。但这种现象在小肠吸收中不显著,因为小肠黏膜有充足的血流量。

2. **肝首过效应**　透过胃肠道黏膜吸收的药物经肝门静脉进入肝脏后,在肝药酶作用下药物可发生生物转化。经胃肠道给药的药物在尚未被吸收进入血液循环前即在肝脏被代谢,而使进入血液循环的原型药量减少的现象称为肝首过效应(liver first pass effect)或肝首过代谢。通常肝首过效应越大,药物被代谢得越多,原型药血药浓度越低,药效明显降低。

3. **肝肠循环**　肝肠循环(hepato-enteral circulation)是指经胆汁排入肠道的药物,在肠道中被重新吸收,经门静脉又返回肝脏的现象。肝肠循环主要发生在经胆汁排泄的药物中,有些药物的Ⅱ相代谢产物经胆汁排入肠道后,在肠道细菌酶作用下水解释放出脂溶性较强的原型药物,会被再次吸收进入肝肠循环,如氯霉素在肝内与葡糖醛酸结合,水溶性增大,分泌入胆汁排入肠道,水解释放出原型药物又被肠道吸收进入肝脏。洋地黄毒苷、吗啡、地西泮等药物具有显著的肝肠循环现象。合并应用抗菌药物可抑制肠道细菌,降低某些药物的肝肠循环作用。

肝肠循环在药动学上可能表现为药时曲线上出现双峰现象,而在药效学上表现为药物的作用时间明显延长,延长的时间与肝肠循环药物量和给药剂量的比值相关。

4. **胃肠淋巴系统**　药物从胃肠道向淋巴系统转运也是药物吸收的途径之一。淋巴液的流速比血流慢得多,为血流速度的 $1/1\,000 \sim 1/500$。通常,药物在胃肠道中的吸收主要通过毛细血管向血液循环系统转运,淋巴系统的转运几乎可忽略,但它对大分子药物的吸收起着重要作用。大分子药物从上皮细胞中排出后,穿过基膜进入结缔组织间隙,毛细血管被一层不间断的基膜遮蔽,这些物质透过基膜的能力差,进入毛细血管的速度慢;淋巴管没有基膜,加上肠组织不断蠕动及绒毛运动,使毛细淋巴管的内皮细胞不时分离,大分子物质就容易进入毛细淋巴管。淋巴液是从肠淋巴管、胸导管直接注入左锁骨下静脉进入全身循环,所以,经淋巴系统吸收的药物不经过肝脏,不受肝首过效应的影响。脂肪能加速淋巴液流动,使药物淋巴系统的转运量增加。淋巴系统转运对在肝中易受代谢的药物的吸收及一些抗肿瘤药的定向淋巴系统吸收和转运有重要的临床意义。

近年来,随着微粒给药系统的发展,与微粒吸收相关的派尔集合淋巴结(Payer's patch,PP)越来越受到重视。PP 是位于肠黏膜上的淋巴集结,是肠道黏膜免疫系统的重要组成部分,是小肠黏膜内的一组淋巴滤泡。人类肠道中有 100~300 个 PP,其中回肠数量最多。淋巴小结圆顶区表面的滤泡相关上皮中覆盖有一种特化的上皮细胞,称为微褶细胞(microfold cell)或 M 细胞。M 细胞的顶侧膜有微皱褶、微绒毛多短而不规则,基膜向顶部呈穹隆状突起,形成"口袋"样结构,其下有 B 淋巴细胞、T 淋巴细胞和少量的巨噬细胞。这些结构特征使得 M 细胞能摄取肠腔中的微粒及一些抗原物质,然后转运至肠系膜淋巴结,随淋巴液经淋巴循环进入血液循环。由于 M 细胞表面和胞内的酶缺乏活性,胞内溶酶体较少,且与下部的免疫细胞存在相互作用,使其在提取抗原时能够保持抗原结构,这些均有利于微粒药物的口服递送。例如,聚苯乙烯纳米粒口服后可被肠道 PP 摄取,且随粒径减小,摄取增加;凝集素修饰的微粒或纳米粒对 M 细胞具有靶向性。

### (三)疾病因素

疾病对药物吸收的影响机制比较复杂,主要是造成生理功能紊乱从而影响药物的吸收。

1. 胃肠道疾病　疾病引起的胃肠道 pH 改变能影响药物从剂型中溶出,干扰药物吸收。胃酸缺乏的患者胃液 pH 与正常人不同,例如,胃癌患者的胃液 pH 往往会升高,其中 50% 患者的 pH 为 3.0~7.0;酸分泌长期减少的贫血患者服用铁剂及西咪替丁时吸收缓慢。

腹泻时由于肠内容物快速通过小肠而降低药物吸收,或由于肠绒毛生理功能改变而干扰药物吸收。例如,乳糖与盐类物质诱发的腹泻者,能使缓释剂型中的异烟肼、磺胺异噁唑及阿司匹林的吸收降低;因 X 射线疗法引起慢性腹泻的患者对地高辛片的吸收减少;在患脂肪痢的患者中,对苯氧基甲基青霉素的吸收率往往降低。又如,大鼠静脉注射葡萄球菌肠毒素 A 或志贺杆菌属痢疾毒素后,能减少口服水杨酸盐的吸收,此作用可能与毒素造成绒毛的病理学变化有关。

部分或全部胃切除患者,胃排空速率快,口服药物后立即进入十二指肠,会导致乙醇与左旋多巴等物质吸收增加。然而,胃切除术也可能导致药物的吸收减少,因为有些药物必须在酸性胃液中溶解后才能被吸收。幽门狭窄可延长胃排空时间,可能延缓固体制剂中药物的吸收,尤其是肠溶片。经手术除去大部分小肠的患者,大多对药物的吸收不好。

2. 其他疾病　肝脏疾病常伴有其他脏器功能的变化,从而对药物体内过程造成影响。肝硬化患者由于肝细胞活性下降及合并门静脉旁路,使相当多的胃肠道血液绕过门脉循环而通过门脉外循环直接进入体循环,这样会使某些首过效应程度高的药物的口服生物利用度增加。门脉高压症伴有小肠黏膜水肿或结肠异常,可影响药物从肠道吸收,例如门脉高压时安替比林的吸收可延迟数小时。甲状腺功能异常可能影响药物的吸收,例如,甲状腺功能减退的儿童对维生素 $B_2$ 的吸收增加,这是因为甲状腺功能不足时,肠的转运速率往往降低,使维生素 $B_2$ 在小肠吸收部位滞留的时间延长;甲状腺功能亢进的儿童则对维生素 $B_2$ 的吸收减少;在两种甲状腺病治愈后,维生素 $B_2$ 的吸收趋向正常。

## 二、药物因素

### (一)药物的理化性质

药物的理化性质与药物的胃肠道吸收密切相关,药物的解离度(degree of dissociation)、脂溶性(liposolubility)、溶出速率(dissolution rate)、稳定性(stability)等对药物的胃肠道吸收有不同程度的影响。

1. 药物的解离度　在胃肠道液中已溶解的弱酸性或弱碱性药物以未解离型(分子型)和解离型两种形式存在,两者所占比例由药物的解离常数 $pK_a$ 和胃肠道吸收部位 pH 所决定。由于胃肠道上皮细胞膜为类脂膜,通常脂溶性较大的分子型容易通过被动扩散机制透过上皮细胞膜被吸收,而解离后的离子型不易透过,难以吸收。对于被动吸收的药物来说,药物的吸收取决于吸收部位 pH 条件下未解离型药物的比例和油/水分配系数的假说,称为 pH 分配假说(pH-partition hypothesis)。

胃肠液中未解离型与解离型药物浓度之比是药物解离常数 $pK_a$ 与胃肠道吸收部位 pH 的函数,可用 Henderson-Hasselbalch 方程式描述:

$$弱酸性药物:pK_a-pH=\lg\frac{C_u}{C_i} \qquad 式(3-2)$$

$$弱碱性药物:pK_a-pH=\lg\frac{C_i}{C_u} \qquad 式(3-3)$$

式中,$C_u$、$C_i$ 分别为未解离型和解离型药物的浓度。由式(3-2)和式(3-3)可知,在胃肠道 pH 条件下,弱酸性药物在胃中低 pH 下,未解离型药物所占比例大;弱碱性药物在肠中较高的 pH 下,未解离型药物所占比例大。

例如,弱酸性药物水杨酸的 $pK_a$ 为 3.0,在 pH 为 1.0 的胃液中未解离型与解离型的比例为 100∶1,而在 pH 为 7.0 的肠液中该比例为 1∶10 000。弱碱性药物奎宁的 $pK_a=8.4$,在 pH 为 7.0 的肠液中未解离型与解离型的比例为 1∶25,而在 pH 为 1.0 的胃液中该比例为 1∶($2.5×10^7$)。

药物在大鼠胃或小肠中的吸收率与 $pK_a$ 的关系见图 3-6,未解离型药物比例高时,吸收较好,即通常弱酸性药物在胃中有较好的吸收,而弱碱性药物在肠中有较好的吸收。

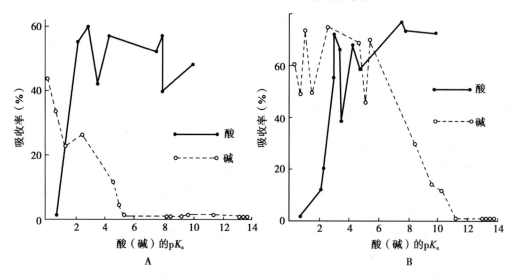

A. 药物的胃吸收;B. 药物的小肠吸收。

图 3-6    药物 $pK_a$ 与大鼠胃肠道吸收的关系

但是,药物吸收不仅仅与 $pK_a$ 和 pH 有关。例如,水杨酸的 $pK_a$ 为 3.0,在小肠中的解离型比例高,但其吸收率比预测的好,其原因是小肠具有丰富的血流和巨大的吸收表面积,药物在体内的吸收可形成漏槽状态,从而使药物的解离平衡不断移动。

2. 药物的脂溶性    胃肠道黏膜上皮细胞为类脂膜,而细胞外是水性环境,因此,药物分子若要通过被动扩散渗透进入细胞,必须具有合适的水溶性和脂溶性。评价药物脂溶性大小的参数是油/水分配系数(即 $K_{o/w}$)。药物穿透细胞的能力与它的油/水分配系数存在相关性。例如,巴比妥酸衍生物的胃吸收与 $pK_a$ 和 $K_{o/w}$ 有关(表 3-4)。

表 3-4    巴比妥酸衍生物的油/水分配系数与大鼠胃中的吸收

| 巴比妥酸衍生物 | $pK_a$ | 分子量 | $K_{o/w}$(三氯甲烷/水) | 吸收率/% |
| --- | --- | --- | --- | --- |
| 巴比妥 | 7.90 | 184.19 | 0.72 | 6.2 |
| 苯巴比妥 | 7.41 | 232.23 | 4.44 | 12.6 |
| 戊巴比妥 | 8.11 | 226.27 | 24.1 | 17.6 |

续表

| 巴比妥酸衍生物 | $pK_a$ | 分子量 | $K_{o/w}$（三氯甲烷/水） | 吸收率/% |
|---|---|---|---|---|
| 异戊巴比妥 | 7.49 | 226.27 | 33.8 | 17.7 |
| 环己巴比妥 | 8.34 | 236.26 | 129 | 24.1 |
| 硫喷妥 | 7.45 | 240.34 | 321 | 37.8 |

通常药物的 $K_{o/w}$ 大，说明该药物的脂溶性较好，吸收率也大，但是 $K_{o/w}$ 与药物的吸收率不成简单的比例关系。脂溶性太强的药物难以从类脂膜中扩散入水溶性体液中，因而药物吸收率下降；对于被动扩散机制吸收的药物，其吸收还与分子量相关，分子量较小的药物更易穿透生物膜。药物吸收率与脂溶性、分子量的关系见图 3-7。

3. 药物的溶出速率　药物的溶出速率是指在一定溶出条件下，单位时间内药物溶解的量。口服固体药物制剂后，药物在胃肠道内经历崩解、分散、溶出过程才可通过上皮细胞膜吸收。对于水溶性药物而言，崩解是药物吸收的限速过程。对于难溶性药物而言，溶出是药物吸收的限速过程。

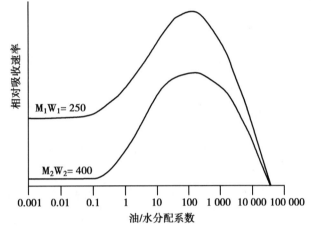

图 3-7　药物吸收率与脂溶性、分子量的关系

药物粒子与胃肠液或溶出介质接触后，药物溶解于介质，并在固-液界面之间形成溶解层，称为扩散层或静流层（图 3-8）。当药物在扩散层中的饱和浓度 $C_s$ 与总体介质中的浓度 $C$ 形成浓度差时，溶解的药物不断向总体介质中扩散，从而发生溶出，其溶出速率可用 Noyes-Whitney 方程描述：

$$\frac{dC}{dt} = \frac{D}{h} S(C_s - C) \qquad 式（3-4）$$

式（3-4）中，$\frac{dC}{dt}$ 为药物的溶出速率；$D$ 为溶解药物的扩散系数；$S$ 为固体药物的表面积；$h$ 为扩散层厚度。

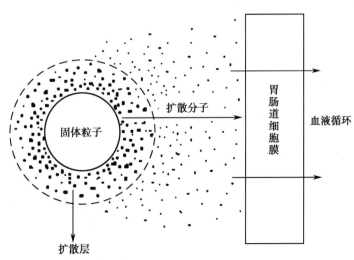

图 3-8　药物溶出原理示意图

对于特定药物制剂,在固定的溶出条件下其 $D$ 和 $h$ 为定值,这两个参数可合并表达为溶出速率常数 $k$,即 $k=\dfrac{D}{h}$。在胃肠道中,溶出的药物被不断透膜吸收入血,此时 $C_S \gg C$,形成漏槽状态。溶出由固-液界面上药物的溶解、扩散速度所控制,溶出速率与药物的溶出速率常数、药物溶解度和固体药物颗粒表面积成正比。

药物的溶解度与溶出速率直接相关,当药物在扩散层中的溶解度增大,扩散层与总体液体可形成较大的浓度差,因此,药物溶出速率加快。

弱酸或弱碱性药物的溶解度与 pH 的关系甚为密切,因此,在胃肠道不同部位的溶出速率不同。pH 对药物吸收的影响还体现在药物相互作用方面。例如,HIV 患者的抗病毒治疗中,当阿扎那韦与抗酸药物兰索拉唑合用时,前者的生物利用度降低了 94%,这是由于兰索拉唑能够抑制胃酸分泌,从而提高了胃内的 pH,使阿扎那韦溶解度降低。

在胃液中弱碱性药物的溶出速率最大,而弱酸性药物的溶出速率随 pH 上升而逐渐增大,见图 3-9。

药物的溶解度也与晶型有关。大约有 1/3 的有机化合物具有多晶型,具有多晶型现象的药物常有不同的红外光谱、密度、熔点和溶解度。由于溶解度不同,多晶型之间的溶出速率也不同。一般稳定型药物结晶的溶解度小、溶出速率慢;无定形药物溶解时不必克服晶格能,溶出最快,但在贮存过程中甚至在体内可能转化为稳定型;亚稳定型药物结晶介于上述两者之间,具有较高的溶解度和溶出速率。亚稳定型可以逐渐转变为稳定型,但这种转变速度比较缓慢,在常温下较稳定,有利于制剂的制备。有些药物的不同晶型可能不产生临床差异,但有些药物的不同晶型可能影响药物的溶出与吸收,进而反映到药效上。因此,在药物制剂的原料选择、制剂工艺设计上要加以注意。

药物的溶解度还与溶剂化物有关。药物含有溶剂而构成的结晶称为溶剂化物(solvate)。溶剂为水的称为水合物,不含水的称为无水物。在多数情况下,药物在水中的溶解度和溶出速度的顺序为:水合物<无水物<有机溶剂化物。例如,氨茶碱、咖啡因、苯巴比妥的无水物比水合物溶解快。又如,氨苄西林无水物的溶解度比水合物大,在 30℃ 时无水物和三水物的溶解度分别为 12mg/ml 和 8mg/ml,口服 250mg 氨苄西林无水物混悬液和三水物混悬液后,前者的血药浓度较高(图 3-10)。

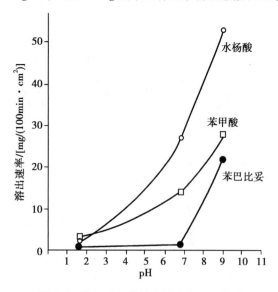

图 3-9　酸性药物的溶出速率与 pH 关系

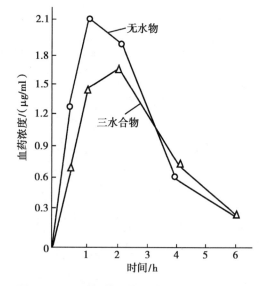

图 3-10　口服氨苄西林两种混悬剂的血药浓度

固体药物的粒子大小与溶出速率有一定关系。相同重量的药物粉末,其表面积随粒径减小而增加。药物粒径越小,分散度越大,与体液的接触面积越大,药物的溶出速率增大,吸收加快。例如,将不同粒径的尼群地平混悬液给大鼠服用后得到不同的血药浓度,见图 3-11。因此,可采用微粉化、纳米化或固体分散技术提高药物分散度,达到增加难溶性药物溶出和吸收的目的。

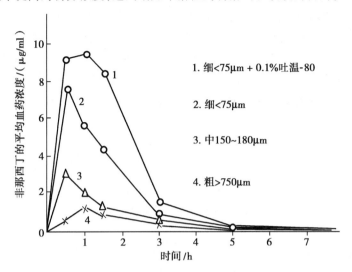

图 3-11  尼群地平颗粒粒径与血药浓度的关系

有人以临界粒径(critical particle size,CPS)作为难溶性药物的质量控制指标,对溶出速率和生物利用度的关系做了系统研究。临界粒径是指不影响药物吸收的最大粒径。例如,阿司匹林的临界粒径为 163μm。

（二）药物在胃肠道中的稳定性

胃肠道分泌液、不同 pH、消化酶、肠道菌群及细胞内代谢酶等,可使口服药物在吸收前产生降解或失去活性,因而在药物剂型设计、制剂处方工艺设计时应加以注意。例如,青霉素极易水解,在 pH 为 1.0 时半衰期仅为 33 秒,故不宜口服而设计成注射用粉针;硝酸甘油易水解失效,故设计成舌下给药制剂和非水溶媒注射剂;奥美拉唑在胃酸中不稳定,故设计成肠溶制剂和注射用冻干制剂;胰岛素极易被胃肠道消化酶破坏失去活性,加上分子量大不易被吸收,故设计成注射剂。

为提高药物在胃肠道中的稳定性,可制成药物的衍生物或前体药物。例如,青霉素的衍生物氨苄西林,在 pH 为 1.0 时的半衰期为 5 小时,即使在胃酸中也远比青霉素稳定,因而可设计成口服制剂;红霉素在胃酸中 5 分钟只剩下 3.5% 效价,而其衍生物琥乙红霉素、罗红霉素等在胃酸中的稳定性大幅度提高,因而可设计成普通口服制剂。此外,可采用肠溶包衣技术防止药物在胃酸中降解。

## 三、剂型与制剂因素

### （一）剂型与药物吸收

药物的剂型对药物的吸收及生物利用度有很大的影响。不同药物的剂型,给药部位及吸收途径各异,药物吸收的速度与程度亦可能不同。口服给药后可能遭受肝首过效应而导致药物生物利用度降低;口腔黏膜、舌下给药、吸入和直肠等给药方式,由于吸收的药物不经肝脏直接进入体循环,因而避免了肝首过效应;口服给药的不同剂型,由于药物溶出速率不同,其吸收的速度与程度也会相差很大,因而影响药物的起效时间、作用强度、持续时间、不良反应等。

剂型中药物的吸收和生物利用度情况取决于剂型释放药物的速度与数量。一般认为,口服剂型生物利用度高低的顺序为:溶液剂>混悬剂>颗粒剂>胶囊剂>片剂>包衣片。

1. **液体剂型**  溶液型药物以分子或离子状态分散在介质中,因而口服溶液剂的吸收是口服剂型中最快且较完全的,生物利用度高。影响溶液中药物吸收的因素有溶液的黏度、渗透压、增溶作用、络合物的形成及药物稳定性等。使用纤维素类衍生物、天然树胶、PEG 类等高分子物质,或者蔗糖、甘油等物质可增加溶液的黏度,溶液黏度增加可延缓药物扩散,减慢甚至降低药物的吸收。例如,分别口服给予大鼠同剂量水杨酸钠水溶液和含有 2% 甲基纤维素的水杨酸钠溶液后,含有甲基纤维素组的吸收较小,这是黏度增大后,药物溶出扩散减慢所致。但是,对于转运体参与吸收的药物,黏度的增加可以延长药物在吸收部位的滞留时间而有利于吸收。使用混合溶剂、加入增溶剂或助溶剂有利于药物的溶解。口服这类制剂后受到胃肠内容物的稀释或胃酸的影响,可能导致药物析出,但一般析出的粒子药物极细,可以迅速溶解;若析出的粒子较大,则会延缓药物的吸收。药物在与水混溶的非水溶剂中的液体制剂,其吸收比固体制剂快;但药物在与水不相混溶的溶剂(如植物油)中的液体制剂,其吸收比水溶液差。

乳剂的口服生物利用度较高。若乳剂的黏度不是限制吸收的主要因素,则乳剂吸收较混悬剂快;乳剂中含有的油脂可促进胆汁分泌,若油相可被消化吸收,则乳剂的吸收速度又可进一步加快;油滴中的油脂性药物可通过淋巴系统转运;O/W 型乳剂中的油相表面积很大,能提高油相中药物在胃肠道中的分配速度,有利于药物的溶解吸收;乳剂中含有的乳化剂,可以改变肠道黏膜的渗透性,故可促进药物的吸收。

混悬剂中药物颗粒必须溶解才能被吸收,溶解过程是否为吸收的限速过程取决于药物的溶解度和溶出速率。影响混悬剂中药物吸收的因素较多,如粒径、晶型、药物油/水分配系数、助悬剂、分散溶媒,以及各组分间的相互作用等。混悬剂中的药物颗粒粒径较大时,吸收受溶出速率的限制;水性混悬剂中的难溶性药物粒径小、分散度大,因而吸收比其普通固体制剂快,但比其水溶液慢;有的药物的油混悬剂在胃肠道中可能有较好的吸收;混悬剂中的药物颗粒若发生转晶或粒径长大,可导致生物利用度的降低。

2. 固体剂型　散剂比表面积大,易分散,服用后可不经崩解和分散过程,所以吸收较其他固体口服制剂快,生物利用度较高。散剂的粒子大小、溶出速率、药物和其他成分发生的相互作用等都可能影响散剂中药物的吸收。如稀释剂能够帮助药物分散,但有些稀释剂会吸附药物,使药物不能很快溶解吸收。散剂的贮存条件也会对药物吸收产生影响。由于散剂的比表面积大,其吸湿性、风化性也较显著,散剂吸湿后会发生物理化学变化,如湿润性降低、失去流动性、结块、变色和分解等。

制备胶囊剂时一般填充颗粒或粉末,因而囊壳崩解后药物内容物可快速分散、溶出,故药物吸收快、吸收较好。但是明胶胶囊壳对药物的溶出有阻碍作用,通常有 10~20 分钟的滞后现象。药物颗粒的大小、晶型、湿润性、分散状态、附加剂、药物与附加剂间的相互作用、胶囊壳材料与质量、贮存温度和湿度等因素都可影响胶囊剂的溶出与吸收。

片剂是广泛应用的剂型之一。片剂在胃肠道中经历崩解、分散和溶出的全过程。片剂充分崩解,分散成包含辅料的粗颗粒,粗颗粒进一步分散成细颗粒,药物溶解后才能被机体吸收(图 3-12)。影响片剂中药物吸收的因素很多,除生物因素外,还有药物的颗粒大小、晶型、p$K_a$、脂溶性,以及片剂的崩解度、溶出度、处方组成、制备工艺和贮存条件等。图 3-12 中,$k_1$ 表示片剂与胃肠液接触后,药物的溶解速度常数。由于片剂表面积有限,$k_1$ 通常很小,除极易溶于水的药物外,片剂表面直接溶于胃肠液的药物量极少,对难溶性药

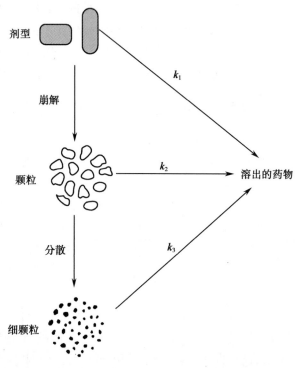

图 3-12　药物溶出状态示意图

物而言,$k_1$可忽略不计;$k_2$表示药片崩解成粗颗粒后药物的溶解速度常数,粗颗粒的表面积增加,溶出速率增大;$k_3$为粗颗粒分散成细颗粒后粉粒的溶解速度常数,细颗粒的表面积较大,能与胃肠液充分混合,吸收表面积增大,药物溶出速率最快。一般而言,药物特别是难溶性药物,溶解速度常数的大小顺序是$k_3 \gg k_2 \gg k_1$。因此,改善片剂的崩解和分散程度可加速药物的溶出,提高药物的吸收率。

（二）制剂处方与药物吸收

制剂的处方组成,包括药物来源及剂量、辅料种类和加入量,对药物的吸收均有影响。不同厂家制备的同一种药物制剂,由于处方组成不同,制剂的体外质量和口服生物利用度可能有较大的差异。

制剂中常需要添加各种辅料,以获得满意的加工特性(如可压性、流动性、润滑性和均匀性等)、良好的稳定性(如物理稳定性、化学稳定性和生物学稳定性)和期望的制剂学特性(如色香味、崩解度、溶出度、缓控释和靶向等)。辅料对药物和制剂可产生多方面影响,例如,乳糖能够加速睾酮的吸收,延缓对戊巴比妥钠的吸收,对螺内酯能够产生吸附而使其释放不完全,降低异烟肼在胃肠道内的吸收进而影响其疗效发挥。辅料之间、辅料与主药之间都有可能产生相互作用而影响药物的稳定性和药物的溶出与吸收。

1. 黏合剂 片剂制粒过程中常加入黏合剂以增加颗粒之间的黏结能力,便于制粒,但过量使用可延缓片剂的崩解。选用黏合剂的品种不同,对药物的崩解和溶出的影响也不一样。例如,选用三种不同黏合剂(10%阿拉伯胶浆、5%淀粉浆、2%聚维酮乙醇溶液)制备氢氯噻嗪片,其崩解度和溶出速率都是以5%淀粉浆制粒的片剂最快,而2%聚维酮乙醇溶液制得的片剂最慢。

2. 稀释剂 对于难溶性、小剂量药物,稀释剂的选择很重要,药物与稀释剂之间常见的相互作用主要是稀释剂对主药的吸附和分散作用。若稀释剂为不溶性物质而又有较强的吸附作用,则被吸附的药物很难释放出来,其生物利用度会显著降低,例如,三硅酸镁和碳酸镁能吸附抗胆碱药物阿托品等。疏水性药物中加入亲水性稀释剂可对药物起到较好的分散作用,能够减少药物粉末与液体接触时的结块现象,使药物有合适的有效比表面积,有利于药物的吸收。

3. 崩解剂 片剂中加入崩解剂的主要目的是消除因黏合剂或由于加压而形成的结合力,而使片剂崩解。崩解剂的品种和用量会对药物的溶出产生影响。例如,分别使用五种来源的淀粉如玉米淀粉、马铃薯淀粉、米淀粉、葛粉和可压性淀粉作为水杨酸钠片的崩解剂,测其溶出速率,可压性淀粉制粒的片剂溶出速率最快,其他依次为马铃薯淀粉、玉米淀粉、葛粉、米淀粉;若用不同量的淀粉作为崩解剂制备水杨酸钠片,其溶出速率也不相同,加入20%淀粉的片剂溶出最快,溶出量最大,10%淀粉者次之,5%淀粉者最慢(图3-13)。

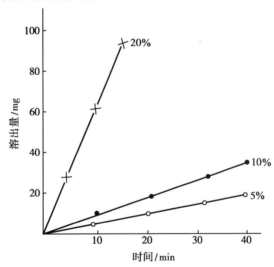

图3-13 不同量的崩解剂（淀粉）与水杨酸钠片溶出度的关系

4. 润滑剂 疏水性润滑剂包裹在颗粒表面,使水分不易渗入,影响片剂的崩解与溶出;而亲水性润滑剂能够促进药物与胃肠液的接触,使集结的颗粒分散到胃肠液中,则能使药物溶出量大幅度增加。例如,硬脂酸镁与滑石粉为常用的润滑剂,前者具有疏水性,后者为水不溶性物质,但具有亲水性,将度米芬含片的润滑剂由硬脂酸镁改为滑石粉后,吸收率提高约25倍。

5. 增稠剂 溶液剂及混悬剂等液体制剂中常加入一些增稠剂以改善制剂的流变学性质、物理稳定性等。制剂黏度增加往往会影响药物的吸收,药物的溶出度和扩散速度与黏度成反比。例如,溶液剂黏度增加可能减缓胃排空,或减缓药物分子到达吸收表面的扩散速度等;混悬液黏度增加可能减缓药物溶解。给大鼠分别灌胃给予水杨酸钠溶液和含 2% 甲基纤维素的水杨酸钠溶液后,前者在血浆中和脑中出现的速度较后者快;又如增加苯巴比妥钠溶液中的蔗糖浓度,可延长大鼠麻醉的诱导期。

6. **表面活性剂**　表面活性剂种类繁多,性质各异,广泛应用于制剂中,往往会对药物的吸收产生截然不同的影响。表面活性剂能溶解上皮细胞膜脂质,从而提高上皮细胞膜的渗透性。因此,本来被动扩散难以吸收的药物,加入表面活性剂可使其吸收增加。

表面活性剂能形成胶束,从而对难溶性药物起增溶作用,但对药物吸收的影响可因表面活性剂浓度、种类、药物种类的不同而不同。例如,比较不同浓度吐温-80(0.005%、0.01%、0.05%、0.1% 和 1%)对四环素的吸收的影响,研究发现,当吐温-80 的浓度为 0.01% 时四环素吸收最佳,这是因为该浓度接近临界胶束浓度,此时表面张力最小,而且形成的胶束粒径小并且可增加四环素的溶解度;而当吐温-80 的浓度增大时,四环素的吸收不再增加,反有下降,这可能是胶束中的药物重新分配到溶液中的速度减慢所致。基于同样原因,水杨酰胺在大鼠肠道中的吸收速率随吐温-80 的浓度(1.25%、2.5%、5.0%、7.5% 和 10%)增大而下降。

表面活性剂能与某些药物相互作用形成复合物,使其溶解度、分子大小、扩散速度、油/水分配系数等发生变化,故能够增强或降低药物对生物膜的渗透性。表面活性剂最基本的作用是能够降低表面张力,因而能增加疏水性药物的润湿性,使固体药物与胃肠液的接触角变小,提高有效表面积,因而增加药物的溶出和吸收。

7. **络合作用**　药物在制剂中可能与辅料发生相互作用,如络合作用(complexation)、吸附作用以及形成胶束等,都能使药物在吸收部位的浓度降低。药物的络合物通过氢键结合,例如,在利福平中加入磷脂后,形成磷脂复合物,血药浓度明显提高(图 3-14)。

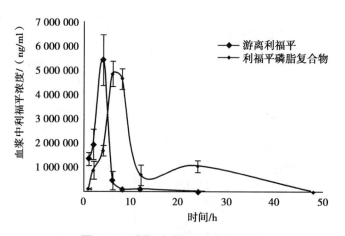

图 3-14　磷脂对利福平吸收的影响

能够溶解,说明两个部分间的作用是可逆的。药物络合物的性质,如溶解度、分子大小、扩散性以及油/水分配系数,可能与原来的药物有很大差别。药物络合物中被络合的药物大多数是以不能被吸收的形式存在的,使药物的有效浓度降低。药物与络合物间的平衡式如下:

$$药物 + 络合剂 \rightleftharpoons 药物络合物$$

络合作用的程度用稳定常数 $K_s$ 表示,如为 1:1 络合,则有:

$$K_s = \frac{[药物络合物]}{[药物] \times [络合物]}$$

络合作用对吸收的影响取决于 $K_s$ 的大小。一般情况,$K_s$ 小对药物的吸收影响很小,因为络合作用是可逆的,吸收带走了游离的药物,则上面平衡式向左移动;若是吸收很差的药物,又形成不能被吸收的络合物,则络合作用对药物的吸收影响较显著。另外,服用药物制剂后,胃肠液对络合物的稀释作用常会使其解离,所以制剂中络合物的形成,对吸收的影响可能不大。制剂中广泛使用的高分子聚合物如树胶、纤维素衍生物、多元醇类及非离子型表面活性剂等,与药物间的络合作用一般是可逆反应,故而对药物的吸收影响较小,但也有例外。例如,苯丙胺与羧甲基纤维素可形成难溶性络合物,使其生物利用度大幅度下降。所以,苯丙胺制剂不宜用纤维素类衍生物作为混悬剂或黏合剂。又如,苯巴比妥与 PEG 4000 可形成一种溶解度很低、且不吸收的络合物,使含 PEG 4000 的苯巴比妥片剂溶出速率大为减小。

含有二价或三价的金属离子(如 $Ca^{2+}$、$Mg^{2+}$、$Fe^{3+}$、$Al^{3+}$ 等)的化合物与四环素类抗生素或喹诺酮类抗生素同时服用,可在胃肠道形成难溶性络合物,使抗生素在胃肠道的吸收受阻。也有的药物与药物之间形成的络合物可以促进药物的吸收,例如,华法林与氢氧化镁同时服用可以提高华法林的血药浓度。

8. 吸附作用　吸附作用分为物理吸附和化学吸附。物理吸附指从溶液中将药物分子除去并转移到"活性"固体表面,溶液中药物与被吸附药物间常存在平衡关系。如果吸附是不可逆的,表明药物与"活性"固体表面存在很强的键合作用,则为化学吸附,化学吸附无疑会对药物吸收产生显著影响。水溶性聚合物是水性混悬剂中常用的助悬剂,除了具有提高液体介质黏度的作用外,聚合物在固体粒子表面的吸附对于混悬剂的絮凝和稳定也有重要作用。许多辅料具有"活性"固体表面或吸附剂的作用,因而可能会影响药物的吸收。若吸附物的解离趋势大,可能不影响药物吸收的总量,只是影响药物吸收的速率;吸附解离趋势小的吸附剂如活性炭,对某些药物有很强的吸附作用,可使药物的生物利用度减少。活性炭能够吸附多种药物,如抗生素、激素类、生物碱类等。药物与白陶土制剂同时服用,则药物的吸收会减少,相应的血药浓度也会降低。

9. 固体分散作用　固体分散作用(solid-dispersion)可加快药物的溶出,也能延缓药物的释放,其依赖于所使用载体材料的性质。如果药物以分子状态、胶体状态或微晶状态分散于水溶性载体中,可构成一种高度分散体系,从而可增加难溶性药物的溶出速率和吸收速率。倘若以疏水性、肠溶性或脂质类材料为载体制备固体分散体,载体材料便能形成可容纳药物的网状骨架结构,被分散在骨架内的药物分子或微晶必须通过网状结构慢速扩散而溶出,使整个释放过程减慢,药物的吸收也随之减慢。

10. 包合作用　将药物分子包嵌于另一种物质分子的空穴结构内的制剂技术称为包合作用。包合物(inclusion compound)的形成可视为药物与包合材料产生了相互作用的结果。包合物由主分子和客分子两部分组成。主分子为具有一定空穴结构的药用材料,小分子药物作为客分子被包合在主分子内,形成分子囊。常用的主分子材料为 $\beta$ 环糊精($\beta$-CD)及其衍生物,脂溶性药物的疏水键与 $\beta$-CD 空洞中疏水键相互作用,极性药物分子与 $\beta$-CD 的羟基形成氢键结合。疏水性药物被水溶性主分子包合后,通常溶解度和溶出速率得到改善,使药物的吸收增加。

（三）制剂工艺与药物吸收

1. 混合与制粒　混合方法不同易引起药物溶出速率的差异,尤其是对于小剂量的药物影响更明显。粉体性质(如粒子的粒径、形态、密度等)、混合方式、混合时间、操作条件及设备等都会影响混合效果。如用溶媒分散法将剂量小的药物配成溶液再与辅料混合,比将药物直接与辅料混合分散均匀度好得多,亦有利于药物的溶出。有报道,华法林的干粉直接与辅料混合压制的片剂和先将华法林溶于乙醇再与辅料混合制成的片剂相比,后者的溶出速率快得多。

颗粒的质量对片剂吸收影响亦很大。即使是同样的处方,制粒方法不同,不仅所得颗粒的形状、大小、密度和强度不同,而且其崩解性、溶解性也可能有很大差别,药物疗效会受到影响。

2. 压片　压片是在压力下将颗粒状或粉末状药物压实的过程。压力的大小影响片剂的孔隙率,进而影响片剂的崩解与药物的溶出。一般情况下,压力增大,片剂的孔隙率减小、硬度变大、比表面积变小,崩解时间延长,溶出速率变慢。例如,苯巴比妥片随着压力变大,硬度增加,药物的溶出变慢。但是压力与比表面积的关系并不都是随压力增大而减小,有的药物片剂随着压力增大,溶出速率加快,这是因为压力增大到一定范围时,挤压作用使颗粒破碎,比表面积增大,虽然密度也增加,但药物的崩解和溶出都加快;如果压力继续增大,则其表面积就会减小,颗粒间产生了不可逆的塑性变形,变形的颗粒借助分子间力、静电力等而紧密结合成坚实的片剂,则该片剂具有高度的致密性,液体不易透入片剂内部,使其不易崩解成颗粒。另外,压力并不是对所有药物的片剂都会产生明显的影响,例如在 450~910N 的压力范围内压制的阿司匹林片、水杨酸片及两药等摩尔混合物的片剂,压力对它们的溶出度几乎没有影响。

压力与溶出速率的关系还与原料及辅料有关。塑性较强的物料受压时易产生塑性变形,可压性好,压制的片剂硬度比较大。反之,弹性较强的物料,受压时易产生弹性变形,可压性差,解除压力后,由于弹性复原,可使压制的片剂硬度降低甚至破裂。例如用磷酸氢钙压片时,压力在一定的范围内,片剂的比表面积随压力增大而逐渐增大,溶出速率加快;而用微晶纤维素压片时,压力增大,溶出速率减小。因为微晶纤维素受压时粒子结合即发生塑性形变,所以压力增大,孔隙率及比表面积减小,溶出速率也就降低。

3. 包衣　除了药物、未包衣制剂本身的因素外,包衣材料性质、包衣液组成、包衣层厚度等与包衣相关的因素都可影响包衣制剂的溶出行为,从而影响药物的吸收的快慢及血药浓度的高低。

包衣片中药物的溶出与包衣材料性质有关。肠溶包衣材料属于离子型聚合物,受胃肠道内 pH 和电解质的影响很大。肠溶衣片的溶出与胃肠道 pH 以及片剂在胃中的滞留时间有关,因此肠溶衣制剂的血药浓度个体差异较大,甚至同一个体不同时期服用,其血药浓度也有变化,例如服用阿司匹林肠溶片和溶液剂后,肠溶片的血药浓度波动比溶液剂要大得多。另外,肠溶片的肠衣层厚度也会影响肠衣片的崩解度,进而影响其药物吸收,例如用邻苯二甲酸醋酸纤维素包衣的奎宁片,其崩解时间随包衣层厚度的增加而延长。

包衣片中药物的溶出也与包衣材料种类有关。图 3-15 为阿司匹林素片和几种包衣材料对阿司匹林片体外溶出的影响。素片的溶出速率最大,用乙基纤维素和蜡包衣的片剂溶出速率均变小,并且溶出速率随包衣液浓度增大而变小。

增塑剂和着色剂有时会影响水溶性薄膜衣的性质而干扰吸收,增塑剂与薄膜衣材料虽然有相容性,不易挥发,但有时能够增强衣膜的黏合能力而影响溶出。

包衣制剂贮存过久也会影响药物体内释放,一般情况下,高湿度的贮存环境会使溶出速率减慢,例如糖衣片在高湿环境中易发生软化、溶化和黏结而影响药物的溶出。

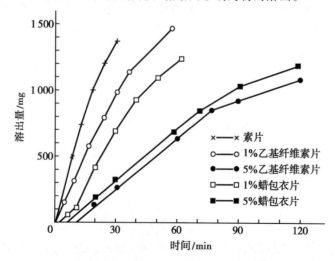

图 3-15　包衣对阿司匹林片溶出速率的影响

## 第三节　口服药物吸收与制剂设计

### 一、生物药剂学分类系统基本理论

大量研究表明,影响药物吸收的主要因素为药物透膜能力和胃肠道环境下的溶解度或溶出度。据此,美国密西根大学的 Amidon 等在 1995 年首次提出了生物药剂学分类系统的概念。

（一）定义与分类

1. 定义　生物药剂学分类系统(biopharmaceutics classification system,BCS)是根据药物体外溶解性和肠道渗透性的高低,对药物进行分类的一种科学方法。BCS 依据溶解性(solubility)与渗透性(permeability)将药物分为四类:Ⅰ类为高溶解性/高渗透性药物、Ⅱ类为低溶解性/高渗透性药物、Ⅲ类为高溶解性/低渗透性药物、Ⅳ类为低溶解性/低渗透性药物。不同类别药物一览表见表 3-5。

表 3-5　一些药物的 BCS 归属一览表

| | 高溶解度 | | | | 低溶解度 | | |
|---|---|---|---|---|---|---|---|
| 高渗透性 | **Ⅰ类** | | | | **Ⅱ类** | | |
| | 茶碱 | 多塞平 | *卡托普利* | 洛美沙星 | 布洛芬 | *甲苯达唑* | 环丙沙星 | 格列本脲 |
| | 氯喹 | 地西泮 | *阿米洛利* | 阿巴卡韦 | 噁丙嗪 | 双氯芬酸 | 他莫昔芬 | 利托那韦 |
| | *阿托品* | 奎尼丁 | 环磷酰胺 | 丁螺环酮 | 华法林 | 氟比洛芬 | 特非那定 | 沙奎那韦 |
| | 丙戊酸 | 酮洛芬 | 地昔帕明 | 左旋多巴 | 达那唑 | 吲哚美辛 | 兰索拉唑 | 他克莫司 |
| | 水杨酸 | 甲硝唑 | 美托洛尔 | 利多卡因 | 氨苯砜 | 氧氟沙星 | 雷洛昔芬 | 阿伐他汀 |
| | 咖啡因 | 氟西汀 | 氯苯那敏 | 咪达唑仑 | 胺碘酮 | 非那吡啶 | 他林洛尔 | 阿奇霉素 |
| | 丙吡胺 | 丙米嗪 | 苯海拉明 | 普萘洛尔 | 吡罗昔康 | 西罗莫司 | 卡马西平 | 螺内酯 |
| | 麻黄素 | 伯氨喹 | 米诺环素 | 维拉帕米 | 灰黄霉素 | 西沙必利 | 环孢素 | 氯丙嗪 |
| | 炔雌醇 | 多西霉素 | 苯巴比妥 | 葡萄糖 | 格列吡嗪 | 茚地那韦 | 伊曲康唑 | 地高辛 |
| | 依那普利 | 齐多夫定 | 对乙酰氨基酚 | | 卡维地洛 | 奈非那韦 | 洛伐他汀 | 苯妥因 |
| | 酮咯酸氨丁三醇 | 麦角新碱 | 苯丙氨酸 | | 二氟尼柳 | 甲氧萘丙酸 | 硝苯地平 | |
| | 安替比林 | 哌替啶 | 乙胺丁醇 | 罗格列酮 | *琥乙红霉素* | | | |
| | 地尔硫草 | 左氧氟沙星 | 泼尼松龙 | | | | | |
| 低渗透性 | **Ⅲ类** | | | | **Ⅳ类** | | |
| | *阿托品* | *卡托普利* | 赖诺普利 | *环丙沙星* | 氯噻酮 | *甲氨蝶呤* | 多黏菌素 | |
| | *呋塞米* | *甲氨蝶呤* | 法莫替丁 | *阿米洛利* | 氯噻嗪 | 氢氯噻嗪 | 两性霉素 B | |
| | 亚叶酸 | 氢氯噻嗪 | 青霉素类 | 双氯西林 | 新霉素 | *环丙沙星* | | |
| | 比索米特 | 扎西他滨 | 阿替洛尔 | 四环素 | *呋塞米* | *甲苯达唑* | | |
| | 头孢唑林 | 邻氯西林 | 二膦酸盐 | 阿昔洛韦 | | | | |
| | 西替利嗪 | 普伐他汀 | 阿莫西林 | 更昔洛韦 | | | | |
| | 二甲双胍 | 雷尼替丁 | 西咪替丁 | *琥乙红霉素* | | | | |
| | 甲氧苄基嘧啶 | 非索非那定 | | | | | | |

注:以斜体字表示的药物在不同类别中出现,有的是由不同研究者试验条件的差异造成的,如观察时间、药物活性物质的晶型、粒度以及人种的不同,动物种属和细胞来源等。如阿米洛利、阿托品、卡托普利均为高溶解性药物,但同时出现在Ⅰ类和Ⅲ类;呋塞米、氢氯噻嗪和甲氨蝶呤具有低渗透性,同时出现在Ⅲ类和Ⅳ类;甲苯达唑为低溶解性,在Ⅱ类和Ⅳ类中出现;琥乙红霉素在Ⅱ类和Ⅲ类均有,环丙沙星则出现在Ⅱ类、Ⅲ类、Ⅳ类。

BCS 被提出后,已成为近年来新药开发和监督管理最强有力的工具之一。其不仅在新药研发阶段可用于候选化合物的筛选或进行合理的剂型设计,也可用于预测口服药物的体内外相关性。BCS 也被美国食品药品管理局(FDA)、欧洲药品管理局(EMA)等药品管理机构用于药品管理,以指导仿制药的研究申报。2016 年,我国国家食品药品监督管理总局(CFDA)发布的《人体生物等效性试验豁免技术指导原则》对 BCS 分类的参考来源进行了说明,主要参考 FDA 标准,不同国际标准对比表见表 3-6 与表 3-7。

表 3-6　原料药高溶解性的定义及测定方法

| 项目 | FDA | WHO | EMA | ICH | CFDA |
|---|---|---|---|---|---|
| 高溶解性定义 | 普通口服常释制剂最大规格能在 250ml(或更少)、pH 1.0~6.8、(37±1)℃ 的水溶性介质中完全溶解 | 单次治疗的最高剂量在 250ml(或更少)、pH 1.2~6.8、(37±1)℃ 的水溶性介质中完全溶解 | 单次给药速释制剂最高剂量能溶解在 250ml 的 pH 1.0~6.8 的(37±1)℃ 缓冲液中 | 最高单次治疗剂量完全溶于 250ml 或更少的 pH 1.2~6.8 的(37±1)℃ 水性介质中 | 同 FDA |
| 测定内容 | 原料药在(37±1)℃、pH 1.0~6.8 水溶液中 pH-溶解度曲线 | 原料药在(37±1)℃、pH 1.2~6.8 水溶液中 pH-溶解度曲线 | 同 FDA | 同 WHO | 同 FDA |
| pH | 溶解度测定的 pH 条件个数可以根据被测原料药的解离常数来确定,包括 pH = $pK_a$、pH = $pK_a$ + 1、pH = $pK_a$ − 1、pH = 1.0 和 6.8 这几个点 | — | 应至少在该范围内的 3 份缓冲液中进行研究(pH 最好为 1.2、4.5 和 6.8),并且如果在规定的 pH 范围内,还应在 $pK_a$ 条件下进行研究 | 同 EMA,应在添加药物活性成分后和平衡溶解度研究结束时测定每种试验溶液的 pH,以确保溶解度测定是在指定 pH 下进行 | 同 FDA |
| 方法 | 摇瓶法和酸碱滴定法或其他方法 | — | 摇瓶法或其他方法 | 摇瓶技术或其他可替代的方法 | 同 FDA |
| 溶液 | USP 标准缓冲溶液 | — | EP 缓冲液 | 参考本国药典 | 特定的标准缓冲溶液 |
| 次数 | 平行测定 3 次或重复测定 | 至少平行测定 3 次 | 重复测定 | 至少 3 次重复测定 | 同 FDA |

注:ICH 为国际人用药品注册技术协调会(The International Council for Harmonisation of Technical Requirements for Pharmaceuticals for Human Use)。

2. 分类标准　BCS 对药物进行分类时,判别高溶解度与高通透性的标准,不同管理机构设定的标准不尽相同。

(1)溶解性:NMPA 和 FDA 规定,制剂的最大规格所对应的药物能在不大于 250ml 的(37±1)℃、pH 1.0~6.8 的水性缓冲液介质中完全溶解,即为高溶解性药物,否则为低溶解性药物。NMPA 和 FDA 标准中的 250ml,是生物等效性试验方案中禁食健康受试者服药时的规定饮水量。而在 EMA 和 WHO 中,规定的则是制剂推荐的单次最大剂量,而非最大规格。也可用剂量(mg)与溶解度(mg/ml)的比值(D∶S,单位为 ml)来判断药物溶解度的高低。不同国家处方规范信息中推荐的剂量可能不同,从而导致不同的 D∶S。如阿司匹林,WHO 规定的单剂量用药范围为 100~500mg,而在德国处方信息中规定的最大剂量是 1 000mg。因此,选择不同的最大剂量对 D∶S 有直接影响,甚至可能使一些在分类表中高溶解性的药物被划成低溶解性。而在同一国家,对同一原料药做成的不同剂型,其规格不同,如某药物片剂为 4mg,胶囊剂为 8mg,则也可能会导致同一药物具有不同的 BCS 分类。

表 3-7　原料药高渗透性的定义及测定方法

| 项目 | | FDA | WHO | EMA | ICH | NMPA |
|---|---|---|---|---|---|---|
| 高渗透性定义 | | 药物吸收程度≥85% | 物质平衡或绝对生物利用度、人体吸收程度不少于85% | 同 FDA | 绝对生物利用度≥85% 或≥85% 的给药剂量在尿中以原型药物,或以原型药物、I 相氧化和 II 相结合代谢产物的总和回收 | 同 FDA |
| 测定方法 | 人体药动学研究 | 优先选择人体药动学测定<br>1. 质量平衡研究<br>2. 绝对生物利用度 | 若能证明研究设计恰当,也可接受公开发表文献中的物质平衡或绝对生物利用度数据 | 应根据可靠的人体研究,其余同 FDA | 可接受来自发表文献中的人体数据 | 同 FDA |
| | 肠渗透性研究 | 人体体内肠道灌注、合适的动物模型、体内或离体人或动物原肠道灌注、单层人工培养上皮细胞的离体渗透性研究 | 若采用人体肠灌流实验,应使用吸收比例≥85% 的参照化合物及阴性对照物进行方法学验证 | 支持性依据证明溶液剂和固体剂型的生物等效采用标准模型药进行论证的体外渗透性研究结果 | 同 FDA 方法 | 同 FDA |

（2）渗透性:高渗透性药物是指在没有证据表明药物在胃肠道不稳定的情况下,在肠道吸收达到 85% 以上的药物,否则即为低渗透性药物。FDA 推荐的药物渗透性测定方法有质量平衡法、绝对生物利用度以及人体肠灌流方法。如通过人体药动学研究可根据质量平衡原理确定吸收程度（例如尿液中药物的回收率≥85% 或由代谢产物的量换算成原型药物量≥85%）,或与静脉给药比较,若绝对生物利用度≥85%,均可判断该药物为高渗透性药物。也可采用人体内肠灌流法（应用胃肠插管法,Loc-I-Gut）根据以下公式计算人体小肠有效渗透率 $P_{eff}$（effective permeability）进行渗透性判断:

$$P_{eff} = \frac{Q_{in}(C_{in} - C_{out})}{C_{out} 2\pi rL}$$
式（3-5）

式中,$Q_{in}$ 为流速;$C_{in}$ 和 $C_{out}$ 分别为灌入液与流出液中的药物浓度;$r$ 为半径（1.75cm）;$L$ 为空肠段长度（10cm）。肠道 $P_{eff}$ 与药物的吸收分数 $F$ 成正比,如果药物的 $P_{eff}$ 大于（2~4）×10⁻⁴ cm/s 或 1cm/h,其吸收分数可达 95% 以上。有效渗透率 $P_{eff}$ 大小常用于动物模型或体外模型中肠道渗透性的判别,常将 $2 \times 10^{-4}$ cm/s 值作为高渗透性的下限。

值得注意的是,在研究药物渗透性的过程中,必须研究药物在胃肠道中的稳定性。然而,在测定药物吸收度时,通过尿液判断药物的质量平衡时,并没有考虑到药物在肠道膜渗透之前在胃肠液中发生降解的程度。此外,有些测定渗透性的分析方法可能是利用体内或原位灌注到人和/或动物的胃肠道的操作来判断药物的减少或清除,此时需要证明药物在胃肠道流失的原因是发生了膜渗透,而不是降解反应。药物在胃肠道中的稳定性可以通过体外实验验证,将药物溶液与体内取出的胃液和肠液在37℃环境下孵育一段时间,例如,在胃液中孵育1小时,肠液中孵育3小时,从而模拟药物在人体内与消化液的接触过程,然后测定药物浓度。在这个过程中,药物如果发生显著地降解(>5%),可能代表药物潜在的不稳定性。但获得人胃肠液在某些情况下会比较困难,经过适当调整后,也可以使用某些合适的动物模型胃肠液或者模拟消化液替代,例如《中国药典》(2020年版)收录的标准胃液和肠液。

在进行药物渗透性试验时,常与模型药物作对比。常用于体内、体外吸收研究的模型药物见表3-8。

表3-8　用于药物渗透性分类研究的几种模型药物

| 药物 | 渗透性类别 | 评价 |
| --- | --- | --- |
| α-甲基多巴 | 低 | 氨基酸转运模型药物 |
| 安替比林 | 高 | 渗透性标示物 |
| 阿替洛尔 | 低 | 细胞间转运模型药物 |
| 甘露醇 | 高或低 | 渗透性高到低的边缘模型药物 |
| 美托洛尔 | 高或低 | 渗透性高到低的边缘模型药物 |
| PEG 400~4 000 | 低 | 体内研究中不被吸收的模型药物 |
| 维拉帕米 | 高 | 体外研究中P-gp外排转运的阳性模型药物 |

**知识链接**

### 基于药物体内处置的生物药剂学分类系统

大量实验数据表明,体内代谢程度与渗透性具有良好相关性,为了提高药物分类系统的准确性,2005年,Benet教授提出了使用代谢程度代替渗透性指标进行药物分类的基于药物体内处置的生物药剂学分类系统(biopharmaceutics drug disposition classification system,BDDCS)。BDDCS与BCS对溶解度的定义相同,其主要差异在于渗透性的定义。BDDCS也将药物分为四类。第Ⅰ类:高溶解度、高代谢程度药物;第Ⅱ类:低溶解度、高代谢程度药物;第Ⅲ类:高溶解度、低代谢程度药物;第Ⅳ类:低溶解度、低代谢程度药物。其中,高代谢程度定义为单次口服给予最高剂量的药物后,从排泄物中检测到≥85%的Ⅰ相代谢产物和Ⅱ相代谢产物。根据2009年FDA的统计,在51种BCSⅠ类的药物中,有14种药物其实为低渗透性药物,而对乙酰氨基酚(生物利用度≥88%),茶碱(生物利用度约为96%)在体内吸收良好,却被分别判定为BCSⅣ类和Ⅲ类药物,但根据代谢程度,均被划分为BDDCSⅠ类高代谢药物。因此,BDDCS通过使用药物代谢程度分类,纠正了BCS一些分类中有争议的药物,使得两个系统在药剂学分类中起到了很好的互补作用。目前,美国FDA已部分参考使用代谢程度作为判断符合体内生物等效性试验豁免的第Ⅰ类药物的替代标准,而EMA已在2010年的生物等效性指导原则中采纳了BDDCS的分类原则。

(二)分类系统与有关参数的关系

BCS可用三个无单位的参数来描述药物吸收特征:吸收数(absorption number,$A_n$)、剂量数(dose number,$D_o$)和溶出数(dissolution number,$D_n$)。对这三个参数进行综合分析,可判断药物被吸收的可能性,也可计算出药物的吸收分数$F$值。这对药物在BCS中的类别划分以及药物改造或制剂设计、提高药物吸收方面均有重要的指导意义。

1. 吸收数（$A_n$） 吸收数是预测口服药物吸收的基本变量,是反映药物在胃肠道渗透性高低的函数,与药物的有效渗透率、肠道半径和药物在肠道内滞留时间有关,可用下式表示:

$$A_n = \frac{P_{eff}}{R} \times T_{si} = \frac{T_{si}}{T_{abs}}$$ 式(3-6)

式中,$P_{eff}$为有效渗透率;$R$为肠道半径;$T_{si}$为药物在肠道中的滞留时间;$T_{abs}$为肠道内药物的吸收时间。对某一个体而言,$R$为一定值,则$P_{eff}$及$T_{si}$决定了$A_n$的大小。$A_n$也可视为$T_{si}$与$T_{abs}$的比值。

通常高渗透性药物有较大的$A_n$值。药物的吸收分数($F$)与吸收数、剂量数及溶出数的相关性各异。假如药物的溶出和剂量不限制药物的口服吸收(如溶液剂),则药物的吸收分数与吸收数呈以下指数关系:

$$F = 1 - e^{-2A_n}$$ 式(3-7)

当某药物$A_n = 0.95$时,药物口服最大吸收分数约为85%;当$A_n < 0.95$,药物口服最大吸收分数$F < 85\%$,提示该药物的渗透性不高;当$A_n \geq 0.95$,药物口服最大吸收分数$F \geq 85\%$,提示该药物的渗透性高,才有可能使药物接近完全吸收。

2. 剂量数（$D_o$） 剂量数是反映药物溶解性与口服吸收关系的参数,是药物溶解性能的函数,可用下式计算:

$$D_o = \frac{M/V_0}{C_S}$$ 式(3-8)

式中,$M$为药物的剂量;$V_0$为溶解药物所需的体液容积,通常设为胃的初始容量(250ml);$C_S$为药物的溶解度。由上式可知,$D_o$是药物在一定体积(250ml)水中的浓度与其饱和溶解度的比值,也可看作是溶解该剂量药物所需水的份数(每份250ml)。当$D_o \leq 1$时说明药物在水中的溶解度高,而$D_o > 1$则属于低溶解性药物。已知药物的$C_S$越大,$D_o$越小,如果某一药物极易溶解且剂量又很小,则$D_o$对药物吸收并不重要。通常情况下,服用相同剂量药物,以同时饮用较多水时的吸收为佳。

如果吸收过程仅仅不受溶出的限制(如混悬剂),$F$则可用下式计算:

$$F = \frac{2A_n}{D_o}$$ 式(3-9)

上式表明,吸收分数与$A_n$和$D_o$相关。若$D_o$较小或$A_n$较大,小肠末端不会有粒子存在,吸收较好。如果$D_o$较大,部分粒子可能依然存在于小肠中而未被吸收,当然还与$A_n$的大小有关。从公式(3-9)可知,随着$D_o$减小,$F$增大,但药物并不一定能达到最大吸收,这是因为吸收数$A_n$也会限制药物的吸收。

3. 溶出数（$D_n$） 溶出数是反映药物从制剂中释放速度的函数,与多种药物特征参数有关,用下式表示:

$$D_n = \frac{3D}{r^2} \cdot \frac{C_S}{\rho} \cdot T_{si} = \frac{T_{si}}{T_{diss}}$$ 式(3-10)

式中,$D$为扩散系数;$r$为初始药物粒子半径;$C_S$为药物的溶解度;$\rho$为药物的密度;$T_{si}$为药物在肠道中的滞留时间;$T_{diss}$为药物的溶出时间。$D_n$也等于药物在胃肠道滞留时间与溶出时间的比值。$D_n$越小,药物溶出越慢。溶出数是评价药物吸收的重要参数,受剂型因素影响,并与吸收分数$F$密切相关。

根据上述3个参数的计算公式可知,较高的渗透性、较大的溶解度、较低的剂量、饮用较多量的水、较小的粒子以及延长药物在胃肠道的滞留时间等都可增加药物的吸收。表3-9列举了部分药物的$D_o$、$D_n$等参数。

4. $F$与$A_n$、$D_o$、$D_n$的关系 大多数难溶于水的药物由于高脂溶性特征而具有较大的$A_n$,但由于受$D_n$和$D_o$影响,吸收分数$F$会有很大变化。Amidon等描绘了口服固体药物制剂后,在$A_n$为10的前提下,$D_o$、$D_n$与药物吸收分数$F$的三维关系图,见图3-16。

表 3-9　一些代表性药物的有关计算参数

| 药物 | 剂量/mg | $C_s^{min}$/(mg/ml) | $V_{sol}$/ml | $D_o$ | $D_n$ |
|---|---|---|---|---|---|
| 吡罗昔康 | 20 | 0.007 | 2.857 | 11.4 | 0.15 |
| 格列本脲 | 20 | < 0.100 | 133 | > 0.80 | 0.78 |
| 西咪替丁 | 800 | 6.000 | 556 | 0.53 | 129 |
| 氯噻嗪 | 500 | 0.786 | 636 | 2.54 | 17.0 |
| 地高辛 | 0.5 | 0.024 | 20.8 | 0.08 | 0.52 |
| 灰黄霉素 | 500 | 0.015 | 33 333 | 133 | 0.32 |
| 卡马西平 | 200 | 0.260 | 769 | 3.08 | 5.61 |

注:$C_s^{min}$表示体内 pH(1~7.5)和体温环境中最小的生理溶解度;$V_{sol}$表示在最小生理溶解度条件下,完全溶解所给剂量的体液容积;$D_o$为剂量数,即 $D_o$ = 剂量/($V_o \cdot C_s^{min}$);$V_o$表示胃的初始容积,以 250ml 计;$D_n$为溶出数;$r_0$ = 25μm;$D$ = 5×10$^{-6}$ cm$^2$/s;$\rho$ = 1.2mg/cm$^3$;$T_{si}$ = 180min。

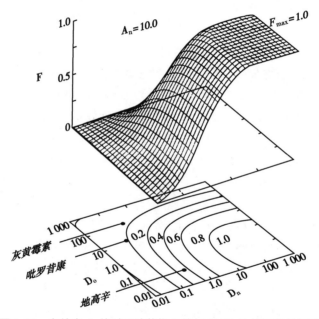

图 3-16　在给定 $A_n$ 值时三种药物 $F$ 值与 $D_n$ 和 $D_o$ 的三维关系图

如图 3-16 所示,吸收分数 $F$ 与 $A_n$、$D_o$、$D_n$ 存在较为复杂的关系:药物的 $F$ 大小取决于 $A_n$、$D_n$ 和 $D_o$ 值变化,通常较大的 $A_n$ 和 $D_n$ 值或较小 $D_o$ 值,$F$ 值较高;在较高的 $D_n$ 值和较低的 $D_o$ 值情况下,药物的吸收可达到理论 $F_{max}$ 值(不一定为 1),此时的吸收分数 $F$ 仅与 $A_n$ 值相关;如果 $D_n$ 值和 $D_o$ 值均很小,则溶出限制了药物吸收,而当 $D_n$ 值和 $D_o$ 值均很大时,$D_o$ 值控制药物的吸收;当 $D_n$ 值较大时,$F$ 值随 $D_o$ 的增大而迅速降低,同理,当 $D_o$ 值较小时,$F$ 值随 $D_n$ 值的增大而快速增加。

如图 3-16 所示,灰黄霉素、地高辛和吡罗昔康的吸收数 $A_n$ = 10,在剂量数和溶出数都为 1 的区域中,$D_o$ 和 $D_n$ 微小的变化可导致 $F$ 的大幅度改变。图中标示的地高辛、吡罗昔康和灰黄霉素的 $D_o$ 和 $D_n$ 值的所在位置显示该药的 $F$ 值所在区域,改变药物的 $D_o$ 和 $D_n$ 值可以使 $F$ 值移动至图中的 $F_{max}$ = 1 的平台区,达到完全吸收。

**5. 分类系统与 $D_o$、$D_n$、$A_n$ 的关系**　BCS 各类别与药物的 $D_o$、$D_n$、$A_n$ 值之间的关系见表 3-10。

表 3-10　BCS 各类别与 $D_o$、$D_n$、$A_n$ 值对应关系

| 类别 | $D_o$ | $D_n$ | $A_n$ | 类别 | $D_o$ | $D_n$ | $A_n$ |
|---|---|---|---|---|---|---|---|
| Ⅰ | 低* | 高** | 高 | Ⅲ | 低* | 高** | 低 |
| Ⅱ | 低* | 低 | 高 | Ⅳ | 低* | 低 | 低 |
|  | 高 | 低 | 高 |  | 高 | 低 | 低 |

注:* 高溶解度药物;** 药物溶出快制剂。

　　Ⅱ类和Ⅳ类药物由于溶解性差,所以因剂量高低的差异可能出现表 3-10 中高 $D_o$ 和低 $D_o$ 两种情况,在药物制剂设计时需要考虑的因素也有差异。如图 3-16 和表 3-9 所示,灰黄霉素和地高辛均属于Ⅱ类药物,溶解度很低且相近,分别为 0.015mg/ml 和 0.024mg/ml,但灰黄霉素剂量较高(500mg),其 $D_o$ 为 133,而地高辛的剂量仅为 0.5mg,$D_o$ 为 0.08。可见,地高辛的吸收主要为溶出速率限速,只要采取增大 $D_n$ 的方法即可提高药物吸收。按照 $D_n$ 的计算公式,减小药物的粒径即可显著增大 $D_n$,如可采用微粉化技术加快地高辛的溶出,使其在吸收时间内得到充分吸收。对灰黄霉素而言,若使药物的吸收达到完全,则不仅需要增加 $D_n$,还要减小 $D_o$,而由于体内无法达到溶解灰黄霉素所需 33L 的体液容积,所以 $D_o$ 只有通过增加药物溶解度方法得以改善。

知识链接

### 发展的分类系统

　　2010 年,Butler 教授等提出了另一种根据限制口服吸收的关键因素对药物进行分类的方法,即发展的分类系统(developability classification system,DCS),与 BCS 分类系统类似,DCS 分类系统也根据溶解度和渗透性将药物分成了 4 类。但相对于 BCS 系统,DCS 对溶解性和渗透性的评价指标进行了优化,将Ⅱ类药物细分成了Ⅱa 和Ⅱb 类,分别指Ⅱ类高渗透性、低溶解度项下,溶出速率限制吸收和溶解度限制吸收的药物。在预测影响体内行为的关键因素方面,DCS 意义更为显著,它能够更好地预测 BCSⅡ类化合物主要是受溶解限制还是受溶出速率限制,为药物处方设计提供了进一步的依据。对于低溶高渗药物而言,吸收剂量小于其溶解度限制剂量(solubility limited absorbable dose,SLAD)为溶出速率限制的吸收,采用促进溶出的处方或者工艺可改善药物吸收,例如采用微粉化技术、润湿剂等;吸收剂量大于其 SLAD 为溶解度限制吸收,促进溶出已经无法达到期望的生物利用度,需要进一步采用提高溶解度的处方,例如采用固体分散体、脂质体技术等。

## 二、BCS 与口服药物制剂设计

### (一)BCS 指导口服制剂设计的基本思路

　　BCS 是根据影响药物吸收的两个重要参数溶解性与渗透性,将药物进行分类管理。根据对 BCS 的认识,可清楚地知道药物肠道吸收的限速过程。在对不同类别药物进行制剂研究时,可根据 BCS 理论,选择合适的剂型,并通过优化处方、工艺,合理地设计剂型或制剂,有针对性地解决影响药物吸收的关键问题,以获得安全、有效的药品。因此,BCS 对药物的制剂设计有着重要的指导意义。基于 BCS 的制剂设计基本策略见表 3-11。目前 BCS 分类只适用于小分子化合物药物,而对于多肽、多糖类等大分子药物,在 FDA 及 NMPA 发布的药物 BCS 分类相关参考文献中并未说明,这类药物在进行制剂设计时需参考其他策略。

表 3-11　基于 BCS 的制剂设计基本策略

| 分类 | 限速过程 | 制剂设计的重点 | 制剂策略 |
|---|---|---|---|
| Ⅰ类 | 胃排空 | 辅料不应影响药物的溶解及渗透 | 简单的胶囊或片剂 |
| Ⅱ类 | 肠内溶出 | 改善制剂的崩解与溶出 | 药物微粉化+表面活性剂、纳米粒技术、固体分散体、熔融制粒和挤出、液体或半固体充填胶囊、包衣技术 |
| Ⅲ类 | 跨膜作用 | 改善药物的膜渗透性 | 简单的胶囊或片剂、加吸收促进剂 |
| Ⅳ类 | 多种因素 | 改善溶出与膜渗透性 | 联合Ⅱ类的制剂策略+吸收促进剂 |

### （二）基于 BCS 的制剂设计

1. Ⅰ类药物的制剂设计　Ⅰ类药物的溶解度和渗透率均较大,药物的吸收通常很好,进一步改善其溶解度对药物的吸收影响不大。一般认为餐后胃平均保留（排空）$t_{50}$ 是 15~20 分钟。因此,当此类药物在 0.1mol/L 盐酸中 15 分钟溶出 85% 以上时,认为药物体内吸收速度与程度不再依赖于胃空速率。这种情况下,只要处方中没有显著影响药物吸收的辅料,通常无生物利用度问题,易于制成口服制剂。剂型选择普通的胶囊或片剂即可。如果药物的生物利用度受到胃酸降解或胃肠道代谢酶的作用,则采用包衣、定位释药技术或加入代谢酶抑制剂等方法可进一步提高药物的生物利用度。

2. Ⅱ类药物的制剂设计　该类药物虽然肠道渗透性良好,但一般溶解度较低,药物在胃肠道溶出缓慢,限制了药物透过黏膜表面的不流动水层,延缓药物在绒毛间的扩散,进而影响药物的跨膜吸收。影响Ⅱ类药物吸收的理化因素有药物的溶解度、晶型、溶剂化物、粒子大小等。增加药物的溶解度和/或加快药物的溶出速率均可有效地提高该类药物的口服吸收,通常采取以下方法。

（1）制成可溶性盐类:将难溶的弱酸性药物制成碱金属盐、弱碱性药物制成强酸盐后,它们的溶解度往往会大幅度提高,吸收增加。例如降血糖药甲苯磺丁脲及其钠盐在 0.1mol/L 盐酸中的溶出速率分别为 $0.21mg/(cm^2 \cdot h)$ 和 $1\,069mg/(cm^2 \cdot h)$,口服 500mg 甲苯磺丁脲钠盐,在 1 小时内血糖可迅速降到对照水平的 60%~70%,药理效应与静脉注射其钠盐相似,而口服同剂量的甲苯磺丁脲经 4 小时后,血糖才降到对照水平的 80%。

（2）选择合适的晶型和溶剂化物:药物的多晶型现象非常普遍,如 38 种巴比妥类药物中 63% 有多晶型,48 种甾体化合物中 67% 有多晶型。不同晶型的晶胞内分子在空间构型、构象与排列不同,使药物溶解性存在显著差异,导致制剂在体内有不同的溶出速率,直接影响药物的生物利用度,造成临床药效的差异。因此,在药物研究时应注意考察药物的多晶型现象。制剂开发应选择药物溶解度大、溶出快的晶型。除结晶型外,药物往往以无定型的形式存在。一般情况下,无定型药物溶解时不需要克服晶格能,比结晶型易溶解、溶出较快。如在酸性条件下无定型新生霉素能够迅速溶解,而其结晶型溶解很慢,图 3-17 显示的是它们在 0.1mol/L 盐酸溶液中 25℃ 时的溶解情况。由于两者溶解速度不同,所以口服结晶型新生霉素无效,而无定型有显著的活性。实验证明,无定型新生霉素的溶解度比结晶型大 10倍,溶解速度也快 10 倍,故无定型新生霉素在狗体内的吸收快,达到有效治疗浓度的时间短。

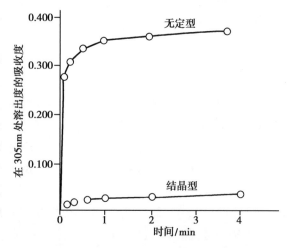

图 3-17　结晶对新生霉素溶出的影响

(3)加入适量表面活性剂:表面活性剂可通过润湿、增溶、乳化等作用加快药物在胃肠道的溶出,促进药物的吸收。肠道黏膜黏液层可延缓药物的扩散,不流动水层则限制药物在绒毛间的扩散,制剂中加入适量表面活性剂可降低溶液的表面张力,有利于加快药物在黏膜黏液层和绒毛间的扩散。当表面活性剂的浓度达到临界胶束浓度以上时,又可形成胶束增加药物的溶解度。但胶束中的药物必须重新分配到溶液中,转变成游离药物才能被吸收,若这种分配迅速完成,则药物吸收不受影响,反之,吸收速度可能减小。此外,表面活性剂也可能会溶解细胞膜脂质、使部分膜蛋白变性,增加上皮细胞的通透性,使药物吸收增加,如十二烷基硫酸钠(sodium dodecyl sulfate,SDS)可增加四环素、氨基苯甲酸、枸橼酸铋钾等药物的吸收,但长期大量使用可能造成肠黏膜的损伤。因此,表面活性剂的用量应当适量。

(4)用亲水性包合材料制成包合物:用环糊精包合大小适宜的疏水性物质或其疏水性基团,形成单分子包合物,可显著提高某些难溶性药物的溶解度,极大地促进药物吸收。除天然环糊精外,采用亲水性环糊精衍生物如葡萄糖-$\beta$-环糊精、羟丙基-$\beta$-环糊精、甲基-$\beta$-环糊精等作为包合材料,包合后可显著提高难溶性药物的溶解度,溶出加快,促进药物吸收。目前,国外已有多种环糊精及其水溶性衍生物包合的药品上市,如氯霉素、伊曲康唑、吡罗昔康、尼美舒利等。例如,Ⅱ类药物伊曲康唑的 $C_s$ 约为 1ng/ml,每日剂量为 100~400mg。当药物以普通胶囊口服给药时,人体吸收可以忽略不计;当用 2-羟丙基-$\beta$-环糊精进行包合后,溶解度增至 10mg/ml,口服吸收生物利用度可达 55%。

(5)增加药物的表面积:较小的药物颗粒有较大的比表面积,减小药物的粒径后由于大幅度提高了与胃肠液的接触面积,可大大加快药物的溶出。例如灰黄霉素的比表面积与相对吸收率存在相关性,随表面积增大,吸收速率增加(图 3-18)。增加药物的比表面积,对提高脂溶性药物的吸收有显著性意义,而对水溶性药物的吸收影响较小。通常可采用微粉化技术等来增加药物的表面积。难溶性药物如选择普通口服剂型时,可选用比表面积相对较大的剂型如混悬剂、乳剂、分散片等,有利于改善药物的吸收。

除上述方法增加药物的表面积外,还可通过固体分散、自微乳化和纳米技术提高Ⅱ类药物的溶出和吸收。

1)固体分散技术:固体分散技术是药剂学中提高难溶性药物口服生物利用度的有效方法。该方法是将药物以微晶、胶态、无定型或分子状态高度分散在适宜的载体材料中,加快难溶性药物的溶出速率,以提高药物的生物利用度或提高药物的疗

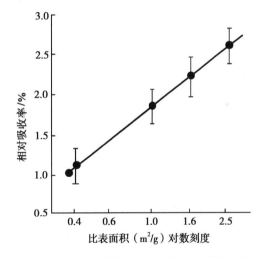

图 3-18   灰黄霉素的比表面积与相对吸收率的关系

效。如广谱抗寄生虫药物甲苯达唑与低取代羟丙基纤维素(L-HPC)制成 1:1、1:2.5 和 1:5 的固体分散体后,大鼠体内抗蠕虫效果分别是结晶药物的 1.74 倍、3.20 倍和 3.80 倍。

2)自微乳化技术:自微乳化药物给药系统(self-microemulsifying drug delivery system,SMEDDS)和自乳化给药系统(self-emulsifying drug delivery system,SEDDS)是由药物、油相、表面活性剂、辅助表面活性剂所组成的口服固体或液体剂型,主要特征是在体温环境下,遇体液后可在胃肠道蠕动的促使下自发形成粒径为纳米(100nm 以下)或微米(5μm 以下)的 O/W 型乳剂。由于两者可显著改善亲脂性药物的溶出性能,提高口服生物利用度,近年来在药剂学中的应用越来越广泛。如 Wei 等制备了卡维地洛的 SEDDS 和 SMEDDS,两者的溶出比市售片剂快 2 倍,卡维地洛 SEDDS 的生物利用度是市售片剂的 413%。又如Ⅱ类药物环孢素 A 的溶解度约为 7.3μg/ml,德国 Sandoz 公司首次上市的制剂为微乳山地明,1994 年又上市了第 2 代 Sandimmun Neoral®(新山地明)自微乳化软胶囊,将微乳粒径减小

到100nm以下，药物的吸收得到了进一步改善，平均达峰时间$t_{max}$提前1小时，平均峰浓度$C_{max}$提高59%，平均生物利用度提高29%。

3）纳米技术：纳米技术可采用纳米结晶、研磨粉碎等技术直接将药物制成纳米混悬液，也可将药物溶解、吸附或包裹于高分子材料中，制成纳米球、纳米囊、纳米脂质体、固体脂质纳米粒、纳米胶束、药质体等。以纳米级的粒子作为药物载体，较普通制剂具有粒度小、比表面积大和吸附能力强等特性，有利于药物吸收。对于难溶性药物，当微粒小于100nm时，其溶解度随粒径的减小而增加。特别是粒径的显著减小，可大大增加药物的溶出速率进而提高药物的生物利用度。如抗血小板药物西洛他唑在BCS中属于Ⅱ类药物，Jinno等利用锤击式粉碎、气流粉碎和纳米结晶喷雾干燥方法分别制备了平均粒径分别为13μm、2.4μm和0.22μm的微粒混悬液，各混悬液在水中溶出50%的时间分别为82分钟、2.3分钟和0.016分钟，禁食状态下比格犬的口服绝对生物利用度分别为14%、15%和84%，纳米化后药物的口服生物利用度提高6倍，基本完全吸收。此外，药物纳米化后还可减少食物对该药物吸收的影响，见图3-19。

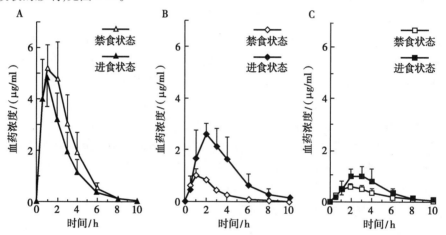

A. 0.22μm；B. 2.4μm；C. 13μm。

图3-19　西洛他唑微粒比格犬口服给药血药浓度曲线

（6）延长药物在胃肠道内的滞留时间：根据BCS中溶出数$D_n$的公式，通过将药物制成生物黏附制剂或胃内滞留制剂延长药物在体内的溶出时间，有利于提高低水溶性药物的吸收。特别是胃内滞留制剂由于在药物到达主要吸收部位小肠之前释放药物，可有效增加药物的吸收。Joseph等采用溶剂挥发法制备了吡罗昔康胃内漂浮聚碳酸酯微球和普通微球，并考察了两者在家兔体内的吸收情况。在相同实验条件下，漂浮微球的生物利用度是非漂浮微球的3.4倍。

（7）抑制外排转运及药物肠壁代谢：研究表明有较多Ⅱ类药物是P-gp和/或CYP3A的底物，如环孢素、西罗莫司、地高辛等。P-gp和CYP3A在肠壁细胞中的表达位置接近，这两种膜功能蛋白对口服药物吸收的影响有协同作用，P-gp的作用可降低药物的跨细胞膜转运，同时又延长药物与CYP3A的接触，从而增加药物被肠壁CYP3A代谢的机会，减少药物透过生物膜。通过逆转药物在肠道上皮细胞膜的主动外排作用和/或降低药物在肠道的代谢作用可提高口服吸收药物的生物利用度。如Amioka等研究发现卡维地洛可抑制P-gp作用，可使环孢素的口服生物利用度从33%提高到70%。

3. Ⅲ类药物的制剂设计　Ⅲ类药物的渗透性较低，跨膜转运是药物吸收的限速过程。影响该类药物透膜的主要因素有分子量、极性、特殊转运载体参与等。该类药物由于水溶性较好，药物溶出较快，可选择胶囊、片剂等普通剂型。如要提高该类药物的吸收，则可采用以下方法。

（1）加入透膜吸收促进剂：通常大分子、极性大的药物较难透过生物膜，可加入一些特异性或非特异性增强胃肠道透过性的物质来促进药物的透膜。这类物质被称为吸收促进剂（absorption enhancer）或透过促进剂（permeation enhancer）。生物膜的类脂结构限制低脂溶性药物的透过，紧密连接处则阻碍水溶性药物的通过。在制剂中加入吸收促进剂可改善上述特征,使药物的吸收速度和吸收量增加。一些有效的吸收促进剂见表 3-12。

表 3-12　药物口服吸收促进剂一览表

| 类别 | 物质 |
| --- | --- |
| 胆酸盐 | 胆酸钠、脱氧胆酸钠、硫磺胆酸钠、甘胆酸钠 |
| 脂肪酸 | 癸酸钠、油酸 |
| 环糊精 | 羟丙基-$\beta$-环糊精、二甲基-$\beta$-环糊精 |
| 甘油酯 | 植物油、中链甘油酯、磷脂、聚氧乙烯甘油酯 |
| 水杨酸盐 | 水杨酸钠、甲氧水杨酸钠 |
| 螯合剂 | EDTA、皂角苷 |
| 维生素 | 维生素 D 及衍生物 |
| 氨基酸衍生物 | N-环乙酰亮氨酸 |
| 酰基肉碱类 | 棕榈酰肉碱 |
| 可溶胀性聚合物 | 淀粉、壳聚糖、卡波姆 |
| 表面活性剂 | 聚氧乙烯烷醚、聚氧乙烯烷酯、聚山梨酯、月桂醇硫酸钠、二辛基磺基琥珀酸钠、十二烷基硫酸钠、十二烷基麦芽糖苷 |
| 其他 | 柠檬酸、$CO_2$ 泡腾剂、NO 供体、胡椒碱 |

与传统辅料不同,吸收促进剂是一类新型辅料,它对生物系统的作用机制可分为促进药物跨细胞膜途径和细胞旁路途径吸收两种机制。

1)促进跨细胞膜途径吸收机制:包括以下四点。①改变黏液的流变学性质。促进剂的使用可降低黏液的黏度和弹性。如 0.2~20mmol/L 的脱氧胆酸钠、甘胆酸钠可降低黏液的黏度和弹性。一些螯合剂如皂角苷能与黏液中的 $Ca^{2+}$、$Mg^{2+}$ 反应而改变黏液的黏度,从而提高药物的渗透性。②提高膜的流动性。微绒毛膜是药物吸收的主要物理障碍,吸收促进剂与其发生作用,使膜的排列变得无序,膜流动性升高,从而提高药物的透过性。如低熔点脂肪酸和短碳链脂肪酸钠能引起膜的无序,增加其他药物的吸收。③膜成分的溶解作用。表面活性剂可促使膜成分溶解而增加药物的吸收。如胆酸盐具有较强的溶解磷脂的能力,低浓度的胆酸盐可穿过、插入脂质双分子层,高浓度时可使双分子层破碎,形成混合胶束,甚至造成肠壁的破坏,使药物透膜性增强。④与膜蛋白的相互作用。吸收促进剂可作用于膜内蛋白质区,引起蛋白质的变性甚至析出,也可能引起蛋白质螺环的延伸和展开,由此开放了极性通道,增加药物透膜性。

2)促进细胞旁路转运机制:包括以下两点。①溶解拖动能力的增加。细胞旁路的水吸收是药物在该通道吸收的动力,促进此作用有助于药物的通过。例如,葡萄糖和氨基酸可增强胰岛素扩散是激活了活性钠的转运、加速了水通道的吸收能力所致。②肌动蛋白和肌球蛋白环的收缩。例如,葡萄糖、氨基酸还可引发紧密连接处的肌动蛋白、肌球蛋白环的收缩,导致该部位空间扩展而增加渗透性。此外,细胞外 $Ca^{2+}$ 的螯合作用、上皮细胞 ATP 的消耗、对磷脂酶 C 介导的紧密连接物的调节及 NO 对紧密连接处的膨胀作用等都与细胞旁路吸收有关。

(2)制成前体药物:将低渗透性药物进行结构改造提高药物的脂溶性或设计成肠道特殊转运体的底物,可增大药物的透膜性能。例如,将药物设计成羧酸和胺的酰胺类前药,可作为肠内特定吸收转运体的底物来改善口服吸收,其中酰胺键可以被体内广泛存在的羧酸酯酶、肽酶和蛋白酶水解。Ⅲ类药物阿昔洛韦和更昔洛韦的肠道渗透性差,其与肠道寡肽转运体(oligopeptide transporter 1,hPET1)的亲和力低,口服吸收差。伐昔洛韦和缬更昔洛韦分别是阿昔洛韦和更昔洛韦的 L-缬氨酸酯,由于提高了与 hPET1 的亲和力,其肠内的渗透性比原药可增加 3~10 倍。

(3)制成微粒给药系统:将药物载入微粒给药系统如脂质体、纳米乳、纳米粒、脂质囊泡等,除减少药物粒径、增加与胃肠黏膜的接触面积提高药物吸收外,还可通过其他途径增加药物的吸收。如人体肠道黏膜内存在与免疫相关的特定组织派尔集合淋巴结(PP),口服给药时,微粒可透过小肠上皮细胞,经过 PP 进入淋巴系统被吸收;口服含脂质的纳米给药系统如纳米脂质体、固体脂质纳米粒时,可在胆酸的作用下形成混合胶束,通过小肠上皮细胞中的甘油硬脂酸通路,药物以乳糜微滴进入肠系膜淋巴被吸收。另外,某些微粒给药系统中的载体材料如壳聚糖,处于溶胀状态时可以暂时打开或加宽上皮细胞间紧密连接的通道,从而促进微粒中药物的转运。Ⅲ类药物阿昔洛韦用胆固醇、司盘-60(山梨醇酐单硬脂酸酯)和磷酸鲸蜡酯(65∶60∶5)制成脂质囊泡给予家兔,其口服生物利用度是游离药物的 2.55 倍。

(4)延长药物在胃肠道的滞留时间:已知延长药物在肠道内的滞留时间,可提高吸收数 $A_n$ 值,进而提高药物的吸收分数。特别是对于一些在肠道内经主动转运的药物,延长药物在吸收部位的滞留时间或者让药物在吸收部位之前缓慢释放药物,使药物有充足的吸收时间,均有利于提高药物的生物利用度。因此,可通过制备生物黏附剂或胃内滞留制剂提高低渗透性药物的吸收。如阿昔洛韦主要在十二指肠和空肠被吸收,口服生物利用度为 10%~20%。Dhaliwal 等采用硫代壳聚糖制备了胃内生物黏附微球,SD 大鼠口服给药后,药物在十二指肠和空肠的吸收时间可达 8 小时,生物黏附微球中药物生物利用度是阿昔洛韦溶液剂的 4 倍。

4. Ⅳ类药物的制剂设计　Ⅳ类药物的溶解性和渗透性均较低,药物的溶出和透膜性都可能是药物吸收限速过程,影响药物吸收的因素复杂,药物口服吸收不佳。对于该类药物通常考虑采用非口服途径给药,但改善药物溶出和/或透膜性,也能提高药物的口服吸收。如 Risovic 等将两性霉素 B 与油酸甘油酯混合后,形成的胶束增溶及对 P-gp 药泵的抑制作用可提高药物的吸收,给予 SD 雄性大鼠后生物利用度比两性霉素 B 的脂质复合物提高近 20 倍。

### 三、BCS 的其他应用

#### (一)基于 BCS 的新药研究生物豁免原则

近十几年以来,BCS 建立了一种生物等效性评价的新模式,成为世界范围内药品管理一个越来越重要的工具。生物等效性评价是连接药品制剂学特性和临床性质的关键步骤,以保证仿制药品与原研药品质量一致。在 BCS 问世之前,生物等效性(bioequivalence,BE)的评价标准仅依靠体内生物利用度(bioavailability,BA)研究(如血浆药物水平、AUC 和 $C_{max}$ 等)进行经验性评价,而 BCS 则通过反映吸收过程机制的实验确保药物的 BE。如果两个含相同活性成分的药品具有相似的药物浓度-时间曲线,则这些产品具有相似的吸收速度和程度,即两者具有生物等效性。因此,可用体外溶出实验取代人体体内试验,这就是基于 BCS 科学原理对某些药物实施生物等效性豁免(或免除)管理原则。生物等效性体内试验的豁免最初仅限于产品放大及批准后变更,随后豁免原则拓展到新仿制药品的审批,可减少口服仿制速释产品的研发成本,缩短研究周期。

依据 2017 年 FDA 颁布的《依据生物药剂学分类系统对口服速释型固体给药制剂采用免做人体生物利用度和生物等效性实验》的指导原则,属于 BCS Ⅰ类与Ⅲ类的药物均可申请生物学试验豁免。Ⅰ类药物在申请豁免时必须满足以下所有条件:①药物具有高溶解性;②药物具有高渗透性;③仿制和参比制剂均为快速溶出,并且制剂中不含有影响主药成分吸收速率和吸收程度的任何辅料。按照该指导原则,如果Ⅰ类药物在胃肠液内的稳定性良好且满足以上标准,那么受试及参比制剂可通过体外溶出实验。$f_2$ 相似因子比较,若得到相似的结果即可以判定两制剂生物等效。Ⅲ类药物在申请豁免时必须满足以下条件:①药物具有高溶解性;②仿制和参比制剂均具有非常快速的溶出;③仿制制剂和参比制剂应处方完全相同,各组分用量相似,当放大生产和上市后变更时,制剂处方也应完全相同。对于Ⅱ类药物来说,溶出是体内吸收的限速步骤。如果药物已有明确的体内外溶出相关性,也可考虑免除生物等效性研究。Ⅳ类药物由于很难建立体内-体外相关性,所以未列入生物豁免范畴。

然而,基于BCS的生物豁免对下列情况不适用:①治疗范围狭窄的药品。受治疗药物浓度或药效监控的制约,按狭窄的治疗范围设计的制剂,不适用生物等效性豁免,如地高辛、锂制剂、苯妥英、茶碱和华法林等。②口腔吸收制剂。由于BCS分类是基于胃肠黏膜的渗透和吸收,因此不适用于口腔吸收制剂,如类似舌下片或颊下片的制剂、口含片、口腔崩解片等。

（二）体内-体外相关性预测

体内-体外相关性(in vitro-in vivo correlation,IVIVC)是指药物制剂的生物学特征与药物制剂的理化特征之间建立的相关关系。建立和评价IVIVC的主要目的是依据体外数据(如体外释放特性)预测体内药动学参数,并有可能通过检验不同制剂的体外特性研究来替代体内生物等效性试验,与基于BCS的生物豁免相似。药物的IVIVC研究应用较为广泛,可用于制剂处方的早期筛选、体外释放限度质控标准的确定、增加规格、上市后的变更等。

BCS根据药物的溶解性和渗透性,可用于预测药物的体内-体外相关性,见表3-13。

表3-13　药物BCS分类与体内-体外相关性预测

| 类别 | 溶解性 | 渗透性 | 体内-体外相关性预测 |
| --- | --- | --- | --- |
| Ⅰ | 高 | 高 | 如果药物胃排空速率比溶出速率快,存在体内-体外相关性,反之则无 |
| Ⅱ | 低 | 高 | 如果药物在体内、体外的溶出速率相似,具有相关性;但给药剂量很高时则难以预测 |
| Ⅲ | 高 | 低 | 透膜是吸收的限速过程,溶出速率没有体内-体外相关性 |
| Ⅳ | 低 | 低 | 溶出和透膜都限制药物吸收,一般不能预测其体内-体外相关性 |

Ⅰ类药物在胃中易于溶出,但药物主要在小肠吸收。因此,胃排空是已溶出药物吸收的限速步骤,即当药物胃排空比溶出快时,存在体内-体外相关性,反之则无。Ⅱ类药物由于溶出是吸收的限速过程。通过合理的体外溶出试验一般均可建立良好的IVIVC。如果相关性与预测偏差较远,可能存在以下两种情形:一是利用制剂学方法改善了药物的溶解度和溶出速率,使Ⅱ类药物能快速完全溶出,则与Ⅰ类药物情况相似,无法得到体内-体外相关性;二是当药物在胃肠道中的溶解度接近饱和溶解度时(特别高剂量给药时),由于标准的体外溶出试验是在"漏槽条件"(浓度远低于饱和溶解度)下进行,而此时即便体外溶出得到显著改善,但制剂内溶出由于饱和溶解度的限制可能变化不大,将难以预测IVIVC。对于后者,可考虑选择类似胃肠道性质的介质。如Fujioka等对Ⅱ类药物灰黄霉素进行IVIVC研究表明,在7种介质中只有1种新介质MERVID2与药物的体内溶出条件吻合,较适合于预测。Ⅲ类药物由于吸收过程中可能有特殊载体的转运参与,而目前的体外溶出实验未包含相关内容,所以一般较难得到良好的体内-体外相关性。Ⅳ类药物的溶解度和渗透性均较低,体内影响药物吸收的因素更加复杂,一般无法预测其体内-体外相关性。但当药物体外溶出与胃肠道内溶出相似,且体内溶出速率比透膜速度慢得多的情况下则有可能建立IVIVC,与Ⅱ类药物相似。

（三）预测食物与药物的相互作用

食物对药物吸收的影响非常复杂,如可延缓药物胃排空、刺激胆汁分泌、改变胃肠道pH、增加内脏血流量、改变药物肠腔代谢、与药物或药物制剂在化学上发生相互作用等。BCS的出现为预测食物对药物吸收的影响提供了可能。食物对各类药物的影响见表3-14。

表 3-14   食物对 BCS 不同类别药物吸收的影响

| 类别 | 对吸收的影响 | 作用机制 |
|---|---|---|
| Ⅰ类 | $F$ 不变，$t_{max}$ 延迟 | 减缓胃排空 |
| Ⅱ类 | $F$ 可较大增加，$t_{max}$ 提前、不变或延迟 | 抑制外排转运体的作用，增加胆汁分泌形成胶束等；抑制外排与减缓胃排空综合作用 |
| Ⅲ类 | $F$ 减少或不变，$t_{max}$ 延迟 | 抑制肠道转运体的转运；减缓胃排空 |
| Ⅳ类 | $F$ 增加、不变或减少，$t_{max}$ 提前、不变或延迟 | 作用较复杂，综合Ⅲ类和Ⅳ类 |

如表 3-14 所示，进食会引起Ⅰ类药物胃排空速率降低，药物吸收延缓，对血药浓度峰值 $C_{max}$ 影响较大，其对生物半衰期短的药物影响更加明显，但一般对吸收程度影响不大。对于Ⅱ类药物而言，给予低剂量，进食时肠道内胆汁浓度的增加对其影响不大；而给予高剂量时，其在胃肠道中溶解度接近饱和溶解度，进食可显著增加药物溶解度。例如，使用灰黄霉素时，进食高脂食物可使药物生物利用度增加 5 倍；口服 250mg 达那唑时饮用 800ml 水比 250ml 水生物利用度提高 50%。Ⅲ类药物的吸收基本不受胃排空和溶解度的影响，对食物的摄入最不敏感。如在进食或禁食后给药，Ⅲ类药物美拉加群的生物利用度相同。但如果食物中有成分会影响药物的跨膜过程，则对药物的吸收也会造成影响。如有研究表明果汁可抑制有机阴离子的转运，减少非索非那定的生物利用度。Ⅳ类药物由于溶解性与渗透性均差，一般较难预测食物对其吸收的影响，Ⅱ类和Ⅲ类药物的上述所有情况均有可能出现。

# 第四节   口服药物吸收的研究方法与技术

## 一、制剂学研究方法

制剂学方法一般是作为评价固体口服制剂体外崩解或溶出特性的工具，也可以作为上市产品的质控方法。通过制剂学的研究方法，可以评估上市产品在生产过程中进行更改时是否需要做体内生物利用度研究。如果溶出方法被证明可以预测体内行为，那么该方法可以用来豁免人体生物等效性试验。然而体外溶出-体内生物利用度/吸收的相关性还有待进一步探索，因此，要注意该方法用于预测吸收行为的局限性。

（一）崩解时限测定法

崩解（disintegration）系指固体制剂在检查时限内全部崩解或溶散成碎粒的过程，用崩解时限来描述。崩解试验用于检查固体制剂在规定条件下的崩解情况。

固体药物制剂的崩解是药物从固体制剂中释放和吸收的前提，特别是难溶性药物的固体制剂在崩解成碎粒后，其有效表面积增加，有利于药物的溶解和释放，制剂崩解的快慢及崩解后颗粒的大小均有可能影响药物疗效。但固体药物制剂的崩解度不能完全反映其内在质量，亦不能反映药物在体内的吸收和呈现药效的情况，更不能反映药物之间及药物与赋形剂之间的相互作用。崩解时限检查的具体方法按照《中国药典》（2020 年版）四部通则 0921"崩解时限检查法"进行。除另有规定外，凡规定检查溶出度、释放度或分散均匀性的制剂，不再进行崩解时限检查。

（二）溶出速率法

溶出速率（dissolution rate）是指在规定溶出介质中，片剂或胶囊剂等固体制剂中药物溶出的速度和程度。对固体药物制剂而言，溶出是影响吸收的重要因素。如果某些难溶性药物不易从制剂中溶出，则该药物制剂的生物利用度很低。对于药理作用强烈、安全指数很小的药物，如果制剂溶出速率太快，则极容易发生不良反应甚至中毒。可见，固体制剂的溶出速率必须控制在一个合适的范围内,能够在一定程度上反映药物的吸收情况,从而可以作为考察固体制剂内在质量的指标。对于缓控释制剂,通常用释放速率(release rate)来描述药物从制剂中释药的速度。

《中国药典》(2020年版)四部通则0931规定的"溶出度与释放度测定法"有第一法(转篮法)、第二法(桨法)、第三法(小杯法)、第四法(桨碟法)、第五法(转筒法)、第六法(流通池法)和第七法(往复筒法)。溶出介质有人工胃液、人工肠液和蒸馏水等,有时还需加入适量的表面活性剂、有机溶剂等;最好用同一批的介质,以保证溶出结果一致。操作容器为1 000ml圆底烧杯,第三法采用250ml圆底烧杯,因为使用圆底烧杯时在搅拌的过程中不会形成死角。第一法到第五法的转速在品种项下规定转速的±4%范围之内,第六法的流速应恒定,变化范围为规定流速的±5%,第七法的往复频率在品种项下规定的±5%的范围内变化。

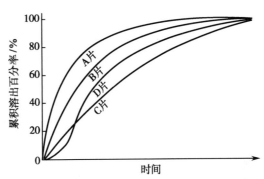

图3-20　三种不同片剂（A、B、C）和糖衣片 D 的累积溶出百分率示意图

在固体制剂溶出度研究中,常每隔一定时间取样一次,测定一系列时间药物溶出百分数,对实验数据进行处理,求算若干溶出度参数,其目的为:①由体外实验求出若干参数,用以描述药物或药物制剂在体外溶出或释放的规律;②以体外若干参数为指标,比较不同原料(粒度和晶型等的不同)、处方、工艺过程、剂型等对制剂质量的影响关系;③寻找能与体内参数密切相关的体外参数,作为制剂质量的控制标准。

固体药物(原料药物)或固体制剂溶出速率常见图形见图3-20。

上述溶出曲线,有下列几种数学模型求算特征参数。

1. 单指数模型　累积溶出百分率与时间关系符合单指数方程:

$$y = y_\infty(1-\mathrm{e}^{-kt}) \qquad 式(3-11)$$

式中,$y$ 为 $t$ 时间的累积溶出百分率;$y_\infty$ 为药物溶出的最大量,通常等于或接近于100%;$k$ 的大小反映溶出速率的快慢,$k$ 越大,溶出越快。

2. Higuchi 方程　Higuchi 在1961—1963年提出,药物从固体骨架剂型中的释放遵循单位面积的释放量与时间的平方根成正比的规律,有以下两个方程。

均一性骨架型固体制剂中,单位面积药物的释放量 $Q$ 与时间 $t$ 的关系为:

$$Q = \left[ D(2A-C_\mathrm{s})C_\mathrm{s}t \right]^{\frac{1}{2}} \qquad 式(3-12)$$

式中,$D$ 为药物在均一骨架制剂中的扩散系数;$A$ 为单位体积骨架中药物的含量;$C_\mathrm{s}$ 为药物在骨架制剂中的溶解度,该公式适用于逐步溶蚀而释放药物到周围介质中的均一骨架制剂。

在非均一多孔道骨架型固体制剂中,单位面积药物释放量 $Q$ 与时间 $t$ 的关系:

$$Q = \left[ \frac{D\varepsilon}{\tau}(2A-\varepsilon C_\mathrm{s})C_\mathrm{s}t \right]^{\frac{1}{2}} \qquad 式(3-13)$$

式中,$D$ 为药物在渗透液中的扩散系数;$\tau$ 为毛细管系统的曲折性因素($\approx 3$);$A$ 为单位体积骨架制剂中总药物量;$C_\mathrm{s}$ 为药物在渗透液中的溶解度;$\varepsilon$ 为骨架孔隙率。该公式适应于多孔性骨架的制剂,因此,公式中增加了孔隙度和曲折性两个参数。

假若药物释放时呈近稳定状态,药物的颗粒远小于骨架本身,此时 $A \gg C_\mathrm{s}$,则 $D$ 可看作是恒定的。药物在释放过程中,其外部体液中的药物随之被吸收,即形成了完全漏槽状态。若药物与骨架间无相互作用,则上述两个公式可简化为:

$$Q = K_\mathrm{H}t^2 \qquad 式(3-14)$$

式中,$K_\mathrm{H}$ 称为 Higuchi 系数。

　　Higuchi 方程常应用于一些药物的缓释制剂或微球、微囊等制剂的释药计算。应用 Higuchi 方程处理数据的步骤如下：①从实验数据计算各时间相应的累积释药量；②确定各释药量相应的时间平方根值；③将释药量对时间平方根值作图，若为一直线，即说明该组数据可以用 Higuchi 方程处理，可以由该方程的斜率求得 $K_H$ 值。

　　**3. Ritger-Peppas 模型**　　该模型是 20 世纪 80 年代由 Ritger 和 Peppas 在大量试验基础上总结出来的。即：

$$\frac{M_t}{M_\infty} = kt^n \tag{式（3-15）}$$

式中，$M_t/M_\infty$ 为药物在某一时间的累积释放分数，以百分率表示；$t$ 为释放时间；$k$ 为常数，该常数随不同药物或不同处方以及不同释放条件而变化，该常数的大小是表示释放速率大小的重要参数；$n$ 为释放参数，为 Ritger-Peppas 方程中表示释放机制的特征参数，与制剂骨架的形状有关。

　　对于圆柱形制剂，当 $n \le 0.45$ 时，服从 Fick 扩散；当 $n \ge 0.89$ 时，为骨架溶蚀机制；当 $0.45 < n < 0.89$ 时，为非 Fick 扩散机制，药物释放机制为混合型，即药物释放为药物的扩散和骨架溶蚀双重机制。如在亲水性凝胶骨架中，HPMC 的含量对水溶性药物卡托普利和硫酸沙丁胺醇释放机制的影响研究中，采用 Ritger-Peppas 方程计算 $n$ 值，两种药物的 $n$ 值为 0.46 ~ 0.56，其释放均通过非 Fick 扩散机制，也就是 Fick 扩散和凝胶骨架溶蚀两种机制协同作用的结果。此外，$n$ 值也可以反映出药物释放动力学方面的情况，当 $n > 0.66$ 时，药物即以零级动力学释放为主，而当 $n = 1$ 时，药物释放完全呈现零级动力学。

　　**4. 溶出曲线相似性比较**　　在仿制药研究过程中，常要比较试验制剂与参比制剂的药物溶出或释放性质，即进行溶出曲线相似性比较。当药品处方、生产工艺、生产地点和生产规模等发生变更后，常需验证变更前后产品质量是否保持一致。Moore 和 Flanner 提出一种非模型依赖数学方法——用变异因子（difference factor，$f_1$）与相似因子（similarity factor，$f_2$）定量评价溶出曲线之间的差别。$f_1$ 和 $f_2$ 的计算公式分别为：

$$f_1 = \left\{ \frac{\sum_{t=1}^{n} |\overline{R_t} - \overline{T_t}|}{\sum_{t=1}^{n} \overline{R_t}} \right\} \times 100 \tag{式（3-16）}$$

$$f_2 = 50 \log_{10} \left\{ \left[ 1 + \frac{1}{n} \sum_{t=1}^{n} W_t (\overline{R_t} - \overline{T_t})^2 \right]^{-0.5} \times 100 \right\} \tag{式（3-17）}$$

式中，$n$ 为取样点数目；$\overline{R_t}$ 和 $\overline{T_t}$ 分别为在 $t$ 时间点的参比制剂与待测制剂平均累积溶出百分率；式（3-16）中用绝对值是为了保证这些时间点的溶出度之和的正负变异不能被抵消。当各时间点的 $\overline{R_t}$ 和 $\overline{T_t}$ 差值的总和等于 0 时，$f_1$ 的值为 0，当 $\overline{R_t}$ 和 $\overline{T_t}$ 的差值增大时，$f_1$ 的值也成比例地增大。如果 $f_1$ 落在 0 ~ 15 之间，且 $R$ 和 $T$ 在任何时间点溶出度的平均误差不超过 15%，则表明两种制剂的溶出度相似或相同。

　　相似因子 $f_2$ 与两条溶出曲线任一时间点平均溶出度的方差成反比，注重具有较大溶出度差值的时间点。由于 $f_2$ 对评价两条溶出曲线中较大差异值的时间点具有更高的灵敏性，有助于确保产品特性的相似性。因此，$f_2$ 方法已被美国 FDA 和我国 NMPA 采纳，用于评价制剂条件变更前后溶出或释放特性的相似性。$f_2$ 值是将 $R$ 和 $T$ 在每一时间点溶出度均值的变异方差乘以权重系数求和后，再进行相应的计算及对数转换得到的。当无法确定不同时间点的权重系数时，$W_t$ 可设为 1。从式（3-17）可知，当两溶出曲线完全相同时，$f_2$ 值为 100；当所有时间点平均累积溶出百分率的差值均为 10% 时，则 $f_2$ 值为 50，其他差异的 $f_2$ 值见表 3-15。

表 3-15　具不同平均差时参比和受试曲线之间的 $f_2$ 值

| 平均差 | 2% | 5% | 10% | 15% | 20% |
|---|---|---|---|---|---|
| $f_2$ 值 | 83 | 65 | 50 | 41 | 36 |

　　用相似因子方法判断溶出曲线相似性的标准为 $f_2$ 值是否在 50~100 之间。此外,进行溶出试验及数据处理时还应满足以下条件:①每条溶出曲线至少采用 12 个剂量单位(如片剂 12 片,胶囊 12 粒)进行测定;②除 0 时外,第 1 个时间点的变异系数不得超过 20%,从第 2 个时间点至最后 1 个时间点溶出结果的变异系数应小于 10%,方可采用溶出度的均值;③两个产品(如试验制剂与参比制剂、变更前后、两种压力等)应在同样的条件下进行试验(如需采用相同的仪器,尽可能在同一天进行),两条曲线的时间点设置应当一致,至少应有 3 个点(如对于速释制剂,可选择 15 分钟、30 分钟、45 分钟、60 分钟,对于缓释制剂,可选择 1 小时、2 小时、3 小时、5 小时和 8 小时);④保证药物溶出 90% 以上或达到溶出平台;⑤计算 $f_2$ 值时只能有一个时间点药物溶出达到 85% 以上。如果制剂 15 分钟内药物溶出达到 85% 以上,则不必进行溶出曲线比较。

　　例如,某单位在增加某速释制剂规格时,分别变更了崩解剂的用量和种类,制备了试验制剂 A、试验制剂 B,并与原规格制剂进行溶出比较。3 种制剂的平均累积溶出百分率数据见表 3-16,试用 $f_2$ 方法比较试验制剂与参比制剂的溶出特性是否相似。

表 3-16　两种制剂与参比制剂平均累积溶出百分率数据

| 时间/min | 5 | 15 | 30 | 45 | 60 | 75 |
|---|---|---|---|---|---|---|
| 参比制剂 | 20 | 40 | 67 | 80 | 87 | 93 |
| 试验制剂 A | 8 | 28 | 51 | 75 | 88 | 92 |
| 试验制剂 B | 15 | 36 | 69 | 84 | 89 | 94 |

　　根据 $f_2$ 方法的条件,选择前 5 个点按式(3-17)计算制剂 A、B 与参比制剂的 $f_2$ 值。其中,制剂 A 的 $f_{2(A)}$ 值为:

$$\frac{1}{5}\sum_{t=1}^{5}(\overline{R_t}-\overline{T_{t(A)}})^2 = \frac{1}{5}[(20-8)^2+(40-28)^2+(67-51)^2+(80-75)^2+(87-88)^2] = 114 \qquad 式(3-18)$$

$$f_{2(A)} = 50\log_{10}[(1+114)^{-0.5}\times100] = 48.5 \qquad 式(3-19)$$

　　制剂 B 的 $f_{2(B)}$ 值为:

$$\frac{1}{5}\sum_{t=1}^{5}(\overline{R_t}-\overline{T_{t(B)}})^2 = \frac{1}{5}[(20-15)^2+(40-36)^2+(67-69)^2+(80-84)^2+(87-89)^2] = 13 \qquad 式(3-20)$$

$$f_{2(B)} = 50\log_{10}[(1+13)^{-0.5}\times100] = 71.3 \qquad 式(3-21)$$

　　由计算结果可知,制剂 A 与参比制剂平均溶出度的 $f_{2(A)} = 48.5$,而制剂 B 与参比制剂的平均溶出度的 $f_{2(B)} = 71.3$,表明制剂 B 与参比制剂的溶出曲线相似,而制剂 A 具有与参比制剂不同的溶出特性。

　　该法同时可用于处方筛选中影响因素大小的评价,特别是缓控释制剂的释药行为的影响因素较多(如处方组成、制备工艺等),通过测试各处方组成的平均累积释药百分率,计算各自的 $f_2$ 值,可判断不同处方对药物释放的影响程度,从而筛选出符合临床需要的制剂处方。

## 二、生物膜转运体细胞模型

　　近十几年来,随着分析技术和微型化技术的发展,细胞模型筛选在药物研究中的应用迅速扩展,特别是在药物的跨膜吸收研究中应用广泛,已经建立了许多研究药物吸收的细胞模型方法。

### （一）Caco-2 细胞模型

1. **研究方法**    Caco-2 细胞系（Caco-2 cell line）来源于人类结肠癌细胞，在常规的细胞培养条件下，即可自发分化形成肠细胞样的细胞。Caco-2 细胞培养应置于 37℃，含 5% $CO_2$ 供氧，相对湿度90% 的环境下进行。培养基为 DMEM（Dulbecco's modified Eagle's medium），其中含有 10% 的胎牛血清，1% 的非必需氨基酸，1% 的 L-谷氨酰胺，85mg/L 的硫酸庆大霉素等。

Caco-2 细胞具有三个限制药物吸收的因素，即不流动水层、细胞间各种连接处（如紧密连接处）和细胞膜（如图 3-21 所示）。通过对 Caco-2 细胞单层的形态学特征、碱性磷酸酶、葡糖醛酸酶等活性测定以及荧光黄、$^{14}C$ 菊粉、甘露醇等物质在 Caco-2 细胞层上的渗透性研究表明，生长在覆有胶原蛋白的聚碳酸酯薄膜（collagen-coated polycarbonate membrane）上的 Caco-2 细胞可以作为小肠上皮细胞单层膜模型（如图 3-22 所示）研究药物跨膜转运。

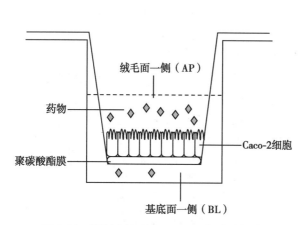

图 3-21    透射电镜观察 Caco-2 细胞分化的
紧密连接和微绒毛结构

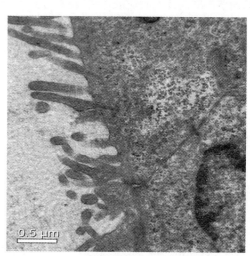

图 3-22    Caco-2 细胞模型示意图

该方法作为药物吸收研究的一种快速筛选工具，可在细胞水平上提供药物透过小肠黏膜的吸收、分布、代谢、转运以及毒性的综合信息。但在实验前需要对 Caco-2 细胞模型进行完整性评价，如通过显微镜观察细胞形态学特点，培养过程中通过定期测定跨上皮细胞膜电阻（trans-epithelial electrical resistance，TEER）、甘露醇的通透量等指标对其进行评价。通常采用渗透系数来评价药物在 Caco-2 细胞的转运速率，可以按下列公式计算表观渗透系数（$P_{app}$）。

$$P_{app} = \frac{dQ/dt}{AC_0} \qquad\qquad 式（3-22）$$

式中，$dQ/dt$ 为单位时间药物转运量；$A$ 为转运膜的面积；$C_0$ 为药物的初始浓度。通常认为体内完全吸收的药物其相应的 $P_{app}$ 值较高，一般大于 $1\times10^{-4}$cm/s；而不完全吸收的药物具有较低的 $P_{app}$ 值，一般小于 $1\times10^{-7}$cm/s。

2. **特点与应用**    Caco-2 细胞模型已被多数人认可为小分子药物口服吸收的体外筛选模型。它主要应用于以下几个方面：①研究药物结构与吸收转运的关系。研究化学结构对小肠吸收的影响，了解化学结构与吸收转运的关系，可大大促进有效口服药物的发现。②快速评价前体药物的口服吸收。很多药物自身的口服生物利用度不高，但与某些化学基团结合成前体药后可显著改善其生物利用度。Zhou L 等测定了抗菌剂 DB75 及其前药 DB289 在 Caco-2 细胞上由顶侧（apical side，AP）到基底测（basolateral side，BL）的穿透系数分别为 $3.8\times10^{-7}$cm/s 和 $322.0\times10^{-7}$cm/s，计算可知前药的渗透性约为原药的 85 倍，比原药更利于吸收。③研究辅料以及剂型对吸收的影响作用。Saha P 等在 Caco-2 细胞中研究了水溶性辅料作为载体对水难溶性药物吸收的作用。结果发现，一般水溶性的辅料能够增加难溶性药物的浓度,但是并不能增加所有药物的吸收。提示必须根据水溶性辅料促进溶解效果和其膜转运的机制来筛选合适的辅料才能取得预期的效果。④研究口服药物的吸收转运机制。Marsousi N等研究了替格瑞洛进入肠道细胞的渗透机制,利用Caco-2细胞进行了替格瑞洛的摄取和外排实验。在P糖蛋白(P-gp)抑制剂有无的情况下,进行了双向转运试验。通过实验观察到,与流入组分相比,替格瑞洛具有更高的流出渗透率;且抑制剂对替格瑞洛的外排有明显的抑制作用,提示P-gp参与了替卡格雷的口服处置。⑤确定药物在肠腔吸收的最适pH。采用Caco-2细胞模型,用不同pH的转运介质进行药物转运的研究,比较不同pH下药物渗透系数的大小,可确定药物吸收的最佳pH及有效吸收部位。

由于Caco-2细胞过度表达P-gp,因此,许多研究者都利用Caco-2细胞模型来研究P糖蛋白对药物肠道吸收的影响。通过计算外排率(efflux ratio,ER)来评价对Caco-2细胞单层膜上高度表达的P-gp药泵作用的抑制作用。一般ER>2,则认为药物的转运受到P-gp的调节。加入抑制剂后,ER值越小,药物外排作用越小,则说明抑制P-gp作用强度越大,以此标准来评价对P-gp作用的抑制程度,可以依据以下公式计算ER值:

$$\mathrm{ER} = \frac{P_{\mathrm{app(BL \to AP)}}}{P_{\mathrm{app(AP \to BL)}}}$$　　　　　　式(3-23)

式中,$P_{\mathrm{app(BL \to AP)}}$为BL→AP方向转运的表观渗透系数;$P_{\mathrm{app(AP \to BL)}}$为AP→BL方向转运的表观渗透系数。

Lo Y L等在用Caco-2细胞和外翻肠囊进行的研究中,发现去氧胆酸钠(Deo-Na)和癸酸钠(Cap-Na)能显著提高表柔比星的透膜吸收,明显提高其从黏膜侧至浆膜侧的转运量,提示Deo-Na和Cap-Na可能是通过抑制P-gp外排作用而促进药物的吸收。Huang等研究证实了Pluronic F68可以降低P-gp底物塞利洛尔在Caco-2细胞模型中ER值,从而发挥明显抑制P-gp药泵的作用。

但是Caco-2细胞模型尚存在一些不足:①细胞培养时间过长(大约需要21天)。研究人员选用BioCoat体外细胞培养系统来培养Caco-2细胞,模拟Caco-2的体内生长环境,使细胞快速分化为体外自动化模型,单层分化细胞3~5天即可形成,比传统的21天形成模型大大节省了时间。②该模型为纯细胞系,缺乏小肠上皮细胞的黏液层。HT29细胞系是另一种来源于人结肠腺癌的细胞,它能高水平表达肠道营养物质的转运蛋白,且可以通过分泌黏液来模拟小肠的黏液层,但该细胞生长很缓慢且不能获得理想的模型评价指标,因而不能单独作为细胞模型,研究者通常使用Caco-2和HT29共同培养的模型。结果发现,该混合培养模型的TEER值较单用Caco-2细胞有所降低,而且水溶性小分子物质透过共同培养细胞模型的渗透能力高于单纯的Caco-2细胞模型,有利于水溶性小分子物质细胞转运过程的研究。③细胞来源不同及细胞分化过程中的差异造成细胞形态、单层完整性以及转运特性方面有区别,使结果有时缺乏可比性。④由于Caco-2细胞来源于人结肠,其细胞的转运特性、酶的表达相对只能反映结肠细胞而非小肠细胞。例如,Caco-2细胞间紧密连接(tight junction)的致密程度高于人体小肠细胞,水溶性药物不易通过细胞旁路,导致一些水溶性药物如索他洛尔在体外细胞实验中显示了低渗透性,但在人体内的吸收却可以大于90%,研究认为索他洛尔主要以细胞旁路的方式吸收;Caco-2细胞的转运体表达与人体小肠细胞并不完全一致,如头孢氨苄主要经寡肽转运体PEPT1转运,而该转运体在人体小肠细胞的表达是Caco-2细胞的10余倍,因此,头孢氨苄在人体的吸收可大于90%;研究人员利用重组技术在Caco-2细胞中引入CYP的全长互补DNA(cDNA),从而提高了CYP3A4和CYP2A6的表达,开拓了Caco-2模型在研究药物首过效应方面的应用,提高了其体内相关性。

### (二) MDCK-MDR1 细胞模型

MDCK(Mardin-Darbye canine kidney)细胞系由美国学者于1958年建立的细胞株,来源于美国小型犬(American canine)的肾近曲小管上皮细胞,可以作为研究药物吸收的细胞模型。

**1. 研究方法**　MDCK 模型建立以及药物转运研究方法与 Caco-2 细胞模型相似,其最大的优点就是细胞培养时间可缩短至 2~5 天。

**2. 特点与应用**　MDCK 细胞具有极性,基底侧贴于瓶底,面向液层由微绒毛形成,并形成圆顶,因此,在聚碳酯膜上培养可分化为带有刷状缘膜的柱状上皮细胞并形成紧密连接,类似小肠上皮细胞的单层膜结构。因为 MDCK 细胞本身只少量表达犬类 P-gp,Pastan 等在 1988 年利用人类的 *mdr1* 基因稳定转染 MDCK 细胞建立了一个能大量表达人 P-gp 的细胞系——MDCK-MDR1,而且该细胞表达的 P-gp 主要是位于细胞膜的顶侧,细胞中没有或极少有其他类似 P-gp 功能的外排型转运体表达,因此 MDCK-MDR1 细胞模型特别适用于 P-gp 对其底物转运的专属性研究,可利用 MDCK-MDR1 细胞作为肠道黏膜药物透过的快速筛选模型。

该模型的缺点是 MDCK 细胞转染后会出现多细胞层的现象,而且近年来不断有研究证实 MDCK-MDR1 细胞同样存在着其他载体和受体,因此药物的转运或与 P-gp 相互作用同样受到除 P-gp 以外多种因素的影响。而且,很多研究也证实 MDCK-MDR1 细胞和 Caco-2 细胞相比,后者所模拟的体内药物吸收要更接近于真实情况。

MDCK-MDR1 细胞作为体外细胞模型目前主要应用于以下几个方面:①药物的吸收实验。Irvine 等研究表明,对于被动吸收的药物,Caco-2 细胞和 MDCK 细胞的渗透性有良好的相关性。Barbara 认为 MDCK 细胞模型在研究以被动扩散方式经肠吸收的药物时,预测吸收能力上相对于 Caco-2 细胞模型略占优势。②P-gp 底物与抑制剂的筛选。Caco-2 细胞模型虽然也可用于检测 P-gp 介导的药物转运,但其 P-gp 完全表达需要 21~25 天,而且存在其他外排转运体的干扰,MDCK 细胞亚型少,细胞膜表面受体的种类和数量均少于 Caco-2 细胞,这种简单性使 MDCK-MDR1 细胞模型的实验结果重现性较高。③该细胞模型也可以作为血-脑屏障模型和肾脏模型。

**（三）其他细胞模型**

TC-7 细胞是从 Caco-2 细胞分离得到的一种亚克隆,CYP3A 表达比 Caco-2 细胞高,但其 P-gp 的表达比 Caco-2 细胞低。有研究表明,TC-7 细胞与 Caco-2 细胞有相似的细胞形态学,有刷状缘膜和微绒毛,形成紧密连接,因此是 Caco-2 细胞的良好替代,也可以作为药物经小肠吸收和生物转化作用评价的良好模型。

T84 细胞系人结肠腺癌细胞,结构与正常的肠上皮细胞相似。美国学者 Zeng 等研究了 T84 细胞对粪肠球菌的转胞吞作用,结果表明该模型可作为研究肠道转胞吞作用的体外模型。

尽管模拟人体肠道上皮细胞的单层细胞模型已经很多,但 Caco-2 细胞仍是目前应用最广泛的肠细胞培养模型,是目前国内外公认的研究药物肠吸收的较理想的体外模型,在药物研发和安全性评价等方面发挥着重要作用。

## 三、体外吸收实验

### （一）组织流动室法

组织流动室(tissue flux chamber)法是通过化合物透过肠组织的实验来模拟药物体内吸收的方法。

**1. 研究方法**　如图 3-23 所示,剪开离体肠段形成一定面积的小肠块,然后将其安装至扩散池中。扩散池中装入适宜的缓冲液。通入空气搅动缓冲液来控制不流动水层的厚度,并且提供肠组织氧气。药物加入供应室,在接收室取样测量药物不同时间的累积量。肠道肌肉组织的作用可影响药物在上皮细胞的转运,因此肠道的肌肉层常被剥离。通常在缓冲液中加入谷酰胺或者葡萄糖等物质作为能量源,可使组织存活能力增强。放置在黏膜和缓冲液溶液中的电极可以测量通过组织的电位差和通过上皮的无机离子流产生的电流,实验中可通过测量电路电流和经上皮细胞电阻来持续监测组织的活力和完整性。由于黏膜侧药物含量是膜分配系数的函数,因此,可以通过这一方法对膜渗透性进行筛选。此方法也常用来研究其他限制药物吸收的因素,包括细胞旁路转运、肠道排泄及代谢作用对药物吸收的影响。

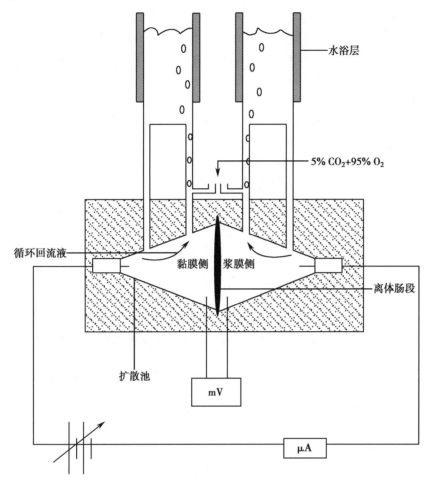

图 3-23　Ussing chamber 扩散池装置示意图

2. **特点与应用**　该法的优点是:①可以改变供应室的化合物组成以研究离子、pH 及其他物质等对药物转运的影响。如用流动室模型研究促进剂对胰岛素透膜吸收的影响,并评价促进剂的肠道毒性作用。②通过从黏膜(mucosa)及浆膜(serosa)缓冲液中取样可以测定黏膜到浆膜(m→s)或者浆膜到黏膜(s→m)方向上的药物流量,以确定药物是被动扩散吸收还是以载体介导的转运吸收。如果流量$_{(m→s)}$/流量$_{(s→m)}$等于1,则表明是被动转运,如果不等于1,则表明吸收是载体介导的转运过程。③利用这一方法也可研究肠道对药物的代谢作用,同时亦可研究药物及其代谢产物的主要转运方向。如研究发现,在流动室实验中可观察到对乙酰氨基酚、5-氟尿嘧啶等的肠道代谢产物。该法的缺点是肠道不同区段对药物的吸收和排泄作用不同,如上段肠道的细胞旁路通道较下段多;血流供应的缺乏对细胞旁路通道和药物代谢酶活性的影响等因素将对实验结果产生一定影响。另外,对实验装置的要求比较高,需要有配套的软件和数据处理系统。

(二)外翻肠囊法

外翻肠囊法(everted gut sac)是在 1952 年由 Wilson 等首次采用的。此法是将动物的一定长度的小肠置于特制的装置中,通过测试药物透过肠黏膜的速度和程度,定量描述药物透膜性,是研究小肠吸收或外排药物一种较经典的方法(图 3-24)。

1. **研究方法**　将动物麻醉后,取出一定长度小肠(一般为 5~10cm),一端插管注入生理盐水排除内容物。用一细玻棒将其翻转,使黏膜朝外,浆膜朝内。肠一端结扎,另一端接一个取样器,注入一定体积维持细胞生存的台氏液于肠囊内并将肠囊置于含有台氏液(内含药物)的瓶中,孵育,温度37℃,充分供氧。定时取样,通过测定台氏液中的剩余药物量来反映药物被小肠吸收的情况。

2. **特点与应用**　该法的优点是操作方法简单、快速,而且可以测定药物在不同肠段的吸收差异;由于浆膜侧体积相对较小,便于检测,特别是难溶性药物从黏膜到浆膜侧的药物吸收。但该法的缺点是实验操作时间不宜过长,通常不超过 2 小时,否则无法保持肠囊组织的活性。为评价实验过程中肠黏膜的组织活性和受损情况,可采用显微镜法、台盼蓝染色、乳酸脱氢酶法和葡萄糖吸收试验等方法进行检测。

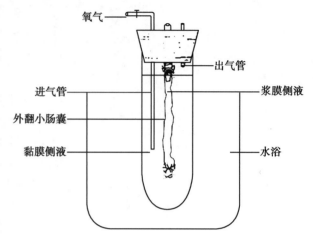

图 3-24　外翻肠囊法模型装置示意图

Cornaire G 等利用改进外翻肠囊法研究了吐温-80 和 Cremophor E L 两种表面活性剂对地高辛吸收的影响,发现这两种表面活性剂在提高地高辛溶解性的同时,又参与 P 糖蛋白泵药机制的调节,可增加口服吸收较差的药物的生物利用度。Bouer R 等用外翻肠囊法研究了肠组织对美沙酮的吸收,证实美沙酮是 P 糖蛋白的底物,并且在肠囊内检测到了美沙酮的代谢产物,表明肠道在吸收美沙酮的同时也存在对药物的代谢作用。

**(三)外翻环法**

外翻环法(everted ring)为一种研究肠道组织摄取药物能力的方法。

1. **研究方法**　分离出的小肠段,用手术线系住一端,然后用一个玻璃杆推动系线端穿过肠腔,小心将其翻转。横切肠段将其分割为小环。小环在含有药物并保证氧气充分的缓冲液中孵育一定的时间。孵育在水浴摇床中进行,可以对温度及缓冲液的搅动速度进行控制。用冰冷的缓冲液冲洗小肠环可以终止其对药物的摄取。将肠环取出,吸干,置于预先过秤的小瓶中称重,消化肠环,分析药物含量。其结果可表示为药物摄取量(吸收的药物含量/组织重量)。

2. **特点与应用**　与其他体外实验方法一样,组织活性是外翻环实验的关键问题。在环制备的过程中保持温度在 4℃,尽量减小孵育过程中组织的损伤程度。肠黏膜在孵育过程中,上皮细胞可能损伤,长时间的孵育可能导致上皮组织细胞的脱落,所以外翻环的孵育时间最好控制在 10 分钟以内。

应进行预实验来确定实验中的孵育时间以及摇床速度。孵育时间选择在当进入组织的药物量以线性量增长的时间区段内,因为这时药物从组织中溢出的量很小,可只需考虑组织对药物的吸收作用。另外,孵育时间还受组织活性以及测量方法敏感性的影响。研究应当在有足够摇床速度、使水阻力最小的条件下进行。还可通过摄取量与摇动速度的函数关系来确定不搅动水层的阻力对药物摄取的影响。

该法的优点是:①用此法测得的药物的摄取量与人体口服吸收呈线性相关;②在适当条件下,使用外翻环模型测得的药物摄取量与药物生物利用度呈平行关系,且不受 pH、溶剂和肠道组织区段的影响;③此方法可以从一段小肠组织中制备许多肠环,因此,可以进行自身对照,也可进行同一实验动物小肠的不同节段的对照性研究;④可以同时研究药物的被动转运和主动转运。外翻环法的不足之处是药物可能从浆膜或小环边缘的摄取等限制外翻环技术的使用。另外,为保证组织活度,对实验条件及操作人员的技术熟练程度要求较高。

Paula S 等应用外翻环法,考察了药物浓度、pH、溶剂种类及不同肠段肠环对 12 种化合物在小肠的摄取影响。结果表明,该模型所测得的小肠药物摄取量与体内药物生物利用度呈平行关系,而且不受实验 pH、溶剂种类和不同肠段肠环等因素的影响。

此外,还有尤斯灌流室模型、分离肠黏膜法等方法,总之,研究药物肠道吸收的离体方法较多,同时用两种实验方法对同一药物进行研究,综合评价后才可增加实验结果的可靠性。

### 四、在体动物实验

（一）肠襻法

1. 研究方法　肠襻法（intestine loop）是将动物（如大鼠）麻醉,打开腹腔,选取研究部位肠段进行结扎形成肠襻（一段套环）。将含有一定浓度药物的人工肠液注入肠襻中,经过一定时间后,取出肠襻,收集肠襻液,测定药物剩余量,进而了解药物吸收情况。也可在肠系膜的血管处插管,通过监测血中药物浓度在不同时间点的变化,或药理效应的变化考察药物的肠吸收情况。

2. 特点与应用　采用肠襻法模型研究药物的吸收,未切断血管和神经,整个生理状态更接近自然给药情形。从肠道内取样测定,通过剩余药物量来计算吸收参数,主要用于药物的吸收研究。该法较在体肠回流法操作简单,但由于肠腔内容物存在,样品处理较复杂,实验数据的准确性较差,所以不适合大规模的药物筛选评价,但可作为其他实验模型方法的有益补充。

（二）肠灌流法

肠灌流法在各种药物肠道吸收模型中是最接近于体内真实吸收状态的,可以用来进行药物在肠道的吸收程度、辅料对药物透过率的影响、药物吸收促进剂的转运能力、机制以及毒性等各个方面的研究。

1. 小肠单向灌流（single pass intestinal perfusion）　打开麻醉动物腹腔,量取一定长度的肠节段,两端插管,用生理盐水洗去肠管内容物,再用一恒速泵灌流含药灌流液,流速调节至 0.2ml/min 左右,一过性经过所选择的小肠肠段,平衡后于不同时间分段收集肠管出口的灌流液。测定不同时间灌流液药物浓度,通过灌流液中药物的消失率评价药物的吸收速率和吸收量。实验时用生理盐水浸渍的纱布覆盖于肠组织表面起创口保湿作用。

2. 小肠循环灌流（intestinal recirculation perfusion）　如图 3-25 所示,方法与单向灌流相似,不同之处在于药物灌流液是重复从小肠段灌进-流出-再灌进-再流出直至实验结束。通常流速调节为 2~5ml/min,于不同时间分段收集含药灌流液,循环 2~6 小时后,终止实验。

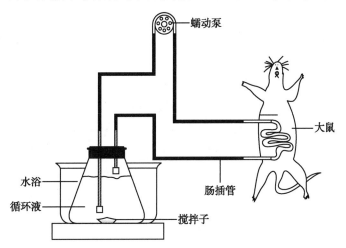

图 3-25　大鼠在体小肠循环灌流模型实验示意图

小肠有效渗透系数（$P_{eff}$）是一个决定药物在小肠吸收速度和程度的很重要的参数。因此,在药物研发过程中常需要考察此变量。大鼠灌流试验中 $P_{eff}$ 通常用下列公式计算:

$$P_{eff} = \frac{-Q_{in} \cdot \ln\dfrac{C_{out}}{C_{in}}}{2\pi rL}$$

式（3-24）

式中,$C_{in}$和$C_{out}$分别为经过肠道水分变化校正过的肠道进口和出口灌流液中药物的浓度;$Q_{in}$为灌流速度;$r$和$L$分别为被灌流肠段的横截面半径(0.18cm)和长度。

3. **肠道灌流法的特点与应用**　肠道灌流法的优点:①保证了肠道神经以及内分泌输入的完好无损,同时也保证了血液及淋巴液供应不变,生物活性有所提高,因此,非常接近体内的真实状态,与体内情况相关性很好。②虽然这些研究常在麻醉的小动物身上进行,但借助肠插管技术,非麻醉的实验动物甚至人体的肠灌流研究亦可进行。

该方法的缺点:①对受试动物的数量有要求,即必须具有一定数量的实验动物,以保证足够小的变异。②吸收研究过程中药物必须以溶液状态存在,否则药物在循环液中不能均匀分散,还会导致药物微粒在循环过程中沉积吸附于小肠中,造成在体实验得到的药物减少量数值大于实际吸收数值。③单纯肠道灌流法常根据灌流液中药物减少量来评价药物吸收情况,并不能排除药物肠道代谢、肠壁吸附等因素所致的药物损失,由此可能会造成实验误差。

FDA已经认可大鼠小肠单向灌流用于研究药物吸收特性,并根据BCS分类系统对药物进行归类。由于在体小肠循环灌流实验时间过长,灌流流速又比较快,可能会对肠道黏膜造成一定的损伤,从而导致药物的吸收增多,降低实验的准确性,目前已经应用不多。但当药物溶解度较高,且渗透量相对于药物初始浓度又很低时,为测定方便也可采用循环灌流方法。

无论是在体肠单向灌流实验或是在体肠循环灌流实验,肠腔可以按2种方式插管:①自十二指肠上端至回肠下端插管;②按实验目的将整个肠段分成若干段,分别插管。在灌流实验中常采用测定药物经肠段后从灌流液中消失的量来估算药物的$P_{eff}$。但在灌流实验中,小肠不仅吸收药物也会吸收或分泌水分,导致供试液体积变化,因此,不能通过直接测定药物浓度的方法计算药物的吸收,通常加入不被肠吸收的酚红或$^{14}$C-PEG来标示灌注液体积的变化。有研究报道,在体肠循环实验由于长时间循环灌流,容易造成肠黏膜的破损,通透性增加,会导致部分酚红被小肠吸收,从而给实验结果带来较大误差,因此,建议吸收速率10倍于酚红吸收的药物才可以选择酚红作为标记物。而$^{14}$C-PEG虽然被认为完全不被小肠吸收,但由于放射性等安全性问题及特殊的检测手段,很难被广泛应用。因此,有研究者采用重量法计算有效渗透系数,与加入非吸收性标示物法相比,既降低了检测的工作量,又能显著减小实验误差。

### (三)其他灌流技术

肠道血管灌流技术(vascularly perfused intestine)是通过对小肠段肠系膜插管或门静脉插管,既可从肠腔取样,又可从血液中取样,利用灌流液中药物的消失率和血液中药物的出现率建立质量平衡(mass balance)关系,可以更准确地评价药物的吸收转运情况,在国内外已广泛用于研究药物的吸收、转运机制和代谢研究。另外,肠肝血管灌流技术(vascularly perfused intestine-liver)、慢性在体肠道分离环法(chronically isolated internal loop)和研究人体体内肠吸收的方法小肠近端灌流实验(Loc-I-Gut)也是近几年发展起来的新技术,但其技术难度大,干扰因素较多,应用受到一定限制,还需要在试验中不断完善和发展。

## 五、整体动物实验

研究药物体内吸收还可以运用体内实验模型(in vivo experimental model)。体内实验模型采用整体动物进行实验。通常是在口服给予药物后,测定体内药量(或血药浓度)及尿中原型药物排泄总量,求算药物动力学参数如$C_{max}$、$t_{max}$、$AUC_{0-\infty}$和$X_u^{\infty}$来评价药物的吸收速度和吸收程度。这些药物动力学参数不仅可反映药物的吸收特征,也是药物在体内的ADME过程的综合反映。另外,利用药-时曲线可以计算吸收速率常数与平均吸收时间,它们可以评价药物及其制剂的吸收特征。

研究口服药物吸收,还没有哪种模型方法适合于所有药物,因此常需要将体外、在体和体内几种方法联合起来使用,才能更准确地预测口服药物吸收。

## 六、口服药物吸收的预测模型

### （一）人工膜模型

近二十年来,人工渗透膜模型在预测各种生物屏障的被动渗透性研究中应用广泛。根据膜的组成将人工膜模型分为两类,一类是由脂质(磷脂)构成的仿生膜,如平行人工膜渗透模型(parallel artificial membrane permeability assay,PAMPA)、固定化人工膜(immobilized artificial membrane,IAM)、磷脂囊泡基质渗透模型(phospholipid vesicle-based permeation assay,PVPA)和PermePad®;另一类是不含脂质(磷脂)的非仿生膜,如人工膜插入系统(artificial membrane insert system,AMI-system)。人工膜具有高通量、低成本、灵活性高和检测简单等优点,还可以同时研究目标药物的溶解性和渗透性,对药物赋形剂等外源性物质更稳定,不会损害屏障的完整性。

### （二）计算机模型

随着计算机辅助设计的发展,计算机模拟技术在药物动力学研究中得到了广泛的应用。计算机模拟技术具体可分为两方面,即分子模拟和数据模拟。计算机分子模拟是利用计算机来构造、显示、分析分子模型,使分子结构直观化,通过计算机模拟出分子的立体构想,能形象地观察到药物小分子与生物大分子间的相互作用的过程。在数据模拟中,常用的方法是定量构动关系(quantitative structure pharmacokinetic relationship,QSPR),QSPR是以分子描述符为基础,使用一定的计算方法和软件,通过建模来了解化合物的分子结构、性质和药动学参数之间的关系。QSPR的研究有助于对化合物的口服吸收特性进行预测,为药物的设计和研发提供更为科学和客观的依据。QSPR研究的主要步骤包括数据收集、分子结构输入、分子结构描述符的选择与计算,以及模型的建立和验证。复杂的口服吸收过程与药物分子的多种基本特性有关。最常用的预测口服吸收的QSPR方法是从大量(数百个)可能的描述符中选择适当的描述符子集以构建预测模型。QSPR预测口服吸收的精准度取决于分子描述符的选择及建模所采用的方法。分子描述符既可以采用Dragon、PowerMV等专门的描述符计算软件来计算,也可使用Sybyl、Cerius 2等分子模拟软件包中有关描述符计算的模块来计算。常用的描述符的计算方法包括溶剂化方程、多元模型、神经网络法、主成分回归法、偏最小二乘法、聚类分析法、递归分割法和支持向量机法等。

### （三）胃肠道生理模型

药物的口服吸收过程包括药物的崩解和溶出、胃排空、肠道转运、药物跨膜转运、肠壁代谢和肝代谢等步骤。一些研究基于口服药物吸收过程和主要影响因素建立了胃肠道生理模型(physiologically based gastrointestinal model,PBGI model),它将胃肠道分段为不同的隔室,利用不同的方程来描述这些隔室中药物的转运、溶出和摄取行为。常见的胃肠道生理模型包括扩散模型、房室吸收和转运(compartmental absorption and transit,CAT)模型、高级房室吸收和转运(advanced compartmental absorption and transit,ACAT)模型、胃肠道转运吸收(gastrointestinal transit and absorption,GITA)模型及高级溶出、吸收和代谢(advanced dissolution,absorption and metabolism,ADAM)模型。这些生理模型与经典的药动学模型紧密衔接,用于预测药物的口服吸收速度和程度。

1. 扩散模型　扩散模型假设肠道为具有不同空间性质(如pH、吸收表面积等)的单一圆柱形管道,药物在此管道内的轴向速度相等,扩散行为和浓度分布相同,符合对流-扩散方程。该模型考虑了药物溶解度和通透性对吸收的影响,可以模拟和预测一系列不同BCS分类药物的吸收剂量分数(fractions of dose absorbed,$f_a$)。对于多数被动吸收的药物,模型的预测值与文献报道的实验值比较接近,然而扩散模型的前提假设忽略了药物的首过效应和参与主动转运的转运体,为了克服这些缺陷,扩散模型需要重新考虑代谢酶和转运体的米氏常数,以合理评估药物的吸收。

2. CAT模型　CAT模型是为了预测非降解性和高溶解性药物的口服吸收数据而建立的,它按照药物的不同转运速率,将肠段分为不同的房室。CAT模型假设药物在肠道内瞬间溶出,其主要吸收方式为被动吸收,在不同肠段中具有线性转运动力学特征,在胃和结肠中吸收较少。如果综合了胃排空速率常数、载体介导的米氏动力学和各房室的降解速率常数后,CAT 模型亦可模拟具有饱和吸收特征的可降解型药物(如头孢曲嗪等)的小肠吸收。如果考虑药物不同的溶出过程,CAT 模型还可用于预测地高辛和帕那普隆等不良吸收的药物的吸收情况,而且可以判断药物的吸收限速步骤。

3. ACAT 模型　　ACAT 模型是在 CAT 模型的基础上发展起来的,它整合了首过效应和结肠吸收等因素,是一种基于半生理学的转运模型。该模型由 9 个房室组成,分别对应胃、十二指肠以及结肠等不同的消化道片段,预设药物在胃肠道中的 6 种状态即未释放、未溶出、溶出、降解、代谢和吸收,涵盖了药物在胃肠道中线性转运动力学和非线性代谢或转运动力学。ACAT 模型在模拟和预测药物的口服吸收时,综合考虑了药物的理化性质(如 $\log P$、溶解度、$pK_a$ 等)、胃肠道生理因素(如首过效应、转运蛋白等)和制剂因素(如粒径、颗粒密度等)的影响,以估算吸收分数及其对血药浓度-时间曲线的影响。如果能够提供相关的酶和转运体的体外数据(如 $V_m$ 和 $K_m$),ACAT 模型一样可以成功模拟那些具有非线性饱和代谢和/或转运特征的药物的吸收,例如普萘洛尔、咪达唑仑、他林洛尔等。现在已有软件可以对吸收过程进行模拟,如 GastroPlus(Simulations Plus)或 iDEA 方法,以及新的程序,如 Simcyp、Cloe PK 和 PK-sim。其中,GastroPlus 是基于 ACAT 模型开发的商业模拟软件,该软件对原始的 ACAT 模型进行了几次改进,使其更好地应用于药物的口服吸收预测。

4. GITA 模型　　胃肠道中药物代谢酶和转运体的不均匀分布,以及药物在各肠段的转运时间不同,可能会导致药物在不同肠段的吸收程度不一样。基于此,Sawamoto 等提出了 GITA 模型。这种模型将胃肠道分为 8 个房室,分别为胃、十二指肠、近端空肠、末端空肠、近端回肠、末端回肠、盲肠和大肠,综合考虑了药物在胃肠道的转运以及在各个肠段内的吸收过程。在这种模型中,每个肠段的吸收速率常数由常规的在体肠祥法测得,胃肠道转运速率常数由体内方法获得。考虑到药物在不同肠段的转运和吸收的差异,GIAT 模型还被用于预测口服药物的位点依赖性(site-specific)吸收,食物和药物的相互作用研究。结合药物的溶解和溶出或药物的首过效应等因素,GIAT 模型还能有效地预测难溶性药物(如灰黄霉素粉末)和首过效应明显的药物(如 N-甲基酪胺)的口服吸收情况。

5. ADAM 模型　　ADAM 模型是目前对生理因素考虑最全面的吸收预测模型,它不仅考虑了胃肠道代谢酶、转运体、血流分布以及食物对胃排空、脏器血流和肠腔内 pH 的影响等重要吸收因素,还包括其他模型没有涉及的肝肠循环和胆酸盐在药物溶出和溶解中的作用。该模型的另一个亮点是整合了胃肠道生理、病理和遗传的个体间和个体内变异,以及在肠壁代谢及转运中产生的其他变异性等因素。目前这种模型已被应用于 Simcyp 模拟软件新版本的相应模块中,预测结果与实验结果也具有很好的相关性。

尽管已经有许多的口服吸收预测模型,但是至今仍然没有"完美"的模型能够对口服药物吸收的复杂过程进行完全预测,大多数房室模型和扩散模型能够很好地模拟数据集内以被动扩散为主的药物的口服吸收,但是对于首过效应明显或吸收过程由转运体介导的药物,这些模型可能会对它们的吸收过程预估不准确。随着药物代谢和转运机制的深入研究,研究者相继建立了上皮细胞房室模型用于模拟细胞摄取,以及分段血流模型用于解释"给药途径依赖性"的代谢过程。这些新模型有望作为前述模型的补充,可更好地预测口服药物的吸收过程。

第三章
目标测试

思考题

　　1. 难溶性弱酸药物在胃中还是肠中更容易被吸收？为什么？

　　2. 试分析微粒给药技术能够增加药物口服吸收的原因。

　　3. 关于药物溶解性定义，BCS 分类系统与《中国药典》(2020 年版) 中的规定有何区别？请分析原因。

　　4. 根据弱酸性药物的 p$K_a$ 可预测其在胃肠道中的吸收率，为何有些药物的体内吸收比预测值高？

　　5. 为什么有些药物在 BCS 分类中会出现在不同类别中？

　　6. 肠灌流法中，根据灌流液中药物的减少量来评价药物吸收情况，会存在哪些问题？

（张文丽）

# 参考文献

［1］平其能,屠锡德,张钧寿,等.药剂学.4 版.北京:人民卫生出版社,2013.

［2］朱家壁.现代生物药剂学.北京:人民卫生出版社,2011.

［3］刘建平.生物药剂学和药物动力学.5 版.北京:人民卫生出版社,2016.

［4］翟中和.细胞生物学.4 版.北京:高等教育出版社,2011.

［5］孙进.口服药物吸收与转运.北京:人民卫生出版社,2006.

［6］梁文权.生物药剂学与药物动力学.北京:人民卫生出版社,2001.

［7］VAN WINKLE L J. Biomembrane Transport. San Diego:Academic Press,1999.

［8］YOU G,MORRIS M E(eds). Drug transporters:Molecular characterization and role in drug disposition. John Wiley & sons,Inc,New Jersey,2007.

［9］SCHINKEL A H,JONKER J W. Mammalian drug efflux transporters of the ATP binding cassette(ABC)family:an overview. Adv Drug Deliv Rev,2012,64:138-153.

［10］FUJIMURA M,YAMAMOTO S,MURATA T,et al. Functional characteristics of the human ortholog of riboflavin transporter 2 and riboflavin-responsive expression of its rat ortholog in the small intestine indicate its involvement in riboflavin absorption. J Nutr,2010,140(10):1722-1727.

［11］KUSHHARA H,SUGIYAMA Y. Role of transporters in the tissue-selective distribution and elimination of drugs:transporters in the liver,small intestine,brain and kidney. J Control Release,2002,78(1-3):43-54.

［12］DROZDOWSKI L A,THOMSON A B. Intestinal sugar transport. World J Gastroenterol,2006,12(11):1657-1670.

［13］ENGLUND G,RORSMAN F,RöNNBLOM A,et al. Regional levels of drug transporters along the human intestinal tract:Co-expression of ABC and SLC transporters and comparison with Caco-2 cells. Eur J Pharm Sci,2006,29(3-4):269-277.

［14］ECKFORD P D,SHAROM F J. ChemInform abstract:ABC efflux pump-based resistance to chemotherapy drugs. Chem Rev,2009,109(7):2989-3011.

［15］FDA. Guidance for industry:waiver of *in vivo* bioavailability and bioequivalence studies for immediate-release solid oral dosage forms based on a biopharmaceutics classification system. 2017.

［16］AMIDON G L,LENNERNAS H,SHAH V P,et al. A theoretical basis for a biopharmaceutic drug classification:the correlation of *in vitro* drug product dissolution and *in vivo* bioavailability. Pharm Res,1995,12:413-420.

［17］WU C Y,BENET L Z. Predicting drug disposition via application of BCS:transport/absorption/elimination interplay and development of biofarmaceutical drug disposition classification system. Pharm Res,2005,22:11-23.

［18］FUJIOKA Y,KADONO K,FUJIE Y,et al. Prediction of oral absorption of griseofulvin,a BCS class II drug,based on GITA model:Utilization of a more suitable medium for *in vitro* dissolution study. J Control Release,2007,119(2):222-228.

[19] SAHA P,KOV J H. Effect of solubilizing excipients on permeation of poorly water-soluble compounds across Caco-2 cell monolayers. Eur J Pharm Biopharm,2000,50(3):403-411.

[20] PAULA S L,JOSEPH A F. Use of everted intestinal rings for *in vitro* examination of oral absorption potential. Pharm Sci,1994,83(7):976-981.

[21] KIM J S,MITCHELL S,KIJEK P. The suitability of an in situ perfusion model for permeability determinations:utility for BCS class I biowaiver requests. Molecular Pharm,2006,3(6):686-694.

[22] BUTLER J M,DRESSMAN J B. The developability classification system:Application of biopharmaceutics concepts to formulation development. J Pharm Sci,2010,99(12):4940-4954.

[23] HUSSAIN N,JAITLEY V,FLORENCE A T. Recent advances in the understanding of uptake of microparticulates across the gastrointestinal lymphatics. Adv Drug Deliv Rev,2001,50(1-2):107-142.

[24] 刘瑶,曾苏.MDCK-MDR1 细胞模型及其在药物透过研究中的应用进展.药学学报,2008,43(6):559-564.

[25] 李高,方超.药物肠道吸收的生物学研究方法.中国药学杂志,2002,37(10):726-729.

[26] 孙建国,徐为人,汤立达,等.各国关于基于 BCS 分类的生物等效性豁免的新进展及差异性分析.药物评价研究,2021,44(6):1190-1196.

[27] 王琳,张喆,胡琴,等.两种生物药剂学分类系统比较及应用探讨.中国药学杂志,2018,53(20):1789-1793.

# 第四章

# 非口服给药途径药物的吸收

**学习目标:**

1. **掌握** 各种血管外注射的吸收过程及影响吸收的因素;肺部给药的特点、影响药物肺部吸收的因素;药物经皮肤、口腔黏膜吸收的特点和影响吸收的因素。

2. **熟悉** 皮肤、直肠、阴道、鼻腔、口腔和眼黏膜的结构和生理特征;药物经直肠、鼻腔、眼黏膜吸收的特点和影响吸收的因素。

3. **了解** 药物经阴道、耳部吸收的特点和影响吸收的因素。

口服给药是最主要的给药途径,但口服给药存在若干缺点,如起效较慢、药物可能在胃肠道被破坏、对胃肠道有刺激性、不适于吞咽困难的患者等。非口服给药途径很多,除血管内给药外,非口服给药后可对给药部位产生局部作用,也能吸收后产生全身性的治疗作用。药物的吸收与给药方式、部位以及药物的理化性质和制剂因素等有关。表 4-1 列出了硝酸甘油不同给药方法的起效时间、作用持续时间,其中舌下给药能治疗心绞痛,而贴剂只能预防心绞痛的发作。

表 4-1 硝酸甘油不同给药方法的作用特点

| 给药方法 | 常用剂量/mg | 起效时间/min | 达峰时间/min | 持续时间/h |
| --- | --- | --- | --- | --- |
| 口服 | 6.5~12.8 | 20~45 | 45~120 | 2~6 |
| 舌下 | 0.3~0.6 | 2~5 | 4~8 | 0.17~0.5 |
| 颊部 | 1~3 | 2~5 | 4~10 | 0.5~5 |
| 2% 软膏外用 | 1.27~5.08 | 15~60 | 30~120 | 3~8 |
| 透皮贴剂 | 5~20 | 30~60 | 60~180 | 24 |

## 第一节 注 射 给 药

注射给药(parenteral administration)是最主要的非口服给药方法之一。注射给药起效迅速,可避开胃肠道的影响,避免肝首过效应,生物利用度高,药效可靠。一些急救、口服不吸收或在胃肠道易被破坏的药物,以及一些不能进行口服用药的患者,如昏迷或不能吞咽的患者,常以注射方式给药。注射给药会对周围组织造成损伤,常伴有注射疼痛等不适。另外,若药物误用或注射剂量不当,易引起十分严重的后果。

### 一、注射部位与吸收途径

注射给药方法有静脉注射(intravenous injection,i. v. )、动脉注射(intraarterial injection,i. a. )、皮内注射(intracutaneous injection,i. c. 或 intradermal injection,i. d. )、皮下注射(subcutaneous injection,s. c. )、肌内注射(intramuscular injection,i. m. )、关节腔内注射(intra-articular injection)和脊髓腔注射

（intra-spinal injection）等（图 4-1）。除血管内注射给药外，其他部位注射给药后的吸收是药物由注射部位向循环系统的转运过程。注射部位不同，药物吸收的速度不同。大部分注射给药会产生全身作用，一些注射给药如局部注射麻醉药及关节腔内注射等可产生局部作用。不同注射部位所能容纳的注射液体积及允许的药物分散状态不同。

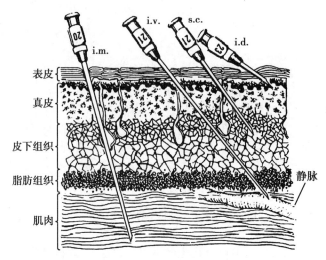

图 4-1　注射给药示意图

1. **静脉注射**　静脉注射药物直接注入血液循环，不存在吸收过程。注射后药物首先被上腔静脉和下腔静脉中的血液稀释后进入心脏，进一步泵入肺，最后由动脉泵向全身各组织器官。药物到达肺后可能被巨噬细胞吞噬或被代谢酶代谢、被肺呼出排泄或被储存，因此，静脉注射的药物不一定能够完全到达作用部位，这种现象称为肺首过效应。但肺首过效应的影响远远小于肝首过效应，因此，静脉注射的生物利用度一般被认为是 100%。

药物经静脉注射进入血液循环十分迅速，有些药物可能产生药物性休克、过敏反应等危险的副作用。肌内注射或皮下注射时用量大和刺激性过强的药物，且不宜采取其他注射方法时，一般也选择静脉注射。

静脉注射的容量一般小于 50ml，当药物的半衰期较短或需要大容量（100~1 000ml）给药时，可采用静脉滴注（intravenous infusion）给药。

2. **肌内注射**　肌内注射是将药物注射到骨骼肌中，注射的容量一般为 2~5ml。通常选择上臂的三角肌和臀部肌作为注射部位，以将损及神经的危险降到最小。肌内注射存在吸收过程，药物先经注射部位的结缔组织扩散，再经毛细血管吸收进入血液循环，所以肌内注射药物的起效比静脉注射稍慢，但比静脉注射简便安全，比皮下注射刺激性小，应用较广。肌肉组织内的血管十分丰富，肌内注射起效比除静脉注射和静脉滴注外的其他给药途径更迅速。毛细血管壁是具有微孔的脂质膜，药物以扩散和滤过两种方式转运。一般认为脂溶性药物可以直接扩散通过毛细血管壁；分子量小的水溶性药物则穿过毛细血管壁上的微孔快速扩散进入毛细血管。由于膜孔仅为毛细血管总面积的 1%，故水溶性药物吸收低于脂溶性药物。大分子药物难以通过毛细血管壁上的微孔，主要通过淋巴途径吸收，但吸收相对较慢。

一般认为肌内注射给药的药物吸收程度与静脉注射的相当。也有一些药物肌内注射后吸收缓慢且不完全，如苯妥英钠口服吸收虽缓慢，但几乎吸收完全；而肌内注射时受肌肉组织 pH 的影响可产生沉淀，吸收慢且不规则。一些混悬型注射剂，肌内注射吸收亦可能比口服慢。

3. **皮下注射与皮内注射**　皮下注射是将药物注射到疏松的皮下组织中。皮下结缔组织内间隙多，药物皮下注射后通过结缔组织扩散进入毛细血管吸收。皮下组织血管较少，血流速度比肌肉组织慢。因此，皮下注射后药物吸收较肌内注射慢，有时甚至比口服吸收还慢。需延长作用时间的药物可采用皮下注射,如治疗糖尿病的胰岛素等。一些油混悬型注射液或植入剂可注射或埋藏于皮下,以发挥长效作用。

皮下注射容量不宜过大,每次 1~2ml。皮下感觉神经末梢分布广泛,故注射液不应有刺激性。身体不同部位皮下注射后药物吸收速度不同,如不同部位注射胰岛素的吸收快慢排序依次为腹部>上臂>大腿>臀部。

皮内注射是将药物注入表皮与真皮之间,此部位血管细小,药物吸收差。注射容量仅为 0.1~0.2ml,一般作为皮肤诊断与过敏试验。皮内注射的药物很难进入血液循环。

4. **其他部位注射**　动脉注射是将药物直接注入动脉血管内,不存在吸收过程和肺首过效应,而且可使药物直接靶向输送至作用部位。如抗肿瘤药经靶位的动脉血管注射,可提高治疗效果,降低毒副作用。鞘内注射是将药物直接注射到椎管内,能避开血-脑屏障和血-脑脊液屏障,使药物向脑内分布,如治疗结核性脑膜炎和治疗难治性神经病理性疼痛时可采用鞘内注射。腹腔内注射以门静脉为主要吸收途径,药物首先通过肝脏再向全身组织分布,此种给药途径多用于动物实验。

## 二、影响药物吸收的因素

与其他给药方式比较,注射给药影响因素较少,药物吸收较完全且迅速。但对于血管外注射的药物,其吸收程度与速度主要取决于药物的被动扩散速度与注射部位的血流,药物的理化性质、制剂处方及机体生理等影响因素。

1. **生理因素**　血管外注射给药时,注射部位的血流状态是影响药物吸收快慢的主要生理因素,血流丰富部位药物吸收快。肌内注射的药物吸收速率一般排序为上臂三角肌>大腿外侧肌>臀大肌。对于水溶性大分子药物或油溶液型注射剂,淋巴液的流速也会影响药物吸收。

肌内注射药物水溶液,一般在 10~30 分钟内吸收,通常在注射后 1~2 小时内血药浓度达峰值。肌内或皮下注射后,注射部位的按摩与热敷能加快血液流动,促进药物吸收;运动可使血管扩张,血流加快,也能促进药物吸收。同时给予透明质酸酶,降解透明质酸,有利于药物在皮下组织的扩散,使吸收增加。药物与肾上腺素合并使用,后者可使末梢血管收缩,降低药物在皮下的吸收速度。

2. **药物的理化性质**　肌内或皮下注射的药物可通过组织液进入毛细血管和毛细淋巴管,药物的理化性质如分子量等因素会影响其吸收途径。分子量小的药物既能进入毛细血管,也能进入毛细淋巴管,由于血流量大大超过淋巴流量,药物几乎全部由血管转运。分子量大的药物难以通过毛细血管的内皮细胞膜和毛细血管壁上的微孔,主要通过淋巴途径吸收。氯化钠肌内注射后主要通过毛细血管吸收;山梨醇铁(分子量约为 5 000)肌内注射后 50%~60%通过毛细血管吸收,16%通过淋巴吸收;大分子量的铁-多糖复合物(分子量为 10 000~20 000)肌内注射后主要通过淋巴吸收。

难溶性药物的溶解度会影响其吸收。混悬型注射剂肌内注射后,药物的溶解过程是吸收的限速因素,如苄星青霉素混悬液注射后药效可持续 7~10 日。

3. **制剂因素**　制剂中药物的释放往往影响药物的吸收速度。注射剂中药物的释放速率按以下次序排列:水溶液>水混悬液>油溶液>O/W 型乳剂>W/O 型乳剂>油混悬液,因此可通过选择合适的药物剂型或介质来满足药物不同的吸收速率。

(1)溶液型注射剂:大部分注射剂是药物的水溶液,药物能与体液迅速混合并被快速吸收。有些难溶性药物,为了制成溶液而加入乙醇、丙二醇、甘油或聚乙二醇等非水溶剂。非水药物溶液注射入肌肉组织后,当溶剂扩散后只有一小部分药物进入血液循环,大部分药物被体液稀释析出沉淀,滞留在组织中缓慢释放药物,导致药物吸收缓慢、不规则或不完全。如地西泮注射液内含丙二醇 40%和乙醇 10%,肌内注射该注射液后,血药浓度甚至低于口服同剂量药物。

为了使注射液中药物溶解或稳定,注射液 pH 可能偏离生理 pH,血管外注射这类注射液后在注射部位易析出沉淀。如为了提高苯妥英钠稳定性,采用含丙二醇 40%和乙醇 10%的混合溶剂溶解并调节 pH 至 12,在肌内注射后,药物析出结晶,一次注射需 4~5 日才能被完全吸收。

渗透压亦会影响血管外注射的药物吸收。当注射液呈显著低渗时,溶剂从注射部位向周围扩散,使药物浓度提高,增大了药物被动扩散速率;反之,当注射高渗注射液时,水扩散向注射部位,使药物浓度降低,扩散减慢。如阿托品溶液中加入氯化钠,可使渗透压增加,肌内注射药物吸收速率降低。

以油为溶媒的溶液型注射剂,由于油与组织液不混溶,药物在注射部位形成贮库而延缓其吸收。药物从油相向水性组织液分配的过程是影响油溶液型注射液药物吸收的主要因素,与药物的溶解度和油/水分配系数有关,通常药物吸收速度常数与油/水分配系数成反比。油溶性药物亦可能经淋巴系统转运。

注射剂中加入某些高分子附加剂可调节吸收速率。在水性注射液中加入高分子化合物以增加溶液黏度,肌内注射后,药物向组织扩散的速度减慢,药物的吸收时间延长,可产生延效作用。一般来说,高分子化合物的淋巴转运显著强于小分子化合物,并且可以被体内的吞噬细胞和某些肿瘤细胞内吞后进入细胞。将小分子药物或抗肿瘤药物与高分子材料结合,可使药物定向分布到作用部位或淋巴系统,提高生物利用度,降低副作用,增强和延长药效。

(2)混悬型注射剂:混悬型注射剂被注射后,药物微粒主要沉积在注射部位,药物在组织液中的溶出是影响其吸收与扩散限速步骤。药物的溶出速率符合 Noyes-Whitney 方程,正比于其溶解度与粒子表面积,药物的晶型等因素也影响药物的吸收速率。混悬型注射液中助悬剂可使注射液黏度增大,降低药物的扩散及溶出速度,从而延缓药物的吸收。其中的表面活性剂等其他附加剂,亦可能影响药物吸收。

动物静脉、动脉或腹腔内注射含粒径 0.1~0.2μm 固体微粒的水混悬液后,微粒易被网状内皮细胞吞噬,主要在肝脾等器官富集。

油混悬液一般用于肌内注射,由于采用了油性溶剂,并且药物呈混悬状态,药物的延效作用通常比油溶液更长,其吸收可长达数星期至数月。

(3)乳剂型注射剂:O/W 型乳剂(静脉乳)的乳滴粒径大小为 1μm 左右,静脉注射后可被网状内皮系统的巨噬细胞所吞噬,使药物富集于单核吞噬细胞丰富的脏器,具有靶向作用。乳剂型注射剂经肌内注射后,药物多通过淋巴系统转运,适用于淋巴转移的恶性肿瘤治疗或淋巴造影等。

乳剂型注射剂可作为长效注射剂,吸收过程中药物需首先从内相向外相转移,延缓药物的释放,起到长效作用。药物在油水两相中的量与药物的溶解度和分配系数有关。对于弱酸性和弱碱性药物,水相的 pH 与药物的 $pK_a$ 值会影响药物在油水两相中的相对量。

(4)微粒给药系统:微粒给药系统主要有微球、脂质体和纳米粒等,皮下或肌内注射以上微粒后,药物的释放速率主要由微粒系统的骨架材料控制,通常具有缓释、长效的作用。如亮丙瑞林微球注射剂一次给药能够维持数月的疗效。小于 10μm 的微粒被注射后能被巨噬细胞吞噬,大的微粒被注射后可能引起异物反应,被成纤维细胞和胶原蛋白包裹,有的甚至引起炎症或肉芽组织生成。

## 第二节  肺 部 给 药

肺部给药(pulmonary drug delivery)又称吸入给药(inhalation drug delivery),主要通过口腔吸入,经过咽喉进入呼吸道,到达呼吸道深处或肺部,起到局部治疗作用或吸收后的全身治疗作用。治疗哮喘的吸入型药物局部作用在气管壁上,用于全身治疗的吸入药物只有沉积在肺泡处才具有良好的吸收效果。与其他给药途径相比,肺部给药的吸收面积大,肺泡上皮细胞膜薄、渗透性高;吸收部位的血流丰富,酶的活性相对较低,能够避免肝首过效应,因此,肺部给药的生物利用度较高。对于口服给药在胃肠道易被破坏或具有较强肝首过效应的药物,如蛋白和多肽类药物,肺部给药可显著提高其生物利用度。用于肺部给药的剂型包括气雾剂、喷雾剂和粉雾剂。

### 一、呼吸系统的结构与生理

人体的呼吸系统由鼻、咽、喉、气管、支气管、细支气管、终末细支气管、呼吸细支气管、肺泡管、肺泡囊及肺泡组成(图4-2)。气体进入口腔后经咽、喉、气管、左右支气管进入左右肺叶,进入肺叶后支气管进一步细分为更细的支气管,而后进入终末细支气管。从终末细支气管后继续分支,每次分支为两条导管,最后至肺泡管并与肺泡相连。从气管至肺泡共经过24次分级,气道逐渐分支,气道的直径变小,气管的直径大约为1.8cm,而肺泡的直径为0.04cm,正常人的肺部有3亿~4亿个肺泡。由于多次分级,使肺部血管与气体交换的表面积大大增加,正常人的肺部总表面积约为100m²。

呼吸道表面覆盖着上皮细胞,从气管到支气管上皮细胞主要由纤毛细胞和杯状细胞组成。上皮覆盖着由分泌细胞分泌的黏液,呼吸道黏液含有糖蛋白、蛋白质和磷脂等成分,起到保护呼吸道及润湿吸入空气的作用。纤毛节律性的运动推动黏液层沿着呼吸道向咽喉部移动,将异物带至咽喉部被吐出或吞咽。大的支气管处纤毛细胞数量多、运动快,细支气管处纤毛减少,分泌腺也减少。

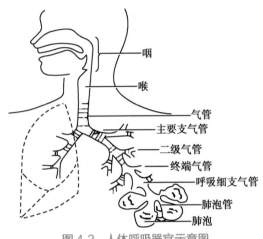

图4-2　人体呼吸器官示意图

肺泡是血液与气体进行交换的部位,由单层扁平上皮细胞构成,厚度仅为0.1~0.5μm,细胞间隙存在致密的毛细血管。肺泡腔至毛细血管腔间的距离仅为1μm,是气体交换和药物吸收的良好场所。巨大的肺泡表面积、丰富的毛细血管和极小的转运距离,决定了肺部给药能被迅速吸收,而且被吸收后的药物可直接进入血液循环,不受肝首过效应的影响。

肺泡部位的细胞中约3%为巨噬细胞,它的功能是将外来异物清除或转运至淋巴系统及纤毛区域。

### 二、药物肺部吸收的途径及影响因素

药物肺部吸收的途径包括经上皮细胞的脂质膜和细胞间的水性孔道渗透,包括主动转运和被动扩散,至少存在两种肺活性转运系统,一种用于氨基酸,另一种用于有机阴离子,例如色甘酸钠则是通过后者转运方式。

影响药物在肺部吸收的因素包括粒子的大小及其在肺部的运行过程、生理因素、药物理化性质、制剂因素和使用方式等。

**1. 药物粒子在肺部的运行过程**　肺部给药的药物吸入粒子在气道中的沉积主要受三方面因素的影响:吸入制剂的特性、肺通气参数和呼吸道生理构造。沉积效率是上述因素的函数。通过控制各种参数,可以有效地调节粒子在肺部特异性的沉积。

药物粒子在气道内的沉积过程如图4-3所示,机制有以下几个方面。①惯性碰撞:动量较大的粒子随气体吸入,在气道分叉处突然改变方向,受涡流的影响产生离心力,当离心力足够大时,即与气道壁发生惯性碰撞。②沉降:质量较大的粒子在气道内的停留时间足够长时,或吸收水蒸气后,受重力的作用沉积于气道。③扩散:当药物粒子的粒径较小时,沉积也可能仅仅是布朗运动的结果,即通过单纯的扩散运动与气道相接触。

粒子的沉积效率受到呼吸道局部几何形状、粒子特性参数及气流特征的影响,但当某一特定患者使用某一特定吸入剂时,患者的肺部形态及药物的性质均已决定,只有呼吸参数可调节,要想达到理想的定位沉积是十分困难的。一般在气道上部,大粒子的沉积主要归因于惯性碰撞,但在外周气道中

沉降是主要的机制。通过控制肺通气参数如增加吸入气体流速,可显著增加通过惯性碰撞在肺上部的沉积;延长吸气后暂停时间(憋气时间)可显著增加肺下部的沉积。粒径小于$1\mu m$的粒子主要是以扩散方式沉积;在上支气管中由于流速最大,较大的粒子往往通过惯性碰撞沉积;而在终末支气管中由于流速最小,重力沉降是粒子沉积的主要机制。

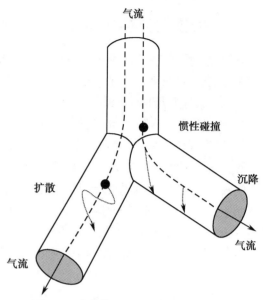

图 4-3　药物粒子在气道内的沉积过程

粒子在肺部的沉积还与粒子的大小有关。从某种意义上讲,粒子大小是决定肺沉积与治疗作用的关键因素。此外,肺部沉积还与粒子形态及密度等有关。为全面评价不同类型的气溶胶粒子,可采用空气动力学粒径(aerodynamic diameter)来表示粒径,一般用多级碰撞器或激光散射技术测定。

2. 生理因素　影响药物肺部吸收的生理因素主要包括两个部分,一是呼吸道生理结构,如呼吸道分支、腔道直径、纤毛运动和黏液层;二是患者对吸入制剂的使用,如呼吸方式与对气雾剂的使用方式。

(1)呼吸道分支与腔道直径:呼吸道的直径对药物粒子到达的部位有很大影响。随着支气管分支增加和气道方向改变,药物粒子向肺深部运动时,易因碰撞等原因而被截留。支气管病变的患者,腔道往往较正常人窄,很容易截留药物。使用治疗药物之前,先应用支气管扩张药,可提高药物的治疗效果。

不同治疗目的的药物,要求应达到肺部不同部位。如沙丁醇胺、茶碱和阿托品等支气管扩张剂及色甘酸钠、皮质激素类治疗哮喘的药物,要求达到下呼吸道。一些抗生素类药物,如青霉素、庆大霉素及头孢类抗生素、抗病毒药物如病毒肽,则要求停留在上呼吸道感染部位。

(2)呼吸道纤毛运动:呼吸道对外来异物有防御功能,气管壁上的纤毛运动可使停留在该部位的异物在几小时内被排除。呼吸道越往下,纤毛运动越弱。在支气管粒子可停留几小时至24小时;而在肺泡,由于无纤毛,粒子被包埋,停留时间可达24小时以上。药物到达肺深部的比例越高,被纤毛运动清除的量越小。在病理状况下,纤毛运动减弱,可使粒子的停留时间延长。

(3)黏液层:覆盖在呼吸道黏膜上的黏液层是药物的吸收屏障之一。粉雾剂中的药物需要首先溶解在黏液中,才能进一步完成吸收过程。黏稠的黏液层可能成为这些药物,特别是难溶性药物吸收的限速过程。有些带正电荷的药物分子可与黏液中带负电荷的唾液酸残基发生相互作用,亦有可能影响药物的吸收。

呼吸道黏膜中存在巨噬细胞和多种代谢酶,巨噬细胞吞噬药物进入淋巴系统,代谢酶使药物代谢失去活性。呼吸道黏膜存在与外源物代谢有关的酶,酶代谢也是肺部药物吸收的屏障因素之一。实验表明,5-羟色胺、去甲肾上腺素、前列腺素$E_2$、三磷酸腺苷、缓激肽等均能在肺部被代谢。

(4)呼吸方式的影响:气雾剂粒子到达肺部的部位与患者的呼吸量、呼吸频率和类型有关。通常药物粒子进入呼吸系统的量与呼吸量成正比,与呼吸频率成反比。短而快的吸气可使药物粒子停留在气管部分,缓慢而长时间的吸气可获得较大的肺泡沉积率。呼吸之间短暂屏气能够推迟药物粒子沉积的时间,为了达到最好的肺部给药效果,推荐在吸入药物后屏气5~10秒。一般来说,屏气5秒,粒子可向呼吸道内推进几毫米。

(5)使用方法:患者使用气雾剂的方法,如气雾剂阀门揿压与呼吸的协调性、使用时呼吸的类型等,对药物的吸入量与吸入深度均有影响。使用气雾剂不熟练的患者,往往是阀门的揿压与吸气不同步,导致药物大部分停留在咽喉部,这种情况尤易发生在儿童身上。采用抛射装置给药,药物在上呼吸道的损失大于70%,甚至超过90%。当使用粉雾剂或雾化器给药时,药物被患者主动吸入,损失药量相对较少。

3. 药物的理化性质　呼吸道上皮细胞为类脂质,药物从肺部吸收以被动扩散过程为主。药物的脂溶性和油水分配系数影响药物的吸收。可的松、氢化可的松和地塞米松等脂溶性药物,易通过脂质膜被吸收,吸收半衰期为1.0~1.7分钟。

水溶性化合物主要通过细胞旁路被吸收,吸收速率较脂溶性药物慢,如季铵盐类化合物、马尿酸盐和甘露醇的吸收半衰期为45~70分钟,但水溶性药物的肺部吸收速率仍然比小肠、直肠、鼻腔和颊黏膜快。药物的分子量大小是影响肺部吸收的因素之一,小分子药物吸收快,大分子药物吸收相对慢。分子量小于1 000时,分子量对吸收速率的影响不明显。

由于肺泡壁很薄,细胞间存在较大的细孔,大分子药物可通过这些空隙被吸收,也可先被肺泡中的巨噬细胞吞噬进入淋巴系统,再进入血液循环。因此,肺部有可能成为一些水溶性大分子药物较好的给药部位。多肽、蛋白质类药物经肺部给药,已成为近年来国内外药学工作者研究的热点。

吸入的药物若不能溶解于呼吸道的分泌液中,则会成为异物,对呼吸道产生刺激。药物的吸湿性也能影响粉雾剂的吸收,吸湿性强的药物,在呼吸道运行时由于环境的湿度,使其微粒聚集增大,妨碍药物进入深部。

4. 制剂因素　肺部给药制剂的处方组成、给药装置产生的雾滴或微粒的粒径大小、药物微粒喷出的速度等,都会影响药物在肺部的吸收。

(1)药物的粒子大小:肺部给药时药物粒子的沉降、惯性嵌入及布朗运动决定药物的有效沉积,微粒的大小及速度是决定肺部有效给药与否的关键因素。一般认为粒径小于1μm的粒子不容易停留在呼吸道,易随呼气排出;粒径为1~3μm的粒子易沉积于细支气管和肺泡;粒径为3~5μm的粒子主要沉积在下呼吸道;粒径为2~10μm的粒子可以到达支气管和细支气管;粒径大于10μm的粒子基本沉积在上呼吸道并很快通过咳嗽、吞咽和纤毛运动而被排出。只有到达呼吸系统末端的粒子才容易被吸收进入血液循环发挥全身治疗作用,故吸入气雾剂微粒的粒径一般控制在0.5~5μm。此外,微粒的形态和密度对其在呼吸道的沉降部位也有较大影响。将药物制成脂质体或微球吸入给药,能够增加药物在肺部的滞留时间并延缓药物的释放。

(2)微粒的喷出速度:气雾粒子喷出的初速度对药物粒子的停留部位影响很大。气雾剂粒子以一定的初速度进入气流层,当气流在呼吸道改变方向时,气雾剂粒子仍有可能依惯性沿原方向继续运动,结果发生碰撞被黏膜截留。气雾剂粒子的初速度越大,在咽喉部被截留的越多。

(3)吸收促进剂:为了提高药物的生物利用度、增加蛋白质多肽类药物的肺部吸收,可采用吸收促进剂、酶抑制剂、对药物进行修饰或制成脂质体等方法。胆酸盐类表面活性剂如胆酸钠、去氧胆酸钠、甘氨胆酸钠和去氧甘氨胆酸钠、牛磺胆酸钠和去氧牛磺胆酸钠等是常用的吸收促进剂。它们的作用机制可能是通过改变呼吸道黏膜上的黏液层厚度,保护药物不被代谢酶降解,改变黏膜蛋白的空间构象,打开细胞间紧密连接,形成胶束等,使膜脂质与蛋白质溶解以增加细胞间渗透,来促进蛋白质类药物吸收。脂肪酸盐和非离子型表面活性剂,也能增加蛋白质和多肽类药物的肺部吸收,它们通过与细胞膜相互作用,改变细胞膜上的磷脂排列,增加膜的流动性以促进药物的渗透。

### 三、肺部给药的研究方法

药物在肺部沉积对吸收具有决定性作用,药物沉积和肺部吸收可通过体内外方法来评价。动物体内放射性同位素标记药物肺沉积可通过放射成像技术进行定量化,包括γ-闪烁照相术、单质子发射计算X射线断层摄影术(single photon emission computed tomography,SPECT)、正电子发射X射线断层摄影术(positron emission tomography)等。

　　肺部药物吸收的体外模型主要用于处方筛选,体内分析则是监测吸入后血浆和组织中的药物。从动物或人体内获得的气管和肺泡上皮组织的细胞系及原代培养物能用于研究肺部药物的转运以及评估体内吸收。气管上皮细胞株可用来评价 β₂肾上腺素的药物渗透,人细胞株 A549 从 II 型细胞中获得,可以迅速分化为单层状物并具有 I 型肺泡壁细胞相似的功能。该细胞系可显示出体内酶的活性,但不形成紧密连接,缺乏肺泡上皮组织具有的清除机制。

　　大鼠、豚鼠和家兔的离体灌流器官,已被用于研究药物肺部沉积和转运。呼吸效应,即肺组织中的动态变化对药物通过气-血屏障转运的影响,可用牛蛙作为动物模型进行研究,建立呼吸效应与药物理化性质之间的定量关系。

## 第三节　皮肤给药

　　皮肤给药可以用于局部皮肤病的治疗,也可以经皮肤吸收后治疗全身性疾病。对于皮肤病,由于病灶部位的深浅不同,某些药物需要透过角质层以后才能起效;而对于全身性疾病,药物必须通过角质层,被皮下毛细血管吸收进入血液循环后才能起效。经皮吸收,是指药物从应用于皮肤上的制剂中释放与穿透皮肤进入体循环的过程。

### 一、皮肤的结构与药物的转运

　　1. 皮肤的结构　　皮肤由表皮、真皮和皮下组织三部分组成,此外还有毛囊、汗腺、皮脂腺等附属器。如图 4-4 所示。成人皮肤面积为 1.8~2.0m²,厚度为 0.5~4mm,重量占体重的 5%,若包括皮下组织则可达体重的 16%。皮肤内容纳了人体约 1/3 的循环血液和约 1/4 的水分。

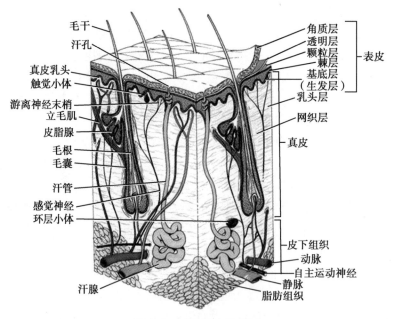

图 4-4　皮肤结构示意图

　　表皮由外向内可分为角质层、透明层、颗粒层、棘层和基底层五层。角质层是由厚 15~20μm 的 10~20 层死亡的扁平角质细胞形成的层状结构,表皮的其他四层统称为活性表皮。角质细胞由大量蛋白质、非纤维蛋白和少量脂质相互镶嵌组成致密细胞膜,类脂质和水构成细胞间质。角质细胞间类脂与角质细胞一起形成一道类似"砖墙结构"的致密组织,成为药物渗透的主要屏障。活性表皮厚度为 50~100μm,由活细胞组成,细胞膜具有脂质双分子层结构,细胞内主要是水性蛋白质溶液。

　　真皮位于表皮和皮下脂肪组织之间,厚 1~2mm,主要由结缔组织构成,毛发、毛囊、皮脂腺和汗腺等皮肤附属器分布于其中,并有丰富的血管和神经。一般认为,从表皮转运来的药物可以迅速由毛细血管移除而不形成吸收屏障。

皮下组织是一种脂肪组织,其厚度因部位和性别的不同而有差异。分布有皮肤血液循环系统、汗腺和毛囊。与真皮组织类似,皮下组织一般不成为药物的吸收屏障。皮下脂肪组织可以作为脂溶性药物的贮库。

皮肤附属器包括毛囊、汗腺、皮脂腺等。毛发遍布整个身体表面,包埋于真皮中的毛囊内,包括毛球、毛根和毛干。汗腺亦广泛分布于皮肤中,通过导管从真皮深部向表皮延伸,穿越表皮开口于皮肤表面的汗孔。汗液的 pH 为 4.5~5.5。皮脂腺位于真皮上部,开口于毛囊漏斗部的下段。皮脂腺的分泌物含有皮脂,是皮肤表面类脂层的主要成分,它们的分泌受到激素的调节。

2. 药物在皮肤内的转运　药物渗透通过皮肤吸收进入体循环的途径有两条,即表皮途径和附属器途径。表皮途径是指药物应用到皮肤上后,药物从制剂中释放到皮肤表面,在皮肤表面的药物分子分配进入角质层,扩散穿过角质层到达活性表皮并分配进入水性的活性表皮,扩散至真皮被毛细血管吸收进入体循环的途径,它是药物经皮吸收的主要途径。药物主要以皮肤表面的药物浓度与皮肤深层的药物浓度之差为驱动力,通过被动扩散的方式进行转运。药物通过角质层的方式分为跨细胞途径和细胞间途径。

药物通过皮肤的另一条途径是通过皮肤附属器吸收。药物穿透皮肤附属器的速度要比表皮途径快,但皮肤附属器在皮肤表面所占的面积只有 0.1% 左右,因此它并不是大多数药物经皮吸收的主要途径。当药物渗透开始时,药物首先通过皮肤附属器途径被吸收,当药物通过表皮途径到达血液循环后,药物经皮渗透达到稳态,则附属器途径的作用可被忽略。对于一些离子型药物及水溶性的大分子,由于难以通过富含类脂的角质层,表皮途径的渗透速率很慢,因此附属器途径发挥重要作用。离子导入过程中,皮肤附属器是离子型药物通过皮肤的主要通道。

药物经皮渗透的主要屏障来自角质层,在离体透皮实验中,将皮肤角质层剥除后,药物的渗透性可增加数十倍甚至数百倍。例如,亲水性药物 5-氟尿嘧啶的渗透性增加了约 40 倍,水溶性药物阿糖胞苷的渗透性增加了 1 300 倍,脂溶性药物正戊醇也增加了 23 倍等。

## 二、影响药物经皮渗透的因素

### (一)生理因素

1. 皮肤渗透性的差异　皮肤的渗透性存在个体差异,动物种属、年龄、性别、用药部位和皮肤的状态都可能引起皮肤渗透性的差异。

药物经皮渗透存在着明显的个体差异,不同个体相同解剖部位皮肤的渗透性可能差异很大。如有研究学者采用 18 位年龄为 36~76 岁的妇女和 13 位年龄为 42~76 岁的男子的腹部皮肤,测定硝酸甘油的透皮速率,结果变异范围是 4.3~36.9μg/(cm² · h)。

药物经皮渗透速率随身体部位而异,这种差异主要是由于皮肤或角质层厚度及皮肤附属器密度不同。如躯干背部及臀部皮肤较厚,约 2.2mm,眼睑、耳后皮肤较薄,约 0.5mm。同一肢体,内侧偏薄,外侧较厚,如大腿外侧约为 1.1mm,内侧为 0.95mm。另外,同一部位的皮肤厚度,也随年龄、性别、职业、工种的不同而有差别。身体各部位皮肤渗透性大小为阴囊>耳后>腋窝区>头皮>手臂>腿部>胸部。

皮肤生理条件受年龄和性别影响,婴儿没有发达的角质层,因此皮肤的通透性比较大;成人皮肤厚度为新生儿的 3.5 倍,但至 5 岁时,儿童皮肤厚度基本与成人相同。角质层厚度也与性别等多种因素有关。男性成人皮肤的渗透性较儿童、妇女低。种族不同,皮肤的渗透性也可能不同,例如白种人、黑种人、黄种人的皮肤对烟酸甲酯的渗透性大小顺序为白种人>黄种人>黑种人。

皮肤的水化能够改变皮肤的渗透性。当皮肤上覆盖塑料薄膜或具有封闭作用的软膏后,水分和汗液在皮肤内积蓄,使角质层水化,药物渗透性增加。皮肤水化对水溶性药物的促渗作用相较于脂溶性药物更为显著。

2. 皮肤的代谢与蓄积　皮肤中的药物可在酶的作用下发生氧化、水解、结合和还原等过程。但皮肤内代谢酶含量很低,主要存在于活性表皮,血流量仅是肝脏的 7%,且皮肤用药面积一般很小,所以酶代谢对多数药物的经皮吸收不产生明显的首过效应。有研究利用皮肤的酶代谢作用,来设计前体药物。如阿糖腺苷、茶碱、甲硝唑等药物的经皮渗透速率不能达到治疗要求,将其改造成亲脂性前体药物,可提高渗透能力,扩散进入活性表皮内,被代谢成为具有治疗作用的母体药物,继而被吸收进入体循环。

皮肤表面寄生着许多微生物,这些微生物可能对药物有降解作用,当药物以薄层涂敷于皮肤表面时此作用更突出。当经皮给药制剂贴于皮肤上长达数天时,有利于微生物生长,可使药物的降解变得明显。

药物在经皮吸收过程中可能会在皮肤内产生积蓄,积蓄的主要部位是角质层。药物可能与角质层中的角蛋白发生结合或吸附,亲脂性药物溶解在角质层中形成高药物浓度并产生积蓄。这些积蓄作用使药物在皮肤内形成贮库,有利于皮肤疾病的治疗。

3. 疾病与其他因素　使角质层受损并削弱其屏障功能的任何因素均能加速药物的渗透。溃疡、破损或烧伤等创面的渗透性可能会增加数倍至数十倍。湿疹及一些皮肤炎症也会引起皮肤渗透性的改变。反之,某些皮肤病如硬皮病、老年角化病等可使皮肤角质层致密,导致药物的渗透性减少。

随着皮肤温度的升高,药物的渗透速率也提高。水杨酸在豚鼠腹部皮肤的吸收随温度从 20℃ 升高至 30℃ 而增加 5 倍;吲哚美辛、布洛芬等经裸鼠皮肤的通透性随温度由 27℃ 升高至 37℃ 而提高 10 倍。

（二）药物因素

1. 药物的理化性质　药物的相对分子量、溶解度、油水分配系数、熔点等性质是影响药物经皮吸收的重要因素。角质层的结构限制了大分子药物渗透的可能性,分子量大于 600 的物质不能自由通过角质层。药物的熔点也可影响经皮吸收的性能,低熔点的药物更容易渗透通过皮肤。例如,芬太尼的熔点小于 100℃,其渗透系数为 $10^{-3}$ cm/h;吗啡的熔点为 250℃,渗透系数锐降为 $10^{-5}$ cm/h,两者相差 2 个数量级。

一般而言,脂溶性药物,即油水分配系数大的药物较水溶性药物或亲水性药物更容易透过角质层屏障,但是脂溶性太强的药物也难以透过水性的活性表皮和真皮层,主要蓄积于角质层中。分子型药物容易通过皮肤吸收,离子型药物一般不易透过角质层,这是因为其强亲水性而难以进入脂性细胞间隙。药物的透皮速率与分配系数不成正比关系,往往成抛物线关系,即透皮速率随分配系数增大到一定程度后,随分配系数继续增大,透皮速率反而下降。如一组对氨基苯甲酸酯类化合物,对氨基苯甲酸甲酯、乙酯、丙酯、戊酯、己酯、庚酯、辛酯的分配系数随碳链增长而增大,它们与通过大鼠皮肤的渗透系数成抛物线关系(图 4-5)。

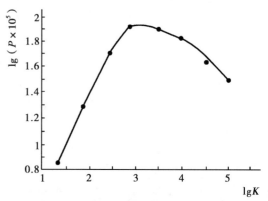

图 4-5　对氨基苯甲酸酯类化合物的透皮速率和分配系数的关系

2. 制剂因素　剂型对药物的释放性能影响很大,药物越容易从制剂中释放,则越有利于药物的经皮渗透。常用的经皮给药剂型有乳膏、凝胶、涂剂和透皮贴剂等,药物从这些剂型中的释放往往有显著差异。同一剂型的不同处方组成,药物的透皮速率亦可能有很大不同。一般来说,基质对药物的亲和力不应太大,否则将使药物难以转移到皮肤中,影响药物的吸收。

溶解与分散药物的介质不但会影响药物的释放,有些亦会影响皮肤的渗透性。药物在介质中的溶解度大,意味着药物与介质的亲和力大,使药物在皮肤与介质间的分配系数降低,因而会降低透皮速率。如有人用无毛小鼠的离体皮肤进行氢化可的松的透皮实验,将药物溶解在不同浓度的丙二醇水溶液中,氢化可的松浓度保持为0.2%,由于氢化可的松在不同浓度的丙二醇水溶液中溶解度差异而引起透皮速率的变化,结果见表4-2。

表4-2　氢化可的松透皮速率与丙二醇浓度关系

| 丙二醇（$V/V$） | 透皮速率/ [ μg/ ( cm$^2$ · h ) ] | 溶解度/ ( mg/ml ) |
| --- | --- | --- |
| 25 | 0.119±0.007 | 1.19 |
| 40 | 0.089±0.006 | 2.20 |
| 60 | 0.078±0.003 | 3.08 |

皮肤表面和给药系统内的pH可影响有机酸类和有机碱类药物的解离度,因为离子型药物的渗透系数小,从而影响药物的透皮效果。药物的解离程度由药物的p$K_a$与介质的pH决定,皮肤可耐受pH 5~9的介质,根据药物的p$K_a$值调节给药系统的pH,提高分子型的比例,有利于提高药物的渗透性。

药物通过皮肤的渗透是被动扩散过程,所以随着皮肤表面药物浓度的增加,渗透速率亦增大。药物透皮吸收的量与给药系统的表面积成正比,因此常用面积大小调节给药剂量。

### 三、促进药物经皮吸收的方法

促进药物经皮吸收的方法有药剂学方法、化学方法和物理学方法。研究得最多的药剂学方法是使用经皮渗透促进剂,近年来许多研究采用微粒载体促进药物或疫苗的经皮渗透。化学方法是合成具有较大透皮速率的前体药物,在经皮渗透过程被活性表皮中的酶还原成母体药物发挥作用,实际应用较少。物理学方法主要包括离子导入、超声波、电穿孔、微针等。下文主要介绍经皮渗透促进剂和物理学方法。

1. 经皮渗透促进剂　经皮渗透促进剂有有机溶剂类、有机酸、脂肪醇、月桂氮䓬酮及其同系物、表面活性剂、角质保湿与软化剂、挥发油和环糊精类等。经皮渗透促进剂促进透皮吸收的机制主要有以下几种假说:①改变皮肤角质层中类脂双分子层的排列,增加其流动性,促使药物分子顺利通过;②溶解角质层的类脂,影响药物在皮肤的分配,有利于亲水性药物的经皮渗透;③提高皮肤表层角蛋白中含氮物质与水的结合能力,增加角质层的水化作用,便于药物分子穿透;④溶解皮脂,降低皮脂腺管内的疏水性,使皮脂腺成为离子型药物透过皮肤的主要通道;⑤膨胀和软化角质层使汗腺、毛囊的开口变大,有利于药物通过。

2. 物理学方法

（1）离子导入（iontophoresis）:离子导入技术是利用直流电将带电或中性药物经电极导入皮肤,进入体循环,以此增加药物经皮渗透速率的一种方法。一般将含药物的电极贴在皮肤表面作为工作电极（由药物性质决定其正负极）,另一个相反电极置于相邻位置,构成电流回路。当电源的电子流到达药物贮库系统转变成离子流,离子流通过皮肤,在皮肤下面转向另一个电极,回到皮肤转变成电子流进入回流系统,通过此过程能促进药物通过皮肤。离子导入主要应用于离子型药物和多肽等大分子药物。

在电场存在下,离子型药物进入皮肤的主要途径是汗腺和毛孔等皮肤附属器途径。离子导入过程中亦存在电渗作用。

药物的离子导入过程包括药物的被动扩散过程与电场对药物通过皮肤的促进过程,因此,影响这两方面的因素都会影响离子导入过程中药物的经皮渗透,如电流强度、持续时间、脉冲电流以及药物的分子大小、脂溶性、离子价、离子迁移率、溶解度与浓度等。

（2）超声导入(sonophoresis)：超声导入是用超声波能量促进药物经皮渗透的方法。超声波法促进经皮给药的机制在于皮肤在超声波作用下,角质层细胞能产生空化作用,造成角质层脂质结构排列的无序化;同时空化气泡的振动能将大量的水穿透进入无序化的脂质区域形成水性通道,从而促进药物通过这些通道的扩散。影响超声波促渗透效率的因素主要包括超声波导入的药量与使用的频率、强度、暴露时间和药物性质等。

（3）微针(microneedle,MN)：微针是一种介于注射与经皮给药之间的给药方式,由长度为150～1 500μm、底部直径为50～250μm、尖端直径为1～25μm的微型针状物组成阵列使用。微针的类型有实心微针、涂层微针、空心微针和可溶性微针,所用的材料有金属、硅、陶瓷、多糖和聚合物等,采用电化学刻蚀、激光加工、3D打印和微成型等技术制备得到。微针是一种微创给药方式,可以穿透角质层并在皮肤中产生机械微通道,以显著促进药物输送,并且不受药物分子量的限制,因此特别适合于多肽蛋白类药物、疫苗和纳米载体的输送。

由于药物主要通过微针穿过皮肤形成的微孔道进入真皮层,因此药物的递送主要受到微针特性的影响,包括微针的材质、几何形状、直径、长度和机械强度等。

### 四、经皮吸收的研究方法

1. 体外经皮渗透研究　体外经皮渗透研究是经皮给药系统的研究开发中必不可缺的主要环节。药物的经皮渗透性及其影响因素、透皮促进剂的选择、制剂材料的应用、处方和工艺的设计以及经皮给药系统的评价等均主要在体外实验中完成。角质层是大部分药物经皮渗透的主要屏障,因为角质层是由死亡的角化细胞组成,因此可以用离体皮肤进行经皮渗透研究。

体外经皮渗透研究是将皮肤夹在扩散池的供给室与接受室之间,药物应用于皮肤的角质层面,按一定时间间隔测定皮肤另一面接受介质中药物的浓度,计算药物通过单位面积皮肤的速率。常用的扩散池有单室扩散池和双室扩散池,如图4-6与图4-7所示。

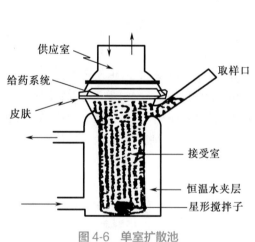

图4-6　单室扩散池　　　　　　　　　图4-7　双室扩散池

影响经皮渗透实验的因素很多,如皮肤、实验装置、实验条件和实验操作等。人体皮肤是最理想的实验用皮肤,但人体皮肤不易取得,可以用无毛小鼠、大鼠和小型猪等动物皮肤代替,其中小型猪皮肤的结构与人皮肤相似。进行动物皮肤去毛时应不损伤角质层,皮肤的保存条件亦不应改变皮肤的渗透性。接受介质应保证药物扩散的漏槽条件,常用生理盐水或磷酸盐缓冲液。在持续搅拌下,保持恒温,间隔一定时间收集接受介质,测定药物通过皮肤的量,计算药物的渗透速率等参数。

2. 经皮吸收的体内研究　经皮给药系统应用于皮肤后,间隔一定时间抽取血样,测定血药浓度,可得血药浓度-时间曲线,与静脉注射相等剂量后所得的血药浓度-时间曲线进行比较,可以求得经皮吸收的药物量。值得注意的是,经皮吸收进入血液的药物量甚微,一般在 $10^{-12} \sim 10^{-9}\mathrm{g/ml}$,所以体内研究以高灵敏度的分析检测为基础,如 UPLC 和 UPLC-MS/MS 等。

## 第四节　鼻腔给药

鼻腔给药(nasal drug delivery,n.s.)不仅适用于鼻腔局部疾病的治疗,也是全身疾病治疗的重要给药途径之一。鼻腔给药的药物吸收是药物透过鼻黏膜向循环系统的转运过程,与鼻黏膜的解剖结构、生理以及药物的理化性质和剂型等因素有关。研究发现一些类固醇激素、抗高血压药、镇痛药、抗生素类以及抗病毒药物经鼻腔给药,通过鼻黏膜吸收能获得比口服更好的作用。某些蛋白多肽药物经鼻黏膜吸收也能达到较高的生物利用度。

鼻腔给药的主要优点有:①鼻黏膜薄、有效表面积大、渗透性高、血管丰富,有利于吸收,吸收程度和速度有时可与静脉注射相当;②可避开药物在胃肠液中的降解和肝首过效应;③能够增加一些药物向脑内的传递,有利于脑部疾病的治疗;④鼻腔内给药方便易行。但鼻腔给药也存在不足,如单次用剂量有限,某些药物生物利用度相对较低,吸收剂量不够准确,药物与吸收部位的接触时间相对较短等。

口服给药个体差异大、生物利用度低的药物以及口服易破坏或不吸收、只能注射给药的药物,可考虑鼻黏膜给药。如在胃肠道中难吸收的磺苄西林、头孢唑林可经鼻黏膜吸收,维生素 $\mathrm{B}_{12}$ 的鼻用凝胶剂比同剂量口服片剂血药浓度高 8～10 倍。药物可制成溶液剂滴入鼻腔,也可制成气雾剂给药。目前已有类固醇激素、多肽和疫苗等药物的鼻黏膜吸收制剂上市或进入临床研究,如鲑鱼降钙素喷雾剂、去氨加压素鼻腔喷雾剂和胰岛素鼻用制剂。此外,治疗头痛和偏头痛的酒石酸布托啡诺鼻喷剂可达到与静脉注射相当的血药浓度水平(图 4-8)。

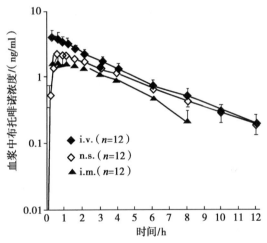

图 4-8　酒石酸布托啡诺经鼻腔吸收药-时曲线图

### 一、鼻腔的结构与生理

1. **鼻腔的解剖生理**　鼻由外鼻、鼻腔和鼻旁窦三部分组成。鼻腔长度为 12～14cm,表面积为 150～200cm$^2$。鼻腔的空气通道呈弯曲状,气流一旦进入即受到阻挡而改变方向。外界伴随空气进入鼻腔的粒子大部分沉积在鼻前庭前部,难以直接通过鼻腔到达气管。

鼻腔可以分为三个功能区域:①鼻前庭区,表面覆盖复层的鳞状上皮,其上生长的鼻毛可以阻挡来自气流中的大颗粒;②呼吸区,表面覆盖假复层柱状上皮细胞,位于鼻的后三分之二部位;③嗅觉区,位于鼻腔的最上部。

鼻黏膜表面有众多纤毛,以 1 000 次/min 左右的速度向后摆动,对鼻黏膜表面物质的平均清除速率为 6mm/min,这对清除鼻腔内异物、保持鼻腔清洁具有重要意义,同时也对鼻腔给药时药物在鼻腔内的保留时间有很大影响。鼻上皮细胞下有许多大而多孔的毛细血管和丰富的淋巴网,加之鼻黏膜表面积相对较大,使其成为较理想的黏膜给药途径。有些药物通过鼻腔给药后可通过嗅区转运,绕过血-脑屏障直接进入脑内。如左旋多巴经鼻腔给药后,能够显著改善脑神经的功能。

2. **鼻黏膜**　鼻腔的内表面为黏膜,由上皮和固有层构成。黏膜表面被覆假复层纤毛柱状上皮,含有较多杯状细胞。鼻黏膜表面覆盖有厚度约为 5μm 的黏液层,该黏液层由凝胶上层和溶胶下层组成,它们的黏度对黏液的清除和将吸附和溶解的物质转运到胃肠道有重要影响,即所谓的纤毛清除。

鼻黏液中约含有 95% 水、2% 黏蛋白、1% 盐、1% 其他蛋白质(如白蛋白、免疫球蛋白、溶菌酶以及乳铁传递蛋白等)以及<1% 脂质。鼻腔黏液中的肽酶和蛋白水解酶是影响多肽蛋白质类药物鼻腔吸收的因素之一。

3. 药物的经鼻脑靶向　药物经鼻黏膜可以吸收入脑,其途径有嗅神经通路、嗅黏膜上皮通路和血液循环通路。前两条通路均与药物直接吸收入脑有关,后一条通路需先将药物吸收进入血液循环再透过血-脑屏障入脑。对于靶作用部位位于中枢神经系统的药物,如用于治疗帕金森病、阿尔茨海默病或偏头痛的药物,鼻腔给药具有一定的优势。

## 二、药物鼻黏膜吸收的途径及影响因素

鼻黏膜吸收途径包括经细胞的脂质通道和细胞间的水性孔道。以脂质途径为主,脂溶性药物易被吸收,生物利用度可接近静脉注射。许多亲水性药物或离子型药物从鼻黏膜吸收比其他部位黏膜如小(空)肠黏膜、阴道黏膜、直肠黏膜更好。药物经鼻黏膜吸收的机制为主动转运或被动扩散。

影响药物鼻黏膜吸收的因素较多,包括鼻黏膜的生理因素、药物及剂型因素等。

1. 生理因素

(1)鼻腔 pH:鼻腔 pH 是影响药物吸收的主要因素之一。成人鼻腔分泌物的正常 pH 为 5.5~6.5,婴幼儿的为 5.0~6.0。由于鼻腔黏液较少,每天仅分泌 1.5~2.0ml,缓冲能力差,因此鼻用制剂的 pH 对药物的解离度和吸收有较大影响,通常在 pH 4.5~7.5 间选择最佳值以提高药物的吸收。

(2)鼻腔血液循环:鼻黏膜很薄,毛细血管丰富,药物吸收后直接进入体循环,可避免肝首过效应。有些口服后首过效应很强的药物如黄体酮,经鼻黏膜给药生物利用度与静脉给药相当。鼻腔的血液循环对外界影响或病理状况均很敏感,如外界温度、湿度变化。鼻腔息肉、慢性鼻炎引起的鼻甲肥大可降低鼻腔吸收,萎缩性鼻炎、严重血管舒缩性鼻炎、过敏性鼻炎、感冒等也会影响鼻腔吸收。

(3)鼻腔分泌物:成人鼻腔分泌物中含有多种酶,其中活性最高的为氨基肽酶。因此,对这类酶敏感的药物经鼻黏膜给药时可能会被降解。如胰岛素可被鼻腔分泌物中的亮氨酸氨基肽酶水解。前列腺素 E、黄体酮和睾酮在鼻腔酶类的作用下也会发生结构变化或失去活性。但与消化道相比,鼻腔中药物代谢酶种类较少,活性较低。

(4)纤毛运动:鼻黏膜纤毛清除作用能缩短药物在鼻腔吸收部位滞留时间,影响药物的生物利用度。有些药物如盐酸普萘洛尔在鼻腔吸收良好,生物利用度与静脉注射相当,但该药物对鼻黏膜纤毛具有严重毒性,可使纤毛运动不可逆地停止。防腐剂和吸收促进剂如去氧胆酸钠也可影响纤毛的正常运动。

2. 药物及剂型因素

(1)药物的脂溶性和解离度:脂溶性大的药物能经鼻腔吸收迅速。如 β 受体拮抗剂类药物中,亲脂性最大的普萘洛尔的鼻黏膜吸收最好,给药后几小时就能达到血药峰浓度。家兔的在体灌流实验也表明,黄体酮、睾酮和氢化可的松的吸收与类固醇激素自身的脂溶性成正比。巴比妥类鼻黏膜吸收依赖于药物的油水分配系数。苯甲酸的鼻黏膜吸收程度依赖于溶液 pH 和解离度,分子型易通过鼻黏膜吸收,离子型吸收量减少。

脂溶性药物的渗透系数随着药物分配系数增大而增加,提示鼻黏膜吸收主要途径仍为细胞脂质膜的被动扩散。鼻黏膜吸收体内生物利用度实验表明,黄体酮羟基衍生物的亲水性增大,血药浓度-时间曲线上达峰时间 $t_{max}$ 延长,吸收速度常数 $K_a$ 减小,末端消除相斜率降低,提示吸收速率明显变慢。

(2)药物的分子量和粒子大小:某些亲水性药物的鼻黏膜吸收量与其分子量密切相关,表明亲水性小分子药物可通过鼻黏膜细胞间的水性孔道吸收。分子量小于 1 000 的药物较易通过人和大鼠鼻

黏膜吸收;分子量大于 1 000 的药物鼻黏膜吸收明显降低。分子量为 5 200 的胰岛素,吸收量约为 15%;分子量为 70 000 的葡聚糖吸收量约为 3%。应用吸收促进剂后,即使分子量较大的药物亦可获得很好的鼻黏膜吸收。

不溶性药物的粒子大小与其在鼻腔中的分布位置密切相关。大于 50μm 的粒子一进入鼻腔即发生沉积,无法达到鼻黏膜主要吸收部位;小于 2μm 的粒子有可能被气流带入肺部,也无法停留在鼻腔吸收部位。研究表明气雾剂中约有 60% 粒径范围介于 2~20μm 的粒子可分布在鼻腔吸收部位的前部,并能进一步被气流、纤毛或膜扩散作用引入吸收部位,药物在转运过程中被鼻黏膜吸收。因此,欲发挥局部作用如杀菌、抗病毒药物的气雾剂,为避免肺吸收,一般粒径应大于 10μm。

(3)剂型:鼻黏膜给药可发挥局部或全身治疗作用。鼻腔气雾剂、喷雾剂和粉雾剂在鼻腔中的弥散度大,分布面积较广,药物吸收快,生物利用度高,疗效一般优于同种药物的其他剂型。溶液剂在鼻腔中分布不均匀,容易流失,滞留时间短,不利于药物吸收。混悬剂的作用与其粒子大小及其在鼻腔吸收部位中保留的位置和时间有关。凝胶剂因黏性较大,能降低鼻腔纤毛的清除作用,延长与鼻黏膜接触时间,可改善药物的吸收。凝胶剂虽能延长药物在鼻黏膜的滞留时间,但其黏度较大,给药剂量不准确且使用不便。将药物制备成原位凝胶(in-situ gel)制剂,以液体形式给药,滴入鼻腔后转变为具有适宜生物黏附性的凝胶黏附于鼻黏膜上,能有效延长药物在鼻腔内的滞留时间。

新型给药系统如脂质体、微球、纳米粒等在鼻腔给药中也有应用。它们的主要优点是具有生物黏附性,可延长药物在鼻腔中的滞留时间,保护药物免受酶降解,并不影响鼻黏膜纤毛清除作用,能有效减少药物对鼻腔的刺激性和毒性等。如壳聚糖微球因其荷正电,可通过静电作用与荷负电的上皮组织结合而具有黏膜黏附性,通过打开细胞间的紧密连接促进亲水性药物转运,并具有生物相容性和可降解性。

(4)吸收促进剂:鼻黏膜吸收促进剂主要有胆酸盐、表面活性剂、螯合剂、脂肪酸、蛋白酶抑制剂和环糊精等。它们的作用机制主要有以下几方面。①降低黏膜层黏度,提高黏膜的通透性,如油酸、辛酸等;②抑制药物作用部位的蛋白酶水解的作用,如胆酸盐、夫西地酸;③与鼻黏膜相结合,引起磷脂膜紊乱,改变黏膜的结构,促进膜孔的形成,如环糊精能暂时地抽取、溶解上皮细胞膜中的胆固醇或磷脂,增加药物的膜通透性,并与膜蛋白结合,引起磷脂膜紊乱,改变膜结构,增加膜的流动性和通透性,降低膜的刚性;④改变鼻黏膜的电位和阻抗,使上皮细胞之间的紧密连接暂时疏松,增加细胞间的通透性,如聚左旋精氨酸;⑤加速鼻黏膜中血流速度,提高膜两侧药物的浓度梯度;⑥增加与鼻黏膜的黏附作用,延长鼻腔内滞留时间,如壳聚糖。

但一些促进剂可能会造成上皮细胞损伤并对鼻纤毛运动产生影响。如高浓度的表面活性剂可能会破坏甚至溶解鼻黏膜组织;去氧胆酸钠易破坏上皮屏障,有可能对鼻黏膜的正常生理功能造成不可逆的损伤。

### 三、鼻黏膜吸收的研究方法

鼻黏膜吸收的研究方法有离体鼻黏膜法、细胞培养模型法、在体鼻腔灌流法和体内评价法。离体鼻黏膜法的实验装置和研究方法与经皮给药类似,常采用离体的羊、猪或兔的鼻黏膜,测定渗透速率或渗透系数。细胞培养模型法首先需建立与鼻黏膜结构性能相似的细胞模型,如原代培养的人鼻腔上皮单层细胞,测定药物的渗透系数,该方法还可研究药物在鼻黏膜中的代谢。

在体鼻腔灌流法:在体法的实验动物通常采用大鼠。体内法常在人体或大鼠、家兔、狗、绵羊、猴等动物体内进行。用注射器配合一根柔软的聚乙烯塑料管,将药液滴入鼻腔,取仰卧位 1 分钟,定时采取血样,测定血药浓度,进行药物鼻黏膜吸收动力学研究以及生物利用度研究。

此外,研究鼻腔给药时应考虑药物及处方中的辅料如吸收促进剂和防腐剂等对鼻黏膜组织及其纤毛的毒性作用。因此,研制鼻腔给药制剂时,需进行以下试验:①对鼻黏膜刺激性和致敏性试验;

②对黏膜上皮组织结构的损伤试验;③对纤毛形态及功能的影响等试验。其中,对黏膜上皮组织的损伤结构及纤毛形态的影响,常以大鼠为实验动物,采用扫描电镜观察用药前后的形态。评价纤毛功能的动物模型主要有鸡胚胎气管的黏膜纤毛和蛙上腭黏膜纤毛,将黏膜纤毛与受试药液接触一定时间后,应用显微镜观察纤毛摆动的持续时间,通过与对照组比较,评价药物制剂对纤毛功能的影响。

# 第五节    口腔黏膜给药

药物经口腔黏膜给药可发挥局部或全身治疗作用,局部作用的剂型多为溶液型或混悬型,如漱口剂、气雾剂、膜剂、软膏剂、口腔片剂等;可产生全身作用的剂型多为舌下片、黏附片、贴剂等。口腔黏膜给药的优点主要有可避开肝首过效应、可避开胃肠道的降解作用、给药方便、起效迅速、无痛无刺激、患者耐受性好。与其他非口服给药途径相比,口腔黏膜给药还具有以下特点:①口腔黏膜中的颊黏膜和舌下黏膜部位的血流丰富,黏膜组织的通透性仅次于鼻黏膜;②口腔黏膜对外界刺激具有较强的耐受性,当黏膜组织受到制剂中的一些成分刺激和损伤,停止用药后能够较快地恢复;③剂型易定位,用药方便,可随时撤去药物,易被患者接受。

## 一、口腔黏膜的结构与生理

口腔黏膜的总面积约为 $100cm^2$,不同部位组织的黏膜结构、厚度和血流供应情况均有不同。根据角质化程度可将口腔黏膜分为非角质化区域和角质化区域,前者包括舌下黏膜和颊黏膜,这两个部位血流丰富,对药物的通透性好;后者包括龈黏膜、硬腭黏膜和唇的内侧,其上皮已角质化,对药物的通透性差。

产生全身作用的口腔用药主要部位是颊黏膜,其次是舌下黏膜。颊黏膜可分为四层结构:上皮层、基底层、固有层和黏膜下层(图 4-9)。上皮层由角质形成细胞与非角质形成细胞组成,为药物透过黏膜的主要屏障。基底层位于上皮层与固有层之间,固有层为致密的结缔组织成分,黏膜下层为疏松的结缔组织。结缔组织中有毛细血管网络,药物透过上皮层后由此进入血液循环。口腔中非角质化上皮层很薄,仅为 $100\mu m$。细胞间连接不紧密,活动性大,药物穿透能力大于角质化上皮。

口腔黏膜表面有一种胶状的黏液,主要由 $1\% \sim 5\%$ 水不溶性的糖蛋白和 $95\% \sim 99\%$ 水构成,同时还有少量的蛋白质、酶、电解质和核酸。口腔黏膜下有大量毛细血管汇总至颈内静脉,可绕过肝脏的首过效应。

唾液 pH 为 $5.8 \sim 7.4$,含有 $99\%$ 的水分。成人口腔中唾液腺每天可分泌 $1 \sim 2L$ 唾液,唾液中含有黏蛋白、淀粉酶、羧酸酯酶和肽酶等,与胃肠道相比,口腔中代谢酶的活性要低得多。

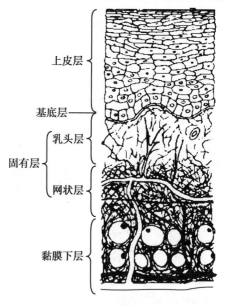

图 4-9　颊黏膜结构示意图

## 二、药物口腔黏膜吸收的途径及影响因素

药物在口腔黏膜中渗透到达黏膜下层,黏膜下层有大量的毛细血管,且血流量丰富;药物被吸收后进入舌静脉、面静脉和后腭静脉,汇集至颈内静脉而进入血液循环,因此可避免肝首过效应。

影响药物口腔黏膜吸收的因素包括口腔黏膜的生理因素、药物性质、剂型和给药部位、吸收促进剂等。

1. 生理因素　口腔黏膜的结构与性质具有分布区域差别,给药部位不同,药物吸收速度和程度也不同。一般认为口腔黏膜渗透性能介于皮肤和小肠黏膜之间。口腔黏膜中舌下黏膜渗透性能最强,颊黏膜次之,齿龈黏膜和腭黏膜最慢。舌下黏膜渗透能力强,药物吸收迅速,给药方便,许多口服肝首过效应强或在胃肠道中易降解的药物,如类固醇激素、硝酸甘油、二硝酸异山梨酯等舌下给药后生物利用度显著提高。颊黏膜表面积较大,渗透性比舌下黏膜差,受口腔中唾液冲洗作用影响小,制成生物黏附贴片或生物黏附片后能够在颊黏膜上保持相当长时间,有利于控释制剂释放及蛋白多肽类药物的吸收。

影响口腔黏膜给药吸收的最大因素是唾液的冲刷作用,释放至唾液中的药物会被吞咽进入胃肠道。舌下片剂常因此保留时间很短,口腔其他部位的黏附制剂也可能因此改变释药速度,缩短释药维持时间。唾液分泌量的时间差异和个体差异对依赖于唾液释放的药物制剂影响很大,如缓控释制剂的药物释放量可能在清晨和熟睡时发生很大变化。此外,口腔组织运动、饮水或进食都可以影响制剂在用药部位的驻留,从而影响药物的黏膜吸收。

唾液的缓冲能力较差,药物制剂本身可能改变口腔局部环境的 pH。唾液中酶活性较低,所含其他有机与无机成分一般对药物释放无影响。唾液中含有的黏蛋白有利于黏膜贴附制剂的黏着,黏蛋白也可能与药物发生特异性的或非特异性的结合,影响药物的吸收。此外,口腔中的细菌、唾液与黏膜中的酶会使一些药物在口腔中代谢失活,口腔黏膜的物理损伤和炎症易使药物吸收增加。

2. 药物性质　药物经口腔黏膜渗透的能力与药物本身的脂溶性、解离度和分子量大小密切相关。大多数弱酸类和弱碱类药物能通过黏膜吸收,其口腔黏膜吸收程度与分配系数有关,$\log P$ 在 1.6~3.3 之间有较好的吸收。亲水性药物的吸收与药物分子大小有关,分子量小于 100 的可迅速透过口腔黏膜,分子量大于 2 000 的药物在口腔黏膜的渗透性急剧降低。遵循 pH-分配学说,分子型药物易透过口腔黏膜,离子型药物难以透过脂质膜。

口腔黏膜给药对药物的口感要求较高,舌背侧分布有许多被称为味蕾的味觉受体,可使某些具有苦味的药物和赋形剂的应用受到限制。

3. 剂型与给药部位　口腔黏膜给药系统包括片剂、贴剂、喷雾剂、水凝胶、膜剂、粉剂和溶液剂等,制剂的应用部位不同,受黏膜渗透性、血流分布、唾液的冲洗作用和滞留时间的影响也就不同,因而可产生生物利用度的差异。一般要求口腔黏膜制剂在口腔中滞留较长时间,以利于药物的充分吸收或局部治疗。高分子聚合物的黏度增大或聚合物用量的增加,能够延长制剂在口腔中的滞留时间,有利于药物的吸收,但也可能使药物的释放减慢,影响药物吸收。

4. 吸收促进剂　由于颊黏膜渗透性能相对较差,制剂处方中常加入吸收促进剂。口腔黏膜吸收促进剂与透皮吸收促进剂以及其他一些黏膜吸收促进剂相似,常用的吸收促进剂有金属离子螯合剂、脂肪酸、胆酸盐、表面活性剂等。吸收促进剂的加入,能够有效改善口腔黏膜的通透性,提高药物黏膜吸收的速度和程度。

## 三、口腔黏膜吸收的研究方法

1. 体外法　人或动物离体口腔黏膜扩散实验可以用来研究药物吸收的机制及影响因素。体外实验中人体的口腔黏膜来源困难,经常使用狗、家兔、猪、恒河猴、豚鼠、大鼠或仓鼠的口腔黏膜。已有研究表明狗、猪、家兔和恒河猴的口腔黏膜上皮与人的相似,大鼠和仓鼠的颊黏膜与舌下黏膜均有角质化,与人的差异很大。猪和狗的口腔黏膜面积大,来源方便,因此在体外研究中应用较多。

2. 在体法和体内法　口腔给药试验可采用在体方法进行。口腔灌流给药装置可紧密固定在口腔黏膜给药部位,保持恒定的给药面积,药物溶液通过导管从体外进入灌流装置,直接与口腔黏膜接触,避免口腔外环境的不利影响。药物吸收量可通过测定给药后血药浓度或灌流液中药物残留量而获得。图 4-10 为一种在体灌流池,灌流池由柔性聚合物制成,一面可置于口腔颊黏膜表面,另一面通过小孔与循环管、泵和循环液贮存杯连接。试验时受试者斜躺在靠背椅上,将灌流池置于口腔黏膜上,恒温条件下通过恒流泵进行液体循环,定时取样,测定药物在扩散池中的剩余量,计算药物的口腔黏膜表观吸收速率常数。

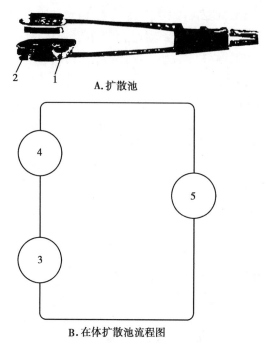

1. 循环液入口;2. 循环液出口;3. 扩散池;4. 泵;5. 循环液贮存杯。

图 4-10　口腔在体扩散池装置示意图

口腔给药的体内试验与临床实际给药方法相近,测定药物给药后的血药浓度和生物利用度,即能评价口腔黏膜吸收的优劣。

# 第六节　直肠给药与阴道给药

## 一、直肠给药

直肠给药(rectal drug delivery)可用于局部治疗或发挥全身作用,常用的剂型是栓剂或灌肠剂。直肠给药用于全身治疗有许多优点:①药物直肠吸收后,大部分可绕过肝脏进入大循环发挥全身作用,降低了肝首过效应,也相应减少了药物对肝脏的毒副作用;②避免胃肠 pH 和酶的影响和破坏,避免药物对胃肠功能干扰,对胃有刺激的药物可采用直肠给药;③作用的时间一般比口服片剂长,通常给药为 1~2 次/d;④适于不愿或不能吞服药物的患者,对于婴幼儿及神志障碍的患者,使用直肠给药较口服或注射给药更容易、更安全;⑤可作为多肽蛋白质类药物的给药方式。

（一）直肠的生理结构与药物的吸收

1. **直肠的解剖生理**　直肠位于消化道末端,人的直肠长 12~20cm,最大直径为 5~6cm。直肠液体量为 2~3ml,pH 为 7.3 左右。直肠具有以下特点:①平均温度为 36.2~37.6℃,水不呈流体存在,在半固体粪便中有 77%~82% 的水分;②直肠无蠕动作用;③直肠内容物压力因具体部位不同而有差异;④直肠pH 受粪便的酸碱度所影响。因直肠体液无缓冲作用,故溶解的药物就决定直肠部位的 pH。

2. **直肠黏膜的生理特征**　直肠黏膜由上皮、黏膜固有层、黏膜肌层三部分构成。上皮系由排列紧密的柱状细胞组成,其中分布着可分泌黏液的杯状细胞。直肠黏膜上皮细胞下分布有许多淋巴结,黏膜固有层中分布有浅表小血管,黏膜肌层由平滑肌细胞组成,分布有较大血管。虽然直肠的血流供应较充分,但与小肠黏膜相比,直肠黏膜无绒毛,褶皱也少,液体容量低,吸收面积较小(200~400cm²),药物吸收比较缓慢,故直肠不是药物吸收的主要部位。但有些药物也能在直肠较好地吸收,如镇痛药、抗癫痫药、镇静药、抗菌药、抗肿瘤药等。近年来,吸收促进剂的使用,使许多本来在直肠内难以吸收的药物能通过直肠黏膜被加速吸收,从而扩大了栓剂的临床应用范围。

**3. 药物的吸收机制** 直肠给药制剂首先需要药物从基质中释放才能被吸收,图 4-11 为药物的释放与吸收过程。

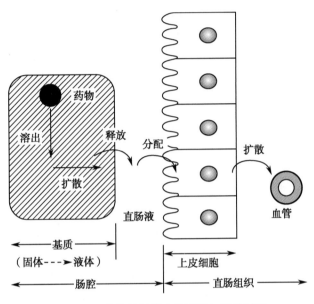

图 4-11　药物从基质中的释放与吸收过程

释放的药物穿过上皮细胞进入血管被吸收。直肠与肛门部位的血管分布有其特殊性(图 4-12),药物经直肠吸收主要有两个途径:一条是通过直肠上静脉,经门静脉入肝脏,在肝脏代谢后再转运至全身,因此仍可能存在肝脏首过效应;另一条是通过直肠中、下静脉和肛管静脉进入下腔静脉,绕过肝脏而直接进入血液循环。因此药物的直肠吸收与给药部位有关,栓剂引入直肠的深度越小,栓剂中药物不经肝脏的量越多,一般为总量的 50%~70%。栓剂距肛门口 2cm 处给药生物利用度远高于距肛门口 4cm 处给药。当栓剂距肛门口 6cm 处给药时,大部分药物经直肠上静脉进入门静脉-肝脏系统。药物也可经直肠淋巴系统,通过乳糜池经胸导管进入血液循环,经淋巴吸收的药物可避开肝脏代谢作用。

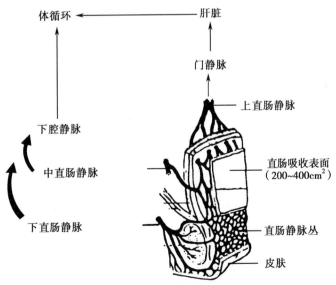

图 4-12　直肠与肛门部位的血管分布

### （二）影响直肠药物吸收的因素

**1. 生理因素**　直肠黏膜为类脂膜结构。直肠黏膜上的水性微孔分布数量较少,分子量300以上的极性分子难以透过,药物主要通过类脂质途径透过直肠黏膜。

直肠液的pH影响药物的吸收,由于容量小,直肠液实际上无缓冲能力,溶解的药物影响直肠液的pH。若改变pH,使未解离药物所占的比例增大,则有可能增加药物的吸收。直肠黏膜表面覆盖着一层连续不断的黏液层。黏液中含有蛋白水解酶和免疫球蛋白,可能会形成药物扩散的机械屏障并促使药物酶解。与小肠相比,直肠蛋白水解酶活性较低。直肠中粪便影响药物的扩散,阻碍药物与直肠黏膜接触,从而影响药物的吸收。空直肠比充有粪便的直肠吸收多。成人经直肠灌肠清洗者予以林可霉素栓剂生物利用度与口服胶囊剂相似,未经清洗灌肠者生物利用度仅为胶囊剂的70%。

直肠缺乏有规律的蠕动、直肠液容量小,这些生理因素对水溶性较差药物的溶解和从水溶性基质中释放不利,其溶出过程可能成为药物吸收的限速过程。

**2. 剂型因素**

（1）药物的脂溶性与解离度:脂溶性好、非解离型药物能够迅速从直肠吸收,非脂溶性、解离的药物不易吸收。在家兔体内进行的孕激素类药物的吸收研究表明,直肠给药生物利用度比口服给药高9~20倍。孕激素衍生物的生物利用度随着分子结构中羟基数目的增加而降低,表明直肠黏膜的吸收速度随着药物脂溶性和分配系数的降低而减小。

分子型药物渗透直肠黏膜的速度远大于离子型药物,$pK_a$大于4.3的弱酸性药物或$pK_a$小于8.5的弱碱性药物,一般吸收快;$pK_a$小于3.0的酸性药物或$pK_a$大于10.0的碱性药物,其吸收速度十分缓慢。如在直肠pH条件下高度解离的青霉素钠和四环素溶液给药后,吸收量仅为口服溶液吸收量的10%。因此,可以应用缓冲液或盐溶液来改变直肠液的pH,以增加分子型药物的比例,提高药物的吸收率。

（2）药物的溶解度与粒度:药物的溶解度对直肠吸收有较大影响。体内研究表明,磺胺类药物的钠盐的栓剂吸收比其他盐快。对难溶性药物,可采用溶解度大的盐类或衍生物制备栓剂以利于吸收。

不同溶解度的药物选择适宜类型的基质,可获得较好的吸收效果。水溶性药物混悬在油脂性基质中,或脂溶性较大的药物分散在水溶性基质中,由于药物与基质之间的亲和力弱,有利于药物的释放,且能够降低药物在基质中的残留量,可以获得较完全的释放与吸收。水溶性较差的药物呈混悬状态分散在栓剂基质中时,药物粒径大小能够影响吸收。如阿司匹林栓剂采用比表面积为$320cm^2/g$的细粉与比表面积为$12.5cm^2/g$的粗粒分别制成栓剂,经健康受试者使用后,细粉的12小时水杨酸累积排泄量为粗粒的15倍。

（3）基质的影响:药物在栓剂中常以溶解或混悬状态分散于油脂性或水性介质中,除了基质本身的理化状态如熔点、溶解性能、油水分配系数影响药物的释放与吸收外,药物在不同基质中的热力学性质也能影响其释放与吸收。

栓剂的处方组成(主要是基质类型)对药物的生物利用度有很大影响。一般说栓剂中药物吸收的限速过程是基质中的药物释放到体液的速度,而不是药物在体液中溶解的速度。因此,药物从基质中释放得快,可产生较快而强烈的作用,反之则作用缓慢而持久。

药物的直肠吸收与栓剂在直肠中的保留时间有关。为延长栓剂的直肠保留时间,可采用生物黏附性给药系统,增加滞留时间,提高生物利用度。如采用Eudragit凝胶制备的水杨酰胺亲水凝胶栓剂,生物利用度比水溶性基质和油脂性基质普通栓剂高1~3倍。

（4）剂型:在直肠给药剂型中,溶液型灌肠剂比栓剂吸收迅速且安全。研究表明茶碱栓剂直肠吸收慢且不规律,而茶碱溶液剂灌肠效果较满意,血药浓度与静脉给药相似,达峰比口服片剂快。为了达到速释目的,也可采用中空栓剂或泡腾栓剂,而微囊栓剂与凝胶栓剂可适当延缓药物的释放。

**3. 吸收促进剂**　对于直肠吸收差的药物,如抗生素和多肽蛋白质类大分子药物,制成栓剂时可适当加入吸收促进剂。离子型表面活性剂和络合剂对黏膜毒性大，一般不宜采用。用作直肠吸收促进剂的物质有：①非离子型表面活性剂；②脂肪酸、脂肪醇和脂肪酸酯；③羧酸盐，如水杨酸钠、苯甲酸钠；④胆酸盐，如甘氨胆酸钠、牛磺胆酸钠；⑤氨基酸类，如盐酸赖氨酸等；⑥环糊精及其衍生物等。其促进吸收机制可参见本章"鼻腔给药"相关内容。

## 二、阴道给药

阴道给药（vaginal drug delivery）是指将药物置于阴道内，发挥局部作用，或通过吸收进入体循环，产生全身的治疗作用。阴道给药的主要优点有：可自身给药；阴道环等可根据需要停药；能持续释放药物，局部疗效好而安全；适用于一些服用后有严重胃肠道反应，不适合口服的药物；可避免肝脏首过效应，提高生物利用度等。该给药途径的主要缺点有：半固体药物的给药不便，并有不适排出物；用药受生理性周期影响；存在局部用药后耐受性差等问题。

### （一）阴道的结构与生理

人的阴道为管状腔道，前壁长 7~9cm，后壁长 10~12cm，上端包绕宫颈，这部分称阴道穹隆。阴道壁由弹力纤维、肌层和黏膜组成，富含静脉丛。阴道黏膜由上皮和固有层组成。阴道上皮可以进一步分成上层、中层和基底层。上层由复层扁平细胞构成，该细胞可以不断增殖和脱落。中层由 10~30 层呈多面体的细胞构成，基底层由柱状细胞构成。阴道上皮下为固有层，分布有大量小血管。

在雌激素、孕激素等女性激素的调控下，人的阴道黏膜会产生周期性变化。阴道上皮代谢酶的活性较低。阴道血管分布丰富，血流经会阴静脉丛流向会阴静脉，最终进入腔静脉，可绕过肝首过效应。

阴道黏膜表面覆盖着一层黏液，由子宫颈和阴道本身的分泌液组成，这些分泌液含有各种抗菌物质，成为机体预防感染的屏障。阴道一般 pH≤4.5，多为 3.8~4.4，有利于防御病原微生物的繁殖。更年期妇女阴道 pH 上升至 7.0~7.4。

### （二）阴道给药的药物吸收及影响因素

**1. 药物吸收途径**　药物在阴道的吸收过程包括药物从给药系统的释放、药物在阴道液中的溶解和黏膜的渗透。分散在基质中的药物微粒溶解在周围高分子材料中，通过高分子基质扩散到制剂表面分配进入阴道液，并扩散通过阴道液被阴道黏膜摄取，再通过血液循环或淋巴系统将药物转运分布于作用部位。

药物扩散穿过阴道上皮的机制有：①细胞转运通道（脂质通道）；②细胞外的转运通道（水性通道）；③受体介导的转运机制。阴道黏膜对药物转运以脂质通道为主，亲水性药物可通过水性通道。药物必须具有足够的亲脂性，以利于扩散通过脂质连续膜，但也要求有一定程度的水溶性以保证能溶于阴道液。对于在阴道黏膜中渗透性大的药物，吸收主要受流体动力学扩散层的影响，该扩散层由阴道上皮和药物制剂之间的阴道液体形成。对于在阴道黏膜中渗透性小的药物，吸收受阴道上皮渗透性的限制。阴道黏膜的渗透性大于直肠、口腔、皮肤，但小于鼻腔和肺。

药物从阴道吸收存在"子宫首过效应"（first uterine pass effect），子宫首过效应是指药物经阴道黏膜吸收后，直接转运至子宫的现象。

**2. 影响药物吸收的因素**　影响药物透过阴道上皮吸收的生理因素包括阴道壁的厚度、宫颈黏液、上皮层厚度和孔隙率、月经周期、阴道液的量、pH 和黏度等；阴道壁厚度随排卵周期、妊娠和绝经期时阴道上皮及阴道内 pH 的变化而变化。动物实验表明，动情期和动情期后，阴道内亲水性物质的渗透能力增大，原因可能是上皮细胞之间的连接比较松弛，阴道上皮层也较薄。此外，药物吸收前须先溶出，因此阴道液的理化性质和量的多少也显著影响药物的吸收。宫颈黏液有助于给药系统黏附性的发挥，但也是药物吸收的屏障。

药物理化性质，如分子量、脂溶性、离子化程度等，影响药物透过阴道黏膜吸收。阴道上皮的渗透系数随着药物脂溶性的增加而增大。分子型药物容易通过阴道黏膜吸收，而离子型药物难以吸收。

阴道用剂型必须能适应阴道这个特殊的生理结构,使患者易于使用,在阴道内滞留时间长,涂布面广,能渗入黏膜皱褶,这样才能有助于药物与病灶、致病因子的接触,利于药物的吸收。

在阴道用药的各种剂型中,泡沫剂、泡腾制剂具有使药物分布广的优点,但滞留时间短。凝胶剂或在位凝胶能与阴道黏膜紧密黏合,延长药物在阴道内的滞留时间、消除或减少药物渗漏、减少给药次数以及改善患者用药顺应性,提高治疗效果。阴道环是阴道给药的专用剂型,放置于阴道后以设计的速率释放药物,可持续长时间释放低剂量药物,主要用于避孕和雌激素替代治疗。

## 第七节　眼 部 给 药

眼部给药(ophthalmic drug delivery)主要用于眼局部疾病的治疗,如抗眼部细菌性或病毒性感染、降低眼压、缩瞳或扩瞳等。眼部给药后药物能够到达眼内病灶部位,发挥疾病的治疗作用。所谓眼部药物吸收,主要是探讨药物在眼内各生物膜的透过性以及通过眼部黏膜吸收进入人体循环的问题。眼睛是人的重要器官,且非常敏感,因此一般不会作为全身治疗作用的给药途径。

### 一、眼的结构与生理

眼由眼球、眼附属器两部分构成。

1. 眼球　眼球由眼球壁和眼内容物组成。眼球壁由三层结构组成,即外层、中层和内层。外层主要由角膜、巩膜组成,两者结合处称为角巩膜缘;中层自前向后分为虹膜、睫状体和脉络膜三部分;内层为视网膜。眼内容物包括房水、晶状体和玻璃体。在角膜后面与虹膜和晶体前面之间的空隙称为前房;在虹膜后面,睫状体和晶状体赤道部之间的环形间隙称为后房。充满前、后房的透明液体称为房水(图 4-13)。房水主要成分为水,含有少量氯化物、蛋白质、维生素 C、尿素及无机盐类等,房水呈弱碱性,比重与水相比略高。晶状体为双凸透镜状的富有弹性的透明体。玻璃体为透明、无血管、无神经、具有一定弹性的胶体。

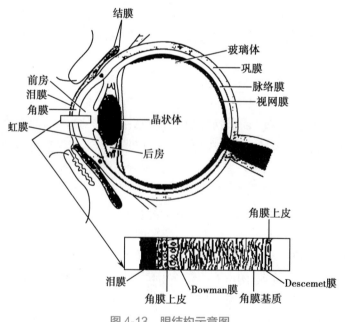

图 4-13　眼结构示意图

2. 眼附属器　眼附属器主要包括眼睑、结膜、泪器。眼睑覆盖于眼球外部,起到保护眼球的作用。眼睑的开闭可协助泪液的铺展,并可减少泪液的蒸发。结膜覆盖眼球前部除角膜以外的整个外表面,并与眼睑的内表面相连,其间构成结膜囊,眼用溶液滴入眼内后主要集聚于此。泪腺和结膜腺分泌的泪液为无菌的澄清水溶液,含溶菌酶,其在角膜和结膜表面形成一层液膜能润湿眼表,并能清除微生物和粉尘,起到保护作用。泪液的容量为 7μl,pH 为 6.5～7.6,并有一定的缓冲能力。

## 二、药物眼部吸收的途径及影响因素

滴眼液给药后主要通过经角膜渗透和不经角膜渗透(又称结膜渗透)两种途径吸收。药物与角膜表面接触并渗入角膜,进一步进入房水,经前房到达虹膜和睫状肌,药物主要被局部血管网摄取,发挥局部作用。另一条途径是药物经眼进入体循环的主要途径,即药物经结膜吸收,并经巩膜转运至眼球后部。结膜内血管丰富,结膜和巩膜的渗透性能比角膜强,药物经结膜血管网进入体循环,不利于药物进入房水,同时也有可能引起药物全身吸收后的副作用。

脂溶性药物一般经角膜渗透吸收,亲水性药物及多肽蛋白质类药物不易通过角膜,主要通过结膜、巩膜途径吸收。亲水性药物的渗透系数与其分子量相关,分子量增大,渗透系数降低。

药物经何种途径吸收进入眼内,很大程度上依赖于药物本身的理化性质、给药剂量及剂型。

药物通过眼部吸收受到角膜的渗透性、角膜前影响因素、渗透促进剂、给药方式等因素的影响。

1. 角膜的渗透性　大多数需要发挥局部作用的眼用药物,如散瞳、扩瞳、抗青光眼药物,需要透过角膜进入房水,然后分布于周边组织,如睫状体、晶状体、玻璃体、脉络膜、视网膜等。

角膜厚度为 0.5～1mm,主要由脂质结构的上皮、内皮及两层之间的亲水基质层组成。上皮和内皮的脂质含量为基质层的 100 倍,基质层主要由水化胶原构成,角膜组织实际上为“脂质-水-脂质”结构。角膜上皮对于大多数亲水性药物可构成扩散限速屏障,亲脂性很高的药物则难以透过角膜基质层。因此药物分子必须具有适宜的亲水亲油性才能透过角膜。经角膜途径吸收的药物,其理想的正辛醇/缓冲液(pH 7.4)分配系数范围是 100～1 000。此外,角膜上皮的等电点为 3.2,当局部组织 pH 在该值之上时,角膜将呈负电性。所以在生理条件下(pH 7.4),基于异性电荷相吸的原理,带正电荷的离子比带负电荷的离子容易透过角膜。

角膜上皮层对微生物的侵袭是一个有效的屏障。上皮层受到损伤角膜就易受感染,可以导致严重的角膜溃疡甚至失明。同时损伤的角膜药物通透性增大,可能造成局部药物浓度过高,从而带来不利影响。

2. 角膜前影响因素　液体剂型滴入结膜囊中能迅速从鼻泪导管中排出,保留时间范围为 4～10 分钟。人眼正常泪液容量约 7μl,结膜囊最高容量为 30μl。一般滴眼剂每滴 50～70μl,滴入后大部分溢出眼外,部分药液经鼻泪导管从口、鼻流失或经胃肠道吸收进入体循环,只有小部分药物能透过角膜进入眼内部。

眼用制剂角膜前流失是影响其生物利用度的重要因素,其中鼻泪腺是药物损失的主要途径,75% 的药物从此途径在滴入眼内后 5 分钟内损失,仅有 1% 左右的药物被吸收。增加药物与角膜的接触时间可有效地降低药物流失,具体方法介绍如下。

(1)增加制剂黏度:应用纤维素衍生物和聚乙烯醇等亲水性高分子材料可增加水溶液黏度,延长保留时间,减少流失,有利于药物与角膜接触,有利于药物透过。如在 2% 毛果芸香碱滴眼剂中加入 0.5% 羧甲基纤维素钠及 0.8% 聚乙烯醇,与药物水溶液对照进行家兔缩瞳实验,结果表明黏性滴眼剂能延长作用时间。

(2)减少给药体积:溶液型滴眼剂角膜前流失的速度与滴入体积直接相关。在兔眼内,当滴入药物的体积为 50μl 时,90% 的剂量在 2 分钟内流失,滴入体积分别为 25μl、10μl、5μl 时,流失 90% 药物量的时间则延长至 4 分钟、6 分钟、7.5 分钟。因此,减少滴入体积、适当增大滴入药物的浓度,能够提高药物的利用率。有些药物可制成混悬型滴眼剂,混悬型滴眼剂中的药物微粒在结膜囊内,能不断地提供药物透入角膜,因而能够产生较高的药物浓度。混悬液中的粒子大小是影响药物吸收的重要因素,粒度过大可引起眼部刺激和流泪,导致药物流失。

（3）调节 pH、渗透压和表面张力：眼用药物大多是有机弱碱的水溶性盐，如盐酸毛果芸香碱、硫酸阿托品等。制剂中为增加药物溶解度和稳定性，常调节 pH 至弱酸性。这种滴眼剂滴入结膜囊中有可能刺激泪液分泌，造成药物流失。如调高 pH，则碱性溶液更易刺激泪液分泌。根据相关研究，在 pH 中性时流泪最少，所以不论解离型或分子型药物，在 pH 中性附近范围内吸收都增加。如 pH 7.0 的毛果芸香碱滴眼剂缩瞳作用比 pH 4.5 的滴眼剂强。

等张溶液不引起流泪和不适，一般生物利用度较好；高张时流泪显著增加，生物利用度下降；低张时对流泪无明显影响，生物利用度也较高。例如，阿替洛尔滴眼剂的渗透压降至 80mOsm/kg 时，房水中和虹膜-睫状体中的药物浓度分别比血浆浓度高 2 倍和 3 倍，局部药物浓度提高，有利于 β 受体拮抗剂发挥疗效，并且能够降低药物的全身副作用。

滴眼剂的表面张力对滴眼剂与泪液的混合以及对角膜的渗透性均有较大影响。表面张力越小，越有利于滴眼剂与泪液的充分混合，也有利于药物与角膜上皮接触，药物越容易渗入。

（4）应用软膏、膜剂、在位凝胶等剂型：眼膏和膜剂与角膜接触时间都比水溶液长，因而有利于吸收，作用时间也延长。应用眼膏可能出现的缺点是如果药物在油脂性基质中的溶解度大于角膜上皮层，药物就不容易释放进入角膜内，另一个缺点是油脂性基质不易与泪液混合，因而可以妨碍药物的穿透。一般眼膏的吸收慢于水溶液及水混悬液。

以水溶性高分子材料聚乙烯醇为成膜材料制成的眼用膜剂，使用后在结膜囊内被泪液缓慢溶解，形成黏稠溶液，不易流失，且可黏附在角膜上延长接触时间，使眼部能维持较长的药效。如毛果芸香碱眼用膜剂，一次用药一片，药效可维持 8～12 小时，能够较满意地控制眼压。以水不溶性高分子材料为控释膜的毛果芸香碱控释眼膜，能以近零级释药速度持续释药达一周，用药量仅为滴眼剂的 1/5 而控制眼压作用相近，维持时间长，还可避免长期应用滴眼剂带来的视力减退等副作用。以亲水性高分子材料 2-羟乙基甲基丙烯酸酯为主要成分制成的软接触镜，可以吸附药物，供患者戴入眼内用。

3. **渗透促进剂的影响**　为了提高眼部给药的治疗效果，眼用制剂中亦有使用渗透促进剂。渗透促进剂的种类不同，其主要作用部位不同。例如癸酸和皂苷能显著增加 β 受体拮抗剂的角膜渗透性，但对结膜的渗透促进作用相对较弱；牛磺胆酸对结膜的渗透促进作用强于角膜；EDTA 不仅能够增加阿替洛尔的角膜吸收，而且也能增加结膜吸收，从而有可能增加全身性副作用。因此，渗透促进剂的选择必须通过严格的筛选。此外，眼用渗透促进剂对刺激性要求很高，有研究报道，Brij-78 等聚乙烯醚类非离子表面活性剂及烷基多糖能够促进肽类药物眼部吸收，后者中具有 12～14 碳链的麦芽糖衍生物的促进吸收作用最强，几乎没有刺激性。

4. **给药方法的影响**　滴眼液给药后有时眼前部组织中（角膜、结膜、巩膜、房水、睫状体）药物浓度比眼后部组织高。此时眼表面给药很难达到治疗眼后部组织疾患的作用，治疗严重的眼后部疾病宜采用结膜下注射、玻璃体内注射和球后注射。药物注射入结膜下或眼后部的特农氏囊（眼球囊）时，可借助于简单扩散过程通过巩膜进入眼内，对睫状体、脉络膜和视网膜发挥作用。若药物经球后注射，则药物同样以简单扩散方式进入眼后端，可对球后的神经及其他组织发挥作用。

### 三、眼部吸收的研究方法

1. **体外法**　眼部给药系的体外研究方法可分为有膜法和无膜法，有膜法多用于模拟药物的角膜渗透过程，无膜法则适用于释药原理为扩散或骨架溶蚀的眼用凝胶剂。

有膜法的体外角膜模型的构建方法主要有立式扩散池法、透析袋法和改良《美国药典》（USP39）溶出度测定第三法。立式扩散池法能将新鲜离体角膜固定于扩散池的供给室和接收室之间，接收室中加入释放介质，供给室中加入药物，装置置于模拟人眼环境中，定时从接受室中取样，同时等量补充释放介质，计算药物累积渗透量。透析袋法则在漏槽条件下，使用透析袋模拟眼角膜进行试验。改良

《美国药典》(USP39)溶出度测定法的装置为一个两端开口的小玻璃管,一端用半透膜密封,将装有待考察药物的小管固定悬挂使半透膜恰好接触模拟人眼环境的释放介质。常用的释放介质有磷酸盐缓冲液、模拟泪液(STE)、GBR 溶液和生理氯化钠溶液。

无膜法则不设置半透膜,在人工泪液环境中,通过振荡模拟眨眼对制剂可能产生的剪切作用,从而更好地模拟眼内泪液溶蚀制剂的过程,常用于眼用凝胶剂和缓释制剂的体外释药研究。

2. 体内法　眼部给药系统的体内药动学研究多选用家兔、犬作为动物模型。目前,国内外眼部给药系统药动学研究方法与技术主要有:①角膜穿刺术,通过测定眼球房水和玻璃体液中药物浓度计算药物生物利用度;②泪液收集法,主要用于眼表疾病;③药理作用观测法,如毛果芸香碱缩瞳试验;④微量渗析取样技术;⑤放射性同位素示踪技术。

# 第八节　耳 部 给 药

耳部给药主要用于耳局部疾病的治疗。耳部疾病根据病灶部位可分为外耳疾病、中耳疾病、内耳疾病。外耳疾病包括耳郭软骨膜炎、外耳道炎等;中耳疾病包括中耳炎、中耳乳突胆脂瘤等;内耳疾病包括感音神经性聋、梅尼埃病、前庭神经元炎、耳鸣等。其中外耳疾病给药手段相对简单,根据剂型,耳用散剂采用吹入法、耳栓与耳用滴丸采用塞入法、滴耳剂与洗耳剂采用滴入法给药。中耳疾病与内耳疾病给药常采用鼓膜穿刺、耳蜗内直接给药等局部给药方式,或口服、静脉注射等全身给药方式。

## 一、耳的结构与生理

耳由外耳、中耳和内耳三部分构成(见图 4-14)。

ER 4-2

耳结构示意图

1. 外耳　外耳由耳郭和外耳道组成,外耳道由鼓膜(tympanic membrane)封闭。外耳是将声波导入耳道,引起鼓膜的振动。人类鼓膜的厚度为 $80\sim100\mu m$,由外皮层、结缔组织和黏液内层组成,将中耳腔(鼓室)与外环境隔离。

2. 中耳　鼓膜与内耳之间形成鼓室,容积约为 $1cm^3$。鼓室是中耳的主要组成部分,里面有三块听小骨,即锤骨、砧骨和镫骨,镫骨的底板附着在内耳的椭圆窗或称前庭窗(fenestra vestibuli)上,听小骨由韧带和关节衔接组成听骨链。鼓膜的机械波动通过听骨链传到圆窗(round window),引起内耳淋巴液共振。圆窗膜将内耳与中耳分隔开,由外上皮、结缔组织和内上皮组成。外上皮为具有稀疏微绒毛的单层细胞,面向中耳;结缔组织由成纤维细胞、胶原蛋白、有髓神经纤维、无髓神经纤维、血管和淋巴管组成;内上皮为重叠横向延伸的鳞状上皮细胞,面向内耳。咽鼓管从鼓室前下方通到鼻咽部,使鼓室与外界空气相通,维持鼓膜内、外的气压平衡。

3. 内耳　内耳包括前庭、半规管和耳蜗三部分,由结构复杂的弯曲管道组成,又叫迷路。前庭和半规管是位觉感受器的所在处,与身体的平衡有关;耳蜗为一螺旋形骨管,绕蜗轴卷曲两周半,是听觉感受器的所在处,与听觉有关。耳蜗中的骨质螺旋板、基底膜、前庭膜将耳蜗分为三个腔管,上腔为前庭阶,下腔为鼓阶,两腔中充满外淋巴液;中间管道为蜗管,由前庭膜、基底膜和一部分螺旋韧带围成,充满内淋巴液。

## 二、药物耳部吸收的途径及影响因素

药物在耳部的吸收主要通过全身给药(口服或静脉)和局部给药(耳蜗内、鼓室内或外耳道)两种途径。除了常见的生理屏障,如肝、肠道外,通过静脉和口服给药的药物还必须通过血-迷路屏障才能到达内耳。该屏障位于血管系统和内耳淋巴之间,由紧密连接的毛细血管内皮细胞、周细胞和血管周围巨噬细胞样黑色素细胞组成极大地限制了药物进入内耳。亲脂性和低分子量药物更容易穿过血-迷路屏障,但药物透过量非常低(甲基泼尼松龙约为 0.000 005%)。

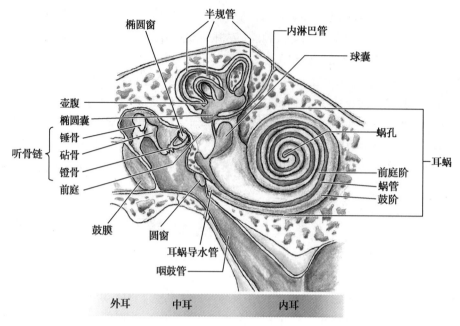

图 4-14　耳结构示意图

　　耳蜗内给药无须经过生理屏障即可将药物直接递送至内耳。临床将少量(数微升)的药物溶液、混悬液或凝胶用细穿刺针(约 25G 针头)穿过圆窗膜或通过耳蜗造口术缓慢注射到耳蜗内。

　　鼓室内给药是穿过鼓膜在中耳给药,药物经圆窗扩散到达外淋巴管道,部分可通过前庭窗进入前庭阶,再扩散至内耳其他部位。圆窗膜的渗透性是影响药物吸收的主要因素,其受药物暴露时间、浓度、分子量、脂溶性、电荷、膜厚度等因素影响。

　　1. 生理因素　圆窗膜的厚度因人而异;且物种间圆窗膜的厚度差异较大,例如人类圆窗膜的平均厚度为 70μm,而啮齿动物为 10~14μm。在炎症状态下,圆窗膜早期通透性增加,但随后膜变厚、通透性降低。中耳的组织黏液导致圆窗膜阻塞亦会阻碍药物渗透,因此给药前需要对中耳进行内镜检查。

　　药物进入鼓室后,极易以液体形式从咽鼓管排出,而在内耳主要经血管系统和耳蜗导水管排出。药物进入内耳后,由于内耳淋巴流量很低,药物的分布主要受浓度梯度导致的被动扩散控制;此外,内淋巴房室膜带正电荷(+80mV),阳离子药物难以进入。外淋巴液中含有多种酶,如乳酸脱氢酶、氨基转移酶和磷酸二酯酶,因此淋巴代谢对于药物起效或降解至关重要。

　　2. 药物性质　药物本身的脂溶性、电荷、分子量均会影响药物的圆窗膜渗透性。研究发现,阳离子铁蛋白比阴离子铁蛋白更容易胞吞通过圆窗膜;亲脂性药物更易被动扩散通过圆窗膜;低分子量药物由细胞旁通路扩散通过圆窗膜,而高分子量药物则需要特定的跨细胞途径,包括受体介导的内吞作用、吞噬作用或细胞间通道等,否则无法通过圆窗膜。

　　3. 药物制剂　鼓室内给药的制剂必须无菌,溶液和混悬液虽易进入中耳,但会被咽鼓管迅速清除,常需要重复注射。因此,常采用水凝胶延长药物在中耳的滞留时间,如基于透明质酸的剪切稀化水凝胶、热敏水凝胶(泊洛沙姆、壳聚糖-甘油磷酸)等。此外,纳米技术作为克服生理屏障的一种重要方法,也常被用于鼓室给药,可对纳米粒进行修饰,实现药物在内耳的主动、高效递送。

### 三、耳部吸收的研究方法

　　1. 体外研究　鼓膜与圆窗膜作为外耳道与中耳、中耳与内耳之间的重要膜性屏障,其渗透性是影响药物进入中耳或内耳的重要因素,通过构建离体的鼓膜和圆窗膜模型有助于考察膜本身的渗透性,并且在可控条件下计算不同药物的渗透率。离体鼓膜和圆窗膜模型的实验装置可参考体外经皮渗透实验装置 Franz 扩散池的结构。该池由供给室与接受室两部分组成,将取自活体动物的生物膜组织(如皮肤或角膜)置于两室之间,并严密封接,鼓膜和圆窗膜常取自豚鼠。由于膜较薄且面积小,需与周围骨性结构组合使用方能保证膜的完整性和可用性。以圆窗膜离体模型为例,在传统Franz扩散池的基础上,离体圆窗膜模型在两室之间设计一个带有圆孔的漏斗形通道,由聚乙烯材料制成,代表周围骨性结构;供给室代表中耳腔,接受室代表鼓阶外淋巴腔;聚乙烯漏斗的大口朝向接受室(外淋巴腔面),小口朝向供给室(中耳腔面)(见图4-15)。

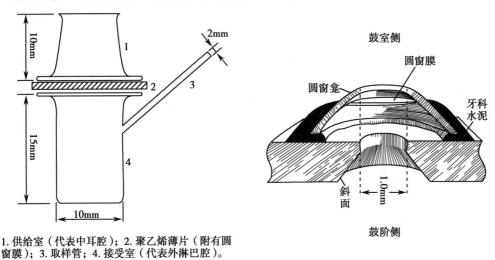

1. 供给室(代表中耳腔);2. 聚乙烯薄片(附有圆窗膜);3. 取样管;4. 接受室(代表外淋巴腔)。

图4-15　耳部吸收体外渗透试验装置

2. 在体研究　耳部给药的在体研究常以小鼠、大鼠、豚鼠、家兔、南美栗鼠、小型猪为模型动物,通过测定给药后的血药浓度或标记药物跟踪其在体内的代谢过程,以研究药物的耳部吸收动力学。为了评估药代动力学,需使用灵敏的分析技术检测外淋巴中的药物,通常是UPLC和UPLC-MS/MS等。为避免外淋巴被脑脊液污染,采样时应以小体积(约2μl)取样。

理想的耳部给药制剂应具备以下特质:保护敏感药物、载药量高、避免药物被咽鼓管快速清除、使药物与圆窗膜充分接触并穿过圆窗膜、在内耳释放药物达到治疗剂量以及生物安全性,需注意药物和制剂对于耳结构或功能等的影响。

## 知识链接

### 用辩证法思维看待生理因素对药物吸收的影响并设计制剂

"祸兮,福之所倚;福兮,祸之所伏。"(出自《老子》第五十八章)讲的是矛盾的对立统一。从影响药物吸收的生理因素来看,一方面生理因素影响了药物的吸收,另一方面,可以利用这些因素主动设计制剂,以获得优良的制剂。在肌内或皮下注射给药后,大分子药物主要通过淋巴循环吸收,粒径在10~100nm之间的纳米粒可直接进入毛细淋巴管,而一些大粒径的脂质纳米粒(>150nm),在注射部位被抗原提呈细胞(APC)吸收,然后被运送到淋巴结。利用这一特点,可制备mRNA脂质纳米载体给药系统,将mRNA递送至淋巴系统诱导免疫反应。在肺部给药中,微粒的大小对药物在呼吸道和肺部的沉降有关键的影响,较大的颗粒具有较好的流动性和分散性,容易通过干粉吸入器给药,但难以到达呼吸道深部和肺泡;而1~3μm的药物细粉能够在呼吸道深部或肺泡沉降,但药物的细粉存在流动性和分散性差等问题。结合两者的特点可设计载体型肺部给药系统。基于载体的吸入干粉给药时,借助装置气流产生湍流与剪切,赋予干粉初始分布与动能;此后,药物细粉在载体携带下,通过气流在口咽区域中运输;药物-载体复合体通过惯性撞击,不断与呼吸道壁靠拢;随着细支气管的变窄,气流的剪切力变得足够高,药物从载体颗粒表面分离;最后,药物细粉凭借重力成功沉积于肺深处,而载体被卡在狭窄的细支气管,通过纤毛运动和吞咽被移除。

第四章
目标测试

思考题

1. 采用什么给药途径可避免肝首过效应？试结合各给药途径的生理学特点说明其避免首过效应的原理。

2. 试述肺部给药吸收迅速的原因。

3. 试述增加眼用制剂疗效的方法。

4. 舌下/颊部给药方式的优点是什么？

5. 影响药物从直肠吸收的生理因素有哪些？

6. 鼻内给药的各种剂型有哪些？

7. 哪一个因素是经皮吸收的主要屏障？

8. 解释从肌肉组织吸收药物的过程。

9. 影响眼内给药剂型"有效剂量"的因素有哪些？

（袁　弘）

# 参 考 文 献

[1] ZHOU Q, LEUNG S, TANG P. Inhaled formulations and pulmonary drug delivery systems for respiratory infections. Adv Drug Deliv Rev,2015,85:83-99.

[2] GARG S. Drug delivery and targeting (for pharmacists and pharmaceutical scientists). Drug Discovery Today, 2002,7(16):858.

[3] 刘建平.生物药剂学与药物动力学. 4 版.北京:人民卫生出版社,2011.

[4] YANG M Y,CHAN J,CHAN H K. Pulmonary drug delivery by powder aerosols. Journal of Control Release,2014,193: 228-240.

[5] FARAHMAND S,MAIBACH H I. Transdermal drug pharmacokinetics in man:Interindividual variability and partial prediction. IntPharm,2009,367(1-2):1-15.

[6] LI N,PENG L H,CHEN X,et al. Transcutaneous vaccines:novel advances in technology and delivery for overcoming the barriers. Vaccine,2011,29(37):6179-6190.

[7] GRATIERI T,ALBERTI I,LAPTEVA M,et al. Next generation intra- and transdermal therapeutic systems:Using non- and minimally-invasive technologies to increase drug delivery into and across the skin. Eur J Pharm Sci, 2013,50(5):609-622.

[8] WANG Y,THAKUR R,FAN Q,et al. Transdermal iontophoresis:combination strategies to improve transdermal iontophoretic drug delivery. Eur J Pharm Biopharm,2005,60(2):179-191.

[9] PARK D,PARK H,SEO J,et al. Sonophoresis in transdermal drug deliverys. Ultrasonics,2014,54(1):56-65.

[10] ILLUM L. Nasal drug delivery-recent developments and future prospects. J Control Release, 2012, 161(2): 254-263.

[11] FORTUNA A,ALVES G,SERRALHEIRO A,et al. Intranasal delivery of systemic-acting drugs:small-molecules

and biomacromolecules. Eur J Pharm Biopharm,2014,88(1):8-27.

［12］WALLIS L,KLEYNHANS E,TOIT T D,et al. Novel non-invasive protein and peptide drug delivery approa-ches. Protein Pept Lett,2014,21(11):1087-1101.

［13］KOZLOVSKAYA L,ABOU-KAOUD,M,STEPENSKY D. Quantitative analysis of drug delivery to the brain via nasal route. J Control Release,2014,189:133-140.

［14］GALGATTE U C,KUMBHAR A B,CHAUDHARI P D. Development of in situ gel for nasal delivery:design,opti-mization,*in vitro* and *in vivo* evaluation. Drug Deliv,2014,21(1):62-73.

［15］SHINKAR D M,DHAKE A S,SETTY C M. Drug delivery from the oral cavity:a focus on mucoadhesive buccal drug delivery systems. PDA J Pharm Sci Technol,2012,66(5):466-500.

［16］GILHOTRA R M,IKRAM M,SRIVASTAVA S,et al. A clinical perspective on mucoadhesive buccal drug delivery systems. J Biomed Res,2014,28(2):81-97.

［17］MORALES J O,MCCONVILLE J T. Novel strategies for the buccal delivery of macromolecules. Drug Dev Ind Pharm,2014,40(5):579-590.

［18］JANNINA V,LEMAGNEN G,GUEROULT P,et al. Rectal route in the 21st Century to treat children. Adv Drug Deliv Rev,2014,73:34-49.

［19］LI H,YU Y,FARAJI DANA S,et al. Novel engineered systems for oral,mucosal and transdermal drug delivery. J Drug Target,2013,21(7):611-629.

［20］MACHADO R M,PALMEIRA D O A,GASPAR C,et al. Studies and methodologies on vaginal drug perme-ation. Adv Drug Deliv Rev,2015,92:14-26.

［21］JENSEN J T. Vaginal ring delivery of selective progesterone receptor modulators for contraception. Contraception,2013,87(3):314-318.

［22］郭圣荣.药用高分子材料.北京:人民卫生出版社,2009.

［23］ABDULRAZIK M,BEHAR-COHEN F,BENITA S. Drug delivery systems for enhanced ocular absorption. In:En-hancement in drug delivery. Boca Raton:Taylor & Francis,2007.

［24］TASHAKORI S F,MOHAJERI S A. Development of ocular drug delivery systems using molecularly imprinted soft contact lenses. Drug Dev Ind Pharm,2015,41(5):703-713.

［25］STAECKER H,RODGERS B. Developments in delivery of medications for inner ear disease. Expert Opin Drug De-liv,2013,10:5.

［26］CAI H,LIANG Z P,HUANG W L,et al. Engineering PLGA nano-based systems through understanding the influ-ence of nanoparticle properties and cell-penetrating peptides for cochlear drug delivery. Int J Pharm,2017,532(1):55-65.

［27］LIANG Z P,YU H,LAI J F,et al. An easy-to-prepare microshotgun for efficient transmembrane delivery by powe-ring nanoparticles. J Control Release. 2020,321:119-131.

［28］ZHANG X,ZHAO Z,CUI Y,et al. Effect of powder properties on the aerosolization performance of nanoporous mannitol particles as dry powder inhalation carriers. Powder Technol,2018,358:46-54.

［29］NAKAMURA T,NAKANISHI T,HARUTA T,et al. Transport of ipratropium,an anti-chronic obstructive pulmonary disease drug,is mediated by organic cation/carnitine transporters in human bronchial epithelial cells:implications for carrier-mediated pulmonary absorption. Mol Pharm,2010,7(1):187-195.

［30］NAGARKAR R,SINGH M,NGUYEN H,et al. A review of recent advances in microneedle technology for transder-mal drug delivery. J Drug Deliv Sci Technol,2020,59:101923.

［31］CHEN M,QUAN G,SUN Y,et al. Nanoparticles-encapsulated polymeric microneedles for transdermal drug delivery. J Control Release,2020,325:163-175.

# 第五章

# 药物的分布

第五章
教学课件

学习目标:

1. **掌握** 药物的体内分布过程及其影响因素,相关临床意义,表观分布容积的重要意义。
2. **熟悉** 淋巴系统的基本结构,药物从血液、组织间隙等向淋巴系统转运的过程以及主要影响因素。
3. **了解** 药物向脑内转运、胎盘物质交换、红细胞内分布和脂肪组织内分布的主要影响因素,微粒给药系统在体内的分布特性,及其影响因素对新型制剂设计的指导意义。

## 第一节 概 述

药物进入血液循环后,在血液和组织之间的转运过程,称为药物的分布(distribution)。药物本身的物理化学性质、机体各部位的生理、病理特征等是决定药物分布的主要因素。另外,药物制剂和给药方式也影响药物在体内的分布行为,导致不同药物、药物制剂在体内分布的差异,从而影响到药物疗效,关系到药物的蓄积和毒副作用等安全性问题。药物分布到其发挥药理作用所对应的靶器官(target organ)、靶组织(target tissue)、靶细胞(target cell),甚至分布到作用靶点所在的细胞器或者其他需要的靶点(target site),才能产生所期待的药效。

药物的理化性质和机体的生理特性,如药物的化学结构、脂溶性、组织亲和性、相互作用,人体的血液循环与血管通透性、不同组织的生理结构、生物学特征等都是影响药物分布的因素。采用现代制剂学、高分子化学、纳米生物科学以及细胞生物学等多学科融合的方法,可改变药物在体内的自然分布,设计体内分布过程可控、病灶部位高效靶向的药物和制剂。

### 一、组织分布与药效

药物分布速度决定药效产生的快慢,分布越迅速,产生药效越快。而药物对作用部位的亲和力越强,药效就越强越持久。药物分子通过生物膜向组织器官分布的能力一般取决于药物分子的理化性质、血液成分结合特征和组织的血管通透性等。在血液中游离型药物才能通过生物膜分布。通常分子量小、脂溶性高的药物更易于扩散通过生物膜,而分子量大、极性高的药物不易通过生物膜转运。如果药物跨膜转运限制了药物分布,药物膜转运是分布的限速步骤,药物分布则取决于其膜转运速度。如果药物迅速跨过细胞膜,血流是药物分布的限速步骤,那么药物分布主要取决于组织器官的血液灌流(perfusion)速度。

药物分布是药效产生的一个关键步骤。而真正可能与作用靶点产生作用、与药效直接相关的药物量,通常只占进入体内药量的很少一部分。靶部位的药物通过与细胞膜、细胞内的靶点等作用产生药理效应。由于药物体内过程的动态可逆平衡,作用部位的药物浓度会随时间变化。药物与组织的亲和力是决定药物在该组织中分布和累积的主要因素。药物在体内以及在作用部位的分布过程可用图 5-1 描述。

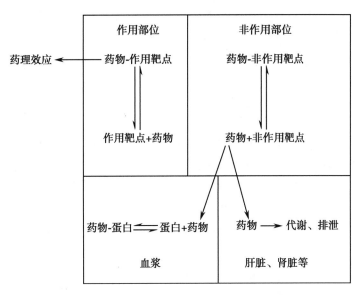

图 5-1　药效产生与药物在体内分布过程之间的关系

近年,利用靶向制剂可改变药物原有的体内分布性质,增加药物对靶组织的亲和力、滞留时间,提高靶部位药物浓度。特别是对抗肿瘤药物,靶向给药系统可增加药物在肿瘤组织浓集,提高疗效并降低外周毒副作用。

## 二、组织分布与化学结构

药物的化学结构和其体内分布密切相关。化学结构类似的药物,由于功能基团略有差异,可能导致脂溶性、空间立体构型等的变化,从而改变药物与血浆蛋白的结合能力,影响表观分布容积、血浆半衰期等生物学参数。药物在组织和细胞膜等被动扩散、转运体等参与的主动转运能力受到影响,结果可能明显改变药物在体内的分布,包括组织间的扩散和跨膜转运的速度、与作用靶点的结合力等。

药物的脂溶性是影响药物分布的主要因素之一。脂溶性高的药物具有相对较强的跨膜转运能力,更易于透过血管内皮等生物膜屏障。例如,巴比妥类药物的亲脂性对镇静催眠作用影响很大,随着取代基碳原子总数的增加,药物亲脂性增加,更易于透过血-脑屏障进入脑内产生药效。

立体构型对药效和毒副作用也有重要影响。例如,布洛芬在关节炎患者的关节腔膜液中活性成分 $S-(+)$-布洛芬的浓度是 $R-(-)$-布洛芬的 2 倍。局部麻醉药布比卡因是长效酰胺类局麻药,而它的 $R-(+)$ 构型却选择性地阻断心脏的 hKv1.5 钾通道,引起毒副反应,说明对映体对一些功能蛋白的选择性、结合强度存在差异。

## 三、药物蓄积与药效

当长期连续用药时,机体某些组织中的药物浓度有逐渐升高的趋势,这种现象称为蓄积(accumulation)。产生蓄积的原因主要是药物对该组织有特殊的亲和性,这种情况下常可以发现药物从组织解离入血的速度比进入组织的速度慢,该组织就可能成为药物的贮库,也可能导致蓄积中毒。油/水分配系数较高的药物具有较高的亲脂性,容易从水性血浆环境中分布进入脂肪组织。这一分布过程是可逆的。脂肪组织中血液流量极低,药物蓄积也较慢。但一旦药物在脂肪组织中蓄积,其移出的速度也非常慢。有些药物能通过与蛋白质或其他大分子结合而在组织中蓄积。细胞内存在的蛋白质、脂肪和酶等能与药物产生非特异性结合,但一般是可逆的。由于结合物不能透过细胞膜,使药物在组织中蓄积。例如,地高辛可与心脏组织的蛋白质结合,使成人心脏的药物水平是血清的 60 倍;痤疮治疗用依曲替酯在体内脂肪广泛分布,其消除半衰期长达 100 天。在设计、合成新药物时,降低脂溶性可减少药物蓄积,降低致畸等毒副反应的发生。

但是,如果药物不可逆地与某些组织结合,极有可能产生毒性反应,例如某些药物的代谢中间产物可与组织蛋白以共价键不可逆结合,大剂量的对乙酰氨基酚的肝毒性就是生成的活性代谢产物与肝脏蛋白的相互作用造成的。

### 四、药物的体内分布与生物膜

生物膜(biomembrane)具有分隔细胞和细胞器作用,也是细胞与外界进行物质交换的重要部位。药物不仅可以通过被动扩散的方式进入细胞,同时生物膜上存在着与物质交换相关的各种药物转运体,还可以通过易化扩散、主动转运等机制摄取或外排药物。

以被动扩散方式在体内分布的药物,其在各种组织、细胞等的分布行为主要与药物本身的理化性质紧密相关,包括药物的脂溶性、分子量、解离度等。而通过主动转运方式在体内分布的药物,同时受到药物的化学结构、药物转运相关蛋白的影响。

与药物转运相关的受体、转运体可选择性识别和转运不同结构的药物,也影响药物的分布。机体中各组织表达的受体、转运体种类和数量也不同。在脑部,维持脑组织正常生理功能的营养物质、合成神经递质的前体物质等,通过受体、转运体途径主动向脑内转运,使这些物质在脑内的浓度远远高于外周血液。胰岛素通过血-脑屏障上的胰岛素受体家族(insulin receptor,InsR)转运入脑,对神经元的存活和代谢起到至关重要的作用。胆碱作为神经递质的合成前体,是通过胆碱转运体(choline transporter CHT1,choline transporter-like proteins CTLs/SLC44 family CTLs/SLC44)进入脑内。在肝脏与药物转运相关的主要有可溶性载体家族(solute carriers,SLC)包括有机阳离子转运体(organic cation transporters,OCT)、有机阴离子转运体(organic anion transporters,OAT、organic anion transporter polypeptide,OATP)。药物向肝脏的分布主要与其代谢、排泄相关,详细内容见本书第六章、第七章。而肿瘤细胞快速生长需要大量的营养物质,导致营养转运相关的受体、转运体在多数肿瘤细胞高表达。与葡萄糖转运相关的葡萄糖转运蛋白 1(glucose transporter 1,GLUT1)在多数肿瘤细胞高表达,葡萄糖向肿瘤组织的转运比普通组织高几十倍。另外,在肿瘤细胞,以 P 糖蛋白(P-gp)、多药耐药相关蛋白(MRP)和乳腺癌耐药蛋白质(BCRP)为代表的外排转运体可识别并转运多种抗肿瘤药物,如阿霉素、紫杉醇等,主动将这些药物排出肿瘤细胞,大幅降低这些药物在肿瘤组织中的浓度,是导致肿瘤耐药的重要原因。

### 五、表观分布容积

表观分布容积(apparent volume of distribution,V)是用来描述药物在体内分布的程度,表示全血或血浆中药物浓度与体内药量的比例关系,其单位为 L 或 L/kg。通常用下式表示:

$$V = \frac{D}{C} \qquad\qquad 式(5\text{-}1)$$

式中,$D$ 表示体内药量,$C$ 表示相应的血药浓度。它是假设在药物充分分布的前提下,体内全部药物溶解所需的体液总容积。人(以 60kg 体重为例)的总体液为 36L,由细胞内液(25L)、细胞间液(8L)和血浆(3L)三部分组成的。当 $V$ 已知时,可根据血浆浓度来推算体内外来化合物的总量。

$V$ 虽然没有解剖学上的生理意义,但是其表示药物在血浆和组织间动态分布特性,与药物的理化性质相关。$V$ 为 3~5L,药物可能主要分布在血液,与血浆蛋白大量结合,如伊文思蓝、保泰松;$V$ 为 10~20L,药物主要分布在血浆和细胞外液,不易通过细胞膜,无法分布于细胞内液,如青霉素等;$V$ 为 40L,药物分布于细胞内液、外液,在体内的分布较广,如安替比林;$V$ >100L 表示药物集中分布至某个组织器官或大范围组织内。表 5-1 列出了一些常用药物的 $V$ 值。

表 5-1　一些药物在正常人体内的稳态表观分布容积（$V$）

| 药物 | $V/(L/kg)$ | 药物 | $V/(L/kg)$ |
|---|---|---|---|
| 甘露醇 | 0.06 | 紫杉醇 | 2.4 |
| 头孢唑啉 | 0.12 | 地西泮 | 1.4~4.4 |
| 丙戊酸 | 0.156 | 美沙酮 | 6.2 |
| 氨苄西林 | 0.28 | 地高辛 | 6~10 |
| 奥美拉唑 | 0.34 | 丙咪嗪 | 21 |
| 利多卡因 | 0.58~1.91 | 氯喹 | 115 |

根据药物的理化性质及其机体组织亲和力,药物分布有三种情况:①组织中药物浓度与血液中药物浓度几乎相等,即具有在各组织内均匀分布特征的药物。这类药物以安替比林为代表,由于分布容积近似于总体液量,可用于测定体液容积。②组织中的药物浓度比血液中的药物浓度低,$V$ 比该药实际分布容积小。水溶性药物或血浆蛋白结合率高的药物,例如水杨酸、青霉素有机酸类药物,主要存在于血液和细胞外液,不易进入细胞或脂肪组织,故它们的 $V$ 通常较小。③组织中的药物浓度高于血液中的药物浓度,$V$ 比该药实际分布容积大。$V$ 越小,药物排泄越快,在体内存留时间越短;$V$ 越大,药物排泄越慢,在体内存留时间越长。脂溶性药物易被细胞或脂肪组织摄取,血浆浓度较低,$V$ 常超过体液总量,如地高辛的 $V$ 可达 600L。$V$ 较大的药物可能排泄慢、药效长、毒性大。

# 第二节　影响分布的因素

药物是否可通过生物膜以及通过生物膜的量取决于药物和细胞膜的理化性质。影响药物分布的因素主要有毛细血管血流量、通透性以及组织细胞亲和力等生理学因素,另外药物的理化性质如分子大小、化学结构和构型、$pK_a$、脂溶性、极性以及微粒给药系统的理化性质等,也影响药物体内分布。

## 一、血液循环与血管通透性的影响

### (一)血液循环

血液循环对分布的影响主要取决于组织的血流速率,又称灌注速率(perfusion rate)。对于较容易通过毛细血管壁的小分子脂溶性药物,组织血流灌注速率是药物分布的主要限速因素。

血流量大、血液循环好的器官和组织,药物的转运速度和转运量相应较大。反之,药物的转运速度和转运量相应较小。如心脏每分钟输出的血液约为 5.5L,在主动脉中血液流动的线速度为 300mm/s。在这种流速下,血液与药物溶液混合十分迅速。体内的器官组织分为循环速度快、中、慢三大类(表 5-2)。

表 5-2　具有不同循环速度的人体各组织的血流量

| 组织 | 重量（占体重%） | 占心脏每搏输出量/% | 血流量/[ ml/（100g 组织·min）] |
|---|---|---|---|
| 循环快的脏器 | | | |
| 脑 | 2 | 15 | 55 |
| 肝 | 2 | 45 | 165 |
| 肾 | 0.4 | 24 | 450 |
| 心脏 | 0.4 | 4 | 70 |
| 肾上腺 | 0.02 | 1 | 550 |
| 甲状腺 | 0.04 | 2 | 400 |

续表

| 组织 | 重量（占体重%） | 占心脏每搏输出量/% | 血流量/[ml/(100g 组织·min)] |
|---|---|---|---|
| 循环中等程度的组织 | | | |
| 肌肉 | 40 | 15 | 3 |
| 皮肤 | 7 | 5 | 5 |
| 循环慢的组织 | | | |
| 脂肪组织 | 15 | 2 | 1 |
| 结缔组织 | 7 | 1 | 1 |

#### （二）血管通透性

毛细血管通透性取决于管壁的类脂质屏障和管壁微孔。一般高脂溶性药物比极性大的药物容易以被动扩散的方式透过毛细血管壁,小分子药物也比分子量大的药物易于进行膜转运。而药物如以易化扩散或主动转运进入细胞,则与细胞表面存在的转运体蛋白的数量和转运能力相关。表 5-3 为一些水溶性物质通过肌肉毛细血管的渗透性。

表 5-3　水溶性物质对肌肉毛细血管的渗透性

| 物质 | 分子量 | 有效半径/nm | 扩散系数<br>水溶液中（$D$）/<br>[（cm$^2$/s）×10$^5$] | 渗透系数<br>毛细血管<br>（$P$）*/s$^{-1}$ |
|---|---|---|---|---|
| 水 | 18 | | 3.20 | 3.70 |
| 尿素 | 60 | 0.16 | 1.95 | 1.83 |
| 葡萄糖 | 180 | 0.36 | 0.91 | 0.64 |
| 蔗糖 | 342 | 0.44 | 0.74 | 0.35 |
| 棉子糖 | 594 | 0.56 | 0.56 | 0.24 |
| 菊粉 | 5 500 | 1.52 | 0.21 | 0.036 |
| 肌红蛋白 | 17 000 | 1.9 | 0.15 | 0.005 |
| 血红蛋白 | 68 000 | 3.1 | 0.094 | 0.001 |
| 血清蛋白 | 69 000 | | 0.085 | <0.001 |

注:* 按 Fick 公式 $dm/dt=(C_1-C_2)\times P$ 计算。

毛细血管的通透性受到组织生理、病理状态的影响。如肝窦、肿瘤新生血管的不连续性毛细血管壁上有许多缺口,使分子量较大的药物也较易通过。而脑毛细血管形成血-脑屏障,小分子化合物也很难进入脑内。在炎症、肿瘤等病理条件下,血管通透性发生改变也影响药物的分布特征。

### 二、药物与血浆蛋白结合率的影响

许多药物在血液中,与血浆蛋白结合成为可逆或不可逆结合型药物,可逆的蛋白结合在药动学中有重要作用。药物与血浆蛋白结合后很难通过血管壁,因此蛋白结合型药物通常不能体现出药理活性。相反,非结合的游离型药物易于透过细胞膜,与药物的代谢、排泄以及药效密切相关,具有重要的临床意义。

人血浆中有三种蛋白质与大多数药物结合有关,即白蛋白（albumin）、α$_1$-酸性糖蛋白（alpha acid

glucoprotein，AGP）和脂蛋白（lipoprotein）。白蛋白占血浆蛋白总量的60%，通过离子键、氢键、疏水键及范德瓦耳斯力结合药物。白蛋白可与许多内源性物质、药物结合，包括游离脂肪酸、胆红素、多数激素等。水杨酸盐等弱酸性（阴离子）药物以静电荷疏水键与白蛋白结合。AGP 主要与丙咪嗪等碱性（阳离子）药物结合。在白蛋白结合位点饱和时，脂蛋白也可能与药物结合。

（一）蛋白结合与体内分布

血浆中药物蛋白结合的程度会影响药物的 $V$ 值。结合型的药物不易向细胞内扩散，药物分布主要取决于血液中游离型药物的浓度。蛋白结合率较高的药物血浆药物浓度高，进入组织能力低。蛋白结合对药物分布的影响见表5-4。

表5-4 蛋白结合对药物表观分布容积的影响

| 药物 | 血浆未结合药物/% | $V$/（L/kg） | 药物 | 血浆未结合药物/% | $V$/（L/kg） |
|---|---|---|---|---|---|
| 甘珀酸钠 | 1 | 0.10 | 呋塞米 | 4 | 0.20 |
| 布洛芬 | 1 | 0.14 | 甲苯磺丁脲 | 4 | 0.14 |
| 保泰松 | 1 | 0.10 | 萘啶酸 | 5 | 0.35 |
| 萘普生 | 2 | 0.09 | 氯唑西林 | 5 | 0.34 |
| 夫西地酸 | 3 | 0.15 | 磺胺苯吡唑 | 5 | 0.29 |
| 氯贝丁酯 | 3 | 0.09 | 氯磺丙脲 | 8 | 0.20 |
| 华法林 | 3 | 0.10 | 苯唑西林 | 8 | 0.44 |
| 布美他尼 | 4 | 0.18 | 萘夫西林 | 10 | 0.63 |
| 双氯西林 | 4 | 0.29 | | | |

因为血管外体液中的蛋白质浓度比血浆低，所以药物在血浆中的总浓度一般比淋巴液、脑脊液、关节腔液以及其他血管外体液的药物浓度高，血管外体液中的药物浓度与血浆中游离型浓度相似。

药物与血浆蛋白结合是一种可逆过程，有饱和现象，血浆中游离型药物和结合型之间保持着动态平衡关系。当游离型药物浓度降低时，结合型药物可以转变成游离型药物。可逆药物-蛋白结合动力学简单表示为：

$$药物 + 蛋白 \rightleftharpoons 药物蛋白复合物$$

尽管大多数药物在结合时对血浆蛋白选择性不高，但是蛋白与药物分子的结合部位相对稳定，有一定的空间构象选择性。多个药物竞争结合同一位点，可能产生药物间的相互作用。如假设与药物作用的蛋白质，其分子中的几个结合部位都具有同样亲和性，一个药物分子只与一个蛋白质作用部位结合，且相互间无作用时，则相互间的关系应为：

$$D_f + 游离结合部位 \underset{k_2}{\overset{k_1}{\rightleftharpoons}} D_b \qquad 式（5-2）$$

式（5-2）中，$D_f$ 为游离药物浓度，$D_b$ 为蛋白质结合的药物浓度；$k_1$ 为结合速度常数；$k_2$ 为解离速度常数。平衡时的结合常数 $K_A$ 为：

$$K_A = \frac{k_1}{k_2} = \frac{[D_b]}{[D_f](nP - [D_b])} \qquad 式（5-3）$$

式（5-3）中，$[D_f]$ 和 $[D_b]$ 分别为游离药物和结合药物的摩尔浓度，$P$ 为蛋白质总摩尔浓度，$n$ 为每个分子蛋白质表面的结合部位数。

$K_A$ 值越大，药物与蛋白结合能力越强，对药物的贮存能力也越大。高蛋白结合药物的 $K_A$ 值为 $10^5 \sim 10^7 M^{-1}$，低结合或中等结合强度的 $K_A$ 值在 $10^2 \sim 10^4 M^{-1}$，$K_A$ 值接近于零表示没有结合。蛋白结合率高的药物,在血浆中的游离浓度小,结合率低的游离浓度高。

药物和血浆蛋白的结合程度,可用血浆蛋白结合率($\beta$)来表示。如下式:

$$\beta = \frac{[D_b]}{[D_b]+[D_f]} = \frac{[nP]}{[nP]+K^{-1}+[D_f]} \qquad \text{式}(5\text{-}4)$$

式(5-4)中,$K^{-1}$为药物与蛋白质结合物的解离常数,等于$k_2/k_1$。

又设游离药物浓度对总浓度之比值为$\alpha$(药物的血浆游离分数),则:

$$\alpha = \frac{[D_f]}{[D_b]+[D_f]} = \frac{K^{-1}+[D_f]}{[nP]+K^{-1}+[D_f]} \qquad \text{式}(5\text{-}5)$$

由式(5-4)和式(5-5)可知,血浆中的游离药物浓度 $D_f$、血浆蛋白总浓度 $nP$ 和结合常数 $K_A$ 是影响血浆蛋白结合率的重要因素。

$K_A$ 值大的药物在低浓度时几乎都以结合型存在,当血浆中的药物浓度达到某值时,蛋白结合出现饱和现象,体内药物总量不变,但游离型急剧增加,药物可大量转移至组织,血浆中药物所占比例急剧下降(图 5-2)。因此,对于蛋白结合率高的药物,在给药剂量增大或者同时服用另一种蛋白结合能力更强的药物后,由于竞争作用,其中一个蛋白结合能力较弱的药物可能被置换下来,导致游离药物浓度急剧变动,从而改变药物分布,引起药理作用显著增强。对于毒副作用较强的药物,易发生用药安全问题。

### (二)蛋白结合与药效

药物与血浆蛋白结合的变化影响游离药物浓度,可能导致药物分布、代谢、排泄以及与作用靶点结合的变化,从而影响药理效应,最终决定药效的强度与持续时间。药物的药理效应或毒性与血液中游离药物相关,而不是与药物的总浓度相关(图 5-3)。例如,极性大的抗炎药替诺昔康约有99%与血浆蛋白结合,药物穿越细胞膜很慢。组织分布很差,关节滑液中药物浓度仅为血中的30%,同时与血浆蛋白的结合导致血浆清除率很低。进行手术或肾功能衰竭时,体内的 AGP 水平显著上升,一些主要与 AGP 结合的药物如普萘洛尔、利多卡因、丙咪嗪等的体内血浆结合率明显增加。因此,临床常将药物的血浆蛋白结合率作为影响治疗的重要因素优先考虑。

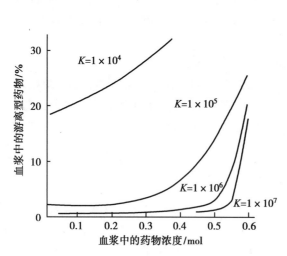

图 5-2　血浆中游离型药物与血浆药物
总浓度的关系

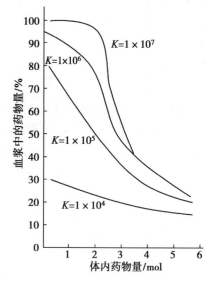

图 5-3　不同蛋白结合率的药物在
血浆中的量与体内的药物量的关系

对于安全性小的药物,血浆蛋白结合率变化对药效和毒性的影响,还取决于药物的清除特性、分布容积和药动-药效平衡时间等因素。如普罗帕酮等平衡半衰期短的药物,其治疗指数小、清除率低、血浆蛋白结合率高,血浆蛋白结合率下降可导致游离药物浓度波动,很容易出现毒副反应。通常高血浆蛋白结合药物的总清除率小,蛋白结合型药物不能进入肝实质细胞,在肝脏代谢减少。同样蛋白结合型药物不能通过肾小球滤过,消除半衰期延长。因此,药物与血浆蛋白结合对疗效的影响需要全面考虑,在分析药物血浆蛋白结合对药效或毒性的影响时,应充分考虑更多其他因素的影响。

### (三)影响药物与蛋白结合的因素

药物与蛋白结合除了受药物的理化性质、给药剂量、药物与蛋白质的亲和力、药物相互作用等影响外,还与下列因素有关。

1. 动物种类　由于各种动物的血浆蛋白对药物的亲和性不同,药物蛋白结合率因动物种类不同差异较大。故从大鼠等低等哺乳动物得到的数据不能作为预测人体数据的依据。

2. 性别差异　关于动物性别差异影响蛋白结合的研究,以激素类药物报道为最多。此外,女性体内白蛋白的浓度高于男性,故对于水杨酸的蛋白结合率女性高于男性。

3. 生理和病理状态　血浆容量及其组成随年龄而改变,因此年龄是影响蛋白结合的一个重要生理因素。新生儿的血浆白蛋白浓度比成人低,药物蛋白结合率亦较低,血浆中游离型药物的比例较高,这是儿童对药物较成人敏感的原因之一。

机体某些组织发生病变时,蛋白结合率可发生变化。如肾功能不全时,血浆内蛋白含量降低,导致血中的游离型药物明显升高,如头孢西汀从正常的73%的蛋白结合率下降至20%。

### (四)蛋白结合率的测定方法

药物和血浆蛋白的结合对药物在体内的分布和转运有重要影响,因此,药物蛋白结合率的测定是新药研究开发的一个重要工作。

药物与蛋白结合的$K_A$值和结合位点数的定量分析,常用 Scatchard 方程进行分析:

$$\frac{r}{C_f} = nK_A - rK_A \qquad \text{式(5-6)}$$

式中,$r$ 为每个蛋白质分子键合的小分子的个数,$C_f$ 为游离小分子的浓度,$n$ 为结合位点数,$K_A$ 为结合常数。以 $r/C_f$ 对 $r$ 作图,可以得到一条直线,由截距、斜率可以求得结合位点数和结合常数。该法是研究蛋白与药物分子结合反应的经典方法。利用 Scatchard 方程计算结合常数和结合位点数,关键在于确定游离型药物和结合型药物的浓度。根据药物的理化性质及试验条件,可选择使用一种测定游离型药物和结合型药物的浓度方法进行至少三个浓度(包括有效浓度)、平行三次的血浆蛋白结合试验,以了解药物的血浆蛋白结合率是否有浓度依赖性。

在实际应用中通常用血浆蛋白结合率来反映药物与血浆蛋白亲和力的大小,即

$$血浆蛋白结合率 = \frac{[D_b]}{[D_f] + [D_b]} \times 100\% \qquad \text{式(5-7)}$$

研究药物与血浆蛋白结合的方法主要有平衡透析法(equilibrium dialysis)、超滤法(ultrafiltration method)、超速离心法(ultracentrifugation method)、凝胶过滤法(gel filtration)、光谱法(spectroscopy,包括紫外可见光谱、荧光光谱、红外光谱、圆二色谱、拉曼光谱等)和光学生物传感器法(optical biosensor)等。通常药物是小分子,而血浆蛋白是大分子,平衡透析法、超滤法和凝胶过滤法的原理都是根据分子量将结合型药物与游离型药物分开。平衡透析法测定时常采用半透膜将药物和蛋白分在两个小室内,只有药物小分子可以透膜,达到平衡后测量两室内药物的浓度;超滤法可选截留不同分子量的超滤离心管,药物与蛋白混合液加在内管开始离心,只有游离型药物能进入超滤管底部;凝胶过滤法是利用分子筛的原理,将小分子药物和大分子量蛋白、蛋白-药物复合物分离,测定游离药物的浓度。光谱法是通过蛋白与药物结合后的光吸收改变来测定与蛋白结合的药物的量,这种方法只在特殊的情况下才能使用。光学生物传感器使用表面等离子体共振技术,用于探测生物分子间的相互作用,因而可用于药物开发的许多过程中。该技术可筛选针对某一靶位点的先导化合物,也可检测药物与蛋白包括酶的结合能力。

### 三、药物理化性质的影响

大多数药物以被动扩散的方式通过细胞膜微孔或膜的类脂质双分子层透过细胞膜,这种转运方式直接与药物的理化性质密切相关。由于药物的分布过程属于跨膜转运过程,因此与第二章中介绍的药物转运机制相似。

细胞外液与血液相同,弱酸型、弱碱型药物的穿透受到细胞外液 pH 的影响,解离型、非解离型药物的比例符合 Henderson-Hasselbalch 方程。弱酸如水杨酸等,在此 pH 下大部分可解离,因而不易进入组织。弱碱如阿的平、氯喹等,在血液 pH 下甚少解离,故易进入组织。碳酸氢钠可以明显改变弱酸性药物苯巴比妥的分布,给予碳酸氢钠使血浆 pH 升高,苯巴比妥的解离型增加,血浆中药物浓度增加,排泄增加,可用来减少中枢神经系统中苯巴比妥的浓度而发挥解毒作用。

药物跨膜转运时,分子量越小越易转运,透过速度也快,分子量在 200~700D 之间的药物易于透过生物膜。脂溶性高的药物或分子量小的水溶性药物易于进入细胞内。而脂溶性差的大分子或离子则不易转运,或通过特殊转运方式进行。

主动转运是通过转运体(transporter)的转运(transport)作用、受体介导的内化作用(internalization),将药物从细胞外(低浓度)向细胞内(高浓度)转运。由于转运体和受体具有特异性识别药物分子的能力,因此转运效率受到药物化学结构、立体构象等因素的影响。胞饮作用与细胞吞噬作用机制相同,系借助细胞膜的一部分产生凹陷,继而形成内涵体,消耗细胞能量,把所需物质摄取到细胞中,例如肝、脾等单核吞噬细胞系统多属于这种非特异性的摄取方式。

除了药物的脂溶性、分子量、解离度、异构体以及与蛋白质结合能力等理化性质外,采用现代制剂技术制备的微粒给药系统,由于改变了药物的表面性质,也会明显地影响药物的体内分布。另外,根据病灶组织的特点,控制微粒给药系统的粒径,可使药物向肿瘤和炎症组织靶向富集。脂质体可通过肝的单核吞噬细胞的胞饮作用进入细胞内,增加药物在单核吞噬细胞系统的分布,可用于单核吞噬细胞系统的病变组织的靶向药物治疗。

另外,利用 EDTA 盐可与重金属离子(如 $Cu^{2+}$、$Pb^{2+}$、$Hg^{2+}$)螯合的性质,改变小分子的物理化学性质,使重金属离子从组织及血液中排出体外,治疗重金属离子过多而引起的中毒。

### 四、药物与组织亲和力的影响

药物与组织亲和力也是影响体内分布的重要因素之一。在体内与药物结合的物质,除血浆蛋白外,其他组织细胞内存在的蛋白质、脂肪、DNA、酶以及黏多糖等高分子物质,亦能与药物发生非特异性结合。这种结合与药物和血浆蛋白结合的原理相同。一般组织结合是可逆的,药物在组织与血液间仍保持着动态平衡。然而,不少药物在血中会与血液成分形成过强的或近似不可逆的、甚至共价的结合,药物从血浆蛋白解离成为了清除的限速步骤。例如,大剂量对乙酰氨基酚的肝毒性是由于生成的活性代谢产物与肝脏蛋白的相互作用。

在大多数情况下,药物的组织结合发挥着药物的贮存作用,假如贮存部位也是药理作用的部位,就可能延长作用时间。但许多药物在体内大量分布和蓄积的组织,往往不是药物发挥疗效的部位。对于与组织成分高度结合的药物,特别具有与血浆蛋白的不可逆结合特性的药物,向组织外转运的平衡速度很慢,在组织中的时间可以维持很长,甚至长期蓄积。如洋地黄毒苷的血浆蛋白结合率为91%,其作用维持时间比毒毛旋花苷(蛋白结合率 5%)长。使用洋地黄进行一次治疗后,作用完全消失需 14~20 天,即使停药超过 2 周,再次使用时,也要防止残留药物与再次用药作用相加而导致中毒。

### 五、药物相互作用对分布的影响

药物相互作用主要对药物蛋白结合率高的药物有影响。对于与血浆蛋白结合不高的药物,轻度置换可使游离药物浓度暂时升高,药理作用短暂增强。而对于结合率高的药物,可与另一种药物竞争结合蛋白位点,使游离型药物大量增加,引起该药的表观分布容积、半衰期、肾清除率、受体结合量等一系列改变,最终导致药效的改变和不良反应的产生。

药物与血浆蛋白的结合程度可分为高结合率(80%以上)、中结合率(50%左右)和低结合率(20%以下)。一般血浆蛋白结合率高的药物对置换作用敏感。例如,药物的血浆蛋白结合率从99%降到95%,其游离药物浓度从1%增加到4%(即4倍),有些还会导致毒副作用的发生。但只有当药物大部分分布在血浆中(不在组织)时,这种置换作用才可能显著增加游离药物浓度,所以只有低分布容积高结合率的药物才受到影响。保泰松能与磺脲类降血糖药的血浆蛋白结合部位发生竞争置换,使血浆游离的磺脲类降血糖药的浓度升高,增强其降血糖作用。

有些可以和组织中蛋白发生结合的药物,如阿的平能特异性结合于肝脏,但与扑疟喹啉同用时,大量阿的平被游离出来,导致严重的胃肠道以及血液学毒性反应或毒性作用。

对于一些蛋白缺乏症的患者,由于血中蛋白含量降低,应用蛋白结合率较高的药物时易发生不良反应。如应用泼尼松治疗时,当白蛋白低于2.5%(正常值约为100ml血浆中含4g白蛋白)时,泼尼松的副作用发生率增加1倍。在苯妥英钠试验中亦可观察到类似的结果。而碱性药物可与血浆 $\alpha_1$-酸性糖蛋白高度结合,但由于碱性药物的分布容积大,只有小部分在血浆中,对临床用药影响不大。

# 第三节　药物的淋巴系统转运

药物吸收根据其理化性质的特征,可进入血液循环和淋巴循环,血液循环较淋巴循环速度快,大多数药物分布通过血液循环完成。但是对于脂肪、蛋白质等大分子物质,淋巴系统转运十分重要。一些传染病、炎症、癌转移的治疗,需要使药物向淋巴系统转运;淋巴循环可使药物不通过肝脏从而避免首过效应。

## 一、淋巴循环与淋巴管的构造

淋巴是静脉循环系统的辅助组成部分,主要由淋巴管、淋巴器官(淋巴结、脾、胸腺等)、淋巴液和淋巴组织组成。

毛细淋巴管存在于组织间隙中,其管径很不规则,仅由一层上皮细胞形成管壁。管壁有小孔,细胞之间有缺口,因此毛细淋巴管的通透性非常大,透过血管的小分子通常容易转运至淋巴液中,而难以进入毛细血管的大分子,更易进入淋巴系统转运。在身体各部位淋巴回流的要道上有淋巴结,它是淋巴液的过滤器,且多集合成群,起着控制淋巴液流的作用。淋巴结内的吞噬细胞还能吞噬微生物和异物,在机体免疫力方面具有重要意义,癌细胞转移也主要通过淋巴结。

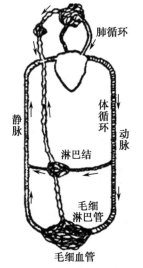

淋巴循环由毛细淋巴管单向流动入小淋巴管,继而汇合成大淋巴管。全身淋巴管汇成两条总淋巴管,其中大者为胸导管进入左侧锁骨下静脉;另一条右淋巴导管进入右侧锁骨下静脉。图5-4为哺乳动物的血液循环与淋巴循环关系图。

消化道给药、组织间隙给药、黏膜给药、血管给药、腹腔给药都可以转运药物进入淋巴系统。进入血液的药物通过末梢组织中的淋巴液转运;进入组织间隙的药物从组织间液向该部位淋巴管转运;口服或直肠给药时,药物可经过消化道的淋巴管进行吸收。

**图 5-4　哺乳动物的血液循环与淋巴循环的关系**

## 二、药物从血液向淋巴液的转运

药物由毛细血管向淋巴管转运时,需要经过血管壁和淋巴管壁两个屏障,由于毛细血管壁的孔径较小,毛细血管壁的通透性是转运的限速因素。根据各个组织淋巴管孔径等生理特征,药物从毛细血管向末梢组织淋巴液的转运速度依次为肝>肠>颈部>皮肤>肌肉。药物从血液向淋巴的转运几乎都是被动扩散,故淋巴液中的药物浓度不会高于血药浓度。通过淋巴液药物浓度/血浆药物浓度的比值 $R$,可反映高分子化合物从血液向淋巴液的转运情况。

$$R = \frac{C_L}{C_P} = \frac{PS}{L+PS} \qquad 式(5\text{-}8)$$

式(5-8)中,$C_L$ 为淋巴液中药物浓度;$C_P$ 为血浆中药物浓度;$L$ 为淋巴流量;$PS$ 为血浆药物清除率(即透过性×表面积)。

由式(5-8)可知,淋巴液中药物浓度通常小于血浆浓度,淋巴液中的药物主要通过被动转运的方式从血管向淋巴管转运,因此 $R$ 不会超过 1。机体中药物分子量从 20 000D(半径为 3.2nm)向40 000D(半径为 4.9nm)过渡时,其 $R$ 值急剧减少,从而可以推测血管壁上以半径 4nm 左右的细孔最多,尚有少数能允许大分子透过的比上述半径大 4~19 倍的细孔存在。

## 三、药物从组织液向淋巴液的转运

肌肉、皮下等组织间隙给药时,对于分子量 5 000D 以下的小分子药物如葡萄糖、尿素、肌酸等,由于血流量大大超过淋巴流量,故几乎全部可由血管转运。而对于分子量 5 000D 以上的大分子物质如蛋白质、脂蛋白、蛇毒、右旋糖酐等难以进入血管,而经淋巴管转运的选择性倾向很强,随着相对分子质量增大,向淋巴系统的趋向性也在增强,最后进入血液循环(见表 5-5)。

表 5-5　肌内注射、皮下注射的吸收途径与分子量

| | 分子量 | 给药方法 | 吸收途径 |
|---|---|---|---|
| $Na^{24}Cl$ | 58D | 肌内注射 | 血管 |
| $Fe^{59}Cl$ | 270D | 皮下注射 | 血管 |
| 士的宁 | >334D | 皮下注射 | 血管 |
| 蛇毒 | 2 500~4 000D | 皮下注射 | 血管 |
| 山梨醇-枸橼酸铁复合物 | <5 000D | 肌内注射 | 淋巴管 16%<br>血管 50%~60% |
| Black tiger 蛇毒 | >20 000D | 皮下注射 | 淋巴管 |
| Russel Viper 蛇毒 | ~30 000D | 皮下注射 | 淋巴管 |
| 白喉类毒素 | ~70 000D | 皮下注射 | 淋巴管 |
| 铁-多糖类复合物 | 10 000~20 000D | 肌内注射 | 淋巴管 |
| 新霉素-聚甲基丙烯酸复合物 | 高分子 | 肌内注射 | 淋巴管 |

利用从组织液向淋巴液的转运特点,改造药物分子,如大分子物质与抗肿瘤药物偶联成高分子前体药物,促进其淋巴转运;或者采用淋巴靶向纳米给药系统,如脂质体、纳米粒、微乳等,经过组织间隙给药靶向到淋巴结。对于乳液和脂质体,在注射部位局部吸收较慢,靶向淋巴后释药更为持久,并能大幅减少全身系统的毒副作用。淋巴结是抗原提呈发生的主要场所,存在大量的抗原提呈细胞,因此靶向淋巴组织的疫苗递送系统成为增强疫苗免疫效率的新策略。

### 四、药物从消化管向淋巴液的转运

口服给药时,大分子脂溶性药物、微粒以选择淋巴管转运为主,可透过小肠上皮细胞,到达小肠上的淋巴集结如派尔集合淋巴结,口服时大分子脂溶性药物可能形成混合胶束。在小肠上皮细胞内,长链脂肪酸在滑面内质网内重新酯化形成甘油三酯。甘油三酯和糙面内质网产生的初始脂蛋白结合,核扩张形成乳糜微粒。乳糜微粒由高尔基体加工分泌后,选择性地进入毛细淋巴管。药物进入淋巴系统,需要与乳糜微粒核中的甘油三酯结合,通过小肠上皮细胞中的甘油硬脂酸通路进入肠系膜淋巴管中。

处方中亲脂性成分比例大的微乳与淋巴具有较强的亲和性,加之粒径小、比表面积大,在淋巴转运时几乎没有障碍,也已被用于口服药物淋巴靶向。环孢霉素的自微乳给药制剂是通过口服达到淋巴转运发挥疗效的新制剂,明显增加药物的口服生物利用度。另外,由脂质构成的脂质体、固体脂质纳米粒,口服时其大分子脂溶性物质可在胆酸的作用下形成混合胶束,与大分子脂溶性药物类似,以乳糜微滴的形式靶向于肠系膜淋巴结。

## 第四节　药物的脑分布

大脑属于人体的中枢神经系统,可分为血液、脑脊液以及脑组织三部分。本节以脑脊液和脑组织为中心,讨论药物从血液向中枢神经系统的转运,以及药物从中枢神经系统向血液的排出。

### 一、脑脊液

脑脊液由各个脑室内脉络丛分泌和滤出而产生,从左右两侧的侧脑室经室间孔流入第三脑室,经中脑导水管流入第四脑室,再经第四脑室正中孔(门氏孔)和两侧孔(路氏孔),进入蛛网膜下隙,分布于脑和脊髓表面,再通过蛛网膜绒毛上较大的空隙进入硬脑膜静脉窦,返回至血液循环。平时脑室与蛛网膜下隙充满着脑脊液,成人脑脊液总量约为120ml,与脑组织的新陈代谢、物质转运有关。

### 二、脑屏障

脑部的毛细血管在脑组织和血液之间构成了体内最为有效的生物屏障,包括以下三种屏障:①从血液中直接转运至脑内时的血液-脑组织屏障,即血-脑屏障(blood-brain barrier,BBB);②从血液转运至脑脊液时的血-脑脊液屏障;③通过脑脊液转运至脑组织内时的脑脊液-脑组织屏障。

血-脑屏障存在于血液循环和脑实质之间,限制着内源性、外源性物质的交换。它由单层脑毛细血管内皮细胞形成连续性无膜孔的毛细血管壁,细胞之间存在紧密连接,几乎没有细胞间隙。毛细血管基膜(脑侧)被星型胶质细胞包围,形成了较厚的脂质屏障。同时,外排药泵蛋白如P-gp、MRP、BCRP等可识别小分子脂溶性药物,主动将其排出脑外。实际上,血-脑屏障包括由生理结构构成的被动物理屏障,以及由外排转运体形成的主动屏障两部分。这种严密的天然屏障,为脑组织提供了相对稳定的内环境,维持大脑正常的生理功能,却极大地限制极性小分子、大分子药物透入脑组织。

大分子药物和水溶性药物很难进入脑内,成为中枢神经系统疾病治疗的主要障碍。例如具有极大治疗前景的蛋白、基因药物难以自主透过血-脑屏障到达脑实质发挥作用。水溶性小分子蔗糖从血液向肌肉等组织转移容易,但几乎测不出脑内浓度,因而常用作检测血-脑屏障完整性的标记物。而另一些物质如乙醚、三氯甲烷、硫喷妥等脂溶性较高的麻醉剂,能迅速地向脑内转运,血液中浓度与组织中的浓度瞬时可达平衡。

### 三、药物由血液向中枢神经系统转运

通常只有极少数的小分子药物和必需的营养物质可以通过被动扩散、主动转运的方式透过血-脑

屏障进入脑内。少数脂溶性较高、分子量很小的强效镇痛剂、吩噻嗪类、三环抗抑郁剂、抗胆碱和抗组胺药以及高脂溶性的麻醉药硫喷妥钠等,可以进入脑内。

药物的非解离型易于透过细胞膜进入脑内,而离子型向中枢神经系统转运极其困难。在 pH 7.4 的血浆中,弱酸性药物主要以解离型存在,而弱碱性药物主要以非解离型存在,弱碱性药物容易向脑脊液转运。表 5-6 为几种分子型药物向脑脊液的透过速度与其非解离型的油/水分配系数的关系,表明药物透入脑脊液的速度与其在 pH 7.4 时的分配系数几乎成正比。分配系数高的硫喷妥、苯胺、氨基比林等容易透过血-脑屏障,而分配系数低的 N-乙酰基-4-氨基安替比林和磺胺脒透过性极差。表 5-7 为在血浆 pH 7.4 时几乎全部解离的药物,其向脑脊液转运的速度与理化性质的关系。这些药物渗透系数均低,表中透过率最高的奎宁,在 pH 7.4 时约有 9% 为分子型。大多数水溶性及在血浆 pH 7.4 时能解离的抗生素不能进入中枢神经系统,但当脑内感染(如脑膜炎)存在时,可能导致细胞膜通透性变大,使氨苄西林和头孢噻吩钠等都能透入脑脊液,药物可以发挥治疗作用。

表 5-6　几种分子型药物向脑脊液转运的速度与理化性质之间的关系

| 药物 | $pK_a$ | 非离子型/% | 血浆蛋白结合率/% | 分配系数 | | 透过系数 $P^*$/min$^{-1}$ |
| --- | --- | --- | --- | --- | --- | --- |
| | | | | 三氯甲烷 | 庚烷 | |
| 硫喷妥 | 7.6 | 61.3 | 75 | | 0.95 | 0.50~0.69 |
| 苯胺 | 4.6 | 99.8 | 15 | 102 | 0.55 | 0.40~0.69 |
| 氨基比林 | 5.1 | 99.6 | 12 | 17 | 0.15 | 0.25~0.69 |
| 4-氨基安替比林 | 4.1 | 99.9 | 15 | 73 | 0.03 | 0.69 |
| 戊巴比妥 | 8.1 | 93.4 | 40 | 15 | <0.05 | 0.17 |
| 安替比林 | 1.4 | >99.9 | 2 | | 0.04 | 0.12~0.21 |
| 乙酰苯胺 | 1.0 | >99.9 | 2 | 28 | 0.01 | 0.039 |
| 巴比妥 | 7.8 | 71.5 | <2 | 3 | 0.005 | 0.026~1.029 |
| N-乙酰基-4-氨基安替比林 | 0.5 | >99.9 | <3 | 2 | 0.004 | 0.005 1~1.001 2 |
| 磺胺脒 | >10 | 99.8 | 6 | 1.5 | <0.001 | 0.003 |

注:$^* P = -\dfrac{1}{t}\ln\left(\dfrac{C_{P1}-C_{CSF}}{C_{P1}}\right)$;$C_{P1}$:血浆中的药物浓度;$C_{CSF}$:脑脊液中的药物浓度;$t$:时间。

表 5-7　几种离子型药物向脑脊液转运的速度与理化性质之间的关系

| 药物 | $pK_a$ | 非离子型/% | 血浆蛋白结合率/% | 透过系数 $P^*$/min$^{-1}$ |
| --- | --- | --- | --- | --- |
| 5-磺基水杨酸 | 很低 | 0 | 22 | <0.000 1 |
| N-甲基烟酰胺 | 很低 | 0 | <10 | 0.000 5 |
| 5-硝基水杨酸 | 2.3 | 0.001 | 42 | 0.001 |
| 水杨酸 | 3.0 | 0.004~0.010 | 40 | 0.002 6~0.006 0 |
| 对氨基苯磺酸 | 3.2 | 0.01 | 3 | 0.005 |
| 美卡拉明 | 11.2 | 0.06 | 20 | 0.021 |
| 奎宁 | 8.4 | 9.09 | 76 | 0.078 |

除了药物在血液中的解离度和油/水分配系数外,药物与血浆蛋白结合程度也能在一定程度上影响血液和脑脊液间的药物转运,但对于以被动扩散方式进入中枢神经系统的药物,亲脂性高的药物更易于透过血-脑屏障。吩噻嗪类抗精神病药,如三氟丙嗪、异丁嗪、氯丙嗪、氟吩嗪以及丙嗪等,均有很高的脂溶性,故均能迅速向脑内转运,它们的脑内浓度与血浆浓度之比值显著大于1,很可能是与脑组织成分产生非特异性结合所致。

随着对血-脑屏障的深入研究,多种机制介导的物质跨血-脑屏障转运对血液和脑之间的物质交换具有更为重要的意义。在血-脑屏障上的三种典型的转运体参与的转运方式(图 5-5):①将药物或营养物质从血液向脑内转运,为亲水性小分子和其他脑内必需分子包括己糖、氨基酸和核苷酸等的脑内转运提供了有效的途径,如葡萄糖转运体家族(GLUT)负责转运葡萄糖和甘露糖;中性氨基酸转运体家族(System L1)、酸性氨基酸转运体家族(System y+)等氨基酸转运系统;核苷转运体中的 ENT1 转运嘌呤碱,如腺嘌呤、鸟嘌呤等。②将脑内的外源性化合物从脑内向血液转运的,如 P-gp、MRP 等。③从脑间质液向血液转运代谢物、神经毒性物质的脑-血液外排载体蛋白系统,如有机阳离子转运体家族(OCT)、有机阴离子转运体家族(OAT)负责小分子化合物转运;以上的转运系统影响药物向脑内分布。

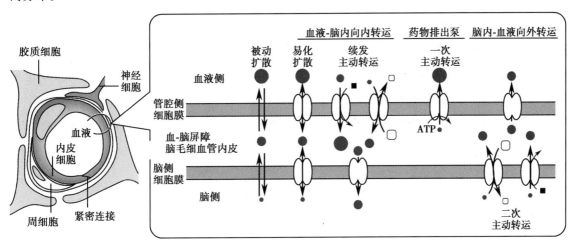

图 5-5 脑毛细血管内皮细胞上存在的转运体参与的转运机制

受体介导的跨细胞转运(receptor-mediated transcytosis)是内外物质交换的另一个重要途径。脑内摄取离子、胰岛素和来普汀等都与受体介导的跨细胞膜作用相关。通过脑毛细血管内皮细胞血管侧的受体和配体特异性结合,细胞膜内陷形成内化转运小泡,从而引发内化。转运小泡被输送到细胞膜的脑侧,之后被释放到脑内。

药物从血液进入脑内的几种可能的方式如图 5-6 所示。

在病理状态下,血-脑屏障的完整性可能受到影响,进而通透性发生改变。在阿尔茨海默病、帕金森病、多发性硬化病、脊髓侧索硬化病、癫痫、卒中和神经胶质瘤等多种神经疾病的发生、发展过程中均能观察到血-脑屏障结构和功能的改变,包括紧密连接蛋白、转运体和受体等的表达水平发生波动,影响药物向脑内的转运过程。如在阿尔茨海默病患者上发现和 Aβ 转运相关的受体在海马等脑区表达水平上调,神经胶质瘤糖代谢水平提高导致的葡萄糖转运体表达量上调。

尽管动物模型可以测定药物向脑内的转运,但体外细胞模型脑毛细血管内皮细胞能够更加快速、方便地预测药物跨越血-脑屏障的效率和机制。另外,在评价候选化合物的入脑效率时,体外细胞模型可提供非常有价值的数据。原代培养细胞或永生化的细胞株都可以形成脑毛细血管内皮细胞单层,用于筛选具有良好脑内转运特性的药物。在 Transwell 垂直培养系统中形成具有紧密连接的单层细胞,能够模拟体内血-脑屏障特征而限制细胞间途径转运,可用于评价从脑毛细血管内皮细胞血管

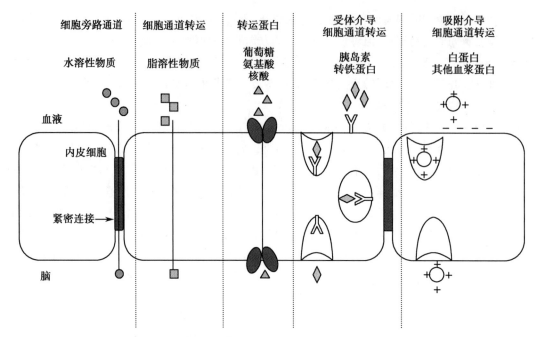

图 5-6　脑毛细血管内皮细胞上存在的多种物质转运机制

侧向脑侧进行的跨细胞途径转运。跨细胞途径转运研究是测定从脑侧向血液侧的 $PS_{B/A}$（$PS$ 为毛细血管渗透率和表面积的乘积）和从血液侧向脑侧的 $PS_{A/B}$。$PS_{B/A}$ 和 $PS_{A/B}$ 的比值，是用于评价小分子在血-脑屏障上转运机制的重要参数，特别是评价血-脑屏障上载体蛋白的脑内摄取以及 P-gp 等的外排作用。

## 四、提高药物脑内分布的方法

由于血-脑屏障的作用，给许多脑内疾病的药物治疗带来很大困难。增加脑部药物传递常用方法如下。

1. 对药物结构进行改造　引入亲脂性基团，制成前药，增加化合物的脂溶性。该法受化合物自身结构的限制，有条件进行结构改造的药物不多。另外，血-脑屏障的血管内皮细胞膜腔面侧的 P-gp 和 MRP 等，发挥着高效的作用，原本已透过血-脑屏障的药物很多又被泵回循环系统中。因此，前药和外排泵抑制剂合用效果更佳。

2. 药物直接给药　通过开颅手术将药物直接脑室内或大脑注射进入脑内。该方法可将不同类型的药物直接运送至病灶部位，选择合适的制剂处方也可达到持续释放的目的。但是开颅手术伤害性较大，并且不易进行多次、长期治疗，脑内局部给药使药物在脑中的广泛分布受到限制。

另外，通过鞘内给药也可使大分子药物如蛋白质、多肽绕过血-脑屏障。鞘内给药是将药物注射或输注到环绕脊髓的脑脊髓液中。

3. 暂时破坏血-脑屏障　高渗甘露醇溶液、缓激肽类似物血管给药，或者使用超声波等物理方法，可暂时打开血-脑屏障，增加药物入脑。该法虽然有效，但存在安全隐患。由于缺乏特异性，某些有毒有害物质可能在血-脑屏障打开的同时也进入脑内，影响中枢神经系统的正常生理功能。

4. 血-脑屏障跨细胞途径　利用血-脑屏障上的载体参与的转运机制（图 5-6），血-脑屏障的存在一方面严密限制物质的脑内递送，一方面主动转运大脑正常运转所必需的物质进入脑内。根据构成血-脑屏障的脑毛细血管内皮细胞的物质生理特征、转运机制，可提高小分子药物、大分子药物和给药系统脑内转运的效率，增加药物在脑内的量。选用具有特异性识别脑毛细血管内皮细胞上表达的靶点，设计对应的靶向功能的分子修饰脂质体、纳米粒和胶束等，可提高药物在脑内的分布。

5. 通过鼻腔途径给药　由于鼻腔与脑组织之间存在直接解剖学通道,药物可以通过鼻腔嗅黏膜吸收绕过血-脑屏障直接转运入嗅球或脑脊液,可以使药物绕过血-脑屏障,直接进入脑组织。药物从鼻腔入脑主要有三条通路,即嗅神经通路、嗅黏膜上皮通路、血液循环通路。小分子药物如吡啶羧酸、苯甲酰爱康宁和多巴胺等药物可以经嗅黏膜上皮通路入脑。靶向功能分子修饰的微粒给药系统也可以通过主动转运的途径提高药物经鼻入脑的效率。

> **知识链接**
>
> ### 传统医学对跨血-脑屏障的启示
>
> 中医很早就发现了以冰片、麝香、苏合香和石菖蒲等为代表的一系列"开窍"类药物可入脑。明代医家李时珍《本草纲目》记载冰片具"通诸窍,散郁火"之功。现代药理分析确认,冰片的主要药理作用与中医理论中认定的开窍醒神的功效相契合。冰片作为小分子脂溶性单萜类物质,是一种可跨越血-脑屏障的物质。冰片入脑后可疏松脑微血管内皮细胞间的紧密连接,提高血-脑屏障的通透性,促进药物透过血-脑屏障,发挥其他药物入脑的"引药"功能。这可能是其辛香走窜、引药上行、开窍醒神的药理学基础之一。

## 第五节　药物在红细胞内的分布

### 一、红细胞的组成与特性

红细胞的组成以血红蛋白为主,还含有糖类、蛋白质、类脂、多糖、核酸、酶及电解质等。红细胞的膜主要由蛋白质和类脂组成,几乎没有多糖和核酸。红细胞的膜与其他组织细胞的生物膜组成相同,是一种类脂膜,与其他组织膜一样也存在微孔,所以红细胞作为研究物质透过生物膜机制的材料被广泛应用。红细胞的性质以及红细胞对药物的透过性能随动物种属不同而存在差异。

药物的红细胞转运同样存在被动扩散、易化扩散以及主动转运等三种转运机制,并且主要也是以被动扩散方式进行的。葡萄糖等糖类通过易化扩散转移至红细胞内,$Na^+$、$K^+$等离子通过主动转运进入红细胞。

### 二、药物的红细胞转运

#### (一)体外药物的红细胞转运研究

在体外评价药物向红细胞的转运的方法应用较广,系将红细胞悬浮于加有药物的介质中,然后测定介质中药物浓度的变化和转移至红细胞内的药物量。大多数以被动转运方式透过红细胞膜的药物,其透过速度取决于药物的脂溶性、分子量或电荷等因素。例如磺胺衍生物的红细胞转运,取决于这些衍生物在生理 pH 时非解离型的浓度及其脂溶性。分配系数大、脂溶性强的药物易进入红细胞内。季铵盐类化合物很难进入红细胞内,除了分配系数因素外,这些离子所带电荷与红细胞膜电荷相斥也是原因之一。水溶性强的药物主要通过红细胞膜上的微孔进入细胞内,故其透过性决定于分子大小。

上述体外方法评价的药物向红细胞内转运,是在没有血浆蛋白的情况下所测得的结果。实际上药物在血液中,还同时存在与血浆蛋白结合等影响因素。因此,上述体外实验结果与实际情况有一定差异。如维拉帕米在无血浆条件下,人和大鼠红细胞分布均无光学选择性,无种属差异,并与药物浓度成线性关系。而在血浆中,出现光学选择性和种属选择性的种属差异,人体为 $S$ 型>$R$ 型,大鼠为 $R$ 型>$S$ 型。同时药物向红细胞中分布减少,出现非线性分布。

#### (二)体内药物的红细胞转运

一般认为,体内药物的红细胞内转运动力学与其血浆动力学具有平行性质。如氢化可的松和奎宁静脉给药后,其血浆浓度-时间曲线、红细胞浓度-时间曲线的消除相几乎平行,半衰期相似。药物向红细胞内转运依赖于游离药物的浓度,红细胞内浓度随着血浆浓度的增减而呈线性变化,提高药物的血浆蛋白结合率,将降低红细胞内的药物浓度。对大多数药物来说,与红细胞结合并不能明显影响药物的分布容积。例如,尽管苯妥英钠与红细胞亲和性好,其红细胞内浓度与血浆水性成分浓度比为2∶1,由于苯妥英钠与血浆蛋白结合能力强,在全血中红细胞内浓度也仅占25%,大约75%的药物仍存在于血浆中。但对于与红细胞结合能力很强的药物,机体的红细胞比容会影响血液中药物总量。对于这些药物应该测定全血中的药物浓度。

由于红细胞本身为人体细胞,不被人体免疫系统识别,其体内半衰期为120天。近年,将红细胞膜包封在给药系统的表面,获得了一种新型仿生红细胞膜包被的药物载体,由于其表面被红细胞膜覆盖,可成功躲避人体免疫系统识别,延长药物的体内循环时间,具有控制药物缓释特征。

# 第六节    药物的胎儿内分布

药物向胎盘的转运除了和药物本身的理化特性有关外,主要受胎盘屏障的影响。胎盘位于母体血液循环与胎儿血液循环之间,是一道天然屏障,它对母体与胎儿间的体内物质和药物交换起着十分重要的作用。

## 一、胎儿的血液循环与胎盘构造

胎儿血循环的基本特点是没有肺循环而有胎儿血循环道,及卵圆孔、动脉导管和静脉导管。从脐静脉来的富有营养物质和氧气的血液,一部分(约1/9)通过胎儿独特的途径——动脉导管进入下腔静脉,一部分下腔静脉血液进入右心房,与从脑、头部来的上腔静脉血液汇合,绕过肺循环,经过动脉导管直接流入主动脉。而大部分下腔静脉血液(约3/5)通过心房间隔上的卵圆孔直接进入左心房和左心室,然后流入主动脉。由主动脉分出的血管供给全身器官和组织的营养,血液给出氧并摄取二氧化碳以后,由胎儿的身体经脐动脉流入胎盘。

胎盘为母体用以养育胎儿的圆盘状器官,也是胎儿的营养、呼吸及排泄器官。由胎儿丛密绒毛膜和母体子宫的基蜕膜等构成。胎盘绒毛膜是一层胚胎性结缔组织,内含有脐带血的分支。绒毛膜向子宫蜕膜的一面,覆盖着滋养层细胞,与绒毛的滋养层连接。从绒毛膜发出若干大小绒毛,它有很多分支,形成小树。多数绒毛悬浮于绒毛间隙的母体血液中,与母体血只隔一层很薄的细胞膜。

人胎盘是由多核细胞的单层构成,即合胞滋养层。合胞滋养层形成了药物跨越人胎盘及母体胎盘间的限速屏障。合胞滋养层不对称表达转运体,导致药物的极性转运(图5-7)。

## 二、胎盘的药物转运

胎盘是母体血液循环和胎儿之间的一道天然屏障,进入母体循环系统的药物必须穿过胎盘和胎膜,才能到达胎儿。胎盘的物质交换过程类似于血-脑屏障,这种交换可通过被动扩散或在转运体的参与下进行。

非解离型、游离型药物脂溶性越大,越易透过胎盘。分子量在600D以下的药物,容易通过被动扩散转运透过胎盘。分子量在1 000D以上的水溶性药物,难以透过。$\gamma$-球蛋白容易从母体进入胎儿,而白蛋白难以透入。随着妊娠的进行,胎儿生长逐渐达到高峰时期,胎盘活动力也相应增强,此时药物的转运作用也加速。

转运体分别存在于合胞体滋养层的母体侧刷状边缘膜和胎儿侧基底膜上,负责糖类、$K^+$、$Na^+$、氨基酸和嘧啶等营养、生理必需物质从母体侧转运进入胎儿内。许多种类的转运体蛋白转运需要依赖

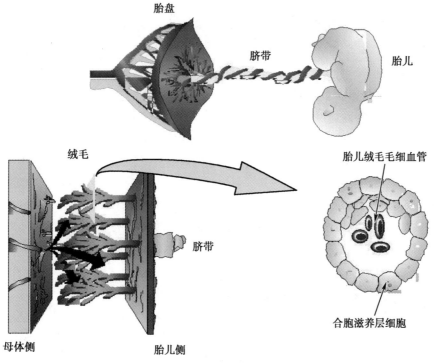

图 5-7　胎儿、胎盘模式图

一些特殊的转运体参与,如氨基酸转运体、有机阴离子转运肽(OATP)、单羧酸转运体(MCT)、Na⁺/I⁻ 同向转运体(sodium iodide symporter,NIS)等。P-gp、MRP 等外排转运体在阻止外来异物干扰胎儿发育等方面有重要作用。

目前使用原代人滋养层细胞、永生化细胞株(如 BeWo、JAr 等)的细胞、合胞体滋养层细胞的刷状缘侧(母体侧)细胞膜分离形成的囊泡(human placental brush-border membrane vesicle)、基底侧(胎儿侧)细胞膜形成的囊泡(human placental basal membrane vesicle)等细胞及组织模型开展药物在胎盘的转运过程和转运机制研究。另外,使用离体胎盘进行灌流实验来研究胎盘整体的物质转运机制。并且尝试建立了胎盘物质转运的药物动力学模型。

影响药物通过胎盘的因素主要包括药物的理化性质,诸如脂溶性、解离度、分子量等;药物的蛋白结合率;用药时胎盘的功能状况,如胎盘血流量、胎盘代谢、胎盘生长等功能,以及药物在孕妇体内的分布特征等。

当孕妇患有严重感染、中毒或其他疾病时,胎盘的正常功能受到破坏,药物的透过性也发生变化,甚至可使正常情况下不能渗透到胎儿体内的许多微生物和其他物质进入胎盘。

### 三、胎儿体内的药物分布

透过胎盘的药物,由胎儿体循环转运至胎儿体内各部分。胎儿与母体的药物分布是不同的,胎儿体内各部分的药物分布同样也有差异。这与药物的蛋白结合率、胎盘膜的透过性以及胎儿体内各组织屏障的成熟程度等均有关系。例如,将苯妥英钠连续注入母体达稳态后,发现胎儿血中浓度仅为母体的 50% 左右,这与胎儿血浆的总蛋白含量较母血低有关。苯妥英钠注射 1 小时后,测得胎儿的脑/肝浓度比为 0.6,而母体的比值仅为 0.4,可见药物较易进入胎儿脑内。实验证明,许多药物易于透过胎儿以及幼小动物的血-脑屏障,而较难通过成年动物的血-脑屏障。这是因为胎儿的脑组织,不论在形态学或功能等方面,和其他组织比均尚未成熟。血-脑屏障也同样尚未成熟,因此药物易于透入。如吗啡能迅速渗透至胎儿的中枢神经系统,并高度蓄积,故孕妇应禁用。硫喷妥、利多卡因以及氯烷等则在胎儿肝中有明显的蓄积性。

## 第七节　药物的脂肪组织分布

一般情况下,成人的脂肪组织占体重的 10% ~ 30%,女性通常比男性高。脂肪组织中血管较少,为血液循环最慢的组织之一,故药物向脂肪组织的转运较缓慢。脂肪组织内的药物分布还会影响体内其他组织内药物的分布和作用,尤其是农药、杀虫剂等毒物通过脂肪组织的分布和蓄积,可以降低这些药物在血液中的浓度,起着保护机体减轻毒性的作用。

影响药物在脂肪组织中分布的因素,主要有药物的解离度、脂溶性以及蛋白结合率等。药物的脂溶性越高,在脂肪组织中的分布和蓄积越多。体内脂肪起着药物的体内贮库作用。高度脂溶性的硫喷妥静脉注射后可迅速分布到脑组织,之后快速从脑组织清除,同时药物向灌注缓慢的组织分布。一段时间后,药物从脂肪组织缓慢释放,再次被转运到脑组织,血药浓度又趋于"稳定",形成药物的再分布,延长麻醉药血浆起效浓度的维持时间。

## 第八节　药物的体内分布与制剂设计

现代药剂学通过与药物化学、分子生物学、高分子材料学、纳米科学等多学科的交叉融合,成为了一个跨学科的研究领域。根据机体生理学和病理学特点设计递药系统,控制药物在体内的转运和释放过程,将药物定时、定位、定量地递送到特定组织、器官或细胞,可以提高药物治疗或诊断的效果,降低药物的毒副作用。运用现代制剂技术制备的微粒给药系统,包括微球、微囊、微乳、纳米粒、脂质体等,利用物理、化学的原理将药物包埋或连接于载体高分子上,利用微粒的理化性质和选择性分布的特点,提高药物生物利用度和稳定性,改变药物原有的分布特征,使药物向特定的靶器官、靶组织特异性浓集。临床应用的微粒制剂质量应符合最新的法律法规与指导原则,如《中国药典》(2020 年版)四部通则的微粒制剂指导原则,有害溶剂限度、形态、粒径及其分布的检查,载药量、包封率的检查,突释效应或渗漏率的检查,脂质等氧化程度,靶向性评价等。本节着重讨论微粒给药系统在体内的分布特点及其制剂设计。

### 一、微粒给药系统在血液循环中的处置

微粒给药系统从给药部位到作用部位要穿越包括以下几个过程的多个屏障(图 5-8)。

1. 首先在血液中分布,并随血液进行全身循环　微粒进入血液循环后,在到达靶部位前,可能被巨噬细胞吞噬、与血浆蛋白结合、被酶降解等。如调理素(opsonin,即各种免疫球蛋白),可被吸附到微粒的表面,导致微粒被网状内皮系统的巨噬细胞吞噬,而被快速清除。另外,血液中的蛋白如高密度脂蛋白,能与脂质体结合,严重影响脂质体的稳定性,导致包载药物的泄漏。

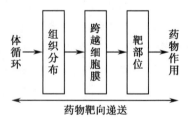

图 5-8　给药系统经历的体内屏障

2. 穿过血管壁,在组织间隙积聚　微粒系统在体内分布根据其粒径的大小可到达特定组织。粒径大于 7μm 的通常被肺毛细血管机械截留,进入肺组织或肺泡;粒径小于 7μm 的则大部分聚集于肝脾网状内皮系统;粒径小于 200nm 的微粒可避免单核巨噬细胞的摄取;而粒径更小的微粒有可能向大脑、骨髓等组织转运。

3. 通过细胞的内化作用向细胞内转运　积聚在组织间隙的微粒,可在局部进行细胞外释药和降解,也可进一步与细胞膜作用,转运进入细胞内降解后释药。所有的真核细胞都可以发生内吞作用,微粒通过内涵体进入溶酶体,并被溶酶体破坏并释放药物。但生物大分子药物在溶酶体内很容易

被降解,不利于疗效的发挥。因此,微粒进入细胞后,应尽量加快从溶酶体内的逃逸。另外被包载的药物也可直接从内涵体中释放进入细胞发挥治疗作用。

4. 微粒的细胞核内转运 进入细胞的微粒有些可在细胞内释放药物发挥治疗作用,有些则需进一步通过与细胞核孔内特定蛋白结合而被细胞核摄取进入核内。如基因治疗的 DNA 片段可被微粒载体携带通过细胞核膜的摄取进入核内,再与核内特定成分作用产生疗效。

图 5-9 显示了载基因纳米粒的体内转运过程。

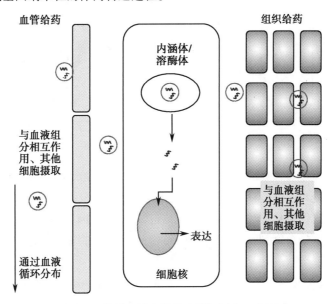

图 5-9 载基因纳米粒体内转运过程示意图

根据图 5-9,微粒的细胞内转运是基因药物在靶标部位发生作用的关键步骤,调理素的介导和细胞的识别是微粒细胞内转运的必要条件,细胞的内吞作用是微粒细胞内转运的主要方式。综上所述,微粒的细胞内转运过程为:识别-结合-内吞-溶酶体-释放药物。大多数基因药物不仅要求药物能够转运进入靶细胞,还要求进一步进入细胞核,进而表达基因产物-活性蛋白发挥作用。

## 二、影响微粒给药系统体内分布的因素

细胞对微粒给药系统的内化作用是驱动微粒向细胞内转运的主要动力,另外微粒本身的理化性质如微粒的粒径、表面性质以及组成该微粒的高分子材料的性质等因素也会影响微粒的体内分布。

（一）细胞和微粒相互作用对体内分布的影响

细胞对微粒的作用主要存在以下几种方式。

1. 内吞 内吞(endocytosis)是指细胞外物质通过膜内陷和内化进入细胞的过程(图 5-10)。内吞被认为是细胞对微粒作用的主要机制,所有真核细胞都具有内吞功能。细胞内吞分为三类。第一类是吞噬(phagocytosis,内吞物为固体),由专门吞噬细胞完成,如单核细胞核巨噬细胞。第二类称为胞饮(pinocytosis,内吞物为液体)。第三类是由微粒和细胞表面的性质决定的内吞作用,包括受体介导、吸附介导的过程。细胞内化相关的受体存在于细胞表面,可识别并结合配体启动内吞通路,将配体转运进入细胞。利用受体-配体的结合、转运机制,通过特异性配体修饰微粒给药系统,可实现其靶向递释。

药物包载入微粒给药系统后,掩蔽了药物本身的性质,而表现为微粒给药系统的细胞摄取性质,微粒经内吞作用进入细胞后,逐步发生酶解或水解而释放出药物。药物载体与细胞膜结合后,将信号传导到细胞内,诱导细胞表面发生包被凹陷或穴样凹陷内吞,而后依次经过初级内体(early endosome)和次级内体(late endosome),此后可能与高尔基体作用被直接胞吐,也可能与胞内小泡融合进

入前溶酶体(prelysosome)和溶酶体(lysosome),开始降解过程。药物可以从溶酶体逃逸后继续在细胞质中转运,最终到达作用的药物靶点,通常是蛋白质、核酸、酶等功能性生物分子。

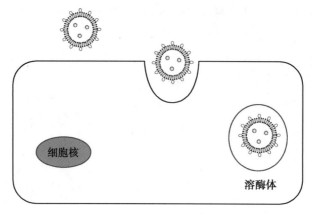

图 5-10    脂质体的内吞

2. 吸附    吸附(adsorption)是指微粒吸附在细胞表面,是微粒和细胞相互作用的开始(图 5-11)。属于普通的物理吸附,受粒子大小和表面电荷密度等因素影响。吸附作用后,必然导致进一步的内吞或融合。研究表明,吸附作用具有温度依赖性,在接近或低于脂质体膜相变温度时,吸附性最好。另外,可利用细胞膜表面所带负电,设计带正电的微粒给药系统与细胞膜吸附产生内吞作用,将药物转运进入细胞内。

3. 融合    融合(fusion)是由于脂质体膜中的磷脂与细胞膜的组成成分相似,脂质体可与细胞膜融合,得到包载的药物直接释放进入细胞(图 5-11)。体外实验表明,利用脂质体和细胞的融合作用,可以将生物活性大分子如酶、DNA、mRNA、环磷酸腺苷(cAMP)或毒素转运入细胞内。在脂质体、纳米粒的材料中加入融合因子如溶血磷脂、磷脂酰丝氨酸或具有膜融合作用的多肽等可促进融合。脂质体载大分子药物可直接与细胞膜融合进入细胞,而不经过内涵体-溶酶体膜通路,可减少药物在溶酶体中的降解。

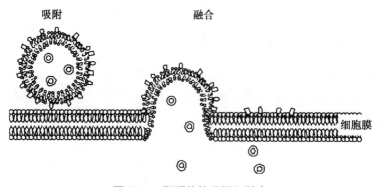

图 5-11    脂质体的吸附和融合

4. 膜间作用    膜间作用包括膜间转运和接触释放。

膜间转运(inter-membrane transfer)是指微粒和相邻的细胞膜间的脂质成分发生相互交换作用。如包载在脂质体双分子膜层内的脂溶性药物可与细胞膜间发生作用引起转运或释放,但包载在脂质体内水相中的药物则不受影响。另外,血液中的脂蛋白,特别是高密度脂蛋白也可与脂质体发生类似的脂交换,引起药物的释放。脂质体与脂蛋白的作用很可能导致脂质体的破裂,破裂的程度取决于脂蛋白和脂质体的比例。

接触释放(contact release)是膜间作用的另一种形式。微粒和细胞接触后,微粒中的药物释放并向细胞内转运。如细胞和脂质体接触后,脂质体膜的渗透性发生改变,可引起包载在脂质体内水相中的药物的释放或向细胞内转运。脂质体膜成分中的胆固醇含量大于30%时,这种现象更明显。

膜间转运和接触释放是一种微粒不被破坏、不进入细胞内的作用方式。对于那些不具吞噬能力的细胞摄取药物具有重要意义。设计和应用这类微粒系统时,常需考虑降低细胞周围介质的流动性或通过与细胞内化相关受体作用加强脂质体和细胞间的相互作用。脂质体膜的组成和药物本身的性质也可影响相互作用。

### (二)微粒的理化性质对体内分布的影响

1. 粒径对分布的影响　微粒系统在体内的宏观分布主要受粒径的影响。前已述及,粒径较大的微粒,主要通过机械性栓塞作用分布到相应的部位,再进一步和该部位的细胞发生相互作用。粒径较小的微粒则主要聚集于网状内皮系统,如肝脏和脾脏是小微粒主要分布的部位,粒径更小的微粒有可能避免巨噬细胞的摄取,分布到其他组织中,并延长了体内半衰期。有报道,12~44μm白蛋白微粒静脉注射10分钟后,95%以上分布于肺,0.5~0.7μm的微粒约85%分布于肝,2%分布于脾。粒径0.2~0.4μm的硫化锑纳米粒能迅速被肝清除,小于0.1μm的纳米粒更容易透过血-脑屏障,而小于0.01μm的毫微粒则缓慢聚集于骨髓。

2. 微粒表面性质对分布的影响　微粒表面性质,包括微粒的表面电荷、微粒表面修饰等对其体内的分布和降解影响显著。

白细胞表面通常带负电荷,带正电的微粒很容易和白细胞发生吸附作用,而带负电的微粒则由于排斥作用不易被白细胞吞噬。微粒的表面ζ电势还可影响其和血浆蛋白的结合。研究表明,血浆蛋白可使微粒表面的ζ电势的绝对值降低,并且白蛋白还可通过疏水作用吸附到微粒表面,改变微粒表面电势分布,吸引溶液中$H^+$的能力增强,加快水解过程,加快微粒在体内的降解。微粒表面负电势的绝对值越高,在血液中被血小板的附着能力就越强。

微粒表面高分子材料、靶向功能分子的修饰能够改变微粒在体内的分布过程。微粒表面修饰的亲水性高分子材料能够大幅降低与血液中相关成分的吸附作用,延长微粒在血液中的循环时间。而表面靶向功能分子的修饰,增加了微粒对特异器官、组织、细胞的识别功能,使微粒在体内的分布行为从被动方式转变为主动靶向分布。

近年研究表明,微粒表面的性质对药物转运具有重要意义。由于细胞膜表面常带负电,带有阳离子的脂质体、高分子材料纳米粒作为药物载体促进药物的细胞内转运,可明显提高DNA的转染效率,提高药物基因治疗的效果。用带正电的阳离子白蛋白修饰的纳米粒也可携带小分子药物和基因药物,明显提高在血-脑屏障的穿透、提高药物的脑内分布。靶向肿瘤、脑等特异性的蛋白质、多肽、小分子的修饰提高了微粒向这些组织的分布效率。RGD肽靶向肿瘤细胞或者新生血管特异表达的整合素,RGD修饰的纳米粒、胶束等给药系统能主动识别肿瘤细胞、肿瘤新生血管,使药物向肿瘤组织浓集。

### (三)微粒的生物降解对体内分布的影响

目前所用的微粒给药系统的材料大都为高分子聚合物,如蛋白类(明胶、白蛋白)、糖类(琼脂糖、淀粉、葡聚糖、壳聚糖)和合成聚酯类(聚乳酸、丙交酯乙交酯共聚物)。这些材料都具有体内生物可降解的特性,在各种体液环境下受各种酶催化作用可发生降解反应。如胰蛋白酶对蛋白微球具有降解作用;淀粉酶对淀粉微球具有降解作用等。体外实验发现,血浆蛋白(包括白蛋白、γ球蛋白或纤维蛋白原)可使聚L-丙交酯微囊的降解速度增大,并且降解产物随着蛋白浓度的升高而增多。这些体液环境因素可影响各种微粒给药系统的体内分布和药物动力学特征。

### (四)病理生理情况对体内分布的影响

在一些病理情况下,某些特定的组织血管通透性发生改变,会明显影响微粒系统的分布。如肿瘤组织由于快速生长的需求,血管生成很快,导致新生血管外膜细胞缺乏、基底膜变形,因而纳米粒能通过毛细血管壁的"缝隙"进入肿瘤组织,而肿瘤组织的淋巴系统回流不完善,造成粒子在肿瘤部位蓄积,这就是EPR(enhanced permeability and retention)效应,又称为增强渗透和滞留效应。现常利用

EPR 效应设计肿瘤的靶向制剂,依据肿瘤新生血管和正常组织血管的差异,调整粒径实现给药系统向肿瘤组织浓集。如乳腺癌肿瘤组织内存在新生血管,药物可通过血液灌注分布于乳腺癌组织。而相反地,胰腺导管癌内血管缺乏,且存在致密纤维化基质,形成乏氧乏血供的微环境,不仅限制药物在肿瘤内的扩散,而且抗肿瘤药物吉西他滨转运相关的转运体表达量下调,造成肿瘤细胞内药物不足。又如在炎症情况下,局部组织的毛细血管通透性增加,免疫细胞在炎症部位聚集,可引起粒径小于200nm 的微粒在炎症组织部位的分布明显增加,可利用这一特性研究各种抗炎药物的微粒给药系统,如类风湿关节炎的药物递送。正常组织的 pH 一般为 7.4,而实体瘤内部的缺氧状态使肿瘤细胞无氧糖酵解产生乳酸,而肿瘤内部血管系统的缺乏使产生的乳酸不能充分排出,导致肿瘤内呈酸性。实体瘤内部存在不同的酸性环境,包括细胞间质中的弱酸性环境（extracellular pH,$pH_E$）、癌细胞中内涵体和溶酶体中更强的酸性环境。利用不同 pH 响应的高分子材料作为载体,包载药物可能实现药物在肿瘤组织、肿瘤细胞的定点释放。

### 三、微粒给药系统的制剂设计

1. 根据微粒分布特性进行给药系统设计　利用载药微粒的特性,可改变药物原有的体内分布,设计更符合疾病治疗要求的给药系统。如利用微粒和网状内皮系统亲和力高的特点,将药物包封后,靶向分布于网状内皮系统,用于治疗与网状内皮系统有关的疾病。表面为疏水特征的微粒给药系统更易于被网状内皮系统识别、吞噬,利用微粒表面的特性可实现微粒给药系统的肝脏靶向,包载抗肿瘤药物、抗病毒药物等,提高药物的肝靶向效率,治疗肝癌、肝脏病毒感染等疾病。

近年发展的仿生药物递送系统,是根据疾病状态下不同细胞向病灶组织的趋化特征,利用这些细胞或者其细胞膜制备给药系统,从而实现特定组织的药物靶向递送。

2. 根据微粒粒径进行给药系统设计　前文已述,微粒给药系统在体内的宏观分布主要受粒径的影响。因此可以根据治疗需求,设计不同大小的粒径达到给药目的。

肺泡毛细血管对 $7\sim10\mu m$ 的粒子具有机械性截留作用,进而利用肺巨噬细胞吞噬功能,靶向微粒给药系统至肺组织,可成功实现肺癌等疾病的被动靶向治疗。而粒径较小时,易于被肝脾的巨噬细胞摄取。肿瘤形成新生血管系统后,血管内皮细胞间可形成 $400\sim800nm$ 的空隙。根据肿瘤血管的病理特征,利用 EPR 效应设计肿瘤靶向给药系统时,微粒给药系统的粒径不宜过大。同时不同的肿瘤形成的血管孔径不同,如发生在中枢神经系统的胶质瘤,其新生血管孔径受到血-脑屏障紧密连接的影响,小于 300nm,小于外周肿瘤新生血管的间隙,靶向胶质瘤的给药系统粒径设计,基本小于 150nm。

3. 对微粒进行结构修饰的给药系统设计　改变微粒给药系统的表面性质可避免被吞噬细胞识别(调理过程),减少网状内皮系统巨噬细胞的吞噬。将聚乙二醇(PEG)等亲水性高分子修饰到微粒的表面,可提高微粒的亲水性和柔韧性,明显增加微粒的空间位阻,不易被单核巨噬细胞识别和吞噬,从而显著延长脂质体、微球、纳米粒等微粒给药系统在血液中的循环时间,增加靶向部位的血药浓度。PEG 修饰 PLA 纳米粒被巨噬细胞吞噬的数量仅为未经 PEG 修饰的 PLA 纳米粒的 1/13。PEG 在给药系统表面的修饰密度也影响给药系统在体内的分布。

以上方法通过对微粒的表面性质(大小、形状、亲水性、表面电荷、囊壁孔隙率等)进行控制和修饰,可减少网状内皮系统对纳米粒捕获,提高生物学稳定性和靶向性。进一步在长循环微粒基础上,以靶细胞上特异表达的蛋白、受体等为靶点,选择相应的抗体、配基修饰到微粒系统表面,使微粒对靶组织或细胞主动识别,达到靶向给药的目的。整合素 RGD 靶向肿瘤血管细胞表面的 RGD 受体,纳米粒修饰 RGD 可实现对肿瘤细胞主动靶向。

4. 多肽、蛋白质类药物的微粒给药系统设计　多肽、蛋白质类药物通常亲水性较强,不易直接跨越生物屏障膜,且在体内易于降解,半衰期较短,生物利用度很低。将多肽、蛋白质类药物包载入微粒给药系统,在一定程度上可避免这类药物直接受到物理的、化学的和酶的降解作用而破坏,提高药物的稳定性,改变药物的体内药动学特征,达到缓释给药、靶向给药等目的。同时,由于微粒系统分散性好、亲脂性强,具有很好的组织穿透力。

PEG 与多肽、蛋白类药物以共价键结合,在改善多肽、蛋白类药物的药动学性质方面实现了真正的突破。PEG 的修饰不仅延长了多肽、蛋白类药物在体内的循环时间,还可以增加药物的稳定性。PEG 修饰改善多肽蛋白药物的 PK 和 PD,见表 5-8。

表 5-8　PEG 修饰改善多肽蛋白药物的 PK 和 PD

| PEG 修饰药物 | PK 的影响 | | PD 的影响 |
|---|---|---|---|
| | 原型药 $t_{1/2}$/h | PEG-药物 $t_{1/2}$/h | $t_{1/2}$ 增加倍数 |
| **抗体** | | | |
| Fab′片段 | 0.33 | 9.05 | 27 |
| **酶** | | | |
| PEG-精氨酸脱亚氨酶 | 2.8 | 50 | 18 |
| PEG-蛋氨酸酶 | 2 | 38 | 19 |
| PEG-超氧化物歧化酶 | 0.01 | 38 | 380 |
| PEG-尿酸酶 | 3 | 72 | 24 |
| **细胞因子** | | | |
| PEG-粒细胞集落刺激因子 | 1.8 | 7.0 | 3.9 |
| PEG-INF-α2a | 0.7 | 51 | 73 |
| PEG-INF-β1a | 0.98 | 13 | 13 |
| PEG-白介素 6 | 0.05 | 48 | 960 |
| PEG-白介素 2 | 0.73 | 4.26 | 6 |
| **激素** | | | |
| PEG-降钙素 | 3.31 | 15.4 | 4.6 |
| PEG-人生长激素 | 0.34 | 10 | 29 |

将多肽、蛋白类药物包载入可生物降解高分子材料,制备成微球、纳米粒、脂质体等制剂也能够改变多肽、蛋白类药物的体内药动学性质。例如,聚乳酸/乙醇酸共聚物(PLGA)微球包载人生长激素单次皮下注射后,药效可维持一个月,并且与每天注射人生长激素的效果相当。

5. 根据物理化学原理的微粒给药系统设计

(1)磁性微粒的设计:磁性微粒通常含有磁性元素,如铁、镍和钴及其化合物,其体内靶向行为可受磁场调控。通过外加磁场,在磁力的作用下将微粒导向分布到病灶部位。磁靶向过程是血管内血流对微粒的作用力和磁场产生的磁力相互间竞争的过程。当磁力大于动脉(10cm/s)或毛细管(0.05cm/s)的线性血流速率时,磁性载体(<1μm)就会被截留在靶部位,并可能被靶组织的内皮细胞吞噬。在血流速率为 0.55~0.1cm/s 的血管处,在 0.8T(8 000Gs,1T=$10^4$Gs)的外磁场下,就足以使含有 20%(g/g)的磁性载体全部截留。

磁性靶向药物(magnetic drug targeting,MDT)给药系统可通过外部磁场对磁性纳米粒的磁性导向作用,提高化疗药物到达特定部位的比例,从而增强靶向性。已有研究将传统药物,如依托泊苷、阿霉素、甲氨蝶呤等连接或包埋于磁性纳米粒中,用于治疗风湿性关节炎、前列腺癌、乳腺癌等。

(2)热敏微粒的设计:最常见的是热敏脂质体(又称温度敏感脂质体,thermosensitive liposome),指利用升温手段使局部温度高于脂质的相变温度,从而使脂质膜由凝胶态转变到液晶结构,包封药物快速释放。热敏脂质体选择热敏感特性的材料,在一定的比例下构成脂质体膜,使该膜的相变温度略高于体温,制成温度敏感脂质体。在靶部位局部加热,热敏脂质体在靶区释放药物,使局部药物浓度较高,发挥疗效,同时减少全身不良反应。

6. 微环境敏感性微粒的设计　利用肿瘤组织、细胞特殊的 pH、酶等微环境,可触发微粒载体系统快速释放药物,将药物输送到细胞内甚至特定的细胞器,增加药物作用部位的浓度。在肿瘤组织的酸性、氧化还原条件下,pH 敏感给药系统、氧化还原敏感给药系统定点释放所携带的抗肿瘤药物,从而增加抗肿瘤疗效,降低毒副作用。

## 四、微粒给药系统体内分布评价

微粒给药系统在全身、靶部位的分布行为对评价药物疗效、毒副作用等起到了重要作用。目前微粒给药系统体内分布主要使用以下几种方法评价。

1. 微粒给药系统的体内药物动力学评价　微粒给药系统进入体内后,对"载药粒子-游离药物-载体材料"存在的动态平衡关系的研究,是微粒给药系统药物动力学评价的关键。微粒给药系统的体内药动学研究内容包括吸收、分布、代谢、排泄和药物相互作用。详见本书第十五章。

2. 微粒给药系统的体内靶向效率评价　通过使用靶向指数、选择性指数、靶向效率和相对靶向效率定量评价微粒给药系统体内分布特征。

3. 分子影像技术用于微粒给药系统的体内定向示踪　运用影像学手段显示组织水平、细胞水平的药物分子,反映活体状态下药物在体内的分布变化,对其生物学行为进行可见的定性和定量研究。

第五章
目标测试

**思考题**

1. 简述药物分子的性质对其体内分布的影响。
2. 影响药物分布的生物学因素有哪些?
3. 简述血浆蛋白结合的临床意义。
4. 简述微粒给药系统改变药物机体内分布行为的机制。

（蒋　晨）

# 参 考 文 献

[1] LONGOBARDO M, DELPON E, CARBALLERO R, et al. Structural determinants of potency and stereoselective block of hKv1. 5 channels induced by local anesthetics. Mol Pharmacol, 1998, 54(1):162-169.

[2] SHARGEL L, WU-PONG S, YU B C. Applied biopharmaceutics & pharmacokinetics, 5th Edition. New York: McGraw-Hill Medical, 2004.

[3] KRUGER E A, FIGG W D. Protein binding alters the activity of suramin, carboxyamidotriazole, and UCN-01 in an ex vivo rat aortic ring angiogenesis assay. Clin Cancer Res, 2001, 7(7):1867-1872.

[4] 梁文权. 生物药剂学与药物动力学. 3 版. 北京:人民卫生出版社, 2007.

［5］ PARDRIDGE W M. Brain drug targeting. Cambridge:Cambridge University Press,2001.

［6］ ROBINSON M A,MEHVAR R. Enantioselective distribution of verapamil and norverapamil into human and rat erythrocytes:the role of plasma protein binding. Biopharm Drug Dispos,1996,17(7):577-587.

［7］ DRIESSEN O,TREUREN L,MOOLENAAR A,et al. In vivo distribution of hydrocortisone over whole blood:a novel method for the extraction of erythrocytes. Methods Find Exp Clin Pharmacol,1990,12(2):119-126.

［8］ SALAKO L A,SOWUNMI A. Disposition of quinine in plasma,red blood cells and saliva after oral and intravenous administration to healthy adult Africans. Eur J Clin Pharmacol,1992,42(2):171-174.

［9］ HU C M,FANG R H,COPP J,et al. A biomimetic nanosponge that absorbs pore-forming toxins. Nat Nanotechnol,2013,8(5):336-340.

［10］ NAGASHIGE M,USHIGOME F,KOYABU N,et al. Basal membrane localization of MRP1 in human placental trophoblast. Placenta,2003,24(10):951-958.

［11］ USHIGOME F,KOYABU N,SATOH S,et al. Kinetic analysis of P-glycoprotein-mediated transport by using normal human placental brush-border membrane vesicles. Pharm Res,2003,20(1):38-44.

［12］ MANSOURI S,LAVIGNE P,CORSI K,et al. Chitosan-DNA nanoparticles as non-viral vectors in gene therapy:strategies to improve transfection efficacy. Eur J Pharm Biopharm,2004,57(1):1-8.

［13］ 王杰,张强.长循环纳米粒.国外医学:药学分册,1999,6:350-354.

［14］ MOSQUEIRA V C F,LEGRAND P,GREF R,et al. Interactions between a macrophage cell line (J774A1)and surface-modified poly(D,L-lactide)nanocapsules bearing poly(ethylene glycol). J Drug Target,1999,7(1):65-78.

［15］ ZHANG Y F,WANG J C,BIAN D Y,et al. Targeted delivery of RGD-modified liposomes encapsulating both combretastatin A-4 and doxorubicin for tumor therapy:in vitro and in vivo studies. Eur J Pharm Biopharm,2010,74(3):467-473.

［16］ 柴旭煜,陶涛.脂质促进药物经肠淋巴转运的研究进展.中国药学杂志,2008,22:1681-1684.

［17］ WRIGHT J D,BOUDINOT F D,UJHELYJ M R. Measurement and analysis of unbound drug concentrations. Clin Pharmacok,1996,30,445-462.

# 药物的代谢

ER6-1

第六章
教学课件

**学习目标:**

1. **掌握** 药物代谢的基本概念及其对药理作用的影响;影响药物代谢的因素。
2. **熟悉** 药物代谢酶系及其在体内的组织分布特点;药物代谢反应的类型;药物代谢在新药研发及合理用药中的应用。
3. **了解** 药物代谢的研究方法。

## 第一节 概 述

### 一、药物代谢的定义

药物被机体吸收后,在体内各种酶以及体液环境作用下发生化学结构改变的过程,称为药物代谢(drug metabolism),又称为生物转化(biotransformation)。药物代谢主要在肝中进行,也可发生在肠、肾、肺、血液和皮肤等器官。大部分药物代谢都是由药物代谢酶介导,而药物代谢酶的种类和数量十分复杂。在参与药物代谢的各类酶中,占主导地位的是细胞色素 P450( cytochrome P450,CYP450)(约75%),其次是葡糖醛酸转移酶和酯键水解酶,这三类酶介导的代谢反应约占药物代谢的95%。

药物代谢一般可分为Ⅰ相代谢和Ⅱ相代谢,亦称为Ⅰ相反应和Ⅱ相反应。药物分子上引入新的官能团或现有官能团改变的反应称为Ⅰ相代谢,包括氧化、还原和水解等反应。药物或Ⅰ相代谢产物与体内某些内源性物质结合的反应为Ⅱ相代谢,亦称为结合反应,如葡糖醛酸结合、磺酸化、甲基化、乙酰化、谷胱甘肽结合等类型。多数亲脂性药物吸收后,经Ⅰ相代谢可变为极性和水溶性较高的代谢产物,增加极性,以有利于Ⅱ相代谢的进行。Ⅱ相代谢是真正的"解毒(detoxification)"途径,其代谢产物通常具有更好的水溶性,更易经尿液和胆汁排出体外。有些药物可以通过Ⅰ相反应生成代谢产物排出体外,有些药物只进行Ⅱ相反应生成代谢产物排出体外,还有一些药物不发生代谢反应,以原型药物排出体外。

### 二、首过效应

口服药物主要经小肠和大肠吸收进入肠毛细血管床,通过门静脉经过肝脏到达体循环;只有部分经淋巴系统或远端直肠吸收的药物才能绕过肝脏直接进入体循环。在消化道和肝脏中,口服药物部分被代谢而导致进入体循环的原型药物量减少的现象,称为首过效应(first-pass effect),亦称为首过代谢(first-pass metabolism),如图6-1。首过效应主要包括胃肠道首过效应和肝首过效应。药物经过消化道而被代谢,使进入体内的原型药物量减少的现象,为胃肠道首过效应;从胃肠道吸收的药物,经肝门静脉进入肝脏,药物部分在肝脏被代谢,或随胆汁排泄,使进入体循环的原型药物量减少的现象,为肝首过效应。肠上皮细胞存在许多与肝内相同的药物代谢酶如 CYP450、葡糖醛酸转移酶和磺基转移酶等,是胃肠道首过效应的主要发生部位;肝实质细胞则是肝脏首过效应的主要部位。首过效应常可使药物的生物利用度明显降低,有些药物甚至由于首过效应强烈,大部分被代谢而失去活性,导致无法口服给药,例如硝酸甘油片必须舌下给药,吞服则无效。通常肝脏代谢比较强的药物和受消化道酶影响较大的药物都会有明显的首过效应,如异丙肾上腺素、阿司匹林、吗啡、氯丙嗪等。为了避免首过效应,可以采用舌下和直肠给药等,使药物不经过消化道和肝脏,直接进入体循环。其他制剂学方法也可达到降低首过效应而提高药物生物利用度的目的,如贴剂经皮肤给药、气雾剂和粉雾剂经呼吸道吸入或经鼻腔黏膜吸收、口腔黏附片经口腔黏膜吸收等。

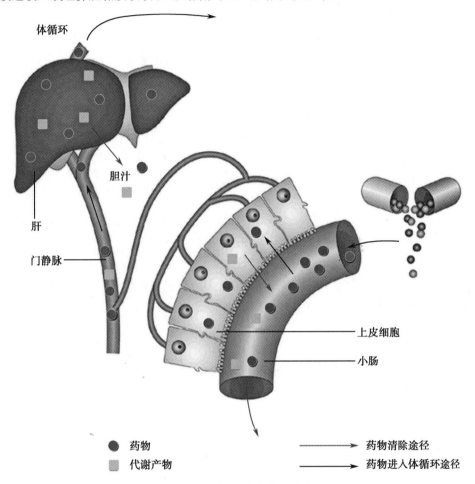

图 6-1　口服药物的首过效应

### 三、肝提取率和肝清除率

经消化道吸收的药物,因首过效应可导致最终进入体循环的原型药物量明显减少,其减少的比例可用肝提取率(extraction ratio,ER)来描述:

$$ER = \frac{C_A - C_V}{C_A} \qquad 式(6-1)$$

式中,$C_A$ 和 $C_V$ 分别代表进入和流出肝脏的血中药物浓度。

ER 可解释为药物通过肝脏从门静脉血中被清除的分数,肝提取率介于 0~1 之间。肝提取率为 0.5 表示药物从门静脉进入肝脏后有一半量被清除,其余量(1-ER)可通过肝脏进入体循环。

肝提取率往往受到多种因素的影响,如药物与血细胞结合、药物与血浆蛋白结合、未结合药物进入肝细胞、肝细胞内未结合药物进入胆汁、肝细胞内未结合药物被肝药酶代谢转化为代谢产物等。通常对于肝提取率高的药物,如去甲丙米嗪、利多卡因、吗啡、硝酸甘油、普萘洛尔、哌替啶、水杨酰胺等,肝血流量是主要影响因素,首过效应较显著;而肝提取率低的药物,如地西泮、洋地黄毒苷、异烟肼、保泰松、苯妥英钠等,肝血流量影响不大,而血浆蛋白结合率的影响较大,首过效应不明显;对于肝提取率中等的药物,如阿司匹林、奎尼丁、地昔帕明、去甲替林等,肝血流量和血浆蛋白结合率对其均有影响。如药物与血浆蛋白结合率高,血中游离药物减少,进入肝细胞及胆汁的药物减少,因而肝清除率减少。

肝脏对药物的消除能力可进一步用肝清除率(hepatic clearance,$Cl_h$)来描述,它是指单位时间内有多少体积血浆中所含的药物被肝脏清除,即单位时间肝脏清除药物的总量$\left(\dfrac{dX}{dt}\right)$与当时血浆药物浓度($C$)的比值,单位是 ml/min 或 L/h。

$$Cl_h = \frac{\dfrac{dX}{dt}}{C} \qquad\qquad 式(6\text{-}2)$$

影响 $Cl_h$ 的因素主要有肝血流量($Q$)、肝内在清除率(hepatic intrinsic clearance,$Cl_{int}$)和血浆蛋白结合率等三个方面,其中肝内在清除率 $Cl_{int}$ 是指单位时间内肝组织中清除的药物以流出肝组织血液中游离药物浓度进行均匀分布所相当的体积数。根据肝血流量和肝提取率可计算 $Cl_h$:

$$Cl_h = \frac{Q(C_A - C_V)}{C_A} = Q \cdot ER \qquad\qquad 式(6\text{-}3)$$

通常 $Cl_h$ 随着肝血流量和肝内在清除率的变化而变化,下式描述了其变化规律:

$$Cl_h = Q\left[\frac{Cl_{int}}{Q + Cl_{int}}\right] \qquad\qquad 式(6\text{-}4)$$

由式(6-4)可知,对于低提取率药物,其肝清除率主要取决于其内在清除率,而肝血流量对其影响不大。如描述血浆蛋白结合的影响,可将上式改写为:

$$Cl_h = Q\left[\frac{f_u Cl'_{int}}{Q + f_u Cl'_{int}}\right] \qquad\qquad 式(6\text{-}5)$$

式中,$f_u$ 表示血浆中游离药物的百分数;$Cl'_{int}$ 表示游离药物的内在清除率。当 $Cl'_{int}$ 很小,即 $Q$ 远大于 $Cl'_{int}$ 时,上式为:

$$Cl_h \approx Q\frac{f_u Cl'_{int}}{Q} = f_u Cl'_{int} = Cl_{int} \qquad\qquad 式(6\text{-}6)$$

此时,若药物的血浆蛋白结合率维持不变,则其肝清除率近似等于内在清除率。当 $Cl'_{int}$ 很大,即 $Q$ 远小于 $Cl'_{int}$ 时,上式为:

$$Cl_h \approx Q\frac{Cl'_{int}}{Cl'_{int}} = Q \qquad\qquad 式(6\text{-}7)$$

此时,药物的肝清除率近似等于肝血流量。

血浆蛋白结合对肝清除率的影响目前还难以准确定量,通常对于肝提取率高的药物,蛋白结合对肝清除率影响不大。而对于肝提取率低的药物,蛋白结合可能影响其肝清除率。因为蛋白结合率的微小改变可能引起游离药物浓度显著增加,导致肝清除率的显著增加。

## 四、药物代谢的作用

通常药物代谢产物的极性都比原型药物大,有利于从机体排出。但是也有一些药物代谢产物的极性反而降低,如磺胺类药的乙酰化或酚羟基的甲基化产物。另一方面,可吸收的药物在体内不一定都发生代谢,有些药物仅部分发生代谢,而有些药物在体内不被代谢,以原型药从尿液等排泄物中排出。药物在体内的代谢与其药效及安全性密切相关,其药理学、毒理学和临床意义主要表现在以下几方面。

1. 代谢使药物失去活性　药物经代谢后,由活性药物变为无活性的代谢产物,使药物失去治疗活性,如局麻药普鲁卡因,在体内被水解后,迅速失去活性。

2. 代谢使药物活性降低 药物经代谢后,其代谢产物活性明显下降,但仍具有一定的药理作用,如氯丙嗪的代谢产物去甲氯丙嗪,其药理活性比氯丙嗪低。

3. 代谢使药物活性增强 药物经代谢后,表现出药理效应增强。有些药物的代谢产物比其原型药物的药理作用更强,如可待因在体内约 15% 经去甲基代谢后,生成镇痛作用更强的吗啡。

4. 代谢使药理作用激活 有一些药物本身没有药理活性,在体内经代谢后可转化为有活性的代谢产物。通常前体药物(pro-drug)就是根据此原理设计的,即将活性药物衍生成药理惰性物质,该惰性物质能够在体内经代谢反应,使活性药物再生而发挥治疗作用,如左旋多巴在体内经酶解脱羧后再生成多巴胺而发挥治疗作用。

5. 代谢产生毒性代谢产物 有些药物经代谢后可产生毒性物质,如异烟肼在体内的代谢产物乙酰肼可引起肝脏的损害。

药物代谢不仅直接影响药物作用的强弱和持续时间的长短,而且还会影响药物治疗的安全性。一种药物的作用时间、作用强度和个体敏感性的变异常常与其代谢性质有关。对于治疗指数窄的药物,这些变异可导致不良反应和毒性;基于代谢的"药物-药物相互作用"是导致药物不良反应的重要原因;药物对代谢酶的诱导或抑制作用,可引起药效的放大或丧失。因此,具有以上代谢性质的药物,其临床使用受到了严重的限制。综上所述,掌握药物代谢的原理与规律,对于设计合理的给药途径、给药方法与剂型、给药剂量以及指导临床用药等都具有重要意义。

## 第二节 药物的 I 相代谢

绝大多数药物进入体内后,会在细胞内特异酶的催化作用下,发生一系列代谢反应,从而导致药物结构和理化性质发生改变。药物代谢主要发生在肝脏或其他组织细胞中的内质网。在细胞匀浆和差速离心过程中获得的由破碎的内质网自我融合形成的近似球形的膜囊泡状结构称为微粒体(microsome)。内质网以两种形式存在于胞浆中,即光面和糙面,其中光面内质网含有丰富的药物代谢酶,这些酶也称为微粒体酶(microsomal enzyme),其他部位的代谢酶则称为非微粒体酶。微粒体酶主要存在于肝脏、肺、肾、小肠、胎盘、皮肤等组织器官,以肝脏微粒体酶活性最强。

药物的 I 相代谢中最常见的反应有氧化反应、还原反应和水解反应等。

### 一、氧化反应

#### (一)氧化酶及其组织分布

参与氧化反应的药物代谢酶有细胞色素 P450、黄素单加氧酶、单胺氧化酶、黄嘌呤氧化酶、前列腺素环氧化合成酶、醇脱氢酶、醛脱氢酶等。

1. 细胞色素 P450 细胞色素 P450(cytochrome P450,CYP450),又称 CYP450 依赖的混合功能氧化酶,在外源性化合物的生物转化中发挥着十分重要的作用。1958 年由 Klingberg 和 Grfinkle 鉴定出它可在还原状态下与 CO 结合,在波长 450nm 处有一个最大吸收峰而得名。CYP450 是一个超基因家族,参与编码 500 多种酶蛋白。1993 年 Nelso 等科学家根据 CYP450 分子的氨基酸序列制定了能反映 CYP450 酶超基因家族内进化关系的统一命名法:凡 CYP450 基因表达的氨基酸同源性大于 40% 的 CYP450 酶系视为同一家族,在 CYP 后面标一个阿拉伯数字表示,如 CYP2;氨基酸同源性大于 55% 者为同一亚家族,在家族的序号后面加一个大写字母,如 CYP2D;每一个亚族中单个形式的 CYP450 酶,则在表达式后再加一个阿拉伯数字,如 CYP2D6。人类 CYP 具有 57 个基因和超过 59 个假基因,被分为 18 个家族和 41 个亚家族(图 6-2),大部分药物被 CYP1、CYP2 和 CYP3 家族所代谢。

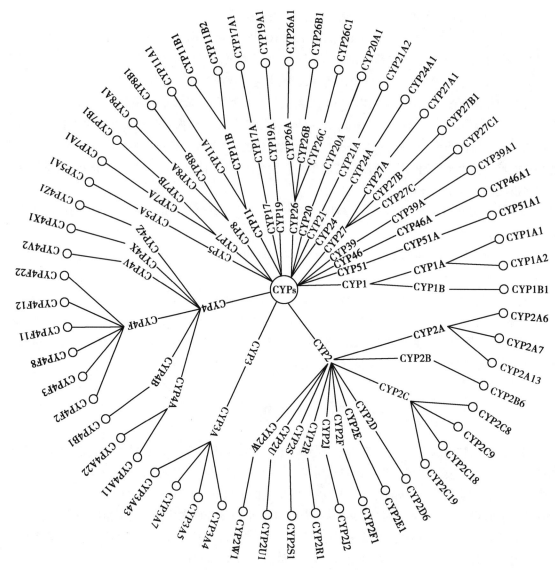

图 6-2    人类 CYP 酶系统分类图

CYP450 酶系可能存在于所有生命机体内。在人体内,除肝脏含有丰富的 CYP450 外,肾、脑、肺、皮肤、肾上腺、胃肠等器官也均存在。CYP450 酶系不仅存在于内质网,在线粒体或核膜内也有表达。

CYP450 酶催化反应原理如图 6-3 所示。药物首先与氧化型细胞色素( CYP450-Fe$^{3+}$ ) 结合成 CYP450-Fe$^{3+}$-药物复合物,然后接受还原型辅酶 Ⅱ 提供的电子,形成 CYP450-Fe$^{2+}$-药物复合物。CYP450-Fe$^{2+}$-药物复合物再结合一分子氧,形成 CYP450-Fe$^{2+}$-O$^{2-}$药物复合物,并接受一个电子,使 O$_2$ 活化成为氧离子。第二个电子的来源尚不清楚,可能是由还原型辅酶 Ⅰ 提供,并经还原型辅酶 Ⅰ-细胞色素还原酶传递的。活化的氧离子与两个质子生成水,同时把与 CYP450 结合的药物氧化。此时,CYP450-Fe$^{2+}$ 失掉一个电子,又变成氧化型细胞色素 CYP450-Fe$^{3+}$,如此周而复始发挥催化作用。在循环中,除了 CYP 以外还需要 NADPH、分子氧、Mg$^{2+}$、黄素蛋白、非血红素铁蛋白等。CYP 催化氧化反应特异性不强,同一种 CYP 可催化多种反应。酶的活性可受许多种药物的诱导或抑制。

2. 黄素单加氧酶    黄素单加氧酶( flavin-containing monooxygenase,FMO )是一组依赖黄素腺嘌呤二核苷酸( flavin adenine dinucleotide,FAD )、还原型烟酰胺腺嘌呤二核苷酸磷酸( nicotinamide adenine dinucleotide phosphate,NADPH )和分子氧的微粒体酶,是重要的肝内药物和化学异物代谢酶,可催化含氮、硫、磷、硒和其他亲核杂原子的化合物和药物的氧化。

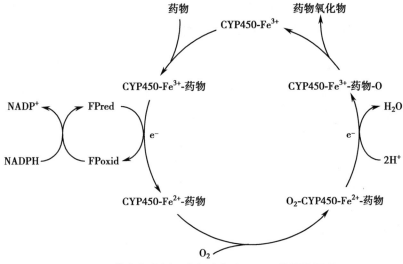

图 6-3 药物氧化过程中细胞色素 P450 的催化原理

目前,人体内具有药物代谢功能的 FMO 有 5 种(FMO1~FMO5),不同的亚型在不同组织、不同人群中具有不同的分布特征。其中,在成人肝脏中表达量最高的亚型为 FMO3 和 FMO5,在成人肾脏和肺中表达量最高的亚型为 FMO1 和 FMO2;在胎儿肝脏中 FMO 主要以 FMO1 和 FMO5 为主。

3. 单胺氧化酶　单胺氧化酶(monoamine oxidase,MAO)是机体内参与胺类物质代谢的主要酶类,其底物主要为单胺类物质。单胺类物质在机体内多具有重要的生理功能,MAO 的代谢作用显得十分重要。

根据 MAO 的作用底物、分布位置和选择性抑制剂的不同可将其分为两类,即 MAO-A 和 MAO-B。MAO-A 主要以儿茶酚胺类和含有羟基的胺类物质为作用底物;MAO-B 则主要代谢不含羟基的胺类物质。在脑内,MAO-A 主要存在于肾上腺素能神经元内,而 MAO-B 主要存在于 5-羟色胺能神经元和神经胶质细胞中。

（二）氧化反应类型

氧化反应包括在药物的环系结构或脂链结构的碳原子上形成羟基或羧基;在氮、氧、硫原子上脱羟基或生成氮氧化物、硫氧化物等反应,是药物代谢中最常见的反应。

1. 侧链烷基氧化反应　侧链氧化可将烷基氧化成为醇或酸,如口服降血糖药甲苯磺丁脲的甲基,在人体内被氧化成—$CH_2OH$ 后,一部分会继续氧化,经过醛氧化成—COOH,—$CH_2OH$ 和—COOH不再起结合反应,直接由尿排泄,见图 6-4。

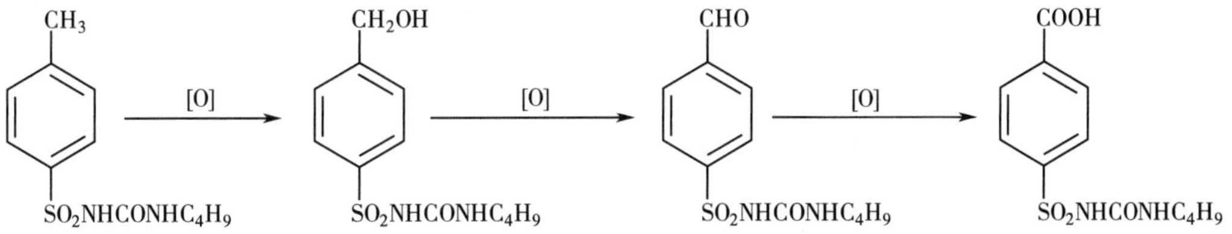

图 6-4 甲苯磺丁脲中甲基的氧化反应过程

2. 醛（酮）基氧化反应　—CO 是很常见的被氧化的底物结构,在体内代谢酶的作用下,—CHO可被氧化成—COOH,如视黄醛的醛基可通过氧化生成相应的羧酸,见图 6-5。

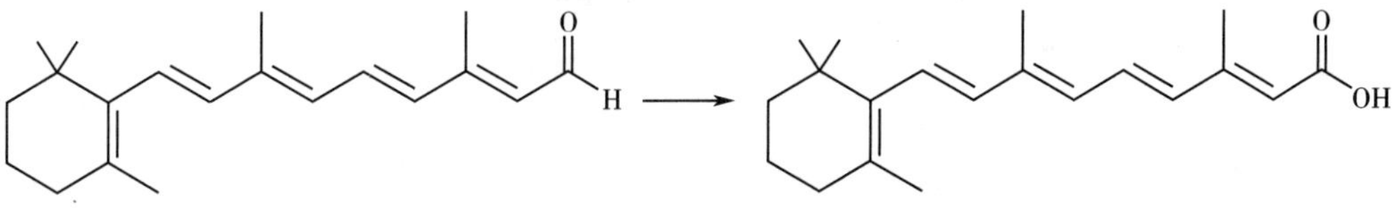

图 6-5 视黄醛中醛基的氧化反应过程

3. 氮原子的氧化反应　在氮原子上发生的氧化反应主要为 N-羟基化反应,这类反应主要以伯胺、仲胺、芳胺及芳基酰胺为反应底物,如麻风杆菌治疗药物氨苯砜的—NH$_2$ 被氧化,生成—NHOH,见图 6-6。

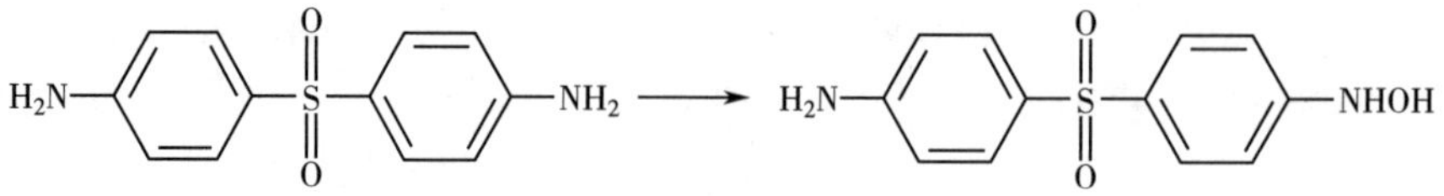

图 6-6　氨苯砜中氨基的氧化反应过程

4. 硫原子的氧化反应　硫原子在体内的氧化反应中,一般都直接生成亚砜或砜类化合物。FMO 和 CYP450 对硫原子的氧化反应均有催化作用,但绝大多数的氧化反应在 CYP450 诱导下进行,如质子泵抑制剂奥美拉唑的硫原子被氧化成砜基,见图 6-7。

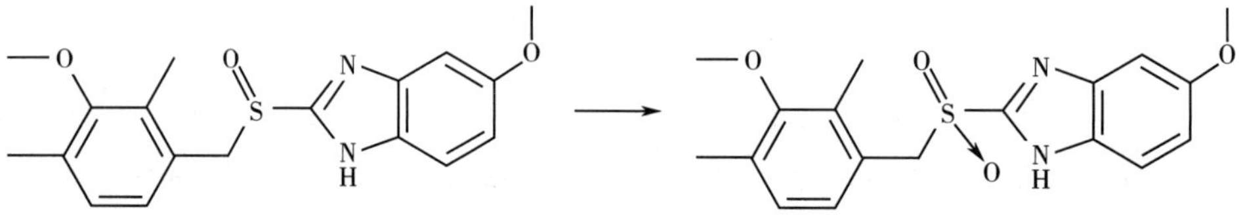

图 6-7　奥美拉唑中硫原子的氧化反应过程

5. 连接在杂原子上烷基的氧化反应　药物结构中的杂原子主要是 N、O 和 S,通常其邻位烷基被氧化而脱离,而母体药物则生成相应的酚、胺和巯基化合物。该反应以甲基、乙基最易发生。若烷基的碳原子数增多,ω 位或第二个 ω-1 位碳原子亦可被氧化,如非那西丁 O-脱烷基氧化成对羟基乙酰苯胺,见图 6-8。

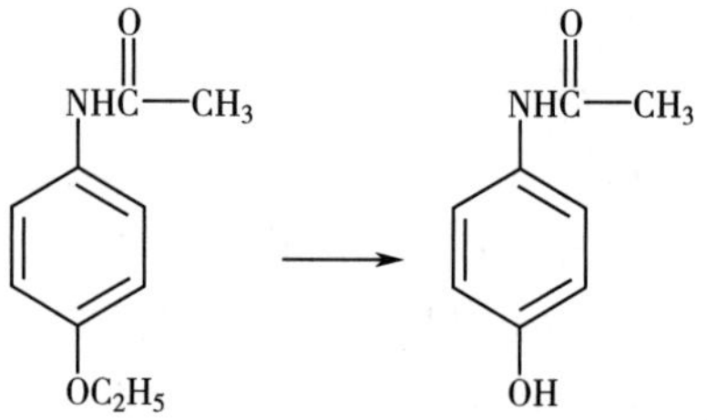

图 6-8　非那西丁 O 上乙基的氧化反应过程

## 二、还原反应

### (一)还原酶及其组织分布

机体内大部分的酶系都可以催化还原反应,而且不同酶系的反应底物没有明确界限。能进行还原反应的酶系包括乙醇脱氢酶(alcohol dehydrogenase,ADH)、醛-酮还原酶(aldo-keto reductase,AKR)、羰基还原酶(carbonyl reductase,CBR)、醌还原酶、CYP450 还原酶和一些消化道细菌产生的还原酶。其中,CBR 是一个短链脱氢酶,主要存在于细胞质中,具有广泛的底物选择性,作用范围涵盖了内源性及外源性的羰基物质,包括前列腺素、类固醇、醌类物质以及大多数的芳香族物质。AKR 广泛分布于原核生物和真核生物中,AKR 成员均属于单体胞质蛋白,以还原型 NADPH 作为其辅酶,将醛、酮类物质还原成相应的醇类。AKR 成员在醛酮类药物的解毒过程中发挥着重要的作用。

参与药物代谢的还原酶系复杂,在机体不同的组织和器官中均有分布,其中肝脏、肾脏、肺、消化系统以及大脑的表达量较高。

### (二)还原反应类型

还原反应主要针对药物结构中的羰基、羟基、硝基和偶氮基等功能基团进行反应。主要有两种机制,一种是通过还原型黄素腺嘌呤二核苷酸(reduced flavin adenine dinucleotide,FADH$_2$)参与;另一种是 CYP450 参与的还原反应。

1. CYP450 参与的还原反应

(1)脱卤还原反应:在一定的条件下(特别是无氧条件),CYP450 具有还原酶的特性,而脱卤还原反应是最常见的反应。CYP450 可以催化多卤代烷发生还原反应,结构中的卤原子可脱去形成相应的卤代烯,或由氢原子取代,如吸入性麻醉剂氟烷,在体内可发生还原反应,脱去 F 和 Br,而生成卤代烯,见图 6-9。

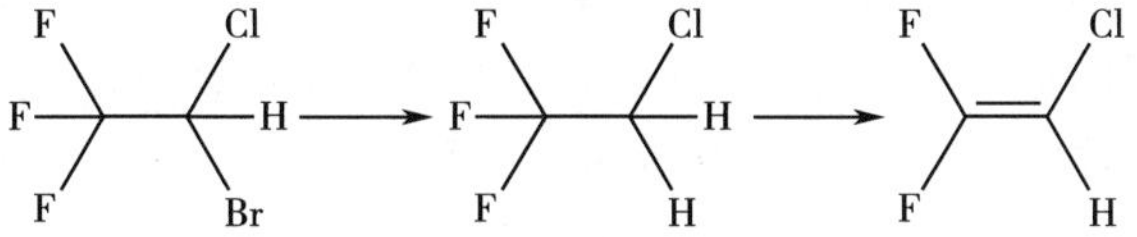

图 6-9　氟烷的还原反应过程

(2)硝基还原反应:CYP450 在一定条件下可以催化含硝基的药物发生还原反应,将药物结构中的硝基还原成氨基,如氯霉素,在体内可经 CYP450 催化发生还原反应,分子结构中的硝基被还原为芳伯胺,见图 6-10。

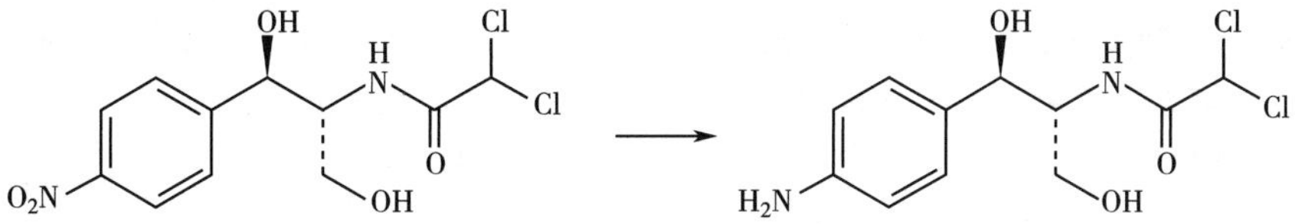

图 6-10　氯霉素的还原反应过程

2. 醛-酮还原酶(AKR)参与的还原反应　　AKR 以 NADP⁺(H)为辅助因子,在体内参与多种物质的还原反应。多种内源性物质均是其代谢反应的底物,包括酮类固醇、视黄素以及脂质过氧化作用产物;AKR 对部分外源性物质也具有催化作用。例如 AKR 可作用于纳洛酮,使其酮基发生还原反应生成羟基(醇类化合物),见图 6-11。

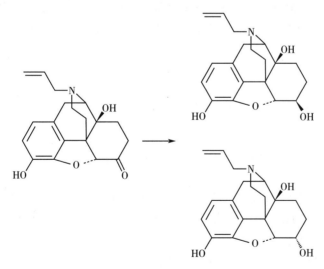

图 6-11　纳洛酮的还原反应过程

## 三、水解反应

### (一)水解酶及组织分布

1. 环氧水解酶　　环氧水解酶(epoxide hydrolase,EH)位于不同的组织和器官,发挥重要的生理作用。根据作用范围及底物特异性的不同,可将其分为微粒体型 EH 和可溶性 EH。

微粒体型 EH 由 455 个氨基酸组成,主要存在于内质网中,参与催化烯烃、芳烃氧化物以及多环芳烃的氧化反应。在许多组织和器官均有不同水平的表达,肝脏、小肠、肾脏和肺是微粒体型 EH 催化外源性物质水解的主要场所。

可溶性 EH 由 554 个氨基酸组成,它的特异性底物为反式二苯乙烯。除了胆管、肾小球,在所有的组织和器官中均有表达,尤其在肝细胞、内分泌系统、肾脏和淋巴结等组织的表达量很高。

2. 酯键水解酶　酯键水解酶(esterase)在体内可以水解多肽、酰胺、卤化物以及羧酸酯、硫酸酯和磷酸酯。很多药物可通过制备酯类衍生物前体药物的方式来改善药物的溶解度、生物利用度、体内稳定性或延长药物在体内的作用时间。因此,从临床应用的角度来看,酯类水解酶具有很重要的意义。羧酸酯酶(carboxylesterase,CES)和胆碱酯酶(choline esterase,CHE)是人体内最重要的酯键水解酶系。CES 在体内具有平衡胆固醇和脂肪酸的作用,并可以影响内质网蛋白的转运功能,但对于 CES 的生理功能目前尚不能明确。CES 主要在肝脏、肠道和肾脏中表达,而 CHE 则在血浆中含量很高。

（二）水解反应类型

水解反应主要是将含有酯键、酰胺和酰肼等结构的药物,通过水解作用使其生成羧酸,或使杂环水解开环等。

1. 酯类药物　酯类药物在体内,经过相关的代谢酶作用可发生水解反应,生成相应的酸和醇,如阿司匹林在体内可发生水解反应生成水杨酸和乙酸,见图 6-12。

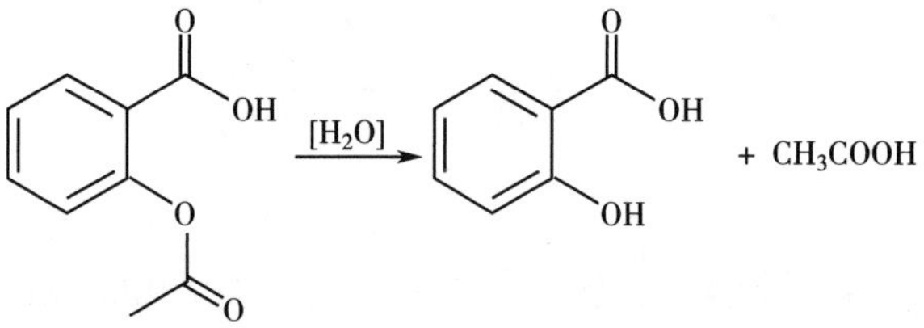

图 6-12　阿司匹林的水解反应过程

2. 酰胺类药物　羧酸酯酶(carboxylesterase,CES)在体内除了参与酯类药物的水解反应外,还会介导一些酰胺类药物的水解反应,生成相应的氨基化合物,如催化利多卡因在体内发生水解反应生成二甲基苯胺,见图 6-13。

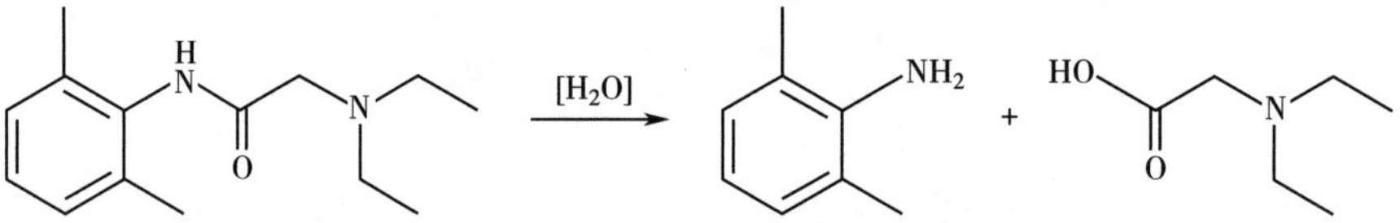

图 6-13　利多卡因的水解反应过程

3. 芳烃类药物　芳烃氧化物是微粒体型环氧水解酶(microsome epoxide hydrolase,MEH)的反应底物,MEH 可将其水解成过渡型的二氢化合物。在 MEH 作用下,苯和萘可快速生成相应的酚类而与体内的转移酶发生结合反应,或继续反应生成相应的多酚或醌类化合物,如 COX-2 抑制剂罗非昔布的苯环在体内可发生水解,生成双羟基衍生物,见图 6-14。

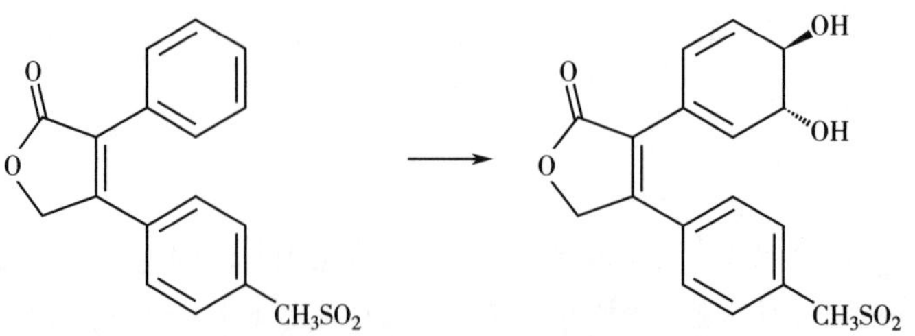

图 6-14　罗非昔布的水解反应过程

4. 烯烃类药物　烯烃类药物一般比较稳定,生理条件下它们基本不可能发生重排反应。有些含有游离烯烃基团的药物可在细胞色素的催化下生成环氧化物,接着在环氧水解酶的作用下发生水解反应生成醇类化合物,如抗癫痫药物卡马西平的 C═C 经水解后生成相应的二醇类代谢产物,见图 6-15。

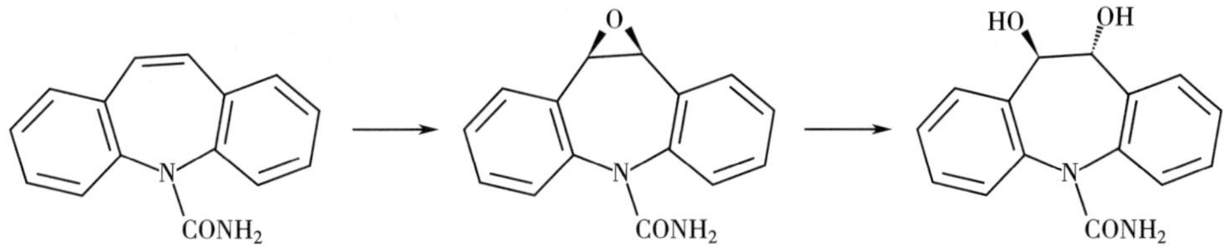

图 6-15　卡马西平的水解反应过程

5. 肽类药物　除了以上介绍的多种常见的水解酶,人体内还含有大量的肽酶,介导体内多种多肽类物质的水解反应,将多肽类物质分解成不同的氨基酸碎片。

# 第三节　药物的 Ⅱ 相代谢

原型药物或 Ⅰ 相反应生成的代谢产物结构中的极性基团(羟基、氨基、硝基和羧基等)和体内某些内源性物质(葡糖醛酸、硫酸、谷胱甘肽、乙酰辅酶 A、甘氨酸和 S-腺苷甲硫氨酸等)结合生成各种结合物的过程称为 Ⅱ 相代谢,亦称为结合反应。结合反应生成的代谢产物通常没有活性,极性较大而易于从体内排出。这些参与结合反应的代谢酶统称为转移酶。

## 一、葡糖醛酸结合反应

### (一)葡糖醛酸转移酶及其组织分布

葡糖醛酸转移酶(uridine diphosphoglucuronosyltransferase,UGT)是一种以尿苷-5′-二磷酸葡糖醛酸(uridine diphosphate glucuronic acid,UDPGA)为糖基供体与底物反应的酶。一般含羧酸或酚羟基的药物被该酶催化后,其代谢产物水溶性都增加,易于排出体外。葡糖醛酸结合反应是各种外源或内源性物质灭活的重要途径,对药物的代谢消除有着重要的作用。

UGT 是一个超级家族,广泛分布于机体各个组织器官,包括肝脏、肠道、肾脏等,在肝脏中的表达最高。依据克隆的 cDNA 序列的相似性,UGT 可以分为 UGT1、UGT2、UGT3 和 UGT8 四个基因家族,迄今为止已经确认了 46 个 UGT 亚型,其中 UGT1 主要参与酚和胆红素的代谢,UGT2 主要参与类固醇的代谢。目前已发现的人类 UGT 家族如图 6-16。

### (二)葡糖醛酸结合反应类型

1. 葡糖醛酸转移酶催化原理　葡糖醛酸结合反应主要发生在肝脏和肠道中,该反应可能的机制是尿苷三磷酸(uridine nucleoside triphosphate,UTP)和葡萄糖反应生成尿苷二磷酸葡萄糖(uridine diphosphate glucose,UDPG),UDPG 进一步被氧化生成活性供体 UDPGA,然后 UDPGA 再和药物结构中的功能基团(如—OH、—NH$_2$、—COOH 等)生成葡糖醛酸结合物。根据与其结合的功能基团不同,还可以将其分为醚型、酯型、N-型和 S-型葡糖醛酸苷结合反应。其反应机制见图 6-17。

2. 易被葡糖醛酸化的药物　UGT 的底物范围非常广,包括许多内源性物质(雌激素和雄激素等)和药物。酚类和醇类物质最容易发生葡糖醛酸化反应。此外,一些羟胺类物质和脂肪酸也可作为 UGT 的底物。

## 二、磺基结合反应

### (一)磺基转移酶及组织分布

磺基转移酶(sulfotransferase,SULT)是机体催化多种内源性和外源性物质磺酸化代谢的关键酶。

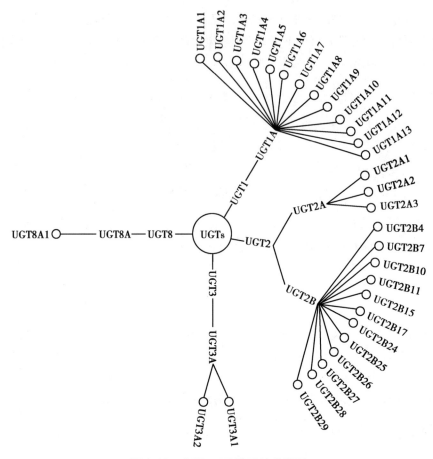

图 6-16　人类 UGT 酶系统分类图

图 6-17　葡糖醛酸结合反应机制

SULT1 和 SULT2 是 SULT 中两个重要的家族。SULT1 主要参与酚类物质的反应,在肝脏中有很高的表达量;SULT2 主要参与类固醇的反应,主要存在于肾上腺皮质、肝脏及肾脏。目前已发现的人类 SULT 见图 6-18。

　　SULT1A1 作为重要的解毒酶,是 SULT1 家族的主要成员之一,参与某些有毒化学物质的磺酸化,从而形成亲电子的硫酸酯复合物;还可催化雌激素及其代谢产物磺酸化代谢,形成无活性的水溶性硫酸酯化雌激素。位于 SULT1A1 基因外显子 7 编码区 638 位核苷酸的 G→A 多态性,可引起 213 位密码子精氨酸(Arg)→组氨酸(His)的改变,这种改变可显著降低 SULT1A1 酶的活性及热稳定性。

### (二)磺酸化结合反应

1. 磺基转移酶的催化原理　药物发生磺酸化反应的部位主要是羟基和氨基。与羟基结合的产物称为硫酸酯;与氨基结合的产物称为氨基硫酸酯。发生磺酸结合反应时,ATP 和 $SO_4^{2-}$ 在 $Mg^{2+}$ 和转移酶的作用下,生成磺酸基的活性供体 3′-磷酸腺苷-5′-磷酸硫酸酯(PAPS),然后在酶的作用下,PAPS 与药物结构中的功能基团结合生成磺酸结合物。如抗高血压药物米诺地尔可在磺基转移酶作用下,形成稳定的 N-O-硫酸酯,见图 6-19。

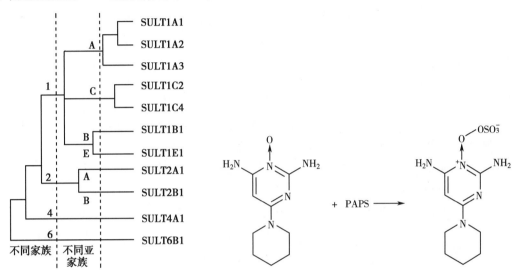

图 6-18　人类 SULT 酶系统分类图　　图 6-19　米诺地尔的磺酸化结合反应过程

2. 易被磺酸化的药物　SULT 可以对多种不同物质产生催化作用,包括酚类、酒精、氨基酸等。这些底物亦包括许多内源性物质(儿茶酚胺、类固醇和胆汁酸)、膳食成分(类黄酮)和杂环芳香胺等。

## 三、甲基化结合反应

### (一)甲基转移酶及组织分布

儿茶酚-O-甲基转移酶(catechol-O-methyltransferase,COMT)是在机体各组织中广泛存在的甲基转移酶,在肝脏、肾脏、血细胞、脑、子宫内膜、乳腺以及中枢神经系统中含量较高。COMT 是具有生物活性或者毒性的儿茶酚胺类化合物的主要代谢酶,在 $Mg^{2+}$ 的作用下,COMT 催化 S-腺苷-L-甲硫氨酸的甲基转移到儿茶酚胺类化合物的 3 位羟基上,使多巴胺等神经递质失去生物活性。COMT 有两种同工酶,在中枢神经系统中主要表达膜结合型 COMT(MB-COMT),而在外周则以可溶型 COMT(S-COMT)为主。

巯嘌呤甲基转移酶(thiopurinemethyltransferase,TPMT)是硫唑嘌呤(azathioprine,Aza)、6-巯基嘌呤(6-mercaptopurine,6-MP)、6-硫鸟嘌呤(6-thioguanine,6-TG)等嘌呤类药物代谢过程中的重要代谢酶。TPMT 具有遗传多态性,这种遗传多态性控制着红细胞及其他组织和细胞中 TPMT 的活性。TPMT 的活性由单个位点上的两个等位基因决定,它在不同人群及人体不同组织器官中的分布具有很明显的个体差异,甚至有 0.3%~0.6% 的人群存在 TPMT 活性缺失。

N-甲基转移酶(N-methyltransferase)是一种胞内蛋白质,主要分布于消化系统、支气管、肾脏和大脑。在体内发生 N-甲基化的药物为数不多,组胺和烟酰胺是该酶底物。N-甲基转移酶对人体的药物代谢过程也具有重要意义。

（二）甲基化结合反应

1. 甲基转移酶催化原理　药物甲基化的部位通常在药物结构中的 N、O 和 S 等杂原子上，在甲基化作用的过程中，甲基的主要来源是蛋氨酸，经 ATP 活化后作为甲基供体，在甲基转移酶作用下发生结合反应，甲基化后的代谢产物极性减小，如烟酰胺在体内经甲基转移酶作用下生成 *N*-甲基烟酰胺，见图 6-20。

2. 易被甲基化的药物　参与 *O*-甲基化的 COMT 主要在细胞内表达，它的底物包括许多外源性物质以及一些药物（如多巴胺）；*N*-甲基转移酶的底物则主要是伯胺以及部分仲胺类物质；巯嘌呤甲基转移酶则以硫唑嘌呤、6-巯基嘌呤、6-硫鸟嘌呤等嘌呤类药物为底物。

图 6-20　烟酰胺的甲基化结合反应过程

## 四、乙酰基结合反应

（一）*N*-乙酰基转移酶及组织分布

*N*-乙酰基转移酶（*N*-acetyltransferase，NAT）是机体催化体内含氮物质使其发生乙酰化的酶系，对含氮外源性物质在体内的生物转化、活化及降解都有很重要的影响。

NAT 是由 281 个氨基酸残基组成的一个特异性的三维结构，其活性中心是由半胱氨酸残基（Cys69）-组氨酸残基（His107）-天冬氨酸残基（Asp122）组成的三联体。半胱氨酸残基在活性中心催化过程中具有重要作用，它的硫醇键是半胱氨酸亚基活性的核心部位。人类 NAT 基因家族由 NAT1、NAT2 和 NATP 三个亚家族组成。NAT1 和 NAT2 两个基因高度同源（DNA 水平上 87% 相同），三者的基因编码均集中在人第 8 号染色体一个小区段内，其中 NAT1 和 NAT2 能编码功能性 NAT 酶，而NATP 因不能编码功能性 NAT 酶而被称为假基因。NAT 在人体多种组织器官中均有分布，主要分布在肝脏、脾、肺和肠的网状内皮细胞中，具有显著的种族、家族和个体差异。NAT 参与芳香胺物质形成加合物的反应，往往导致一些致癌物质的形成，如 22 氨基芴（22AF）本身并无致癌性，但可通过 NAT 转化成乙酰化-22 氨基芴（22AAF），22AAF 又被其他酶类活化后，与细胞 DNA 反应形成共价致癌物质。

（二）乙酰基结合反应

1. 乙酰基转移酶催化原理　在乙酰化结合反应的过程中，乙酰辅酶 A（acetyl-CoA）具有很重要的作用。首先，乙酰 CoA 通过它的游离巯基与活泼型羧酸反应生成乙酰 CoA 衍生物，然后把乙酰基转移到合适的受体上。通常情况下，药物发生乙酰化后其水溶性降低。

2. 易发生乙酰化结合反应的药物　乙酰化结合反应的主要底物为中等碱性的伯胺类物质，包括磺胺类药、异烟肼以及一些具有致癌性的联苯物质。下面以磺胺类药为例，简单说明其代谢作用，见图 6-21。

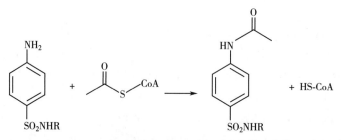

图 6-21　磺胺类药的乙酰化结合反应过程

## 五、谷胱甘肽结合反应

### （一）谷胱甘肽-S-转移酶及组织分布

谷胱甘肽-S-转移酶（glutathione-S-transferase，GST）是一种球状二聚体蛋白，是由两个同源二聚体亚基组成的超基因家族。GST 可催化机体内某些内源性及外源性物质的亲电基团与还原型谷胱甘肽（GSH）结合，将亲电子疏水性物质与 GSH 结合成易于排泄的亲水性物质；GST 本身还可作为结合蛋白，以较高亲和力结合、转运多种疏水性物质。GST 主要存在于细胞液中，在哺乳动物各组织中均有不同种类和不同水平的表达，在哺乳动物的胎盘及肝脏中表达水平最高，约可占肝脏可溶性蛋白的 5%。

### （二）谷胱甘肽结合反应

1. **GST 催化原理**　谷胱甘肽在体内以还原和氧化形式存在，它的代谢过程相当复杂，有多种代谢酶参与。谷胱甘肽的结合活性取决于它的巯基，通过去质子作用可增强巯基的亲核性。

作为 GST 的一个重要的作用机制，谷胱甘肽中的巯基通过与代谢酶的活性位点结合后其酸性增强，GST 再将谷胱甘肽转变成各种不同的亲电子基团。由于底物的性质不同，GST 可以催化发生亲核取代反应或亲核加成反应，生成不同的代谢产物。谷胱甘肽在发生结合反应的过程中主要对电子缺失的 C 原子进行亲核攻击，N 原子和 S 原子也是谷胱甘肽的靶原子。

2. **易发生谷胱甘肽结合反应的药物**　醌和醌亚胺类药物在结构上与 $\alpha,\beta$-不饱和羰基类似，它们与谷胱甘肽的反应是两个具有竞争性的途径：一个是将醌或醌亚胺还原形成氢醌或氨基酚；另一个则是通过亲和加成形成相应的结合物。如利尿药依他尼酸在体内可经 GST 作用，生成相应的谷胱甘肽结合物，见图 6-22。

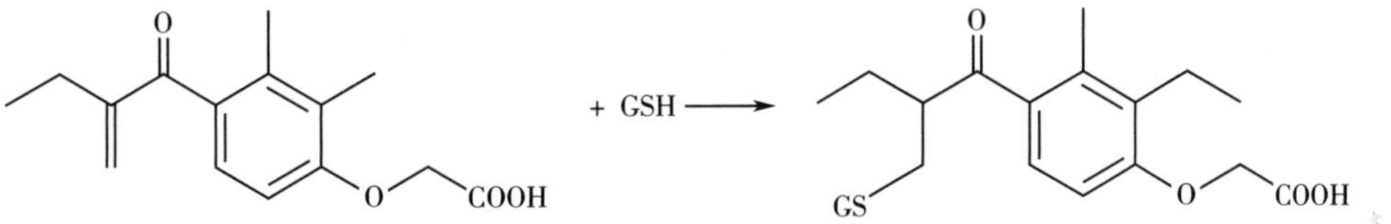

**图 6-22　依他尼酸的谷胱甘肽结合反应过程**

药物在体内的代谢反应是一个很复杂的过程，许多药物在人体内并不只发生一种类型代谢反应，而是既可以发生 I 相代谢，又可以发生 II 相代谢。如阿司匹林进入体内后，它既可以在水解酶的催化作用下发生水解反应，同时也可以在 UGT 的催化作用下与体内的葡糖醛酸发生结合反应，见图 6-23。

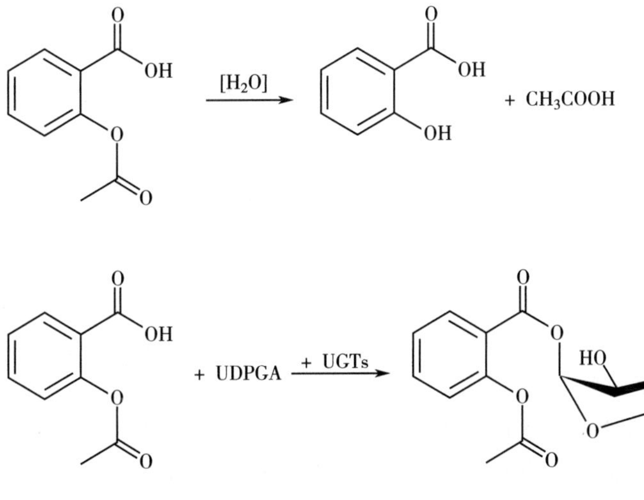

**图 6-23　阿司匹林水解反应及葡糖醛酸结合反应过程**

## 第四节　影响药物代谢的因素

　　影响药物代谢的因素主要有生物因素、剂型因素和其他因素等。生物因素包括种属和性别差异，以及遗传变异、年龄、生理和病理状态的影响；剂型因素包括药物的理化性质、给药途径与剂型和给药剂量；此外，饮食、环境和基于代谢的药物-药物相互作用也会对药物的代谢产生一定影响。

### 一、生物因素

#### （一）种属差异

　　在不同种属的动物和人体内，药物的代谢存在很大差别。对于大多数药物，不同的动物可能有不同的代谢途径。在许多情况下，尽管生物转化途径相同，但不同动物的代谢速率可能不同。此外，特定物种可能没有特定的途径。药物代谢的种属差异在Ⅰ相代谢和Ⅱ相代谢中均有发生。

　　Ⅰ相代谢中存在的种属差异，主要是由于CYP450在不同种属间分布不同。CYP3A4是重要的药物代谢酶，在不同种属间差异性较小，但大鼠体内不具有该酶。CYP2D在不同种属间相当一致，但酶与底物的离子型键合使羟基化代谢出现部位选择性，大鼠的酶在底物需求上更灵活，故许多胺类药物的芳环羟基化代谢反应在大鼠体内进行的速度远大于其他种属（如豚鼠、兔、犬、猴、人等）。CYP2C在种属间的差异较大。犬体内缺乏相关的酶，所以对诸如甲苯磺丁脲及其他许多酸性药物（如非甾体抗炎药）不能进行羟基化代谢。

　　Ⅱ相代谢反应所涉及的代谢途径的数目少于Ⅰ相代谢，种属差异表现得更为明显。体内代谢所需核酸中间体的生物合成能力、转移酶的活性与含量、内源性结合物质的产生速度以及药物的性质等，都可导致结合反应出现种属间差异。

#### （二）性别

　　性别对药物代谢的影响已在大鼠体内得到证实。Nicholas和Barron在1932年发现，他们在给予雌性大鼠的巴比妥酸盐剂量仅为雄性大鼠的一半时即可达到同样效果的诱导睡眠时间，这是由于雌性大鼠对巴比妥酸盐的代谢能力低于雄性大鼠。大鼠体内的肝微粒体药物代谢酶的活性有性别差异，葡糖醛酸化、乙酰化和水解反应等也发现有性别差异，一般情况下，雄性大鼠的代谢活性比雌性大鼠要高。

　　在人体内有些药物代谢酶也存在性别差异，因此存在与代谢有关的性别差异，如CYP3A4在女性体内的代谢活性比男性高，但CYP2C19、CYP2D6、CYP2E1在男性体内的代谢活性较高。

#### （三）遗传变异

　　药物代谢酶在人群中广泛存在着遗传多态性现象，这是造成人群中药物代谢个体差异明显的主要原因。所谓遗传多态性（genetic polymorphism）是指一个或多个等位基因发生突变而产生遗传变异，在人群中呈不连续多峰分布，其代谢药物的能力明显不同，根据其代谢快慢的不同，可分为超快代谢型（ultrarapid metabolizer，UM）、快代谢型（extensive metabolizer，EM）、中间代谢型（intermediate metabolizer，IM）和慢代谢型（poor metabolizer，PM），后者发生药物不良反应的概率通常较高。多态性的产生在于基因水平上的变异，通常多于人口的1%，遗传多态性常常通过种族差异来体现。此外，同一种族不同个体间由于药物代谢酶遗传基因的突变也可以导致药物代谢酶活性的差异。例如，琥珀酰胆碱在先天性假性胆碱酯酶缺陷的患者中，其代谢速率仅为正常人的一半。

　　参与Ⅰ相反应的主要CYP450酶系，如CYP2C19、CYP2C9、CYP3A4、CYP2D6、CYP1A2、CYP2E1等都具有不同程度的遗传多态性。其中，CYP2C19和CYP2D6是比较典型的例子，已研究得较为清楚，PM的比例根据人种不同而不同。CYP2C19的PM在亚洲的发生率为13%～25%，而在北美和欧洲仅约为 2%。主要由 CYP2D6 介导的抗高血压药异喹胍的 4-羟基化代谢,在人群中存在双峰分布,有 EM 和 PM 两种人群,5%~10% 的北美和欧洲人群以及 1% 的亚洲人群为 PM。

除 CYP450 外,N-乙酰基转移酶、硫嘌呤甲基转移酶、谷胱甘肽-S-转移酶 M1、丁酰胆碱酯酶、二氢嘧啶脱氢酶、葡糖醛酸转移酶等也都存在遗传多态性。已知异烟肼在人体内的主要代谢途径是乙酰化,并存在快乙酰化和慢乙酰化现象。在白色人种中,52% 为快乙酰化代谢型,而其他民族中慢乙酰化的比例不尽相同,其主要原因是肝中 N-乙酰基转移酶的活性不同而引起的代谢差异。乙酰化率低的人服用异烟肼后,多发性神经炎等副作用的发生率较高。

（四）年龄

新生儿与老年人对药物的代谢能力与其他年龄段的人群相比有很大差异。新生儿,特别是早产儿,药物代谢酶系统尚未发育完全,因此胎儿及新生儿用药时,多数情况下不仅药效高,而且容易产生毒性。例如,新生儿黄疸是由于胆红素的葡糖醛酸化代谢不充分而引起的疾病。葡糖醛酸转移酶直到出生时才开始表达,约 3 岁才达到正常水平,所以新生儿的葡糖醛酸的酸化能力非常有限。又如新生儿肝细胞中内质网发育不完全,CYP450 含量低,CYP450 和 NADPH-CYP450 还原酶的活性约为成人的 50%,使得药物的氧化代谢速度较慢。此外,参与新生儿肝中羟基化反应、N-脱甲基反应、O-脱烷基反应及硝基还原反应等的有关酶也表达不充分。

药物在老年人体内的代谢表现为速度减慢,耐受性减弱。一般认为是代谢酶活性降低,或者是由于内源性辅助因子的减少所致,但缺乏足够的证据。老年人的肝血流量仅为青年人肝血流量的40%~50%,肝血流量减少也是造成药物代谢减慢的原因之一。此外,老年人功能性肝细胞减少也会影响药物的代谢。由于药物在老年人体内代谢比青年人慢,半衰期延长,因此,相同剂量的药物,老年人的血药浓度相对偏高,容易引起不良反应和毒性反应。

（五）生理状态

生理状态的变化会导致体内激素水平的差异,从而影响药物代谢酶的表达和活性。如女性在生理周期和妊娠期内的激素水平的变化会影响药物代谢。妊娠期雌性体内激素平衡发生巨大变化,血液中肽类和类固醇激素的水平也有很大的变化,这些都会影响药物的代谢。如由某些 CYP450（如CYP3A4、CYP2D6、CYP2C9）和 UGT（如 UGT1A4 和 UGT2B7）催化的药物代谢增加,而 CYP1A2 和CYP2C19 的活性降低。研究发现对乙酰氨基酚葡糖醛酸结合物的血浆清除率和代谢清除率,在孕妇体内比非孕妇分别高 58% 和 75%。

（六）病理状态

许多疾病影响药物的代谢,如肝硬化、酒精性肝疾病、病毒性肝炎、黄疸、肝细胞瘤、感染、肾脏疾病和其他非肝脏疾病等,其中肝脏疾病是最主要的病理因素。

肝脏是药物代谢的主要器官,肝脏发生病变显然会导致药物的生物转化能力降低。肝脏病变会对 CYP450 酶系造成不良的影响,其中,对 CYP1A、CYP2C19 和 CYP3A 的含量和活性影响较大,而CYP2D6、CYP2C9 和 CYP2E1 则不明显。代谢受肝功能影响较大的药物有苯巴比妥、镇痛药、β 受体拮抗剂等。可能的影响机制包括肝药酶活性降低、肝血流量下降、血浆蛋白结合率降低（低蛋白血症）和肝组织对药物的结合能力改变等。首过效应大的药物受肝功能状态的影响较大。此外,肝功能损害可能改变药物代谢的立体选择性。

许多非肝脏疾病如癌症、肾脏疾病和感染性疾病等也可影响药物的代谢。如 CYP1B1 是介导 17-β 雌二醇羟化的主要酶,但它只在各种人类肿瘤组织中高表达,包括激素相关的肿瘤如乳腺癌和卵巢癌等、非激素相关的肿瘤如肺癌和结肠癌等。近年来它被用作肿瘤治疗新的靶点和肿瘤表型的生物标记物。多种慢性肾脏疾病中,许多 CYP3A4、CYP1A2、CYP2B6、CYP2C9 和 CYP2D6 等介导的代谢在肾病患者中发生了较为明显的改变。在感染或炎症反应受激发时,肝和其他器官的大多数 CYP450酶代谢药物和一些内源性化合物的能力下降。

疾病状态下药物代谢酶的变化受到多种因素的调控,主要包括细胞因子及相关信号通路、核受体,以及表观遗传修饰、翻译后修饰等对药物代谢酶的调控作用。

## 二、剂型因素

### (一)药物的理化性质

药物的理化性质是药物代谢的决定因素,理化性质决定了药物的血浆蛋白结合率、肝组织亲和力、代谢途径及酶催化机制。血浆蛋白结合率和肝组织亲和力决定了肝组织中游离的药物浓度。不同的代谢途径、代谢反应的难易程度以及催化机制的多样性,造成了药物代谢速率的差异。

许多药物存在光学异构现象,不同的异构体具有不同的药理活性和副作用,主要原因是体内的酶及药物受体具有立体选择性,因此不同的异构体具有明显的代谢差异。例如抗惊厥药美芬妥英存在 $S$ 型和 $R$ 型两种异构体,在人体内均通过羟基化而被代谢,口服该药 $S$ 型和 $R$ 型的消旋体或混合体 300mg 后,大多数受试者体内 $S$ 型的血浆浓度大约只有 $R$ 型的 25%, $S$ 型的消除半衰期只有 2.13 小时,其代谢比 $R$ 型(76 小时)要快得多。对于代谢速度快的患者,其镇静的副作用也轻,认为是羟基化后使代谢产物脂溶性降低,减少进入中枢神经系统的药量。

### (二)给药途径与剂型

同一药物可因给药途径、剂型不同而影响药物的代谢过程,如水杨酰胺口服时血药浓度-时间曲线下面积比静脉注射时小得多,原因是水杨酰胺有 60% 以上在消化道黏膜发生结合反应,从而影响其吸收。普萘洛尔在人和其他动物体内可代谢产生 4-羟基普萘洛尔和萘氧乳酸两个代谢产物,且前者与普萘洛尔有相同的作用,而后者没有药理作用。静脉注射普萘洛尔后,血液中未检测到 4-羟基普萘洛尔,口服后却能检出和普萘洛尔的血药浓度几乎相等的 4-羟基普萘洛尔。因此,同样的剂量,口服时的药理作用比静脉注射时强 2~5 倍。说明口服后,由于首过效应,产生了活性代谢产物 4-羟基普萘洛尔,导致药理作用增强。

给药途径不同引起的代谢差异主要与药物代谢酶在体内的分布以及局部器官和组织的血流量有关。由于肝脏和胃肠道存在众多的药物代谢酶,口服药物的首过效应明显,因此首过效应是导致药物体内代谢差异的主要原因。

口服不同剂型(溶液剂、混悬剂、颗粒剂)的水杨酰胺 1g 后,测定尿中硫酸结合物排泄量,以评价剂型对硫酸结合反应的影响。服用颗粒剂后,硫酸结合物排泄量最多,为剂量的 73.0%;混悬剂次之,为 31.8%;溶液剂最少,为 29.7%。由上可知,口服混悬剂和溶液剂后,所有剂量直接接触到胃肠吸收表面,当吸收部位代谢酶有限时,很容易出现饱和现象。而服用颗粒剂后,其中的药物需要有一个溶出过程才能到达吸收部位,是一个逐渐吸收的过程,因而不易出现硫酸结合反应的饱和状态,最终导致尿中硫酸结合物排泄量明显增加。

### (三)给药剂量

药物在体内的代谢反应大多是酶反应,因此机体对药物的代谢能力主要取决于体内各种药物代谢酶的活力和数量。通常药物代谢速度和体内药量成正比,即随着给药剂量的增加而代谢加快。但当体内药物量增加到一定程度,达到药物代谢酶的最大代谢能力时,代谢反应会出现饱和现象,即代谢速度达到最大,不再随剂量增加而增加。此时可导致体内血药浓度异常升高,引起中毒反应。有些药物在治疗剂量范围内就会产生代谢饱和现象,必须引起充分的重视。

硫酸结合和甘氨酸结合的代谢反应常常在很小的剂量范围内就能达到饱和,如阿司匹林在体内就是通过甘氨酸结合来代谢的。为考察不同剂量对阿司匹林的甘氨酸结合的影响,有人设计给 10 个健康受试者连续口服阿司匹林两个剂量,第 1~8 天为 2.4g/d,第 9~15 天增加为 7.2g/d,分别测定血清中的阿司匹林和水杨酰甘氨酸含量,结果见表 6-1。

表 6-1  口服不同剂量阿司匹林后原型药物和甘氨酸结合物的血浆浓度

| 服药天数 | 剂量/（g/d） | 平均血浆浓度/（μg/ml） | |
| --- | --- | --- | --- |
| | | 阿司匹林 | 水杨酰甘氨酸 |
| 第 1 天 | 2.4 | 6.0 | 0.163 |
| 第 4 天 | 2.4 | 12.1 | 0.189 |
| 第 7 天 | 2.4 | 11.2 | 0.228 |
| 第 8 天 | 2.4 | — | — |
| 第 9 天 | 7.2 | — | — |
| 第 12 天 | 7.2 | 38.8 | 0.160 |
| 第 15 天 | 7.2 | 41.8 | 0.188 |

阿司匹林的血浆浓度随着剂量的增加而显著上升，但水杨酰甘氨酸的血浆浓度却未见相应的增加，基本维持在 0.160~0.228μg/ml 的水平上，认为在上述剂量条件下，阿司匹林的甘氨酸结合反应已达到饱和状态。

### 三、其他因素

#### （一）饮食

饮食对药物代谢的影响主要取决于饮食中糖、蛋白质、脂肪、微量元素、维生素及食物中的一些特殊成分。

虽然有报告提出葡萄糖能减慢巴比妥酸盐的代谢，导致该药引起嗜睡反应，但不是主要影响因素。食物蛋白对药物的代谢影响更为重要。蛋白质缺乏时，可使肝细胞分化减慢，同时 CYP450 及 NADPH-CYP450 还原酶活性下降，导致药物代谢能力降低。磷脂是细胞内质网的主要成分，又是维持混合功能氧化酶作用的重要组成部分，食物中缺少亚油酸或胆碱类时，都可能影响微粒体中磷脂的产生，这不仅影响混合功能氧化酶的功能，也影响诱导作用，使药物代谢酶系统适应性降低，从而影响药物的代谢。

微量元素如铁、锌、钙、镁、铜、硒和碘等，对药物代谢有一定影响。多数情况下微量元素缺乏会导致药物代谢能力下降。但缺铁时，CYP450 等含量有明显变化，还可增加环己巴妥或氨基比林的代谢。一般认为铁过多会破坏内质网上脂质而使混合功能氧化酶作用受影响，因此，缺铁反而能增加一些药物的代谢。

维生素是合成蛋白质和脂质的必需成分，后两者又是药物代谢酶系统的重要组成部分。许多维生素能影响药物代谢，但不像蛋白质那样明显，仅在严重缺乏时才表现出来，其机制迄今仍不清楚。

某些食物中含有的特殊成分可以对 CYP 酶产生抑制或诱导作用，从而影响药物的代谢。如葡萄柚汁中含有抑制 CYP3A4 活性的成分，可以抑制多种药物代谢；蔬菜芥蓝中含有诱导 CYP1A2 的成分，可以加快多种药物的代谢。

#### （二）环境

环境中存在多种能影响药物代谢的物质，如放射性物质、重金属、工业污染物、杀虫剂和除草剂等。

辐射作为环境因素的一个重要方面，包括 X 射线、γ 射线等电离辐射或紫外辐射（UVA，UVB）等非电离辐射及放射性核素（铀、铯等）。如大鼠长期饮用铀污染的水后，CYP3A1/A2 和 CYP2B1 在代谢器官中的表达显著升高。

动物接触铅可诱导 CYP450 酶，影响药物代谢能力。长期摄入无机汞可能诱导药物代谢，而有机汞则抑制药物代谢。镉作为蔬菜中的污染物及铝制品的杂质,大量摄入会抑制药物代谢酶,机制可能是镉能诱导血红蛋白氧化酶的活性。

2,3,7,8-四氯二苯二噁英(TCDD)是一个具有刚性平面结构的多环类工业污染物,对代谢多环烃类的Ⅰ相酶、葡糖醛酸转移酶、δ-氨基乙酰丙酸合成酶和谷胱甘肽-S-转移酶有诱导作用,因此它对Ⅰ相代谢和Ⅱ相代谢都会造成影响。

杀虫剂是空气、食物和水中普遍存在的一种环境污染物,如全氯五环癸烷和十氯酮对CYP450有一定诱导作用,可增加联二苯及华法林的代谢;而马拉硫磷和对磷酸则对药物代谢有抑制作用。

(三)基于代谢的药物-药物相互作用

基于代谢的药物-药物相互作用(metabolism-mediated drug-drug interaction,MDDI)是指两种或两种以上药物在同时或前后序贯用药时,在代谢环节发生了相互作用,是影响药物代谢的重要因素。根据对药物代谢酶的作用结果,可分为酶诱导作用和酶抑制作用。

1. 诱导作用  许多药物,特别是在肝中停留时间长且脂溶性好的药物,对药物代谢酶具有诱导作用,从而促进自身或其他药物的代谢,这种现象被称为酶诱导作用,这些药物称为酶诱导剂。酶的诱导作用是机体组织对外源物刺激的一种适应性调节过程,不同的药物可能诱导不同的酶系,常见的酶诱导剂和促进药物代谢的例子见表6-2。

表6-2    常见的药物代谢诱导剂和代谢被促进的药物

| 诱导剂 | 代谢被促进的药物 |
| --- | --- |
| 乙醇 | 双香豆素类抗凝血药 |
| 巴比妥类 | 氯丙嗪、皮质类甾醇、双香豆素类、多西环素、口服避孕药、苯妥英、巴比妥类 |
| 二氯醛比林 | 华法林 |
| 格鲁米特 | 双香豆素类 |
| 灰黄霉素 | 华法林 |
| 邻甲苯海拉明 | 氯丙嗪 |
| 保泰松 | 皮质类甾醇、双香豆素类、氨基比林 |
| 苯妥英 | 皮质类甾醇、双香豆素类、口服避孕药、甲苯磺丁脲 |
| 利福平 | 双香豆素类、口服避孕药、甲苯磺丁脲 |

酶诱导作用对药物治疗尤其是合并用药具有较大影响。与具有酶诱导作用的药物合用时,若剂量保持不变,则达不到治疗所需的血药浓度;若代谢产物的活性比母体药物低,则药物作用降低,反之则有可能产生毒性。停用诱导剂后,会使与诱导剂合用的其他药物的血药浓度迅速升高,导致中毒发生。酶诱导剂也可加速本身的代谢,连续应用这类酶诱导剂药物时,可导致其临床疗效逐渐降低,这也是药物产生耐受性的原因之一。

代谢酶的诱导机制主要有两类:第一类是mRNA或酶的稳定性和基因转录增加。如乙醇诱导CYP2E1主要是通过抑制CYP2E1脱辅基蛋白的降解实现。第二类与核受体介导的转录有关。大部分药物代谢酶的诱导主要与核受体介导的转录有关,相关的核受体如孕烷X受体(pregnane X receptor,PXR)、组成型雄烷受体(constitutive androstane receptor,CAR)、芳香烃受体(aryl hydrocarbon receptor,AhR)、维A酸X受体(retinoid X receptor,RXR)和糖皮质激素受体(glucocorticoid receptor,GR)等。以苯巴比妥诱导CYP3A4为例,其诱导过程如图6-24,苯巴比妥(PXR配体)进入细胞后,直接进入细胞核与PXR核受体发生结合,结合有配体的PXR再与RXR形成异二聚体,结合到*CYP3A4*基因上游的反应元件上,诱导*CYP3A4*基因的表达,此外,CAR和GR也参与调控。因此,核受体可作为药物作用的良好靶标,对阐明调控药物代谢酶表达和药物相互作用的分子机制具有重要意义。

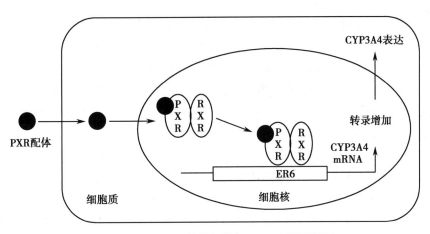

图 6-24　PXR 配体激活的 CYP3A4 诱导机制

2. 酶抑制作用　一些药物对代谢酶具有抑制作用,使其他药物代谢减慢,作用时间延长,导致药理活性或毒副作用增强的现象称为酶抑制作用,这些药物称为酶抑制剂。临床常见的代谢酶抑制剂有氯霉素、双香豆素、异烟肼、对氨基水杨酸、西咪替丁、保泰松以及乙酰苯胺等。如氯霉素通过抑制肝微粒体酶的作用,能抑制甲苯磺丁脲的代谢,引起低血糖昏迷;也能抑制苯妥英钠的代谢,可能产生眼球震颤及精神错乱等苯妥英钠的中毒症状。

酶抑制作用主要有两种形式,一种是不可逆的,如有些药物可与 CYP450 形成共价键结合,不可逆地抑制 CYP450 的活性。这些药物有炔雌醇、炔诺酮、螺内酯、三氟乙烯醚、司可巴比妥和二烯丙巴比妥等。另一种是可逆性抑制剂,代表性化合物为 $\beta$-二乙氨乙基二苯丙乙酸酯(proadifen,简称 SKF-525A),该化合物最初是由于它可以延长环己巴比妥的催眠作用而被发现。在环己巴比妥给药前给予 SKF-525A,能使环己巴比妥的半衰期显著延长。SKF-525A 可抑制大多数药物的氧化代谢,主要通过和细胞色素分子紧密结合,从而竞争性抑制药物的代谢。

# 第五节　药物代谢的研究方法

药物代谢关系到药物的药效、作用时间及毒性等,因此药物的代谢研究对开发更安全有效的新药,研究药物作用机制、药效与毒性、药物相互作用及合理用药等均有重要意义。药物代谢研究的内容主要包括代谢产物的分离鉴定、代谢途径的推断、参与药物代谢的酶系统、代谢速度和程度的评价以及药物对代谢酶的诱导或抑制作用等。药物代谢的研究方法分为体内法和体外法,两者相辅相成。由于药物在体内和体外的代谢性质因代谢条件而不同,要正确评价药物的代谢行为与规律,应在体外代谢研究的基础上进一步研究其体内代谢。

## 一、体外法

与体内代谢研究相比,体外代谢研究有很多优点。其一,可以排除体内诸多的干扰因素,直接观察到代谢酶对底物的选择性,为体内代谢研究提供重要的线索和依据;其二,对于体内代谢转化率低,且缺乏灵敏检测手段的药物来说,体外代谢是一种很好的研究手段;其三,体外代谢研究具有快速简便的特点,适合于高通量药物筛选;其四,不需要消耗大量的实验样品和实验动物,研究费用相对较低。

肝脏是药物主要和重要的代谢器官,大多数药物的 I 相和 II 相代谢反应都是在肝药酶系统的参与下发生的,因此,药物的体外代谢模型主要以肝脏为靶标器官。

（一）离体肝灌流法

在能够获得整个新鲜肝组织的情况下,可以考虑采用离体肝灌流法。离体肝灌流法在一定程度上保留了肝细胞结构和功能的完整性,同时又能排除其他脏器的干扰,动态地监测肝脏对药物的处置。该法是将肝组织分离移至体外并保持 37℃,迅速将灌流液经门静脉插管进入肝脏,由出肝静脉插管流出循环,在一定时间取灌流液,测定药物及其代谢产物的浓度。灌流状态基本保持了肝脏的正常生理状态,为保证肝药物代谢酶的活性,插管时间应迅速并于插管后灌流供氧。离体肝灌流法是研究药物代谢和作用机制的有效工具,但该法需要一定的灌流设备,对操作技术的要求比较高。

### (二)肝细胞培养法

肝细胞培养法是通过制备的肝细胞辅以氧化还原型辅酶,在模拟生理温度和生理条件下进行生化反应。原代肝细胞较好地保留了肝脏的体内代谢特性,但细胞生存周期较短。HepG2 是人肝癌细胞株,目前最常用于药物代谢研究。由于 HepG2 细胞内的代谢酶根据来源和培养条件不同会呈现出不同的形式,这限制了它作为一个真正肝细胞替代品的应用。其他细胞系例如 HLE、THLE、BC2 或者Fa2N-4 能表达部分代谢酶,但都不完整。肝癌细胞系 HepaRG,在形态学上与新鲜的肝细胞具有高度的相似性,尤其是在代谢酶、转运体和核受体等的表达上,是比较可靠的肝细胞替代品。

肝细胞培养法基本可较好地保持完整细胞的功能,与正常生理状况接近,并与体内代谢过程具有一定的相关性,不足之处是肝细胞制备技术较复杂。此外,在细胞培养过程中,部分 CYP450 难以表达,体外肝细胞活性仅能维持 4 小时,不利于储存和反复使用。

### (三)过表达特定酶亚型的细胞系

利用基因转染技术构建表达特定代谢酶的细胞系具有专一性强、便于高通量筛选的优点,可以排除其他代谢酶等因素干扰,尤其是药物代谢酶和转运体共转染模型,即在表达特定药物转运体的细胞模型基础上引入Ⅰ相或Ⅱ相代谢酶,已被广泛用于药物的代谢和转运研究,探索药物代谢酶与转运体之间的相互作用,从而预测潜在的药物-药物相互作用。

CYP3A4 与 P 糖蛋白的底物谱具有广泛的重叠,构建同时表达 CYP3A4 和 P 糖蛋白的细胞模型可以研究药物与药物间相互作用,如共表达 P 糖蛋白和 CYP3A4 的 MDCK 细胞模型等。然而,该类细胞模型并不能完全模拟药物在体内的实际处置情况,为了更好地预测药物在体内的代谢性质,还需要考虑蛋白在体内的表达水平、种属差异等影响因素。

### (四)肝切片法

肝切片法是指将新鲜肝组织用切片机切成一定厚度的切片,实验时与药物共同孵育。该法可以完整地保留所有肝药酶及细胞器活性、细胞与细胞间的联系,能够真实反映药物在体内生理情况下的代谢过程。此外,该技术更能耐受体外孵育环境,长时间保持代谢活性(8~12 小时)。随着切片机技术的发展,目前的肝切片技术已达到精确切割的水平,但好的切片机价格昂贵,因此肝切片技术仍未被广泛使用。

### (五)亚细胞片段法

亚细胞片段是组织的匀浆液通过差速离心法而制得的。当用于体外研究时,酶在-80℃温度下保存两年仍有较高的活性。该法易于操作、重现性好,特别适用于药物研究早期阶段的代谢研究与高通量筛选。

1. 肝微粒体法　肝组织匀浆通过差速离心,即先高速(2 000×g)、后超高速(100 000×g)离心,抽取肝微粒体成分,用适当缓冲液悬浮后用于代谢研究。肝微粒体包含了Ⅰ相和Ⅱ相代谢酶,是目前应用最多的体外代谢模型。

2. S9 片段(S9 fraction)　S9 片段是把肝组织匀浆液 9 000×g 离心获得,它包括微粒体和细胞溶质成分。相对于微粒体,S9 片段的酶活性较低,限制了其应用。

### (六)基因重组代谢酶

基因重组代谢酶是利用基因工程及细胞工程将调控代谢酶表达的基因整合到大肠杆菌或昆虫细胞中,经细胞培养,表达高水平的代谢酶,然后经过分离纯化得到纯度较高的单一代谢同工酶(亚型)。基因重组代谢酶是鉴别参与药物代谢的主要代谢同工酶、药物代谢多态性和药物代谢相互作用研究的重要模型。

## 二、体内法

体内药物代谢研究,一般指受试者(人或动物)给药后,在一定时间内采集血浆、尿、粪便、胆汁等生理体液和排泄物,分离鉴定其中的代谢产物,解析药物的代谢途径;测定代谢产物在生物样品中的浓度,计算清除率、生物半衰期等有关代谢速率的参数。

### (一)药物探针法

清除率常作为评价药物代谢能力的指标,对主要经肝代谢的药物而言,该参数可直接反映肝代谢能力,如安替比林。还有些药物选择性地经某一种同工酶代谢,其清除率则可作为该同工酶的活性指标。如咖啡因、茶碱主要经 CYP1A 代谢,美芬妥英主要经 CYP2C9 代谢,红霉素经 CYP3A 代谢,这些药物均可作为相应同工酶的在体探针药物,用其清除率反映同工酶的活性,用于研究与该同工酶有关的其他药物代谢。

### (二)体内指标法

该方法不借助任何探针药物,利用某些内源性物质及其代谢水平的变化,来反映某些药物代谢酶或代谢途径的变化。血浆中的胆红素和尿中的 6-$\beta$-羟基可的松与药物的代谢相关性较好,是经常选用的体内指标。胆红素依靠肝脏中与葡萄糖苷酸结合而从血浆中清除,可作为肝葡萄糖苷酸结合的指标,当 UGT 酶活性下降时,血浆中胆红素水平将升高。可的松由肝微粒体 CYP3A 催化生成 6-$\beta$-羟基可的松,经尿排泄,可以将尿液中 6-$\beta$-羟基可的松浓度或以 6-$\beta$-羟基可的松/17-羟基可的松浓度的比值作为 CYP3A 的指标。

### (三)基因敲除动物

近年来,利用基因敲除(gene knockout)技术构建的代谢酶基因敲除动物为药物代谢研究提供了一个与人体内环境近似而又基于整体动物水平的高通量筛选模型。目前已成功构建多种 *CYP450* 基因敲除整体动物模型,并用于研究缺失 CYP 亚型基因的动物对药物代谢的影响。例如研究对乙酰氨基酚在 *CYP2E1* 基因敲除小鼠和野生型小鼠体内的代谢行为时,发现对乙酰氨基酚的肝毒性很可能是由于 CYP2E1 在肝脏中形成了活性代谢产物。

尽管基因敲除动物在药物代谢研究中发挥着重要作用,但目前也存在着建模周期长、转入外源基因的随机性大、传代难而无法大规模生产、供货渠道单一且价格昂贵等问题,使其应用受到了限制。

# 第六节 药物代谢在新药研发及合理用药中的应用

## 一、药物代谢研究在新药研发中的应用

药物代谢在机体处置药物中起到重要作用,在新药研发中使用药物代谢的方法可以快速筛选出代谢稳定、具有多种清除途径、与其他药物相互作用可能性低的化合物,加快新药研发进程。通过对药物代谢性质的研究,探索药物代谢的规律,可有目的地提高药物的生物利用度和药效,避免和降低药物的毒副作用。由此可见,药物代谢不仅与药效和毒副作用相关,而且与药物制剂设计和提高药物的有效性及安全性密切相关,为制订临床用药方案和个体化给药提供科学依据。

### (一)新药研发中药物代谢研究的作用

药物代谢研究可以确定药物在体内的主要代谢方式、代谢途径及代谢产物,在此基础上对原型药物及其代谢产物的活性和毒性进行比较与分析,阐明药效或毒性产生的物质基础。由于联合用药已成为临床上的一种重要的治疗手段,因此药物间的相互作用研究已成为新药研究的一个重要内容。

在新药的开发研究阶段就应了解何种代谢酶参与了药物代谢及候选药物本身对代谢酶的影响,这对那些治疗指数小又常与其他药物合用的药物尤为重要。近年来,研究人员建立了许多体外代谢模型,使在体外进行大规模、高效率和低成本的代谢筛选成为可能。这加快了新药筛选和研发,提高了创新药物研发的成功率,缩短了研究周期,降低了开发成本。

在一种药物的整个研发周期中,进行药物代谢研究的类型取决于药物研发的阶段。在药物发现早期,药物代谢实验主要用于筛选化合物和发现其潜在的弱点,而在发现化合物后,进行的代谢研究可以为新药申报提供必要的材料。国家药品监督管理局(NMPA)和美国 FDA 对于药物的研究,均要求了解其在体内的代谢情况,包括代谢类型、主要代谢途径及其可能涉及的代谢酶。对于新的前体药物,除对其代谢途径和主要活性代谢产物结构进行研究外,尚应对原型药物和活性代谢产物进行系统的药代动力学研究。而对于在体内以代谢消除为主的药物(原型药排泄<50%),代谢研究则可分为两个阶段:①非临床阶段,先采用色谱方法或放射性核素标记方法分析和分离可能存在的代谢产物,并用色谱-质谱联用等方法初步推测其结构。②如果Ⅱ期临床研究提示其在有效性和安全性方面有开发前景,在申报生产前需清楚主要代谢产物的可能代谢途径、结构及代谢酶。但当多种迹象提示可能存在较强活性的代谢产物时,应尽早开展活性代谢产物的研究,以确定开展代谢产物动力学试验的必要性。此外,许多药物的毒性是由其代谢产物所产生的,且药物代谢存在种属差异,因此,选择何种动物进行毒性研究显得十分重要。在新药研发早期进行体外代谢研究可以了解药物在实验动物和人之间代谢方式和途径的差异,为毒性研究特别是实验动物选择等提供重要依据,即尽可能选择与人代谢相近的实验动物进行毒性研究。如生物反应调节剂腈美克松在小鼠体内可形成细胞毒代谢产物,而在大鼠和人体内则无此代谢产物,故不宜用小鼠进行其毒性研究。

药物的代谢研究还可预知候选药物在体内的可能代谢产物及其潜在的活性与毒性,从而合成更为安全有效的候选药物。一些药物在体内可以形成活性代谢产物,其中有些已被开发成为新药而用于临床,如对乙酰氨基酚是非那西丁在体内的活性代谢产物,与非那西丁相比,其镇痛作用更好,且无高铁血红蛋白血症和溶血性贫血等副作用。因此,活性代谢产物可为寻找更为安全有效的药物提供重要线索。

### (二)药物代谢研究与前体药物设计

前体药物也称前药、药物前体等,是指经过生物体内转化后才具有药理活性的化合物。前体药物本身没有活性或活性很低,经过体内代谢后才变为有活性的物质。这一过程的目的在于改善药物的一些不良理化性质和/或药动学性质,如水溶性差、刺激性强、易降解失活、透膜能力低、缺乏特异性(靶向性)等。例如氨苄西林在胃中易被胃酸分解,为增加氨苄西林在胃液中的稳定性,将其制成酞氨西林(talampicillin)前体药物,酞氨西林对胃酸稳定,进入肠道后,可被肠道非特异性酯酶水解转化成氨苄西林而吸收。替加氟是 5-氟尿嘧啶(5-FU)的前体药物,是在 5-FU 的 N-1 位上接上一个四氢呋喃而得,脂溶性增加。替加氟体外抗癌活性较弱,但在体内能缓缓释放出 5-FU 而发挥作用。替加氟与 5-FU 相比具有以下优点:①吸收好,不仅可口服,而且能直肠给药;②毒性低,对造血器官和消化道的副作用轻,局部给药的障碍作用小,免疫抑制作用也少,能通过血-脑屏障;③半衰期长,作用持久。

### (三)药物代谢与制剂设计

不同给药途径、不同剂型等因素都可能导致临床药物治疗时产生代谢差异。因此,明确药物代谢的规律和代谢发生的部位,有助于合理地选择给药途径、制剂处方和剂型,有目的地提高药物的生物利用度和药效,避免和降低药物的毒副作用。药物代谢不仅与药理学有关,与药物制剂设计和提高药物制剂的有效性与安全性也密切相关。

**1. 药物代谢与剂型选择**　　口服给药仍然是目前临床上最简单、方便和安全的给药方式,但由于胃肠道和肝脏中存在着众多的药物代谢酶,导致一些药物如硝酸甘油、黄体酮、异丙基肾上腺素等口服后首过效应明显,生物利用度降低。为了避免药物的首过效应,可通过改变给药方式或制成特殊剂型以提高此类药物的生物利用度。如注射给药、腔道给药、肺部给药、透皮给药等,可避免肝首过效应,提高生物利用度。临床上睾酮和黄体酮口服时几乎无效,这是由于它们易被消化道和肝中的药酶代谢,故常将其制成注射剂应用。若将它们制成舌下片口腔给药,其效果可比口服片剂高出20~30倍。又如口服硝酸甘油片无效而采用舌下片,该片虽然可在1~2分钟内产生作用,但维持时间太短。近年来,研制成功了各种硝酸甘油的经皮给药制剂,如软膏剂、贴片等,将药物贴敷于患者胸部,使硝酸甘油逐渐透过皮肤吸收,直接进入体循环。这样不仅能避免硝酸甘油口服后的首过效应,而且由于其经皮缓慢吸收作用,不断补充血中代谢消除的硝酸甘油而起到长效作用。

2. 药物代谢饱和现象与制剂设计    药物在体内的代谢反应大都是酶反应,当机体药物代谢酶达到最大代谢能力时,会出现饱和现象,此时表现出代谢能力下降的特征。消化道黏膜中的代谢酶较易被饱和,可通过增大给药量或利用某种制剂技术,造成代谢部位局部高浓度,使药酶饱和来降低代谢的速度,增加药物的吸收量。例如,多巴胺是治疗帕金森病的首选药物,但它很难通过血-脑屏障,临床应用其前体药物左旋多巴,转运到脑内后,被脑内脱羧酶脱去羧基转变成多巴胺而发挥作用。但左旋多巴不仅可被脑内的脱羧酶脱羧,也能被消化道、肝中存在的脱羧酶脱羧,故口服左旋多巴首过效应强,生物利用度大约只有静脉注射的30%。临床常通过加大给药剂量来维持有效血药浓度,导致恶心、呕吐、食欲不振等副作用明显增多。肠壁内脱羧酶的活性在小肠回肠末端最高,而左旋多巴的主要吸收部位在十二指肠,该部位脱羧酶的活性较低,并有饱和现象。因此,设计成十二指肠迅速释放的制剂,就能提高左旋多巴的生物利用度。左旋多巴的肠溶性泡腾片即能符合上述要求,这种片剂设计将普通的左旋多巴泡腾片用肠溶材料包衣,该肠衣材料在十二指肠环境(pH 4~6)下能迅速溶解,同时发泡剂的作用使片剂迅速崩解并释放药物,在十二指肠部位使药物浓度升高,导致该处的脱羧酶饱和,减少脱羧作用,增加左旋多巴吸收。

3. 结合代谢抑制剂的制剂设计    通过上述剂型改进,效果显著。但未从根本上解决脱羧酶对左旋多巴的代谢问题,因而通过该方法要进一步提高左旋多巴的血药浓度特别是脑内浓度显然是比较困难的。药酶抑制剂可以减少或延缓药物的代谢,提高药物疗效或延长作用时间。同样以左旋多巴为例,为了减少脱羧酶的脱羧作用,设计将左旋多巴与脱羧酶抑制剂卡比多巴或盐酸苄丝肼合用,组成复方片剂。这两种脱羧酶抑制剂可抑制小肠、肝、肾中的脱羧酶的活性;同时,两种脱羧酶抑制剂均不能透过血-脑屏障,因而不会影响脑内脱羧酶的活性。结果既能抑制外周的左旋多巴的代谢,增加进入中枢的左旋多巴的量,又能使摄入脑内的左旋多巴顺利转换成多巴胺而发挥药理作用,明显降低了左旋多巴的给药剂量,日维持量可降低到600~750mg。与单用左旋多巴相比,剂量下降了约80%,副作用减轻,使一些因左旋多巴副作用大而不能使用的患者可继续应用。图6-25比较了左旋多巴复方片剂和普通片剂给药后体内左旋多巴和多巴胺的血药浓度的差异,服用复方片剂的左旋多巴血浆浓度比普通片剂高约4倍,而且有一定的持续性作用;而血浆多巴胺浓度正好相反,与普通片剂相比减少了约30%。这是药酶抑制剂成功应用于制剂设计的典型例子。

## 二、药物代谢酶多态性及其临床意义

### (一)药物代谢酶多态性

药物代谢酶可通过一系列的代谢反应使外来化合物排出体外。在长期进化过程中,由于人们接触外来化合物的变化,为了适应环境,机体可通过突变代谢酶类基因以产生相应的代谢酶来应对环境中外来化合物的变化。随着分子生物学技术的发展,人们证实了药物代谢酶的多态性是由同一基因位点上存在的多个等位基因引起的。这些等位基因中有快代谢等位基因、中间代谢等位基因和慢代谢等位基因等,导致药物代谢酶的表达及活性存在差异。基因的变化可通过遗传保留给后代,因而造成了药物代谢能力存在多种表型。

1. 快代谢与慢代谢基因突变    一般药物代谢酶基因正常情况下表现为对药物的快速代谢,但人

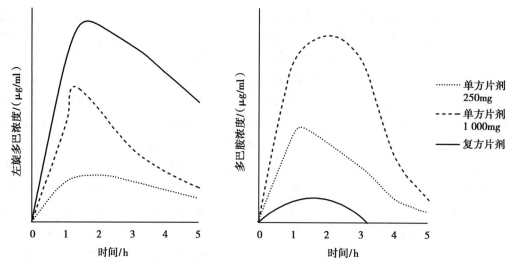

图 6-25    口服复方片剂和普通片剂后左旋多巴和多巴胺的血药浓度
（复方片剂的组成：左旋多巴 250mg+卡比多巴 25mg）

群中药物代谢常出现双态性或多态性分布现象。实验证明,这些现象与 CYP 类药物代谢酶的基因多态性有关。CYP 超家族是机体主要的药物代谢酶,目前已经定位了人类 CYP 基因组的 17 个基因亚族,每个亚族代表着一个紧密连接的基因簇。利用分子生物学技术对这些等位基因进行测定,可以对药物代谢酶的活性及其对药物的反应进行预测。1977 年,Mahgoub 等报道了异喹呱在羟化代谢中存在双态性分布现象,人群中羟化速度很快的被称作快代谢者,羟化速度慢的被称作慢代谢者。正常 *CYP2D6* 基因产生快代谢者,而慢代谢者是由于 *CYP2D6* 基因突变造成表达产物酶分子的改变,从而产生代谢缺陷,从而解释了异喹呱在羟化代谢的双态分布性现象。

2. 中间代谢与超快代谢基因突变    随着研究的深入,除了慢代谢等位基因外,还发现一些其他等位基因,如略微降低酶活性的等位基因 *CYP2D6* * 9、*CYP2D6* * 10A、*CYP2D6* * 10B、*CYP2D6W*,这些基因可用来解释"中间代谢者"现象,这种现象在亚洲人中较为普遍。另外,基因的多拷贝现象是 CYP2D6 酶活性太高的原因,例如,在两个具有超快代谢史的家族中发现的超快代谢等位基因 *CYP2D6L₂* 为 2 份拷贝,*CYP2D6L₁₂* 为 12 份拷贝。

（二）药物代谢酶多态性与临床合理用药

1. 药物代谢酶多态性与个体化用药    药物在有效剂量范围内才能够起到治疗作用,高于这个范围,药物可能产生毒性,低于这个范围,药物又起不到治疗作用。由于个体差异,不同人之间的有效剂量范围不尽相同。药物代谢酶类多态性是影响药物作用个体差异的重要因素之一。代谢酶编码基因的多态性通常会导致酶活性的降低或丧失,偶尔可导致酶活性增加,可能改变对底物特异性识别。例如,CYP2D6 参与多种药物的代谢,研究发现该酶的快代谢者与慢代谢者代谢率相差 100 倍左右。这种差别在临床上造成了药物作用个体差异的基础。据报道,50% 的慢代谢者在使用 CYP2D6 底物冠心宁时产生外周神经疾病。CYP2D6 慢代谢者对普罗帕酮的药物副作用更为敏感。华法林在临床上被广泛用于预防血栓栓塞,不同个体用药剂量相差高达 20 倍。研究发现,维生素 K 环氧化物还原酶复合物 I 基因(*VKO-RC1*)的多态性可以解释华法林用药剂量 1/3,联合 CYP2C9 多态性可以解释患者之间 50% 的剂量个体差异。因此,美国 FDA 批准将华法林处方信息更改为:根据人类基因信息检测结果选择合理给药剂量。同样,我国也批准了 CYP2D6、CYP2C19 等基因表型检测结果,为可待因、匹莫齐特、氟西汀、伊潘立酮、普萘洛尔和他莫昔芬等药物的个体化用药提供参考。

随着药物代谢酶的遗传多态性被理解,许多代谢酶的多态性已成为临床药物治疗必须考虑的因素,使人们可以预测潜在个体间处置的差异,为临床个体化合理用药提供依据。表 6-3 列出了与药物效应相关的常见代谢酶多态性及其临床应用。

表6-3 与药物效应相关的常见代谢酶多态性及临床应用

| 代谢酶 | 基因位点 | 临床应用 |
| --- | --- | --- |
| 细胞色素氧化酶（CYP3A5） | *CYP3A5\*3* | 他克莫司起始剂量预测 |
| 细胞色素氧化酶（CYP2D6） | *CYP2D6\*10* | β₁受体拮抗剂疗效与剂量预测<br>他莫昔芬疗效预测 |
| 细胞色素氧化酶（CYP2C9） | *CYP2C9\*3* | 华法林起始剂量及毒性反应预测 |
| 细胞色素氧化酶（CYP2C19） | *CYP2C19\*2*<br>*CYP2C19\*3* | 氯吡格雷抵抗预测 |
| 细胞色素氧化酶（CYP1B1） | *CYP1B1\*3* | 紫杉醇疗效预测（乳腺癌） |
| 人谷胱甘肽-S-转移酶 P1（GSTP1） | *GSTP1\*B（A342G）* | 顺铂、奥沙利铂毒性和疗效预测 |
| 谷胱甘肽-S-转移酶 A1（GSTA1） | *GSTA1\*B* | 环磷酰胺疗效预测 |
| 葡糖醛酸转移酶（UGT1A1） | *UGT1A1\*28*<br>*UGT1A1\*6* | 伊立替康药物毒性预测 |
| 胸苷酸合酶（TYMS） | *TYMS 2R/3R* | 氟尿嘧啶毒性与疗效预测 |
| 胞苷脱氨基酶（CDA） | *CDA\*3* | 吉西他滨骨髓抑制毒性反应预测 |
| 硫代嘌呤甲基转移酶（TPMT） | *TPMT\*3C* | 巯嘌呤、咪唑嘌呤毒性与疗效预测 |
| 血管紧张素转换酶（ACE） | *ACE I/D* | ACEI 类药物疗效与剂量预测 |
| 乙醛脱氢酶（ALDH2） | *exon 12（G>A）* | 硝酸甘油疗效预测（冠心病） |
| 四氢叶酸还原酶（MTHFR） | *MTHFR C677T* | 氟尿嘧啶毒性预测（卵巢癌）、疗效预测（胃癌）<br>甲氨蝶呤毒性预测 |
| 二氢嘧啶脱氢酶（DPYD） | *DPYD\*2A* | 氟尿嘧啶毒性预测（消化道癌）<br>卡培他滨毒性预测（复发乳腺癌） |

2. 药物代谢酶多态性与药物不良反应预测　临床中，相比于在疗效上的差异，药物代谢酶多态性与毒性之间的关系更受关注。通常药物代谢酶多态性产生的毒性机制主要包括弱代谢者体内药物蓄积毒性和强代谢者体内活性代谢产物生成增加，从而造成浓度依赖性的毒性反应。例如，主要经由CYP3A5 代谢的免疫抑制剂他克莫司易产生肝肾毒性、神经毒性等不良反应。目前中国人群大约50% 的人都是 CYP3A5 弱代谢者，因而常规剂量的他克莫司可能会导致 CYP3A5 弱代谢者发生毒性反应。又如，CYP2D6 是经典的基因多态性与药物反应显著相关的代谢酶。当 CYP2D6 代谢丙咪嗪时，服用相同剂量的弱代谢者易产生更强的抗抑郁作用及毒性反应。

有些药物不良反应的发生是由于代谢酶的多态性导致解毒过程发生障碍，或增强了毒性代谢通路从而引发药物毒性反应。例如，磺胺甲噁唑可在一般人群中代谢完全，但在慢乙酰化人群中，由于药物代谢主要途径之一的 *N*-乙酰化过程减慢，导致更多的磺胺甲噁唑经过 CYP2C9 这个次要代谢途径进行代谢而产生毒性化合物，引发超敏反应。

ER 6-3

第六章
目标测试

**思考题**

1. 简述首过效应、胃肠道首过效应和肝首过效应的概念。举例说明如何避免首过效应。

2. 药物代谢与其药效和安全性有什么关系？

3. 简述参与Ⅰ相反应的代谢酶种类及其组织分布。举例说明Ⅰ相反应有哪些类型。

4. 简述参与Ⅱ相反应的代谢酶种类及其组织分布。举例说明Ⅱ相反应有哪些类型。

5. 影响药物代谢的主要因素有哪些？

6. 简述酶诱导作用、酶抑制作用的概念。举例说明酶诱导作用、酶抑制作用如何影响药物-药物相互作用。

7. 如何利用药物代谢的特点提高药物制剂的生物利用度？

（陈志鹏）

# 参 考 文 献

［1］刘克辛.临床药物代谢动力学.3 版.北京:科学出版社,2016.

［2］曾苏.药物代谢学.杭州:浙江大学出版社,2008.

［3］吴宝剑.药物代谢与转运.北京:科学出版社,2020.

［4］王崇,刘克辛.外排型转运体与 CYP450 酶所介导的药物相互作用.药学学报,2014,5:590-595.

［5］师少军.肝脏"代谢-转运互作"及其对药物药代动力学、疗效和毒性影响的研究进展.中国医院药学杂志,2020,5:579-585.

［6］王广基.药物代谢动力学.北京:化学化工出版社,2005.

［7］林宁.生物药剂学与药物动力学.北京:中国中医药出版社,2011.

［8］梁文权.生物药剂学与药物动力学.3 版.北京:人民卫生出版社,2007.

［9］刘建平.生物药剂学与药物动力学.5 版.北京:人民卫生出版社,2016.

［10］印晓星,杨帆.生物药剂学与药物动力学.2 版.北京:科学出版社,2017.

［11］TALEVI A,QUIROGA P.ADME processes in pharmaceutical sciences.Berlin:Springer,2018.

［12］SHARGEL L,YU A.Applied biopharmaceutics and pharmacokinetics.7th Ed.New York:McGraw-Hill Education,2016.

第七章

# 药物的排泄

学习目标:

1. **掌握** 药物排泄的概念和主要药物排泄途径;药物的肾排泄、胆汁排泄的过程与特性;肾清除率、肝肠循环的概念与应用;影响药物排泄的主要因素。
2. **熟悉** 药物的其他排泄途径;研究药物排泄的方法。
3. **了解** 目前研究药物排泄的发展现状。

ER7-1

第七章
教学课件

　　药物经机体吸收、分布及代谢等一系列过程,最终会排出体外。药物排泄(excretion)是指体内药物或其代谢产物排出体外的过程,它与生物转化统称为药物消除(elimination)。肾排泄(renal excretion)与胆汁排泄(biliary excretion)是最重要的药物排泄途径。某些药物也可从肠、肺、乳腺、唾液腺或汗腺排出。头孢菌素类、庆大霉素抗生素等药物主要通过肾脏排泄。β-胆甾醇类药物、水飞蓟素、吲哚美辛等药物主要通过胆汁排泄。气体以及挥发性药物如吸入麻醉剂、乙醇等可以随肺呼气排出体外。地西泮、茶碱等从乳汁排泄的量较大。盐类(主要是氯化物)、水杨酸、尿素等可以通过汗液分泌而排出体外。

　　药物排泄与药效、药效维持时间及药物毒副作用等密切相关。当药物排泄速度增大时,体内药物量减少,药效降低甚至不能产生药效。由于药物相互作用或疾病等因素使排泄速度降低时,体内药物量增加,此时如不调整剂量,往往会产生副作用,甚至出现中毒现象。多数药物经肾脏排泄,肾功能减退导致药物及其代谢产物在体内的蓄积是引起药物不良反应的重要原因之一。例如,去甲哌替啶是哌替啶的代谢产物,其镇痛作用弱于母体药物却有致惊厥活性,肾功能不足时去甲哌替啶半衰期显著延长,导致患者易出现激动、震颤、抽搐、惊厥等不良反应;由于肾功能减退,老年人应用对乙酰氨基酚时药物半衰期延长,可能致肾毒性,如慢性肾炎和肾乳头坏死,长期服用还可能造成肝坏死。因此,若不重视此类患者用药剂量的调整,往往因药物体内蓄积中毒而给患者带来严重的毒副作用。儿童的肾脏功能尚未发育完全,对头孢拉定的排泄能力较弱,导致头孢拉定在患儿体内蓄积,损伤肾脏,因此2019年我国发布了《关于保障儿童用药的若干意见》(简称《意见》),《意见》指出,对立题依据充分且具有临床试验数据支持的儿童制剂申请施行优先审评,并完善儿童临床用药规范,以降低药物引发的毒性问题,提高儿童用药安全。

## 第一节　药物的肾排泄

　　肾排泄是大部分药物最主要的消除途径。水溶性药物、分子量小的药物(<300D)以及肝生物转化慢的药物均由肾排泄消除。肾是机体排泄药物及其代谢产物最重要的器官。

　　肾的基本解剖单位是肾单位,如图7-1所示,人的左右肾分别有100万~150万个肾单位。肾单位由肾小体、近曲小管、髓袢和远曲小管及集合管组成。肾小体包括肾小球和肾小囊两部分。肾小球是一团毛细血管网,其峡谷端分别与入球小动脉和出球小动脉相连。肾小球的包囊称为肾小囊。它有两层上皮细胞,内层(脏层)紧贴在毛细血管壁上,外层(壁层)与肾小管壁相连;两层上皮之间的腔隙称为囊腔,与肾小管管腔相通。尿的生成依靠肾小球的滤过作用以及肾小管的重吸收和分泌作用。

集合管在功能上和远曲小管密切相关,它在尿生成过程中,特别是在尿液浓缩过程中起着重要作用,每一集合管接受多条远曲小管运来的液体。许多集合管又汇入乳头管,最后形成的尿液经肾盏、肾盂、输尿管而进入膀胱,由膀胱排出体外。

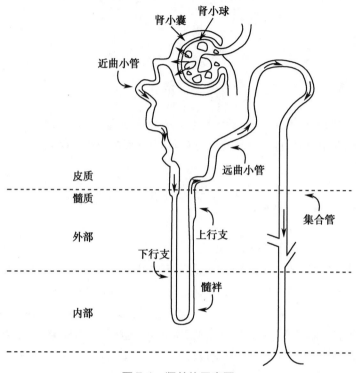

图 7-1　肾单位示意图

肾的血液供应丰富。正常成人安静时每分钟有 1 200ml 血液流过两侧肾,相当于心脏排出量的 1/5～1/4。来自肾动脉的血液,由入球小动脉进入肾小球,肾小球毛细血管汇合于出球小动脉离开肾小体。此后,出球小动脉又再次分成毛细血管网,缠绕于肾小管和集合管的周围。由此可见,进入肾脏的血液要两次经过毛细血管网后才进入静脉,离开肾脏。肾小球毛细血管网介于入球小动脉和出球小动脉之间,而且皮质肾单位入球小动脉的口径比出球小动脉的粗 1 倍。因此,肾小球毛细血管内压力较高,有利于肾小球的滤过作用;肾小管周围的毛细血管网的血压较低,可促进肾小管的重吸收。

药物的肾排泄模式如图 7-2 所示。药物肾排泄是指肾小球滤过、肾小管分泌、肾小管重吸收的总和。前两个过程是将药物排入肾小管腔内,后一过程是将肾小管内的药物重新返回至血液中。所以总的排泄率可表示为:药物肾排泄＝药物滤过＋药物分泌－药物重吸收。

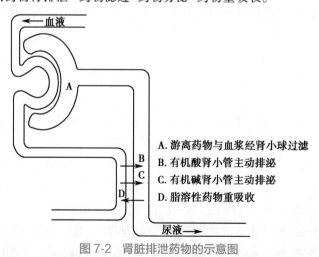

A. 游离药物与血浆经肾小球过滤
B. 有机酸肾小管主动排泌
C. 有机碱肾小管主动排泌
D. 脂溶性药物重吸收

图 7-2　肾脏排泄药物的示意图

## 一、肾小球的滤过

### （一）肾小球滤过

肾小球毛细血管内皮极薄，其上分布着许多直径为 6~10nm 的小孔，通透性较高，药物可以膜孔扩散的方式滤过。当循环血液经过肾小球毛细血管时，血浆中的水和小分子溶质，包括少量分子量较小的血浆蛋白，可以被滤入肾小囊的囊腔形成滤过液。肾小球滤过示意图如图 7-3 所示。

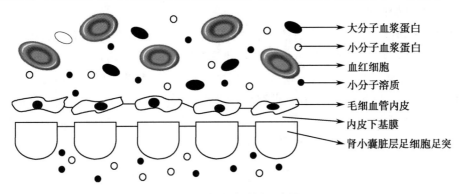

图 7-3　肾小球滤过示意图

肾小球滤过膜小孔的大小是决定其通透性的主要因素，一般只允许相当于或小于白蛋白分子量大小（约 68 000D）的分子滤过，因而滤过的蛋白质主要为白蛋白以及其他低分子量的蛋白如溶菌酶（分子量 14 000D）、$\beta_2$-微球蛋白（分子量 11 800D）及胰岛素等。这些滤过的蛋白质绝大部分又在近曲小管被重吸收。

肾小球滤过膜的通透性增大是引起蛋白尿的重要原因。肾炎时产生的抗原-抗体复合物可沉积于基底膜，引起基底膜中分子聚合物结构的改变，从而使其通透性增大，可出现蛋白尿。肾小球滤过膜上皮细胞的间隙变宽时，也会增大肾小球滤过膜的通透性。近年发现，某一物质能否经肾小球滤过，不仅取决于该物质的分子量，而且还和物质所带电荷有关。肾小球滤过膜表面覆盖一层带负电荷的黏多糖，带负电荷的分子如白蛋白因受静电排斥作用，正常生理条件下滤过极少。只有在病理情况下，滤过膜表面黏多糖减少或消失时，才会出现蛋白尿。

### （二）肾小球滤过率

单位时间内（每分钟）两肾生成的超滤液量称为肾小球滤过率（glomerular filtration rate，GFR）。肾小球滤过率受肾血流量、肾小球有效滤过压及肾小球滤过膜面积和膜通透性等因素的影响。如果药物只经肾小球滤过，并全部从尿中排出，则药物排泄率与滤过率相等。肾小球滤过率可通过测定菊粉清除率和内生肌酐清除率等方法来测定。外源性物质菊粉（inulin）仅由肾小球滤过而被完全清除，既不存在肾小管重吸收也不存在肾小管主动分泌，所以常用菊粉的清除率来表示肾小球滤过率。内生肌酐在血浆中的浓度相当低（仅 0.1mg/100ml），近曲小管分泌的肌酐量可忽略不计，因此，内生肌酐清除率与菊粉清除率相近，可以代表肾小球滤过率。据测定，体表面积为 1.73m² 的个体，其肾小球滤过率为 125ml/min 左右。菊粉清除率有性别和动物的种属差异，正常成年男子肾小球滤过率约为 125ml/min，女性大约低 10%。某些疾病状态造成肾功能不全时，肾小球滤过率常降低。

## 二、肾小管重吸收

### （一）肾小管重吸收过程

肾小管重吸收是指肾小管上皮细胞将小管液中的水分和某些溶质，部分或全部地转运到血液的过程。正常人每天流过肾的血液为 1 700~1 800L，其中由肾小球滤过的血液为 170~180L（120~

130ml/min）。但正常人的每日排尿量只有1.5L（1ml/min）左右，可见滤过的绝大部分液体（约99%）被重吸收。溶解于血浆中的机体必需成分和药物等也随之被滤过和重吸收。例如，每天由肾小球滤过的葡萄糖约250g，在近曲小管几乎被全部重吸收。此外，氯化钠（1kg以上）、碳酸氢钠（500g）、游离氨基酸（100g）、维生素C（4g）等许多机体所需成分每天都被大量滤过，但绝大部分都被重吸收。氯化钠虽然每天从尿中排出5~10g，但是排泄量与滤过量相比很少，几乎可以忽略不计。代谢产生的废物、尿酸等，几乎不被重吸收，肌酐则完全不被重吸收。

### （二）肾小管重吸收方式

如果药物的肾清除率小于预期滤过清除率，则一定有重吸收过程存在。药物的肾小管重吸收有两种方式，即主动重吸收（active reabsorption）和被动重吸收（passive reabsorption），如图7-4所示。主动重吸收依赖于转运体参与（参见第二章第三节），主动重吸收的物质主要是身体必需的维生素、电解质、糖及氨基酸等。例如维生素C在肾小管利用钠离子依赖型载体（Slc23a1）进行重吸收，其过程具有饱和性，当剂量过大时（>200mg/d）重吸收不完全，尿液中会发现大量维生素C。所以单次过量服用并不能达到提高维生素C摄入量的目的，应改为小剂量多次服用。

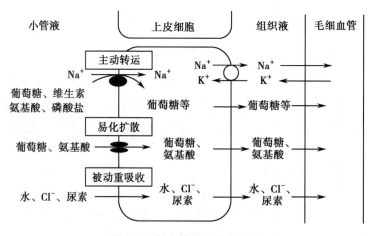

图7-4　肾小管重吸收示意图

肾脏在葡萄糖代谢中有重要作用。葡萄糖转运体是一类镶嵌在细胞膜上转运葡萄糖的载体蛋白质，它广泛分布于体内各种组织。根据转运葡萄糖的方式分为两类：一类是SGLT，以主动转运的方式逆浓度梯度转运葡萄糖；由于基底膜一侧膜上钠泵的活动导致肾小管上皮细胞内的低$Na^+$环境，参与此过程的转运体是SGLT六种亚型中的SGLT1和SGLT2，其中以低亲和力但高转运效率的SGLT2为主。也有研究者认为，SGLT3也可能参与肾小管刷状缘的葡萄糖跨膜转运。另一类为GLUT，以易化扩散的方式顺浓度梯度转运葡萄糖，其转运过程不消耗能量。

生理条件下葡萄糖的重吸收几乎是完全彻底的，几乎没有葡萄糖从尿液中排出。当血浆葡萄糖浓度升高时，肾葡萄糖滤过率和重吸收率呈线性增加。当血浆葡萄糖浓度<11mmol/L时，所有滤过的葡萄糖都将被重吸收，几乎没有葡萄糖从尿液中排出，每天只有不到0.5g的葡萄糖从尿中排出。但当血浆葡萄糖浓度在11.0~13.8mmol/L时，肾葡萄糖转运体（主要是SGLT2）的重吸收能力达到饱和，上述关系不再是线性关系，多余的葡萄糖则从尿中排出，出现糖尿。健康受试者转运能力范围是260~350mg/（min·1.73m²），相应的血浆葡萄糖水平为11.0~13.8mmol/L，即常说的肾糖阈。

同葡萄糖相似，氨基酸同样不能自由通过细胞膜，需要细胞膜上相应转运载体的协助。目前氨基酸转运体主要分成6个主要溶质转运家族，基因名称分别为*SLC1*、*SLC6*、*SLC7*、*SLC36*、*SLC38*和*SLC43*。氨基酸转运体具有多底物专属性，一个转运体可以转运多种氨基酸，同时具有立体专一性，对L型氨基酸的亲和力高于D型。根据底物氨基酸的酸碱性不同，可以分为中性氨基酸转运体、碱性氨基酸转运体、酸性氨基酸转运体以及一些特殊的氨基酸转运体。根据载体转运是否依赖于$Na^+$，每大类载体又可以分为 Na$^+$依赖和非 Na$^+$依赖两类。其中与 Na$^+$协同的继发性主动转运体主要参与氨基酸在小肠纹状缘和肾小管刷状缘的转运。载体介导的易化扩散主要参与全身组织细胞对氨基酸的摄取利用,以及小肠上皮细胞内和肾小管上皮细胞内的氨基酸向细胞间隙的转运。

肽转运体(PEPT)属于依赖质子的寡肽转运体(POT)家族成员,转运绝大多数的二肽和三肽,以及一些肽类药物。PEPT 是以 H$^+$梯度为动力,将小肽从细胞外转运到细胞内的转运体。肽转运体主要是 PEPT1 和 PEPT2,PEPT1 主要是肠肽转运载体,PEPT2 主要是肾脏肽转运载体。PEPT2 是一种高亲和力、低容量的跨膜转运蛋白,分布广泛。除了在肾脏表达较多外,在肺部、大脑和乳腺中也有表达。PEPT2 是依靠质子梯度为动力的跨膜转运,而不是以 Na$^+$梯度作为驱动力,通过 Na$^+$/H$^+$交换系统泵出质子维持细胞外的质子梯度。PEPT2 不仅以小肽为底物,也转运仿肽类药物,如 β-内酰胺类抗生素、血管紧张素转换酶和肾素抑制剂等,是仿肽类药物肾脏重吸收的重要转运者。

被动重吸收是指物质顺电位梯度、浓度梯度或电化学梯度,从肾小管腔转运到小管外组织间隙液中的过程。被动重吸收无须消耗能量。一般说来,水、大部分 Cl$^-$和尿素等都属于被动重吸收。渗透压差是水分被动重吸收的动力;浓度差和电位差是溶质被动重吸收的动力。据测算,从近球小管、髓袢、远球小管到集合管的末端,全程长度为 50~60mm。整个管壁上皮细胞形态差异较大,其重吸收物质的能力不完全一样,不同物质重吸收的部位也不完全一样。65%~70% 的水分和绝大多数的有用物质,如葡萄糖、氨基酸、Na$^+$等都是在近球小管被重吸收的。随着水分的重吸收,药物在原尿中浓缩,在管腔内液和肾小管体液间产生浓度梯度,有利于被动转运药物的重吸收。大多数外源性物质如药物的重吸收主要是被动过程,其重吸收的程度取决于肾小管管壁的通透性、重吸收的动力以及药物的脂溶性、p$K_a$、尿量和尿液 pH 等。

### 三、肾小管主动分泌

#### (一)肾小管主动分泌过程

肾小管分泌是将药物转运至尿中排泄,该过程是主动转运过程。肾小管和集合管上皮细胞除了重吸收机体需要的物质外,还可将自身代谢产生的物质,以及某些进入体内的物质通过主动分泌过程排入小管液,以保证机体内环境的相对恒定。分泌时物质转运的方向与重吸收相反,如果药物的清除率超过肾小球滤过率,则提示该药物有肾小管主动分泌现象存在。许多有机弱酸性和弱碱性药物都可以通过这种机制转运到尿中,如对氨基马尿酸等有机弱酸、胍和胆碱类有机弱碱等都在近曲小管处通过主动分泌排泄到尿中。青霉素、呋塞米和依他尼酸等药物由于血浆蛋白结合率高,很少被肾小球滤过,主要由近曲小管主动分泌排入肾小管液,因而不经过肝代谢也能很快被消除。

#### (二)肾小管主动分泌机制

肾小管分泌具有如下特征:①需要载体参与;②需要能量,可受 ATP 酶抑制剂二硝基酚(DNP)抑制;③由低浓度向高浓度逆浓度梯度转运,某些药物如青霉素 G 只需要通过一次肾血液循环就可以从血浆中几乎完全被清除;④存在竞争抑制作用;⑤有饱和现象,当血药浓度逐渐升高时,肾小管分泌量将达到特定值;⑥血浆蛋白结合率一般不影响肾小管分泌速度,是由于在主动分泌部位,未结合型药物被转运后,结合型药物能很快解离。

从肾小管分泌的药物主要为有机酸和有机碱,它们是通过两种不同机制进行分泌的。属于同一分泌机制的物质间可能存在竞争性抑制,但两种分泌机制互不干扰,也互不影响。

肾小管分泌的部分药物见表 7-1。

1. **阴离子分泌机制** 有机酸的分泌主要是通过阴离子分泌机制进行,故阴离子的分泌机制亦称为有机酸分泌机制。有机阴离子转运体(organic anion transporter,OAT)可以表达在体内多种组织器官的细胞膜上,尤以肝、肾、小肠等排泄器官为主。OAT 具有相似的底物专属性,小分子的有机阴离子如对氨基马尿酸(aminohippuric acid,PAH)、甲氨蝶呤(methotrexate,MTX)、非甾体抗炎药以及抗病毒核苷类似物等均为 OAT 的底物。这些有机酸以 PAH 为代表,所以也可称为 PAH 机制。通过该机制分泌的物质有磺胺类、马尿酸类、酰胺类、噻嗪类、杂环羧酸类、烯醇类等。另外,一些亲脂性的有机阴离子药物如赭曲毒素 A(ochratoxin A),甚至有机阳离子如西咪替丁等也经 OAT 转运。

表 7-1　肾小管分泌的部分药物

| 类别 | 药物名称 |
| --- | --- |
| 有机弱酸类 | 对氨基马尿酸、草酸、吲哚乙酸、乙酰基酰胺、水杨酸、对氨基水杨酸、酚红、硝基呋喃、磺胺类、溴丙胺太林、呋塞米、乙酰唑胺、对氯苯基-8-氨基戊酸、青霉素、苯磺酸酯、氯噻嗪、保泰松、乳清酸、千金藤素、靛胭脂、氨苯砜、氯磺丙脲、甲苯磺丁脲、磺胺吡嗪、双香豆素、香豆素等 |
| 有机弱碱类 | 多巴胺、胆碱、$N$-甲基烟酰胺、四丁胺、六甲季铵、维生素 $B_1$、胰岛素、胍乙啶、妥拉唑林、潘必啶、美卡拉明、普鲁卡因、米帕林等 |

尿酸在肾脏的转运直接调控血浆尿酸水平的高低。近曲肾小管是尿酸重吸收和分泌的主要场所,其上皮细胞刷状缘和基侧膜上多个阴离子转运体共同参与了尿酸的转运过程。尿酸盐转运子 1(urate anion transporter 1,URAT1)是一个重要的肾脏尿酸盐转运体。URAT1 特异表达在肾脏近曲小管上皮细胞的刷状缘侧,尚未在其他组织器官发现 URAT1 的表达。URAT1 是一种尿酸-阴离子交换体,重吸收尿酸的同时可将上皮细胞内的有机阴离子排入小管腔内。近曲肾小管 S1 段是重吸收的场所,98%～100% 滤过的尿酸在此处通过小管上皮细胞刷状缘膜上的 URAT1 进入上皮细胞。URAT1 只结合尿酸以及与尿酸结构相类似的、具有芳香族碳链同时包含嘧啶环和咪唑基团的阴离子,如吡嗪酰胺、烟酸等。

多药耐药相关蛋白(MRP)位于肾近端小管顶侧膜,是有机阴离子的重要外排泵,最有代表性的为 MRP4。MRP4 的底物多样,包括 cAMP、cGMP、尿酸、甲氨蝶呤、前列腺素、阿德福韦等,并参与利尿药(氢氯噻嗪、呋塞米)、抗病毒药物(阿德福韦、替诺福韦)、头孢类抗生素(头孢唑肟、头孢唑林)的肾小管分泌过程。

由于有机阴离子转运体的载体专属性较差,许多阴离子都可与之结合而被转运。两种及以上阴离子药物联合应用时,根据阴离子与载体亲和力的大小出现竞争性抑制作用。如,丙磺舒与有机阴离子转运体的亲和力较大,所以与大部分有机酸的肾小管分泌有竞争性抑制作用。青霉素属有机酸,在肾小管有主动分泌作用,丙磺舒可与其竞争,能降低青霉素的肾小管分泌,因而两者合用可使青霉素体内有效浓度维持较久,延长了其抗菌作用时间。

2. 阳离子分泌机制　有机碱的分泌通过阳离子分泌机制进行,故阳离子的分泌机制亦称为有机碱分泌机制。许多有机胺类化合物,生理条件下呈阳离子状态,可通过近曲小管主动分泌,使其肾排泄速度增加。如烟酰胺的代谢产物 $N$-甲基烟酰胺、吗啡的代谢产物二羟基吗啡,肾排泄量都大于肾小球滤过量。

肾脏有机阳离子转运体家族主要包括有机阳离子转运体(organic anion transporter,OCT)、有机阳离子/肉毒碱转运体(organic cation/carnitine transporter,OCTN)、多药及毒素外排转运体(multidrug and toxin extrusion transporter,MATE)和多药耐药蛋白 1(multidrug resistance protein 1,MDR1)等。OCT2 在肾脏表达最高,是肾脏排泄阳离子药物重要的转运体。OCT2 的底物包括二甲双胍、苯乙双胍、金刚烷胺、美金刚、西咪替丁、胆素、奎宁等。OCT2 的抑制剂包括可卡因、地昔帕明、丙米嗪、格帕沙星、甲哌苯庚醇、$N$-1-甲基烟酰胺、萘莫司他、尼古丁、酚苄明、普鲁卡因胺、奎尼丁、甲氧苄啶、维拉帕米等。临床有 120 种以上药物与 OCT 有关。

OCTN 家族包括 OCTN1、OCTN2 和 OCTN3,其中 OCTN1 主要表达于成人的肾脏、骨髓中,参与肉毒碱和四乙基氯化铵的转运。MATE 主要表达于肾脏和肝脏,在肾脏的位置为肾小管上皮细胞的顶侧膜上,MATE 的典型底物包括四乙基氯化铵、甲基苯基吡啶、二甲双胍、西咪替丁、普鲁卡因胺等。

MDR1 又称为 P-gp,因其是肿瘤细胞耐药的重要原因之一并能够识别和转运多种结构的药物而得名。其在肾脏主要分布于近端肾小管顶侧膜并且介导肾小管细胞内的药物外排至尿液。甲氨蝶呤、乌苯美司、罗丹明 123、地高辛、环孢素等均是其底物。

### 四、肾清除率

#### （一）清除率的概念

不同药物通过肾排泄被清除的情况差别很大。为了解肾对各种药物消除的贡献,常用肾清除率(renal clearance,$Cl_r$)定量地描述药物通过肾的排泄效率。严格地说,肾清除率应称为"肾脏排泄含药血浆清除率",是指肾脏在单位时间内能将多少容量(通常以 ml 为单位)血浆中所含的某药物完全清除出去,这个被完全清除了某物质的血浆容积(ml)就称为该药物的血浆清除率(单位常以 ml/min 表示)。在实际工作中血浆和排泄这些词常被省略,简称为肾清除率。肾清除率能够反映肾脏对不同药物的清除能力,肾对某药物清除能力强时,就有较多血浆中的药物被清除掉。

#### （二）清除率的加和性

符合线性动力学特征的药物,其清除率具有加和性,即药物总的清除率等于药物的肾清除率与非肾清除率的总和,可以用公式表示:

$$Cl_T = Cl_r + Cl_{nr} \tag{7-1}$$

式中,$Cl_r$ 为肾清除率;$Cl_{nr}$ 为经非肾途径药物的清除率。

#### （三）肾清除率的计算

当药物的肾排泄率与血浆药物浓度成正比时,其排泄率为:

肾排泄率(每分钟肾排泄率)＝ 血浆浓度($C$)×肾清除率($Cl_r$)

假定 $U$ 为尿中某药物的浓度(mg/ml),$V$ 为每分钟的尿量(ml/min),则每分钟从尿中排出该药物的尿量为 $U \cdot V$ 除以该药物在每毫升血浆中的浓度 $C$(mg/ml),就可以得到肾每分钟清除了 $Cl_r$ 毫升的药物,故肾清除率应为:

$$Cl_r = \frac{排泄速度}{血药浓度} = \frac{U \cdot V}{C} \tag{7-2}$$

从生理机制来看,肾清除率可以看作:

$$Cl_r = \frac{滤过速度+分泌速度-重吸收速度}{血浆药物浓度} \tag{7-3}$$

肾清除率是一个抽象的概念,所谓每分钟被完全清除了含某药物的血浆毫升数,仅是一个推算的数值。实际上,肾并不一定把 1ml 血浆中的某药物完全清除掉,可能仅仅清除其中的一部分。但是,肾清除该药物的量可用相当于多少毫升血浆中所含的该药物的量表示,可见肾清除率所表示的血浆毫升数是一个相当量。以青霉素为例,例如青霉素在血浆中的浓度为 2μg/ml,尿中青霉素浓度为 30μg/ml,每分钟排出的尿液为 2ml,那么每分钟排泄的青霉素量就是 30(μg/ml)×2(ml/min)＝ 60(μg/min),则青霉素的清除率为 $Cl_{r青霉素}$＝ 60(μg/min)÷2(μg/ml)＝ 30(ml/min),即肾每分钟能将 30ml 血浆中的青霉素排出体外。

#### （四）肾清除率与肾功能

影响肾清除率的因素包括血浆药物浓度、药物-血浆蛋白结合率、尿液的酸碱度、尿量和肾脏疾病状态等。药物通过肾小球滤过和分泌进入肾小管,而滤过的药物仅为未与蛋白结合的药物。当肾小球的滤过能力由于疾病的影响减弱时,主要依靠此机制排泄的药物排泄量减少,药物的半衰期延长。

#### （五）基于肾清除率推测排泄机制

通过肾清除率能够推测药物排泄的机制。若一种药物只有肾小球滤过而没有肾小管分泌或重吸收,则该药肾清除率等于肾小球的滤过率,即该药的肾清除率的正常值约为 125ml/min。实际工作中可以采用肾小球滤过率 GFR 为指标,来推测其他各种药物通过肾的排泄。若某一物质在血浆中未结合药物的比例分数为 $f_u$,且只有肾小球滤过,所有滤过的物质均随尿液排泄,则肾清除率等于 $f_u$ · GFR (125ml/min)。若某一物质的肾清除率低于 $f_u$ · GFR,则表示该物质从肾小球滤过后有一定的肾小管重吸收。反之若肾清除率高于 $f_u$ · GFR,则表示除肾小球滤过外,肯定存在肾小管主动分泌排泄,可能同时存在重吸收,但重吸收的量必定小于主动分泌量。表 7-2 总结了肾清除率和肾排泄机制间的关系,例如尿素的肾清除率为 78ml/min,由此判断尿素可被肾小管重吸收;菊粉的肾清除率为 125ml/min,可以推断菊粉仅由肾小球滤过排泄,无肾小管重吸收和肾小管分泌;肌酐能自由通过肾小球滤过,在肾小管中很少被重吸收,但有少量是由近曲小管分泌的。给正常人静脉滴注肌酐,使血浆中浓度高达 0.1 ~ 1mg/ml 时,近曲小管分泌肌酐的量增多,此时肌酐清除率达 175mg/ml,表明这时肾小管必定能分泌该物质。但是,不能由此推断说该物质不会被重吸收,因为只要分泌量大于重吸收量,其清除率仍可大于 125ml/min。

表 7-2    肾清除率和肾排泄机制间的关系

| 肾清除率/<br>(ml/min) | 肾清除率/<br>肾小球滤过率 | 肾排泄机制 | 举例 |
| --- | --- | --- | --- |
| 0 | 0 | 肾小球完全滤过但是又被肾小管完全重吸收 | 葡萄糖 |
| <125 | 0~1 | 肾小球滤过和部分肾小管重吸收 | 尿素、脂溶性药物 |
| 125 | 1 | 只有肾小球滤过 | 菊粉 |
| >125 | >1 | 肾小球滤过加上肾小管主动分泌 | 高浓度肌酐、离子药物 |
| 650 | 5 | 肾清除和肾血流速度相等 | 对氨基马尿酸(PAH) |

# 第二节    药物的胆汁排泄

胆汁排泄是肾外排泄中最主要的途径。对于不能在肠内重吸收的极性强有机阴离子和阳离子类药物来说,胆汁排泄是其重要的消除机制。

一般来说,药物通过门静脉或肝动脉进入肝脏血液循环,经肝细胞的血管侧细胞膜摄取进入肝细胞内,在肝细胞内药物经过氧化、还原、水解和结合等代谢反应后其最终产物经肝细胞的胆管侧细胞膜排泄入胆汁,最后经胆汁排入肠道。在肝细胞的血管侧膜和胆管侧膜上存在着很多转运蛋白,这些转运蛋白可将药物从血管侧膜摄取入肝脏,然后通过胆管侧膜向胆汁分泌以排至肝外。

机体中的重要物质如维生素 A、维生素 D、维生素 E、维生素 $B_{12}$、性激素、甲状腺素及这些物质的代谢产物从胆汁排泄非常显著。药物包括其代谢产物都可以由胆汁排泄,并往往是主动分泌过程。多数药物的胆汁清除率很低,但也有一些药物胆汁清除率较高。高胆汁清除的药物往往具有以下特点:能主动分泌;药物是极性物质;相对分子量超过 300D。

肾和肝胆是机体重要的排泄器官,两者的排泄能力存在相互代偿现象。如大鼠结扎肾动脉和静脉后,头孢唑林经胆汁排泄增加 4.5 倍。而结扎胆管,头孢唑林的肾排泄从 16% 增加到 50%。经四氯化碳处理的大鼠,胆汁中丙米嗪(imipramine)的排泄降低,而尿中排泄增加。对肾排泄与肝胆排泄间相互代偿现象的研究具有实际意义,对于肾功能或肝功能不全的患者临床用药有一定的指导作用。

## 一、药物胆汁排泄的过程与特性

### (一)胆汁清除率

胆汁中未被肠重吸收的药物可通过粪便排出体外,其排泄率可用胆汁清除率来表示:

$$胆汁清除率 = \frac{胆汁排泄速度}{血浆药物浓度} = \frac{胆汁流量 \times 胆汁药物浓度}{血浆药物浓度} \qquad 式(7\text{-}4)$$

胆汁由肝细胞分泌产生,经毛细胆管、小叶间胆管、左右胆管汇总入肝总管,再经胆囊管流入胆囊中贮存和浓缩。当消化活动开始时,胆汁从胆囊排出至十二指肠上部。成人一昼夜分泌胆汁800～1 000ml。

（二）药物胆汁排泄的机制

药物胆汁排泄是一种通过细胞膜的转运过程,其转运机制可分为主动转运和被动转运。

1. 胆汁排泄的被动转运　血液中的药物向胆汁被动转运有两种途径:一种是通过细胞膜上的小孔扩散,即膜孔滤过,小分子药物通过此种方式转运;另一种是通过细胞膜类脂质部分扩散,油/水分配系数大和脂溶性高的药物通过此种方式转运。被动转运在药物胆汁排泄中所占比重很小。甘露醇、蔗糖、菊粉的胆汁排泄均属于被动转运过程。这类物质从胆汁中的排泄量较少。

2. 胆汁排泄的主动分泌　许多药物或其代谢产物在胆汁中的浓度显著高于血液浓度,它们从胆汁中的排泄属于主动转运过程。通常情况下,药物经血液进入肝脏,在肝细胞内通过Ⅰ相或Ⅱ相代谢反应转化为各种氧化或结合代谢产物,或以原型或其代谢产物形式通过胆汁分泌过程排至体外。在这一系列过程中,除被动扩散外,肝细胞血窦侧的摄取转运体协助底物运输至肝细胞内;而胆小管侧和血窦侧的外排转运体则负责将药物或代谢产物排至胆汁或重新转运回血液。目前已知肝细胞至少存在5类转运系统,分别转运有机酸(如对氨基马尿酸、磺溴酞、青霉素、丙磺舒、酚红、噻嗪类药物等)、有机碱(如普鲁卡因胺、红霉素等)、中性化合物(如强心苷、甾体激素等)、胆酸及胆汁酸盐和重金属(如铅、镁、汞、铜、锌等)。肝脏中外排转运体包括表达于血窦侧的MRP3、MRP4、MRP6以及OSTα-OSTβ,和胆小管侧的P-gp、MRP2、BCRP、BSEP以及MATE1(见表7-3)。抑制这些转运体可能会引起胆汁淤积,因此在新药研发时必须充分评价。

表7-3　肝脏胆管侧膜药物转运体

| 转运体 | 转运物质 | 典型底物 |
| --- | --- | --- |
| P糖蛋白(P-gp) | 脂溶性较高的阳性或中性药物 | 多柔比星、长春新碱、红霉素、塞利洛尔、地西泮等 |
| 多药耐药相关蛋白2(MRP2) | 阴离子化合物及共轭代谢产物 | 普伐他汀、替莫普利拉、甲氨蝶呤、多柔比星、顺铂 |
| 胆酸盐外排转运蛋白(BSEP) | 未共轭结合的胆酸盐 | 牛磺胆酸盐、甘氨胆酸盐、胆酸盐、牛磺石胆酸、牛磺鹅去氧胆酸盐、牛磺脱氧胆酸盐、牛磺熊去氧胆酸盐、他莫昔芬 |
| 乳腺癌耐药蛋白(BCRP) | 某些药物的胆汁排泄 | 多种抗肿瘤药如甲氨蝶呤、多柔比星等 |

肝脏中P-gp的主要作用是介导底物药物的胆汁排泄,因此,肝脏P-gp功能的改变可能会对药物的胆汁排泄过程产生影响。乳癌耐性蛋白(BCRP,ABCG2)最初是在长期暴露于抗肿瘤药多柔比星和维拉帕米中的肿瘤细胞中发现的。肝脏中BCRP表达于肝细胞的胆小管侧,介导药物从肝脏向胆汁分泌。BCRP的底物谱中有很大一部分是抗肿瘤药,如米托蒽醌、甲氨蝶呤以及多种喜树碱衍生物等。除此之外,BCRP的底物还包括抗病毒药物如阿昔洛韦、拉米夫定、齐多夫定等,他汀类药物如阿托伐他汀、西立伐他汀、匹伐他汀等,抗生素类药物如环丙沙星等,以及某些钙通道阻滞剂。

## 二、肝肠循环

（一）肝肠循环的概念

从胆汁排出的药物,先贮存在胆囊中,然后释放进入十二指肠。有些药物可由小肠上皮细胞重吸收。例如,在肝代谢为与葡糖醛酸结合后的代谢产物,在肠道被菌丛酶水解成母体药物而被重吸收。氯霉素、酚酞等在肝内与葡糖醛酸结合后,水溶性增高分泌入胆汁,排入肠道,在肠道细菌酶作用下水解释放出原型药物,又被肠道吸收进入肝脏。这种经胆汁或部分经胆汁排入肠道的药物,在肠道中重新被吸收,经门静脉又返回肝脏的现象,称为肝肠循环(enterohepatic cycle)。吲哚美辛是一种人工合成的非甾体抗炎药,在胆汁中以葡糖醛酸-吲哚美辛的形式出现,吸收后进入肝肠循环经胆道排泄入肠,再由肠道吸收,其肝肠循环途径如图 7-5 所示。此外,己烯雌酚、洋地黄毒苷、氨苄西林、卡马西平、螺内酯、胺碘酮、雌二醇、多柔比星、氯丙嗪等药物都存在肝肠循环。

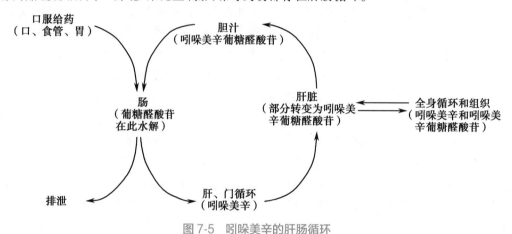

图 7-5 吲哚美辛的肝肠循环

肝肠循环的影响因素包括药物的性质(化学性质、极性以及分子大小),肝内生物转化作用,在胆小管内的重吸收、肠道内重吸收的程度,肠壁上 P-gp 的数量以及肠壁的代谢作用等。例如葡糖醛酸化是对乙酰氨基酚在肝内所进行的主要代谢反应,对乙酰氨基酚-葡糖醛酸由胆汁排泄,到达小肠后受肠道菌群作用随即发生水解,释放出游离的对乙酰氨基酚被大量重吸收,从而形成肝肠循环。对乙酰氨基酚-葡糖醛酸的胆汁排泄受多药耐药相关蛋白 3(MRP3)的调节,上调 MRP3 的表达可在一定程度上降低该药的肝肠循环作用。另外,他汀类药物如普伐他汀的胆汁排泄受肝细胞摄取转运蛋白和外排转运蛋白的共同作用影响。因而,上述转运蛋白的活性会影响普伐他汀的胆汁排泄,进而影响到药物的肝肠循环。

吲哚菁绿、地高辛、红霉素等药物以原型形式从胆汁排出。吲哚美辛、酚酞、吗啡等药物则以葡糖醛酸苷形式从胆汁排泄,在消化道中受消化酶或肠内菌丛分解转变为原来的化合物,脂溶性增大,被肠道重吸收入肝。如果这些酶或肠道内菌丛被抑制,则肝肠循环减少,药物体内半衰期缩短。若用葡萄糖二酸 1,4-内酯抑制肠内 β-葡糖醛酸苷转移酶,则肝肠循环受抑制。又如用新霉素或卡那霉素抑制肠内细菌,则肝肠循环也减少。

### (二)药物的双峰现象

某些药物因肝肠循环可出现第二个血药浓度高峰,被称为双峰现象(图 7-6)。安普那韦是一种抗 HIV 蛋白酶抑制剂,其和葡糖醛酸的结合物通过胆汁排泄到小肠,在肠道内受酶和细菌的作用分解为原型药物,脂溶性增大,被肠道重新吸收进入门静脉,随后进入全身血液循环,出现第二个血药浓度高峰并且药物的清除速率减慢。

对某些口服给药的药物来说,肝肠循环是引起药时曲线双峰现象最主要的原因。此

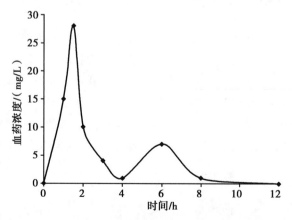

图 7-6 肝肠循环引起药-时曲线图出现双峰现象

外，出现双峰现象的原因还有胃排空延迟；药物在不同部位吸收速率不同；制剂原因，如同时含有速释成分和缓释成分等。

（三）肝肠循环的意义

具有肝肠循环的药物，药物血药浓度下降减慢，药物作用时间延长，药物的生物利用度提高。如果阻断药物的肝肠循环，则会加速该药物的排泄。有的抗菌药物存在胆汁排泄，因而在胆道内浓度较高，有利于胆道感染的治疗，如红霉素、四环素等。再如酚酞口服后部分由胆汁排泄，肠内再吸收形成肝肠循环，故给药一次作用可维持 3~4 天。由于存在肝肠循环，使得胆汁排泄成为药物体内消除延长的重要因素之一，对药物的血药浓度、药物疗效的强度和维持时间长短，以及是否出现毒性等均具有重要意义。

1. 对药效及毒性的影响　药物的肝肠循环是药物排泄和重吸收的一种形式，能增加药物在体内的滞留时间，保证药物在作用部位（或靶器官）有较高的浓度，它对维持有效血药浓度，提高疗效有一定临床意义。肝肠循环可使药物反复循环于肝、胆汁、肠道之间，延缓排泄而使血药浓度维持时间延长，可以提高药物的利用效率，但也可能会造成药物在体内的蓄积，引起药物中毒反应。临床应用时应该对这类药物进行血药浓度监测，必要时可应用考来烯胺等药物人为终止肝肠循环。

肝肠循环与药物不良反应关系密切。治疗风湿性关节炎的来氟米特，活性代谢产物从血浆中缓慢消除。考来烯胺或活性炭可与肠道内来氟米特的活性代谢产物结合，阻断肝肠循环，阻止其重吸收并促进消除，避免产生严重的毒副作用。又如，非甾体抗炎药具有显著肝肠循环，由于其严重的胃肠道副作用，如易引起胃肠溃疡，其临床应用受到限制。但是胆管结扎阻断肝肠循环后，则不会出现胃肠溃疡。当通过胆汁引流手术使胆汁流逐渐远离十二指肠壶腹部时，小鼠腹腔内注射吲哚美辛引起的胃溃疡症状也会随之逐渐减轻。

2. 对给药间隔及合并用药的影响　由于具有肝肠循环的药物体内作用时间延长，因此药物的给药剂量和给药时间间隔均与无肝肠循环的药物不同，特别是具备多次肝肠循环的药物，应适当延长给药间隔，防止药物过量。

另外，合并用药时也应考虑肝肠循环因素。如利福平可促进雌激素的代谢或减少其肝肠循环，降低口服避孕药的作用，导致月经不规则，月经间期出血和计划外妊娠。所以，患者服用利福平时，应改用其他避孕方法。

3. 对前药设计的意义　肝肠循环是人体内最重要的循环路径之一。该循环是一个复杂的过程，涉及大量转运体的参与。例如胆酸的肝肠循环需要钠离子依赖型转运蛋白的参与。靶向肝肠循环中胆盐重吸收相关载体，是前药设计中非常重要的设计靶点之一。胆酸具有肝肠循环且易于制备成各种衍生物，运载药物能力强。为了改善药物的肠道吸收，或为了将活性药物的血药浓度长期维持在合理的治疗范围内，可以将胆酸和药物化学连接制备胆酸-药物杂交分子或者是开发胆酸衍生物类前药。例如，Taslim A. Al-Hilal 等将低分子量肝素分别与脱氧胆酸的单体、二聚物、三聚物、四聚物相连，得到四种前药。低分子量肝素-脱氧胆酸四聚物与顶端钠离子依赖型胆汁酸转运体（apical sodium dependent bile acid transporter，ASBT）的亲和性最高，且 ASBT 介导的药物细胞摄取增加，细胞穿透能力也增强。实验表明与低分子肝素单药相比，低分子量肝素-脱氧胆酸四聚物具有更显著的抗血栓作用，且口服时生物利用度提高了三倍。

某些肿瘤化疗药物因为不能有效地在肿瘤细胞中聚积，临床应用受到限制。氟脲苷常用于肝癌的治疗，Diana Vivian 等将其与鹅去氧胆酸连接制备了一种前药，并且证明该前药的细胞摄入依赖于 $Na^+$ 牛磺胆酸盐-同向转运多肽（NTCP）的作用。NTCP 在很多种肝肿瘤细胞表面均有表达，能够以高亲和性的方式有效地介导肝细胞对氟脲苷-鹅去氧胆酸的摄取，增加药物在靶细胞中的蓄积，实现靶向治疗癌症的目的。

## 第三节    药物的其他排泄途径

### 一、药物从乳汁排泄

化学物质通过乳汁排泄对母乳哺乳的婴儿安全有影响,在新药开发过程中往往要求进行乳汁排泄试验。有些药物从乳汁中排泄量较大,如红霉素、地西泮、卡马西平和巴比妥盐等。

药物从母体血液通过乳腺转运,血浆和乳汁被乳腺的上皮细胞膜分隔开,药物的转运主要受下列因素影响。

(1)药物的浓度梯度:乳汁中药物的浓度与母体的血药浓度有关,未与蛋白结合的游离药物浓度越高,药物从血浆到乳汁的转运越快。

(2)药物的脂溶性:乳汁中脂肪含量比血浆高,脂溶性大的药物容易穿过生物膜进入乳汁中。

(3)血浆与乳汁的 pH:人乳 pH 为 6.8~7.3,转运到乳汁中的药物量由药物的解离常数决定。正常 pH 情况下,弱酸性药物在乳汁中的浓度比其血浆浓度低,而某些弱碱性药物可等于或高于血浆中浓度。

(4)药物分子量大小:分子量越小,越容易转运。

虽然大多数药物进入乳汁的量不多,但由于婴儿的肝、肾功能未发育完全,对药物的代谢与排泄能力低,有可能造成一些药物在婴儿体内蓄积,导致毒副作用。如磺胺类药可引起新生儿黄疸,抗生素可引起婴儿重复感染,四环素可引起婴儿牙斑,尼古丁可引起婴儿惊厥、呕吐等。这些药物应禁用或慎用于哺乳期妇女。如果哺乳期需要用药,建议服用一些比较安全的药物,最好在婴儿哺乳后或下次哺乳前 3~4 小时用药。

### 二、药物从唾液排出

唾液易于收集,药物从唾液中排泄也受到一定重视。唾液中药物浓度一般低于血药浓度。唾液由腮腺、舌下腺、颌下腺及口腔黏膜分泌液混合所组成,其分泌量及成分有明显个体差异,同一人日内和日间也有很大差异。一般日分泌量为 1~1.5L,平均 pH 约为 6.5,比血浆 pH 低。药物主要通过被动扩散方式由血浆向唾液转运。转运速率与药物的脂溶性、$pK_a$ 和蛋白结合率等因素有关。游离的脂溶性药物以原型在唾液与血浆之间扩散平衡,与蛋白结合的药物和非脂溶性药物不能进入唾液,因此,药物在唾液中的浓度近似于血浆中游离药物的浓度,对于蛋白结合率高的药物,则唾液浓度较血浆低得多。

对于脂溶性的弱酸性或弱碱性药物,其唾液排出还受药物在唾液和血浆中解离的影响。利用 Henderson-Hasselbalch 方程式可以推导出这些药物的唾液浓度与血浆浓度(包括结合型与游离型)的理论关系式:

弱酸性药物

$$\frac{C_s}{C_p} = \frac{1 + 10^{(pH_s - pK_a)}}{1 + 10^{(pH_p - pK_a)}} \times \frac{f_p}{f_s}$$    式(7-5)

弱碱性药物

$$\frac{C_s}{C_p} = \frac{1 + 10^{(pK_a - pH_s)}}{1 + 10^{(pK_a - pH_p)}} \times \frac{f_p}{f_s}$$    式(7-6)

式(7-5)和式(7-6)中,$C_s$ 和 $C_p$ 分别为唾液中和血浆中的药物浓度;$pH_s$ 和 $pH_p$ 是唾液与血浆的 pH;$f_s$ 和 $f_p$ 分别是唾液和血浆中游离药物浓度对总浓度的比值。

由于 $pH_p$、$f_s$ 和 $f_p$ 几乎恒定,且 $pK_a$ 为常数,因此,$pH_s$ 是影响解离型药物唾液浓度的主要因素。

也有一些药物是以主动转运方式,由血浆向唾液转运,例如锂。患者服用碳酸锂后,唾液中锂离子的浓度是血浆中浓度的2~3倍。

可以利用唾液中药物浓度与血浆药物浓度比值相对稳定的规律,以唾液代替血浆样品,开展药物动力学研究。已有研究表明,水杨酸盐、苯妥英钠、奎尼丁、对乙酰氨基酚、甲苯磺丁脲、茶碱、地西泮、苯巴比妥、锂等药物唾液浓度与血浓度有很好的相关性。因此,这些药物的唾液浓度可以很好地反映血浆中的药物浓度。

### 三、药物从肺排泄

吸入麻醉剂、二甲亚砜以及某些代谢废气可随肺呼气排出,该类物质的共同特点是分子量较小、沸点较低。其排泄量视肺活量及吸入量而异。影响药物肺排泄量的因素有肺部的血流量,呼吸的频率,挥发性药物的溶解性等。其中药物在血液中的溶解度是决定药物经呼吸系统排泄速率的判断指标。比如水溶性较差的气体一氧化氮(NO)由肺排泄较快。相反,在血液和组织中溶解性较好的药物肺排泄速度较慢。当心输出量增加时,肺部血流量增加,气体的排出量显著增加,导致经呼吸排泄的药物量也增加。经肺途径排泄的药物大多数为原型药物(而非代谢产物)。该排泄途径还具有法医学检测的意义,例如通过测定司机呼出气体中乙醇的浓度可判断司机是否酒后驾车。

### 四、药物从汗腺和毛发排泄

某些药物及机体正常代谢产物如磺胺类药、盐类(主要是氯化物)、苯甲酸、水杨酸、乳酸及氮的代谢产物、尿素等可以随汗液向外排泄。药物由汗液排泄主要依赖于分子型药物的被动扩散。毛发中虽然只有微量的药物排泄,但对于某些有毒物质的检测来说,测定毛发中的药物排泄具有重要意义,如微量的汞和砷在毛发中是可以检测到的。

## 第四节 影响药物排泄的因素

影响药物排泄的因素主要探讨影响药物肾排泄和胆汁排泄的因素,有以下几点。

### 一、生理因素

#### (一)血流量

当肾脏血流量增加,经肾小球滤过和肾小管主动分泌两种机制排泄的药物量都将随之增加。血流量对肾小球滤过率影响较大,肾血流量增加时,有效滤过压和有效滤过面积增加,肾小球滤过率将随之增加。在通常情况下,在一般的血压变化范围内,肾主要依靠自身调节来保持血流量的相对稳定,以维持正常的泌尿功能。实验证明,当全身平均动脉压波动在10.7~24kPa(80~180mmHg)时,通过肾脏的自身调节,肾脏血液灌流量仍可维持相对恒定。但当平均动脉压低于8.0kPa(60mmHg)时,肾脏血液灌流量明显减少,并有肾小动脉的收缩,GFR减少,药物排泄量明显减少。

对于肝提取率高的药物,肝血流量增加,药物经肝消除加快;对于肝提取率低的药物,肝血流量对肝清除率影响不大。主要通过扩散被肝细胞摄取的药物,其胆汁排泄主要受药物向肝中的运输速度限制,肝血流量增大,药物被肝细胞摄取增加,排泄增加。对于通过主动转运机制进入肝细胞的药物,肝血流量对其摄取和排泄影响不大。

#### (二)胆汁流量

胆汁流量改变会影响药物的胆汁排泄。胆汁的生成过程非常复杂,每天的生成量为100~200ml,随着人们的活动、饮食的质和量以及饮水量的不同而变化,进餐时肝脏产生的胆汁比平时要多。如在蛋白质分解产物、脂肪等物质作用下,小肠上部的黏膜可生成胆囊收缩素,它通过血液循环兴奋胆囊平滑肌,引起胆囊的强烈收缩和括约肌的舒张,促进胆汁的排出。当胆汁流量增加时,肝细胞中药物进入胆汁的量以及由胆囊排泄进入肠道内的药物量均增加,因此主要经胆汁排泄途径排出的药物量增加。降低胆汁流量,则会降低某些以胆汁排泄为主要排泄途径药物的排泄量。

（三）尿量

尿量增加时,药物在尿液中的浓度下降,重吸收减少;尿量减少时,药物浓度增大,重吸收也增多。临床上有时通过增加液体摄入合并应用甘露醇等利尿剂,以增加尿量而促进某些药物的排泄。这种方法对于某些因药物过量中毒的患者解毒是有益的。利用强迫利尿增加药物排泄时,肾排泄必须是药物主要的排泄途径。如果药物的重吸收是 pH 敏感过程,那么在强迫利尿的同时控制尿液 pH 将会更有效。如尿液呈酸性和碱性时,苯巴比妥(p$K_a$ = 7.2)的肾清除率均与尿量成线性关系;当采用渗透性利尿药或甘露醇增加利尿作用,使 24 小时内尿量达 12L,并合用碳酸氢钠或乳酸钠碱化尿液时,苯巴比妥离子化程度提高,肾小管重吸收量减少,尿排泄量增加,可使苯巴比妥中毒昏迷的时间缩短2/3左右。苯巴比妥肾清除率随尿量的变化如图7-7所示,可见其肾清除率既呈尿量依赖性,又对尿液 pH 敏感。

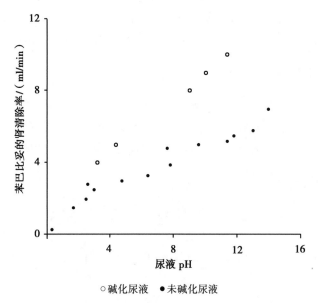

○碱化尿液　●未碱化尿液

图 7-7　苯巴比妥肾清除率随尿液和尿 pH 的变化

（四）尿液 pH

对于弱酸和弱碱性药物来说,尿液 pH 是影响药物重吸收的另一因素。尿液 pH 影响药物的解离度,从而影响药物的重吸收。临床上可用调节尿液 pH 的方法影响药物的解离度,从而调节药物的重吸收。例如巴比妥类、水杨酸类等弱酸性药物中毒,可服用碳酸氢钠碱化尿液,加速药物的排出;相反,氨茶碱、哌替啶及阿托品等弱碱性药物中毒,酸化尿液可加速药物的肾排泄。

通常尿液 pH 接近6.3,但受饮食、病理学因素以及应用药物的影响,可在一定范围内变化。在强行酸化或碱化尿液时,尿液 pH 可分别达到4.5 和8.5 的极限值。尿液 pH 的变化能够改变药物的重吸收和药物排泄。药物的分子形式有利于它们穿透脂质细胞膜,而离子化药物容易滞留在尿液中,随后由肾脏清除。尿液 pH 对弱酸性药物和弱碱性药物离子化程度的影响如图7-8所示。

弱酸性药物通过肾小管膜时分子型与离子型的比例可根据 Henderson-Hasselbalch 公式计算:

$$pH = pK_a + \lg \frac{[A^-]}{[HA]} \qquad 式(7-7)$$

式中,pH 为尿液的 pH;[$A^-$]为弱酸离子的浓度;[HA]为弱酸的浓度。式(7-8)可以计算弱酸在任一pH 尿液下的离子型浓度。

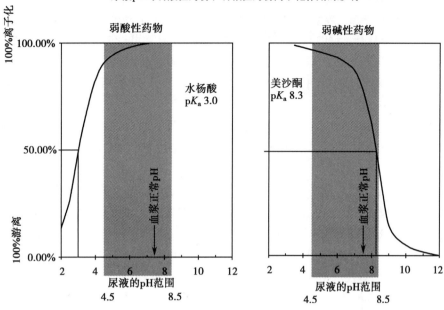

图 7-8 尿液 pH 对弱酸性药物和弱碱性药物离子化程度的影响

$$\lg \frac{[A^-]}{[HA]} = pH - pK_a$$

$$[A^-] = [HA]10^{(pH-pK_a)} \qquad \qquad 式(7-8)$$

对于弱酸来说,pH 升高将增加解离程度,因此重吸收减少,肾清除率增加。pK_a 等于或小于 2 的中强酸,如色甘酸(chromoglycic acid,一种抗过敏药物),在通常尿 pH 环境下完全解离,因此不可被重吸收,其肾清除率通常较高且对尿 pH 变化不敏感。反之,pK_a 大于 8.0 的弱酸,如苯妥英,在正常尿 pH 范围内基本不解离,其清除率始终较低,对尿液 pH 变化不敏感。只有 pK_a 介于 3.0 和 7.5 之间的弱酸性药物,其肾清除率与尿的 pH 的变化密切相关。

例如水杨酸 pK_a 等于 3.0,在 pH 7.4 时,解离度大于 99.9%;在 pH 5.0 时,则有 99% 解离。将肾小管中的尿液酸化至 pH 5.0 时,虽然水杨酸的离子化程度仍然很高,但此时其重吸收的速度却大为增加,排泄量减少。图 7-9 为尿液 pH 对水杨酸肾清除率的影响,当尿液 pH 低于 6.5 时,水杨酸的肾清除率大大降低。

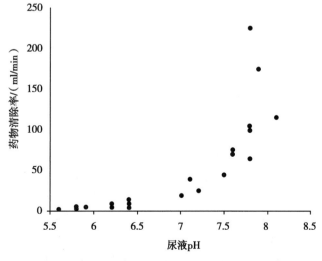

图 7-9 尿液 pH 对弱酸性药物水杨酸肾清除率的影响

一般来说，p$K_a$接近或大于12.0的强碱性药物，如胍乙啶，在尿的任何pH范围内均呈解离状态，几乎不被重吸收，其肾清除率也不受尿液pH的影响。p$K_a$等于或小于6.0的弱碱性药物，如丙氧酚，由于其非解离部分具有足够的通透能力，在尿的任何pH时均可被重吸收。这类药物的肾清除率可能会随尿的pH有所波动，但清除率仍然很低，尤其是在血浆蛋白结合率较高时。p$K_a$介于6.0与12.0之间的非极性药物的重吸收随pH变化较大，可以从无重吸收到完全重吸收，其肾清除率随尿液pH变化而波动。

药物的重吸收会受到食物（如肉类能使尿液酸化）或某些药物（改变尿pH）的影响。碳酸氢钠能解救巴比妥类药物中毒，是由于提高了尿液pH，降低了巴比妥类非解离型的浓度，减少了重吸收，促使药物大量排泄。

尿液pH对弱碱性药物苯丙醇胺（p$K_a$=9.4）血药浓度的影响如图7-10所示。口服苯丙醇胺后，分别口服氯化铵酸化尿液，口服碳酸氢钠碱化尿液。与口服生理盐水组对比发现：曲线吸收形状相似，达峰时间与达峰浓度几乎一致，但是酸性尿液组血浆中苯丙醇胺的浓度下降速度明显加快并且在体内的滞留时间缩短；碱性尿液组血药浓度下降速度减慢，药物在血液中滞留的时间也延长。显然，尿液pH是影响该弱碱性药物肾排泄的主要因素。

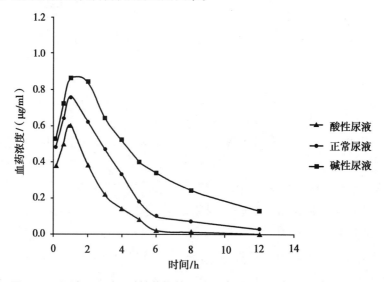

图7-10　尿液pH对弱碱性药物苯丙醇胺（p$K_a$=9.4）血药浓度的影响

### （五）药物转运体

转运体（transporter）在药物的吸收、分布和排泄过程中起着非常重要的作用。根据转运底物跨膜转运方向的不同将药物转运体分为摄取性转运体和外排性转运体。摄取性转运体（uptake transporter）包括葡萄糖转运体、氨基酸转运体、肽转运体、一元羧酸转运体、有机阴离子及阳离子转运体等。该类转运体是将底物摄取至靶位以发挥药效，亦属于可溶性载体，也是提高药物生物利用度的最重要靶点。外排性转运体（efflux transporter）包括P糖蛋白、多药耐药相关转运体、乳腺癌耐药转运体及胆酸盐外排泵等，属于ATP结合盒转运体（ATP binding cassette transporter，ABC）。

肾脏的各种转运体在肾脏处置药物过程中发挥重要作用。药物经肾脏的排泄过程包括肾小球滤过、肾小管分泌和重吸收三个过程，而肾小管分泌和重吸收过程有多种转运体参与。肾小管分泌主要是由位于基底侧膜的摄取型转运体和位于顶侧膜的外排型转运体介导的，其转运体分布情况如图7-11。物质在肾小管的重吸收或者分泌大都需要细胞两侧膜上转运体共同参与，如尿酸在肾小管的重吸收需要顶侧膜上URAT1、MRP4及基底侧膜上OAT1/3、GLUT9等转运体的协同作用。肝小管侧膜和肝血窦侧同样分布有转运体，参与胆汁的排泄，这些转运体主要包括P-gp、MRP2、BCRP、BSEP等，转运胆红素及其他内源性分子、外源性分子进入胆汁。

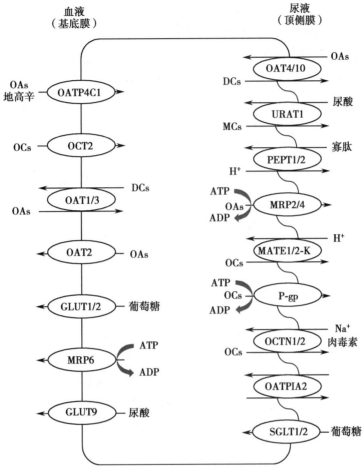

图 7-11 人肾小管细胞上转运体分布情况

影响转运体活性的因素,如生理调节、性别差异、病理状态、转运体的诱导剂、转运体的抑制剂、转运体的拮抗剂、转运体的饱和现象等,均会影响药物的肾排泄或胆汁排泄。如女性绝经前体内的雌激素水平较高,可促进肾脏药物转运体对尿酸的排泄,从而减少了高尿酸症乃至痛风的发生。京尼平可通过诱导胆小管上 MRP2 的表达,并刺激细胞外排作用,增强肝细胞中胆酸的分泌能力。转运体拮抗剂可影响药物的排泄速率和排泄量。如抗癫痫药唑仑帕奈通过有机阴离子转运体清除,当同时给予有机阴离子转运体拮抗剂丙磺舒时,唑仑帕奈的肾清除率从 33.8% 降至 17.4%。

（六）其他因素

经肝肾消除的药物量也受年龄和性别的影响,儿童和老年人的肝肾功能均低于成人,所以药物消除能力也较低。研究发现成年男性肾脏清除能力比女性要高 10%。其他因素如遗传因素（基因）、生理节律、种属差异等也会影响药物的排泄特征。

## 二、药物及其制剂因素

### （一）药物理化性质

1. 分子量  药物的分子量是影响药物排泄的重要理化因素。分子量<300D 的药物主要经肾脏排泄,分子量 300~500D 的药物既经肾脏排泄也经胆汁排泄,分子量>500D 的药物主要经胆汁排泄。当分子量大于 5 000D 时,药物难以向肝细胞内转运,胆汁排泄量极少。

2. 水溶性/脂溶性  与体内其他生物膜一样,肾小管管腔壁细胞的类脂膜结构是水溶性电解质物质的屏障。因此,脂溶性大的非解离型药物重吸收程度大,如脂溶性大的硫喷妥,经肾小球滤过后,几乎全部通过肾小管的重吸收返回血液循环,自尿中排泄量很小。相反,一些季铵盐类药物脂溶性很小,几乎不可被重吸收,能迅速自尿中排泄。

又如脂溶性不同的磺胺类药在肾小管的重吸收率也不同,脂溶性大的磺胺类药在肾小管的重吸收率大,如图 7-12 所示。

磺胺甲氧嗪脂溶性大,重吸收好,在体内存在的时间长,故称为长效磺胺类药。多数药物经过体内代谢后,变成极性大的水溶性代谢产物,使肾小管的重吸收减少,有利于机体将这种异物清除。

对于胆汁排泄来说,一般极性大的药物易于从胆汁排泄。如磺胺噻唑及其 $N_4$-乙酰化物的胆汁排泄率极少,在 $N_4$ 上引入羧酰基时排泄量增大。利福霉素主要通过胆汁排泄,给药后不能充分向体内组织转运,口服时这种倾向更加显著。把利福霉素的

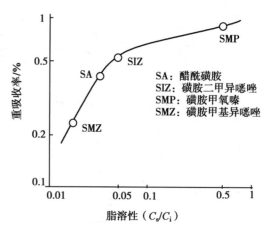

图 7-12 磺胺类药的脂溶性和肾小管重吸收

$C_a/C_i$:相当于分配系数;$C_i$:水溶液的初浓度;$C_a$:分配平衡时 $CHCl_3$ 层的浓度。

结构适当改造,减小其极性,胆汁排泄就会发生明显变化。根据这一理论合成的衍生物利福平胆汁排泄量减少,口服能达到预期治疗效果。

3. 药物的 $pK_a$ 和解离状态 药物由于其 $pK_a$ 不同,在体内不同的 pH 环境中解离状态不同,影响药物的扩散或重吸收而影响经肾脏或胆汁排泄。对于弱酸来说,pH 升高将增加解离程度,因此重吸收减少,肾清除率增加。对于弱碱性药物来说,pH 升高解离程度减少,重吸收增加,肾清除率减少。但是强酸性、强碱性药物以及在尿液 pH 范围内不解离的弱酸和弱碱类药物受 pH 影响较小。

（二）药物血浆蛋白结合率

经肾小球滤过的原尿中主要含游离的原型药物及其代谢产物,因此,药物和血浆蛋白结合后不能经肾小球滤过消除,如消化性溃疡治疗药物甘珀酸钠,血浆蛋白结合率为99%以上,主要自粪便中排泄。主要依靠肾小球滤过排泄的药物量随血浆蛋白结合率升高而减少,但是经主动分泌机制排泄的药物量受其影响较小。通过扩散过程进入肝细胞被代谢消除的药物与药物和血浆蛋白的结合率成反比,如果涉及主动转运机制其消除不受结合影响。

（三）药物体内代谢过程及代谢产物的性质对排泄的影响

到达肝脏的药物与葡糖醛酸、谷胱甘肽结合或者是发生其他生物转化后,可使药物的极性或水溶性增加,有利于从尿或胆汁排出;但是甲基化和乙酰化会使某些药物的极性下降,不利于排泄。

（四）药物的制剂因素

1. 不同剂型和给药途径对药物排泄的影响 剂型对药物的排泄也有重要影响。口服不同剂型的(颗粒剂、混悬剂、溶液剂)水杨酰胺 1g 后,发现颗粒剂中药物的硫酸结合物排泄量最多,混悬剂次之,溶液剂最少。颗粒剂口服后药物要经溶出才能吸收,药物以较低浓度缓慢进入肝脏,不易出现药物-硫酸结合反应的饱和状态,因而大多数进入肝脏的药物会代谢形成药物-硫酸结合物,最终使尿中药物-硫酸结合物排泄量明显增加。给药途径也会影响药物的胆汁排泄,比如,口服给药与静脉注射给药相比,药物可更大程度上进入肝脏,经胆汁排泄途径而排出体外。

2. 制剂中不同药用辅料或赋形剂对药物排泄的影响 制剂中一些常用的辅料如二甲亚砜(DMSO)、丙二醇、吐温-80 等也会影响药物的排泄。DMSO 具有渗透性利尿作用,可以使肾小球的滤过率增加。丙二醇作为注射剂的辅料使用时具有肾毒性,可能改变药物的肾脏排泄。研究报道吐温-80 可以增加甲氨蝶呤在尿液和胆汁中的排泄量。非离子表面活性剂如吐温-80、聚氧乙烯蓖麻油、聚氧乙烯醚 40 可以通过抑制细胞色素 P450 的活性,影响药物在肝内的生物转化作用,间接影响药物的排泄。

3. 新型纳米制剂对药物排泄的影响 近年来,越来越多的新型纳米制剂如脂质体、纳米粒等应

用于临床。纳米制剂静脉给药时,往往以完整的制剂形式在体内转运,制剂的粒径大小和表面电荷会影响药物的排泄。纳米制剂在肾小球滤过需要通过血管内皮细胞膜、肾小球基膜和肾小球上皮细胞膜三层屏障,通过三层膜的生理空隙为 4.5~5nm,因而一般认为粒径小于 6nm 的纳米制剂会被肾脏滤出清除,表面带正电荷的纳米粒更容易穿过肾小球。对于粒径大于 6nm 的不可生物降解的纳米载体,只能通过胆汁排泄。例如,粒径为 50nm 聚苯乙烯纳米材料主要以完整的纳米粒经胆汁排泄。一些具有主动靶向的纳米药物载体可靶向递送药物于特定器官或组织,对药物的排泄具有一定影响。如肾靶向前体药物雷公藤内酯醇-溶菌酶结合物,其可以靶向于肾脏近端小管细胞,因而倾向于通过肾脏排泄。

### 三、疾病因素

#### (一)肾脏疾病

肾脏的急性疾病或者外伤都会使肾小球滤过率受损或下降,导致药物排泄量减少,体内血药浓度和含氮产物蓄积。例如,糖尿病肾病患者由于肾小球滤过率下降,体内代谢产物肌酐在体内积累,血清肌酐浓度为正常组的 2~3 倍。当肾小球的滤过或主动分泌能力降低时,弱酸/弱碱性药物经肾排泄降低,血药浓度增加,使药效/毒性增加。例如,对于肾功能不全及老年患者,不适宜使用磺酰脲类降血糖药格列本脲,因格列本脲作用维持时间为 15 小时,肾功能不全时,其在体内的活性代谢产物排泄减少,使降血糖作用相对增强,易发生低血糖反应。肾功能衰竭的患者,服用劳拉西泮后,对其主要代谢产物劳拉西泮葡萄糖苷的清除率显著降低,产生潜在的镇静副作用。

#### (二)肝脏疾病

肝脏疾病如肝炎、胆汁淤积症、肝脏血管疾病等会造成胆汁排泄障碍、肝药酶功能降低、蛋白质合成能力降低、门脉血流量减少,这些疾病都将降低肝脏清除药物的能力。如肝脏功能减退的患者,其肝细胞对药物(如地高辛、红霉素、利福平等)的贮存及分泌能力降低,药物胆汁排泄降低,药物血浆浓度增加,易产生药物中毒现象。

肾脏疾病也会影响一些经肝代谢消除药物的排泄。大部分药物在肝消除过程同时伴随着肝的代谢,代谢产物与原型药物对比通常极性增加,水溶性提高,易于通过肾排泄排出体外。因此,在给患有肾脏疾病但是肝脏功能正常的患者用药时,应选用主要通过胆汁排泄的药物,避免使用排泄依赖于肾脏的药物。

### 四、药物相互作用对排泄的影响

#### (一)竞争性结合转运体

转运体在肾排泄或胆汁排泄中至关重要,如参与肾小管的主动分泌、肾小管重吸收和胆汁分泌等过程。如果药物竞争性结合肾小管重吸收位点,则导致药物重吸收减少,排泄增加。例如 PEPT2 在药物的肾重吸收过程中发挥着不可或缺的作用。沙坦类药物与二肽在肾脏排泄过程中竞争 PEPT2 结合位点,导致二肽重吸收减少,即细胞内摄取减少。再如,当 Gly-Sar 与头孢妥仑合用后,头孢妥仑的肾清除率是单独给药的 3.1 倍。

药物与同一排泄机制药物间在排泄部位竞争性抑制某分泌转运体,使相对较不容易排泄的药物排出量减少而滞留。例如,OAT 在多种药物的体内消除过程中起关键性作用,丙磺舒可竞争性抑制肾脏 OAT 对头孢类的分泌,降低头孢类的肾清除率,从而显著延长其体内半衰期并降低其肾毒性。头孢羟氨苄在同时给予丙磺舒后,头孢羟氨苄的峰浓度及半衰期分别增加 1.4 倍和 1.3 倍。

#### (二)改变药物转运体的表达

一种药物使转运体的表达水平上调,即诱导该转运体的生成,同时服用另一种底物导致后者吸收或分泌增多;一种药物抑制了转运体的表达使合用的另一种药物的吸收或分泌减少。例如,利福平是肝窦状隙细胞转运蛋白的抑制剂,它能够显著地减少肝脏对瑞舒伐他汀的摄取,因而增加血液中瑞舒伐他汀的浓度。但是,他汀类药物在肝外血浆中浓度过高时可以引发一些严重的副作用,在少数情况下还可能发展为横纹肌溶解症。因此,控制由于药物和药物之间相互作用引发的药物胆汁排泄减少现象具有重要的临床意义。

### (三)影响药物血浆蛋白结合

血浆蛋白和药物的结合会影响药物的消除。药物和血浆蛋白亲和力的强弱是影响药物相互作用的重要因素,如阿司匹林、依他尼酸、水合氯醛等均具有较强的血浆蛋白结合力,与口服磺酰脲类降血糖药、抗凝血药、抗肿瘤药等合用时可竞争与血浆蛋白的结合,使后三者的游离型药物增加,血浆药物浓度升高,排泄速度加快。

### (四)影响血流量或胆汁流量

有些药物可以改变肾脏血液供应,如普利类可以提高肾血流量,会影响其他药物或者其代谢产物经肾排泄速率。

胆汁贮存在胆囊内。当人吃了食物后,胆汁才直接从肝脏和胆囊内大量排出至十二指肠,帮助食物的消化和吸收。有些药物可影响胆道的运动,如吗啡可使括约肌收缩,硫酸镁可使胆囊收缩和括约肌松弛,而阿托品、硝酸甘油等又能使胆囊和括约肌同时松弛。所以,这些药物会影响胆汁流量,从而影响到同服药物的胆汁排泄。再如利胆药物茵陈、郁金、金钱草等,都可促进胆汁的分泌,前列腺素也是利胆剂,而生长抑素是胆汁分泌的强烈抑制剂等。

### (五)影响尿液的 pH 或尿量

药物的相互作用也可以通过改变尿液的 pH,影响弱酸性和弱碱性药物的离子化程度来改变这些药物的肾脏排泄。氯化铵可以酸化尿液提高弱碱性药物的肾脏排泄。碳酸氢钠可碱化尿液加速弱酸性药物的肾脏排泄。利尿药通过增加尿量可提高水溶性药物的胆汁排泄。

### (六)影响肠道相关细菌中酶的活性

抗生素可以影响肠道内菌群的活性,干扰药物和葡糖醛酸结合物的水解反应和其他代谢反应,从而影响药物的胆汁排泄。

## 第五节　研究药物排泄的方法

### 一、体外法

研究药物排泄的体外方法主要为离体肾脏灌流(isolated perfused kidney,IPK)技术和离体肝脏灌流(isolated perfused liver,IPL)技术。IPK 和 IPL 为离体器官实验,实验条件与体内环境十分接近,是研究药物排泄的理想体外模型。

IPK 的研究方法是取麻醉后的大鼠,分离血管和输尿管,进行输尿管插管、腹主静脉插管和腹主动脉插管等操作后,剪断肠系膜动脉、主动脉及下腔静脉和肾静脉,肾脏及输尿管即被一同取出,进行灌流实验。按时收集尿液和灌流液,实时监测灌流压力,检测或测定尿量、药物量、尿蛋白含量、肾小球滤过率等参数。IPK 技术最早用于研究肾脏的生理和生化功能,现在成为药物处置研究的常用方法,主要用于研究药物肾脏排泄机制、药物肾脏代谢、排泄及药物的相互作用和肾功能等方面,对发现和评价药物肾脏排泄及其相互作用具有特别的价值。

IPL 的研究方法与 IPK 类似,取麻醉后的大鼠,腹部"U"形开口,将内脏移至右侧后,剥离并充分暴露门静脉、下腔静脉、右肾动静脉和胆管;完成插管手术操作后,肝脏被摘离躯体置于特定的体外装置进行灌流实验,胆管插管处可见胆汁缓慢流出,通过收集胆汁进行检测,可用于药物胆汁排泄、药物代谢、药物相互作用等研究。

IPK 和 IPL 技术具有以下优势：①在接近生理条件下进行研究,将血流、血压或激素水平波动引起的数据变动降到最低限度；②保持了完整的脏器和细胞结构、肾脏/肝脏的生理生化特性以及位于不同亚细胞空间的代谢通路；③排除其他组织、脏器的干扰以及整体动物实验时的毒性问题；④能够严格控制灌流液中受试物的浓度；⑤易于采集样本,可动态定量分析受试物及其代谢产物。

IPK 和 IPL 技术亦存在一定缺陷：①灌流实验只能在有限的时间内进行；②肾脏/肝脏功能受多种因素和实验条件影响,如手术操作、灌流液组成、流速等；③手术及插管操作技术极其复杂。

近年来,新型"三明治"模型法用于体外药物胆汁排泄的研究,"三明治"模型在体外原代肝细胞培养的基础上,底层铺鼠尾胶使肝细胞贴壁,上层铺 Matrigel 胶使其形成肝索样结构,并逐渐形成胆小管网络,可以模拟肝脏的功能,成为研究药物代谢和代谢酶诱导相互作用的主要体外工具之一。由"三明治"模型体外测得的胆汁清除率和体内试验之间有较好的相关性,可以用于预测药物体内的胆汁清除率。

## 二、体内法

研究药物从尿中排泄多采用体内法,对象是人或动物。通常是在给药后,不同时间收集尿液、汗液、乳汁、呼出气体等,通过高效液相色谱法、高效液相色谱-质谱联用法、气相色谱法、荧光免疫分析法、酶免疫分析法、放射免疫分析法等分析手段,对排泄的原型药物和代谢产物进行定性定量分析,计算累积排泄量,直至排泄完成。利用尿药总排泄量与给药剂量比可计算药物的排泄分数和排泄速率。

研究药物胆汁排泄的主要方法是胆汁引流技术,动物通常选用大鼠。大鼠麻醉后进行胆管插管手术,等动物清醒后给药,按一定的时间间隔收集胆汁至药物排泄完全。记录胆汁体积,测定胆汁中药物浓度。计算累积排泄量和排泄分数。此外,IPL 技术也可进行原位肝灌流操作,在完成手术插管操作后不进行肝脏摘离。原位肝灌流与体内情况的可比性较离体肝灌流高,但无法避免受肝门静脉和动脉血流、神经和激素等内源性物质对肝脏代谢的影响。

由于乳汁含有大量脂质和蛋白质等干扰物质,使药物经乳汁排泄的研究测定有一定困难。在进样分析时,乳汁中的多种杂质可能会干扰主药色谱峰的分析,脂肪和蛋白质还易堵塞色谱柱。因此,在进样分析之前应通过蛋白沉淀法、液液萃取法、固相萃取法、干乳点采样技术等样品前处理方法尽可能地去除乳汁中的杂质。药物经唾液排泄采用非侵入性方法的收集唾液。与血浆成分相比,唾液中各成分浓度很低,特别是蛋白质浓度只有血浆的 $1/40 \sim 1/25$,因此定量时可不进行预处理。

第七章
目标测试

**思考题**

1. 什么是药物排泄? 影响药物排泄的因素有哪些?
2. 什么是肾清除率? 简述肾清除率的计算方法。
3. 肝肠循环的意义有哪些?
4. 药物肾排泄和胆汁排泄的影响因素有哪些?
5. 简述药物排泄的主要研究方法。

（张　娜）

# 参 考 文 献

［1］刘建平.生物药剂学和药物动力学. 5 版.北京：人民卫生出版社，2016.

［2］PARADKAR A. Biopharmaceutics & Pharmacokinetics. Pune：Pragati Books Pvt. Ltd，2008.

［3］ALAN T，PABLO Q. ADME processes in pharmaceutical sciences：dosage，design，and pharmacotherapy success. Germany：Springer，2018.

［4］赵东欣，薛永亮，卢奎，等.寡肽转运蛋白 PepT2 及其药物转运.中国生物化学与分子生物学报，2010，26（1）：1-8.

［5］张健，刘克辛.药物转运体介导的小肠吸收、肾脏排泄与药物相互作用的关系.药学学报，2010，45（9）：1089-1094.

［6］印晓星，杨帆.生物药剂学与药物动力学（案例版）. 2 版.北京：科技出版社，2021.

［7］谭朝丹，马越鸣，钟杰.肾脏有机阳离子转运体家族研究进展.中国临床药理学杂志，2012，28（9）：704-706.

［8］孙进.药物转运体.北京：人民卫生出版社，2019.

［9］SHARGEL L，WU P S，YU A. Apllied biopharmaceutics & pharmacokinetics. 5th Ed. New York：Appleton & Large，2005.

［10］王广基.药物代谢动力学.北京：化学工业出版社，2005.

［11］SIEVÄNEN E. Exploitation of bile acid transport systems in prodrug design. Molecules，2007，12（8）：1859-1889.

［12］AL-HILAL T A，PARK J，ALAM F，et al. Oligomeric bile acid-mediated oral delivery of low molecular weight heparin. J Control Release，2014，175：17-24.

［13］VIVIAN D，POLLI J E. Synthesis and *in vitro* evaluation of bile acid prodrugs of floxuridine to target the liver. Int J Pharm，2014，475（1-2）：597-604.

［14］程刚.生物药剂学. 4 版.北京：中国医药科技出版社，2015.

［15］马莉，饶志，武新安.药物转运体在药物排泄中的作用.中国药学杂志，2013，48（8）：582-586.

［16］CHRISTIANSEN A，BACKENSFELD T，DENNER K，et al. Effects of non-ionic surfactants on cytochrome P450-mediated metabolism *in vitro*. Eur J Pharm Biopharm，2011，78（1）：166-172.

［17］毕惠嫦，陈孝，黄民.肝脏灌流技术及其在药物研究中的应用进展.中国药理学通报，2004，20（9）：968-971.

［18］ATKINSON A. Principles of clinical pharmacology. 2nd Ed. Salt Lake City：Academic Pr，2007.

# 第八章

# 药物动力学概述

ER 8-1

第八章
教学课件

药物动力学（pharmacokinetics）是应用动力学（kinetics）原理与数学处理方法，研究药物在体内的吸收、分布、代谢和排泄过程（即 ADME 过程）量变规律的科学，即药物动力学是研究药物体内过程动态变化规律的科学。药物动力学致力于研究和建立机体内不同部位药物浓度（数量）与时间之间的函数关系，阐明药物及其制剂在体内量变的规律，为新药、新剂型、新型递药系统的研发以及药物制剂的临床合理应用提供科学依据。

药物动力学，简称药动学，又称为药物代谢动力学或药代动力学。本教材称"pharmacokinetics"为药物动力学或药动学。

## 第一节　药物动力学的研究内容及与相关学科的关系

### 一、药物动力学的研究内容

#### 1. 药物动力学的基础理论研究

（1）创建数学模型：数学模型是药物动力学研究的理论基础，根据药物体内过程的实际情况，并结合机体生理特点、解剖结构以及药物效应动力学特征，提出能够合理解释药物体内过程和药物效应动力学的数学模型，获得体内药物量（或药物浓度）与时间之间的函数关系。

（2）药物动力学模型的实践验证：任何一个新的具有实用价值的药物动力学模型都需要历经实践反复验证、反复修订、不断完善。模型的验证是通过对模型的实际应用和考察确认的。通过比较模型预测值和实际观测值的差异，确定模型的稳定性和精确度。

（3）药物动力学参数求算：药物动力学参数可定量描述药物在体内的动力学特点。药物动力学参数是临床制订合理给药方案的重要依据，同时也是评价药物制剂质量的重要依据。对于新的化学实体或新制剂，根据机体给药后检测到的药物浓度经时数据，选择合适的数学模型，可求出具体的药物动力学参数，为新药研发和临床用药提供依据。

#### 2. 药物动力学在新药研发和指导临床用药等领域的应用研究

（1）指导新剂型研究与质量评价：新剂型和新制剂是药剂学研究的核心内容之一，通过对剂型和制剂的处方、工艺改进，可以改善药物的疗效，降低不良反应的发生率，提高患者的顺应性。药物动力学是新剂型和新制剂研究过程中不可或缺的研究手段，通过研究新剂型和新制剂给药后，药物在机体内的药物动力学参数，评价其生物利用度或生物等效性，指导新剂型和新制剂的处方和工艺改进。此外,根据药物效应特点及其对血药浓度-时间曲线特征的要求,可推算出制剂发挥最佳疗效所需的理想药物释放规律,为缓释、控释、速释、靶向、择时等各种药物递送系统(drug delivery systems,DDS)的研究提供理论依据。同时,药物制剂在体内的药时曲线特征及分布特性,是上述药物传输系统研究成功与否的重要评价依据。还可通过研究制剂体外药物释放曲线与体内血药浓度-时间曲线之间的相关性,获得便捷可靠的体外方法,科学地控制药物制剂质量。

(2)指导新药合成:对化合物的 ADME 特征进行研究,探讨"药物结构-药物动力学-药效学"之间的关系,指导先导化合物的定向结构改造,这将大大提高候选药物最终进入临床应用的成功率。

(3)指导临床用药:根据药物制剂的药物动力学参数,结合患者个体的病理生理情况,制订个体化给药方案(包括给药途径、首剂剂量、维持剂量、给药间隔等),提高临床用药的科学性。对于一些安全范围小的药物,通过采用治疗药物监测(therapeutic drug monitoring,TDM)手段,了解药物制剂在某一具体患者体内的药物动力学特征,制订更加科学、合理、安全、有效的个体化给药方案。此外,通过研究合用药物制剂的药物动力学特征,比较合用前后药物动力学参数的差异,可判断合用药物制剂在体内是否存在药物动力学相互作用,并制订出适宜的给药方案。

## 二、药物动力学与相关学科的关系

药物动力学作为一门交叉学科,与药剂学、生物药剂学、药理学、毒理学、临床药学、药物化学、分析化学、数学等多个学科关系密切,它们相互渗透,推动药学学科不断向前发展。

1. 药物动力学与药剂学　药物动力学研究对保证药物制剂的有效性和安全性发挥着重要的作用,为认识药物的剂型因素、生物因素和药物效应三者之间的关系,以及药物剂型设计、剂量设计、处方工艺设计、制剂质量评价等提供了理论依据和有力的研究手段。

2. 药物动力学与生物药剂学　药物动力学侧重研究药物在机体内不同部位、不同时间的量变规律;生物药剂学则侧重于定性研究药物及其制剂在体内 ADME 各过程的规律。两个学科相互结合,可全面阐述药物及其制剂的体内规律。如在药物代谢研究过程中,既要进行代谢速率方面的药物动力学研究,也要进行代谢部位、代谢机制等方面的生物药剂学研究。

3. 药物动力学与药理学　药理学(pharmacology)是研究药物与机体相互作用规律的学科。药理学包括药效动力学(pharmacodynamics)和药物动力学两大部分,因此,药物动力学是药理学的重要组成部分。大多数药物的药理效应的强度与血药浓度成平行关系,例如苯妥英钠的血药浓度在 $10 \sim 20\mu g/ml$ 时可产生抗癫痫作用,在 $20 \sim 30\mu g/ml$ 时可引起眼球震颤,在 $30 \sim 40\mu g/ml$ 时可引起共济失调,大于 $40\mu g/ml$ 时可引起谵妄、幻觉等精神症状。所以研究血药浓度的变化规律对于临床合理用药具有重要的指导作用。值得注意的是,有些药物不能用血药浓度简单地代替作用部位浓度来反映药物效应的变化,此时则需要将药物动力学与药效动力学有机地结合在一起,应用药物动力学和药效学结合模型进行研究。该模型可构筑血药浓度与作用部位药物浓度的关系,建立药理效应强度与时间的关系,通过血药浓度-时间数据和药理效应-时间数据来预测药物的药效强度。

4. 药物动力学与毒理学　将药物动力学的研究手段应用于毒理学研究中,形成了一个新兴的研究领域——毒代动力学(toxicokinetics,TK)。毒代动力学的研究目的是获知在毒性试验中,受试物在不同剂量水平下的全身暴露程度和持续时间,预测受试物在人体内的潜在风险。毒代动力学的研究重点是解释毒性试验结果并预测人体安全性,而不是简单描述受试物的基本药物动力学特征。毒代动力学已经成为新药非临床毒性试验的重要研究内容之一。

5. 药物动力学与临床药学　临床药学是研究药物治疗合理性和有效性的新兴药学学科。随着医药科技事业的发展,大量药物制剂应用于临床,它们的副作用、毒性以及长期使用的安全性日趋复杂。为了确保患者用药安全有效,提高医疗水平,临床药学应运而生。药物动力学是临床药学的重要组成部分,也是临床药学的重要研究内容。临床药物动力学是研究药物制剂在人体内的药物动力学规律,并将其应用于合理设计个体化给药方案的一门学科。临床药物动力学根据药物动力学原理,采用血药浓度和药效学等指标优化药物治疗方案。例如,对治疗窗窄的药物或具有特殊生理病理的患者,通过采用治疗药物监测,可优化药物治疗方案并降低毒副作用。治疗药物监测的目的在于使血药浓度维持在最低有效浓度以上和最低中毒浓度以下,监测内容包括血药浓度(如苯妥英钠)或特定的药效学终点(如服用华法林后凝血酶原时间)。

6. 药物动力学与药物化学　一个候选药物不仅要有较高的生物活性,还应具有理想的药物动力学性质,即较高的生物利用度和理想的半衰期。药物的化学结构不同,其体内过程也存在差异。药物动力学研究能够揭示候选药物化学结构与体内过程的关系,从而为新药的设计提供科学依据。另外,药物动力学研究在新药筛选过程中也发挥了重要作用。在 20 世纪 90 年代以前,药物动力学的研究处于新药研发的后期,然而统计结果却发现大约有 40% 的候选药物因为存在体内药物动力学问题(如口服吸收差、生物利用度低、半衰期过短、药物动力学相互作用等)而被淘汰,居各类淘汰因素的首位。20 世纪 90 年代以后,由于重视化合物早期 ADME 特性筛选,因药物动力学问题被淘汰的候选药物降至 20%。因此,在新药开发的早期阶段,可利用各种体内和体外模型对化合物的药物动力学特性进行初筛,在研究开发早期就确定该化合物是否具有继续开发的价值,并可根据筛选结果对先导化合物进行定向结构改造,获得具有良好药物动力学特性的新候选药物。

7. 药物动力学与药物分析　受试对象给予药物及其制剂后,测定不同时间点血液、尿液、组织等生物样品中药物的浓度,是研究药物动力学特征以及获得各种药物动力学参数的基础。药物分析为药物动力学研究提供了可靠的生物样品中药物的定量分析方法,是药物动力学研究的基础学科。具有高选择性与高灵敏度药物分析方法的出现,实现了对浓度低、样品量少、干扰多的生物样品中药物及其代谢产物的检测,显著提高了药物动力学的研究水平。目前,液相色谱-质谱联用技术(LC-MS,特别是 LC-MS/MS)、气相色谱-质谱联用技术(GC-MS)、毛细管电泳-质谱联用技术(CE-MS)、高效毛细管电泳技术(HPCE)、微透析技术、放射标记示踪技术等已成为药物动力学研究中常用的药物检测手段。此外,超临界流体色谱(SFC),多种色谱-磁共振联用技术在鉴定药物及代谢产物结构方面的报道也不断增多。多成分的同步测定技术也为中药药物动力学研究提供了基础。事实上,生物体内药物分析的产生和发展,很大程度上都与药物动力学的发展密切相关。

8. 药物动力学与数学　对于得到的体内药物浓度-时间数据,如何选择与建立模型、快速准确地进行数据处理,以揭示药物动力学规律,离不开数学知识与计算机技术。线性、非线性微分方程组的数学建模,非线性拟合数学计算,多成分总量统计矩模型等都为药物动力学研究提供了重要数学分析方法。同时计算机技术的应用为药物动力学的发展提供了可靠、快速的数据处理工具。

## 第二节　药物动力学的基本理论

### 一、药物体内量变的速率过程

药物进入体内后,随着血液循环被转运到机体各组织器官,最终在血液和组织之间达到动态转运平衡。体内不同部位的药物量或血药浓度随给药后时间而发生变化。在药物动力学研究中,通常将药物体内量变的速率过程分为三种:一级速率过程、零级速率过程、非线性速率过程。

1. 一级速率过程　一级速率过程(first-order rate process)表示药物在体内某一部位量变的速率与该部位的药量或血药浓度的一次方成正比,即药物在体内某一部位的量变速率$\left(\dfrac{\mathrm{d}X}{\mathrm{d}t}\right)$与该部位药量($X$)的关系符合下式:

$$\frac{\mathrm{d}X}{\mathrm{d}t} = -kX \qquad\qquad 式(8\text{-}1)$$

式(8-1)中,$k$ 为一级速率常数,负号表示药物的体内量变朝该部位药量减少的方向进行。一级速率过程也称为线性速率过程、一级动力学过程或线性药物动力学(linear pharmacokinetics)。多数药物及其制剂在常用剂量时,其体内的吸收、分布、代谢、排泄等动态变化过程都呈现一级速率过程。由于经典的药物动力学主要是根据线性速率的原理,将药物在体内的过程用线性微积分方程来描述,故经典的药物动力学也称为线性药物动力学。

一级速率过程具有以下特点:①药物的生物半衰期与给药剂量无关;②一次给药的血药浓度-时间曲线下面积与给药剂量成正比;③一次给药情况下,尿排泄量与给药剂量成正比。

2. 零级速率过程　零级速率过程(zero-order rate process)是指药物在体内某一部位量变的速率在任何时刻都是恒定的,与该部位药物量或药物浓度无关,即药物在体内某一部位的量变速率$\left(\dfrac{\mathrm{d}X}{\mathrm{d}t}\right)$符合下式:

$$\frac{\mathrm{d}X}{\mathrm{d}t}=-k \tag{式(8-2)}$$

式(8-2)中,$k$ 为零级速率常数,负号表示药物的体内量变朝该部位药量减少的方向进行。临床上恒速静脉滴注的给药速率以及控释制剂中药物的释放速率均为零级速率过程。零级速率过程亦称零级动力学过程。

零级速率过程的药物,其生物半衰期随剂量的增加而延长。

3. 非线性速率过程　当参与药物代谢的酶易被饱和,或药物的吸收、分布、排泄过程有药物转运体参与,由于受到体内药物代谢酶活力和药物转运体数量的限制,有些药物在给药剂量较小(或血药浓度较低)时,药物体内量变的速率过程表现为一级速率过程;当给药剂量较大(或血药浓度较高)时,药物代谢酶被饱和或参与药物转运的载体被饱和,药物体内量变的速率过程表现为零级速率过程,将上述这种给药剂量(或血药浓度)依赖的药物动力学过程称为非线性速率过程(nonlinear rate process),也称为剂量依赖性药物动力学(dose-dependent pharmacokinetics)或非线性药物动力学(non-linear pharmacokinetics)。非线性速率过程可用米氏方程(Michaelis-Menten equation)来表征,因此非线性速率过程又称为 Michaelis-Menten 型速率过程或米氏动力学过程。

非线性速率过程的药物,其半衰期与给药剂量有关,血药浓度-时间曲线下面积与给药剂量不成正比。

## 二、药物动力学模型

为定量描述体内药量随时间的变化过程而建立的数学模型,称为药物动力学模型。目前已建立的药物动力学模型包括房室模型、基于统计矩原理的非房室模型、非线性药动学模型、生理药动学模型、药动学和药效学结合模型等。

### (一)房室模型

1. 房室模型的定义与分类　将整个机体(人或其他动物)按药物转运速率特征划分为若干个独立的房室(compartment),这些房室连接起来构成的一个完整的系统,反映药物在机体内的动力学特征,称为房室模型(compartment model)。房室模型亦称隔室模型,它为药物动力学研究奠定了基础,是最经典的线性药物动力学模型。

根据药物在体内的转运速率特性,房室模型可分为单室模型(single compartment model)、双室模型(two compartment model)和多室模型(multi-compartment model)。

机体给药后药物立即分布至全身各体液和组织中,并在体内迅速达到动态平衡,此时整个机体可视为一个房室(图 8-1),称为单室模型或一室模型。药物符合单室模型并不意味着机体各组织中的药物浓度在任何时刻都一样,但是机体各组织中的药物浓度能随血药浓度的变化平行发生变化,即药物在机体各组织中的转运速率相同。

如图 8-2 所示,机体给药后药物首先迅速分布于血流比较丰富的中央室(central compartment),并且瞬间达到动态平衡,然后分布于血流不太丰富的外周室(peripheral compartment,又称外室、周边室),此类药物体内分布过程称为双室模型又称二室模型。中央室可由心、肝、肾、肺等器官组成,外周室可由皮肤、脂肪、肌肉、骨骼等组织组成。药物只从中央室消除,在中央室与外周室之间能够可逆转运,外周室中的药物与血液中的药物需经过一段时间才能达到动态平衡。

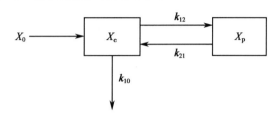

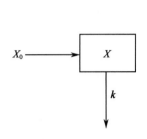

$X_0$ 为给药剂量;$X$ 为体内药量;

$k$ 为一级消除速率常数。

图 8-1　单室模型示意图

$X_0$ 为给药剂量;$X_c$ 为中央室药量;$X_p$ 为外周室药量;$k_{12}$ 为药物从中央室向外周室转运的一级速率常数;$k_{21}$ 为药物从外周室向中央室转运的一级速率常数;$k_{10}$ 为药物从中央室消除的一级消除速率常数。

图 8-2　双室模型示意图

双室以上的模型称为多室模型,它把机体看成由药物转运速度不同的多个单元组成的体系。多室模型的数学处理相当烦琐,而单室模型和双室模型的数学处理相对简单,故多室模型不如单室模型和双室模型应用广泛。从对药物体内过程理解的角度看,体内的房室数一般不宜多于 3 个。

2. 房室模型的划分　房室的划分不是随意的,它是按药物转运速率划分的,并不具有解剖学意义。只要体内某些部位药物转运的速率相同或相似,不管这些部位的解剖位置与生理功能如何,都可视为一个房室。所以,同一房室可由不同的器官、组织组成,而同一器官的不同结构,由于药物转运速率不同,可能分属不同的房室。此外,不同药物的房室模型及组成可能会不同,同一房室内各组织器官之间的药物浓度可以不同,各组织器官的药物处于动态平衡。

房室的划分具有客观性和相对性。药物在体内的转运过程是有一定规律的,可通过一种最佳的房室模型和参数反映其体内过程,即房室模型客观性。同一药物用不同的房室模型处理,得到的药物动力学参数不同。由于实验条件或数据处理能力不同,同一药物文献报道的房室模型可能不同,上述现象即为房室划分的相对性。

3. 房室模型的相关概念

(1)开放室与封闭室:既有药物"来"(可来自体外或体内其他房室)又有药物"去"(可从本房室消除,也可转运到其他房室)的房室称为开放室或传动室。反之,若只有药物"来",没有药物"去"的房室,则称为封闭室或收集室。

(2)开放型模型与封闭型模型:既有药物"来",又有药物"去"的模型称为开放型模型;只有药物"来",没有药物"去"的模型称为封闭型模型。

在药物动力学解析中,封闭型模型通常都处于无足轻重的地位。因此若无特殊说明,在 N 室模型中,N 个房室都是开放室,而封闭室不计算在内。

(3)N 室线性乳突模型:N 室线性乳突模型是一类重要的房室模型,其特征为①模型中包括 N 个体内开放房室;②体内的转运和消除过程都是线性的;③体内仅有一个室处于特殊地位,它与体内其他各室都有直接的药物交换联系,而其他诸室之间一般并无直接联系,这个特殊室为中央室,其他各室均为外周室;④通常情况下药物仅从中央室消除。凡符合条件①~④者,称为 N 室线性乳突模型;仅符合条件①~③者,称为广义 N 室线性乳突模型。它们均包括单室模型、双室模型等简单模型。

4. **房室模型的局限性**　尽管经典房室模型在临床药物动力学研究中已得到广泛的应用,但房室模型与机体的解剖结构、生理功能间没有直接联系,只能通过血药浓度来推测靶器官的药物浓度,而某些对组织具有高亲和力的药物如单克隆抗体药物,或可在特异靶组织、靶器官聚集的药物如靶向药物制剂,经典的房室模型无法客观表征作用部位的药物浓度,致使药物动力学与药效学之间难以进行关联分析。此外,经典房室模型数据分析结果依赖于房室模型的选择,而房室模型的选择带有一定的不确定性。同一种药物用不同的房室模型来解释,相应的参数可能显著不同。

### (二)生理药动学模型

生理药动学模型(physiological pharmacokinetic model)是一种整体模型。它是根据生理学、生物化学和解剖学的知识,将机体的每个器官组织单独作为一个房室看待,房室间的药物转运借助血液循环连接并形成一个整体。药物在每一器官或组织(房室)的分布和消除遵循物质平衡原理。生理药动学模型可描述任何器官或组织内药物浓度的经时变化,可以提供药物的体内分布数据,得到药物对靶器官作用的信息,并可以模拟肝、肾功能,提供药物体内生物转化的数据,有利于阐明药物的作用机制。

各种哺乳动物的大多数生理参数,如组织容积、血液流量等都是体重的函数,以此为基础采用生理药动学模型,可将不同种属的动物实验(或非临床试验)结果外推到人(或临床试验),也可将健康个体的实验结果外推到生理条件改变(如血流速率、年龄、体重变化等)或病理条件下(如肝、肾功能减退,器官移植等)的个体,从而有利于药理学和毒理学研究结果的应用。随着药物动力学模型研究的不断深入,以及计算机运算速度和容量的不断升级,生理药代动力学模型在指导药物研发与临床合理用药中得到了广泛应用。

生理药动学模型虽然比较符合药物在体内的动态变化,但该模型具有以下缺点:①模型结构复杂,建立的数学方程求解困难,限制了模型的推广和应用;②建立模型时需要大量的动物生理参数,增加了研究的工作量和难度;③进行模型验证和调整时,需要不同时间间隔的大量组织样本数据;④生理药动学模型无法完全模拟机体生理条件,尤其是在简化模型或降低计算难度的情况下。

### (三)药动学和药效学结合模型

药物动力学与药物效应动力学关系密切,体内药物量的动态变化直接影响其药效强度和持续时间。药动学和药效学结合模型(pharmacokinetic-pharmacodynamic link model,PK-PD model)把药动学与药效学所描述的时间、药物浓度、药物效应有机地结合在一起进行研究。利用这一模型可以同时探讨机体对药物的作用及药物对机体的作用,即明确药物浓度-时间-效应三者之间的相互关系。根据药物作用方式和机制的不同,完整的PK-PD模型可分为四类,即直接连接与间接连接模型、直接反应与间接反应模型、软连接与硬连接模型、时间依赖和时间非依赖模型。

对PK-PD模型的研究,一方面可为临床用药的安全性和有效性提供更为科学的理论依据;另一方面则有助于阐明药物作用机制以及导致药效个体差异的因素。近些年来,PK-PD模型在新药研发、个体化给药以及临床药物监测中得到了广泛的应用,尤其是在指导抗菌药物、抗结核药物、作用于心血管系统药物、作用于神经系统药物等药物的临床合理应用及优化给药方案上应用较多。

## 三、基本药物动力学参数

参数是指数学模型中具有确定数理意义的常数,如代谢平衡常数、混杂参数等。药物动力学中的参数概念范围更宽泛,还包括由模型方程或参数计算出的能表征药物体内动力学特征的数据,如血药浓度-时间曲线下面积、达峰时间、峰浓度、半衰期等。

### (一)速率常数

速率常数(rate constant)是描述速率过程变化快慢的重要参数。一级速率常数以"时间"的倒数为单位,如 $min^{-1}$ 或 $h^{-1}$ 。零级速率常数单位是"浓度/时间"。

速率常数有多种,用于描述不同的药物转运过程,常见的速率常数有:

$k_a$ :一级吸收速率常数。

$k$ :一级总消除速率常数。

$k_e$ :肾排泄速率常数。

$k_{12}$ :双室模型中,药物从中央室向周边室转运的一级速率常数。

$k_{21}$ :双室模型中,药物从周边室向中央室转运的一级速率常数。

$k_{10}$ :双室模型中,药物从中央室消除的一级消除速率常数。

$k_b$ :生物转化速率常数。

药物在体内的消除途径包括肾排泄、胆汁排泄、肺排泄、生物转化以及一切其他可能的途径。药物在体内的总消除速率常数 $k$ 具有加和性, $k$ 为各个消除速率常数之和:

$$k = k_e + k_b + k_{bi} + k_{lu} + \cdots \qquad 式(8\text{-}3)$$

式(8-3)中, $k_e$ 为肾排泄速率常数; $k_b$ 为生物转化速率常数; $k_{bi}$ 为胆汁排泄速率常数; $k_{lu}$ 为肺消除速率常数。

### (二)生物半衰期

在临床上,生物半衰期(biological half-life)是指药物在体内的量或血药浓度下降一半所需要的时间,以 $t_{1/2}$ 表示。生物半衰期是衡量药物从体内消除快慢的指标。因这一过程发生在生物体内(人或动物),且为了与放射性同位素的半衰期相区别,故称之为生物半衰期,本教材统一简称为半衰期。

一般来说,代谢快、排泄快的药物,其 $t_{1/2}$ 短;代谢慢、排泄慢的药物,其 $t_{1/2}$ 长。对具有线性动力学特征的药物而言, $t_{1/2}$ 是药物的特征参数,不因药物剂量而改变。同一药物用于不同患者时,由于生理与病理情况不同, $t_{1/2}$ 可能发生变化,故对于安全范围小的药物应根据患者病理生理情况制订个体化给药方案。在联合用药情况下,可能产生药物相互作用而使药物 $t_{1/2}$ 改变,此时也应调整给药方案。

### (三)表观分布容积

表观分布容积(apparent volume of distribution)是体内药量与血药浓度之间的一个比例常数,用"$V$"表示。它可以定义为体内的药物按血浆药物浓度分布时,所需要体液的体积。表观分布容积与体内药物量之间的关系如下式所示:

$$X = VC \qquad 式(8\text{-}4)$$

式(8-4)中, $X$ 为体内药物量; $V$ 为表观分布容积; $C$ 为血药浓度。表观分布容积的单位通常以"L"或"L/kg"表示。

### (四)清除率

清除率(clearance)是指在单位时间内机体能将相当于多少体积血浆中的药物完全清除,即单位时间内从体内消除的药物的表观分布容积。清除率常用"Cl"表示。整个机体的清除率称为总清除率。在临床药物动力学中,总清除率是个非常重要的药物动力学参数,它是制订或调整肝/肾功能不全患者给药方案的主要依据。

清除率可采用下式进行计算:

$$Cl = \frac{-dX/dt}{C} = \frac{kX}{C} = kV \qquad 式(8\text{-}5)$$

式(8-5)中, $-dX/dt$ 代表机体或消除器官中单位时间内消除的药物量,除以浓度 $C$ 后,换算为体积数,因此清除率的单位以"体积/时间"表示。

清除率具有加和性,体内总清除率等于药物经各个途径的清除率总和。多数药物主要以肝的生物转化和肾的排泄两种途径从体内消除,因此药物在体内的总清除率等于肝清除率 $Cl_h$ 与肾清除率 $Cl_r$ 之和。

### （五）血药浓度-时间曲线下面积

药物进入体内后,血药浓度随时间发生变化,以血药浓度为纵坐标、时间为横坐标绘制的曲线称为血药浓度-时间曲线。由该曲线和横轴围成的面积称为血药浓度-时间曲线下面积(area under curve,AUC),如图 8-3 所示。血药浓度-时间曲线下面积大小反映的是一段时间内药物进入血液循环的相对量。血药浓度-时间曲线下面积越大,说明药物进入血液循环的相对量越多。血药浓度-时间曲线下面积是评价制剂生物利用度和生物等效性的重要参数。

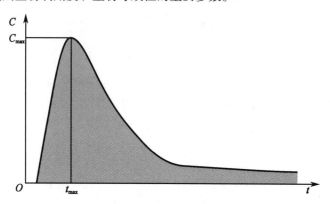

图 8-3　单次血管外给药后血药浓度-时间曲线下面积示意图

（阴影区为血药浓度-时间曲线下面积）

## 第三节　药物动力学的发展概况

药物动力学起源于 20 世纪初。1913 年,Leonor Michaelis 和 Maud Leonora Menten 提出了有关药物在机体内随时间变化的动力学方程。1919 年,E. Widmark 利用数学方程式对药物在体内的动态规律进行了分析。1924 年,E. Widmark 和 J. Tandberg 提出了开放式单室模型。1937 年,Torsten Teorell 提出了药物体内过程的双室模型,用数学方程式详细描述了双室模型药物的动力学规律。上述工作为药物动力学的研究发展奠定了基础。

20 世纪 50—60 年代,临床医学、药剂学、药理学、毒理学、生物化学等学科的发展对体内药物的定量化提出了迫切需求,加之体内微量药物分析检测手段的进步、计算机与数据处理技术的重大突破与普及,促进了药物动力学的形成与迅速发展。在此过程中,Friedrich Hartmut Dost、Ekkehard Krüger-Thiemer、Eino Nelson、John G. Wagner、E. Riegelman、Gerhard Levy、Leslie Z. Benet、M. Gibaldi、Kakemi Kiichiro、Hanano Manabu 等科学家都作出了卓越贡献,使药物动力学在理论、实验方法和应用上都有了飞速发展。20 世纪 70 年代初,伴随着狭义和广义 N 室线性乳突模型建造的突破,经典药物动力学房室模型的解析基本完成。

1972 年,由 John E. Fogarty 发起,在美国马里兰州国立卫生研究院(National Institutes of Health, NIH)召开了药理学与药物动力学国际会议,此次会议第一次正式将药物动力学确认为一门独立学科。

1978 年,Kiyoshi Yamaoka 和 David J. Cutler 分别发表了将统计矩方法应用于药物动力学的研究论文;1980 年,Sidney Riegelman 等将统计矩原理应用于药物的吸收研究。统计矩方法属于非房室模型,符合线性和非线性动力学过程的药物都可以采用统计矩方法进行数据分析。

20 世纪 60 年代以来,人们致力于建立一种接近机体真实生理过程的药物动力学模型,即生理药动学模型。Kenneth J. Himmelstein 等于 1979 年首先介绍了这种模型的发展历史与应用。

药物动力学和药效动力学是药物进入体内后同时进行着的两个密切相关的动力学过程,前者着重阐明机体对药物的作用,后者重点揭示药物对机体的作用。在相当长的一段时间内药物动力学和药效动力学的研究缺乏相互沟通,两者之间的内在联系被忽视。Lewis B. Sheiner 等于 1979 年首次提出了药物动力学和药效学结合模型,揭示药物浓度-时间-效应三者之间的相互关系,从而全面和准确地了解药物的效应随剂量(或浓度)和时间变化的规律。

随着临床药物治疗研究的不断深入,人们发现为了达到理想的治疗效果,除了选用适当的药物外,还必须制订合理的用药方案,使血药浓度维持在"治疗窗"内,才能发挥最佳治疗作用。在这种背景下,Malcolm Rowland 和 Thomas N. Tozer 于 1980 年合著了 *clinical pharmacokinetics*(《临床药物动力学》)。该著作首次阐明了药物动力学的分支学科——临床药物动力学的概念和应用,对临床药物动力学的发展产生了积极地推动与指导作用。

临床实践表明,某些疾病的病理生理特征能有规律地改变剂量-血药浓度之间的关系。例如主要通过肾脏消除的药物,肾功能衰竭通常会引起患者稳态血药浓度明显升高。为了研究患者个体间血药浓度差异的来源和联系,揭示引起剂量-血药浓度关系改变的病理生理因素,为临床个体化给药提供依据,自 20 世纪 70 年代起,Lewis B. Sheiner 等进行了一系列研究,并创建了群体药物动力学(population pharmacokinetics,PPK)。群体药物动力学即药物动力学群体分析法,是应用药物动力学基本原理结合统计学方法,研究某一群体药物动力学参数的分布特征,即群体典型患者的药物动力学参数和群体中存在的变异性。这种变异性包括确定性变异和随机性变异。确定性变异指年龄、体重、体表面积、性别、种族、肝肾等主要脏器功能、疾病状况,以及用药史、合并用药、吸烟和饮酒等对药物处置的影响,又称固定效应。随机性变异包括个体间和个体自身变异,指不同患者间、不同实验者、实验方法和患者自身随时间的变异,这些变异又称随机效应。确定性变异通过固定效应模型估算,随机性变异由统计学模型确定,将固定效应和随机效应统一考察,即为混合效应模型。由 Lewis B. Sheiner 等编制成的非线性混合效应模型(NONMEM)软件,已成为群体药物动力学分析中的重要工具。在临床上只要在一个给药间隔内,采集血样 1~2 次,总共 2~4 次,就能通过少量血药浓度数据,利用 NONMEM 软件进行群体药物动力学研究。目前,群体药物动力学已经成为美国 FDA 新药评价的重要方法之一。

随着对人体生理的深入研究,人们发现人体许多生理功能都存在明显的昼夜节律性变化,如心排血量、各种体液分泌量、胃肠运动、肝肾血流量、酶含量和活性等,这些变化可引起某些药物动力学参数产生昼夜节律性变化,进而出现了药物动力学的新分支——时辰药物动力学(chronopharmacokinetics)。与普通药物动力学不同,时辰药物动力学重点研究在相同剂量下于不同时间给药后,药物体内过程的节律性变化规律和机制。机体的生理节律性可引起体内药物浓度发生节律性变化,从而影响药物的治疗效果。时辰药物动力学研究为合理制订给药方案,设计和评价具有节律性释药特点的新剂型提供了理论依据。

人工神经网络(artificial neural network,ANN)是模拟生物的神经网络结构和功能而对信息进行处理的一种动态系统。ANN 不需事先假定特定的模型,只需从提供的数据中学习建立输入与输出的关系,从而消除了传统药代动力学方法必须依赖于数学模型的弊端,减少了人为因素的干扰,是一种极有潜力的药代动力学研究方法。但是,随着数据量的增加,ANN 易出现训练时间过长、过度拟合、不稳定等问题。目前,ANN 还不能取代以动物实验或临床试验为基础的研究方法,仅能作为一种辅助手段。

随着纳米技术的迅速发展,纳米药物的研发已成为目前药物创新的发展方向之一。纳米药物具有基于纳米结构的尺度效应,其药物动力学特征与普通药物相比存在明显差异,因此纳米药物的药物动力学研究与普通药物相比也有其特殊性。研究纳米药物进入细胞的方式,胞内及亚细胞靶点处的药物含量,分析纳米药物在细胞内转运、分布、代谢及排泄的动力学过程,并通过建立数学模型阐明纳米药物在细胞内的处置规律,对阐明纳米药物在细胞内的作用机制,预测、评价纳米药物的药效,提高纳米药物研发的成功率具有重要意义。

近年来,中药药物动力学(简称中药药动学)得到了长足的发展,基于药物浓度法、生物效应法以及 PK-PD 模型的各种中药药动学研究方法与思路,中药药动学已经在不同的中药制剂中得到了应用和验证。在上述研究基础上,研究者们提出了中药整合药动学、药代标志物和指征药动学等中药药动学研究新方法、新思路,极大推进了中药药动学的研究。中药特别是中药复方是一个复杂体系,不能生搬硬套地将化学药物的药动学研究方法应用于中药药动学的研究,因此,中药药动学研究的思路和方法学亟待进一步的突破和创新。

大约 40% 的全合成药物为手性药物,但目前这些手性药物中 90% 是以外消旋体的形式在临床中使用。在人体的手性环境中,对映体与生物大分子间相互识别、相互作用的立体选择性导致了对映体间药物动力学和药效学的差异。因此,研究手性药物的体内过程,对指导新药研发以及临床合理用药均有重要的意义。

生物技术药物已广泛应用于临床,与传统的化学药物相比,生物技术药物具有用量小、降解代谢途径复杂、内源性物质干扰强等特点,这使其药物动力学研究受到诸多因素的限制,尤其是测定方法的建立面临很大挑战,因此选择合适的药物动力学研究方法至关重要。

总之,药物动力学作为一门新兴交叉学科,经过几十年的发展,在理论研究、研究对象、实验技术等方面均已取得了飞速的发展。目前药物动力学研究已贯穿于新药研发和药物临床应用过程中。在我国,药物动力学在新剂型、新制剂的研发以及指导临床合理用药等方面的应用与日俱增,取得了令人鼓舞的成就。随着药物化学、药理学、分子生物学、基因组学、蛋白质组学、代谢组学、数学、计算机等科学及高灵敏度分析方法的不断发展,药物动力学特别是中药药物动力学必将取得新的发展与突破。

ER 8-2
第八章
目标测试

> **思考题**
>
> 1. 简述药物动力学在新药研发中的应用。
> 2. 简述一级速率过程、零级速率过程和非线性速率过程的特点。
> 3. 简述房室模型的概念和房室模型划分的依据。
> 4. 简述房室模型的局限性。

（周四元）

# 参 考 文 献

[1] 刘建平.生物药剂学与药物动力学. 5 版 . 北京:人民卫生出版社,2016.

[2] SHARGEL L, ANDREW B C, YU A B C. Applied biopharmaceutics & pharmacokinetics. 7th Ed. New York: McGraw-Hill Education,2016.

[3] JEFFREY W F, JEFFERY M G, ZHOU M L. Physiologically based pharmacokinetic (PBPK) modeling. London (UK):Academic Press,2020.

[4] TOZER T N, ROWLAND M. Essentials of pharmacokinetics and pharmacodynamics. 2nd Ed. Philadelphia:Wolters

Kluwer,2016.

［5］KIANG T K L,SHERWIN C M T,SPIGARELLI M G,et al. Fundamentals of population pharmacokinetic model-ling. Clin Pharmacokinet,2012,51:515-525.

［6］WANG K,JIANG K,WEI X,et al. Physiologically based pharmacokinetic models are effective support for pediatric drug development. AAPS PharmSciTech,2021,22:208.

［7］MEIBOHM B,DERENDORF H. Pharmacokinetic/pharmacodynamic studies in drug product development. J Pharm Sci,2002,91(1):18-31.

［8］ROWLAN M,TOZER T N. Clinical pharmacokinetics and pharmacodynamics,concepts and applications. 4th Ed. Philadelphia:Wolters Kluwer,2011.

［9］WAGNER J G. History of pharmacokinetics. Pharmacol Ther,1981,12(3):537-562.

［10］CUTLER D J. Theory of the mean absorption time,an adjunct to conventional bioavailability studies. J Pharm Pharmacol,1978,30(8):476-478.

［11］RIEGELMAN S,COLLIER P. The application of statistical moment theory to the evaluation of in vivo dissolution time and absorption time. J Pharmacokin Biopharm,1980,8(5):509-534.

［12］LEMMER B. Chronopharmacokinetics:Implications for drug treatment. J Pharm Pharmacol,1999,51(8):887-890.

［13］付淑军,黄芳华,顾景凯,等.纳米药物非临床药代动力学的研究策略及关注要点.中国临床药理学与治疗学,2021,26(8):842-850.

［14］肖美凤,段晓鹏,邓凯文,等.动态中药成分群的谱动学数学模型创立及对补阳还五汤验证研究.中国中药杂志,2019,44(3):574-581.

# 第九章

# 单 室 模 型

ER 9-1

第九章
教学课件

**学习目标：**

1. **掌握** 单室模型药物静脉注射、静脉滴注和血管外给药血药浓度（或体内药物量）经时变化的函数方程，相应的药物动力学参数求算方法。
2. **熟悉** 单室模型药物静脉注射、静脉滴注和血管外给药的药物动力学模型；根据尿药排泄数据计算药物动力学参数的方法；血药浓度与尿药浓度的关系。
3. **了解** 单室模型药物静脉注射、静脉滴注和血管外给药血药浓度随时间变化的函数方程的推导。

药物进入体内后迅速分布到全身各部位，药物在血液与组织之间处于动态平衡，药物在机体各部位的转运速率处于“均一状态”。这种将整个机体视为一个房室而建立的药动学模型称为单室模型。体内过程符合单室模型的药物称为单室模型药物。单室模型药物并不意味机体中各组织或体液内的药物浓度完全相等，但是药物在机体各组织中的转运速率相同或者相近，机体各组织中的药物浓度能随血药浓度的变化而平行发生变化。也就是说，如果在一定时间内血药浓度下降 20%，药物在其他组织和体液中的浓度也下降 20%。单室模型是房室模型中最基本、最简单的一种。

## 第一节　静脉注射给药

### 一、血药浓度的经时变化

#### （一）模型的建立

单室模型药物静脉注射给药后，药物迅速完成分布，只有消除过程，如图 9-1 所示。药物在体内的消除为一级速率过程。

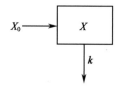

$X_0$为给药剂量；$X$ 为体内药量；$k$ 为一级消除速率常数。

图 9-1　单室模型药物静脉注射给药的药物动力学模型示意图

单室模型药物静脉注射给药后，药物的消除速率与该时刻体内药物量的一次方成正比：

$$\frac{\mathrm{d}X}{\mathrm{d}t}=-kX \qquad \text{式(9-1)}$$

式(9-1)中，$\frac{\mathrm{d}X}{\mathrm{d}t}$表示体内药物的消除速率；$k$ 为一级消除速率常数；负号表示体内药物量随时间延长不断减少。

（二）血药浓度与时间的关系

式(9-1)经拉氏变换,得:

$$s\overline{X}-X_0=-k\overline{X} \qquad 式(9-2)$$

$$\overline{X}=\frac{X_0}{s+k} \qquad 式(9-3)$$

式(9-3)中,$s$ 为拉氏运算子;$\overline{X}$ 为原函数 $X$ 的拉氏变换,即 $X$ 的象函数。

用拉氏变换求原函数,得到单室模型药物静脉注射给药后,体内药物量与时间的关系式:

$$X=X_0\mathrm{e}^{-kt} \qquad 式(9-4)$$

上式也可通过分离变量法直接积分求得。

式(9-4)两端除以表观分布容积 $V$,得血药浓度与时间的关系式:

$$C=C_0\mathrm{e}^{-kt} \qquad 式(9-5)$$

其中

$$C=\frac{X}{V} \qquad 式(9-6)$$

$$C_0=\frac{X_0}{V} \qquad 式(9-7)$$

将式(9-5)两边取自然对数,得:

$$\ln C=-kt+\ln C_0 \qquad 式(9-8)$$

将式(9-5)两边取常用对数,得:

$$\lg C=-\frac{k}{2.303}t+\lg C_0 \qquad 式(9-9)$$

式(9-5)、式(9-8)和式(9-9)为单室模型药物静脉注射给药后,血药浓度随时间变化的基本函数方程式,$C_0$ 是 $t=0$ 的血药浓度,即初始血药浓度。$C_0$ 是一个外推的理论值。单室模型药物静脉注射给药后,血药浓度-时间曲线如图9-2所示。

（三）药物动力学参数的计算

1. 总消除速率常数 $k$ 与初始血药浓度 $C_0$ 的求算

(1)图解法:根据式(9-9),当单室模型药物静脉注射给药以后,测得不同时间 $t_i$ 的血药浓度 $C_i(i=1,2,\cdots,n)$,以 $\lg C$ 对 $t$ 作图,可得到一条直线,如图9-3所示,该直线的斜率为 $b$ 和截距为 $a$,由斜率算得总消除速率常数 $k$,由截距算得初始血药浓度 $C_0$。

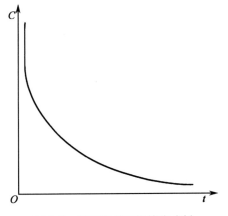

图9-2　单室模型药物静脉注射
给药血药浓度-时间曲线

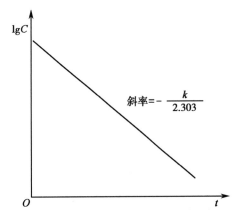

图9-3　单室模型药物静脉注射
给药血药浓度-时间半对数图

(2)线性回归法:图解法误差较大,现在多采用对 $\lg C$-$t$ 数据进行线性回归,得到直线的线性回归方程 $\lg C=bt+a$(或 $\ln C=bt+a$),根据直线斜率 $b$ 和截距 $a$,按下式求得总消除速率常数 $k$ 和初始血药浓度 $C_0$。

$$k = -2.303b \quad (\text{若取自然对数,则 } k = -b) \qquad 式(9\text{-}10)$$

$$C_0 = 10^a \quad (\text{若取自然对数,则 } C_0 = e^a) \qquad 式(9\text{-}11)$$

2. 其他药物动力学参数的求算

(1) 半衰期($t_{1/2}$)：$t_{1/2}$ 表示血药浓度下降一半所需要的时间。将 $t = t_{1/2}$，$C = C_0/2$ 代入式(9-8)，得：

$$\ln \frac{C_0}{2} = -k t_{1/2} + \ln C_0 \qquad 式(9\text{-}12)$$

整理得：

$$t_{1/2} = \frac{\ln 2}{k} \approx \frac{0.693}{k} \qquad 式(9\text{-}13)$$

从式(9-13)可见，如果药物在体内为一级消除过程，其半衰期与给药剂量和给药途径无关。

根据式(9-8)，药物从体内消除若干百分数所需的时间(亦可描述为所需半衰期的个数)可用下法计算：

$$t = \frac{\ln C_0 - \ln C}{k} = \frac{\ln(C_0/C)}{\ln 2 / t_{1/2}} = \frac{\ln(C_0/C)}{\ln 2} t_{1/2} \qquad 式(9\text{-}14)$$

例如，消除 90% ($C = C_0/10$) 所需时间为 $3.32 t_{1/2}$。式(9-14)也可用于计算经历若干个半衰期后药物从体内消除的百分数，见表9-1。

表9-1　经历若干个半衰期后药物从体内消除的百分数

| 半衰期个数 | 剩余/% | 消除/% | 半衰期个数 | 剩余/% | 消除/% |
|---|---|---|---|---|---|
| 0 | 100 | 0 | 4 | 6.25 | 93.75 |
| 1 | 50 | 50 | 5 | 3.12 | 96.88 |
| 2 | 25 | 75 | 6 | 1.56 | 98.44 |
| 3 | 12.5 | 87.5 | 7 | 0.78 | 99.22 |

(2) 表观分布容积($V$)：

$$V = \frac{X_0}{C_0} \qquad 式(9\text{-}15)$$

(3) 血药浓度-时间曲线下面积(AUC)：

$$AUC_{0-\infty} = \int_0^\infty C \mathrm{d}t \qquad 式(9\text{-}16)$$

将式(9-5)代入式(9-16)，得：

$$AUC_{0-\infty} = \int_0^\infty C_0 \cdot e^{-kt} \mathrm{d}t = C_0 \int_0^\infty e^{-kt} \mathrm{d}t$$

解得：

$$AUC_{0-\infty} = \frac{C_0}{k} \qquad 式(9\text{-}17)$$

将式(9-7)代入式(9-17)，得：

$$AUC_{0-\infty} = \frac{X_0}{kV} \qquad 式(9\text{-}18)$$

(4) 体内总清除率(Cl)：

体内总清除率是指在单位时间内机体能将相当于多少体积血液中的药物完全清除。

根据定义，体内总清除率用数学式表示为：

$$\mathrm{Cl}=\frac{-\mathrm{d}X/\mathrm{d}t}{C} \qquad\qquad 式(9\text{-}19)$$

将式(9-1)代入上式,得:

$$\mathrm{Cl}=\frac{kX}{C} \qquad\qquad 式(9\text{-}20)$$

将式(9-6)代入上式,得:

$$\mathrm{Cl}=kV \qquad\qquad 式(9\text{-}21)$$

将式(9-18)代入上式,得:

$$kV=\frac{X_0}{\mathrm{AUC}_{0-\infty}} \qquad\qquad 式(9\text{-}22)$$

将式(9-22)代入式(9-21),得总清除率的另一个计算公式:

$$\mathrm{Cl}=\frac{X_0}{\mathrm{AUC}_{0-\infty}} \qquad\qquad 式(9\text{-}23)$$

**例 9-1**　给某患者静脉注射某一单室模型药物 100mg,立即测得血药浓度为 10mg/ml,4 小时后,测得血药浓度为 7.5mg/ml,求该药物在此患者体内的半衰期。

**解:**已知 $C_0=10\mathrm{mg/ml}$,$t=4\mathrm{h}$,$C=7.5\mathrm{mg/ml}$,

$$\lg C=-\frac{kt}{2.303}+\lg C_0$$

$$k=\frac{2.303}{t}\lg\frac{C_0}{C}=\frac{2.303}{4}\lg\frac{10}{7.5}=0.072(\mathrm{h}^{-1})$$

$$t_{1/2}=\frac{0.693}{0.072}=9.6(\mathrm{h})$$

**答:**该药物在此患者体内的半衰期为 9.6 小时。

**例 9-2**　给某患者静脉注射某单室模型药物,剂量 1 050mg,测得不同时刻血药浓度数据如下:

| $t/\mathrm{h}$ | 1.0 | 2.0 | 3.0 | 4.0 | 6.0 | 8.0 | 10.0 |
|---|---|---|---|---|---|---|---|
| $C/(\mu\mathrm{g/ml})$ | 109.78 | 80.35 | 58.81 | 43.04 | 23.05 | 12.35 | 6.61 |

试求该药物的 $k$、$t_{1/2}$、$V$、$\mathrm{Cl}$、$\mathrm{AUC}_{0-\infty}$ 以及 12 小时的血药浓度。

**解:**血药浓度数据取对数得:

| $t/\mathrm{h}$ | 1.0 | 2.0 | 3.0 | 4.0 | 6.0 | 8.0 | 10.0 |
|---|---|---|---|---|---|---|---|
| $\lg C$ | 2.040 5 | 1.905 0 | 1.769 5 | 1.633 9 | 1.362 7 | 1.091 7 | 0.820 2 |

(1)图解法求 $\lg C\text{-}t$ 直线的斜率与截距:

以 $\lg C$ 对时间 $t$ 作图,得直线(图 9-4)。

在直线上取两点(例如取 3 小时和 8 小时两点,即第 3 个、第 6 个点)求斜率 $b$:

$$b=\frac{\lg C_6-\lg C_3}{t_6-t_3}=\frac{1.091\ 7-1.769\ 5}{8-3}=-0.135\ 6$$

当 $t=0$ 时,目测法估算直线在 $\lg C$ 轴的截距 $a\approx2.2$,从而得到药物在患者体内的动力学方程:

$$\lg C=-0.135\ 6t+2.2$$

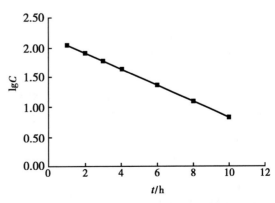

图 9-4　图解法绘制的 $\lg C\text{-}t$ 半对数图

（2）线性回归法求 $\lg C\text{-}t$ 直线的斜率与截距：

使用具有线性回归功能的计算器或 Excel 等软件，求得 $\lg C\text{-}t$ 直线的回归方程为 $\lg C=-0.135\ 6t+2.176\ 2$，从回归方程可知：

$$斜率\ b=-0.135\ 6$$
$$截距\ a=2.176\ 2$$

（3）计算药动学参数：

根据线性回归方程求得的斜率与截距，计算药物动力学参数。

$$k=-2.303b=-2.303\times(-0.135\ 6)=0.312\ 3(\text{h}^{-1})$$

$$t_{1/2}=\frac{0.693}{k}=\frac{0.693}{0.312\ 3}=2.22(\text{h})$$

$$C_0=10^a=10^{2.176\ 2}=150.04(\mu\text{g/ml})=150.04(\text{mg/L})$$

$$V=\frac{X_0}{C_0}=\frac{1\ 050}{150.04}=7.00(\text{L})$$

$$\text{Cl}=kV=0.312\ 3\times7.00=2.19(\text{L/h})$$

$$\text{AUC}_{0-\infty}=\frac{C_0}{k}=\frac{150.04}{0.312\ 3}=480.44[(\mu\text{g/ml})\cdot\text{h}]$$

将 $t=12\text{h}$ 代入方程 $\lg C=-0.135\ 6t+2.176\ 2$，即：

$$\lg C=-0.135\ 6t+2.176\ 2=-0.135\ 6\times12+2.176\ 2=0.549\ 0$$

$C=10^{0.549\ 0}=3.54(\mu\text{g/ml})$，此即为 12 小时时的血药浓度。

**答**：该药物的 $k$ 为 $0.312\ 3\text{h}^{-1}$，$t_{1/2}$ 为 2.22 小时，$V$ 为 7.00L，Cl 为 2.19L/h。静脉注射该药物 1 050mg 后 $\text{AUC}_{0-\infty}$ 为 480.44$(\mu\text{g/ml})\cdot\text{h}$，12 小时时的血药浓度为 3.54$\mu\text{g/ml}$。

## 二、尿药排泄的经时变化

血药浓度是药物动力学研究以及求算药动学参数的主要依据。但在某些情况下血药浓度测定存在困难，例如：①血药浓度低，难以准确测定；②血浆成分对药物测定干扰严重；③多次采集血样患者依从性差。

尿液取样方便，对人体无损伤，因而在有些情况下，可采用尿药排泄数据求算药动学参数。但是该方法须符合以下条件：①大部分药物以原型从尿中排泄；②药物经肾排泄符合一级速率过程，即尿中原型药物产生的速率与体内当时的药量成正比。

根据尿药排泄数据计算药物动力学参数的方法包括速率法（rate method）和亏量法（sigma-minus method）。

### （一）尿药排泄速率与时间的关系

药物在体内的排泄如图 9-5 所示。大部分药物在体内主要通过肾脏排泄，尿中原型药物的产生不是恒速的，尿中原型药物产生的速率与体内的药量 $X$ 和药物的肾排泄速率常数 $k_e$ 密切相关。

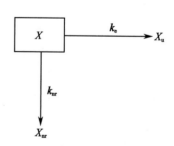

$X$ 为体内药量；$k_e$ 为肾排泄速率常数；$k_{nr}$ 为非肾途径消除速率常数；$X_u$ 为尿中原型药物累积量；$X_{nr}$ 为非肾途径排泄的原型药物累积量。

肾排泄速率常数 $k_e$ 反映了药物经肾消除的快慢，而药物总的消除速率常数 $k$ 应是 $k_e$ 与非肾途径消除速率常数 $k_{nr}$ 之和，即 $k=k_e+k_{nr}$。

图 9-5　单室模型药物静脉注射给药后药物排泄示意图

根据上述条件，静脉注射单室模型药物，原型药物经肾排泄的速率可用微分方程表示为：

$$\frac{\mathrm{d}X_\mathrm{u}}{\mathrm{d}t} = k_\mathrm{e}X \qquad \text{式（9-24）}$$

式（9-24）中，$\frac{\mathrm{d}X_\mathrm{u}}{\mathrm{d}t}$ 为原型药物经肾排泄速率；$X_\mathrm{u}$ 为 $t$ 时刻尿中原型药物累积量；$X$ 为 $t$ 时刻体内药物量；$k_\mathrm{e}$ 为肾排泄速率常数。

将式（9-4）代入式（9-24），得：

$$\frac{\mathrm{d}X_\mathrm{u}}{\mathrm{d}t} = k_\mathrm{e}X_0\mathrm{e}^{-kt} \qquad \text{式（9-25）}$$

上式两边取常用对数，得：

$$\lg\frac{\mathrm{d}X_\mathrm{u}}{\mathrm{d}t} = -\frac{k}{2.303}t + \lg(k_\mathrm{e}X_0) \qquad \text{式（9-26）}$$

以 $\lg\dfrac{\mathrm{d}X_\mathrm{u}}{\mathrm{d}t}$ 对 $t$ 进行线性回归，可以得到一条直线，如图9-6所示。通过直线的斜率即可求出药物的总消除速率常数 $k$。

直线在纵轴的截距等于 $\lg(k_\mathrm{e}X_0)$。若设该截距为 $\lg I_0$，则可求出肾排泄速率常数 $k_\mathrm{e}$，$k_\mathrm{e} = \dfrac{I_0}{X_0}$。

式（9-26）中，$\dfrac{\mathrm{d}X_\mathrm{u}}{\mathrm{d}t}$ 为 $t$ 时刻的瞬时尿药排泄速率，而尿药浓度只能反映集尿期间的累积排泄药量，故 $\dfrac{\mathrm{d}X_\mathrm{u}}{\mathrm{d}t}$ 无法准确获得。实际工作中采用集尿时间间隔（$t_i \to t_{i+1}$）内的平均尿药排泄速率 $\dfrac{\Delta X_\mathrm{u}}{\Delta t}$ 代替 $\dfrac{\mathrm{d}X_\mathrm{u}}{\mathrm{d}t}$，以集尿期的中点时间 $t_\mathrm{m}[t_\mathrm{m} = (t_i + t_{i+1})/2]$ 代替 $t$，即将集尿时间段内的平均尿药排泄速率，近似地看作该段集尿时间内中点时间的瞬时尿药排泄速率。于是式（9-26）改写为：

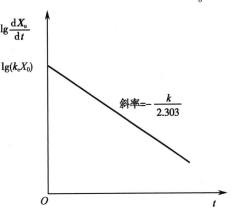

图9-6　单室模型药物静脉注射给药后尿药排泄速率-时间半对数图

$$\lg\frac{\Delta X_\mathrm{u}}{\Delta t} = -\frac{k}{2.303}t_\mathrm{m} + \lg(k_\mathrm{e}X_0) \qquad \text{式（9-27）}$$

式中，$\Delta t$ 为集尿时间；$\Delta X_\mathrm{u}$ 为该集尿时间段内排泄的原型药物量；$t_\mathrm{m}$ 为集尿期的中点时间。

将上述这种根据尿药排泄速率与时间的关系，计算药物动力学参数的方法称为速率法。

以 $\lg\dfrac{\Delta X_\mathrm{u}}{\Delta t}$ 对 $t_\mathrm{m}$ 作图时，实验数据常会出现较大的散乱波动，偏离直线较明显，也就是说，速率法对实验方法敏感。例如采用尿排泄速率获取药物动力学参数时，收集尿样的时间间隔对药物动力学参数的准确性影响较大，当收集尿样的时间间隔为1个、2个和3个半衰期时，测定的半衰期误差分别约为2%、8%和19%。因此，应合理设计收集尿样的时间间隔，收集尿样的时间间隔一般控制在2个半衰期以内较为合适。若药物半衰期很短，无法在小于2个半衰期的时间间隔内收集尿样时，则最好采用相等的集尿时间间隔。

（二）尿药排泄量与时间的关系

尿药排泄速率法中，数据波动性大，有时难以准确估算药物的消除速率常数。为克服这一缺点，可采用亏量法。

对式（9-24）作拉氏变换，得：

$$s\overline{X}_\mathrm{u} = k_\mathrm{e}\overline{X} \qquad \text{式（9-28）}$$

将 $\overline{X}=\dfrac{X_0}{s+k}$ 代入上式并整理,得:

$$\overline{X}_{u}=\frac{k_{e}X_0}{s(s+k)} \qquad 式(9-29)$$

应用拉氏变换表解出 $X_u$:

$$X_{u}=\frac{k_{e}X_0}{k}(1-e^{-kt}) \qquad 式(9-30)$$

这种关系可用图9-7表示。当 $t\rightarrow\infty$ 时,$e^{-kt}\rightarrow 0$,故最终经肾排泄的原型药物总量($X_u^{\infty}$)为:

$$X_{u}^{\infty}=\frac{k_{e}X_0}{k}(1-e^{-kt_{\infty}})=\frac{k_{e}X_0}{k} \qquad 式(9-31)$$

用式(9-31)减去式(9-30),得:

$$X_{u}^{\infty}-X_{u}=\frac{k_{e}X_0}{k}-\frac{k_{e}X_0}{k}(1-e^{-kt})$$

$$X_{u}^{\infty}-X_{u}=\frac{k_{e}X_0}{k}e^{-kt} \qquad 式(9-32)$$

上式两边取常用对数,得:

$$\lg(X_{u}^{\infty}-X_{u})=-\frac{k}{2.303}t+\lg\frac{k_{e}X_0}{k} \qquad 式(9-33)$$

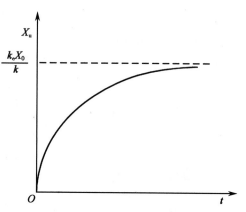

图9-7　药物累积尿排泄量-时间曲线

将式(9-31)代入式(9-33),得:

$$\lg(X_{u}^{\infty}-X_{u})=-\frac{k}{2.303}t+\lg X_{u}^{\infty} \qquad 式(9-34)$$

式(9-32)至式(9-34)中,$(X_{u}^{\infty}-X_{u})$ 称为体内经肾待排泄原型药物量,或称亏量。

单室模型药物静脉注射给药后,以尿药亏量的常用对数 $\lg(X_{u}^{\infty}-X_{u})$ 对时间 $t$ 作图,可得到一条直线(图9-8),该直线的斜率为 $-\dfrac{k}{2.303}$,截距为 $\lg\dfrac{k_{e}X_0}{k}$。根据斜率,可求出总消除速率常数 $k$;根据截距、静脉注射给药剂量 $X_0$ 及 $k$,可求出肾排泄速率常数 $k_e$。

将上述这种根据尿药排泄的亏量与时间的关系,计算药物动力学参数的方法称为亏量法。

亏量法有如下特点:①亏量法对药物消除速率的波动和实验测定误差不敏感,以 $\lg(X_{u}^{\infty}-X_{u})$ 对时间 $t$ 作图时,实验数据点偏离直线不远,求得总消除速率常数 $k$ 值较尿药排泄速率法更准确。②亏量法中为了得到 $X_{u}^{\infty}$,要求收集尿样的时间要足够长(至少为药物的 7 个半衰期),而且不得丢失任何一份尿样数据,因此对半衰期长的药物采用亏量法,完成实验所需要的时间较长。相比之下,速率法的集尿时间只需 3~4 个半衰期,并且作图时确定一个点只需要收集一次尿样,而不必要收集全过程的尿样。

将式(9-31)整理,得:

$$\frac{X_{u}^{\infty}}{X_0}=\frac{k_{e}}{k} \qquad 式(9-35)$$

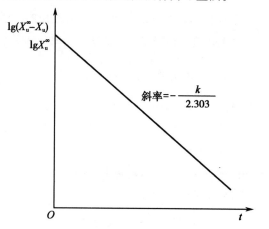

图9-8　单室模型药物静脉注射给药后尿药排泄亏量-时间半对数图

式(9-35)中,$\dfrac{k_{e}}{k}$ 称为药物的肾排泄率,它反映了药物的肾排泄在药物总消除中所占的比率,用符号 $f_r$

表示,式(9-32)可以写为:

$$f_r = \frac{X_u^\infty}{X_0}$$ 式(9-36)

当 $k = k_e$ 时,药物完全以原型经肾排泄,即尿中原型药物排泄总量等于静脉注射的药物剂量:

$$X_u^\infty = X_0$$ 式(9-37)

**例9-3** 某单室模型药物静脉注射 200mg 后,定时收集患者尿液,测得尿药累积排泄量 $X_u$ 如下表,试求该药的 $k$、$t_{1/2}$ 和 $k_e$ 值。

| $t$/h | 0 | 1 | 2 | 3 | 6 | 12 | 24 | 36 | 48 | 60 | 72 |
|---|---|---|---|---|---|---|---|---|---|---|---|
| $X_u$/mg | 0 | 4.02 | 7.77 | 11.26 | 20.41 | 33.88 | 48.63 | 55.05 | 57.84 | 59.06 | 59.58 |

**解法1:速率法**

根据不同时间间隔的尿药量计算出平均尿药排泄速率 $\Delta X_u/\Delta t$ 和中点时间 $t_m$ 的数据,列表如下:

| $\Delta t$/h | $\Delta X_u$/mg | $\Delta X_u/\Delta t$/(mg/h) | lg($\Delta X_u/\Delta t$) | $t_m$/h |
|---|---|---|---|---|
| 1 | 4.02 | 4.020 | 0.604 2 | 0.5 |
| 1 | 3.75 | 3.750 | 0.574 0 | 1.5 |
| 1 | 3.49 | 3.490 | 0.542 8 | 2.5 |
| 3 | 9.15 | 3.050 | 0.484 3 | 4.5 |
| 6 | 13.47 | 2.245 | 0.351 2 | 9.0 |
| 12 | 14.75 | 1.229 | 0.089 6 | 18.0 |
| 12 | 6.42 | 0.535 | −0.271 6 | 30.0 |
| 12 | 2.79 | 0.233 | −0.633 6 | 42.0 |
| 12 | 1.22 | 0.102 | −0.992 8 | 54.0 |
| 12 | 0.52 | 0.043 | −1.363 2 | 66.0 |

以 lg($\Delta X_u/\Delta t$) 对 $t_m$ 进行线性回归,得回归方程:

$$y = -0.029\ 9x + 0.621\ 2 \quad (R^2 = 1)$$

得斜率 $b = -0.029\ 9$,截距 $a = 0.621\ 2$。因此

$$k = -2.303b = -2.303 \times (-0.029\ 9) \approx 0.069(\text{h}^{-1})$$

$$t_{1/2} = \frac{0.693}{k} = \frac{0.693}{0.069} \approx 10.0(\text{h})$$

又从直线的截距得到:$I_0 = 10^a = 10^{0.621\ 2} \approx 4.18$,因此

$$k_e = \frac{I_0}{X_0} = \frac{4.18}{200} \approx 0.021(\text{h}^{-1})$$

**答**:该药物的 $k$ 为 0.069h$^{-1}$,$t_{1/2}$ 为 10.0 小时,$k_e$ 为 0.021h$^{-1}$。

**解法2:亏量法**

由不同时间间隔的尿药量,计算待排泄药量($X_u^\infty - X_u$),如下:

| $t/h$ | $X_u$/mg | $X_u^\infty - X_u$/mg | $\lg(X_u^\infty - X_u)$ |
|---|---|---|---|
| 1 | 4.02 | 55.56 | 1.745 |
| 2 | 7.77 | 51.81 | 1.714 |
| 3 | 11.26 | 48.32 | 1.684 |
| 6 | 20.41 | 39.17 | 1.593 |
| 12 | 33.88 | 25.70 | 1.410 |
| 24 | 48.63 | 10.95 | 1.039 |
| 36 | 55.05 | 4.53 | 0.656 |
| 48 | 57.84 | 1.74 | 0.241 |
| 60 | 59.06 | 0.52 | -0.284 |
| 72 | 59.58 | 0 | |

根据式(9-33),以 $\lg(X_u^\infty - X_u)$ 对 $t$ 进行线性回归,得直线回归方程:

$$y = -0.033\,4x + 1.800\,4 \quad (R^2 = 0.996\,6)$$

得斜率 $b = -0.033\,4$,截距 $a = 1.800\,4$。因此:

$$k = -2.303b = -2.303 \times (-0.033\,4) \approx 0.077(\mathrm{h}^{-1})$$

$$t_{1/2} = \frac{0.693}{k} = \frac{0.693}{0.077} \approx 9.0(\mathrm{h}^{-1})$$

直线的截距 $\lg\dfrac{k_e X_0}{k} = a$,因此:

$$k_e = \frac{10^a k}{X_0} = \frac{63.15 \times 0.077}{200} \approx 0.024(\mathrm{h}^{-1})$$

**答**:该药物的 $k$ 为 $0.077\mathrm{h}^{-1}$,$t_{1/2}$ 为 9.0 小时,$k_e$ 为 $0.024\mathrm{h}^{-1}$。

该例中将 72 小时的累积尿药排泄量当作 $X_u^\infty$ 进行处理,随着时间点的推后,计算得到的经肾待排泄药量数值的偏低程度会越来越大,导致斜率与截距的计算数值均偏大,所得到的药物动力学参数与尿药速率法有差异。该例亏量法中若舍去 48 小时、60 小时的数据点,进行线性回归,得 $y = -0.031\,0x + 1.778\,3(R^2 = 0.999\,9)$,该方程更接近于尿药速率法。因此,应用亏量法时,应尽可能延长收集尿样的时间,以保证能够准确地估算 $X_u^\infty$。

### (三)肾清除率

肾清除率(renal clearance,$\mathrm{Cl}_r$)系指单位时间内肾将相当于多少体积血浆中的药物全部清除。肾清除率的单位为 ml/min 或 ml/h。药物的肾清除率不超过肾血流量。

根据肾清除率的概念,肾清除率可表示为尿药排泄速率与血药浓度的比值,即:

$$\mathrm{Cl}_r = \frac{\mathrm{d}X_u/\mathrm{d}t}{C} \qquad\qquad 式(9\text{-}38)$$

将式(9-24)代入,得:

$$\mathrm{Cl}_r = \frac{k_e X}{C} \qquad\qquad 式(9\text{-}39)$$

将式(9-6)代入,得:

$$\mathrm{Cl}_r = k_e V \qquad\qquad 式(9\text{-}40)$$

即肾清除率为尿药排泄速率常数与表观分布容积的乘积。体内所有器官的清除率都可以用相应的消除速率常数与分布容积的乘积来表示。药物在体内的总清除率是药物在体内各个器官清除率的总和。

将式(9-38)整理,得:

$$\frac{dX_u}{dt} = Cl_r C \qquad 式(9-41)$$

从上式可知,用尿药排泄速率对血药浓度 $C$ 作图,可以得到一条直线。在实际工作中,可用实验测得的平均尿药排泄速率 $\frac{\Delta X_u}{\Delta t}$ 代替 $\frac{dX_u}{dt}$,对集尿期中点时间 $t_m$ 的血药浓度 $C$ 作图。直线的斜率即肾清除率(图9-9)。

**例9-4** 某药物在 $0\sim0.5$ 小时内从患者尿中排出的量为37.5mg,在0.25小时测得患者的血药浓度为10μg/ml,求该药物在患者体内的肾清除率 $Cl_r$。

**解:**$Cl_r = \dfrac{\frac{\Delta X_u}{\Delta t}}{C} = \dfrac{\frac{37.5\times1\,000}{0.5}}{10} = 7\,500(ml/h) = 125(ml/min)$

**答:**该药的肾清除率 $Cl_r$ 为125ml/min。

**例9-5** 某药物静脉注射200mg后,定时收集患者尿液,测得平均尿药排泄速率与中点时间的关系式为 $\lg\frac{\Delta X_u}{\Delta t} = -0.029\,9t_m + 0.621\,2$。已知该药属单室模型,分布容积为30L,求该药物在患者体内的 $t_{1/2}$、$k_e$、$Cl_r$ 及 80 小时的累积尿药排泄量。

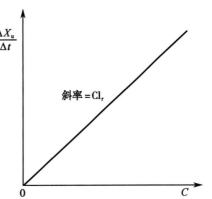

图9-9 尿药排泄速率-集尿期中点时间血药浓度关系图

**解:**从 $\lg\frac{\Delta X_u}{\Delta t} = -0.029\,9t_m + 0.621\,2$ 可得:

$$-\frac{k}{2.303} = -0.029\,9$$

$$k = -2.303\times(-0.029\,9) \approx 0.069(h^{-1})$$

$$t_{1/2} = \frac{0.693}{k} = \frac{0.693}{0.069} \approx 10(h)$$

直线截距 $\lg(k_e X_0) = 0.621\,2$

因此,$k_e = \dfrac{10^{0.621\,2}}{X_0} \approx \dfrac{4.2}{200} = 0.021(h^{-1})$

肾清除率:$Cl_r = k_e V = 0.021\times30 = 0.63(L/h)$

将 $t=80h$ 代入式(9-30),即可求得80小时的累积尿药排泄量:

$$X_u = \frac{k_e X_0}{k}(1-e^{-kt}) = \frac{10^{0.621\,2}}{0.069}\times(1-e^{-0.069\times80}) \approx 60.34(mg)$$

**答:**该药物的 $t_{1/2}$ 为10小时,$k_e$ 为 0.021h$^{-1}$,$Cl_r$ 为 0.63L/h。静脉注射200mg该药物80小时后的累积尿药量为60.34mg。

**例9-6** 已知磺胺嘧啶半衰期 $t_{1/2}=16$ 小时,分布容积 $V=20$L,尿中可回收原型药物60%。求该药物总清除率 $Cl$、肾清除率 $Cl_r$、非肾清除率 $Cl_{nr}$。

**解:**已知 $t_{1/2}=16h$,$V=20L$

则:$Cl = kV = \dfrac{0.693}{t_{1/2}}V = \dfrac{0.693}{16}\times20 \approx 0.866L/h \approx 14.43(ml/min)$

$$Cl_r = 60\% \ Cl = 60\% \times 14.43 \approx 8.66 \, (\text{ml/min})$$

$$Cl_{nr} = Cl - Cl_r = 14.43 - 8.66 = 5.77 \, (\text{ml/min})$$

**答:**该药物的总清除率为 14.43ml/min,肾清除率为 8.66ml/min,非肾清除率为 5.77ml/min。

综上所述,单室模型药物静脉注射给药后,可采用三种方法求算药物动力学参数:①以血药浓度的对数对时间作图或进行线性回归;②以平均尿药排泄速率的对数对集尿中点时间作图或进行线性回归;③以尿药排泄亏量的对数对时间作图或进行线性回归。这三种方法均可获得直线图或直线回归方程,直线斜率均为 $-\dfrac{k}{2.303}$,进而根据斜率求出总消除速率常数 $k$。研究工作中,可根据实际情况选择最优方案。

## 第二节  静脉滴注给药

### 一、血药浓度的经时变化

#### (一)模型的建立

静脉滴注是以恒定速率向静脉血管内持续给药。单室模型药物静脉滴注进入体内,在滴注时间 $T$ 以内,体内同时存在药量增加和药物消除的过程。当药物滴注结束后,体内只存在药物的消除过程。因此,这种模型包括两个方面:一方面是药物以恒定速率 $k_0$ 进入体内,另一方面是体内药物以一级消除速率常数 $k$ 从体内消除。单室模型药物静脉滴注给药的药物体内过程模型如图 9-10 所示。

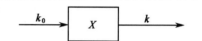

$k_0$ 为静脉滴注速率;

$k$ 为一级消除速率常数。

图 9-10  单室模型药物静脉滴注给药的药物动力学模型示意图

在 $0 \leqslant t \leqslant T$ 时间内,体内药物量 $X$ 的变化速率 $\dfrac{\mathrm{d}X}{\mathrm{d}t}$ 是药物静脉滴注速率与消除速率之差:

$$\frac{\mathrm{d}X}{\mathrm{d}t} = k_0 - kX \tag{式(9-42)}$$

#### (二)血药浓度与时间的关系

将式(9-42)经拉氏变换,得:

$$s\,\overline{X} = \frac{k_0}{s} - k\,\overline{X} \tag{式(9-43)}$$

整理式(9-43)后,得:

$$\overline{X} = \frac{k_0}{s(s+k)} \tag{式(9-44)}$$

用拉氏变换求原函数,得:

$$X = \frac{k_0}{k}(1 - \mathrm{e}^{-kt}) \tag{式(9-45)}$$

式(9-45)也可用分离变量法积得到。将 $X = VC$ 代入式(9-45),得到单室模型静脉滴注给药后,血药浓度 $C$ 与时间 $t$ 之间的函数关系式:

$$C = \frac{k_0}{kV}(1 - \mathrm{e}^{-kt}) \tag{式(9-46)}$$

#### (三)药物动力学参数的计算

1. **稳态血药浓度**  在静脉滴注给药初期,血药浓度迅速上升,随着静脉滴注时间的延长,血药浓度上升速度趋于缓慢,当 $t \to \infty$ 时,$\mathrm{e}^{-kt} \to 0$,$(1-\mathrm{e}^{-kt}) \to 1$,血药浓度趋于一个恒定浓度,此时的血药浓度值称为稳态血药浓度(steady-state plasma drug concentration)或坪浓度,用 $C_{ss}$ 表示。

$$C_{ss} = \frac{k_0}{kV} \qquad 式(9-47)$$

从上式可以看出,稳态血药浓度 $C_{ss}$ 与静滴速率 $k_0$ 成正比(图9-11);在达到稳态血药浓度的状态下,药物的静滴速率 $k_0$ 等于体内药物的消除速率。

2. 达稳态所需时间 静脉滴注给予单室模型药物时,达到坪浓度以前的血药浓度 $C$ 均小于 $C_{ss}$,因此任何时间 $t$ 的 $C$ 值可用坪浓度 $C_{ss}$ 的某一分数来表示,即达坪分数 $f_{ss}$。

$$f_{ss} = \frac{C}{C_{ss}} = \frac{\frac{k_0}{kV}(1-e^{-kt})}{\frac{k_0}{kV}} = 1-e^{-kt} \qquad 式(9-48)$$

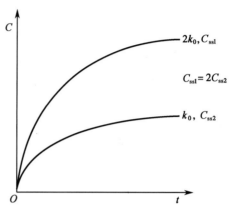

图 9-11 同一单室模型药物不同静脉滴注速率下血药浓度-时间曲线

从上式可见,在相同的滴注时间内,消除速率常数 $k$ 越大,达坪分数 $f_{ss}$ 越快趋近于 1,达到坪浓度越快。也就是说,药物的 $t_{1/2}$ 越短,达到坪浓度越快。

由式(9-48)可求得达到坪浓度某一分数所需要的时间:

$$t = -\frac{\ln(1-f_{ss})}{k} \qquad 式(9-49)$$

当达到坪浓度某一分数所需要的时间以 $n$ 个半衰期 $t_{1/2}$ 来表示时,式(9-49)可写为:

$$nt_{1/2} = -\frac{\ln(1-f_{ss})}{k} \qquad 式(9-50)$$

将式(9-13)代入式(9-50),得:

$$\frac{n\ln 2}{k} = -\frac{\ln(1-f_{ss})}{k} \qquad 式(9-51)$$

上式整理,得:

$$n = -\frac{\ln(1-f_{ss})}{\ln 2} \qquad 式(9-52)$$

或写为:

$$n = -\frac{2.303\lg(1-f_{ss})}{0.693} \approx -3.323\lg(1-f_{ss}) \qquad 式(9-53)$$

由式(9-52)或式(9-53)即可求出任何药物达坪浓度 $C_{ss}$ 某一分数 $f_{ss}$ 所需的半衰期的个数。由此可见,不论药物的半衰期长短如何,达到坪浓度某一分数所需要的半衰期的个数都是一样的。表9-2列出了单室模型药物静脉滴注达坪浓度某一分数所需的半衰期的个数。

表 9-2 单室模型药物静脉滴注达坪浓度某一分数所需的半衰期个数

| 半衰期个数/$n$ | 达坪分数($f_{ss}$,%) | 半衰期个数/$n$ | 达坪分数($f_{ss}$,%) |
| --- | --- | --- | --- |
| 1 | 50.00 | 5 | 96.88 |
| 2 | 75.00 | 6 | 98.44 |
| 3 | 87.50 | 6.65 | 99.00 |
| 3.32 | 90.00 | 7 | 99.22 |
| 4 | 93.75 | 8 | 99.61 |

**例9-7**　某一单室模型药物,半衰期为0.5小时,欲使静脉滴注达稳态血药浓度的95%,需要静脉滴注多少时间?

**解:** $t = -\dfrac{\ln(1-f_{ss})}{k} = -\dfrac{\ln(1-f_{ss})}{\ln 2} \cdot t_{1/2}$

将 $f_{ss} = 0.95, t_{1/2} = 0.5$h 代入上式得:

$$t = -\frac{\ln(1-0.95)}{\ln 2} \times 0.5 \approx 2.16(h)$$

**答:** 该药物静脉滴注达到稳态血药浓度的95%,需要静脉滴注2.16小时。

**例9-8**　某患者体重50kg,以每分钟20mg的速率静脉滴注单室模型药物普鲁卡因,稳态血药浓度是多少? 静脉滴注10小时的血药浓度是多少? (已知 $t_{1/2} = 3.5$h, $V = 2$L/kg)。

**解:** $C_{ss} = \dfrac{k_0}{kV} = \dfrac{k_0}{(0.693/t_{1/2})V} = \dfrac{k_0 t_{1/2}}{0.693V}$

将已知条件 $k_0 = 20 \times 60 = 1\,200(\text{mg/h})$, $V = 50 \times 2 = 100$L, $t_{1/2} = 3.5$h 代入上式,得:

$$C_{ss} = \frac{1\,200 \times 3.5}{0.693 \times 100} \approx 60.61(\text{mg/L}) = 60.61(\mu\text{g/ml})$$

单室模型药物静脉滴注的血药浓度-时间函数方程为:

$$C = \frac{k_0}{kV}(1-e^{-kt}) = C_{ss}(1-e^{-kt}) = C_{ss}(1-e^{-\frac{0.693}{t_{1/2}}t})$$

将 $C_{ss} = 60.61\mu\text{g/ml}$, $t_{1/2} = 3.5$h, $t = 10$h 代入上式得:

$$C = 60.61 \times (1-e^{-\frac{0.693}{3.5} \times 10} \approx 52.24(\mu\text{g/ml})$$

**答:** 该患者以每分钟20mg的速率静脉滴注普鲁卡因的稳态血药浓度是60.61μg/ml,静脉滴注10小时的血药浓度是52.24μg/ml。

**例9-9**　对某患者静脉滴注单室模型药物利多卡因,利多卡因在该患者体内的 $t_{1/2}$ 为1.9小时,$V$ 为100L,若要使稳态血药浓度达到3μg/ml,静脉滴注速度 $k_0$ 应为多少?

**解:** $k_0 = kVC_{ss} = \dfrac{0.693VC_{ss}}{t_{1/2}}$

将已知条件 $V = 100$L, $t_{1/2} = 1.9$h, $C_{ss} = 3\mu\text{g/ml} = 3$mg/L 代入上式得:

$$k_0 = \frac{0.693 \times 100 \times 3}{1.9} \approx 109.42(\text{mg/h})$$

**答:** 静脉滴注速率 $k_0$ 应为109.42mg/h。

**例9-10**　利多卡因的有效血药浓度是 $2.4 \sim 6\mu\text{g/ml}$,如分别以150mg/h和300mg/h的速度进行静脉滴注,哪种滴注速度更合适? 如果欲使患者的稳态血药浓度达到6μg/ml,则最佳滴注速度是多少? 已知利多卡因在该患者体内的 $k$ 为 $1.04\text{h}^{-1}$,$V$ 为40L。

**解:** 以150mg/h速度静脉滴注时,稳态血药浓度为:

$$C_{ss} = \frac{k_0}{kV} = 150/(1.04 \times 40) \approx 3.60(\text{mg/L}) = 3.60(\mu\text{g/ml})$$

以300mg/h速度静脉滴注时,其稳态血药浓度为:

$$C_{ss} = \frac{k_0}{kV} = 300/(1.04 \times 40) \approx 7.21(\text{mg/L}) = 7.21(\mu\text{g/ml})$$

最佳滴速可由 $k_0 = C_{ss}kV$ 求出:

$$k_0 = 6 \times 1.04 \times 40 = 249.6(\text{mg/h})$$

**答:** 由于利多卡因血药浓度 $\geq 7\mu\text{g/ml}$ 时会产生毒性反应,故以150mg/h的速度静脉滴注更合适。欲使患者的稳态血药浓度达到6μg/ml,最佳滴注速度是249.6mg/h。

3. 其他药物动力学参数　当静脉滴注一段时间后停止滴注,体内只存在药物的消除过程。体内血药浓度的变化相当于静脉注射后血药浓度的变化,静脉滴注停止后血药浓度与时间的关系为:

$$C = C_0 e^{-kt'}\qquad\qquad 式(9\text{-}54)$$

式(9-54)中,$t'$为停止静脉滴注给药后的时间;$C$为停止静脉滴注给药后 $t'$ 时刻的血药浓度;$C_0$为静脉滴注停止时的血药浓度。

(1)稳态后停止静脉滴注:达稳态时,$C_0 = C_{ss} = \dfrac{k_0}{kV}$,将此式代入式(9-54),得

$$C = \frac{k_0}{kV} e^{-kt'}\qquad\qquad 式(9\text{-}55)$$

上式两边取常用对数,得

$$\lg C = -\frac{k}{2.303} t' + \lg \frac{k_0}{kV}\qquad\qquad 式(9\text{-}56)$$

根据式(9-56),可计算出总消除速率常数 $k$ 及表观分布容积 $V$。即在停药后不同时间取血,测定血药浓度,以 $\lg C$ 对 $t'$ 作图或进行线性回归,得到一条直线或直线回归方程。根据直线的斜率 $-k/2.303$,可求出总消除速率常数 $k$;根据直线截距 $\lg\dfrac{k_0}{kV}$,可求出表观分布容积 $V$。

(2)稳态前停止静脉滴注:假设静脉滴注 $T$ 小时后停药,则式(9-54)中的 $C_0$ 为静脉滴注 $T$ 小时的血药浓度:

$$C_0 = \frac{k_0}{kV}(1 - e^{-kT})\qquad\qquad 式(9\text{-}57)$$

将式(9-57)代入式(9-54),得

$$C = \frac{k_0}{kV}(1 - e^{-kT}) e^{-kt'}\qquad\qquad 式(9\text{-}58)$$

上式两边取对数,得

$$\lg C = \frac{k}{2.303} t' + \lg \frac{k_0}{kV}(1 - e^{-kT})\qquad\qquad 式(9\text{-}59)$$

以停药后血药浓度的对数 $\lg C$ 对时间 $t'$ 作图,可得到一条直线(图9-12),由直线斜率可求出总消除速率常数 $k$。若滴注速度 $k_0$、总消除速率常数 $k$ 以及静脉滴注时间 $T$ 已知,则从直线截距可求出表观分布容积 $V$。

例 9-11　某单室模型药物在患者体内半衰期为 3.0 小时,表观分布容积为10L,现以30mg/h的速率给某患者静脉滴注,8 小时后停止静脉滴注,停止静脉滴注后 2 小时体内血药浓度是多少?

解:滴注 8 小时(不足 3 个半衰期)停止静脉滴注,未到达稳态(表9-2),故采用达稳态前停滴的公式(9-57)计算停止静脉滴注时的血药浓度 $C_0$:

$$C_0 = \frac{k_0}{kV}(1 - e^{-kT})$$

将已知条件 $t_{1/2} = 3\text{h}$, $V = 10\text{L}$, $k_0 = 30\text{mg/h}$, $k = 0.693/t_{1/2} = 0.693/3(\text{h}^{-1})$,静脉滴注时间 $T = 8\text{h}$ 代入上式得:

$$C_0 = \frac{30 \times 3}{0.693 \times 10}(1 - e^{-\frac{0.693 \times 8}{3}}) \approx 10.94(\text{mg/L}) = 10.94(\mu\text{g/ml})$$

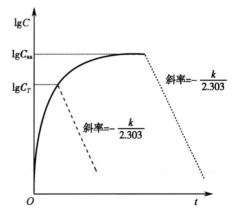

—,静脉滴注;……,达稳态后停药;
- - -,达稳态前停药。

图 9-12　单室模型药物静脉滴注一段时间,停止滴注后的血药浓度-时间半对数图

停止静脉滴注后 2 小时的血药浓度按下式计算：

$$C = C_0 e^{-kt'} = C_0 e^{-\frac{0.693t'}{t_{1/2}}}$$

将已知条件 $C_0 = 10.94\mu g/ml$，$t_{1/2} = 3h$，$t' = 2h$，代入上式得：

$$C = 10.94 \times e^{-\frac{0.693 \times 2}{3}} \approx 6.89(\mu g/ml)$$

**答**：停止静脉滴注后 2 小时体内血药浓度为 $6.89\mu g/ml$。

## 二、负荷剂量

临床上常将药物的有效治疗血药浓度设定为稳态血药浓度，但是药物要接近稳态浓度一般需要 4~5 个半衰期。半衰期为 4 小时的药物，达稳态血药浓度的 90% 需要 13.3 小时。为了使血药浓度迅速达到或接近稳态血药浓度 $C_{ss}$，快速发挥疗效，在静脉滴注开始时，需要静脉注射一个负荷剂量（loading dose），亦称首剂量，常用 $X_0^*$ 表示。

若静脉注射某负荷剂量 $X_0^*$，同时以某恒速 $k_0$ 静脉滴注，则此时体内药量的经时变化为静脉注射和静脉滴注过程之和，可用式（9-4）及式（9-45）之和来表示，即：

$$X = X_0^* e^{-kt} + \frac{k_0}{k}(1 - e^{-kt}) \qquad \text{式（9-60）}$$

由式（9-15）可知，若期望体内血药浓度在静脉滴注期间始终恒定在某稳态血药浓度 $C_{ss}$，负荷剂量 $X_0^*$ 按下式计算：

$$X_0^* = VC_{ss} \qquad \text{式（9-61）}$$

若控制负荷剂量 $X_0^* = VC_{ss}$，同时控制静脉滴注速率 $k_0 = X_0^* k$，则从 0 时刻直至停止静脉滴注的这段时间内，体内药量 $X$ 恒定不变，$X = X_0^* = VC_{ss}$，血药浓度可维持在期望的稳态浓度 $C_{ss}$。

**例 9-12**　给某患者静脉注射某单室模型药物 200mg，同时以 20mg/h 速率静脉滴注该药物，经过 4 小时和 8 小时静脉滴注后体内血药浓度分别是多少？（已知该药物在患者体内的表观分布容积为 50L，半衰期为 6.93 小时）。

**解**：由题可知体内血药浓度与时间之间的函数方程应为：

$$C = \frac{X_0^*}{V} e^{-kt} + \frac{k_0}{Vk}(1 - e^{-kt}) = \frac{X_0^*}{V} e^{-\frac{0.693t}{t_{1/2}}} + \frac{k_0 t_{1/2}}{0.693V}(1 - e^{-\frac{0.693t}{t_{1/2}}})$$

已知，$X_0^* = 200mg$，$k_0 = 20mg/h$，$t_{1/2} = 6.93h$，$V = 50L$。

当 $t = 4h$ 时，体内血药浓度为

$$C = \frac{200}{50} \times e^{-\frac{0.693 \times 4}{6.93}} + \frac{20 \times 6.93}{0.693 \times 50}(1 - e^{-\frac{0.693 \times 4}{6.93}}) = 4.00(mg/L) = 4.00(\mu g/ml)$$

当 $t = 8h$ 时，体内血药浓度为

$$C = \frac{200}{50} \times e^{-\frac{0.693 \times 8}{6.93}} + \frac{20 \times 6.93}{0.693 \times 50}(1 - e^{-\frac{0.693 \times 8}{6.93}}) = 4.00(mg/L) = 4.00(\mu g/ml)$$

**答**：经过 4 小时和 8 小时静脉滴注后体内血药浓度均为 $4.00\mu g/ml$。

**例 9-13**　已知某药物在患者体内 $t_{1/2}$ 为 50 小时，$V$ 为 60L，治疗所需血药浓度为 $0.9~2.8\mu g/ml$，临床用药时，给患者静脉注射 20mg，同时以 20mg/h 速度静脉滴注给药，滴注 4 小时后能否达到治疗所需浓度？

**解**：由题可知体内血药浓度与时间之间的函数方程应为：

$$C = \frac{X_0^*}{V} e^{-kt} + \frac{k_0}{kV}(1 - e^{-kt})$$

已知 $X_0^* = 20mg$，$V = 60L$，$k_0 = 20mg/h$，$t_{1/2} = 50h$，$k = 0.693/t_{1/2}$，$t = 4h$。

$$C = \frac{20}{60} \times e^{-\frac{0.693}{50} \times 4} + \frac{20}{\frac{0.693}{50} \times 60}(1 - e^{-\frac{0.693}{50} \times 4}) = 1.612(mg/L) = 1.612(\mu g/ml)$$

**答**：静脉滴注后4小时的血药浓度为 $1.612\mu g/ml$，能够达到治疗所需浓度。

**例9-14** 已知某药物在患者体内 $t_{1/2}$ 为55小时，$V$ 为60L，有效治疗血药浓度为 $0.5\sim2.5mg/L$，住院患者治疗时，首先静脉注射给药10mg，0.5小时后，以10mg/h速度静脉滴注该药物，问：计算静脉滴注3小时，血药浓度是否在治疗所需范围之内？

**解**：由题可知体内血药浓度与时间之间的函数方程应为：

$$C=\left(\frac{X_0^*}{V}e^{-kt}\right)e^{-kt'}+\frac{k_0}{kV}(1-e^{-kt'})$$

已知 $X_0^*=10mg$，$V=60L$，$k_0=10mg/h$，$t_{1/2}=55h$，$k=0.693/t_{1/2}$，$t=0.5h$，$t'=3h$。

$$C=\left(\frac{10}{60}\times e^{-\frac{0.693}{55}\times0.5}\right)\times e^{-\frac{0.693}{55}\times3}+\frac{10}{\frac{0.693}{55}\times60}(1-e^{-\frac{0.693}{55}\times3})\approx0.65(mg/L)$$

**答**：滴注后3小时的血药浓度为 $0.65mg/L$，血药浓度在治疗所需范围之内。

# 第三节 血管外给药

## 一、血药浓度的经时变化

### （一）模型的建立

血管外给药后，药物逐渐被吸收进入血液循环，药物的吸收和消除常用一级速率过程描述，这种模型称为一级吸收模型，如图9-13所示。

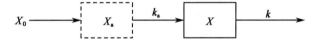

$X_0$ 是给药剂量；$X_a$ 为吸收部位可被吸收进入血的药量；

$k_a$ 为一级吸收速率常数；$X$ 为体内药量；$k$ 为一级消除速率常数。

图9-13 单室模型药物血管外给药的药物动力学模型示意图

### （二）血药浓度与时间的关系

在血管外给药的一级吸收模型中，吸收部位药量的变化速率与吸收部位的药量成正比，用微分方程表示为：

$$\frac{dX_a}{dt}=-k_aX_a \qquad \text{式（9-62）}$$

式（9-62）经拉氏变换得：

$$s\overline{X}_a-FX_0=-k_a\overline{X}_a \qquad \text{式（9-63）}$$

式中，$F$ 为吸收率。由于血管外给药吸收不一定充分，因此，给药部位可被吸收进入体内的药量应为给药剂量乘以吸收率。

体内药量的变化速率则等于吸收速率与消除速率的代数和，即：

$$\frac{dX}{dt}=k_aX_a-kX \qquad \text{式（9-64）}$$

式中，因吸收过程使体内药量增加，故取正号；因消除过程使体内药量减少，故取负号。

式（9-64）经拉氏变换得：

$$s\overline{X}=k_a\overline{X}_a-k\overline{X} \qquad \text{式（9-65）}$$

由式（9-63）解出 $\overline{X}_a$ 代入式（9-65），解得 $\overline{X}$：

$$\overline{X} = \frac{k_a F X_0}{(s+k)(s+k_a)} \qquad 式(9\text{-}66)$$

上式应用拉氏变换表,得到体内药量与时间的关系式:

$$X = \frac{k_a F X_0}{k_a - k}(e^{-kt} - e^{-k_a t}) \qquad 式(9\text{-}67)$$

将 $X = VC$ 代入式(9-67),得单室模型药物血管外给药后,体内药物浓度 $C$ 与时间 $t$ 的关系式:

$$C = \frac{k_a F X_0}{V(k_a - k)}(e^{-kt} - e^{-k_a t}) \qquad 式(9\text{-}68)$$

令 $A = \dfrac{k_a F X_0}{V(k_a - k)}$,式(9-68)也常简写为:

$$C = A(e^{-kt} - e^{-k_a t}) \qquad 式(9\text{-}69)$$

**例 9-15** 已知某单室模型药物口服的生物利用度为 70%,吸收速率常数 $k_a$ 为 $0.8h^{-1}$,消除速率常数 $k$ 为 $0.07h^{-1}$,表观分布容积 $V$ 为 10L。若口服剂量为 200mg,试求服药后 3 小时的血药浓度。若已知该药物在体内的最低有效血药浓度为 $8\mu g/ml$,则什么时候第二次服药比较合适?

**解:** 根据式(9-68),单室模型药物口服后血药浓度与时间 $t$ 的关系为

$$C = \frac{k_a F X_0}{V(k_a - k)}(e^{-kt} - e^{-k_a t})$$

将已知条件 $F = 0.7$,$X_0 = 200mg$,$k_a = 0.8h^{-1}$,$k = 0.07h^{-1}$,$V = 10L$ 代入上式,得:

$$C = \frac{0.8 \times 0.7 \times 200}{10 \times (0.8 - 0.07)}(e^{-0.07 \times 3} - e^{-0.8 \times 3}) \approx 11.04(mg/L) = 11.04(\mu g/ml)$$

临床用药时,为达到持续治疗和减少不良反应的目的,应使血药浓度维持在高于最低有效血药浓度的水平,故第二次服药应在血药浓度降至 $8\mu g/ml$ 之前。

第一次服药后血药浓度降至 $8\mu g/ml$ 时所需的时间为:

$$8 = \frac{0.8 \times 0.7 \times 200}{(0.8 - 0.07) \times 10}(e^{-0.07t} - e^{-0.8t})$$

上式是一个超越方程,只能寻求近似解。当 $t$ 足够大时,因 $e^{-0.07t} \gg e^{-0.8t}$,故 $e^{-0.8t}$ 可忽略不计,上式可以简化为:

$$8 = \frac{0.8 \times 0.7 \times 200}{(0.8 - 0.07) \times 10}e^{-0.07t}$$

$$e^{-0.07t} = \frac{8 \times 7.3}{112}$$

$$t = -\frac{\ln 8 + \ln 7.3 - \ln 112}{0.07} = 9.30(h)$$

**答:** 服药后 3 小时的血药浓度为 $11.04\mu g/ml$。首次给药后 8~8.5 小时即可第二次服药。

(三)药物动力学参数的计算

1. 达峰时间、峰浓度与血药浓度-时间曲线下面积

(1)达峰时间和峰浓度:单室模型药物血管外给药,血药浓度-时间曲线如图 9-14 所示。

在该曲线中,将峰左侧的曲线称为吸收相,在此过程中药物的吸收速率大于消除速率,曲线呈上升状态,反映了药物的吸收情况;峰右侧的曲线

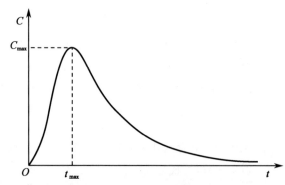

图 9-14　单室模型药物血管外给药血药浓度-时间曲线

称为消除相,在此过程中药物的吸收速率小于消除速率,在一定程度上反映了药物的消除情况;在到达峰顶的一瞬间,吸收速率等于消除速率,其峰值血药浓度就是峰浓度($C_{max}$),达到峰浓度的时间称为达峰时间($t_{max}$)。这两个参数可通过血药浓度与时间$t$的关系进行估算。

展开式(9-68),得:

$$C = \frac{k_a F X_0}{V(k_a - k)} e^{-kt} - \frac{k_a F X_0}{V(k_a - k)} e^{-k_a t} \qquad \text{式(9-70)}$$

上式对时间取微分,得:

$$\frac{dC}{dt} = \frac{k_a^2 F X_0}{V(k_a - k)} e^{-k_a t} - \frac{k_a k F X_0}{V(k_a - k)} e^{-kt} \qquad \text{式(9-71)}$$

在$t_{max}$时,$\dfrac{dC}{dt} = 0$,得:

$$\frac{k_a^2 F X_0}{V(k_a - k)} e^{-k_a t_{max}} = \frac{k_a k F X_0}{V(k_a - k)} e^{-k t_{max}} \qquad \text{式(9-72)}$$

上式简化,得:

$$\frac{k_a}{k} = \frac{e^{-k t_{max}}}{e^{-k_a t_{max}}} \qquad \text{式(9-73)}$$

上式两边取自然对数,并解出$t_{max}$,得:

$$t_{max} = \frac{\ln k_a - \ln k}{k_a - k}$$

$$\text{或写为:} t_{max} = \frac{2.303}{k_a - k} \lg \frac{k_a}{k} \qquad \text{式(9-74)}$$

由上式可见,药物的$t_{max}$由吸收速率常数$k_a$和消除速率常数$k$决定,与剂量大小无关。若消除速率常数$k$不变,吸收速率常数$k_a$增大,达峰时间缩短。

将$t_{max}$代替式(9-68)中的$t$,可求得最大血药浓度:

$$C_{max} = \frac{k_a F X_0}{V(k_a - k)} (e^{-k t_{max}} - e^{-k_a t_{max}}) \qquad \text{式(9-75)}$$

将式(9-73)整理为$e^{-k_a t_{max}} = \dfrac{k}{k_a} e^{-k t_{max}}$,然后代入式(9-75),得:

$$C_{max} = \frac{F X_0}{V} e^{-k t_{max}} \qquad \text{式(9-76)}$$

可见,$C_{max}$与$X_0$成正比。药物制剂的达峰时间$t_{max}$和峰浓度$C_{max}$分别反映制剂中药物吸收的速度和程度。如果口服固体制剂在胃肠道中能很快崩解并较快地被吸收,一般情况下达峰时间短、峰值血药浓度高。

(2)血药浓度-时间曲线下面积:血药浓度-时间曲线下面积(AUC)的大小反映药物吸收入血的相对量,它可由血药浓度的时间函数式从时间$0 \to \infty$内定积分求得,即:

$$\text{AUC}_{0-\infty} = \int_0^\infty C dt = \int_0^\infty \frac{k_a F X_0}{V(k_a - k)} (e^{-kt} - e^{-k_a t}) \, dt \qquad \text{式(9-77)}$$

运算后,得:

$$\text{AUC}_{0-\infty} = \frac{F X_0}{kV} \qquad \text{式(9-78)}$$

AUC也可根据$0—t$内的实测数据点$(t_i, C_i)$ $(i = 0, 1, 2, \cdots, n)$用梯形法求得$\text{AUC}_{0-t_n}$,再加上实测最后一点$(t_n, C_n)$以后的面积$\text{AUC}_{t_n-\infty}$,即$\text{AUC}_{0-\infty} = \text{AUC}_{0-t_n} + \text{AUC}_{t_n-\infty}$。梯形法是实际工作中AUC常用的计算方法。

梯形法求 $0\text{—}t$ 内 AUC：

$$\text{AUC}_{0-t_n} = \sum_{i=0}^{n-1} \frac{(C_{i+1} + C_i)(t_{i+1} - t_i)}{2} \qquad \text{式(9-79)}$$

剩余面积：

$$\text{AUC}_{t_n-\infty} = \int_{t_n}^{\infty} C\text{d}t = \int_{t_n}^{\infty} \frac{k_a F X_0}{V(k_a - k)}(\text{e}^{-kt} - \text{e}^{-k_a t})\,\text{d}t \qquad \text{式(9-80)}$$

除了缓释剂型和一些难吸收的药物外，一般大部分药物制剂的吸收半衰期相对比较短，而消除半衰期相对要长一些，即 $k_a \gg k$，当 $t_n$ 足够大时，$\text{e}^{-k_a t} \to 0$，此时上式可以简化为：

$$\text{AUC}_{t_n-\infty} = \int_{t_n}^{\infty} \frac{k_a F X_0}{V(k_a - k)} \text{e}^{-kt}\text{d}t = \frac{k_a F X_0}{V(k_a - k)} \cdot \frac{\text{e}^{-kt_n}}{k} \qquad \text{式(9-81)}$$

根据式(9-68)，在 $k_a \gg k$，当 $t_n$ 足够大时，最后一个时间点的血药浓度：

$$C_n = \frac{k_a F X_0}{V(k_a - k)}(\text{e}^{-kt_n} - \text{e}^{-k_a t_n}) = \frac{k_a F X_0}{V(k_a - k)} \cdot \text{e}^{-kt_n} \qquad \text{式(9-82)}$$

整理得：

$$\frac{k_a F X_0}{V(k_a - k)} = \frac{C_n}{\text{e}^{-kt_n}} \qquad \text{式(9-83)}$$

将式(9-83)代入式(9-81)，然后再加上式(9-79)，得：

$$\text{AUC}_{0-\infty} = \sum_{i=0}^{n-1} \frac{(C_{i+1} + C_i)(t_{i+1} - t_i)}{2} + \frac{C_n}{k} \qquad \text{式(9-84)}$$

**例9-16**　已知大鼠口服单室模型药物蒿苯酯的 $k_a = 1.905\text{h}^{-1}$，$k = 0.182\text{h}^{-1}$，$V = 4.25\text{L}$，$F = 0.80$，如口服剂量为 150mg，试计算 $t_{max}$、$C_{max}$ 及 $\text{AUC}_{0-\infty}$。

**解**：$t_{max} = \dfrac{\ln k_a - \ln k}{k_a - k} = \dfrac{\ln 1.905 - \ln 0.182}{1.905 - 0.182} \approx 1.36(\text{h})$

$$C_{max} = \frac{F X_0}{V}\text{e}^{-kt_{max}} = \frac{0.80 \times 150}{4.25}\text{e}^{-0.182 \times 1.36} \approx 22.04(\text{mg/L})$$

$$\text{AUC}_{0-\infty} = \frac{F X_0}{kV} = \frac{0.80 \times 150}{0.182 \times 4.25} \approx 155.14[(\text{mg/L}) \cdot \text{h}]$$

**答**：蒿苯酯的 $t_{max}$ 为 1.36 小时，$C_{max}$ 为 22.04mg/L，$\text{AUC}_{0-\infty}$ 为 155.14(mg/L)·h。

*2. 残数法求消除速率常数 $k$ 和吸收速率常数 $k_a$*　残数法是药物动力学中把一条多项指数曲线分解成各个指数函数的一种常用方法，又称羽毛法、削去法或剩余法等。一般来说，血药浓度-时间曲线由多项指数式表示时，均可采用残数法求出各指数项中的参数。残数法在单室模型和双室模型中应用普遍。

若 $k_a \gg k$，当 $t$ 充分大时，$\text{e}^{-k_a t}$ 首先趋于零，则式(9-68)简化为：

$$C = \frac{F k_a X_0}{V(k_a - k)}\text{e}^{-kt} \qquad \text{式(9-85)}$$

上式两端取常用对数，得：

$$\lg C = -\frac{k}{2.303}t + \lg \frac{k_a F X_0}{V(k_a - k)} \qquad \text{式(9-86)}$$

以血药浓度的对数 $\lg C$ 对时间 $t$ 作图得一条二项指数曲线，如图9-15所示，其尾段为一条直线，直线的斜率为 $-\dfrac{k}{2.303}$，该直线外推至零时间的截距为 $\lg \dfrac{k_a F X_0}{V(k_a - k)}$，从直线的斜率可求出总消除速率常数 $k$ 值；若 $F$、$V$ 已知，从截距可求出 $k_a$。

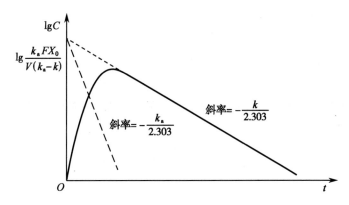

——，血药浓度；--，残数浓度。

图 9-15　单室模型药物血管外给药后的血药浓度、残数浓度-时间半对数图

如果 $F$、$V$ 是未知的，此时可应用残数法求出吸收速率常数 $k_a$。方法如下：

将式（9-86）移项，得：

$$\frac{k_aFX_0}{V(k_a-k)}e^{-kt}-C=\frac{k_aFX_0}{V(k_a-k)}e^{-k_at} \qquad 式（9-87）$$

由（9-85）式可以看出，$\frac{k_aFX_0}{V(k_a-k)}e^{-kt}$ 为根据消除相尾段直线（$\lg C$-$t$ 直线）外推至吸收相中 $t$ 时刻的血药浓度推算值，而 $C$ 为吸收相中 $t$ 时刻血药浓度的实测值，它们的差值即为残数浓度 $C_r$，残数法的名称由此而来。

设 $C_r=\frac{k_aFX_0}{V(k_a-k)}e^{-kt}-C$，代入式（9-87），并两端取常用对数，得：

$$\lg C_r=-\frac{k_a}{2.303}t+\lg\frac{k_aFX_0}{V(k_a-k)} \qquad 式（9-88）$$

以 $\lg C_r$ 对时间 $t$ 作图，可得到第二条直线（图 9-15），称为残数线，该直线的斜率为 $-\frac{k_a}{2.303}$，可求出吸收速率常数 $k_a$；截距为 $\lg\frac{k_aFX_0}{V(k_a-k)}$，若吸收分数 $F$、给药剂量 $X_0$ 已知，从截距求出表观分布容积 $V$。

残数法求消除速率常数 $k$、吸收速率常数 $k_a$ 等参数的步骤总结如下：

（1）根据 $\lg C$-$t$ 数据，采用线性回归求得消除相尾段直线回归方程 $\lg C=-\frac{k}{2.303}t+\lg A$，式中 $A=\frac{k_aFX_0}{V(k_a-k)}$，根据斜率求得消除速率常数 $k$、消除半衰期 $t_{1/2}$，根据截距求得 $A$。

（2）将吸收相中的时间点代入消除相尾端直线回归方程，求得该时间点在尾端直线外推线上的血药浓度值 $C=Ae^{-kt}$。

（3）用外推线上血药浓度值减去吸收相中同一时间点的实测血药浓度值，即得一系列残数浓度值 $C_r$。

（4）根据 $\lg C_r$-$t$ 数据，采用线性回归求得残数线回归方程 $\lg C_r=-\frac{k_a}{2.303}t+\lg A$，根据斜率求得吸收速率常数 $k_a$、吸收半衰期 $t_{1/2a}$。

（5）若已知 $F$、$X_0$，根据 $A$ 可求出 $V$ 值。

残数法求吸收速率常数 $k_a$，药物的吸收必须符合一级速率过程，而且要求 $k_a\gg k$，取样时间 $t$ 应充分长，这样才能使 $e^{-k_at}\rightarrow0$，大多数药物满足此条件。因为一般药物制剂的吸收半衰期 $t_{1/2a}$ 总是短于消

除半衰期 $t_{1/2}$,但是缓释剂型和一些难吸收的药物除外。此外,用残数法求 $k_a$,必须在吸收相内测定足够的数据,一般不少于 3 个时间点。

现在已有计算机软件,可方便地计算出消除速率常数 $k$、吸收速率常数 $k_a$ 以及其他药物动力学参数。

**例 9-17**　口服单室模型药物 100mg 的溶液剂后,测得各时间的血药浓度如下,试求该药物的 $k$、$t_{1/2}$ 及 $k_a$、$t_{1/2\alpha}$ 值。

| t/h | 0.5 | 1.0 | 2.0 | 4.0 | 8.0 | 12.0 | 18.0 | 24.0 | 36.0 | 48.0 | 72.0 |
|---|---|---|---|---|---|---|---|---|---|---|---|
| C/(μg/ml) | 5.36 | 9.95 | 17.18 | 25.78 | 29.78 | 26.63 | 19.40 | 13.26 | 5.88 | 2.56 | 0.49 |

**解:** 根据残数法,对血药浓度-时间数据进行处理,结果如下表所示:

| t/h | C/(μg/ml) | lgC | $Ae^{-kt}$ | $C_r = Ae^{-kt} - C$ | lg($Ae^{-kt} - C$) |
|---|---|---|---|---|---|
| 0.5 | 5.36 | | 67.12 | 61.76 | 1.790 7 |
| 1.0 | 9.95 | | 64.85 | 54.90 | 1.739 6 |
| 2.0 | 17.18 | | 60.54 | 43.36 | 1.637 1 |
| 4.0 | 25.78 | | 52.76 | 26.98 | 1.431 0 |
| 8.0 | 29.78 | | | | |
| 12.0 | 26.63 | | | | |
| 18.0 | 19.40 | | | | |
| 24.0 | 13.26 | 1.122 5 | | | |
| 36.0 | 5.88 | 0.769 4 | | | |
| 48.0 | 2.56 | 0.408 2 | | | |
| 72.0 | 0.49 | -0.309 8 | | | |

采用消除相尾段后 4 个点的 lgC-t 数据进行线性回归,求得尾段直线回归方程:

$$y = -0.029\ 9x + 1.841\ 8 \quad (R^2 = 1)$$

由尾段直线的斜率 $b = -0.029\ 9$,截距 $a = 1.841\ 8$,得:

$$k = -2.303b = 0.068\ 8(h^{-1})$$

$$t_{1/2} = \frac{0.693}{k} = \frac{0.693}{0.068\ 8} \approx 10.07(h)$$

$$A = 10^a = 10^{1.841\ 8} = 69.47$$

根据 $A$ 值与 $k$ 值,计算吸收相前 4 个点的残数浓度 $C_r$ 并填入表中,对 lg$C_r$-t 数据进行线性回归,求得残数线回归方程:

$$y = -0.102\ 8x + 1.842\ 3 \quad (R^2 = 1)$$

由残数线的斜率 $b = -0.102\ 8$,得:

$$k_a = -2.303b = 0.236\ 7(h^{-1})$$

$$t_{1/2\alpha} = \frac{0.693}{k_a} = \frac{0.693}{0.236\ 7} \approx 2.93(h)$$

**答:** 该药物的 $k$ 为 0.068 8h$^{-1}$,$t_{1/2}$ 为 10.07 小时,$k_a$ 为 0.236 7h$^{-1}$,$t_{1/2\alpha}$ 为 2.93 小时。

3. Wagner-Nelson 法求 $k_a$　Wagner-Nelson 法简称 W-N 法,也称待吸收分数法,用于研究药物

的吸收动力学特征,可以进一步求算相应的吸收速率常数,该法适用于单室模型药物。对于双室模型药物,应采用 Loo-Riegelman 法(L-R 法)。

在口服给药后的任一时刻,机体已吸收的药量 $X_A$,等于该时刻的体内药量 $X$ 与该时刻的累积消除药量 $X_E$ 之和:

$$X_A = X + X_E \qquad \text{式(9-89)}$$

上式对时间 $t$ 微分,得:

$$\frac{dX_A}{dt} = \frac{dX}{dt} + \frac{dX_E}{dt} \qquad \text{式(9-90)}$$

药物在体内的消除符合一级速率过程,故 $\frac{dX_E}{dt} = kX$,将 $\frac{dX_E}{dt} = kX$ 代入式(9-90),得:

$$\frac{dX_A}{dt} = \frac{dX}{dt} + kX \qquad \text{式(9-91)}$$

因 $X = VC$,故式(9-91)可写为:

$$\frac{dX_A}{dt} = V\frac{dC}{dt} + kVC \qquad \text{式(9-92)}$$

对上式在时间 0—$t$ 内积分,得:

$$(X_A)_t = VC_t + kV\int_0^t Cdt \qquad \text{式(9-93)}$$

式(9-93)中,$(X_A)_t$ 为给药后 $t$ 时刻吸收的药物量;$C_t$ 为 $t$ 时刻的血药浓度;$\int_0^t Cdt$ 为时间 0—$t$ 内血药浓度-时间曲线下面积。

对式(9-92)在时间 0—$\infty$ 内积分,得:

$$(X_A)_\infty = kV\int_0^\infty Cdt \qquad \text{式(9-94)}$$

式(9-94)中,$(X_A)_\infty$ 为给药后 $\infty$ 时间内吸收的药量,即吸收的总药量;$\int_0^\infty Cdt$ 为血药浓度-时间曲线下总面积。

式(9-93)除以式(9-94),即得血管外给药 $t$ 时刻的药物吸收分数(percent of drug absorbed):

$$\frac{(X_A)_t}{(X_A)_\infty} = \frac{C_t + k\int_0^t Cdt}{k\int_0^\infty Cdt} \qquad \text{式(9-95)}$$

药物吸收分数 $\dfrac{(X_A)_t}{(X_A)_\infty}$ 表示给药后,$t$ 时间内已吸收的药物量占全部吸收药物量的比例。

对于单室模型药物血管外给药,根据式(9-95)可得到药物吸收分数 $\dfrac{(X_A)_t}{(X_A)_\infty}$ 与时间 $t$ 之间的关系:

$$\lg\left[1 - \frac{(X_A)_t}{(X_A)_\infty}\right] = -\frac{k_a}{2.303}t \qquad \text{式(9-96)}$$

式(9-96)中,$1 - \dfrac{(X_A)_t}{(X_A)_\infty}$ 为待吸收分数。以 $\lg\left[1 - \dfrac{(X_A)_t}{(X_A)_\infty}\right]$ 对 $t$ 作图,可得一条过原点的直线,由该直线的斜率求得吸收速率常数 $k_a$。

采用 Wagner-Nelson 法求吸收速率常数 $k_a$ 的步骤如下:

(1)选用尾段消除相的实测 $C_i$-$t_i$($i = 0,1,2,\cdots,n$)数据,以 $\lg C_i$ 对 $t_i$ 作图,对采用线性回归法求得尾段直线回归方程,根据直线斜率求得消除速率常数 $k$。

（2）根据 $C$–$t$ 实测数据，用梯形法分别求得 $t$ 从 $0(t_0)$ 到 $t_i$ 时间点的 $\mathrm{AUC}_{0-t_i}$ 以及 $C_{t_i} + k\int_0^{t_i} C\mathrm{d}t = C_{t_i} + k \cdot \mathrm{AUC}_{0-t_i}$ 。

（3）根据最后一点实测血药浓度（$C_n$）与 $k$ 值，求得

$$k\int_0^{\infty} C\mathrm{d}t = k(\mathrm{AUC}_{0-t_n} + \mathrm{AUC}_{t_n-\infty}) = k \cdot \mathrm{AUC}_{0-t_n} + C_n$$

（4）计算 $t_i$ 时间点的药物吸收分数 $\dfrac{(X_A)_{t_i}}{(X_A)_{\infty}} = \dfrac{C_{t_i} + k\int_0^{t_i} C\mathrm{d}t}{k\int_0^{\infty} C\mathrm{d}t} = \dfrac{C_{t_i} + k \cdot \mathrm{AUC}_{0-t_i}}{C_n + k \cdot \mathrm{AUC}_{0-t_n}}(i = 0, 1, 2, \cdots, n)$

（5）计算 $t_i$ 时间点的待吸收分数 $1 - \dfrac{(X_A)_{t_i}}{(X_A)_{\infty}}$，对 $\lg\left[1 - \dfrac{(X_A)_{t_i}}{(X_A)_{\infty}}\right] - t_i$ 数据进行线性回归求得直线回归方程，直线的斜率为 $-k_a/2.303$，可求得吸收速率常数 $k_a$。

此外，若对固体药物制剂体内吸收分数 $\dfrac{(X_A)_{t_i}}{(X_A)_{\infty}}$ 与其体外释放百分数之间进行相关性分析，获得固体药物制剂体内吸收与体外释放之间的关系，即体内-体外相关性，可用于固体药物制剂质量的体外评价。

**例 9-18**　口服单室模型药物 100mg 的溶液剂后，测得各时间的血药浓度，数据见本章例 9-17，试用 Wagner-Nelson 法求吸收速率常数。

**解**：按照本章例 9-17 的方法，求得 $k$ 为 $0.068\ 8\mathrm{h}^{-1}$。

根据前述 Wagner-Nelson 法求吸收速率常数的步骤，对原始数据进行处理，填入下表：

| $t$/h | $C$/（μg/ml） | $\int_0^t C\mathrm{d}t$ | $k\int_0^t C\mathrm{d}t$ | $C_t + k\int_0^t C\mathrm{d}t$ | $\dfrac{(X_A)_t}{(X_A)_{\infty}}$ | $1 - \dfrac{(X_A)_t}{(X_A)_{\infty}}$ | $\lg\left[1 - \dfrac{(X_A)_t}{(X_A)_{\infty}}\right]$ |
|---|---|---|---|---|---|---|---|
| 0 | 0 | | | | 0 | 1 | |
| 0.5 | 5.36 | 1.34 | 0.09 | 5.45 | 0.108 5 | 0.891 5 | -0.049 9 |
| 1.0 | 9.95 | 5.17 | 0.36 | 10.31 | 0.205 0 | 0.795 0 | -0.099 6 |
| 2.0 | 17.18 | 18.73 | 1.29 | 18.47 | 0.367 4 | 0.632 6 | -0.198 9 |
| 4.0 | 25.78 | 61.69 | 4.24 | 30.02 | 0.597 2 | 0.402 8 | -0.394 9 |
| 8.0 | 29.78 | 172.81 | 11.89 | 41.67 | 0.828 8 | 0.171 2 | -0.766 5 |
| 12.0 | 26.63 | 285.63 | 19.65 | 46.28 | 0.920 5 | 0.079 5 | -1.099 6 |
| 18.0 | 19.40 | 423.72 | 29.14 | 48.54 | 0.965 6 | 0.034 4 | -1.463 4 |
| 24.0 | 13.26 | 521.70 | 35.88 | 49.14 | 0.977 5 | 0.022 5 | -1.647 8 |
| 36.0 | 5.88 | 636.54 | 43.78 | 49.66 | 0.987 9 | 0.012 1 | -1.917 2 |
| 48.0 | 2.56 | 687.18 | 47.27 | 49.83 | 0.991 1 | 0.008 9 | -2.050 6 |
| 72 | 0.49 | 723.78 | 49.78 | 50.27 | 1 | 0 | |
| | | 730.91 | 50.27 | | | | |

根据式（9-96），如对 $\lg\left[1 - \dfrac{(X_A)_t}{(X_A)_{\infty}}\right] - t$ 数据的前 6 个点进行线性回归，得到的直线回归方程为：

$$y = -0.091\ 8x - 0.014\ 4 \quad (R^2 = 0.999\ 0)$$

$$k_a = -0.091\ 8 \times (-2.303) \approx 0.211\ 4(\mathrm{h}^{-1})$$

**答**：该药物的 $k_a$ 为 $0.211\ 4\mathrm{h}^{-1}$。

**4. 滞后时间**　血管外给药后,药物往往要经过一段时间才能吸收进入血液循环。从给药开始到血液中出现药物所需要的时间称为滞后时间(lag time),常用 $t_{\text{lag}}$ 或 $t_0$ 表示。

若 $t_{\text{lag}}$ 超过一定数值,则在药物动力学参数计算时应对时间数据进行校正。

对于单室模型血管外给药,考虑滞后时间后,式(9-68)可改写为:

$$C=\frac{k_{\text{a}}FX_0}{V(k_{\text{a}}-k)}\left[\,\mathrm{e}^{-k(t-t_{\text{lag}})}-\mathrm{e}^{-k_{\text{a}}(t-t_{\text{lag}})}\,\right] \qquad \text{式(9-97)}$$

## 二、尿药排泄的经时变化

### (一)尿药排泄速率与时间的关系

血管外给药后若大部分药物以原型从尿中排出,且药物经肾排泄符合一级速率过程,则尿药排泄速率与当时体内的药量成正比: $\dfrac{\mathrm{d}X_{\text{u}}}{\mathrm{d}t}=k_{\text{e}}X$。

将 $X=\dfrac{k_{\text{a}}FX_0}{k_{\text{a}}-k}(\mathrm{e}^{-kt}-\mathrm{e}^{-k_{\text{a}}t})$ 代入 $\dfrac{\mathrm{d}X_{\text{u}}}{\mathrm{d}t}=k_{\text{e}}X$,得:

$$\frac{\mathrm{d}X_{\text{u}}}{\mathrm{d}t}=k_{\text{e}}X=\frac{k_{\text{e}}k_{\text{a}}FX_0}{k_{\text{a}}-k}(\mathrm{e}^{-kt}-\mathrm{e}^{-k_{\text{a}}t}) \qquad \text{式(9-98)}$$

若 $k_{\text{a}}\gg k$,当 $t\longrightarrow\infty$ 时, $\mathrm{e}^{-k_{\text{a}}t}\rightarrow0$,则上式简化为:

$$\frac{\mathrm{d}X_{\text{u}}}{\mathrm{d}t}=\frac{k_{\text{e}}k_{\text{a}}FX_0}{k_{\text{a}}-k}\mathrm{e}^{-kt} \qquad \text{式(9-99)}$$

上式两边取常用对数,得:

$$\lg\frac{\mathrm{d}X_{\text{u}}}{\mathrm{d}t}=-\frac{k}{2.303}t+\lg\frac{k_{\text{e}}k_{\text{a}}FX_0}{k_{\text{a}}-k} \qquad \text{式(9-100)}$$

与静脉注射给药的尿药排泄数据处理方法一样,以 $\dfrac{\Delta X_{\text{u}}}{\Delta t}$ 代替 $\dfrac{\mathrm{d}X_{\text{u}}}{\mathrm{d}t}$,以 $t_{\text{m}}$ 代替 $t$,以 $\dfrac{\Delta X_{\text{u}}}{\Delta t}$ 的对数对 $t_{\text{m}}$ 作图,从直线的斜率可以求出消除速率常数 $k$ 值。

根据式(9-98),还可求得尿药排泄总量,以及集尿结束后的剩余尿药排泄量。

对式(9-98)从时间 $0\longrightarrow\infty$ 积分,得到尿药排泄总量:

$$X_{\text{u}}^{\infty}=\int_0^{\infty}\frac{k_{\text{e}}k_{\text{a}}FX_0}{k_{\text{a}}-k}(\mathrm{e}^{-kt}-\mathrm{e}^{-k_{\text{a}}t})\,\mathrm{d}t=\frac{k_{\text{e}}FX_0}{k} \qquad \text{式(9-101)}$$

对式(9-98)从时间 $t\longrightarrow\infty$ 积分,得:

$$(X_{\text{u}})_{t-\infty}=\int_t^{\infty}\frac{k_{\text{e}}k_{\text{a}}FX_0}{k_{\text{a}}-k}(\mathrm{e}^{-kt}-\mathrm{e}^{-k_{\text{a}}t})\,\mathrm{d}t \qquad \text{式(9-102)}$$

若 $k_{\text{a}}\gg k$ 以及 $t$ 足够大时, $\mathrm{e}^{-k_{\text{a}}t}\rightarrow0$,式(9-98)可以简化为:

$$(X_{\text{u}})_{t-\infty}=\frac{k_{\text{e}}k_{\text{a}}FX_0}{k_{\text{a}}-k}\int_t^{\infty}\mathrm{e}^{-kt}\mathrm{d}t=\frac{k_{\text{e}}k_{\text{a}}FX_0}{k_{\text{a}}-k}\cdot\frac{\mathrm{e}^{-kt}}{k} \qquad \text{式(9-103)}$$

在式(9-98)中,当 $t$ 足够大时, $\mathrm{e}^{-k_{\text{a}}t}\rightarrow0$ 时,可得到最后一点 $t$ 的尿药排泄速率:

$$\left(\frac{\mathrm{d}X_{\text{u}}}{\mathrm{d}t}\right)_t=\frac{k_{\text{e}}k_{\text{a}}FX_0}{k_{\text{a}}-k}(\mathrm{e}^{-kt}-\mathrm{e}^{-k_{\text{a}}t})=\frac{k_{\text{e}}k_{\text{a}}FX_0}{k_{\text{a}}-k}\cdot\mathrm{e}^{-kt} \qquad \text{式(9-104)}$$

将式(9-104)代入式(9-103),得到最后一点后的剩余尿药排泄量:

$$(X_{\text{u}})_{t-\infty}=\frac{(\mathrm{d}X_{\text{u}}/\mathrm{d}t)_t}{k} \qquad \text{式(9-105)}$$

**例 9-19**　某抗生素为单室模型药物,单次口服 250mg 后,于各时间段收集尿样,测定各时间段的尿药量,实验数据如下表所示。求消除速率常数 $k$,消除半衰期 $t_{1/2}$ 以及尿药排泄百分数。

| $t$/h | $\Delta t$/h | $\Delta X_u$/mg | $\Delta X_u/\Delta t$ | $t_m$/h | lg($\Delta X_u/\Delta t$) |
|---|---|---|---|---|---|
| 0 | | | | | |
| 1.0 | 1.0 | 4.12 | 4.12 | 0.5 | 0.614 9 |
| 2.0 | 1.0 | 5.26 | 5.26 | 1.5 | 0.721 0 |
| 3.0 | 1.0 | 5.98 | 5.98 | 2.5 | 0.776 7 |
| 6.0 | 3.0 | 17.86 | 5.95 | 4.5 | 0.774 5 |
| 10.0 | 4.0 | 14.30 | 3.58 | 8.0 | 0.533 9 |
| 15.0 | 5.0 | 8.32 | 1.66 | 12.5 | 0.220 1 |
| 24.0 | 9.0 | 4.88 | 0.54 | 19.5 | 0.267 6 |

**解:**根据式(9-100),对数据进行处理,绘制 lg($\Delta X_u/\Delta t$) - $t_m$曲线,见图9-16。

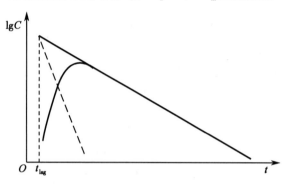

图9-16  lg($\Delta X_u/\Delta t$) -$t_m$半对数图

对消除相(尾段四个点)的 lg($\Delta X_u/\Delta t$)-$t_m$数据进行线性回归,得直线方程:

$$\lg(\Delta X_u/\Delta t) = -0.069\ 9t_m + 1.098\ 3 \quad (R^2 = 0.999\ 5)$$

由斜率求 $k$ 值:

$$k = -(-0.069\ 9) \times 2.303 \approx 0.161\ 0(\text{h}^{-1})$$

$$t_{1/2} = 0.693/0.161\ 0 \approx 4.30(\text{h})$$

尿药排泄总量:

$$X_u^\infty = (X_u)_{0-24} + (X_u)_{24-\infty} = (X_u)_{0-24} + \left[(\Delta X/\Delta t)_{24}\right]/k$$

$$= (4.12 + 5.26 + \cdots + 4.88) + \frac{0.54}{0.161\ 0} = 60.72 + \frac{0.54}{0.161\ 0} \approx 64.07(\text{mg})$$

尿药排泄百分数:$\dfrac{X_u^\infty}{X_0} \times 100\% = \dfrac{64.07}{250} \times 100\% \approx 25.63\%$

**答:**该药物的消除速率常数为 0.161 0h$^{-1}$,消除半衰期为4.30 小时,尿药排泄百分数为25.63%。

(二)尿药排泄量与时间的关系

将血管外给药后体内药量的拉氏变换 $\overline{X} = \dfrac{k_a F X_0}{(s+k)(s+k_a)}$ 代入 $s\overline{X_u} = k_e \overline{X}$ 得:

$$\overline{X_u} = \frac{k_e k_a F X_0}{s(s+k)(s+k_a)} \qquad\qquad \text{式}(9\text{-}106)$$

解得:

$$X_u = \frac{k_e k_a F X_0}{k} \left[ \frac{1}{k_a} + \frac{e^{-kt}}{k-k_a} - \frac{k e^{-k_a t}}{k_a (k-k_a)} \right] \qquad \text{式}(9\text{-}107)$$

将式(9-101)代入式(9-107),得:

$$X_u = X_u^\infty k_a \left[ \frac{1}{k_a} + \frac{e^{-kt}}{k-k_a} - \frac{k e^{-k_a t}}{k_a (k-k_a)} \right] \qquad \text{式}(9\text{-}108)$$

整理,得:

$$X_u^\infty - X_u = \frac{X_u^\infty}{k_a - k} (k_a e^{-kt} - k e^{-k_a t}) \qquad \text{式}(9\text{-}109)$$

一般情况下,$k_a \gg k$,当 $t$ 充分大时,$e^{-k_a t}$ 首先趋近于 0,则式(9-109)可简化为:

$$X_u^\infty - X_u = \frac{X_u^\infty k_a}{k_a - k} e^{-kt} \qquad \text{式}(9\text{-}110)$$

两边取常用对数,得:

$$\lg(X_u^\infty - X_u) = -\frac{k}{2.303} t + \lg \frac{X_u^\infty k_a}{k_a - k} \qquad \text{式}(9\text{-}111)$$

以 $\lg(X_u^\infty - X_u)$ 对 $t$ 作图,由尾段直线的斜率可求出消除速率常数 $k$ 值。

若要继续求出吸收速率常数 $k_a$,可采用与前述残数法相同的原理。当 $k_a \gg k$ 时,可根据式(9-109)求残数亏量值 $\frac{X_u^\infty}{k_a - k} k_a e^{-kt} - (X_u^\infty - X_u) = \frac{X_u^\infty}{k_a - k} k e^{-k_a t}$ [其中,$\frac{X_u^\infty}{k_a - k} k_a e^{-kt}$ 为根据式(9-111)的回归方程求得的吸收相 $X_u^\infty - X_u$ 的外推值],两边取对数,并绘制残数线,从残数线的斜率即可求出吸收速率常数 $k_a$ 值。但需要注意,利用血管外给药后的尿药数据,以残数法求吸收速率常数 $k_a$ 时,必须在吸收相内收集足够的尿样,这只有在药物吸收较慢时才有可能。由于多数药物吸收较快,在吸收相内不易获得较多的尿药数据,难以精确求出 $k_a$,因此采用尿药残数法求 $k_a$ 有局限性,此法只能提供初步的资料。

### (三)Wagner-Nelson 法计算药物动力学参数

根据尿药排泄量,运用该法可求算吸收程度和速率。

由 $\frac{dX_u}{dt} = k_e X$,得:

$$X = \frac{1}{k_e} \cdot \frac{dX_u}{dt} \qquad \text{式}(9\text{-}112)$$

将上式代入式(9-91) $\left( \frac{dX_A}{dt} = \frac{dX}{dt} + kX \right)$,得:

$$\frac{dX_A}{dt} = \frac{1}{k_e} \cdot \frac{d(dX_u/dt)}{dt} + \frac{k}{k_e} \cdot \frac{dX_u}{dt} \qquad \text{式}(9\text{-}113)$$

对上式从时间 0—$t$ 积分,得:

$$(X_A)_t = \frac{1}{k_e} \left( \frac{dX_u}{dt} \right)_t + \frac{k}{k_e} (X_u)_t \qquad \text{式}(9\text{-}114)$$

当 $t \to \infty$ 时,$(dX_u/dt)_\infty \to 0$,上式可写成:

$$(X_A)_\infty = \frac{k}{k_e} X_u^\infty \qquad \text{式}(9\text{-}115)$$

式(9-114)除以式(9-115),即得血管外给药后某时间的吸收分数:

$$\frac{(X_A)_t}{(X_A)_\infty} = \frac{(dX_u/dt)_t + k(X_u)_t}{k X_u^\infty} \qquad \text{式}(9\text{-}116)$$

由上式可见,根据尿药排泄数据也可求得待吸收分数 $1 - \frac{(X_A)_t}{(X_A)_\infty}$。对于单室模型药物血管外给药,

以 $\lg\left[1-\dfrac{(X_A)_t}{(X_A)_\infty}\right]$ 对 $t$ 作图为过原点的直线［见式（9-96）］，斜率为 $-k_a/2.303$。

实际应用时，用 $\dfrac{\Delta X_u}{\Delta t}$ 代替 $\dfrac{\mathrm{d}X_u}{\mathrm{d}t}$，用两次集尿期的中点时间 $t_m$ 代替 $t$，得：

$$\frac{(X_A)_{t_m}}{(X_A)_\infty}=\frac{\dfrac{1}{k}(\Delta X_u/\Delta t)_{t_m}+(X_u)_{t_m}}{X_u^\infty} \qquad 式（9-117）$$

**例 9-20**　口服某单室模型药物后，于不同时间收集尿液，测得尿中累积药量 $X_u$ 如下，求该药物的吸收速率常数 $k_a$。

| $t$/h | 1 | 2 | 3 | 4 | 6 | 8 | 10 | 12 | 16 | 20 | 24 |
|---|---|---|---|---|---|---|---|---|---|---|---|
| $X_u$/mg | 10 | 23 | 46 | 66 | 119 | 166 | 206 | 242 | 293 | 325 | 352 |

**解**：根据已知的集尿时间点，设计中点时间 $t_m$ 与集尿时间 $t$ 相同，因而已知的累积 $X_u$ 即为相应中点时间的 $(X_u)_t$。

根据式（9-100）和式（9-117），将原始数据处理如下。

| $t$ | $(X_u)_t$ | $\Delta t$ | $t_m$ | $\Delta X_u$ | $\Delta X_u/\Delta t$ | $\lg(\Delta X_u/\Delta t)$ | $\dfrac{(X_A)_{t_m}}{(X_A)_\infty}$ | $\lg\left[1-\dfrac{(X_A)_{t_m}}{(X_A)_\infty}\right]$ |
|---|---|---|---|---|---|---|---|---|
| 0 | | | | | | | | |
| 1 | 10 | 0~2 | 1 | 23 | 11.50 | | 0.321 7 | -0.168 6 |
| 2 | 23 | 1~3 | 2 | 36 | 18.00 | | 0.521 7 | -0.320 3 |
| 3 | 46 | 2~4 | 3 | 43 | 21.50 | | 0.669 0 | -0.480 2 |
| 4 | 66 | 2~6 | 4 | 96 | 24.00 | | 0.783 1 | -0.663 7 |
| 6 | 119 | 4~8 | 6 | 100 | 25.00 | | 0.940 3 | -1.224 0 |
| 8 | 166 | 6~10 | 8 | 87 | 21.75 | 1.337 | 0.972 9 | -1.567 0 |
| 10 | 206 | 8~12 | 10 | 76 | 19.00 | 1.279 | | |
| 12 | 242 | 8~16 | 12 | 127 | 15.88 | 1.201 | | |
| 16 | 293 | 12~20 | 16 | 83 | 10.38 | 1.016 | | |
| 20 | 325 | 16~24 | 20 | 59 | 7.38 | 0.868 | | |
| 24 | 352 | | | | | | | |
| $\infty$ | 403.51 | | | | | | | |

根据式（9-100），采用消除相尾段后四个点的 $\lg(\Delta X_u/\Delta t)$-$t_m$ 数据进行线性回归，得：

$$\lg\frac{\Delta X_u}{\Delta t}=-0.041\ 7t_m+1.695\ 0 \quad (R^2=0.997\ 8)$$

因此，$k=-2.303\times(-0.041\ 7)\approx0.096\ 0(\mathrm{h^{-1}})$

将 $t=24\mathrm{h}$ 代入方程 $\lg\dfrac{\Delta X_u}{\Delta t}=-0.041\ 7t_m+1.695\ 0$，得：

$$\left(\frac{\Delta X_u}{\Delta t}\right)_{24}\approx4.945\ 4(\mathrm{mg/h})$$

由于 $(X_u)_{t-\infty}=\dfrac{(\mathrm{d}X_u/\mathrm{d}t)_t}{k}$，因此，$(X_u)_{t-\infty}=4.945\,4/0.096\,0\approx51.51(\mathrm{mg})$

尿药排泄总量：$X_u^\infty=(X_u)_{0-t}+(X_u)_{t-\infty}=352+51.51=403.51(\mathrm{mg})$

根据式(9-96)，采用前四点(吸收相)的 $\lg\left[1-\dfrac{(X_A)_t}{(X_A)_\infty}\right]-t_m$ 数据进行线性回归，得：

$$y=-0.164\,6x+0.003\,2 \quad (R^2=0.998\,0)$$

因此，$k_a=-2.303\times(-0.164\,6)\approx0.379\,1(\mathrm{h}^{-1})$

**答**：该药物的吸收速率常数为 $0.379\,1\mathrm{h}^{-1}$。

### 三、血药浓度与尿药浓度的关系

一般来说，血药浓度与药效关系紧密，根据血药浓度计算得到的药动学参数比较准确，但取血会给受试者带来损伤。尿药排泄数据法取样简便、对受试者无损伤，患者易接受，但应用此方法的前提是要求大部分活性药物以原型从尿中排泄，那么能否用尿药浓度代替血药浓度来估算药动学参数呢？这里以某单室模型药物溶液剂口服给药后所测得的血药浓度与尿药浓度数据为例，采用不同方法计算同一药物的动力学参数，以探讨并建立血药浓度法与尿药浓度法之间的相关关系。

口服某药溶液剂500mg后按表9-3所列时间取血集尿，测定血药及尿药浓度，并计算有关数据。

表9-3 血药浓度与尿药浓度的关系（单室模型口服给药）

| $t$ | $t_m$ | $C$ | $X_u$ | $X_u^{t_m}$ | $\int_0^{t_m}C\mathrm{d}t$ | $\Delta X_u$ | $\dfrac{\Delta X_u}{\Delta t}$ | $X_u^\infty-X_u$ | $\dfrac{\Delta X_u}{\Delta t}/C$ | $\dfrac{X_u^{t_m}}{\int_0^{t_m}C\mathrm{d}t}$ |
|---|---|---|---|---|---|---|---|---|---|---|
| 0~2 | 1 | 4.057 | 26.02 | 14.26 | 2.028 | 26.02 | 13.01 | 279.84 | 3.21 | 7.03 |
| 2~4 | 3 | 7.223 | 66.79 | 38.85 | 13.308 | 40.77 | 20.39 | 239.07 | 2.82 | 2.92 |
| 4~8 | 6 | 6.603 | 142.63 | 104.3 | 34.048 | 75.84 | 18.96 | 163.23 | 2.87 | 3.06 |
| 8~14 | 11 | 4.488 | 205.63 | 187.45 | 61.775 | 63.00 | 10.50 | 100.23 | 2.34 | 3.03 |
| 14~24 | 19 | 2.576 | 253.28 | 240.66 | 90.030 | 47.65 | 4.77 | 52.58 | 1.85 | 2.67 |
| 24~48 | 36 | 0.498 | 294.13 | 280.72 | 116.160 | 40.85 | 1.70 | 11.73 | 3.42 | 2.42 |
| 48~72 | 60 | 0.062 | 303.34 | 301.99 | 122.880 | 9.21 | 0.38 | 2.52 | 6.19 | 2.46 |
| ∞ | | | 305.86 | | 123.588 | | | | | |

表中，$t$ 为集尿时间段(h)；$t_m$ 为集尿中点时间(h)；$C$ 为 $t_m$ 时的实测血药浓度(mg/L)；$X_u$ 为 $t$ 时的实测累积尿药量(mg)；$X_u^{t_m}$ 为 $t_m$ 时的实测累积尿药量(mg)；$\Delta X_u$ 为集尿时间段内的尿药量(mg)；$\int_0^{t_m}C\mathrm{d}t$ 为0—$t_m$ 的血药浓度-时间曲线下面积$[(\mathrm{mg/L})\cdot\mathrm{h}]$；$\dfrac{\Delta X_u}{\Delta t}$ 为集尿时间段内的平均尿药排泄速率，即 $t_m$ 时的尿药排泄速率(mg/h)。

1. 消除速率常数 $k$ 的求算

(1)血药浓度法求 $k$：将后五点血药浓度 $C$ 的对数值对 $t_m$ 作线性回归，得

$$\lg C=-0.038t_m+1.077\,4 \quad (R^2=0.998\,5)$$

$$k = -2.303 \times (-0.038) \approx 0.087\ 5(h^{-1})$$

按面积法计算 AUC：

$$\text{AUC}_{0-\infty} = \int_0^\infty C\mathrm{d}t = \int_0^t C\mathrm{d}t + \int_t^\infty C\mathrm{d}t = \int_0^t C\mathrm{d}t + C_n/k$$

将 $\int_0^{60} C\mathrm{d}t = 122.880\text{mg/L} \cdot \text{h}$、$C_{60} = 0.062\text{mg/L}$、$k = 0.087\ 5\text{h}^{-1}$ 代入上式，得：

$$\text{AUC}_{0-\infty} = 122.880 + 0.062/0.087\ 5 = 123.588(\text{mg/L} \cdot \text{h})$$

（2）尿药排泄速率法求 $k$：对于单室模型血管外给药，将表中尿药速率 $\dfrac{\Delta X_u}{\Delta t}$ 的后四点取对数后对 $t_m$ 作线性回归，得：

$$\lg \frac{\Delta X_u}{\Delta t} = -0.028\ 6 t_m + 1.2797 \quad (R^2 = 0.993\ 9)$$

$$k = -2.303 \times (-0.028\ 6) = 0.065\ 9(h^{-1})$$

将 $t = 72\text{h}$ 代入方程 $\lg \dfrac{\Delta X_u}{\Delta t} = -0.028\ 6 t_m + 1.279\ 7$，得：

$$\left(\frac{\Delta X_u}{\Delta t}\right)_{72} \approx 0.166\ 1(\text{mg/h})$$

由于 $(X_u)_{t-\infty} = \dfrac{(\mathrm{d}X_u/\mathrm{d}t)_t}{k}$

因此，$(X_u)_{t-\infty} = 0.166\ 2/0.065\ 9 \approx 2.52(\text{mg})$

尿药排泄总量：$X_u^\infty = (X_u)_{0-t} + (X_u)_{t-\infty} = 303.34 + 2.52 = 305.86(\text{mg})$

（3）尿药亏量法求 $k$：使用集尿末端时间的尿药量 $X_u$ 及上述求得的尿药排泄总量 $X_u^\infty$，计算尿药亏量（见表中 $X_u^\infty - X_u$），以集尿尾段（后五个时间段）的尿药亏量的对数对集尿时间段的末端时间 $t$ 作线性回归，得：

$$\lg(X_u^\infty - X_u) = -0.027\ 9t + 2.409\ 0 \quad (R^2 = 0.999\ 4)$$

$$k = -2.303 \times (-0.027\ 9) \approx 0.064\ 2(h^{-1})$$

### 2. 肾清除率的求算

（1）根据尿药排泄速率与血药浓度求 $\text{Cl}_r$：

由于 $\text{Cl}_r = \dfrac{\mathrm{d}X_u/\mathrm{d}t}{C} \approx \dfrac{\Delta X_u/\Delta t}{C}$，故表中 $\dfrac{\Delta X_u}{\Delta t}/C$ 一列数据即为肾清除率，取其平均值（舍去最后一点）即得肾清除率 $\text{Cl}_r = 2.75\text{L/h} \approx 45.83(\text{ml/min})$

又因 $\Delta X_u/\Delta t \approx \text{Cl}_r C$，因此，将表中 $\Delta X_u/\Delta t - C$ 数据进行线性回归，得：

$$\Delta X_u/\Delta t = 2.839\ 6C - 0.388\ 5 \quad (R^2 = 0.966\ 7)$$

直线的斜率即为肾清除率    $\text{Cl}_r = 2.84\text{L/h} \approx 47.33(\text{ml/min})$

（2）根据尿药排泄量与血药浓度求 $\text{Cl}_r$：

由 $\text{Cl}_r = \dfrac{\mathrm{d}X_u/\mathrm{d}t}{C}$ 整理得    $\mathrm{d}X_u = \text{Cl}_r C\mathrm{d}t$，

按时间 $0 \to t_m$ 积分得

$$X_u^{t_m} = \text{Cl}_r \int_0^{t_m} C\mathrm{d}t$$

因此，表中 $\dfrac{X_u^{t_m}}{\int_0^{t_m} C\mathrm{d}t}$ 一列数据即为肾清除率。

将 $X_u^{t_m} - \int_0^{t_m} C\mathrm{d}t$ 数据进行线性回归,得:

$$X_u^{t_m} = 2.370\,8 \int_0^{t_m} C\mathrm{d}t + 17.793 \quad (R^2 = 0.987\,0)$$

直线的斜率即为肾清除率:$\mathrm{Cl}_r = 2.37(\mathrm{L/h}) = 39.50(\mathrm{ml/min})$

(3)根据 $X_u^\infty$ 与 $\mathrm{AUC}_{0-\infty}$ 求 $\mathrm{Cl}_r$:

由 $\mathrm{d}X_u = \mathrm{Cl}_r C\mathrm{d}t$ 按时间 $0-\infty$ 积分得:

$$X_u^\infty = \mathrm{Cl}_r \int_0^\infty C\mathrm{d}t$$

$$\mathrm{Cl}_r = \frac{X_u^\infty}{\int_0^\infty C\mathrm{d}t} = 305.86/123.588 \approx 2.47(\mathrm{L/h}) \approx 41.17(\mathrm{ml/min})$$

3. **血药浓度与尿药浓度的相关式** 从前面的计算可以看出,$t_m$ 时的平均尿排泄速率 $\Delta X_u / \Delta t$ 与 $t_m$ 时的血药浓度 $C$ 成良好的线性关系。血药浓度与尿药排泄速率的关系式如下:

$$C = 0.340\,4 \frac{\Delta X_u}{\Delta t} + 0.253\,5 \quad (R^2 = 0.966\,7)$$

利用上式,可根据尿药浓度求出血药浓度。由于药物的排泄速率与血药浓度成正比,出现最大药物排泄速率的时间相当于出现最高血药浓度的时间(即达峰时间)。因此,药物最大排泄速率与肾清除率的比值即为峰值血药浓度 $C_{max}$,再根据 $C$-$t$ 关系式求出达峰时间 $t_{max}$。

同样,$t_m$ 时的累积尿药量 $X_u^{t_m}$ 与 AUC 即 $\int_0^{t_m} C\mathrm{d}t$ 亦成良好线性关系,其关系式为:

$$\int_0^{t_m} C\mathrm{d}t = 0.416\,3 X_u^{t_m} - 6.592\,4 \quad (R^2 = 0.987\,0)$$

综上所述,由尿药浓度可以推算出 $C_{max}$、$t_{max}$、$\mathrm{AUC}_{0-\infty}$ 及其他药动学参数,而 $C_{max}$、$t_{max}$、$\mathrm{AUC}_{0-\infty}$ 是目前评价药物制剂生物利用度及生物等效性的主要指标。因此,当大部分药物以原型从尿中排泄时,可根据实际情况,应用尿药排泄数据对药物制剂的生物利用度及生物等效性进行初步评价。

**例 9-21** 500mg 单室模型药物口服给药并测定血药浓度,采用单室药动学模型分析得出药物动力学方程:$C = 40(e^{-0.115\,5t} - e^{-1.386t})$。在给药 7 个半衰期之后,测得经肾排泄的原型药物总量为 350mg。已知该药物在体内的表观分布容积为 10L,试求算该药体内的吸收率和肾排泄速率常数。

**解:**由于 $C = \dfrac{k_a F X_0}{V(k_a - k)}(e^{-kt} - e^{-k_a t})$

将已知药物动力学方程与上式对照,可知:

$$\frac{k_a F X_0}{V(k_a - k)} = 40\mathrm{mg/L}, k = 0.115\,5\mathrm{h}^{-1}, k_a = 1.386\mathrm{h}^{-1}, 因此有:$$

$$F = \frac{40V(k_a - k)}{k_a X_0} = \frac{40 \times 10 \times (1.386 - 0.115\,5)}{1.386 \times 500} \approx 0.733\,3 = 73.33\%$$

口服药物的肾排泄率 $f_r = \dfrac{X_u^\infty}{F X_0} = \dfrac{k_e}{k}$,因此,肾排泄速率常数:

$$k_e = \frac{k X_u^\infty}{F X_0} = \frac{0.115\,5 \times 350}{0.733\,3 \times 500} \approx 0.110\,2(\mathrm{h}^{-1})$$

**答：**该药物的吸收率为73.33%，肾排泄速率常数为0.110 2h$^{-1}$。

第九章
目标测试

**思考题**

1. 简述单室模型药物静脉注射给药测定药物动力学参数的方法。

2. 简述单室模型药物静脉注射给药尿药速率法和亏量法测定药物动力学参数的方法和特点。

3. 简述残数法求算$k_a$的步骤及其应用条件。

4. 简述 Wagner-Nelson 法求吸收速率常数$k_a$的步骤及其应用条件。

5. 简述影响静脉滴注给药达稳态时间和稳态浓度的因素。

6. 简述影响口服固体制剂达峰时间和峰浓度的因素。

7. 某抗生素为单室模型药物，给成年男性患者(43 岁,72kg)口服单剂量该抗生素 100mg。该抗生素在患者体内最适合的药动学方程是$C=45(e^{-0.17t}-e^{-1.5t})$，$C$ 的单位是 μg/ml。计算药物在该患者体内的$t_{max}$、$C_{max}$和$t_{1/2}$。

8. 口服某单室模型药物 50mg 的混悬剂后，测得各时间的血药浓度如下，试用 Wagner-Nelson 法求吸收速率常数。

| $t$/h | 0.5 | 1.0 | 2.0 | 4.0 | 8.0 | 12.0 | 18.0 | 24.0 | 36.0 | 48.0 | 72.0 |
|---|---|---|---|---|---|---|---|---|---|---|---|
| $C$/(μg/ml) | 2.68 | 4.98 | 8.59 | 12.89 | 14.89 | 13.32 | 9.70 | 6.63 | 2.94 | 1.28 | 0.24 |

9. 口服某单室模型药物后，于不同时间收集尿液，测得尿中累积药量$X_u$如下，求该药物的吸收速率常数$k_a$。

| $t$/h | 1 | 2 | 3 | 4 | 6 | 8 | 10 | 12 | 16 | 20 | 24 |
|---|---|---|---|---|---|---|---|---|---|---|---|
| $X_u$/mg | 12 | 20 | 43 | 62 | 111 | 160 | 200 | 238 | 300 | 327 | 358 |

（周四元）

## 参 考 文 献

[1] 刘建平.生物药剂学与药物动力学.5 版.北京：人民卫生出版社,2016.

[2] 魏树礼,张强.生物药剂学与药物动力学.2 版.北京：北京大学医学出版社,2004.

[3] 王广基.药物代谢动力学.北京：化学工业出版社,2005.

[4] JAMBHEKAR S S,BREEN P J. Basic pharmacokinetics. London：Pharmaceutical Press,2009.

[5] GIBALDI M,PERRIER D. Pharmacokinetics. 2$^{nd}$ Ed,Revised and Expanded. New York：Informa Healthcare USA, Inc.,2007.

［6］SHARGEL L,YU A B C. Applied biopharmaceutics & pharmacokinetics. 7th Ed. New York：McGraw-Hill Education,2016.

［7］BOROUJERDI M. Pharmacokinetics：principles and applications. New York：McGraw-Hill Medical Pub. Division,2001.

［8］D'ARGENIO D Z. Advanced methods of pharmacokinetic and pharmacodynamic systems analysis volume 3. Dordrecht：Kluwer Academic Publishers,2004.

［9］LEE P I D,AMIDON G L. Pharmacokinetic analysis：a practical approach. Lancaster：Technomic Publishing,1996.

［10］林宁.生物药剂学与药物动力学.北京：中国中医药出版社,2011.

# 第十章

# 多 室 模 型

第十章
多室模型（课件）

**学习目标**

1. **掌握** 二室模型静脉注射给药血药浓度经时变化公式、药物动力学参数的含义、参数的求算。

2. **熟悉** 血管外给药二室模型血药浓度经时变化公式、药物动力学参数的含义，参数的求算；静脉滴注给药二室模型血药浓度经时变化公式、药物动力学参数的含义，参数的求算；房室模型的判别方法及影响判别的因素。

3. **了解** 三室模型静脉注射给药血药浓度经时变化公式；多室通用模型的建模思路与解析式的求解方法，理解由通用模型化解成各室模型基本方法。

    单室模型是将整个机体视为一个房室，假设药物进入体循环后，能够在体内各个可分布的组织、器官及体液之间迅速达到动态分布平衡，血药浓度的变化可以定量反映组织或体液中药物浓度的变化。但实际上，体内各组织、器官的血流灌注速度不同，以及药物与各组织、器官的亲和力不同，使药物在各组织、器官及体液中达到分布平衡所需要的时间也不同。因此，对于由血浆向体内各部位分布速度差异比较显著的药物，需用多室模型来描述其体内过程。

    为了简化数学处理，房室模型理论把机体中药物分布速度相差不大的组织、器官及体液合并成一个房室，使机体内的房室数减少到最低限度。一般来说，药物在血流丰富的组织、器官中分布较快，能够与血液间迅速达到分布平衡，这些血流丰富的组织、器官与血液一起组成"中央室"，如心、肝、脾、肺、肾和血浆，药物消除一般发生在中央室；而药物在另一些组织、器官和体液中的分布较慢，需要较长的时间才能达到分布平衡，这些药物分布较慢、血流灌注差的组织、器官或体液构成"周边室"，如肌肉、骨骼、皮下脂肪，从而构成"二室模型"。三室模型及以上多室模型是二室模型的扩展，由中央室与两个周边室组成。因此多室药物动力学模型就是围绕着中央室形成的多个不均匀周边室的模型，习惯上称为线性乳突模型。该模型中药物会以很快的速度分布到中央室（第一室），以较慢的速度进入浅外室（第二室），以更慢的速度进入深外室（第三室）及其他室，此处中央室的含义与二室模型中相同，一般为血流高灌注房室；浅外室为血流灌注较差的组织或器官，又称组织房室；深外室为血流灌注更差的组织或器官，如骨髓、脂肪，又称深部组织房室，以此类推，也包括那些与药物结合牢固的组织。与二室模型相同，药物消除也发生在中央室。对于组织或器官的房室划分，还要视药物的特性而定。例如，脑组织血流丰富，但它具有亲脂性的血-脑屏障，对于脂溶性药物，脑组织属于中央室，而对于极性药物，它可能属于周边室。

    可见，房室模型的划分主要是由药物的体内分布特征所决定的。从理论上讲，药物动力学可以建立任何多室模型，获得通用解析式，并建立各室间参数关系，见本章第五节。但从实用角度看，房室数越多，数学处理越复杂，四室以上的模型很少见，多数药动学数据可以用单室或双室模型较好地描述，但这些模型适用于中央室能采血的大型动物，不适用于难从中央室采血的小型动物。应用多室模型进行药物动力学分析，一般假设药物在房室间的分布与消除速率过程都是一级动力学过程，多室模型的血药浓度-时间曲线方程一般可以用几个指数项之和来描述,每个指数项代表一个一级动力学速率过程。本章主要介绍各给药途径的二室模型。

# 第一节 二室模型静脉注射给药

## 一、模型的建立

符合二室模型的药物静脉注射给药后,首先进入中央室,并在中央室很快达到分布平衡,同时发生与周边室之间的转运(分布)。由于药物的消除主要发生在肝、肾等血流丰富的器官,故一般二室模型假定药物按一级速率过程从中央室消除,药物在中央室与周边室之间的转运是可逆的一级动力学过程,其动力学模型如图10-1所示。

图10-1中,$X_0$为静脉注射给药剂量;$X_C$为中央室的药量;$V_C$为中央室表观分布容积;$X_P$为周边室的药量;$V_P$为周边室表观分布容积;$k_{12}$和$k_{21}$为药物在中央室和周边室间转运的一级速率常数;$k_{10}$为药物从中央室消除的一级速率常数。

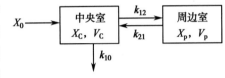

静脉注射给药二室模型及解析式

图 10-1 静脉注射给药二室动力学模型图

从图10-1可见,按物质转运动力学原理,中央室药物量转运速率$(dX_C/dt)$等于引起增加和减少因素的代数和,也就是药物从周边室向中央室返回的速率减去药物从中央室向周边室的转运速率及药物从中央室的消除速率;而周边室药物量随时间的变化率$(dX_P/dt)$为药物从中央室向周边室的转运速率减去周边室向中央室的转运速率;当$t=0$时,体内所有药物都在中央室,故$X_C=X_0$,$X_P=0$;中央室和周边室药物的转运速率可用下列微分方程组描述:

$$\begin{cases} \dfrac{dX_C}{dt}=k_{21}X_P-k_{12}X_C-k_{10}X_C & \text{式(10-1)} \\[3mm] \dfrac{dX_P}{dt}=k_{12}X_C-k_{21}X_P & \text{式(10-2)} \end{cases}$$

## 二、血药浓度与时间的关系

对式(10-1)和式(10-2)微分方程组进行拉氏变换和解线性方程组,整理后可得:

$$X_c=\frac{X_0(\alpha-k_{21})}{\alpha-\beta}\cdot e^{-\alpha t}+\frac{X_0(k_{21}-\beta)}{\alpha-\beta}\cdot e^{-\beta t} \qquad \text{式(10-3)}$$

$$X_p=\frac{k_{12}X_0}{\alpha-\beta}(e^{-\beta t}-e^{-\alpha t}) \qquad \text{式(10-4)}$$

式(10-3)和式(10-4)中,$\alpha$称为分布相混杂一级速率常数或快配置速率常数;$\beta$称为消除相混杂一级速率常数或慢配置速率常数。$\alpha$和$\beta$又称为混杂参数(hybrid parameter),分别代表两个指数项即分布相和消除相的特征,由模型参数$(k_{12}、k_{21}、k_{10})$构成,可由式(10-5)和式(10-6)表示:

$$\alpha=\frac{(k_{12}+k_{21}+k_{10})+\sqrt{(k_{12}+k_{21}+k_{10})^2-4k_{21}\cdot k_{10}}}{2} \qquad \text{式(10-5)}$$

$$\beta=\frac{(k_{12}+k_{21}+k_{10})-\sqrt{(k_{12}+k_{21}+k_{10})^2-4k_{21}\cdot k_{10}}}{2} \qquad \text{式(10-6)}$$

$\alpha$和$\beta$与模型参数之间的关系如下:

$$\alpha+\beta=k_{12}+k_{21}+k_{10} \qquad \text{式(10-7)}$$

$$\alpha\beta=k_{21}\cdot k_{10} \qquad \text{式(10-8)}$$

血药浓度为中央室内的药量与中央室表观分布容积的比值,因此根据式(10-3)可得到血药浓度与时间的关系式为:

$$C = \frac{X_0(\alpha-k_{21})}{V_c(\alpha-\beta)} \cdot e^{-\alpha t} + \frac{X_0(k_{21}-\beta)}{V_c(\alpha-\beta)} \cdot e^{-\beta t} \qquad 式(10-9)$$

式(10-9)中,令:

$$A = \frac{X_0(\alpha-k_{21})}{V_c(\alpha-\beta)}, B = \frac{X_0(k_{21}-\beta)}{V_c(\alpha-\beta)} \qquad 式(10-10)$$

则式(10-9)可表示为:

$$C = A \cdot e^{-\alpha t} + B \cdot e^{-\beta t} \qquad 式(10-11)$$

符合二室模型特征的药物血药浓度-时间曲线可分为两部分,即分布相和消除相,如图 10-2 所示。快速静脉注射给药后,药物在中央室迅速达到分布平衡,药物从中央室向周边室的分布速度大于周边室向中央室的分布速度,同时还有中央室的消除,因此中央室血药浓度曲线的分布一般表现为血药浓度下降较快,而周边室组织药物浓度逐渐增大,这一过程称为分布相;随着分布的进行,中央室与周边室的分布逐渐达到动态平衡,周边室组织药物浓度达到最大值,之后主要是药物从中央室消除,中央室与周边室药物浓度平行下降,这一过程称为消除相。

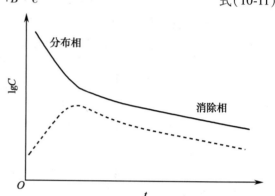

—血药浓度-时间曲线;--周边室组织浓度-时间曲线。

图 10-2  二室模型静脉注射血药浓度-时间关系示意图

### 三、药物动力学参数的估算

残数法求基本参数示意图

1. **残数法估算基本参数**  采用残数法可以把多项指数曲线分段分解成若干个单指数函数,从而求得每个指数项参数。一般来说,分布相血药浓度的下降较消除相快得多,即 $\alpha \gg \beta$。当 $t$ 充分大时(曲线末端),$A \cdot e^{-\alpha t}$ 更快地趋向于零,则根据式(10-11),曲线末端 $C'$-$t$ 方程简化为:

$$C' = B \cdot e^{-\beta t} \qquad 式(10-12)$$

两边取对数,得:

$$\lg C' = -\frac{\beta}{2.303}t + \lg B \qquad 式(10-13)$$

(1)根据曲线消除相数据求 $\beta$ 和 $B$:以 $\lg C'$-$t$(消除相末端浓度对数-时间)回归为一直线,即图 10-3 中的末端直线,根据直线截距 $\ln B$ 的反对数即可求得参数 $B$;根据直线斜率可求得参数 $\beta$。

根据 $\beta$ 可求出消除相半衰期 $t_{1/2\beta}$ 为:

$$t_{1/2\beta} = \frac{0.693}{\beta} \qquad 式(10-14)$$

(2)根据残数浓度 $C_r$ 求 $\alpha$ 和 $A$:根据该直线方程求出曲线前相(分布相)各对应时间点的外推浓度值 $C'$,以对应时间点的实测浓度 $C$ 减去外推浓度 $C'$,即式(10-11)减去式(10-12)

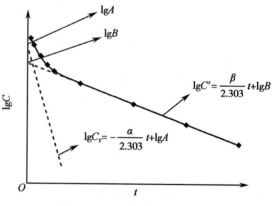

$$\lg C' = \frac{\beta}{2.303}t + \lg B$$

$$\lg C_r = -\frac{\alpha}{2.303}t + \lg A$$

图 10-3  二室模型静脉注射给药血药浓度-时间曲线示意图

得残数浓度 $C_r$。

$$C_r = C - C' = A \cdot e^{-\alpha t} \qquad 式（10-15）$$

对式（10-15）取对数得：

$$\lg C_r = -\frac{\alpha}{2.303}t + \lg A \qquad 式（10-16）$$

式（10-16）中，$C_r$ 为残数浓度；$C'$ 为外推浓度。以 $\lg C_r - t$ 回归得直线方程，根据直线的斜率 $-\dfrac{\alpha}{2.303}$ 和截距（$\lg A$）可分别求得 $\alpha$ 和 $A$，分布相半衰期可按式（10-17）求出：

$$t_{1/2(\alpha)} = \frac{0.693}{\alpha} \qquad 式（10-17）$$

采用残数法估算混杂参数 $\alpha$、$\beta$、$A$ 和 $B$ 时，也可以用曲线末端 $\ln C'$ 对 $t$ 回归，则对应的斜率和截距分别为 $\beta$ 和 $\ln B$，以 $\ln C_r$ 对 $t$ 回归对应的斜率和截距分别为 $\alpha$ 和 $\ln A$。应该注意的是，分布相可持续一定的时间，若取样太迟或取样点太少，可能错过分布相而将二室模型当成单室模型处理。

### 2. 模型参数及其他参数的求法

（1）中央室表观分布容积 $V_c$：当时间 $t = 0$ 时，$C = C_0$，根据式（10-11），可得下式。

$$C_0 = A + B \qquad 式（10-18）$$

零时间时体内所有药物都在中央室，给药剂量为 $X_0$，所以零时间的血药浓度 $C_0$ 为：

$$C_0 = \frac{X_0}{V_c} \qquad 式（10-19）$$

则：

$$V_c = \frac{X_0}{A + B} \qquad 式（10-20）$$

（2）速率常数 $k_{12}$、$k_{21}$、$k_{10}$：将式（10-20）代入式（10-10）中，整理得式（10-21）。

$$k_{21} = \frac{A\beta + B\alpha}{A + B} \qquad 式（10-21）$$

将式（10-21）代入式（10-8）中，可求出中央室的消除速率常数 $k_{10}$，即：

$$k_{10} = \frac{\alpha\beta(A + B)}{A\beta + B\alpha} \qquad 式（10-22）$$

将 $k_{21}$、$k_{10}$ 值代入式（10-7）中，进一步求出 $k_{12}$，即：

$$k_{12} = \alpha + \beta - k_{21} - k_{10} \qquad 式（10-23）$$

根据基本参数 $\alpha$、$\beta$、$A$、$B$ 即可求出 $V_c$、$k_{12}$、$k_{21}$、$k_{10}$ 等模型参数，这些参数可以基本反映药物的体内药物动力学特征，代入式（10-11）可以求出单剂量静脉注射给药后任何时间的血药浓度。

在静脉注射给药二室模型中，$k_{10}$ 表示药物从中央室的消除，而 $\beta$ 表示分布基本完成后在消除相的药物消除。由于药物从组织向血浆再分布，故消除相中血药浓度的下降一般慢于单纯的消除，所以一般 $\beta < k_{10}$，$k_{10}$ 是真正的消除速度常数，$\beta$ 是混杂的消除速率常数，受药物消除速度和进出周边房室速度的影响。

（3）血药浓度-时间曲线下面积 AUC：根据 AUC 的定义，以血药浓度对时间进行定积分可得下式。

$$AUC = \frac{A}{\alpha} + \frac{B}{\beta} \qquad 式（10-24）$$

（4）总体清除率 Cl：二室模型药物总体清除率的定义与单室模型相同，清除率的计算不必考虑房室模型，可用非房室模型法计算。

$$Cl = \frac{X_0}{AUC} = \beta \cdot V_\beta \qquad 式（10-25）$$

式（10-25）中，$V_\beta$ 表示总表观分布容积，为 $V_c$ 和 $V_p$ 之和。

**例 10-1**　为体重 70kg 的健康成年男性快速静脉注射某抗生素 100mg,定时采集血样,测得各时间的血药浓度如下。

| $t$/h | 0.25 | 0.5 | 1 | 1.5 | 2 | 4 | 6 | 8 | 12 | 16 |
|---|---|---|---|---|---|---|---|---|---|---|
| $C$/($\mu$g/ml) | 42.9 | 32.2 | 20.5 | 14.3 | 11.2 | 6.51 | 4.26 | 2.78 | 1.22 | 0.50 |

试判断其房室模型,并求出有关动力学参数。

**解:**

（1）以血药浓度对数对时间作图,判断符合二室模型,见图10-4。

（2）根据后5点血药浓度对数-时间直线段数据,根据截距求得 $B = 15.3\mu$g/ml;根据斜率求得 $\beta = 0.213$h$^{-1}$。

（3）根据残数浓度求 $\alpha$ 和 $A$。根据上述直线方程,求得曲线前相各时间点对应的外推浓度,以曲线上实测浓度减去外推浓度即得残数浓度（表10-1）,以 $\lg C_r$-$t$ 作图即为残数线（图10-4）,求得残数线的截距 $A = 45.9\mu$g/ml;根据斜率求得 $\alpha = 1.798$h$^{-1}$。

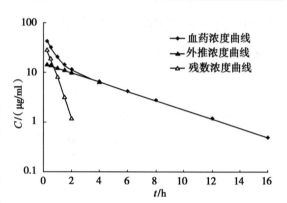

图 10-4　二室模型静脉注射给药血药浓度-时间曲线

表 10-1　血药浓度实测数据及根据残数法原理求得的残数浓度

| $t$/h | 0.25 | 0.5 | 1 | 1.5 | 2 | 4 | 6 | 8 | 12 | 16 |
|---|---|---|---|---|---|---|---|---|---|---|
| $C$/($\mu$g/ml) | 42.9 | 32.2 | 20.5 | 14.3 | 11.2 | 6.51 | 4.26 | 2.78 | 1.22 | 0.50 |
| $C'$/($\mu$g/ml) | 14.5 | 13.8 | 12.4 | 11.1 | 10.0 | | | | | |
| $C_r$/($\mu$g/ml) | 28.4 | 18.4 | 8.10 | 3.20 | 1.20 | | | | | |

（4）根据 $\alpha$、$\beta$、$A$、$B$,可计算其他参数。

$$t_{1/2\alpha} = \frac{0.693}{\alpha} = \frac{0.693}{1.798} = 0.39(\text{h})$$

$$t_{1/2\beta} = \frac{0.693}{\beta} = \frac{0.693}{0.213} = 3.25(\text{h})$$

$$C_0 = A + B = 45.9 + 15.3 + 61.2(\mu\text{g/ml})$$

$$V_C = \frac{X_0}{C_0} = \frac{100}{61.2} = 1.63(\text{L})$$

$$\text{AUC} = \frac{A}{\alpha} + \frac{B}{\beta} = \frac{45.9}{1.798} + \frac{15.3}{0.213} = 97.4[(\mu\text{g/ml}) \cdot \text{h}]$$

$$V_\beta = \frac{X_0}{\beta \cdot \text{AUC}} = \frac{100}{0.213 \times 97.4} = 4.82(\text{L})$$

$$k_{21} = \frac{A\beta + B\alpha}{A + B} = \frac{45.9 \times 0.213 + 15.3 \times 1.798}{45.9 + 15.3} = 0.609(\text{h}^{-1})$$

$$k_{10} = \frac{\alpha\beta}{k_{21}} = \frac{1.798 \times 0.213}{0.609} = 0.629(\text{h}^{-1})$$

$$k_{12} = \alpha + \beta - k_{21} - k_{10} = 1.798 + 0.213 - 0.609 - 0.629 = 0.773(\text{h}^{-1})$$

**答:** $\alpha = 1.798$h$^{-1}$,$\beta = 0.213$h$^{-1}$,$A = 45.9\mu$g/ml,$B = 15.3\mu$g/ml;$t_{1/2\alpha} = 0.39$h,$t_{1/2\beta} = 3.25$h;$V_C = 1.63$L,AUC$= 97.4[(\mu$g/ml$) \cdot $h],$V_\beta = 4.82$(L),$k_{21} = 0.609$h$^{-1}$,$k_{12} = 0.773$h$^{-1}$,$k_{10} = 0.629$h$^{-1}$。

## 第二节　三室模型静脉注射给药

### 一、模型的建立

三室模型如图 10-5 所示,药物在血液高灌注的中央室很快达到分布平衡,进入浅外组织房室的分布较慢,进入深外组织房室的分布最慢,药物的消除主要发生在中央室。实际工作中三室模型较少遇见,解析式复杂,但可通过多室通用解析式演算得到。

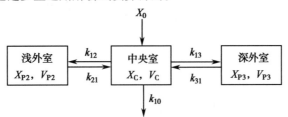

ER 10-4

静脉注射给药三室模型及解析式

图 10-5　静脉注射给药三室动力学模型图

与二室模型类似,$t=0$ 时,$X_C=X_0$,$X_{P2}=0$,$X_{P3}=0$,中央室和两个周边室药物的转运速率方程组应为:

$$\frac{dX_C}{dt}=k_{21}X_{P2}+k_{31}X_{P3}-k_{12}X_C-k_{13}X_C-k_{10}X_C \qquad 式(10\text{-}26)$$

$$\frac{dX_{P2}}{dt}=k_{12}X_C-k_{21}X_{P2} \qquad 式(10\text{-}27)$$

$$\frac{dX_{P3}}{dt}=k_{13}X_C-k_{31}X_{P3} \qquad 式(10\text{-}28)$$

### 二、血药浓度-时间关系

对式(10-26)、式(10-27)和式(10-28)微分方程组进行拉氏变换和解线性方程组,整理后可求得血药浓度-时间关系式:

$$C=A\cdot e^{-\alpha t}+B\cdot e^{-\beta t}+P\cdot e^{-\pi t} \qquad 式(10\text{-}29)$$

当 $t$ 为零时,$C_0=A+B+P$,采用两次残数法可求得 $A$、$B$、$P$ 及 $\alpha$、$\beta$、$\pi$。根据以上基本参数可求得其他参数如下:

$$k_{21}=\alpha+\frac{A(\pi-\alpha)(k_{21}-\beta)+B(\pi-\beta)(k_{21}-\alpha)}{C_0(k_{21}-\beta)}$$

解二次方程得:

$$k_{21}=\frac{\alpha+\beta+(A(\pi-\alpha)+B(\pi-\beta))/C_0\pm\sqrt{(\alpha+\beta+(A(\pi-\alpha)+B(\pi-\beta))/C_0)^2-4\alpha\beta-4A\beta(\pi-\alpha)+B\alpha(\pi-\beta)/C_0}}{2}$$

$$式(10\text{-}30)$$

$$k_{31}=\beta+\frac{B(\pi-\beta)(\alpha-\beta)}{(P+A+B)(k_{21}-\beta)} \qquad 式(10\text{-}31)$$

$$k_{10}=\frac{\alpha\beta\pi}{k_{21}k_{31}} \qquad 式(10\text{-}32)$$

$$k_{12}=\frac{(\alpha\beta+\alpha\pi+\beta\pi)-k_{21}(\alpha+\beta+\pi)-k_{10}k_{31}+k_{21}^2}{k_{31}-k_{21}} \qquad 式(10\text{-}33)$$

$$k_{13}=\alpha+\beta+\pi-(k_{10}+k_{12}+k_{31}+k_{21}) \qquad 式(10\text{-}34)$$

## 第三节 二室模型静脉滴注给药

### 一、模型建立

在二室模型中,当静脉滴注给药时,一方面药物以恒定速度进入中央室;另一方面,同时发生药物在中央室与周边室间转运及从中央室消除。因此,二室模型药物静脉滴注给药的动力学模型如图10-6所示。剂量为$X_0$的药物,在总滴注时间$T$内,以恒速$k_0(=X_0/T)$进入中央室,设滴注经历的时间变量为$t(0 \leq t \leq T)$,除恒速滴注过程为零级速率过程外,其他转运过程均符合一级速率过程。

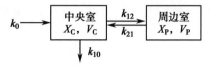

图 10-6 静脉滴注给药二室
动力学模型图

图10-6中$k_0$为静脉滴注给药的速率;$X_C$、$X_P$、$V_C$、$V_P$、$k_{12}$、$k_{21}$、$k_{10}$等符号的意义同二室模型静脉注射给药。

根据模型图10-6,滴注刚开始时,体内药量应为零,故$t=0$时,$X_C=0$,$X_P=0$,各房室间药物的转运速率方程组为:

$$\begin{cases} \dfrac{\mathrm{d}X_C}{\mathrm{d}t} = k_0 + k_{21}X_P - (k_{12}+k_{10})X_C & \text{式}(10\text{-}35) \\[2mm] \dfrac{\mathrm{d}X_P}{\mathrm{d}t} = k_{12}X_C - k_{21}X_P & \text{式}(10\text{-}36) \end{cases}$$

### 二、滴注期间血药浓度与时间的关系

对式(10-35)和式(10-36)微分方程组进行拉氏变换、解方程组等,可求得血药浓度与时间的关系式:

$$X_C = \frac{k_0(\alpha-k_{21})}{\alpha(\alpha-\beta)}(1-\mathrm{e}^{-\alpha t}) + \frac{k_0(k_{12}-\beta)}{\beta(\alpha-\beta)}(1-\mathrm{e}^{-\beta t}) \qquad \text{式}(10\text{-}37)$$

$$C = \frac{k_0(\alpha-k_{21})}{V_C \cdot \alpha(\alpha-\beta)}(1-\mathrm{e}^{-\alpha t}) + \frac{k_0(k_{21}-\beta)}{V_C \cdot \beta(\alpha-\beta)}(1-\mathrm{e}^{-\beta t}) \qquad \text{式}(10\text{-}38)$$

整理后得:

$$C = \frac{k_0}{V_0 k_{10}}\left(1 - \frac{k_{10}-\beta}{\alpha-\beta} \cdot \mathrm{e}^{-\alpha t} - \frac{\alpha-k_{10}}{\alpha-\beta} \cdot \mathrm{e}^{-\beta t}\right) \qquad \text{式}(10\text{-}39)$$

式(10-39)反映了滴注给药过程中血药浓度随滴注时间延长而升高的情况。当滴注时间$t \to \infty$,则$\mathrm{e}^{-\alpha t}$和$\mathrm{e}^{-\beta t}$均趋于零,血药浓度趋近于稳态血药浓度($C_{ss}$):

$$C_{ss} = \frac{k_0}{V_C \cdot k_{10}} \qquad \text{式}(10\text{-}40)$$

由式(10-40)可见,稳态血药浓度与静脉滴注速度成正比。与单室模型药物静脉滴注时一样,当滴注时间达药物消除半衰期的3.32倍或6.64倍时,血药浓度分别可达稳态水平的90%和99%。

设机体总表观分布容积为$V_\beta$,消除仅发生在中央室,总体清除率$V_\beta \cdot \beta$应与中央室清除率$V_C \cdot k_{10}$相等,故有如下关系:

$$V_\beta \cdot \beta = V_C \cdot k_{10} \qquad \text{式}(10\text{-}41)$$

故式(10-40)还可表示为:

$$C_{ss} = \frac{k_0}{V_\beta \cdot \beta} \qquad \text{式}(10\text{-}42)$$

当已知药物的总表观分布容积（$V_\beta$）、混杂消除速率常数（$\beta$），可根据临床所要求的血药浓度（$C_{ss}$），计算所需要的静脉滴注速度（$k_0$）；同样，若已知静脉滴注速度 $k_0$、稳态血药浓度 $C_{ss}$，并且从停止滴注后的血药浓度-时间曲线上求出 $\beta$，则可根据式（10-42）求出药物的总表观分布容积 $V_\beta$。

### 三、滴注停止后的血药浓度-时间过程

设静脉滴注停止后所经历的时间为 $t'$。当静脉滴注停止后，药物的体内过程与静脉注射相同，相当于在静脉滴注停止时（$t=T, t'=0$）静脉注射一定剂量的药物，静脉滴注停止时的浓度即相当于静脉注射给药后的初浓度，则静脉滴注停止后血药浓度与时间的关系式为：

$$C = \frac{k_0(\alpha-k_{21})(1-e^{-\alpha T})}{V_C\alpha(\alpha-\beta)} \cdot e^{-\alpha t'} + \frac{k_0(k_{21}-\beta)(1-e^{-\beta T})}{V_C\beta(\alpha-\beta)} \cdot e^{-\beta t'} \qquad 式（10-43）$$

令：

$$R = \frac{k_0(\alpha-k_{21})(1-e^{-\alpha T})}{V_C\alpha(\alpha-\beta)}, S = \frac{k_0(k_{21}-\beta)(1-e^{-\beta T})}{V_C\beta(\alpha-\beta)} \qquad 式（10-44）$$

则式（10-43）可写为：

$$C = R \cdot e^{-\alpha t'} + S \cdot e^{-\beta t'} \qquad 式（10-45）$$

$R$ 和 $S$ 与静脉注射二室模型中 $A$ 和 $B$ 的关系为：

$$A = \frac{\alpha T}{1-e^{-\alpha t}} \cdot R, B = \frac{\beta T}{1-e^{-\beta t}} \cdot S \qquad 式（10-46）$$

根据式（10-45），静脉滴注结束后，在一定时间采血，测定血药浓度，以血药浓度的对数对时间作图，根据残数法原理，与二室模型静脉注射给药相似，可求得基本参数 $\alpha$、$\beta$、$R$ 和 $S$ 及模型参数 $k_{21}$、$k_{10}$、$k_{12}$ 和 $V_\beta$ 等参数（图 10-7）。

二室模型
恒速静脉
滴注给药
浓度-曲线
示意图

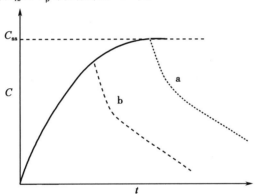

a. 达稳态后停止滴注；b. 达稳态前停止滴注。

图 10-7　二室模型恒速静脉滴注给药血药浓度-时间曲线示意图

描述静脉滴注结束后血药浓度经时过程的关系式（10-45），在临床实践中有较大应用价值。因为有些药物的溶解度小（需要注入较大体积的容量）或有副作用，快速静脉注射有困难，此时静脉滴注是较为方便和安全的给药方式。

## 第四节　二室模型血管外给药

### 一、模型的建立

二室模型药物以血管外途径给药时，药物首先通过吸收部位吸收进入血液循环即进入中央室，然后进行中央室消除及其与周边室的转运。与二室模型静脉注射给药动力学过程相比，增加了从吸收

部位进入中央室的一级吸收速率过程。因此,血管外途径给药的二室模型图见图10-8。

图10-8中,$F$为吸收百分数;$X_a$为吸收部位的药量;$k_a$为一级吸收速率常数;$X_0$、$X_C$、$V_C$、$X_P$、$V_P$、$k_{12}$、$k_{21}$和$k_{10}$含义同二室模型静脉注射给药。

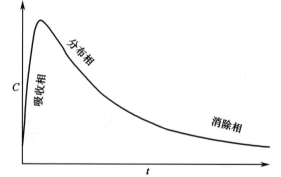

图10-8 血管外给药二室动力学模型图

二室模型药物血管外途径给药刚开始时,给药部位待吸收的药物量应为$FX_0$,而体内药量应为零;故$t=0$时,$X_a=FX_0$,$X_C=0$,$X_P=0$,按物质转运动力学原理,房室间药物的转运速率方程组如下:

血管外给药
二室模型及
解析式

$$\begin{cases} \dfrac{dX_a}{dt}=-k_aX_a & 式(10\text{-}47) \\[2mm] \dfrac{dX_C}{dt}=k_aX_a-(k_{12}+k_{10})X_C+k_{21}X_P & 式(10\text{-}48) \\[2mm] \dfrac{dX_P}{dt}=k_{12}X_C-k_{21}X_P & 式(10\text{-}49) \end{cases}$$

其中,$dX_a/dt$为吸收部位药物量的变化率;$dX_C/dt$为中央室药物量的变化率;$dX_P/dt$为周边室药物量的变化率。

## 二、血药浓度与时间的关系

上述方程组利用拉氏变换和解线性方程组等方法,或由多室解析通式演算得到:

$$X_C=\frac{k_aFX_0(k_{21}-k_a)}{(\alpha-k_a)(\beta-k_a)}\cdot e^{-k_at}+\frac{k_aFX_0(k_{21}-\alpha)}{(k_a-\alpha)(\beta-\alpha)}\cdot e^{-\alpha t}+\frac{k_aFX_0(k_{21}-\beta)}{(k_a-\beta)(\alpha-\beta)}\cdot e^{-\beta t} \qquad 式(10\text{-}50)$$

以$X_C=V_C\cdot C$代入式(10-50),得到血药浓度$C$与时间$t$的关系式如下:

$$C=\frac{k_aFX_0(k_{21}-k_a)}{V_C(\alpha-k_a)(\beta-k_a)}\cdot e^{-k_at}+\frac{k_aFX_0(k_{21}-\alpha)}{V_C(k_a-\alpha)(\beta-\alpha)}\cdot e^{-\alpha t}+\frac{k_aFX_0(k_{21}-\beta)}{V_C(k_a-\beta)(\alpha-\beta)}\cdot e^{-\beta t} \qquad 式(10\text{-}51)$$

式(10-51)反映了二室模型特征的药物经血管外途径给药后,血药浓度随时间的变化规律,其血药浓度曲线如图10-9所示。

从血药浓度-时间曲线(图10-9)中可以看出,药物浓度先是上升,后较快速下降,最后缓慢下降,可将曲线分为3个时相。①吸收相:给药初期药物浓度持续上升,药物吸收过程占主导地位,分布和消除对血药浓度的影响较小。②分布相:吸收至一定程度后,以药物从中央室向周边室的转运为主,药物分布是主要过程,药物浓度开始下降。③消除相:药物浓度逐渐降低,吸收过程基本完成,中央室与周边室的分布趋于平衡,体内过程以消除为主。

图10-9 二室模型血管外给药后
血药浓度-时间曲线示意图

## 三、药物动力学参数的估算

**1. 基本参数的估算** 将式(10-51)简写成如下形式:

$$C=N\cdot e^{-k_at}+L\cdot e^{-\alpha t}+M\cdot e^{-\beta t} \qquad 式(10\text{-}52)$$

式(10-52)中:$N=\dfrac{k_aFX_0(k_{21}-k_a)}{V_C(\alpha-k_a)(\beta-k_a)}$ \qquad 式(10-53)

$$L=\frac{k_aFX_0(k_{21}-\alpha)}{V_C(k_a-\alpha)(\beta-\alpha)} \qquad 式(10\text{-}54)$$

$$M = \frac{k_a F X_0 (k_{21} - \beta)}{V_C (k_a - \beta)(\alpha - \beta)} \qquad \text{式(10-55)}$$

式(10-52)包含三项指数函数,以血药浓度的对数对时间作图,如图10-10所示,与静脉注射给药数据的处理方法类似,也可以采用残数法来求算基本参数。

残数法求二室血管外给药基本参数示意图

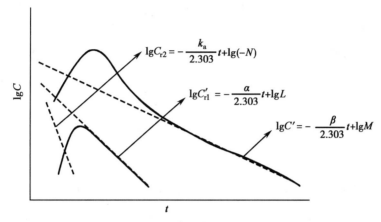

图 10-10　二室模型血管外给药血药浓度-时间曲线及拟合关系示意图

对于血管外途径给药的剂型来说,通常吸收速度远大于消除速度,即 $k_a \gg \beta$,又因为 $\alpha \gg \beta$,因此当 $t$ 充分大时,$e^{-k_a t}$ 和 $e^{-\alpha t}$ 均趋于零,以 $C'$ 表示曲线末端血药浓度,式(10-52)可简化为:

$$C' = M \cdot e^{-\beta t} \qquad \text{式(10-56)}$$

对式(10-56)取对数得:

$$\lg C' = -\frac{\beta}{2.303} t + \lg M \qquad \text{式(10-57)}$$

以 $\lg C'-t$ 回归得直线方程,其斜率为 $-\dfrac{\beta}{2.303}$,外推至与纵轴相交,得截距为 $\lg M$(图10-10),由斜率和截距即可求出 $\beta$ 和 $M$。

根据 $\lg C'-t$ 直线方程外推,可求出曲线前相各时间点对应的外推血药浓度值,以曲线前相实测血药浓度数据 $C$ 减去外推直线上对应时间点的 $C'$,即式(10-52)减去式(10-56),得到第一残数浓度 $C_{r1}$,残数浓度的方程:

$$C_{r1} = N \cdot e^{-k_a t} + L \cdot e^{-\alpha t} \qquad \text{式(10-58)}$$

通常,$k_a \gg \alpha$,当 $t$ 较大时,$e^{-k_a t} \to 0$,以 $C'_{r1}$ 表示末端残数浓度,则式(10-58)简化为:

$$C'_{r1} = L \cdot e^{-\alpha t} \qquad \text{式(10-59)}$$

两边取对数,得到:

$$\lg C'_{r1} = -\frac{\alpha}{2.303} t + \lg L \qquad \text{式(10-60)}$$

以 $\lg C'_{r1}$ 对 $t$ 作图,得残数半对数曲线,该残数半对数曲线尾段为直线($\lg C'_{r1}-t$),其斜率为 $-\dfrac{\alpha}{2.303}$,外推至与纵轴相交点的截距为 $\lg L$,通过斜率和截距,可求出 $\alpha$ 和 $L$。

该残数线可依据上述方法进一步分解,以尾段直线方程 $\lg C'_{r1}-t$ 外推曲线前相对应的浓度值 $C'_{r1}$ 减去第一残数曲线前相浓度值 $C_{r1}$,得到第二残数浓度 $C_{r2}$,将式(10-59)减去式(10-58),即得第二残数线方程:

$$C_{r2} = -N \cdot e^{-k_a t} \qquad \text{式(10-61)}$$

两边取对数得:

$$\lg C_{r2} = -\frac{k_a}{2.303}t + \lg(-N) \qquad\qquad 式(10\text{-}62)$$

$C_{r2}$ 代表第二残数浓度值。同样两边取对数后，以 $\lg C_{r2}$ 对 $t$ 作图，得到一直线，从其斜率和截距即可求 $k_a$ 和 $N$，$N$ 为负值。

可见，通过两次应用残数法，可将式(10-52)的三项指数曲线分解出它的三个指数项，从而求出参数 $k_a$、$\alpha$、$\beta$、$N$、$L$ 和 $M$。

**例 10-2** 口服某药物 500mg，体内药物动力学特征符合二室模型，设 $F=0.85$，测得不同时间的血药浓度如表所示，试求该药的 $\beta$、$M$、$\alpha$、$L$，$k_a$ 和 $N$ 等基本参数。

| $t$/h | 0.25 | 0.5 | 1.0 | 2.5 | 3.5 | 5.0 | 7.5 | 10 | 15 | 20 | 25 | 30 | 40 | 50 | 60 |
|---|---|---|---|---|---|---|---|---|---|---|---|---|---|---|---|
| $C$/(mg/L) | 14.0 | 19.5 | 37.5 | 61.5 | 71.5 | 69.2 | 59.5 | 50.1 | 36.6 | 27.5 | 21.5 | 16.4 | 11.5 | 8.30 | 5.90 |

**解：**

(1)以血药浓度对数对时间作图(图 10-11)，以曲线尾端直线段后 4 点的血药浓度对数对时间回归，$\lg C' = -\frac{\beta}{2.303}t + \lg M$，根据直线的斜率和截距求得 $\beta = 0.034(\text{h}^{-1})$，$M = 45.1(\text{mg/L})$。

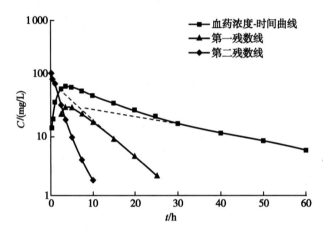

图 10-11 例 10-2 二室模型口服给药血药浓度-时间曲线

(2)将上述直线外推至纵轴，求出曲线前相各时间点的浓度 $C'$，以 $C'$ 减去曲线前相相应时间点的浓度 $C$ 即为 $C_{r1}$(表 10-2)。以 $\lg C_{r1}$ 对 $t$ 作图得第一条半对数残数线(图 10-11)，以半对数残数线末端直线段后 3 点的血药浓度对数对时间回归，$\lg C'_{r1} = -\frac{\alpha}{2.303}t + \lg L$，根据直线的斜率和截距分别求得 $\alpha = 0.146(\text{h}^{-1})$，$L = 85.4(\text{mg/L})$。

(3)依上法将上述直线外推求出残数曲线前相相应时间点的浓度 $C'_{r1}$，以 $C'_{r1}$ 减去相应时间点的 $C_{r1}$ 即得 $C_{r2}$，列于表 10-2 中。以 $\lg C_{r2}$ 对时间回归，$\lg C_{r2} = -\frac{k_a}{2.303}t + \lg(-N)$，根据直线的斜率和截距分别求得 $k_a = 0.432(\text{h}^{-1})$，$N = -113(\text{mg/L})$。

表 10-2 血药浓度实测数据及根据残数法原理求得的残数浓度

| $t$/h | $C$/(mg/L) | $C'$/(mg/L) | $C_{r1}$/(mg/L) | $C'_{r1}$/(mg/L) | $C_{r2}$/(mg/L) |
|---|---|---|---|---|---|
| 0.25 | 14.0 | 44.7 | −30.7 | 82.3 | 113 |
| 0.5 | 19.5 | 44.4 | −24.9 | 79.4 | 104 |

续表

| $t/h$ | $C/$ ( mg/L ) | $C'/$ ( mg/L ) | $C_{r1}/$ ( mg/L ) | $C'_{r1}/$ ( mg/L ) | $C_{r2}/$ ( mg/L ) |
|---|---|---|---|---|---|
| 1. 0 | 37. 5 | 43. 6 | −6. 10 | 73. 8 | 79. 9 |
| 2. 5 | 65. 5 | 41. 5 | 24. 0 | 59. 2 | 35. 2 |
| 3. 5 | 71. 5 | 40. 1 | 31. 4 | 51. 2 | 19. 8 |
| 5. 0 | 69. 2 | 38. 1 | 31. 1 | 41. 1 | 10. 0 |
| 7. 5 | 59. 5 | 35. 0 | 24. 5 | 28. 5 | 4. 00 |
| 10 | 50. 1 | 32. 1 | 18. 0 | 19. 8 | 1. 80 |
| 15 | 36. 6 | 27. 1 | 9. 50 | | |
| 20 | 27. 5 | 22. 9 | 4. 60 | | |
| 25 | 21. 5 | 19. 3 | 2. 20 | | |
| 30 | 16. 4 | | | | |
| 40 | 11. 5 | | | | |
| 50 | 8. 30 | | | | |
| 60 | 5. 90 | | | | |

**答**:$\alpha=0.146h^{-1}$,$\beta=0.034h^{-1}$,$k_a=0.432h^{-1}$;$L=85.4mg/L$,$M=45.1mg/L$,$N=-113mg/L$。该药物的动力学方程为:$C=85.4e^{-0.146t}+45.1e^{-0.034t}-113e^{-0.432t}$。

2. 模型参数及其他参数的求法

(1)转运速率常数 $k_{12}$、$k_{21}$、$k_{10}$:将式(10-54)除以式(10-55),得下式。

$$\frac{L}{M}=\frac{(\alpha-k_{21})(k_a-\beta)}{(k_a-\alpha)(k_{21}-\beta)} \qquad 式(10\text{-}63)$$

整理式(10-63),可解出 $k_{21}$ 如下:

$$k_{21}=\frac{\dfrac{L}{M}\beta+\dfrac{k_a-\beta}{k_a-\alpha}\alpha}{\dfrac{L}{M}+\dfrac{k_a-\beta}{k_a-\alpha}}=\frac{L\beta(k_a-\alpha)+M\alpha(k_a-\beta)}{L(k_a-\alpha)+M(k_a-\beta)} \qquad 式(10\text{-}64)$$

从而可继续求出 $k_{10}$ 和 $k_{12}$,即:

$$k_{10}=\frac{\alpha\beta}{k_{21}} \qquad 式(10\text{-}65)$$

$$k_{12}=\alpha+\beta-k_{10}-k_{21} \qquad 式(10\text{-}66)$$

(2)中央室表观分布容积 $V_C$:

根据式(10-54)$L=\dfrac{k_aFX_0(k_{21}-\alpha)}{V_C(k_a-\alpha)(\beta-\alpha)}$,因此

$$V_C=\frac{k_aFX_0(k_{21}-\alpha)}{L(k_a-\alpha)(\beta-\alpha)} \qquad 式(10\text{-}67)$$

(3)半衰期:根据血管外途径给药二室模型的 3 个时相,相应有 3 个半衰期。

吸收相半衰期:

$$t_{1/2\alpha}=\frac{0.693}{k_a} \qquad 式(10\text{-}68)$$

分布相半衰期:

$$t_{1/2\alpha}=\frac{0.693}{\alpha} \qquad 式(10\text{-}69)$$

消除相半衰期：

$$t_{1/2\beta} = \frac{0.693}{\beta}$$

式(10-70)

（4）血药浓度-时间曲线下面积：

根据 AUC 的定义,有：

$$AUC = \int_0^\infty C dt = \int_0^\infty (Ne^{-k_a t} + Le^{-\alpha t} + Me^{-\beta t}) dt$$

所以：

$$AUC = \frac{L}{\alpha} + \frac{M}{\beta} + \frac{N}{k_a}$$

式(10-71)

根据式(10-53)、式(10-54)、式(10-55),可知 $N = -(L+M)$。

则 AUC 又可表示为：

$$AUC = \frac{L}{\alpha} + \frac{M}{\beta} - \frac{L+M}{k_a}$$

式(10-72)

（5）总表观分布容积

$$V_\beta = \frac{FX_0}{\beta \cdot AUC}$$

式(10-73)

式中, $V_\beta$ 为 $V_C$ 与 $V_P$ 之和。

（6）总体清除率

$$Cl = \beta \cdot V_\beta = \frac{FX_0}{AUC}$$

式(10-74)

## 四、Loo-Riegelman 法测定吸收百分数

Loo-Riegelman(L-R)法是用来求血管外给药二室模型中吸收百分数的经典方法。血管外给药吸收进入体循环的药物量 $X_A$ 等于中央室内药物量 $X_C$、已消除掉的药物量 $X_E$ 和周边室的药物量 $X_P$ 之和,即：

$$X_A = X_C + X_E + X_P$$

式(10-75)

对式(10-75)微分后得：

$$\frac{dX_A}{dt} = \frac{dX_C}{dt} + \frac{dX_E}{dt} + \frac{dX_P}{dt} = V_C \frac{dC}{dt} + k_{10} \cdot V_C \cdot C + \frac{dX_P}{dt}$$

式(10-76)

将式(10-76)积分,可求得在 0—$t$ 和 0—$\infty$ 时间内吸收进入体循环的药物量为：

$$(X_A)_t = V_C C_t + V_C k_{10} \int_0^t C dt + (X_P)_t$$

式(10-77)

$$(X_A)_\infty = V_C k_{10} \int_0^\infty C dt$$

式(10-78)

$t$ 时间的吸收百分数 $F_a$ 为：

$$F_a = \frac{(X_A)_t}{(X_A)_\infty} = \frac{C_t + k_{10} \int_0^t C dt + \frac{(X_P)_t}{V_C}}{k_{10} \int_0^\infty C dt}$$

式(10-79)

经推导：

$$\frac{(X_P)_t}{V_C} = \frac{(X_P)_1}{V_C} \cdot e^{-k_{21}\Delta t} + \frac{k_{12} C_1}{k_{21}} (1 - e^{-k_{21}\Delta t}) + \frac{k_{21} \cdot (\Delta t)^2}{2} \cdot \frac{\Delta C}{\Delta t}$$

式(10-80)

式(10-80)中,$(X_P)_1$ 为两次连续取样中第一次的周边室药量,$(X_P)_t$ 为两次连续取样中第二次的周边室药量;$C_1$ 为两次连续取样中第一次的血药浓度,$\Delta C$ 为两次连续取样的血药浓度差;$\Delta t$ 为两次连续取

样的时间间隔。根据式（10-80），从零时间点开始可以求出每个取样点的$\dfrac{(X_P)_t}{V_C}$值。

式（10-79）中，$V_C$需从静脉注射给药数据中求得，$\displaystyle\int_0^t Cdt +$ 与 $\dfrac{(X_P)_t}{V_C}$由血管外给药后的血药浓度-时间数据求得，按式（10-79）计算吸收分数 $F_a$ 或待吸收分数 $[1-(X_A)_t]/(X_A)_\infty$。

## 第五节　线性多室模型通解和特定给药条件下的解析式

### 一、线性多室模型的通解

ER 10-9

多室模型
动力学示
意图

前面介绍了线性多室药物动力学数学模型及参数求算，由于采取分割建模的思路，不能很好地将各室模型的线性药物动力学数学模型的特征及参数关联起来，致使大家难以准确掌握复杂的多室模型数学表达式。下面将简单介绍线性多室模型的通解求算方法，以此来理解各室药物动力学参数间的关系。

药物经吸收、分布、代谢、排泄完成药物动力学过程，若在体内所呈现的转运速度不均匀，可以按多房室划分，如图10-12。

设有 $n$ 室，中央室的消除常数为 $k_{10}$，中央室向第二室（周边室1）的转运常数为 $k_{12}$，向第三室（周边室2）的转运常数为 $k_{13}$，…，向第 $n$ 室（周边室 $n-1$）的转运常数为 $k_{1n}$；共有 $n-1$ 个不均匀周边室；第二室向中央室的转运常数为 $k_{21}$，第三室向中央室的转运常数为 $k_{31}$，…，第 $n$ 室向中央室的转运常数为 $k_{n1}$。向中央室给药剂量为 $X_0$，可采用静脉注射、静脉滴注

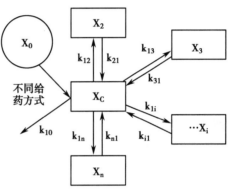

图 10-12　线性多室药物动力学模型图

（滴速为 $k_0$）和非血管等不同形式给药。中央室的药量为 $X_1$，表观体积为 $V_C$，第 $i$ 室（周边室 $i-1$）的药量为 $X_i$，表观体积为 $V_{iP}$。根据生物代谢流量平衡和动力学原理建立线性多室药物动力学方程组，如式（10-81-1 至 10-81-$n$）。

$$\begin{cases} \dfrac{dX_1}{dt} = -k_{10}X_1 - (k_{12}+k_{13}+\cdots+k_{1n})X_1 + k_{21}X_2 + k_{31}X_3 + \cdots + k_{n1}X_n & \text{式（10-81-1）} \\[2mm] \dfrac{dX_2}{dt} = k_{12}X_1 - k_{21}X_2 & \text{式（10-81-2）} \\[2mm] \dfrac{dX_3}{dt} = k_{13}X_1 - k_{31}X_3 & \text{式（10-81-3）} \\[2mm] \cdots\cdots\cdots\cdots\cdots\cdots & \text{式（10-81-}i\text{）} \\[2mm] \dfrac{dX_n}{dt} = k_{1n}X_1 - k_{n1}X_n & \text{式（10-81-}n\text{）} \end{cases}$$

解线性微分方程组，可得通解的拉氏象函数为式（10-82）

$$LX_i = \frac{\Delta_i(s)}{\displaystyle\prod_{j=1}^{n}(s+\alpha_j)} \qquad\qquad \text{式（10-82）}$$

式中，$\alpha_j$是平衡常数构成的系数矩阵第 $j$ 个特征值的反数，其中 $\Delta_i(s)$ 为按克莱姆法得到的变量替代平衡常数系数构成的行列式。再经分式分解得式（10-83）。

$$LX_i = \sum_{j=1}^n \frac{\Delta_i(-\alpha_j)}{(s+\alpha_j)\prod_{j=1,l=1,l\neq j}^n (\alpha_l-\alpha_j)} \qquad 式（10-83）$$

再经逆拉氏变换则有下式（10-84）：

$$X_i = \sum_{j=1}^n \frac{\Delta_i(-\alpha_j)}{\prod_{j=1,l=1,j\neq l}^n (\alpha_l-\alpha_j)} e^{-\alpha_j t} \qquad 式（10-84）$$

因此，线性多室模型解的通式为 e 的指数形式的多项式，其各混杂参数为中央室与各周边室转运平衡常数所构成微分方程组的系数矩阵的特征值的反数，各 e 项前面的系数为这一系数矩阵按克莱姆法则获得象函数解析式分子中的 $s$ 用 $-\alpha_j$ 代替所构成行列式的值。

多室模型通解（拉氏象函数分式通式与展开式）

## 二、特定给药条件下的线性多室模型解析式

上述求得的是处置函数的解析式，可以结合静脉滴注、血管外给药的输入函数获得特定给药条件下的解析式，以中央室为例。

静脉注射给药的拉氏象函数为：

$$LX_C = \sum_{j=1}^n \frac{X_0 \prod_{j=1,l=2}^n (k_{l1}-\alpha_j)}{(s+\alpha_j)\prod_{j=1,l=1,l\neq j}^n (\alpha_l-\alpha_j)} \qquad 式（10-85）$$

多室模型通解（逆拉氏变换药时曲线函数）

静脉滴注给药的拉氏象函数为式（10-86），其中 $\dfrac{k_0}{s}$ 为输入拉氏象函数。

$$LX_C = \sum_{j=1}^n \frac{k_0 \prod_{j=1,l=2}^n (k_{l1}-\alpha_j)}{s(s+\alpha_j)\prod_{j=1,l=1,l\neq j}^n (\alpha_l-\alpha_i)} \qquad 式（10-86）$$

血管外注射给药的为式（10-87），其中 $\dfrac{X_0 k_a}{s+k_a}$ 为输入拉氏象函数。

$$LX_C = \sum_{j=1}^n \frac{X_0 k_a \prod_{j=1,l=2}^n (k_{l1}-\alpha_j)}{(s+k_a)(s+\alpha_j)\prod_{j=1,l=1,l\neq j}^n (\alpha_l-\alpha_j)} \qquad 式（10-87）$$

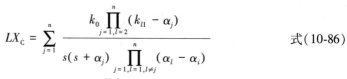
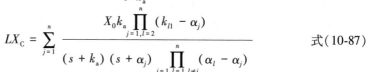
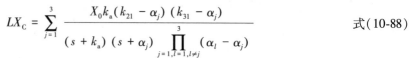

配置函数与输入函数

只要将式（10-85）到式（10-87）进行逆拉氏变换就可得到本章的第一节至第四节的各种公式。例如，欲求血管外三室给药方程，可按式（10-87）取三室表式为：

$$LX_C = \sum_{j=1}^3 \frac{X_0 k_a(k_{21}-\alpha_j)(k_{31}-\alpha_j)}{(s+k_a)(s+\alpha_j)\prod_{j=1,l=1,l\neq j}^3 (\alpha_l-\alpha_j)} \qquad 式（10-88）$$

经分式分解和逆拉氏变换得到药物动力学的表达式为：

血管外给药三室模型及解析式

$$LX_C = \frac{X_0 k_a(k_{21}-k_a)(k_{31}-k_a)}{(\alpha_1-k_a)(\alpha_2-k_a)(\alpha_3-k_a)}e^{-k_a t} + \frac{X_0 k_a(k_{21}-\alpha_1)(k_{31}-\alpha_1)}{(k_a-\alpha_1)(\alpha_2-\alpha_1)(\alpha_3-\alpha_1)}e^{-\alpha_1 t}$$
$$+ \frac{X_0 k_a(k_{21}-\alpha_2)(k_{31}-\alpha_2)}{(k_a-\alpha_2)(\alpha_1-\alpha_2)(\alpha_3-\alpha_2)}e^{-\alpha_2 t} + \frac{X_0 k_a(k_{21}-\alpha_3)(k_{31}-\alpha_3)}{(k_a-\alpha_3)(\alpha_1-\alpha_3)(\alpha_2-\alpha_3)}e^{-\alpha_3 t}$$

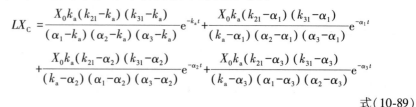

$$式（10-89）$$

在获得多室模型解析式时，需进行拉氏象函数的分式分解析，可保留任一分式项的拉氏算符 $s$，其他含拉氏算符 $s$ 分式项用 $s+\alpha_j=0$ 的解代入，若 $\alpha_j=0$，就用 0 代入获得该项系数，再进行逆拉氏转换就可获得各室药物动力学解析式。因此对分式分解方法的理解是正确掌握药物动力多室模型复杂公式演算的重要前提。

再将上式的 $\alpha_1$、$\alpha_2$、$\alpha_3$ 用 $\alpha$、$\beta$、$\pi$ 代入,则可获得第一节至第四节所述的所有药物动力学数学模型解析式。

## 第六节 房室模型的判别

### 一、血药浓度-时间数据拟合原理

1. 曲线拟合的基本原理 前面介绍的残数法是传统的血药浓度-时间数据的处理方法,是在作图判断房室模型的基础上,将多项指数函数逐个分解估算有关参数。目前,在实际工作中,对实测的血药浓度-时间曲线数据常采用药物动力学数据处理计算机程序,对血药浓度-时间数据进行拟合,确定其药动学的房室数,求出药动学参数。

经典的曲线拟合方法是非线性最小二乘法原理,即将实测数据与理论估测值之差的平方和最小化,通过迭代计算实现残差平方和的最小化,使拟合曲线更好地反映实测数据的分布情况。要确定药物的血药浓度-时间数据符合哪种房室模型,就是把实测数据分别用定义的模型拟合,根据其拟合值与实测值的符合情况判断,可采用多种判据综合评判实测数据更符合哪种模型,但应以具有统计学性质的模型判别方法为准,继而获得有关动力学参数。

2. 影响模型判别的因素 在药物动力学研究中,首先要根据实验测得的血药浓度或尿药浓度-时间数据,确定房室模型,才能求算各种动力学参数。房室模型的确定主要取决于给药途径、药物的吸收速度、采样点的安排及采样周期的长短、血药浓度测定分析方法的灵敏度等因素。值得注意的是,静脉注射给药为二室模型的药物,其口服给药可能表现为单室模型,这是由于口服给药的吸收过程可能掩盖或抵消分布相,如茶碱静脉注射给药为二室模型,但口服给药则呈现单室模型特征;采样时间也有较大影响,如果采样点的安排不适当,可能错过分布期,就会误认为是单室模型;如果分析方法的灵敏度不够或采样周期过短,不能测定消除相末端血药浓度,也会影响房室数的判断。

以房室模型分析药物体内动态变化过程的基本原则,就是在合理描述实验数据的前提下,采用具有统计学意义的房室模型,房室数应尽量少,因为每增加一个房室,即相应增加 2 个模型参数,房室数越多,参数的求算和解释越难。需要注意的是,这里所指的房室模型实质上是指处置房室模型,输入室不受影响。

### 二、作图判断

以血药浓度的对数对时间作图进行初步判断,简单明了,属于经验判断,不具有统计学意义。静脉注射给药后,$\lg C\text{-}t$(或 $\ln C\text{-}t$)作图为一直线,则可能是单室模型;如不呈直线,则可能属于多室模型;血管外给药后,$\lg C\text{-}t$(或 $\ln C\text{-}t$)作图,曲线后相为一直线,则可能为单室模型;若曲线后相血药浓度先较快下降,之后再缓慢下降,呈明显的分布和消除两相,则可能为二室模型。作图法只能进行初步判断,究竟属于哪种房室,可采用以下判据作进一步判断。

### 三、残差平方和与加权残差平方和判据

隔室模型的对数药物浓度-时间曲线特征及作图法判别

残差平方和一般记为 RSS(residual sum of squares),其计算公式为:

$$RSS = \sum_{i=1}^{n} \left( C_i - \hat{C}_i \right)^2 \qquad \text{式(10-90)}$$

式(10-90)中,$C_i$ 是实测血药浓度值;$\hat{C}_i$ 是假定模型计算出来的血药浓度估算值,RSS 值越小,说明估算值与实测值的差别越小。如果按不同模型分别计算得到多个 RSS,则应选择其中 RSS 最小且模型兼具统计学意义的模型。

权重参差平
方和拟合曲
线与实测值

在实际情况中,当模型对于高浓度估算的精密度高于对低浓度估算的精密度时,上述 RSS 判据可以较好地判断模型的拟合情况。但有些情况下,模型对于高、低浓度估算的相对误差相近(如均为 10%),则模型对高浓度数据(如为 100)估算的偏差较大(为 10),而对低浓度数据(如为 10)估算的偏差较小(为 1),此时采用 RSS 作为判据,高浓度数据对 RSS 的贡献大于低浓度数据,因此模型拟合的结果会更接近高浓度数据点,而偏离低浓度数据点。为了减少高低浓度数据所引起的偏离,应对残差平方以浓度权重系数加以校正,即用加权残差平方和(weighted residual sum of squares,WRSS)。WRSS 可由式(10-91)求得,WRSS 越小,模型拟合得越好。

$$WRSS = \sum_{i=1}^{n} W_i (C_i - \hat{C}_i)^2 \qquad 式(10-91)$$

式(10-91)中,$W_i$ 为权重系数,当 $W_i = 1$ 时,WRSS=RSS。在模型拟合中,常采用 $\frac{1}{C}$ 或 $\frac{1}{C^2}$ 作为权重系数。

当模型对高浓度点的估算值高于实测值、而对低浓度点的估算值低于实测值时,用 $\frac{1}{C_i}$ 或 $\frac{1}{\hat{C}_i}$ 作为权重系数可获得较好的拟合。一般情况下,常用 $\frac{1}{\hat{C}_i}$ 或 $\frac{1}{\hat{C}_i^2}$ 作为权重系数,因为 $\frac{1}{\hat{C}_i}$ 或 $\frac{1}{\hat{C}_i^2}$ 来自模型,由模型参数决定,受试验溢出点的影响较小。

此外,还可以通过残差散点图来反映模型对数据的拟合情况。估算值与测定值的残差应均匀分布于零轴的上下,亦即测定值随机而均匀地分布在拟合曲线的两侧。

## 四、用拟合度进行判断

拟合度 $r^2$ 计算公式为:

$$r^2 = \frac{\sum_{i=1}^{n} C_i^2 - \sum_{i=1}^{n} (C_i^2 - \hat{C}_i^2)}{\sum_{i=1}^{n} C_i^2} \qquad 式(10-92)$$

式(10-92)中,$C_i$、$\hat{C}_i$ 的含义同式(10-90)。其判别标准是 $r^2$ 值大并具统计学意义,说明所选择的模型与数据有较好的拟合度。

## 五、AIC 法

当采用上述残差平方和及拟合度仍不能进行很好的判断时,可用 AIC 法进行判断。AIC 法(Akaike information criteria)是由 Akaike 等所定义的一种综合判据,其公式为:

$$AIC = N \cdot \ln(WRSS) + 2P \qquad 式(10-93)$$

式(10-93)中,$N$ 为实验数据的组数;WRSS 为加权残差平方和;$P$ 是所设模型参数的个数,其值为模型房室数的 2 倍。

AIC 判据综合考虑了加权残差平方和、实验数据的组数及模型参数的个数等因素。AIC 值愈小,则认为模型拟合愈好,特别是当两种模型的残差平方和值很接近且都具有统计学意义时,用 AIC 判据能得到更合理的判断。

## 六、$F$ 检验法

$F$ 检验法也可用于模型的判断。

$$F = \frac{WRSS_1 - WRSS_2}{WRSS_2} \times \frac{df_2}{df_1 - df_2}, (df_1 > df_2) \qquad 式(10-94)$$

式(10-94)中，WRSS$_1$、WRSS$_2$分别为由第一种和第二种模型得到的加权残差平方和；df$_1$和df$_2$分别为第一种和第二种模型的自由度，即实验数据的组数 $N$ 减去模型参数的个数 $P$。若试验测得 12 组数据点，则单室模型、二室模型、三室模型的参数的数目分别为 2、4、6，三种模型的自由度分别为 9、7、5。

$F$ 值的显著性可与 $F$ 值表中的列自由度为(df$_1$-df$_2$)、行自由度为 df$_2$ 的 $F$ 界值($\alpha = 0.05$)比较进行判定，若 $F > F_{界值}$，则说明模型 2 优于模型 1。

在实际工作中，可根据工作的需要和对实验精度的要求，采用适宜的模型。对于模型的判断可先采用简单的作图法进行初步判断，再根据权重残差平方和、拟合度、AIC 值等非统计学方法进一步判断，若用非统计学方法判断有困难时，最终可采用 $F$ 检验方法进行统计学评价。

### 七、曲线拟合应用举例

**例 10-3** 某男性志愿者，体重 70kg，年龄 30 岁，静脉注射给予某药物 100mg，测得血药浓度数据如下：

| $t$/min | 5 | 10 | 15 | 20 | 30 | 45 | 60 | 90 |
|---|---|---|---|---|---|---|---|---|
| $C$/(mg/L) | 1.625 | 1.384 | 1.280 | 1.105 | 0.973 | 0.806 | 0.740 | 0.582 |
| $t$/min | 120 | 150 | 180 | 240 | 300 | 360 | 480 | 600 |
| $C$/(mg/L) | 0.530 | 0.458 | 0.416 | 0.342 | 0.321 | 0.246 | 0.176 | 0.125 |

试判断该药物静脉注射给药后药物动力学属于几室模型，并求算有关药动学参数。

**解：**

(1)作图判断：以血药浓度的对数对时间作图，不呈直线(如图 10-13 所示)。

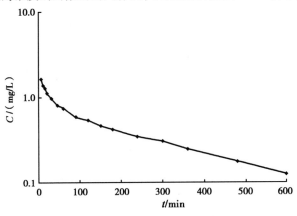

图 10-13 例 10-3 静脉注射给药血药浓度-时间曲线

因此，初步判断该药不符合单室模型，可能为二室模型。

(2)加权残差平方和、拟合度、AIC 法、$F$ 检验法等判据：将上述数据分别按单室模型和二室模型处理，两种模型拟合数据如表 10-3 所示。拟合的结果如表 10-4 和图 10-14 所示。

表 10-3 不同房室模型拟合数据

| $t$/min | $C_i$(实测值)/(mg/L) | $\hat{C}_i$(单室模型估算值)/(mg/L) | $\hat{C}_i$(二室模型估算值)/(mg/L) |
|---|---|---|---|
| 5 | 1.625 | 1.342 | 1.601 |
| 10 | 1.384 | 1.291 | 1.414 |
| 15 | 1.28 | 1.242 | 1.263 |

续表

| $t/min$ | $C_i$（实测值）/（mg/L） | $\hat{C}_i$（单室模型估算值）/（mg/L） | $\hat{C}_i$（二室模型估算值）/（mg/L） |
|---|---|---|---|
| 20 | 1.105 | 1.195 | 1.142 |
| 30 | 0.973 | 1.106 | 0.963 |
| 45 | 0.806 | 0.985 | 0.797 |
| 60 | 0.74 | 0.877 | 0.700 |
| 90 | 0.582 | 0.696 | 0.593 |
| 120 | 0.53 | 0.552 | 0.529 |
| 150 | 0.458 | 0.437 | 0.478 |
| 180 | 0.416 | 0.347 | 0.434 |
| 240 | 0.342 | 0.218 | 0.359 |
| 300 | 0.321 | 0.137 | 0.298 |
| 360 | 0.246 | 0.086 | 0.246 |
| 480 | 0.176 | 0.034 | 0.169 |
| 600 | 0.125 | 0.014 | 0.116 |

表 10-4　两种房室模型拟合所得判据结果

| | $W_i$ | WRSS | $r^2$ | AIC | $F$ |
|---|---|---|---|---|---|
| 单室模型 | 1 | 0.285 7 | 0.926 | −16.05 | 249.8 |
| 二室模型 | 1 | 0.006 7 | 0.998 | −71.95 | （$F_{0.05,(2,11)} = 19.40$） |

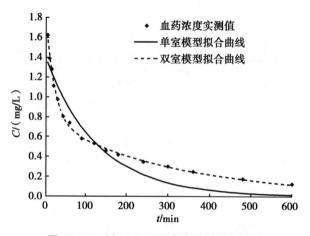

图 10-14　例 10-3 不同房室模型拟合情况

　　**答:**根据拟合曲线和判据综合评价,二室模型拟合结果明显优于单室模型,因此该药物静脉注射给药后药物动力学符合二室模型。按二室模型拟合所得参数见表10-5。

表 10-5 按二室模型拟合所得参数

| 参数 | 估算值 | 参数 | 估算值 |
|---|---|---|---|
| $k_{10}/\mathrm{h}^{-1}$ | 0.414 | $\alpha/\mathrm{h}^{-1}$ | 2.781 |
| $k_{12}/\mathrm{h}^{-1}$ | 1.284 | $\beta/\mathrm{h}^{-1}$ | 0.189 |
| $k_{21}/\mathrm{h}^{-1}$ | 1.272 | $A/(\mathrm{mg/L})$ | 1.068 |
| $C_0/(\mathrm{mg/L})$ | 1.834 | $B/(\mathrm{mg/L})$ | 0.766 |

第十章
目标测试

**思考题**

1. 静脉注射给药后二室模型药物的血药浓度随时间曲线有何特点?为什么?

2. 以静脉注射给药为例,简述残数法求算二室模型动力学参数的原理。

3. 房室模型的确定受哪些因素的影响?如何判断?

4. 试述血管外给药二室模型药物的血药浓度-时间曲线的特征。

5. 试画出血管外给药三室模型示意图,并结合多室模型通式写出各房室药物的转运速率方程。

（贺福元）

# 参 考 文 献

[1] 贺福元,邓凯文,马家骅,等.药物动力学总室线性乳突数学模型建立及参数分析.数理医药学杂志,2006,6:561-564.

[2] 魏树礼.生物药剂学与药物动力学.北京:北京医科大学/中国协和医科大学联合出版社,1997.

[3] GABRIELSSON J,WEINER D. Pharmacokinetic and pharmacodynamic data analysis:concepts and applications. 2nd Ed. Stockholm:Swedish Pharmaceutical Press,1997.

[4] 夏盖尔.应用生物药剂学和药物动力学.北京:化学工业出版社,2006.

第十一章

# 多剂量给药

第十一章
教学课件

**学习目标:**

1. **掌握** 多剂量函数、稳态血药浓度、达坪分数、平均稳态血药浓度、负荷剂量、蓄积系数、波动度的定义与计算方法。

2. **熟悉** 多剂量给药的给药剂量或血药浓度计算方法;将单剂量给药的血药浓度-时间方程式转变为多剂量给药方程式的方法。

3. **了解** 缺失剂量后如何计算实际血药浓度,间歇静脉滴注血药浓度的经时变化及各种参数的计算,采用叠加法预测血药浓度。

临床上,有些疾病的治疗只需用药一次即可达到有效治疗目的(如某些镇痛药、催眠药、止喘药和止吐药等),即单剂量给药。单剂量给药后,体内药物水平先上升到最低有效浓度,达到峰值后很快下降到最低有效浓度以下,导致治疗效果下降。不少疾病的治疗需频繁给药(如抗菌药、抗惊厥药、抗结核药、强心剂、降血糖药和激素类药物等),即多剂量给药。多剂量给药是指药物按一定的剂量、一定的间隔时间,经多次给药后使血药浓度达到并保持在治疗窗内的给药方法。如抗结核药一般应连续应用半年至一年或更长时间,心血管疾病则需长期多次用药方可达到有效的治疗目的。

对于多剂量给药,如果给药间隔时间大于药物消除半衰期的7倍,在下一次给药前体内药物已消除完全,药物在体内的经时过程与单剂量给药相同。如果给药间隔时间较短,下一次给药前体内的药物尚未消除完全,体内药量在多次给药后会逐渐蓄积,随着不断给药,体内药量不断增加,经过一定时间后体内药量不再增加,达到稳态。本章所讨论的内容为给药间隔时间较短的情况。

为便于研究,规定多剂量给药时每次给药剂量相同,给药时间间隔相等。

## 第一节 单 室 模 型

### 一、静脉注射给药

对于符合单室模型且按一级过程处置的药物,连续多次静脉注射给药后,其血药浓度-时间曲线如图11-1所示。

**(一)多剂量函数**

当每次静脉注射给药剂量为$X_0$,给药间隔时间为$\tau$时。第一次静脉注射给药后,体内药量$X_1$与时间$t(0 \leqslant t \leqslant \tau)$的函数关系式为:

$$X_1 = X_0 e^{-kt} \qquad \text{式(11-1)}$$

式(11-1)中,$X_0$为静脉注射给药剂量;$k$为一级消除速率常数。

当$t=0$时,体内药量最大,等于静脉注射剂量$X_0$,体内最大药量$(X_1)_{max}$为:

$$(X_1)_{max} = X_0 \qquad \text{式(11-2)}$$

当$t=\tau$时,即在一个剂量间隔结束时,体内药物量为$X_0 e^{-k\tau}$,此时体内药量最小,体内最小药量$(X_1)_{min}$见式(11-3)。

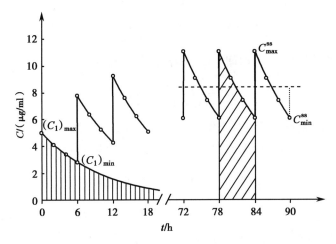

图 11-1　单室模型 $n$ 次静脉注射给药的血药浓度-时间曲线

$$(X_1)_{min} = X_0 e^{-k\tau} \qquad \text{式}(11\text{-}3)$$

此时亦为给予第二个剂量的时刻,则体内药量即为给予第二个剂量后的体内最大药量$(X_2)_{max}$,等于静脉注射第一个剂量在体内剩余量与第二个剂量之和:

$$(X_2)_{max} = (X_1)_{min} + X_0 = X_0 e^{-k\tau} + X_0 = X_0(1 + e^{-k\tau}) \qquad \text{式}(11\text{-}4)$$

第二次给药后体内最小药量$(X_2)_{min}$为:

$$(X_2)_{min} = (X_2)_{max} e^{-k\tau} = X_0(e^{-k\tau} + e^{-2k\tau}) \qquad \text{式}(11\text{-}5)$$

同理,第三次给药后,体内最大药物量$(X_3)_{max}$和体内最小药物量$(X_3)_{min}$为:

$$(X_3)_{max} = X_0(1 + e^{-k\tau} + e^{-2k\tau}) \qquad \text{式}(11\text{-}6)$$

$$(X_3)_{min} = X_0(e^{-k\tau} + e^{-2k\tau} + e^{-3k\tau}) \qquad \text{式}(11\text{-}7)$$

依此类推,第 $n$ 次给药后体内最大药物量$(X_n)_{max}$和体内最小药物量$(X_n)_{min}$为:

$$(X_n)_{max} = X_0(1 + e^{-k\tau} + e^{-2k\tau} + \cdots + e^{-(n-1)k\tau}) \qquad \text{式}(11\text{-}8)$$

$$(X_n)_{min} = X_0(e^{-k\tau} + e^{-2k\tau} + \cdots + e^{-(n-1)k\tau} + e^{-nk\tau}) \qquad \text{式}(11\text{-}9)$$

令

$$r = 1 + e^{-k\tau} + e^{-2k\tau} + \cdots + e^{-(n-1)k\tau} \qquad \text{式}(11\text{-}10)$$

将式(11-10)乘以 $e^{-k\tau}$,得:

$$r \cdot e^{-k\tau} = e^{-k\tau} + e^{-2k\tau} + \cdots + e^{-(n-1)k\tau} + e^{-nk\tau} \qquad \text{式}(11\text{-}11)$$

再将式(11-10)减去式(11-11),整理后得:

$$r = \frac{1 - e^{-nk\tau}}{1 - e^{-k\tau}} \qquad \text{式}(11\text{-}12)$$

将式(11-12)写成一般通式:

$$r = \frac{1 - e^{-nk_i\tau}}{1 - e^{-k_i\tau}} \qquad \text{式}(11\text{-}13)$$

式(11-13)称为多剂量函数,$n$ 为给药次数,$k_i$ 为一级速率常数,$\tau$ 为给药间隔时间。

将式(11-12)代入式(11-8)及式(11-9)得:

$$(X_n)_{max} = X_0 \cdot \frac{1 - e^{-nk\tau}}{1 - e^{-k\tau}} \qquad \text{式}(11\text{-}14)$$

$$(X_n)_{min} = X_0 \cdot \frac{1 - e^{-nk\tau}}{1 - e^{-k\tau}} \cdot e^{-k\tau} \qquad \text{式}(11\text{-}15)$$

### (二)血药浓度与时间的关系

多剂量给药的血药浓度公式,等于单剂量给药血药浓度公式中含 $t$ 为指数的各项乘以多剂量函数。

第 $n$ 次静脉注射给药后,体内药量 $X_n$ 与时间 $t(0 \le t \le \tau)$ 的关系式为:

$$X_n = (X_n)_{max} e^{-kt} = X_0 \cdot \frac{1-e^{-nk\tau}}{1-e^{-k\tau}} \cdot e^{-kt} \qquad 式(11-16)$$

则第 $n$ 次给药后血药浓度 $C_n$ 与时间 $t(0 \leqslant t \leqslant \tau)$ 的关系式为：

$$C_n = \frac{X_0}{V} \cdot \frac{1-e^{-nk\tau}}{1-e^{-k\tau}} \cdot e^{-kt} \qquad 式(11-17)$$

由式(11-17)可知，多剂量静脉注射给药时，第 $n$ 次给药的血药浓度 $C_n$ 与时间 $t$ 的关系式，可通过将单剂量给药后的血药浓度-时间的关系式，以多剂量函数直接转换得到。只要把单剂量给药公式 $\left(C = \frac{X_0}{V}e^{-kt}\right)$ 中含 $t$ 为指数的各项乘以多剂量函数 $\frac{1-e^{-nk\tau}}{1-e^{-k\tau}}$ 即可。

**例 11-1**　已知庆大霉素静脉注射符合单室模型特征，一体重为 60kg 的男性患者，静脉注射庆大霉素治疗尿路感染，每 8 小时静脉注射 1mg/kg，已知庆大霉素的消除半衰期为 2 小时，表观分布容积为 0.2L/kg，请计算注射第 3 次后第 4 小时的血药浓度。

**解：**已知 $t_{1/2} = 2h$，$V = 0.2 \times 60 = 12L$，$\tau = 8h$，$X_0 = 60 \times 1 = 60mg$。

根据式(11-17)，注射第 3 次后第 4 小时的血药浓度为：

$$C = \frac{X_0}{V} \cdot \frac{1-e^{-nk\tau}}{1-e^{-k\tau}} \cdot e^{-kt} = \frac{60}{12} \times \left(\frac{1-e^{-3 \times \frac{0.693}{2} \times 8}}{1-e^{-\frac{0.693}{2} \times 8}}\right) \times e^{-\frac{0.693}{2} \times 4} = 1.33(\mu g/ml)$$

**答：**庆大霉素静脉注射第 3 次后第 4 小时的血药浓度为 1.33μg/ml。

**（三）稳态血药浓度与达坪分数**

以一定的给药剂量、一定的给药间隔时间多次给药时，随着给药次数 $n$ 的增加，血药浓度不断增加，但增加的速度逐渐减慢，当 $n$ 充分大时，达到稳态(steady state)，血药浓度不再升高，而是在稳态水平上下波动，血药浓度随每次给药作周期性变化，如图 11-1 所示，此时药物进入体内的速率等于从体内消除的速率，此时的血药浓度称为稳态血药浓度(steady state plasma drug concentration)，或称为坪浓度(plateau concentration)，以 $C_{ss}$ 表示。

根据式(11-17)，当 $n \to \infty$ 时，$e^{-nk\tau} \to 0$；$C_n$ 即为 $C_{ss}$，则

$$C_{ss} = \frac{X_0}{V(1-e^{-k\tau})}e^{-kt} \qquad 式(11-18)$$

在临床用药实践中，人们常常需要知道经过多少个给药周期才能接近稳态血药浓度(坪浓度)或经过一定时间后血浆药物浓度达到坪浓度的程度如何。因此，引入达坪分数的概念。

对于多剂量重复静脉注射给药，达坪分数是指第 $n$ 次给药后，血药浓度 $C_n$ 相当于坪浓度 $C_{ss}$ 的分数，以 $f_{ss(n)}$ 表示。

$$f_{ss(n)} = \frac{C_n}{C_{ss}} \qquad 式(11-19)$$

将式(11-17)和式(11-18)代入式(11-19)，得：

$$f_{ss(n)} = 1-e^{-nk\tau} \qquad 式(11-20)$$

将 $k = \frac{0.693}{t_{1/2}}$ 代入式(11-20)，得：

$$f_{ss(n)} = 1-e^{-0.693n\tau/t_{1/2}} \qquad 式(11-21)$$

由式(11-21)可知，在每一个给药周期内，相对应时刻的达坪分数都相同。

在实际工作中，还可通过达坪分数计算所需要的半衰期。

将式(11-20)移项，取对数，整理，得：

$$n\tau = -\frac{2.303}{k}\lg(1-f_{ss(n)}) \qquad 式(11-22)$$

或 $\qquad n\tau = -3.32t_{1/2}\lg(1-f_{ss(n)})$ 式(11-23)

表11-1列出了某单室模型静脉注射药物($\tau = 8h,t_{1/2} = 10h$)在不同给药次数后达到坪浓度的百分数。

表 11-1　某单室模型药物多剂量静脉注射后达到坪浓度的百分数

| 给药次数($n$) | 达坪分数($f_{ss}$,%) | 给药次数($n$) | 达坪分数($f_{ss}$,%) |
| --- | --- | --- | --- |
| 1 | 42.56 | 5 | 93.75 |
| 2 | 67.00 | 6 | 96.41 |
| 3 | 81.04 | 7 | 97.94 |
| 4 | 89.11 | 8 | 98.81 |

1. 稳态最大血药浓度　由图11-1可知,稳态时,在一个给药周期($\tau$)内,血药浓度稳定地在一个恒定的水平范围内波动。在给药的瞬间($t=0$),$e^{-kt}\to1$,此时的血药浓度最大,称为稳态最大血药度,以 $C_{max}^{ss}$ 表示。

$$C_{max}^{ss} = \frac{X_0}{V(1-e^{-k\tau})} \qquad 式(11-24)$$

2. 稳态最小血药浓度　稳态时,经过一个给药周期($t=\tau$)时的血药浓度最小,称为稳态最小血药浓度,以 $C_{min}^{ss}$ 表示。

$$C_{min}^{ss} = \frac{X_0}{V(1-e^{-k\tau})}e^{-k\tau} \qquad 式(11-25)$$

对于多剂量给药达到稳态时,在一个给药周期($\tau$)内,稳态血药浓度的波动幅度称为坪幅。将式(11-24)减去式(11-25),得:

$$C_{max}^{ss} - C_{min}^{ss} = \frac{X_0}{V} \qquad 式(11-26)$$

将该式等号两侧分别乘以表观分布容积 $V$,得:

$$X_{max}^{ss} - X_{min}^{ss} = X_0 \qquad 式(11-27)$$

由此可见,稳态时体内药量的最大波动范围等于给药剂量 $X_0$。

例 11-2　一位男性患者,体重为70kg,静脉注射0.2mg的地高辛治疗充血性心力衰竭,每8小时给药一次,其消除半衰期为30小时,表观分布容积为9L/kg,求 $C_{max}^{ss}$、$C_{min}^{ss}$ 以及注射一天后的达坪分数。

解:已知 $t_{1/2} = 30h$,$V = 9\times70 = 630L$,$\tau = 8h$,$X_0 = 0.2mg$,$n = 3$。

$$C_{max}^{ss} = \frac{X_0}{V(1-e^{-k\tau})} = \frac{0.2}{630\times(1-e^{-\frac{0.693}{30}\times8})} = 1.88(ng/ml)$$

$$C_{min}^{ss} = \frac{X_0}{V(1-e^{-k\tau})}e^{-k\tau} = \frac{0.2}{630\times(1-e^{-\frac{0.693}{30}\times8})}e^{-\frac{0.693}{30}\times8} = 1.56(ng/ml)$$

$$f_{ss(3)} = 1-e^{-nk\tau} = 1-e^{-3\times\frac{0.693}{30}\times8} = 42.6\%$$

答:该药物 $C_{max}^{ss}$ 为1.88ng/ml,$C_{min}^{ss}$ 为1.56ng/ml,注射一天后的达坪分数为42.6%。

（四）平均稳态血药浓度

多剂量给药达稳态后,稳态血药浓度 $C_{ss}$ 不是单一常数,而是在每个给药时间间隔内随时间而变化,是时间 $t(0\leqslant t\leqslant\tau)$ 的函数,且在每个时间间隔内,这种波动维持在一个恒定的范围。为了能特征性地反映多剂量给药后的血药浓度水平,提出了"平均稳态血药浓度"这个概念。

当血药浓度达到稳态后,在一个剂量间隔时间内($t=0\to\tau$),血药浓度-时间曲线下面积除以间隔时间 $\tau$ 所得的商称为平均稳态血药浓度(average steady state plasma concentration),用 $\overline{C}_{ss}$ 表示。

$$\overline{C_{ss}} = \frac{\int_0^\tau C_{ss}\,\mathrm{d}t}{\tau} \qquad\qquad 式(11\text{-}28)$$

须注意,平均稳态血药浓度并非稳态最大血药浓度 $C_{max}^{ss}$ 与稳态最小血药浓度 $C_{min}^{ss}$ 的算数平均值。

具有单室模型特征的药物,多剂量静脉注射给药达稳态后,在一个给药周期($t = 0 \rightarrow \tau$)内,血药浓度-时间曲线下的面积为:

$$\int_0^\tau C_{ss}\,\mathrm{d}t = \int_0^\tau \frac{X_0}{V}\left(\frac{1}{1-\mathrm{e}^{-k\tau}}\right)\mathrm{e}^{-kt}\,\mathrm{d}t = \frac{X_0}{Vk} \qquad\qquad 式(11\text{-}29)$$

而单剂量静脉注射给药的血药浓度-时间曲线下面积为:

$$\int_0^\infty C\,\mathrm{d}t = \int_0^\infty \left(\frac{X_0}{V}\right)\mathrm{e}^{-kt}\,\mathrm{d}t = \frac{X_0}{Vk}$$

因此,有:

$$\int_0^\tau C_{ss}\,\mathrm{d}t = \int_0^\infty C\,\mathrm{d}t$$

可见,多剂量静脉注射给药达稳态后,在一个给药周期($t = 0 \rightarrow \tau$)内,血药浓度-时间曲线下面积等于单剂量静脉注射给药,时间从 $0 \rightarrow \infty$ 范围内的血药浓度-时间曲线下面积(图 11-1)。

平均稳态血药浓度为:

$$\overline{C_{ss}} = \frac{\int_0^\tau C_{ss}\,\mathrm{d}t}{\tau} = \frac{\int_0^\infty C\,\mathrm{d}t}{\tau} = \frac{X_0}{Vk\tau} = \frac{X_0}{Cl \cdot \tau} \qquad\qquad 式(11\text{-}30)$$

所以,平均稳态血药浓度既可用多剂量给药的数据也可用单剂量给药的数据求算。

当已知药物的表观分布容积及消除速率常数,可以计算出按一定给药间隔时间 $\tau$、固定剂量 $X_0$ 多剂量静脉注射给药后的平均稳态血药浓度。

由于 $t_{1/2} = \dfrac{0.693}{k}$,式(11-30)亦可用半衰期表示:

$$\overline{C_{ss}} = \frac{X_0}{V} \times 1.44 \times \frac{t_{1/2}}{\tau} \qquad\qquad 式(11\text{-}31)$$

则,平均稳态药量 $\overline{X_{ss}}$ 为:

$$\overline{X_{ss}} = X_0 \times 1.44 \times \frac{t_{1/2}}{\tau} \qquad\qquad 式(11\text{-}32)$$

式(11-31)和式(11-32)中,$\dfrac{t_{1/2}}{\tau}$ 称为给药频数。如果 $t_{1/2} = \tau$,则:

$$\overline{C_{ss}} = 1.44 \times C_0 \qquad\qquad 式(11\text{-}33)$$

$$\overline{X_{ss}} = 1.44 \times X_0 \qquad\qquad 式(11\text{-}34)$$

从上述公式可知,平均稳态血药浓度 $\overline{C_{ss}}$ 与给药剂量 $X_0$ 成正比,与半衰期对给药间隔时间的比值 $\dfrac{t_{1/2}}{\tau}$ 成正比,给药剂量 $X_0$ 和给药间隔时间 $\tau$ 是决定多剂量给药血药浓度的重要因素。临床上可以通过调整给药剂量 $X_0$ 及给药间隔时间 $\tau$ 来获得合适的平均稳态血药浓度。当第 $n$ 次给药后尚未达到稳态,则可用 $C_n$ 代替平均稳态血药浓度公式中的 $C_{ss}$,得到给药第 $n$ 次的平均血药浓度。

$$\overline{C_n} = \frac{\int_0^\tau C_n\,\mathrm{d}t}{\tau} \qquad\qquad 式(11\text{-}35)$$

(五)负荷剂量

多剂量给药时,一般希望稳态血药浓度为治疗有效浓度,但要达到稳态血药浓度的 90%,需要

3.32 个 $t_{1/2}$。若药物的消除半衰期较长,则达到稳态血药浓度所需时间就长,如磺胺嘧啶的 $t_{1/2}$ 为 17 小时,达稳态血药浓度的 90% 需要 56 小时。在此期间,由于血药浓度尚未达到有效浓度范围,将影响药物治疗。为了缩短药物的起效时间,通常第 1 次给一个较大的剂量,使血药浓度尽快达到有效治疗浓度,之后再按给药周期给予维持剂量,使血药浓度维持恒定(图 11-2)。这个首次给予的较大剂量,称为负荷剂量(loading dose)或冲击量,亦称首剂量,常用 $X_0^*$ 表示。维持剂量($X_0$)则是在负荷剂量之后,按给药周期给予的用来维持有效血药浓度水平的剂量。

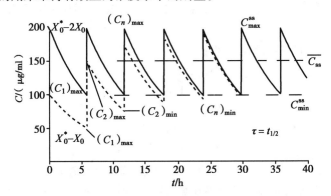

图 11-2　给予负荷剂量后对多剂量静脉注射血药浓度经时变化的影响

第 1 次静脉注射给予负荷剂量 $X_0^*$,经过一个给药周期时($t=\tau$)的血药浓度 $C_1^*$ 等于稳态最小血药浓度 $C_{\min}^{ss}$,即:

$$C_1^* = C_{\min}^{ss} \qquad\qquad 式(11\text{-}36)$$

将 $C_1^* = \dfrac{X_0^*}{V} \cdot e^{-k\tau}$ 及式(11-25)代入式(11-36),得:

$$X_0^* = \frac{1}{1-e^{-k\tau}} \cdot X_0 \qquad\qquad 式(11\text{-}37)$$

$$X_0^* = R \cdot X_0 \qquad\qquad 式(11\text{-}38)$$

当 $\tau = t_{1/2}$ 时,有:

$$X_0^* = \frac{1}{1-e^{-\frac{0.693}{t_{1/2}} \cdot t_{1/2}}} \cdot X_0$$

$$= \frac{1}{1-e^{-0.693}} \cdot X_0$$

$$X_0^* = 2X_0 \qquad\qquad 式(11\text{-}39)$$

由此可知,当给药周期 $\tau$ 等于该药物的 $t_{1/2}$ 时,负荷剂量是维持剂量的 2 倍。

**例 11-3**　已知磺胺噻唑静脉注射呈现单室模型特征,消除半衰期为 3 小时,稳态最小血药浓度为 6.68μg/ml,表观分布容积为 7L,每 8 小时静脉注射给药 1 次,计算患者所需要的负荷剂量。

**解:** 已知 $C_{\min}^{ss} = 6.68$μg/ml,$t_{1/2} = 3$h,$\tau = 8$h,$V = 7\,000$ml。

根据式(11-25),有:

$$X_0 = \frac{C_{\min}^{ss} V(1-e^{-k\tau})}{e^{-k\tau}} = \frac{6.68 \times 7\,000 \times (1-e^{-\frac{0.693}{3} \times 8})}{e^{-\frac{0.693}{3} \times 8}} = 250.03 (\text{mg})$$

根据式(11-37),有:

$$X_0^* = \frac{1}{1-e^{-k\tau}} \cdot X_0 = \frac{1}{1-e^{-\frac{0.693}{3} \times 8}} \times 250.03 = 296.79 (\text{mg})$$

**答:** 患者所需要的负荷剂量为 296.79mg。

### （六）缺失剂量

在多剂量给药时,因给药频繁,可能会造成给药的缺失。为了达到预期的治疗效果,需要对实际血药浓度进行计算。

由缺失剂量引起的浓度为:

$$C_{miss} = \frac{X_0}{V} \cdot e^{-kt_{miss}} \qquad \text{式（11-40）}$$

$t_{miss}$为缺失给药所经历的时间,比如缺失第3次剂量,那么$t_{miss}$等于从第3次给药起到需要计算血药浓度时所经过的时间。

将式（11-17）减去式（11-40）,整理后得:

$$C_{actual} = \frac{X_0}{V}\left[\left(\frac{1-e^{-nk\tau}}{1-e^{-k\tau}}\right)e^{-kt} - e^{-kt_{miss}}\right] \qquad \text{式（11-41）}$$

根据式（11-41）,当$n \to \infty$时,$e^{-nk\tau} = 0$,则

$$C_{actual} = \frac{X_0}{V}\left(\frac{e^{-kt}}{1-e^{-k\tau}} - e^{-kt_{miss}}\right) \qquad \text{式（11-42）}$$

**例11-4**　头孢菌素（$k = 0.2h^{-1}, V = 10L$）静脉多次给药,每8小时注射150mg,共6剂。如果缺失第3次剂量、第4次剂量、第5次剂量,那么注射第6次剂量2小时后（即42小时后）的血药浓度分别是多少?

**解:** 已知$k = 0.2h^{-1}, V = 10L, X_0 = 150mg, n = 6, t = 2h, \tau = 8h$。

由式（11-17）,注射第6次后第2小时的血药浓度为:

$$C = \frac{X_0}{V} \cdot \frac{1-e^{-nk\tau}}{1-e^{-k\tau}} \cdot e^{-kt}$$

$$= \frac{150}{10} \times \frac{1-e^{-6 \times 0.2 \times 8}}{1-e^{-0.2 \times 8}} \cdot e^{-0.2 \times 2} = 12.60 \text{（mg/L）}$$

如果缺少第3剂,$t_{miss} = 24+2 = 26h$,根据式（11-40）得:

$$C_{miss} = \frac{X_0}{V} \cdot e^{-kt_{miss}} = \frac{150}{10} \cdot e^{-(0.2 \times 26)} = 0.08 \text{（mg/L）}$$

则缺失第3次剂量的实际药物浓度$C_{actual} = 12.60 - 0.08 = 12.52$（mg/L）。

如果缺少第4剂,$t_{miss} = 16+2 = 18h$

$$C_{miss} = \frac{X_0}{V} \cdot e^{-kt_{miss}} = \frac{150}{10} \times e^{-(0.2 \times 18)} = 0.41 \text{（mg/L）}$$

则缺失第4次剂量的实际药物浓度$C_{actual} = 12.60 - 0.41 = 12.19$（mg/L）。

如果缺少第5剂,$t_{miss} = 8+2 = 10h$

$$C_{miss} = \frac{X_0}{V} \cdot e^{-kt_{miss}} = \frac{150}{10} \times e^{-(0.2 \times 10)} = 2.03 \text{（mg/L）}$$

则缺失第5次剂量的实际药物浓度

$$C_{actual} = 12.60 - 2.03 = 10.57 \text{（mg/L）}。$$

**答:** 如果缺失第3次剂量、第4次剂量、第5次剂量,注射第6次剂量2小时后（即42小时后）的血药浓度分别是12.52mg/L、12.19mg/L、10.57mg/L。

一般来说,如果缺失的剂量是最近的,对目前的药物水平影响更大。如果缺失剂量是几个半衰期之前的（$>5t_{1/2}$）,则可以忽略缺失剂量,因为它的影响非常小。

知识链接

#### 提前或推迟给药

一个药物剂量提前或推迟给药时,仍可根据叠加原理计算出最终的血浆药物浓度。该剂量

可视为缺失,根据式(11-41),将缺失剂量减去,然后再将提前或推迟的实际剂量加回来得到式(11-43),以考虑实际血药浓度。

$$C = \frac{X_0}{V}\left(\frac{1-e^{-nk\tau}}{1-e^{-k\tau}} \cdot e^{-kt} - e^{-kt_{miss}} + e^{-kt_{actual}}\right) \qquad 式(11-43)$$

$t_{miss}$ 为该次剂量不提前或推迟给药所经过的时间,$t_{actual}$ 为该次剂量提前或推迟给药实际经过的时间。使用此方法,提前或推迟的剂量也可通过减去预定剂量,加上实际剂量加以修正。同样地,如果给的是不同的剂量,就可以减去常规剂量,再加回来新的剂量。

## 二、间歇静脉滴注给药

间歇静脉滴注给药的原理是防止药物的短暂高浓度及伴随的副作用。与静脉注射给药相比,随着时间的推移缓慢注入药物耐受性更好。间歇静脉滴注给药如图 11-3 所示,每次滴注固定时间 $T$,然后停止滴注 $\tau-T$ 时间,给药间隔时间为 $\tau$,如此重复进行。在每次滴注时血药浓度逐渐升高,停止滴注后血药浓度逐渐下降,由于下一次滴注时,体内药量未完全消除,因此体内药量不断蓄积,血药浓度不断升高,直到达到稳态,才维持在一个相应时间上的相等的血药浓度水平。

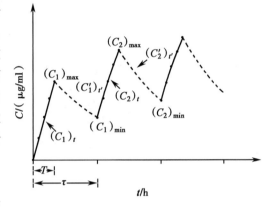

图 11-3　间歇静脉滴注给药血药浓度-时间曲线

### (一)滴注和停止滴注过程的血药浓度

药物静脉滴注的速度为 $k_0$,滴注时间为 $T$,滴注停止时间为 $\tau-T$,给药间隔时间为 $\tau$。

对具有单室模型特征的药物,间歇静脉滴注给药,第一次滴注过程中,血药浓度-时间关系式为:

$$C_1 = \frac{k_0}{kV}(1-e^{-kt}) \qquad (0 \leq t \leq T) \qquad 式(11-44)$$

当静脉滴注停止时($t=T$),血药浓度最大,最大血药浓度 $(C_1)_{max}$ 为:

$$(C_1)_{max} = \frac{k_0}{kV}(1-e^{-kT}) \qquad 式(11-45)$$

滴注停止期间血药浓度与时间 $t'$($0 \leq t' \leq \tau-T$)的关系式为:

$$C_1' = \frac{k_0}{kV}(1-e^{-kT}) \cdot e^{-kt'} \qquad 式(11-46)$$

第二次滴注开始时,即第一次滴注停止经过了 $(\tau-T)$ 时间,此时的血药浓度最小,最小血药浓度 $(C_1)_{min}$ 为:

$$(C_1)_{min} = \frac{k_0}{kV}(1-e^{-kT}) \cdot e^{-k(\tau-T)} \qquad 式(11-47)$$

同理,第二次滴注过程中的血药浓度 $C_2$、最大血药浓度 $(C_2)_{max}$、滴注停止期间的血药浓度 $C_2'$、最小血药浓度 $(C_2)_{min}$ 为:

$$C_2 = (C_1)_{min} e^{-kt} + \frac{k_0}{kV}(1-e^{-kt})$$

$$= \frac{k_0}{kV}(e^{kT}-1) \cdot e^{-k(\tau+t)} + \frac{k_0}{kV}(1-e^{-kt}) \qquad 式(11-48)$$

$$(C_2)_{max} = \frac{k_0}{kV}(1-e^{-kT})(e^{-k\tau}+1) \qquad\qquad 式(11-49)$$

$$C_2' = \frac{k_0}{kV}(1-e^{-kT})(e^{-k\tau}+1) \cdot e^{-kt'} \qquad\qquad 式(11-50)$$

$$(C_2)_{min} = (C_2)_{max} e^{-k(\tau-T)}$$

$$= \frac{k_0}{kV}(e^{kT}-1)(e^{-2k\tau}+e^{-k\tau}) \qquad\qquad 式(11-51)$$

依此类推,第 $n$ 次给药,有:

$$C_n = \frac{k_0}{kV}(e^{kT}-1)(e^{-(n-1)k\tau}+e^{-(n-2)k\tau}+\cdots\cdots+e^{-2k\tau}+e^{-k\tau}) \cdot e^{-kt}+\frac{k_0}{kV}(1-e^{-kt}) \qquad 式(11-52)$$

由式(11-10)、式(11-11)和式(11-12)可知

$$(e^{-k\tau}+e^{-2k\tau}+\cdots\cdots+e^{-(n-2)k\tau}+e^{-(n-1)k\tau}) = \left(\frac{1-e^{-(n-1)k\tau}}{1-e^{-k\tau}}\right)e^{-k\tau} \qquad 式(11-53)$$

所以:

$$C_n = \frac{k_0}{kV}(e^{kT}-1)\left(\frac{1-e^{-(-n-1)k\tau}}{1-e^{-k\tau}}\right)e^{-k(\tau+t)}+\frac{k_0}{kV}(1-e^{-kt}) \qquad 式(11-54)$$

$$(C_n)_{max} = \frac{k_0}{kV}(1-e^{-kT})\left(\frac{1-e^{-nk\tau}}{1-e^{-k\tau}}\right) \qquad\qquad 式(11-55)$$

$$C_n' = \frac{k_0}{kV}(1-e^{-kT})\left(\frac{1-e^{-nk\tau}}{1-e^{-k\tau}}\right)e^{-kt'} \qquad\qquad 式(11-56)$$

$$(C_n)_{min} = (C_n)_{max} e^{-k(\tau-T)}$$

$$= \frac{k_0}{kV}(e^{kT}-1)\left(\frac{1-e^{-nk\tau}}{1-e^{-k\tau}}\right)e^{-k\tau} \qquad\qquad 式(11-57)$$

**（二）稳态时滴注和停止滴注过程的血药浓度**

当给药次数 $n$ 充分大,达到稳态时的血药浓度-时间曲线如图11-4。

在式(11-54)、式(11-56)中,令 $n\to\infty$,可得到稳态时的血药浓度与时间关系,结果如下:

滴注过程中,稳态血药浓度 $C_{ss}$ 为:

$$C_{ss} = \frac{k_0}{kV}(e^{kT}-1)\left(\frac{e^{-k\tau}}{1-e^{-k\tau}}\right)e^{-kt}+\frac{k_0}{kV}(1-e^{-kt}) \quad (0\leqslant t\leqslant T)$$

$$式(11-58)$$

滴注停止期间的稳态血药浓度 $C_{ss}'$ 为:

$$C_{ss}' = \frac{k_0}{kV}(1-e^{-kT})\left(\frac{1}{1-e^{-k\tau}}\right) \cdot e^{-kt'} \quad (0\leqslant t'\leqslant \tau-T)$$

$$式(11-59)$$

**（三）稳态最大血药浓度和稳态最小血药浓度**

稳态时,当 $t=T$(即 $t'=0$)时血药浓度最大,稳态最大血药浓度 $C_{max}^{ss}$ 为:

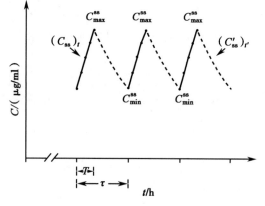

图 11-4　间歇静脉滴注达稳态后的
血药浓度-时间曲线

$$C_{max}^{ss} = \frac{k_0}{kV}(1-e^{-kT})\left(\frac{1}{1-e^{-k\tau}}\right) \qquad\qquad 式(11-60)$$

当 $t'=\tau-T$ 时血药浓度最小,稳态最小血药浓度 $C_{min}^{ss}$ 为:

$$C_{min}^{ss} = \frac{k_0}{kV}(e^{kT}-1)\left(\frac{e^{-k\tau}}{1-e^{-k\tau}}\right) \qquad\qquad 式(11-61)$$

由于

$$C_{\min}^{ss} = C_{\max}^{ss} e^{-k(\tau-T)}$$　　式(11-62)

由此可得：

$$\tau = T + \frac{1}{k}\ln\frac{C_{\max}^{ss}}{C_{\min}^{ss}}$$　　式(11-63)

若 $C_{\max}^{ss}$ 和 $C_{\min}^{ss}$ 为治疗浓度范围的上、下限，则当 $T$ 与 $k$ 恒定时，对于治疗浓度范围窄的药物，给药时间间隔 $\tau$ 的取值应小。

**例 11-5**　某患者发生铜绿假单胞菌感染，需对症治疗。对 60kg 的铜绿假单胞菌感染患者静脉滴注环丙沙星，每次 1 小时，每 12 小时滴注一次，单次给药剂量为 200mg。已知消除半衰期 4 小时，表观分布容积为 2.0L/kg，求 $C_{\max}^{ss}$、$C_{\min}^{ss}$。

**解**：已知 $T=1\text{h}$，$\tau=12\text{h}$，$t_{1/2}=4\text{h}$，$X_0=200\text{mg}$，$V=2.0\times60=120\text{L}$，则

$$k = \frac{0.693}{t_{1/2}} = \frac{0.693}{4} = 0.173(\text{h}^{-1})$$

$$k_0 = \frac{200}{1} = 200(\text{mg/h})$$

由式(11-60)得：

$$C_{\max}^{ss} = \frac{k_0}{kV}(1-e^{-kT})\left(\frac{1}{1-e^{-k\tau}}\right)$$

$$= \frac{200}{0.173\times120}\times(1-e^{-0.173\times1})\times\left(\frac{1}{1-e^{-0.173\times12}}\right) = 1.75(\text{mg/L})$$

由式(11-61)得：

$$C_{\min}^{ss} = \frac{k_0}{kV}(e^{kT}-1)\left(\frac{e^{-k\tau}}{1-e^{-k\tau}}\right)$$

$$= \frac{200}{0.173\times120}\times(e^{0.173\times1}-1)\times\left(\frac{e^{-0.173\times12}}{1-e^{-0.173\times12}}\right) = 0.26(\text{mg/L})$$

**答**：按上述给药方案滴注环丙沙星的 $C_{\max}^{ss}$ 为 1.75mg/L，$C_{\min}^{ss}$ 为 0.26mg/L。

## 三、血管外给药

### (一)血药浓度与时间的关系

对于符合一级吸收单室模型特征的药物，多剂量血管外给药后的血药浓度-时间曲线如图 11-5 所示。

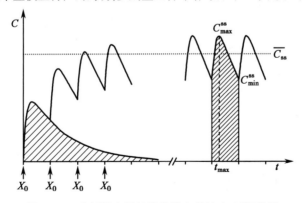

图 11-5　多剂量血管外给药的血药浓度-时间曲线

多剂量血管外给药后的血药浓度公式，等于单剂量给药后的血药浓度公式中每一个含 $t$ 为指数的项乘以多剂量函数 $r$，该函数的速率常数与指数项的速率常数相同，得：

$$C_n = \frac{k_a FX_0}{V(k_a-k)}\left(\frac{1-e^{-nk\tau}}{1-e^{-k\tau}}\cdot e^{-kt} - \frac{1-e^{-nk_a\tau}}{1-e^{-k_a\tau}}\cdot e^{-k_a t}\right)$$　　式(11-64)

（二）稳态血药浓度与达坪分数

以一定剂量、一定给药周期多次给药，随着给药次数 $n$ 增加，体内药量不断蓄积，当 $n$ 充分大时，血药浓度逐渐达到稳态。根据式（11-64），当 $n \to \infty$ 时，达到稳态，此时，在一个剂量间隔时间内消除一个剂量的药物，在一个剂量间隔时间内，每一相应时间点上的血药浓度相同，稳态药物浓度 $C_{ss}$ 为：

$$C_{ss} = \frac{k_a F X_0}{V(k_a - k)} \left( \frac{1}{1 - e^{-k\tau}} \cdot e^{-kt} - \frac{1}{1 - e^{-k_a \tau}} \cdot e^{-k_a t} \right)$$
式（11-65）

1. 达坪分数　对于多剂量血管外给药，以第 $n$ 次给药的平均血药浓度与平均稳态血药浓度的比值算达坪分数。

$$f_{ss(n)} = \frac{\frac{1}{\tau} \int_0^\tau C_n \, dt}{\frac{1}{\tau} \int_0^\tau C_{ss} \, dt}$$
式（11-66）

将式（11-64）和式（11-65）代入式（11-66），得：

$$f_{ss(n)} = 1 - \frac{k_a e^{-nk\tau} - k e^{-nk_a \tau}}{k_a - k}$$
式（11-67）

由于 $k_a \gg k$，$t = \tau$ 时吸收基本结束，故 $e^{-nk_a \tau} \to 0$，则上式可简化为：

$$f_{ss(n)} = 1 - e^{-nk\tau}$$
式（11-68）

2. 稳态达峰时间与稳态最大血药浓度　对于多剂量血管外给药，由于药物有一个吸收过程，因此，稳态时的最大血药浓度并非在 $t = 0$ 时达到（图 11-5）。在每一个给药周期内，峰浓度出现在两次给药之间的某一时刻，可通过求算函数极大值首先求得稳态达峰时间，进而求得稳态最大血药浓度。

根据式（11-65），通过对时间求一阶导数，令一阶导数等于零，则该函数取得极大值，由此可求得稳态达峰时间 $t_{max}$ 和稳态最大血药浓度 $C_{max}^{ss}$。

$$\frac{dC_{ss}}{dt} = \frac{k_a F X_0}{V(k_a - k)} \left( \frac{-k e^{-kt_{max}}}{1 - e^{-k\tau}} - \frac{-k_a e^{-k_a t_{max}}}{1 - e^{-k_a \tau}} \right) = 0$$

则稳态达峰时间为：

$$t_{max} = \frac{1}{k_a - k} \ln \left[ \frac{k_a (1 - e^{-k\tau})}{k (1 - e^{-k_a \tau})} \right]$$
式（11-69）

结合单剂量血管外给药达峰时间的公式，得：

$$(t_{max})_{稳态} - (t_{max})_{单剂量} = \frac{1}{k_a - k} \ln \frac{(1 - e^{-k\tau})}{(1 - e^{-k_a \tau})}$$

由于 $k_a > k$，则 $(t_{max})_{稳态} < (t_{max})_{单剂量}$，所以，多剂量血管外给药后的稳态达峰时间小于单剂量血管外给药的达峰时间。

稳态最大血药浓度为：

$$C_{max}^{ss} = \frac{F X_0}{V} \left( \frac{e^{-kt_{max}}}{1 - e^{-k\tau}} \right)$$
式（11-70）

3. 稳态最小血药浓度　达稳态后，$t = \tau$ 时的血药浓度即为稳态最小血药浓度 $C_{min}^{ss}$。根据式（11-65），$t = \tau$ 时得稳态最小血药浓度 $C_{min}^{ss}$ 为：

$$C_{min}^{ss} = \frac{k_a F X_0}{V(k_a - k)} \left( \frac{e^{-k\tau}}{1 - e^{-k\tau}} - \frac{e^{-k_a \tau}}{1 - e^{-k_a \tau}} \right)$$
式（11-71）

由于 $k_a \gg k$，$t = \tau$ 时吸收基本结束，故 $e^{-k_a \tau} \to 0$，则上式可简化为：

$$C_{min}^{ss} = \frac{F X_0}{V} \left( \frac{e^{-k\tau}}{1 - e^{-k\tau}} \right)$$
式（11-72）

**例 11-6**　假设一体重为 50kg 的女性患者，口服给予奈非那韦 0.75g 进行治疗，每天服用 3 次。

已知奈非那韦的消除半衰期为 5 小时,生物利用度为 35%,表观分布容积为 2L/kg,吸收速率常数为 0.8h$^{-1}$,分别求 $t_{max}$、$C_{max}^{ss}$、$C_{min}^{ss}$。

**解**:已知 $t_{1/2}=5h$,$V=2\times50=100L$,$k_a=0.8h^{-1}$,$\tau=8h$,$X_0=0.75g$,$F=35\%$,则

$$k=\frac{0.693}{t_{1/2}}=\frac{0.693}{5}=0.139(h^{-1})$$

根据式(11-69),求得:

$$t_{max}=\frac{1}{k_a-k}\ln\left[\frac{k_a(1-e^{-k\tau})}{k(1-e^{-k_a\tau})}\right]$$

$$=\frac{1}{0.8-0.139}\times\ln\left[\frac{0.8\times(1-e^{-0.139\times8})}{0.139\times(1-e^{-0.8\times8})}\right]$$

$$=2.05(h)$$

根据式(11-70),求得:

$$C_{max}^{ss}=\frac{FX_0}{V}\left(\frac{e^{-kt_{max}}}{1-e^{-k\tau}}\right)$$

$$=\frac{0.35\times0.75}{100}\times\left(\frac{e^{-0.139\times2.05}}{1-e^{-0.139\times8}}\right)=2.94(\mu g/ml)$$

根据式(11-71),求得:

$$C_{min}^{ss}=\frac{k_aFX_0}{V(k_a-k)}\left(\frac{e^{-k\tau}}{1-e^{-k\tau}}-\frac{e^{-k_a\tau}}{1-e^{-k_a\tau}}\right)$$

$$=\frac{0.8\times0.35\times0.75}{100\times(0.8-0.139)}\times\left(\frac{e^{-0.139\times8}}{1-e^{-0.139\times8}}-\frac{e^{-0.8\times8}}{1-e^{-0.8\times8}}\right)=1.55(\mu g/ml)$$

**答**:该患者以上述给药方案口服奈非那韦的 $t_{max}$ 为 2.05 小时,$C_{max}^{ss}$ 为 2.94μg/ml,$C_{min}^{ss}$ 为 1.55μg/ml。

### (三)平均稳态血药浓度

由平均稳态血药浓度的定义可知,具有单室模型特征的药物,多剂量血管外给药的平均稳态血药浓度为:

$$\overline{C_{ss}}=\frac{\int_0^\tau C_{ss}dt}{\tau}=\frac{1}{\tau}\int_0^\tau\frac{k_aFX_0}{V(k_a-k)}\left(\frac{e^{-kt}}{1-e^{-k\tau}}-\frac{e^{-k_at}}{1-e^{-k_a\tau}}\right)dt \qquad 式(11-73)$$

$$=\frac{FX_0}{Vk\tau}=\frac{FX_0}{Cl\cdot\tau}$$

单剂量血管外给药的血药浓度-时间曲线下面积为:

$$\int_0^\infty Cdt=\int_0^\infty\frac{k_aFX_0}{V(k_a-k)}(e^{-kt}-e^{-k_at})dt=\frac{FX_0}{Vk}$$

因此,有:

$$\int_0^\tau C_{ss}dt=\int_0^\infty Cdt$$

则:

$$\overline{C_{ss}}=\frac{\int_0^\tau C_{ss}dt}{\tau}=\frac{\int_0^\infty Cdt}{\tau}=\frac{FX_0}{Vk\tau} \qquad 式(11-74)$$

由此可知,血管外给药时的平均稳态血药浓度亦可用多剂量给药或单剂量给药进行求算。

由于 $t_{1/2}=\frac{0.693}{k}$,式(11-74)亦可用半衰期表示:

$$\overline{C_{ss}} = \frac{FX_0}{Vk\tau} = \frac{FX_0}{V} \times 1.44 \times \frac{t_{1/2}}{\tau}$$    式(11-75)

则，平均稳态药量$\overline{X_{ss}}$为

$$\overline{X_{ss}} = FX_0 \times 1.44 \times \frac{t_{1/2}}{\tau}$$    式(11-76)

如果$\tau = t_{1/2}$，则：

$$\overline{C_{ss}} = 1.44 \times \frac{FX_0}{V}$$    式(11-77)

$$\overline{X_{ss}} = 1.44 \times FX_0$$    式(11-78)

**例 11-7** 已知妥布霉素肌内注射呈现单室模型特征，给患者肌内注射 60mg 妥布霉素后，测得 AUC 为 14.00(μg/ml)·h。若要使平均稳态血药浓度为 5μg/ml，按每 6 小时给药一次，计算所需剂量。

**解：** 已知 $X_0 = 60mg$，$\overline{C_{ss}} = 5μg/ml$，$AUC = 14(μg/ml)·h$，$\tau = 6h$

因为 $AUC = \frac{FX_0}{Vk}$，故：

$$\frac{F}{Vk} = \frac{AUC}{X_0} = \frac{14}{60 \times 10^3} = 2.33 \times 10^{-4}$$

$$X_0' = \frac{\overline{C_{ss}}\tau}{\frac{F}{Vk}} = \frac{5 \times 6}{2.33 \times 10^{-4}} = 128.76(mg)$$

**答：** 按每 6 小时给药一次，所需剂量为 128.76mg。

**（四）负荷剂量**

一级吸收血管外给药的负荷剂量求算公式为：

$$X_0^* = \frac{1}{(1-e^{-k\tau})(1-e^{-k_a\tau})} \cdot X_0$$    式(11-79)

若 $k_a \gg k$，且 $\tau$ 值较大时，$e^{-k_a\tau} \to 0$，上式可化简为：

$$X_0^* = \frac{1}{1-e^{-k\tau}} \cdot X_0$$    式(11-80)

当 $\tau = t_{1/2}$时，得 $X_0^* = 2X_0$。

已知口服氨茶碱符合单室模型特征，氨茶碱的 $t_{1/2} = 8h$、$V = 25L$、$k_a = 0.736h^{-1}$、$F = 96\%$。某患者口服氨茶碱治疗无肌病性皮肌炎伴间质性肺炎，每次给药 0.2g，如果每天服用 3 次，即 $\tau = 8h$，因为 $\tau = t_{1/2}$，所以可知其负荷剂量为 0.4g。

# 第二节　二室模型

## 一、静脉注射给药

### （一）血药浓度与时间的关系

二室模型静脉注射给药，第 $n$ 次给药后的血药浓度（中央室浓度）公式，等于单剂量给药后的血药浓度公式中每一个含 $t$ 为指数的项乘以多剂量函数 $r$，得：

$$C_n = A\left(\frac{1-e^{-n\alpha\tau}}{1-e^{-\alpha\tau}}\right) \cdot e^{-\alpha t} + B\left(\frac{1-e^{-n\beta\tau}}{1-e^{-\beta\tau}}\right) \cdot e^{-\beta t}$$    式(11-81)

（二）稳态血药浓度

当给药次数 $n$ 充分大时，$e^{-n\alpha\tau} \to 0$、$e^{-n\beta\tau} \to 0$，血药浓度达到稳态，此时进入体内的药量等于从体内消除的药量。则稳态血药浓度为：

$$C_{ss} = A\left(\frac{1}{1-e^{-\alpha\tau}}\right) \cdot e^{-\alpha t} + B\left(\frac{1}{1-e^{-\beta\tau}}\right) \cdot e^{-\beta t}$$ 式（11-82）

（三）平均稳态血药浓度

具有二室模型特征的药物，多剂量静脉注射给药的平均稳态血药浓度为：

$$\overline{C_{ss}} = \frac{1}{\tau}\int_0^\tau C_{ss}dt = \frac{1}{\tau}\int_0^\tau\left(\frac{Ae^{-\alpha t}}{1-e^{-\alpha\tau}} + \frac{Be^{-\beta t}}{1-e^{-\beta\tau}}\right)dt$$ 式（11-83）

$$= \frac{X_0}{V_C k_{10}\tau} = \frac{X_0}{V_\beta\beta\tau}$$

单剂量静脉注射给药的血药浓度-时间曲线下面积为：

$$\int_0^\infty Cdt = \int_0^\infty (A \cdot e^{-\alpha t} - B \cdot e^{-\beta t})dt = \frac{X_0}{V_C k_{10}} = \frac{X_0}{V_\beta\beta}$$

因此，有：

$$\overline{C_{ss}} = \frac{1}{\tau}\int_0^\tau C_{ss}dt = \frac{1}{\tau}\int_0^\infty Cdt$$ 式（11-84）

（四）负荷剂量

由于 $\alpha \gg \beta$，静脉注射给药的负荷剂量求算公式为：

$$X_0^* = \frac{1}{1-e^{-\beta\tau}}X_0$$ 式（11-85）

## 二、血管外给药

（一）血药浓度与时间的关系

二室模型一级吸收血管外给药，第 $n$ 次给药后的血药浓度（中央室浓度）公式，等于单剂量给药后的血药浓度公式中每个含 $t$ 为指数的项乘以多剂量函数 $r$，得：

$$C_n = L\left(\frac{1-e^{-n\alpha\tau}}{1-e^{-\alpha\tau}}\right) \cdot e^{-\alpha t} + M\left(\frac{1-e^{-n\beta\tau}}{1-e^{-\beta\tau}}\right) \cdot e^{-\beta t} + N\left(\frac{1-e^{-nk_a\tau}}{1-e^{-k_a\tau}}\right) \cdot e^{-k_a t}$$ 式（11-86）

（二）稳态血药浓度

与静脉注射给药一样，当给药次数 $n$ 充分大时，$e^{-n\alpha\tau} \to 0$、$e^{-n\beta\tau} \to 0$、$e^{-nk_a\tau} \to 0$，则稳态血药浓度为：

$$C_{ss} = L\left(\frac{1}{1-e^{-\alpha\tau}}\right) \cdot e^{-\alpha t} + M\left(\frac{1}{1-e^{-\beta\tau}}\right) \cdot e^{-\beta t} + N\left(\frac{1}{1-e^{-k_a\tau}}\right) \cdot e^{-k_a t}$$ 式（11-87）

（三）平均稳态血药浓度

具有一级吸收二室模型特征药物的平均稳态血药浓度为：

$$\overline{C_{ss}} = \frac{1}{\tau}\int_0^\tau C_{ss}dt = \frac{1}{\tau}\int_0^\tau\left(\frac{Le^{-\alpha t}}{1-e^{-\alpha\tau}} + \frac{Me^{-\beta t}}{1-e^{-\beta\tau}} + \frac{Ne^{-k_a t}}{1-e^{-k_a\tau}}\right)dt$$ 式（11-88）

$$= \frac{FX_0}{V_C k_{10}\tau} = \frac{FX_0}{V_\beta\beta\tau}$$

单剂量血管外给药的血药浓度-时间曲线下面积为：

$$\int_0^\infty Cdt = \frac{1}{\tau}\int_0^\infty (Le^{-\alpha t} + Me^{-\beta t} + Ne^{-k_a t})dt = \frac{FX_0}{V_C k_{10}} = \frac{FX_0}{V_\beta\beta}$$ 式（11-89）

因此，有：

$$\overline{C_{ss}} = \frac{1}{\tau}\int_0^\tau C_{ss}dt = \frac{1}{\tau}\int_0^\infty Cdt$$ 式（11-90）

由式(11-30)、式(11-74)、式(11-84)及式(11-90)可知,不论是单室还是二室模型,不论采用何种给药方法,都可用单剂量给药后的血药浓度-时间曲线下总面积来估算平均稳态血药浓度,而不必先求 $F$ 及 $V$ 值。

### (四)负荷剂量

由于 $k_a \gg \alpha \gg \beta$,血管外给药的负荷剂量求算公式为:

$$X_0^* = \frac{1}{1-e^{-\beta\tau}} \cdot X_0 \qquad\qquad 式(11-85)$$

## 第三节 叠加法预测血药浓度

在临床用药的实际过程中,给药间隔经常是变化的,在这种情况下,叠加法估算血药浓度就具有实际应用意义,即通过单剂量给药所得的血药浓度-时间曲线,进而推测多剂量给药后的血药浓度-时间曲线。

叠加法假设,药物按一级动力学消除,并且单次给药的药动学不因以后的多次给药而改变,因此第 2 次、第 3 次或第 $n$ 次给药后的血药浓度水平会覆盖或叠加在前一次达到的血药浓度水平上,同时该法要求一次给药后的血药浓度-时间曲线图应比较完整。该方法的优点:①不需作动力学模型假设,而直接预测血药浓度;②可以用来预测药物多次给药后的血药浓度,因为叠加原理是一种覆盖加和的方法,所以不管是相等的还是不等的给药间隔,它都可用于预测多次给药后的血药浓度。

如图 11-6 实线部分为单剂量口服盐酸四环素 0.5g,每天四次,连续给药 8 次所得的血药浓度-时间曲线图,药物在体内的血药浓度上下波动,在第 6 次给药后,血药浓度趋于稳态,且波动维持在恒定的水平范围。叠加法假设前给药剂量对后给药剂量没有影响,由第 1 次给药后 0~48 小时内完整的血药浓度-时间曲线,推出第 2 次给药的虚拟血药浓度时间曲线,即纵坐标不变、横坐标向右平移 6 小时,第 3 次给药在第 2 次的基础上继续向右平移 6 小时,依次类推,则各个时间点实际血药浓度的数值即为经过该时间点的所有虚拟曲线纵坐标值的加和。

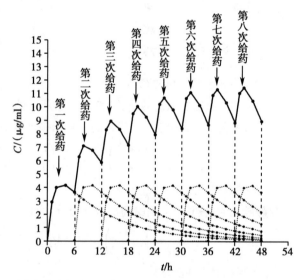

虚线部分为每隔 6 小时给予 0.5g 盐酸四环素的血药浓度-时间曲线;实线部分为根据叠加法假设推出的虚拟血药浓度-时间曲线。

图 11-6 叠加法预测多剂量给药的血药浓度-时间曲线

如表 11-2,第一次给药列为单剂量口服 0.5g 盐酸四环素 0~48 小时内的血药浓度数据,每 6 小时给予相同剂量,利用单剂量口服盐酸四环素的血药浓度数据可以推算第 2 次、第 3 次或第 $n$ 次给药后的血药浓度,即将前面每次给药所剩余的药量相加,得到的总药浓度就是预测的多剂量给药后的血药浓度。

需要注意的是,叠加法不能用于估算给药过程中患者病理生理、代谢酶活性发生变化或药物具有非线性动力学特征的情况。

表 11-2　应用叠加原理预测多剂量口服盐酸四环素的血药浓度

| 给药次序 | 时间/h | 血药浓度/（μg/ml） | | | | | | | | 总量 |
|---|---|---|---|---|---|---|---|---|---|---|
| | | 第1次给药 | 第2次给药 | 第3次给药 | 第4次给药 | 第5次给药 | 第6次给药 | 第7次给药 | 第8次给药 | |
| 1 | 0 | 0 | | | | | | | | 0 |
| | 4 | 4.15 | | | | | | | | 4.15 |
| 2 | 6 | 3.65 | 0 | | | | | | | 3.65 |
| | 10 | 2.62 | 4.15 | | | | | | | 6.77 |
| 3 | 12 | 2.20 | 3.65 | 0 | | | | | | 5.85 |
| | 16 | 1.56 | 2.62 | 4.15 | | | | | | 8.33 |
| 4 | 18 | 1.31 | 2.20 | 3.65 | 0 | | | | | 7.16 |
| | 22 | 0.93 | 1.56 | 2.62 | 4.15 | | | | | 9.26 |
| 5 | 24 | 0.78 | 1.31 | 2.20 | 3.65 | 0 | | | | 7.94 |
| | 28 | 0.55 | 0.93 | 1.56 | 2.62 | 4.15 | | | | 9.81 |
| 6 | 30 | 0.46 | 0.78 | 1.31 | 2.20 | 3.65 | 0 | | | 8.4 |
| | 34 | 0.33 | 0.55 | 0.93 | 1.56 | 2.62 | 4.15 | | | 10.14 |
| 7 | 36 | 0.28 | 0.46 | 0.78 | 1.31 | 2.20 | 3.65 | 0 | | 8.68 |
| | 40 | 0.20 | 0.33 | 0.55 | 0.93 | 1.56 | 2.62 | 4.15 | | 10.34 |
| 8 | 42 | 0.16 | 0.28 | 0.46 | 0.78 | 1.31 | 2.20 | 3.65 | 0 | 8.84 |
| | 46 | 0.12 | 0.20 | 0.33 | 0.55 | 0.93 | 1.56 | 2.62 | 4.15 | 10.46 |
| | 48 | 0.10 | 0.16 | 0.28 | 0.46 | 0.78 | 1.31 | 2.20 | 3.65 | 8.94 |

## 第四节　体内药量的蓄积与血药浓度的波动

### 一、体内药量的蓄积

多剂量给药时，由于下一次给药时前一次给予的药物尚未消除完全，因此药物在体内不断蓄积，最后达到稳态。不同的药物在体内的蓄积程度存在差异，蓄积程度过大可能导致中毒，因此有必要对其进行计算。

通常蓄积程度用蓄积系数来表示。蓄积系数又称为蓄积因子或积累系数，系指稳态血药浓度与第一次给药后的血药浓度的比值，以 $R$ 表示。可用以下方法计算。

1. 以稳态最小血药浓度 $C_{min}^{ss}$ 与第一次给药后的最小血药浓度（$C_1$）$_{min}$ 的比值表示

$$R = \frac{C_{min}^{ss}}{(C_1)_{min}}$$

对于单室模型多剂量静脉注射给药，由于：

$$C_{min}^{ss} = \frac{X_0}{V(1-e^{-k\tau})} e^{-k\tau}$$

$$(C_1)_{min} = \frac{X_0}{V} e^{-k\tau}$$

因此,有:

$$R = \frac{1}{1-e^{-k\tau}}$$ 式(11-91)

对于单室模型多剂量血管外给药,由于:

$$C_{\min}^{ss} = \frac{k_a FX_0}{V(k_a-k)} \left( \frac{e^{-k\tau}}{1-e^{-k\tau}} - \frac{e^{-k_a\tau}}{1-e^{-k_a\tau}} \right)$$

$$(C_1)_{\min} = \frac{k_a FX_0}{V(k_a-k)} (e^{-k\tau} - e^{-k_a\tau})$$

因此,有:

$$R = \frac{1}{(1-e^{-k\tau})(1-e^{-k_a\tau})}$$ 式(11-92)

若 $k_a \gg k$,且 $\tau$ 值较大,则 $e^{-k_a\tau} \to 0$,有:

$$R = \frac{1}{1-e^{-k\tau}}$$ 式(11-91)

2. 以平均稳态血药浓度 $\overline{C_{ss}}$ 与第一次给药后的平均血药浓度 $\overline{C_1}$ 的比值表示

$$R = \frac{\overline{C_{ss}}}{\overline{C_1}}$$

对于单室模型多剂量静脉注射给药,由于:

$$\overline{C_{ss}} = \frac{X_0}{Vk\tau}$$

$$\overline{C_1} = \frac{\int_0^\tau C_1 dt}{\tau} = \frac{\int_0^\tau \frac{X_0}{V} e^{-kt} dt}{\tau} = \frac{X_0}{Vk\tau}(1-e^{-k\tau})$$

因此,有:

$$R = \frac{1}{1-e^{-k\tau}}$$ 式(11-91)

对于单室模型多剂量血管外给药,由于:

$$\overline{C_{ss}} = \frac{FX_0}{Vk\tau}$$

$$\overline{C_1} = \frac{\int_0^\tau C_1 dt}{\tau} = \frac{\int_0^\tau \frac{k_a FX_0}{V(k_a-k)}(e^{-kt} - e^{-k_a t}) dt}{\tau} = \frac{FX_0}{Vk\tau} \left[ \frac{k_a(1-e^{-k\tau}) - k(1-e^{-k_a\tau})}{k_a-k} \right]$$

所以,有:

$$R = \frac{k_a-k}{k_a(1-e^{-k\tau}) - k(1-e^{-k_a\tau})}$$ 式(11-93)

若 $k_a \gg k$,且 $\tau$ 值较大,则 $k_a-k \approx k_a$,$e^{-k_a\tau} \to 0$,有:

$$R = \frac{1}{1-e^{-k\tau}}$$ 式(11-91)

3. 以稳态最大血药浓度 $C_{\max}^{ss}$ 与第一次给药后的最大血药浓度 $(C_1)_{\max}$ 的比值表示

$$R = \frac{C_{\max}^{ss}}{(C_1)_{\max}}$$

对于单室模型多剂量静脉注射给药,由于:

$$C_{max}^{ss} = \frac{X_0}{V(1-e^{-k\tau})}$$

$$(C_1)_{max} = \frac{X_0}{V}$$

因此,有:

$$R = \frac{1}{1-e^{-k\tau}} \qquad\qquad 式(11\text{-}91)$$

对于单室模型多剂量血管外给药,由于公式中含有稳态时的达峰时间 $t_{max}$ 及第一次给药时的达峰时间 $(t_{max})_1$ 函数,不适合采用该法计算。

4. 以平均稳态药物量与给药剂量计算蓄积程度 多剂量给药的平均稳态药物量与给药剂量之比为:

$$\frac{\overline{X_{ss}}}{X_0} = \frac{\overline{C_{ss}}V}{X_0}$$

对于单室模型静脉注射给药,有:

$$\frac{\overline{X_{ss}}}{X_0} = \frac{\overline{C_{ss}}V}{X_0} = \frac{\frac{X_0}{Vk\tau}V}{X_0} = \frac{1}{k\tau} \qquad\qquad 式(11\text{-}94)$$

亦可表示为:

$$\frac{\overline{X_{ss}}}{X_0} = 1.44 \times \frac{t_{1/2}}{\tau} \qquad\qquad 式(11\text{-}95)$$

由此可知, $\tau$ 越小,蓄积程度越大; $\tau$ 相同时, $t_{1/2}$ 较大的药物易产生蓄积。

## 二、血药浓度的波动

多剂量给药达稳态时,稳态血药浓度仍在一定的范围内波动。对于一些有效血药浓度范围很窄的药物,血药浓度波动很大,则易引起中毒或达不到有效的治疗目的。如氨茶碱血药浓度为 10~20mg/L 时,多数患者有效,但当血药浓度大于 15mg/L 时,多数患者可出现胃肠道症状,血药浓度为 20~25mg/L 时,疗效虽然显著,不过部分患者会出现恶心、呕吐、心率加快等毒性症状。又如,一般情况下,充血性心力衰竭患者服用地高辛后体内有效血药浓度范围为 0.5~2.0μg/L,高于 2.0μg/L 易发生中毒。因此,了解血药浓度波动情况,对设计合理的给药方案具有重要意义。表示血药浓度波动程度并不是采用最高血药浓度与最低血药浓度的绝对差值,而是采用该差值与标准值的比值,根据采用的标准值不同,有以下方法。

（一）波动百分数

波动百分数(percent of fluctuation,PF)系指稳态最大血药浓度与稳态最小血药浓度之差与稳态最大血药浓度比值的百分数。

$$PF = \frac{C_{max}^{ss} - C_{min}^{ss}}{C_{max}^{ss}} \times 100\% \qquad\qquad 式(11\text{-}96)$$

（二）波动度

波动度(degree of fluctuation,DF)系指稳态最大血药浓度与稳态最小血药浓度之差与平均稳态血药浓度的比值。

$$DF = \frac{C_{max}^{ss} - C_{min}^{ss}}{\overline{C_{ss}}} \qquad\qquad 式(11\text{-}97)$$

（三）血药浓度变化率

血药浓度变化率系指稳态最大血药浓度与稳态最小血药浓度之差与稳态最小血药浓度的比值的百分数。

$$血药浓度变化率 = \frac{C_{\max}^{ss} - C_{\min}^{ss}}{C_{\min}^{ss}} \times 100\%$$    式（11-98）

对于单室模型多剂量静脉注射达稳态时，上述三种波动程度表达式分别为：

$$PF = \frac{\dfrac{X_0}{V(1-e^{-k\tau})} - \dfrac{X_0}{V(1-e^{-k\tau})}e^{-k\tau}}{\dfrac{X_0}{V(1-e^{-k\tau})}} \times 100\% = (1 - e^{-k\tau}) \times 100\%$$

$$DF = \frac{\dfrac{X_0}{V(1-e^{-k\tau})} - \dfrac{X_0}{V(1-e^{-k\tau})}e^{-k\tau}}{\dfrac{X_0}{Vk\tau}} = k\tau$$

$$血药浓度变化率 = \frac{\dfrac{X_0}{V(1-e^{-k\tau})} - \dfrac{X_0}{V(1-e^{-k\tau})}e^{-k\tau}}{\dfrac{X_0}{V(1-e^{-k\tau})}e^{-k\tau}} \times 100\% = (e^{k\tau} - 1) \times 100\%$$

从以上三式可知，波动程度是 $k$ 或 $t_{1/2}$ 及 $\tau$ 的函数，通常，对于正常人而言，药物的 $t_{1/2}$ 是恒定的，因此主要通过调节 $\tau$ 来调节波动程度。

例如，已知磺胺噻唑多剂量静脉注射呈现单室模型特征，$V = 7L$，$k = 0.231h^{-1}$，$X_0 = 0.25g$，多剂量静脉注射给药时，当 $\tau = 8h$ 时，$PF = 84.24\%$，$DF = 1.85$，血药浓度变化率为 534.71%；当 $\tau = 6h$ 时，$PF = 74.99\%$，$DF = 1.39$，血药浓度变化率为 299.88%。

对于血管外给药，由于存在吸收过程，$C_{\max}^{ss}$ 与 $t_{\max}$ 和 $k_a$ 密切相关。波动程度还与 $k_a$ 有关，随 $k_a$ 变小（吸收变慢），波动程度变小。减小体内药物浓度的波动程度是开发缓释、控释制剂的重要目的之一。缓释、控释制剂可使药物的释放速率变慢，从而减慢药物的吸收速度，进而降低体内药物浓度的波动程度。因此，波动程度是评价缓、控释制剂质量的一个重要指标。

以洛伐他汀为例，由文献可知洛伐他汀多剂量口服后符合单室模型特征，$X_0 = 40mg$，$\tau = 24h$，已知洛伐他汀普通片 $k_a = 0.82h^{-1}$，洛伐他汀缓释片的 $k_a = 0.15h^{-1}$，当 $k_a$ 从 $0.82h^{-1}$ 降到 $0.15h^{-1}$ 时，PF 从普通片的 98.62% 下降到 79.63%，DF 从 3.15 下降到 1.54，血药浓度变化率从 7 136.02% 下降到 390.90%。

第十一章
目标测试

思考题

1. 多剂量静脉注射给药与血管外给药的稳态最大血药浓度各有何特点？
2. 稳态血药浓度、平均稳态血药浓度在临床给药方案设计中有何意义？
3. 负荷剂量是必需的吗？什么类型的药物需要给予负荷剂量？
4. 描述血药浓度波动程度的参数有哪些？在评价缓控释制剂研究中有何意义？

（陈　钢）

## 参 考 文 献

[1] 刘建平,李高.生物药剂学与药物动力学.5 版.北京:人民卫生出版社,2016.
[2] WAGNER J G. Relevant pharmacokinetic of antimicrobial drugs. Med Clin North Am,1974,58(3):479-492.
[3] SHARGEL L,YU A B C. Applied Biopharmaceutics and Pharmacokinetics. 7th Ed. New York:McGraw Hill,2016.

# 非线性药物动力学

第十二章
教学课件

**学习目标:**

1. **掌握** 非线性药物动力学概念及特征。
2. **熟悉** 非线性药物动力学的特点、成因及米氏非线性药物动力学方程;非线性药物动力学参数米氏常数、最大消除速率、生物半衰期、清除率、血药浓度-时间曲线下面积、稳态血药浓度的计算方法。
3. **了解** 血浆蛋白结合和自身酶活性调控引起的非线性药物动力学。

## 第一节　概　　述

### 一、非线性药物动力学的特点

目前在临床上使用的正常剂量范围内,绝大多数药物在体内的动力学过程都符合线性药物动力学(linear pharmacokinetics)。线性药物动力学是指通过简单扩散消除或吸收的药物的动力学行为,属于一级动力学,即线性动力学范畴。这类药物无论是单次或多次给药,其血药浓度-时间曲线下面积、血药浓度及尿中累积排药量与给药剂量成正比关系;以剂量校正后,其血药浓度-时间曲线下面积、最大血药浓度及尿中累积排药量都是相同的,因此其药物动力学具有剂量或浓度非相关性(dose-inde-pendence)。

经典药动学或线性药物动力学中基本假设是:①吸收速度为一级速率过程;②药物分布过程具有或属于一级速率过程;③药物在体内消除属于一级速率过程。

线性药物动力学的基本特征是血药浓度与体内药物量(包括各组织间转运量)成正比。根据线性药物动力学的基本特征和基本假设,可以用线性微分方程组来描述药物体内过程的动态变化规律。线性动力学的基本特征表现在:①药物的生物半衰期与剂量无关;②血药浓度、血药浓度-时间曲线下面积及尿中累积排药量与剂量成正比关系;③当剂量改变时,其相应时间点上的血药浓度与剂量成正比等。

但是临床上也有一些药物的吸收、分布和体内消除过程,并不符合线性药物动力学的特征,这种药物动力学特征称为非线性药物动力学(non-linear pharmacokinetics)。例如苯妥英、双香豆素、阿司匹林、乙醇的体内药物动力学行为符合非线性药物动力学。该类药物在临床应用时应特别审慎,剂量的少许增加就会引起血药浓度的急剧增加,从而导致药物中毒。认识和掌握这类药物的动力学特点对临床合理用药具有重要意义。需要注意的是,由于患者的生理病理情况,如肝功能损害、肾衰竭等,也会导致治疗剂量范围内出现饱和现象,在体内产生非线性动力学过程,这一点在临床用药中应予以重视。

非线性药物动力学的基本特征是一些药物动力学参数随剂量不同而改变,因此又称为剂量依赖性药物动力学(dose-dependent pharmacokinetics)。例如,药物半衰期不再为常数,呈现为剂量或浓度依赖性,见图 12-1;AUC、$C_{max}$和尿中累积排药量等也不再与剂量成正比改变,见图 12-2。例如一位癫痫患者,每日口服苯妥英钠 300mg,2 周后无效,监测血药浓度为 4mg/L;增加日剂量至 500mg,20 天后患者出现中毒症状,此时血药浓度为36mg/L,表现为剂量依赖性药物动力学特征。表12-1列出了水杨酸和阿司匹林的生物半衰期随给药剂量的变化而变化的情况。

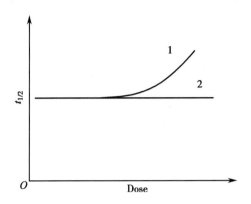

1. 非线性消除动力学;2. 线性消除动力学。

图 12-1　半衰期与剂量的关系

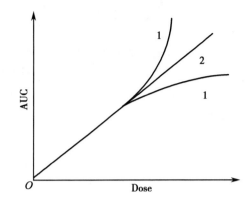

1. 非线性消除动力学;2. 线性消除动力学。

图 12-2　血药浓度-时间曲线下面积与剂量的关系

表 12-1　水杨酸和阿司匹林半衰期的剂量依赖性

| 药物 | 给药剂量/g | 给药途径 | $t_{1/2}$/h |
|---|---|---|---|
| 水杨酸 | 0.25 | 静脉注射 | 2.4 |
| | 1.30 | 静脉注射 | 6.1 |
| | 10~20 | 静脉注射 | 19.1 |
| 阿司匹林 | 1.00 | 口服 | 5.0 |
| | 1.30 | 口服 | 6.1 |

与线性动力学相比,呈现非线性动力学特征的药物其体内过程具有以下特点:①药物的吸收和消除不遵循一级动力学,而是非线性的;②血药浓度和 AUC 与剂量不成正比;③药物消除半衰期随剂量增加而延长;④其他药物可能竞争酶或载体系统,其动力学过程可能受合并用药的影响;⑤药物代谢产物的组成和/或比例可能由于剂量变化而变化。

非线性药物动力学的这些特征,主要与药物在高浓度条件下体内药物代谢酶或载体的饱和过程有关。这些药物在较大剂量时的表观消除速率常数比小剂量给药时的表观消除速率常数小,因此不能根据小剂量时的动力学参数预测高剂量下的血药浓度。一旦消除过程在高浓度下达到饱和,血药浓度则会急剧增大。当血液中的药物浓度下降到一定程度时,消除过程逐渐脱离饱和状态,此时其消除速度受血药浓度影响,但消除速度与血浆浓度仍不成正比。血浆浓度进一步下降时,药物消除速度与血药浓度成正比,此时表现为线性动力学特征。图12-3 显示了具有可饱和消除过程的血药浓度-时间曲线。曲线 2 为低剂量给药后线性动力学消除的血药浓度-时间曲线;曲线 1 为高剂量给药后非线性动力学特征的血药浓度-时间曲线,开始时药物消除较慢,随着血药浓度的降低,消除加快,药物在体内消除一定时间后,曲线末端血药浓度较低,呈现与曲线 2 平行的血药浓度-时间曲线。

需要注意的是,另有一些特殊非线性药物动力学过程

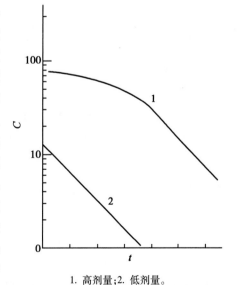

1. 高剂量;2. 低剂量。

图 12-3　具有可饱和消除过程的
血药浓度-时间曲线

表现为一些药物动力学参数随时间不同而改变。例如长期服用苯巴比妥,其自身诱导自身代谢酶,随着服用时间的延长,其代谢酶活性上调,加速自身的清除,药物消除半衰期变短。

## 二、产生非线性药物动力学的原因

通常药物的非线性动力学的情况有两种类型:①在多数情况下,体内过程涉及容量限制过程的药物均表现为非线性药物动力学的特性。药物代谢以及药物转运过程(如肠吸收、胆汁排泄、肾小管主动分泌)中涉及的酶或载体系统均呈现一定的容量限制性。当给药剂量及其所产生的体内浓度超过一定的限度时,酶的催化能力和载体转运能力即达饱和,故其动力学呈现明显的剂量(浓度)依赖性。②除了容量限制性的系统外,由药物相互作用导致的酶诱导和酶抑制作用、病理状态下肝肾功能的改变、血浆蛋白结合相关过程等,也会使药物呈现非线性动力学。表 12-2 列出了非线性药物动力学产生的机制及对药动学参数的影响。

**表 12-2    非线性药物动力学产生的机制及对药动学参数的影响**

1. 吸收过程

• 小肠膜转运速度的饱和-载体系统的饱和

| | | |
|---|---|---|
| 吸收型载体 | 剂量增加→$F(F_a)$ 降低 | 例如头孢曲嗪、加巴喷丁等 |
| 分泌型载体 | 剂量增加→$F(F_a)$ 增加 | 例如西咪替丁、他利洛尔等 |

• 小肠及肝首过效应的饱和-代谢酶的饱和

| | | |
|---|---|---|
| | 剂量增加→$F$ 增加 | 例如普罗帕酮、普萘洛尔等 |

• 小肠及肝首过效应的自身诱导或抑制机制

| | | |
|---|---|---|
| 自身诱导代谢 | 连续给药后→$F$ 降低 | 例如苯妥英钠、青蒿素等 |
| 自身抑制代谢 | 连续给药后→$F$ 增加 | 例如双香豆素、地西泮等 |

2. 消除过程

• 肝代谢

| | | |
|---|---|---|
| 代谢酶的饱和 | 剂量增加→组织清除率和表观分布容积降低 | 例如苯妥英钠、普萘洛尔等 |
| 自身诱导代谢 | 连续给药后→组织清除率和表观分布容积增加 | 例如苯巴比妥、保泰松等 |
| 自身抑制代谢 | 连续给药后→组织清除率和表观分布容积降低 | 例如双香豆素、地西泮等 |

• 肾脏膜转运速度的饱和-载体系统的饱和

| | | |
|---|---|---|
| 吸收型载体 | 剂量增加→组织清除率和表观分布容积增加 | 例如头孢羟氨苄等 |
| 分泌型载体 | 剂量增加→组织清除率和表观分布容积降低 | 例如对氨基马尿酸、多巴胺等 |

3. 血浆蛋白结合

| | | |
|---|---|---|
| • 剂量增加→血浆中游离型药物的百分数增加 | | 例如双香豆素、华法林、苯妥英钠等 |
| • 剂量增加→组织清除率和表观分布容积增加 | | 例如丙吡胺、保泰松等 |

注:$F$ 为口服药物的绝对生物利用度;$F_a$ 为口服药物的吸收分数。

由表 12-2 可见,非线性药物动力学主要存在于:①与药物代谢有关的可饱和酶代谢过程;②与药物吸收、排泄有关的可饱和载体转运过程;③与药物分布有关的可饱和血浆/组织蛋白结合过程;④药物及其代谢产物酶抑制及酶诱导等特殊过程。其中以第 1 种和第 2 种过程最为重要,本章将重点介绍。

（一）代谢酶饱和

由于体内的一些药物代谢酶的代谢能力具有容量限制性,在给予较大剂量或多剂量给药的情况下,会导致相对应的底物药物出现可饱和的代谢过程。这时血药浓度和药时曲线下面积与剂量不成正比,会高于按一级动力学预测的值,可能会导致体内血药浓度显著升高,且维持时间长,易引起明显的临床效应和毒副作用,例如治疗指数低的抗癫痫药苯妥英钠,主要在肝脏代谢发生羟基化反应,生成无药理活性的羟基苯妥英(占 50% ~ 70%),应用一定剂量药物后肝代谢能力达到饱和,肝代谢清除率下降,半衰期延长,此时即使增加很小剂量,血药浓度非线性急剧增加,会有中毒危险,临床上需要监测血药浓度。

一般情况下药物在体内代谢达到饱和的情况并不多见,但在首过效应过程中出现代谢酶饱和现象的可能性较大。在口服给药后的吸收相,肝门静脉中的非结合型血药浓度是比较高的,此时若超过酶的催化能力,就会导致肝代谢清除率短暂的降低,药时曲线下面积会呈现非线性增加。口服给药后具有明显饱和性首过效应的药物有维拉帕米、普罗帕酮、普萘洛尔、紫杉醇和帕罗西汀等,这些药物由于首过效应比较明显,故呈现较低且个体差异大的口服绝对生物利用度。

（二）载体系统的饱和

目前,在机体内各器官中揭示了许多与药物胞内摄取和胞外分泌相关的载体系统,它们在药物转运过程(如肠吸收、胆汁排泄、肾小管分泌)中发挥着重要作用,决定着细胞或组织的药物暴露程度。这些载体系统中的一类是介导吸收的转运蛋白,如寡肽转运蛋白、氨基酸转运蛋白等,另一类是介导分泌的转运蛋白,如 P 糖蛋白(P-gp)、有机阴离子转运蛋白(OAT)等。上述两种转运机制均可产生饱和情况,从而造成药物体内动态的非线性现象。吸收型载体的饱和会导致剂量增加时 $C_{max}$ 或 AUC 不按比例增加,而分泌型载体的饱和会由于外排分泌的药物比例减少,AUC/Dose 则会随剂量的增加而增大,从而提高药物的口服生物利用度,如图 12-4 所示。

头孢菌素类药物头孢曲嗪是小肠吸收型载体寡肽转运蛋白的底物。Pfeffer 等发现表征头孢曲嗪吸收速度的平均吸收时间,服药剂量为 500mg、1 000mg 时要比 250mg 分别降低 25% 和 50%;$C_{max}$ 仅从 4.9μg/ml(250mg)增加到 10.2μg/ml(1 000mg),$t_{max}$ 从 1.4 小时(250mg)延长到 2.0 小时(1 000mg),两者提示有吸收过程的饱和现象。抗癫痫药加巴喷丁和巴克妥芬等拟氨基酸药物由小肠上皮细胞的吸收型中性氨基酸转运蛋白介导吸收,加巴喷丁给药剂量为 100mg 时生物利用度为 74%,1 600mg 时为 36%,说明其小肠吸收具有饱和性。头孢噻肟是肾脏中分泌型载体 OAT 的底物,研究发现,随着静脉注射的给药剂

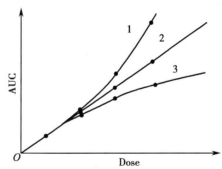

1. 分泌饱和;2. 线性吸收;3. 吸收饱和。

图 12-4　吸收型和分泌型载体饱和时的 AUC 或 $C_{max}$ 与剂量间的关系

量增加,其肾脏清除率从 500mg 的约 220ml/min 降低到 1 000mg 的 159ml/min,药时曲线下面积随剂量的增加而非线性增大。

（三）血浆蛋白结合

对于与血浆蛋白高度结合及低清除率的药物,当药物剂量达到一定量后,蛋白结合发生饱和,此时再增大剂量,将显著提高游离型药物的百分数。由于只有游离型药物才能进行组织分布,转运到肝和肾进行消除,因此,增大剂量将促进其经肝代谢和肾排泄的消除过程,在表观分布容积不变的情况

下,半衰期反而降低,血药浓度和 AUC 较按剂量比例预测值低,见图 12-5。由于药物效应与游离型药物直接相关,因此,不仅要注意药物总浓度,更要注意游离型药物浓度随剂量的变动情况。

抗生素厄他培南(ertapenem)在大鼠体内的血浆蛋白结合率与血药浓度有较大关系,发现高剂量下药物的游离分数增加,500mg/kg 剂量下血浆药物总浓度范围为 0~80μg/ml,药物的游离分数为 4%~6%,而 2 000mg/kg 剂量下血浆药物总浓度范围为 0~270μg/ml,此时药物的游离分数最高可达 15% 左右。抗心律失常药丙吡胺在治疗剂量时会出现明显的浓度依赖性蛋白结合,AUC 与剂量不成比例增加,且低于剂量比;给药 150mg、200mg、300mg 时,AUC 分别为 100mg 剂量的 1.3 倍、1.6 倍、2.0 倍。保泰松在低剂量时的半衰期为 3 天,但是高剂量时仅为 3 小时。

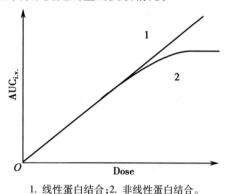

1. 线性蛋白结合;2. 非线性蛋白结合。

图 12-5　蛋白结合饱和时的 AUC 与剂量间的关系

（四）自身酶诱导作用

一些药物能够诱导其自身的药物代谢酶过量生成,从而促进了自身的代谢,半衰期缩短,血药浓度及 AUC 降低,导致药理活性的下降或无效,称为自身诱导代谢,包括苯妥英钠、苯巴比妥、保泰松和卡马西平等。典型药物是青蒿素,青蒿素连续给药后,可诱导自身药物代谢酶,使清除率增加。青蒿素在健康受试者及疟疾患者体内的药物动力学均呈现明显的时间依赖性,连续给药 7 天后,口服清除率提高了约 5 倍(由 186L/h 到 1 031L/h),AUC 下降为单剂量给药的 20%。值得注意的是,给予单剂量时,青蒿素的药物动力学仍表现为线性动力学特征,但多剂量给药后,其动力学参数如口服清除率等发生改变,血药浓度也不遵循线性药物动力学多剂量给药的累加规律,因此,自身诱导代谢具有时间依赖性,也属于非线性药物动力学的范畴。

（五）自身酶抑制作用

与自身诱导代谢相似,一些药物能抑制自身药物代谢酶的活性,从而能使代谢减慢,半衰期延长,血药浓度及 AUC 升高,导致药理活性及毒副作用的增强,称为自身代谢抑制,包括双香豆素和地西泮等。自身抑制代谢同样也具有时间依赖性,但有时也与浓度有关。某些药物的代谢产物消除较慢,当达到足够高的血药浓度时,可竞争性抑制原型药物的代谢酶,从而能够抑制原型药物的自身代谢,称为产物抑制(product inhibition),这种抑制同样能引起非线性药物动力学。一些药物在较大剂量时的消除速率较低剂量时的消除速率低,是产物抑制所导致的非线性药物动力学的典型特征之一。双香豆素是这种特殊的由产物抑制所导致非线性药物动力学的典型药物,当分别静脉注射 150mg、286mg 及 600mg 后,发现 $t_{1/2}$ 从 10 小时分别增加到 18 小时及 32 小时,但所有剂量下双香豆素的血药浓度时程仍呈现为一级动力学。

## 第二节　米氏非线性药物动力学方程

### 一、Michaelis-Menten 方程

Michaelis-Menten 方程发表于 1913 年,主要用于描述酶参与的物质变化动力学过程。药物生物转化、肾小管分泌、胆汁排泄通常需要酶或载体系统的参与,这些系统呈现容量限制性的药物消除过程。这些过程常用 Michaelis-Menten 方程来表征非线性药物动力学过程[式(12-1)],也称为米氏非线性药物动力学过程。

对于静脉注射给药后,可饱和的药物消除过程,其动力学方程如下:

$$-\frac{dC}{dt} = \frac{V_{max} \cdot C}{K_m + C}$$

式(12-1)

式(12-1)中, $-\dfrac{\mathrm{d}C}{\mathrm{d}t}$ 为药物在 $t$ 时间的下降速率,表示消除速率的大小; $V_{\max}$ 为药物在体内消除过程中理论上的最大消除速率; $K_\mathrm{m}$ 为 Michaelis 常数,简称米氏常数,是指药物在体内的消除速度为 $V_{\max}$ 的一半时所对应的血药浓度,即当 $-\dfrac{\mathrm{d}C}{\mathrm{d}t}=\dfrac{V_{\max}}{2}$ 时, $K_\mathrm{m}=C$ (图 12-6)。

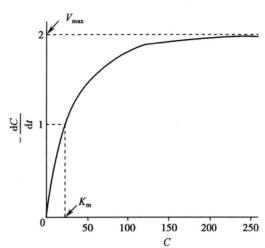

该方程式是基于药物在酶或载体参与下完成的可饱和的药物消除过程,适用于包括吸收、分布、代谢、排泄在内的可饱和体内过程。这些过程需要特定的酶或载体参与,具有专属性强的特点,而参与这些过程的酶或载体的数量有限。当反应物的量增加到一定程度时,即形成所谓的反应能力饱和。从式(12-1)可以看出,药物的消除呈现非线性动力学特征时,其血药浓度下降的速度与血液中的药物量或血药浓度有关,当血药浓度很大时,其下降速度趋于恒定。

非线性药动学过程的药物动力学参数 $K_\mathrm{m}$、$V_{\max}$,在一定条件下是个常数,取决于药物的有关性质和酶或载体介导的过程。相对而言,$K_\mathrm{m}$ 是更重要的动力学参数,它表征底物和酶或载体的亲和性

图 12-6　Michaelis-Menten 过程中药物的消除速率与药物浓度之间的关系

(affinity),$K_\mathrm{m}$ 越小,底物与蛋白亲和性越强,代谢或转运能力越强;相反 $K_\mathrm{m}$ 越大,底物与蛋白亲和性越弱,代谢或转运能力越弱。通常 $K_\mathrm{m}$ 值最小的底物为酶或载体的最适底物或天然底物。若已知 $K_\mathrm{m}$,就可以算出在某一底物浓度时,其反应速度相当于 $V_{\max}$ 的百分率;如当 $C=3K_\mathrm{m}$ 时,代入式(12-1),得 $V=0.75V_{\max}$。

## 二、具米氏非线性消除过程的药物动力学特征

Michaelis-Menten 方程有以下两种极端的情况。

(1)当 $C \ll K_\mathrm{m}$ 时,式(12-1)可简化为:

$$-\frac{\mathrm{d}C}{\mathrm{d}t}=\frac{V_{\max}}{K_\mathrm{m}} \cdot C \qquad\qquad 式(12\text{-}2)$$

式(12-2)表明静脉注射给药后,血药浓度消除速度与血药浓度一次方成正比,这与一级动力学线性特征相一致。其消除速度常数($k$)事实上等于 $V_{\max}/K_\mathrm{m}$。实际中这种情况很常见,当药物的血药浓度远低于 $K_\mathrm{m}$ 值,如图 12-6 中曲线的前端近似直线,即 $-\mathrm{d}C/\mathrm{d}t$ 与 $C$ 之间为线性关系,其斜率为 $V_{\max}/K_\mathrm{m}$。

(2)当 $C \gg K_\mathrm{m}$ 时,式(12-1)可简化为:

$$-\frac{\mathrm{d}C}{\mathrm{d}t}=V_{\max} \qquad\qquad 式(12\text{-}3)$$

这种情况下,静脉注射给药后血药浓度的消除速度与血药浓度无关,消除过程达到饱和,消除速度接近一个恒定值,如图 12-6 中曲线的尾端,趋向于一条水平线。

基于上述讨论,若以 $-\mathrm{d}C/\mathrm{d}t$ 对 $C$ 作图(图 12-6),则在开始时($C$ 很小时)$-\mathrm{d}C/\mathrm{d}t$ 随 $C$ 呈线性上升,表现为一级动力学;当浓度进一步增大时,$-\mathrm{d}C/\mathrm{d}t$ 则按低于一级线性动力学的速度上升,呈现出曲线形;最后当浓度增大到一定程度时,$-\mathrm{d}C/\mathrm{d}t$ 逐渐接近 $V_{\max}$,趋向于一水平线,即 $-\mathrm{d}C/\mathrm{d}t$ 与 $C$ 无关,为零级过程。

假定某药物 $K_\mathrm{m}$ 为 1mg/L,$V_{\max}$ 为 10.0mg/(L·h),按式(12-1)计算静脉注射给药后,不同血药浓度下消除速度及消除速度与血药浓度的比值,见表 12-3。

表 12-3　具非线性动力学特征药物的血药浓度对消除速度影响

| $C/(mg/L)$ | $(-dC/dt)/[mg/(L \cdot h)]$ | $[(-dC/dt)/C]/h^{-1}$ |
|---|---|---|
| 1 000 | 9.99 | 0.01 |
| 500 | 9.98 | 0.02 |
| 100 | 9.90 | 0.10 |
| 50 | 9.80 | 0.20 |
| 10 | 9.09 | 0.91 |
| 5 | 8.33 | 1.67 |
| 1 | 5.00 | 5.00 |
| 0.5 | 3.33 | 6.67 |
| 0.1 | 0.91 | 9.09 |
| 0.01 | 0.10 | 9.90 |
| 0.001 | 0.01 | 9.99 |

注: $-dC/dt$ 和 $(-dC/dt)/C$ 是近似到小数点后两位的数值。

从表 12-3 可以看出,当血药浓度远大于 $K_m$ 时(高剂量),消除速度趋近于 $V_{max}[10.0mg/(L \cdot h)]$,近似零级消除过程;当血药浓度远低于 $K_m$ 时(低剂量),则消除速度与血药浓度比值趋近于 $V_{max}/K_m(10h^{-1})$,相当于一级消除过程的速度常数 $k$;以上是两种极端的情况,当血药浓度介于两种极端情况之间时(中间剂量),消除为一级与零级混合的非线性动力学过程。

有些药物在治疗浓度时呈线性动力学消除,当血药浓度过高而出现中毒时,常出现显著偏离表观一级消除的情况。

### 三、米氏非线性药物动力学过程的识别

由于米氏非线性药物动力学可能会导致显著的临床效应和毒副作用,识别药物的动力学特征对于临床用药的有效性和安全性有重要意义。因此,新药的药动学研究中规定,必须评估在一定剂量范围内的药物动力学特征,即研究不同剂量下药物的药动学行为是否发生变化,有时还需研究药物在中毒剂量下的毒代动力学(toxicokinetics)。

对于米氏非线性(消除或者吸收)药物动力学过程的识别,可静脉注射不同剂量(如高、中、低 3 个剂量),得到各剂量下的一系列血药浓度-时间数据,按下述方式处理数据:

(1)作血药浓度-时间曲线,如不同剂量下的血药浓度-时间曲线相互平行,表明在该剂量范围内为线性动力学过程;反之则为非线性动力学过程。

(2)以剂量对相应的血药浓度进行归一化,以单位剂量下血药浓度对时间作图,所得的曲线若明显不重叠,则可能存在非线性过程。

(3)若 AUC 与剂量成正比,说明为线性动力学,否则为非线性动力学,其中若 AUC 随剂量增加较快,可能为非线性消除;若 AUC 随剂量增加较慢,血管外给药的情况下可能为非线性吸收,见图 12-7。

(4)将每个血药浓度-时间数据按线性动力学模型处理,计算各个剂量下的动力学参数;若所求得的动力学参数($t_{1/2}$、$k$、Cl 等)明显随剂量大小而改变,则认为可能存在非线性过程。

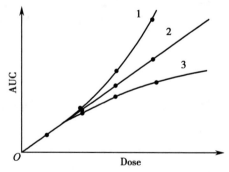

1. 非线性消除;2. 线性过程;3. 非线性吸收。

图 12-7　线性和非线性药动学的
AUC 与剂量的关系

除了多剂量的实验外,单剂量药物静脉注射实验也可以通过 $\log C$-$t$ 图初步判断其动力学过程,为

后续工作提供一些启示。若 $\log C$-$t$ 图呈明显的上凸曲线,则可能为非线性动力学;若呈直线或下凹曲线则可能为线性动力学,如图 12-8 所示。

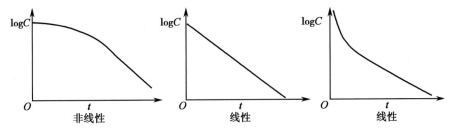

图 12-8 单剂量药物静脉注射,线性和非线性药动学的 $\log C$-$t$ 图的比较

## 四、米氏非线性消除的药物血药浓度与时间的关系

### (一)血药浓度的经时过程

静脉注射具有米氏非线性消除动力学特点的药物后,血药浓度的经时过程可通过 Michaelis-Menten 方程的积分式来表达。将式(12-1)移项,可得:

$$-\frac{\mathrm{d}C}{C}(C+K_\mathrm{m}) = V_\mathrm{max}\mathrm{d}t \qquad\qquad 式(12\text{-}4)$$

或

$$-\mathrm{d}C-\frac{K_\mathrm{m}}{C}\mathrm{d}C = V_\mathrm{max}\mathrm{d}t \qquad\qquad 式(12\text{-}5)$$

式(12-5)积分后整理得:

$$t = \frac{C_0-C}{V_\mathrm{max}}+\frac{K_\mathrm{m}}{V_\mathrm{max}}\ln\frac{C_0}{C} \qquad\qquad 式(12\text{-}6)$$

将式(12-6)整理得:

$$\ln C = \frac{C_0-C}{K_\mathrm{m}}+\ln C_0-\frac{V_\mathrm{max}}{K_\mathrm{m}}t \qquad\qquad 式(12\text{-}7)$$

式(12-6)、式(12-7)中同时存在 $C$ 及 $\ln C$,故不能如线性动力学中一样明确解出 $C$-$t$ 关系式。

### (二)非线性动力学参数的估算

#### 1. $K_\mathrm{m}$ 及 $V_\mathrm{max}$ 的求算

(1)以血药浓度变化速率求 $K_\mathrm{m}$ 与 $V_\mathrm{max}$:采用将米氏方程直线化的方法,将式(12-1)移项后,其瞬时速度($\mathrm{d}C/\mathrm{d}t$)以平均速度($\Delta C/\Delta t$)表示,$C$ 以取样间隔内中点时间的血药浓度或平均血药浓度 $C_\mathrm{中}$(即 $\Delta t$ 时间内开始血药浓度与末尾血药浓度的平均值)表示,可得:

Lineweaver-Burk 方程式: 
$$\frac{1}{-\Delta C/\Delta t}=\frac{K_\mathrm{m}}{V_\mathrm{max}\cdot C_\mathrm{中}}+\frac{1}{V_\mathrm{max}} \qquad\qquad 式(12\text{-}8)$$

Hanes-Woolf 方程式: 
$$\frac{C_\mathrm{中}}{-\dfrac{\Delta C}{\Delta t}}=\frac{C_\mathrm{中}}{V_\mathrm{max}}+\frac{K_\mathrm{m}}{V_\mathrm{max}} \qquad\qquad 式(12\text{-}9)$$

Eadie-Hofstee 方程式: 
$$-\frac{\Delta C}{\Delta t}=-\frac{\left(-\dfrac{\Delta C}{\Delta t}\right)}{C_\mathrm{中}}K_\mathrm{m}+V_\mathrm{max} \qquad\qquad 式(12\text{-}10)$$

以 $\dfrac{1}{-\Delta C/\Delta t}$ 对 $\dfrac{1}{C_\mathrm{中}}$ 作图或回归得一条直线,其斜率为 $K_\mathrm{m}/V_\mathrm{max}$,截距为 $1/V_\mathrm{max}$;或以 $\dfrac{C_\mathrm{中}}{-\Delta C/\Delta t}$ 对 $C_\mathrm{中}$ 作图或回归,直线的斜率为 $1/V_\mathrm{max}$,截距为 $K_\mathrm{m}/V_\mathrm{max}$;或以 $-\Delta C/\Delta t$ 对 $(-\Delta C/\Delta t)/C_\mathrm{中}$ 作图或回归,直线的斜率

为$-K_m$，截距为$V_{max}$。通常由于在低浓度取样点较少，使得式（12-8）的数据点分散不均匀，因此计算斜率和截距的准确度较低（图12-9）。目前常用式（12-9）和式（12-10）来计算米氏方程的动力学参数，见图12-10及图12-11。

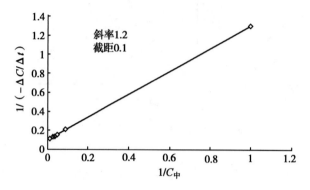

图 12-9 $1/(-\Delta C/\Delta t)$ 对 $1/C_{中}$ 作图或回归求解 $K_m$、$V_{max}$

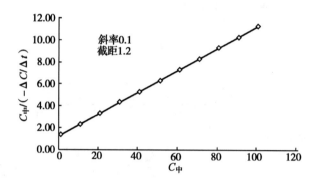

图 12-10 $C_{中}/(-\Delta C/\Delta t)$ 对 $C_{中}$ 作图或回归求解 $K_m$、$V_{max}$

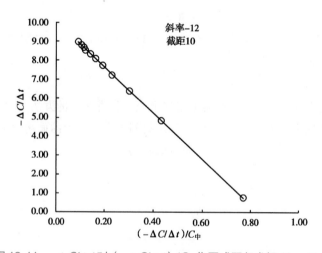

图 12-11 $-\Delta C/\Delta t$ 对 $(-\Delta C/\Delta t)/C_{中}$ 作图或回归求解 $K_m$、$V_{max}$

**例12-1** 某药静脉注射后体内为单纯米氏非线性消除，测定了一组不同时间点下血药浓度数据，数据见表12-4，计算该药物非线性消除过程的 $K_m$ 与 $V_{max}$。

表 12-4　从测得血药浓度数据计算得 $C_{中}$、$-\Delta C/\Delta t$ 等数据

| $C_{中}/$ ( μmol/ml ) | $-\dfrac{\Delta C}{\Delta t}/$ [ μmol/ ( ml · h ) ] | $\dfrac{1}{-\Delta C/\Delta t}/$ [ ( ml · h ) /μmol ] | $\dfrac{1}{C_{中}}/$ ( ml/μmol ) | $\dfrac{C_{中}}{-\Delta C/\Delta t}$ /min | $\dfrac{-\Delta C/\Delta t}{C_{中}}/$ min$^{-1}$ |
|---|---|---|---|---|---|
| 1 | 0.77 | 1.30 | 1.00 | 1.30 | 0.77 |
| 11 | 4.78 | 0.21 | 0.09 | 2.30 | 0.43 |
| 21 | 6.36 | 0.16 | 0.05 | 3.30 | 0.30 |
| 31 | 7.21 | 0.14 | 0.03 | 4.30 | 0.23 |
| 41 | 7.74 | 0.13 | 0.02 | 5.30 | 0.19 |
| 51 | 8.10 | 0.12 | 0.02 | 6.30 | 0.16 |
| 61 | 8.36 | 0.12 | 0.02 | 7.30 | 0.14 |
| 71 | 8.55 | 0.12 | 0.01 | 8.30 | 0.12 |
| 81 | 8.71 | 0.11 | 0.01 | 9.30 | 0.11 |
| 91 | 8.83 | 0.11 | 0.01 | 10.30 | 0.10 |
| 101 | 8.94 | 0.11 | 0.01 | 11.30 | 0.09 |

以相近两点血药浓度平均值为 $C_{中}$，浓度差 $\Delta C$ 与时间差 $\Delta t$ 之比为平均消除速度（$-\Delta C/\Delta t$），然后分别计算 $\dfrac{1}{\Delta C/\Delta t}$、$\dfrac{1}{C_{中}}$、$\dfrac{C_{中}}{-\Delta C/\Delta t}$ 和 $\dfrac{-\Delta C/\Delta t}{C_{中}}$ 等值。

将 $-\dfrac{1}{\Delta C/\Delta t}$ 与 $\dfrac{1}{C_{中}}$ 数值，作线性回归，求得截距 $=\dfrac{1}{V_{\max}}=0.1$（ml · h）/μmol，则：

$$V_{\max}=10\mu\text{mol}/\text{（ml · h）}$$

斜率 $=1.2=\dfrac{K_{\mathrm{m}}}{V_{\max}}=\dfrac{K_{\mathrm{m}}}{10}$，则：

$$K_{\mathrm{m}}=12\mu\text{mol}/\text{ml}$$

用 $-\dfrac{1}{（\Delta C/\Delta t）}$ 对 $\dfrac{1}{C_{中}}$ 作图，见图 12-9。用其他两种方法也可得到类似的结果（如图 12-10、图 12-11）。

**答：** 该药物非线性消除过程的 $K_{\mathrm{m}}=12\mu\text{mol}/\text{ml}$，$V_{\max}=10\mu\text{mol}/\text{（ml · h）}$。

这些方法是用 $-\Delta C/\Delta t$ 代替 $-\mathrm{d}C/\mathrm{d}t$、以平均浓度 $C_{中}$ 代替中点时间瞬时浓度 $C$，$\Delta t$ 值越大，带来的误差越大。

（2）用静脉注射后的 $\ln C\text{-}t$ 数据估算 $K_{\mathrm{m}}$、$V_{\max}$：单纯米氏非线性消除的药物，其血药浓度-时间方程如式（12-7）表示，当血药浓度很低时，$C_0-C\approx C_0$，该曲线尾段为直线（图 12-12），则该直线方程为：

$$\ln C=\ln C_0+\frac{C_0}{K_{\mathrm{m}}}-\frac{V_{\max}}{K_{\mathrm{m}}}t \qquad\qquad 式（12-11）$$

将其外推与纵轴相交，可得到纵轴上的截距以 $\ln C_0^{*}$ 表示（图 12-12），则：

$$\ln C=\ln C_0^{*}-\frac{V_{\max}}{K_{\mathrm{m}}}t \qquad\qquad 式（12-12）$$

在低浓度时，式（12-11）和式（12-12）的 $\ln C$ 相等，即：

$$\frac{C_0-C}{K_{\mathrm{m}}}+\ln C_0-\frac{V_{\max}}{K_{\mathrm{m}}}t=\ln C_0^{*}-\frac{V_{\max}}{K_{\mathrm{m}}}t \qquad\qquad 式（12-13）$$

由此可得：

$$\ln C_0^* = \ln C_0 + \frac{C_0}{K_m} \qquad 式（12-14）$$

整理式（12-14）可得到 $K_m$，有：

$$K_m = \frac{C_0}{\ln C_0^* - \ln C_0} \qquad 式（12-15）$$

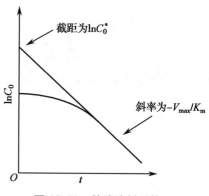

图 12-12　静脉注射后的 $\ln C\text{-}t$ 数据估算 $K_m$、$V_{max}$

式（12-15）中，$\ln C_0^*$ 可从 $\ln C\text{-}t$ 曲线末端直线段外推求得（图 12-12），故可应用式（12-15）求得 $K_m$，再根据直线的斜率求得 $V_{max}$，即 $V_{max} = -斜率 \times K_m$。

**例 12-2**　某药静脉注射后体内过程符合单纯米氏非线性消除，测定了一组不同时间点下血药浓度数据，数据如下：

| 时间/h | 0 | 2.5 | 5 | 10 | 20 | 35 | 45 | 55 | 58 | 63 | 67 |
|---|---|---|---|---|---|---|---|---|---|---|---|
| 血药浓度/（mg/L） | 180 | 175 | 169 | 160 | 129 | 57.3 | 27.5 | 5.85 | 2.321 | 0.294 | 0.061 6 |

计算该药物非线性消除过程的 $K_m$ 与 $V_{max}$。

**解**：利用式（12-11）求算 $K_m$、$V_{max}$。已知 $C_0 = 180\text{mg/L}$，利用时间为 55 小时、58 小时、63 小时及 67 小时的数据，由于此时 $C$ 值远低于 $K_m$，取 $\ln C$ 与 $t$ 作线性回归求得斜率为 -0.385，截距 $\ln C_0^*$ 为 23.05，代入式（12-15）求 $K_m$，则有：

$$K_m = \frac{180}{23.05 - \ln 180} = 10.08\text{mg/L}$$

$$V_{max} = -K_m \times 斜率 = -10.08 \times (-0.385) = 3.88\text{mg/}（L \cdot h）$$

**答**：该药物非线性消除过程的 $K_m = 10.08\text{mg/L}$，$V_{max} = 3.88\text{mg/}（L \cdot h）$。

（3）根据不同给药速度 $R$ 或给药剂量 $D$ 与相应稳态血药浓度 $C_{ss}$ 计算 $K_m$、$V_{max}'$

1）当给药达到稳态时：药物的摄入速度等于消除速度。式（12-1）可改写为：

$$R = \frac{V_{max}' \cdot C_{ss}}{K_m + C_{ss}} \qquad 式（12-16）$$

式（12-16）中，$R$ 为给药速度（可用给药剂量与给药间隔的比值求得），$C_{ss}$ 为稳态浓度，$V_{max}'$ 为以体内药量表示的最大消除速率（相当于 $V_{max}$ 和表观分布容积的乘积），式（12-16）可转变为：

$$C_{ss} = \frac{V_{max}' \cdot C_{ss}}{R} - K_m \qquad 式（12-17）$$

以 $C_{ss}$ 对 $C_{ss}/R$ 作图或回归，截距为 $-K_m$，斜率为 $V_{max}'$。式（12-17）也可以转化为式（12-18），同样以 $R$ 对 $R/C_{ss}$ 回归，根据斜率和截距也可求得 $K_m$ 和 $V_{max}'$。

$$R = V_{max}' - \frac{K_m \cdot R}{C_{ss}} \qquad 式（12-18）$$

该方法简单易行，但必须给以两种以上的不同剂量，并需测定相应的 $C_{ss}$；此法还可以根据已求得的 $K_m$ 和 $V_{max}'$ 预测不同剂量时的稳态血药浓度或预测要达到预期稳态血药浓度所需的给药剂量。该方法特别适合临床给药方案的调整，若 $K_m$ 和 $V_{max}'$ 来自受试患者则更理想，在实际工作中可采用来自大量病例的平均值，$K_m$ 值的个体差异较 $V_{max}'$ 的个体差异小得多。

2）直接计算法：将剂量 1（给药速度 $R_1$）及其对应的稳态血药浓度（$C_{ss1}$），剂量 2（给药速度 $R_2$）及其对应的稳态血药浓度（$C_{ss2}$）直接代入式（12-16），然后解下列联立方程组，可解出 $K_m$ 及 $V_{max}'$。

$$
\begin{cases}
R_1 = \dfrac{V'_{\max} C_{\mathrm{ss1}}}{K_{\mathrm{m}} + C_{\mathrm{ss1}}} \\[3mm]
R_2 = \dfrac{V'_{\max} C_{\mathrm{ss2}}}{K_{\mathrm{m}} + C_{\mathrm{ss2}}}
\end{cases}
$$

上述方程的解为：

$$
K_{\mathrm{m}} = \frac{R_2 - R_1}{\dfrac{R_1}{C_{\mathrm{ss1}}} - \dfrac{R_2}{C_{\mathrm{ss2}}}} \qquad\qquad 式（12\text{-}19）
$$

当 $K_{\mathrm{m}}$ 求得后，代入上述方程组中任一方程便可求出 $V'_{\max}$。

**例 12-3**　一位患者服用苯妥英钠，该药在这名患者的体内消除呈现非线性动力学。每天口服给药 300mg 的稳态血药浓度为 8mg/L，每天口服给药 400mg 达稳态后的血药浓度为 12mg/L。求该药在这名患者的 $K_{\mathrm{m}}$ 和 $V'_{\max}$ 值。如欲达到稳态血药浓度为 10mg/L，每天应口服多大剂量？

**解**：代入式（12-19），计算 $K_{\mathrm{m}}$ 值，即：

$$
K_{\mathrm{m}} = \frac{R_2 - R_1}{\dfrac{R_1}{C_{\mathrm{ss1}}} - \dfrac{R_2}{C_{\mathrm{ss2}}}} = \frac{400 - 300}{\dfrac{300}{8} - \dfrac{400}{12}} = 24（\mathrm{mg/L}）
$$

将值代入式（12-16），计算 $V'_{\max}$ 值为：

$$
V'_{\max} = \frac{R_1(K_{\mathrm{m}} + C_{\mathrm{ss1}})}{C_{\mathrm{ss1}}} = \frac{300(24 + 8)}{8} = 1\,200（\mathrm{mg/d}）
$$

将 $K_{\mathrm{m}}$、$V'_{\max}$ 及 $C_{\mathrm{ss}}$ 值代入式（12-16），可计算出达到预期稳态浓度 10mg/L 所需的日给药剂量 $R$ 值为：

$$
R = \frac{V'_{\max} \cdot C_{\mathrm{ss}}}{K_{\mathrm{m}} + C_{\mathrm{ss}}} = \frac{1\,200 \times 10}{24 + 10} = 352.9（\mathrm{mg/d}）
$$

**答**：该药在这名患者的 $K_{\mathrm{m}} = 24\mathrm{mg/L}$，$V'_{\max} = 1\,200\mathrm{mg/d}$，欲达到稳态血药浓度为 10mg/L，每天应口服 352.9mg。

2. **生物半衰期**　根据生物半衰期的定义，即体内药物量或血药浓度消除一半所需的时间，在线性动力学中，药物的生物半衰期为定值，仅与消除速率常数有关，与体内药物量多少无关。对于具有非线性消除的药物，静脉注射后，其血药浓度与时间关系如式（12-6）所示，将 $C = \dfrac{1}{2}C_0$ 代入式（12-6），则可得：

$$
t_{1/2} = \frac{\dfrac{1}{2}C_0 + 0.693K_{\mathrm{m}}}{V_{\max}} = \frac{C_0 + 1.386K_{\mathrm{m}}}{2V_{\max}} \qquad\qquad 式（12\text{-}20）
$$

由式（12-20）可见，非线性动力学药物由初浓度消除一半所需时间与初浓度成正比，随着血药浓度增大，其生物半衰期延长。

在任何时间 $t$，同样可以导出由浓度 $C$ 消除一半所需的时间，即生物半衰期 $t_{1/2}$：

$$
t_{1/2} = \frac{\dfrac{1}{2}C + 0.693K_{\mathrm{m}}}{V_{\max}} = \frac{C + 1.386K_{\mathrm{m}}}{2V_{\max}} \qquad\qquad 式（12\text{-}21）
$$

当 $C \ll K_{\mathrm{m}}$，即血药浓度较低时，$t_{1/2} = 0.693 \cdot \dfrac{K_{\mathrm{m}}}{V_{\max}}$，血药浓度对生物半衰期影响不明显，表现为线性动力学特征，$t_{1/2}$ 与血药浓度无关。

当 $C \gg K_{\mathrm{m}}$，即血药浓度较高时，$t_{1/2} = \dfrac{C}{2V_{\max}}$，表明生物半衰期随血药浓度的增加而延长。

$K_m$ 对 $t_{1/2}$ 的影响：假设一种具非线性动力学消除的药物，$V_{max}$ 为 200mg/（L·h），$K_m$ 分别为 72mg/L 及 36mg/L 时，药物浓度下降到各浓度值一半所需时间值 $t_{1/2}$ 列于表 12-5 中（图 12-13）。可见，在 $V_{max}$ 相同的情况下，当浓度较高时，$t_{1/2}$ 主要受血药浓度的影响；当血药浓度较低时，$t_{1/2}$ 主要受 $K_m$ 的影响，$t_{1/2}=0.693 \cdot \dfrac{K_m}{V_{max}}$，$K_m=72$mg/L 时的 $t_{1/2}$ 是 $K_m=36$mg/L 时的 2 倍。

表 12-5　非线性消除药物血药浓度下降一半所需时间与 $K_m$ 的关系

| 血药浓度/<br>（mg/L） | $K_m=72$mg/L | | $K_m=36$mg/L | |
| --- | --- | --- | --- | --- |
| | 药物消除时间* | $t_{1/2}$** | 药物消除时间* | $t_{1/2}$** |
| 800 | | | | |
| 400 | 2.249 5 | 2.249 5 | 2.124 8 | 2.124 7 |
| 200 | 3.499 0 | 1.249 5 | 3.249 5 | 1.124 7 |
| 100 | 4.248 5 | 0.749 5 | 3.874 3 | 0.624 7 |
| 50 | 4.748 1 | 0.499 5 | 4.249 2 | 0.374 7 |
| 25 | 5.122 7 | 0.374 5 | 4.498 8 | 0.249 7 |
| 12.5 | 5.434 7 | 0.312 0 | 4.686 1 | 0.187 2 |
| 6.25 | 5.715 5 | 0.280 7 | 4.842 1 | 0.156 0 |
| 3.125 | 5.980 6 | 0.265 1 | 4.982 5 | 0.140 4 |
| 1.562 5 | 6.238 0 | 0.257 3 | 5.115 1 | 0.132 6 |
| 0.781 25 | 6.491 4 | 0.253 4 | 5.243 8 | 0.128 6 |
| 0.390 625 | 6.742 9 | 0.251 5 | 5.370 5 | 0.126 7 |
| ↓ | | ↓ | | ↓ |
| 0 | | 0.249 5 | | 0.124 8 |

注：* 表示药物消除时间是指消除到该浓度所需时间，按式（12-6）计算得到；** 表示 $t_{1/2}$ 为药物浓度下降一半至所对应浓度所需时间，按式（12-21）计算得到。

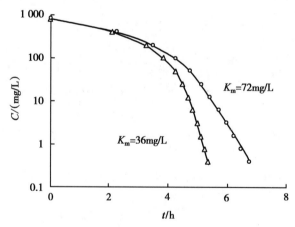

图 12-13　非线性消除药物血药浓度下降一半所需时间与 $K_m$ 的
关系 [ $V_{max}$ 为定值，等于 200mg/（L·h）]

$V_{max}$ 对 $t_{1/2}$ 的影响：假设一种具非线性动力学消除的药物，$K_m$ 为 36mg/L，$V_{max}$ 为 100mg/（L·h）与 200mg/（L·h）时，药物浓度下降到各浓度值一半所需时间值 $t_{1/2}$ 列于表 12-6 中（图 12-14）。可见，在 $K_m$ 相同的情况下，当浓度较高时，$t_{1/2}$ 主要受血药浓度的影响；当血药浓度较低时，$t_{1/2}$ 主要受 $V_{max}$ 的影响，$t_{1/2} = 0.693 \cdot \dfrac{K_m}{V_{max}}$，$V_{max} = 100\text{mg}/(\text{L} \cdot \text{h})$ 时的 $t_{1/2}$ 是 $V_{max} = 200\text{mg}/(\text{L} \cdot \text{h})$ 的 2 倍。

表 12-6　非线性消除药物血药浓度下降一半所需时间与 $V_{max}$ 的关系

| 血药浓度/<br>（mg/L） | $V_{max} = 100\text{mg}/(\text{L} \cdot \text{h})$ | | $V_{max} = 200\text{mg}/(\text{L} \cdot \text{h})$ | |
| --- | --- | --- | --- | --- |
| | 药物消除时间* | $t_{1/2}$** | 药物消除时间* | $t_{1/2}$** |
| 800 | | | | |
| 400 | 4.249 5 | 4.249 5 | 2.124 7 | 2.124 7 |
| 200 | 6.499 0 | 2.249 5 | 3.249 5 | 1.124 7 |
| 100 | 7.748 4 | 1.249 5 | 3.874 2 | 0.624 7 |
| 50 | 8.497 9 | 0.749 5 | 4.249 0 | 0.374 7 |
| 25 | 8.997 4 | 0.499 5 | 4.498 7 | 0.249 7 |
| 12.5 | 9.371 9 | 0.374 5 | 4.685 9 | 0.187 2 |
| 6.25 | 9.683 9 | 0.312 0 | 4.841 9 | 0.156 0 |
| 3.125 | 9.964 6 | 0.280 7 | 4.982 3 | 0.140 4 |
| 1.562 5 | 10.229 7 | 0.265 1 | 5.114 8 | 0.132 6 |
| 0.781 25 | 10.487 0 | 0.257 3 | 5.243 5 | 0.128 6 |
| 0.390 625 | 10.740 4 | 0.253 4 | 5.370 2 | 0.126 7 |
| ↓ | | ↓ | | ↓ |
| 0 | | 0.249 5 | | 0.124 7 |

注：* 表示药物消除时间是指消除到该浓度所需时间，按式（12-6）计算得到；** 表示 $t_{1/2}$ 为药物浓度下降一半至所对应浓度所需时间，按式（12-21）计算得到。

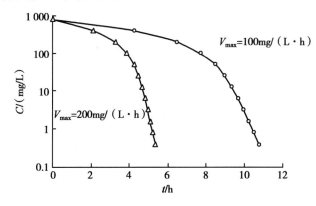

图 12-14　非线性消除药物血药浓度下降一半所需时间与 $V_{max}$ 的关系（$K_m$ 为定值，等于 36mg/L）

3. 清除率　单纯非线性消除的药物，其清除率为单位时间内所消除的药物量（$-\mathrm{d}X/\mathrm{d}t$）与血药浓度的比值。

$$\text{Cl} = \dfrac{-\dfrac{\mathrm{d}X}{\mathrm{d}t}}{C} = \dfrac{-\dfrac{\mathrm{d}C}{\mathrm{d}t} \cdot V}{C}$$

$$\text{Cl} = \dfrac{V_{max} \cdot V}{K_m + C} \qquad \text{式（12-22）}$$

式(12-22)为具有可饱和消除过程的药物总体消除率,可以看出,具非线性消除的药物,其总体消除率与血药浓度有关,随血药浓度的升高总体清除率将变慢。

(1)当血药浓度较高时,即 $C \gg K_m$ 的情况下,式(12-22)可简化为:

$$Cl = \frac{V_{max} \cdot V}{C} \qquad 式(12-23)$$

即总体清除率与血药浓度成反比,血药浓度增大1倍,总体清除率减少至原来的一半。

(2)当血药浓度较低时,即 $K_m \gg C$ 时,则总体清除率可写成:

$$Cl = \frac{V_{max} \cdot V}{K_m} \qquad 式(12-24)$$

此时,清除率与血药浓度无关,相当于线性动力学药物总体清除率。

(3)当一种药物既有线性消除又具非线性消除时,药物消除的方程式为:

$$-\frac{dX}{dt} \cdot \frac{1}{V} = \frac{V_{max} \cdot C}{K_m + C} + kC \qquad 式(12-25)$$

式(12-25)整理后得:

$$-\frac{\frac{dX}{dt}}{C} = \frac{V_{max} \cdot V}{K_m + C} + kV \qquad 式(12-26)$$

则这种情况下总体清除率为:

$$Cl = \frac{V_{max} \cdot V}{K_m + C} + kV \qquad 式(12-27)$$

式(12-27)同样表明,其清除率与血药浓度有关,血药浓度增大,清除率随之变小。但血药浓度对清除率的影响程度,除与血药浓度大小有关外,还与两种清除途径所占比例有关,如肾清除属于线性消除,而肝代谢属于非线性消除,药物绝大部分通过肾排泄,则其总体清除率受血药浓度影响的程度小;相反情况则影响显著。

4. 血药浓度-时间曲线下面积　若静脉注射药物后,体内消除按可饱和非线性过程进行,则其血药浓度-时间曲线下面积可按式(12-6)代入,即:

$$AUC = \int_0^{+\infty} C dt = \int_{C_0}^0 t dC = \frac{1}{V_{max}} \int_{C_0}^0 \left[ C_0 - C + K_m \ln \frac{C_0}{C} \right] dC = \frac{C_0}{V_{max}} \left( \frac{C_0}{2} + K_m \right) \qquad 式(12-28)$$

式(12-28)表明,血药浓度-时间曲线下面积与剂量不成正比关系。若将 $C_0 = X_0/V$ 代入式(12-28),得:

$$AUC = \int_0^\infty C dt = \frac{X_0}{V_{max} V} \left( K_m + \frac{X_0}{2V} \right) \qquad 式(12-29)$$

当剂量低到 $X_0/(2V) \ll K_m$ 时,式(12-29)可简化为:

$$AUC = \int_0^\infty C dt = \frac{K_m X_0}{V_{max} V} \qquad 式(12-30)$$

即曲线下面积直接与剂量成正比,相当于一级消除过程。

当 $X_0/(2V) \gg K_m$,即剂量较大,浓度较高时,则式(12-29)可简化为:

$$AUC = \frac{X_0^2}{2V^2 V_{max}} \qquad 式(12-31)$$

表明曲线下面积与剂量平方成正比,此种情况下,剂量的少量增加,会引起血药浓度-时间曲线下面积比较大的增加,如阿司匹林、苯妥英钠等药物的体内过程就属于此类情况,在临床应用时尤应引起注意。

5. 稳态血药浓度　具有非线性药物动力学性质的药物,当多次给药达到稳态浓度时,其药物消

除速度和给药速度(即给药剂量与给药时间间隔的比值)相等,则:

$$R = \frac{X_0}{\tau} = \frac{V'_{max}C_{ss}}{K_m + C_{ss}}$$ 式(12-32)

由式(12-32)可进一步推导得到:

$$C_{ss} = \frac{K_m X_0}{\tau V'_{max} - X_0}$$ 式(12-33)

式(12-33)表明,增加剂量,可使稳态血药浓度的升高幅度高于正比例的增加。

在临床用药上发生过类似的情况。水杨酸盐以每间隔 8 小时给药一次,当每次给药剂量由 0.5g 增加到 1.0g 时,其体内的 $C_{ss}$ 增加到原有水平的 6 倍以上;此外,由于 $t_{1/2}$ 随浓度的增加而延长,给药剂量增大后也会使达稳态所需时间延长。当给药剂量由 0.5g 增到 1.0g 时,达稳态所需时间也由原来的 2 天增加到 7 天。临床上由于非线性药物动力学所引起的这些问题,应该引起足够的重视。

## 第三节　特殊过程引起的非线性药物动力学

### 一、血浆蛋白结合引起的非线性药物动力学

药物进入血液循环后可不同程度地与血浆蛋白结合,该部分称为结合型药物(bound drug),未与血浆蛋白结合的药物称为游离型药物或自由型药物(free drug)。药物与血浆蛋白的结合是迅速、可逆的,结合型药物与游离型药物呈动态平衡。但仅游离型药物可穿过生物膜在体内组织自由分布,所以药物与血浆蛋白结合是决定药物在体内分布的重要因素,同时也影响药物代谢和排泄。例如与血浆蛋白高度结合且低消除的药物,当药物与血浆蛋白结合发生饱和,此时若增大剂量,可显著提高游离型药物的百分数,进而增加肝、肾组织间隙的游离型药物浓度,加快药物的消除,提高全身清除率和表观分布容积,降低半衰期,使血药浓度和 AUC 比按剂量比例预测值低。

二氟尼柳的体内药动学受饱和的代谢和饱和的血浆结合过程的双重影响,Duggan 等采用静脉注射的给药方式考察大鼠使用二氟尼柳的体内药动学行为,通过测定稳态浓度与血浆游离分数来阐明静脉注射速度、浓度、总清除率和游离药物清除率之间的关系,见图 12-15。当血浆药物浓度上升,总清除率先下降再上升[1.73ml/(min·kg)→0.96ml/(min·kg)→1.07ml/(min·kg)→1.14ml/(min·kg)],但是游离药物清除率随血浆浓度的增加一直下降。这是由于在低浓度区域(<100μg/ml),代谢饱和,游离药物清除率下降,总清除率随血药浓度上升而下降;随着浓度的增加(>100μg/ml),血浆蛋白结合饱和,血浆中药物游离分数增加,使得总清除率上升。另一方面,药物在低浓度区域,血浆游离分数为0.01,当药物浓度增加,药物的血浆蛋白结合达到饱和,血浆游离分数升高到 0.04,分布容积随着给药量增加而增加(131ml/kg→261ml/kg)。

### 二、自身酶活性调控引起的非线性药物动力学

一些药物在使用一段时间后,其本身或者代谢产物对自身代谢酶的活性有调控作用,即自身酶活性的调控,它包括两方面:提高代谢酶的活性称为自身酶诱导,抑制代谢酶的活性称为自身酶抑制。由于代谢酶活性的变动从而影响药物从体内的消除,进而影响体内药动学参数,包括稳态血药浓度、半衰期、消除速度常数、清除率和 AUC 等,使之体现出非线性药动学的特征。

自身酶诱导的过程通常发生在多剂量给药后,加速自身药物的代谢,清除率增加,半衰期变短,使血药浓度和 AUC 比按剂量比例预测值低。例如,卡马西平是临床上常用的抗癫痫药物,长期给药后,诱导其代谢酶,体内动力学表现出明显的时间依赖性。保泰松也是自身酶诱导剂,每天给犬服用,开始几天血药浓度高,副作用大,经连续服用药后,其副作用消失;若再增加剂量,副作用会重新出现。

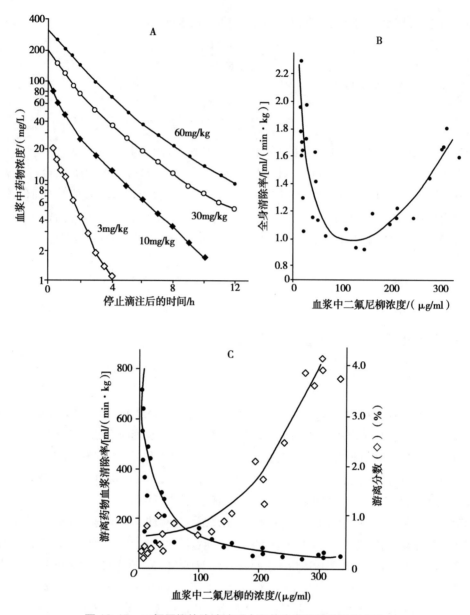

图 12-15    二氟尼柳静脉滴注后大鼠体内非线性药动学行为

用同样的方法给大鼠口服 150mg/kg 保泰松,次日的血药浓度为 57μg/ml,有 66% 的大鼠出现胃溃疡,若连续给药 2 周,血药浓度降至 15μg/ml,且未发现有副作用。

自身酶抑制的过程是某些药物本身或者其代谢产物能抑制自身药物代谢酶的活性,从而能使代谢减慢,半衰期延长,AUC 升高,导致药理活性及毒副作用的增强,包括双香豆素和地西泮等。某些药物在较大剂量时,其代谢产物也相应增加,当达到一定程度后会产生产物抑制,使母体药物的代谢显著下降,消除半衰期延长,血药浓度显著升高。

第十二章
目标测试

思考题

1. 什么是非线性药物动力学？非线性药物动力学的特点是什么？
2. 引起非线性药物动力学的主要原因是什么？
3. 对于非线性消除的药物，其半衰期与浓度有何关系？
4. 若药物在体内存在非线性消除，其 AUC 与浓度间有何关系？

（徐华娥）

# 参 考 文 献

[1] SHARGEL L, WU-PONG S, YU A B C. 应用生物药剂学和药物动力学. 李安良, 吴艳芬, 译. 北京: 化学工业出版社, 2006.

[2] ROWLAND M, TOZER T N. 临床药代动力学概念与应用. 彭彬, 译. 长沙: 湖南科学技术出版社, 1999.

[3] 王广基. 药物代谢动力学. 北京: 化学工业出版社, 2005.

[4] GORDI T, HUONG D X, HAI T N, et al. Artemisinin pharmacokinetics and efficacy in uncomplicated-malaria patients treated with two different dosage regimens. Antimicrob Agents Chemother, 2002, 46(4): 1026-1031.

[5] ASHTON M, Hai T N, SY N D, et al. Artemisinin pharmacokinetics is time-dependent during repeated oral administration in healthy male adults. Drug MetabDispos, 1998, 26(1): 25-27.

[6] LIU Z, KANG R. Michaelis-Menten pharmacokinetics based on uncertain differential equations. Journal of Ambient Intelligence and Humanized Computing, 2022: 1-13.

[7] SHARGEL L, YU A B C. Clinical pharmacokinetics. Concepts and Applications. New York: McG raw Hill, 2016.

[8] 苏成业, 韩国柱. 临床药物代谢动力学. 北京: 科学出版社, 2003.

[9] 孙进. 口服药物吸收与转运. 北京: 人民卫生出版社, 2006.

[10] 杉山雄一, 楠原洋之. 分子药物动态学. 东京: 南山堂, 2008.

[11] 蒋新国. 生物药剂学与药物动力学. 北京: 高等教育出版社, 2009.

## 第十三章

# 统计矩分析

第十三章
教学课件

**学习目标:**

1. **掌握** 零阶矩和一阶矩的定义和计算,以及应用统计矩分析方法计算药动学参数。
2. **熟悉** 统计矩分析方法体内研究过程中 MRT、MAT、MDT、MDIT 的含义及 MRT、MAT 的估算方法。
3. **了解** 二阶矩的一般表述形式。

房室模型分析已广泛用于药动学研究,但并不适合所有的药物。例如,当某一药物的分布非常缓慢时,其体内过程并不严格按房室模型进行,实验数据与房室模型也不能有效地吻合,对其进行严密的药动学分析非常复杂。在多室模型的药动学解析中,也存在类似的问题。此时应用简便的统计矩原理(statistical moment theory),可解析、处理和表征药物的体内动力学过程。

统计矩原理又称矩量分析或矩量法,源于概率统计理论,是研究随机现象的一种数学方法。其应用于药动学和生物药剂学研究是基于药物体内过程的随机变量总体效应的考虑。当将一定量的药物输入体内后,在给药部位或在整个机体内,具有相同化学结构的各个药物分子的滞留时间属随机变量,药物在体内的吸收、分布、代谢和排泄,可以看作随机变量相应的总体效应。血药浓度-时间曲线可看成是某种概率的统计曲线,即药物在体内的滞留时间的概率分布曲线,横坐标代表滞留时间,纵坐标代表它的随机分布概率(图 13-1)。因此,统计矩用于药物动力学研究的主要计算依据是血药浓度-时间曲线下面积,且不需要对药物设定专门的房室,也不必考虑药物的体内房室模型特征,适用于任何房室,故属于非房室分析法。只要药物的体内过程符合线性药动学过程,都可以用统计矩理论来进行分析。

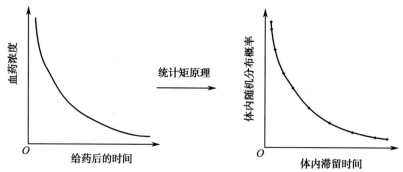

图 13-1 统计矩原理将血药浓度-时间曲线看作各个药物分子的随机分布概率-体内滞留时间曲线

**知识链接**

### 统计矩理论应用于药动学研究的历史发展

1969 年,Perl 和 Samuel 发表了一篇有关体内胆固醇动力学的报道,是将统计矩理论应用于药动学分析的最早文献之一。1978 年,Yamaoka 等及 Cutler 先后发表了将矩量的统计概念应用于药动学的研究,以统计矩作为药动学分析的新方法,阐述了血药浓度-时间曲线和尿排泄速率-时间曲线的统计矩定义及意义,并且应用在吸收过程的研究。1979 年,Benet 等描述了稳态条件下表观分布容积的非房室模型分析方法。1980 年,Riegelman 等将统计矩应用于评价剂型中药物的溶出、释放及吸收过程,并进一步阐述了统计矩的概念。1982 年,Gibaldi 和 Perrier 首次在专著中系统介绍了统计矩理论在药动学中的应用。目前,统计矩分析已作为一种研究药物在体内吸收、分布、代谢及排泄过程的新方法,尤其在新药申报资料中,各国药品评审部门均推荐使用统计矩处理体内药动学数据。

## 第一节　统计矩的基本概念

在数理统计中,随机变量各种可能取值与相应的概率相乘后求和,如确能得到一个有限的数值,则它称为随机变量总体的均值或数学期望。它是随机变量 $t$ 取值的平均水平或中心位置的特征值。

概率统计中是以矩来表征随机变量的某种分布特征。常用的矩有两种,即原点矩和中心矩。

对于连续变量 $t$,设其概率密度函数为 $f(t)$,如随机变量的取值范围为 $(a,b)$,而 $\int_a^b f(t)\mathrm{d}t$ 是有限值,则样本总体的均值为 $\mu = \int_a^b tf(t)\mathrm{d}t$,随机变量 $t$ 的 $k$ 次幂的数学期望叫作随机变量 $t$ 的 $k$ 阶原点矩 $(k=0,1,2,\cdots,n)$,即 $\mu_k$:

$$\mu_k = \int_a^b t^k f(t)\,\mathrm{d}t \qquad\text{式}(13\text{-}1)$$

随机变量 $t$ 的离差的 $k$ 次幂的数学期望,叫作随机变量 $t$ 的 $k$ 阶中心矩 $(k=0,1,2,\cdots,n)$,即 $\nu_k$:

$$\nu_k = \int_a^b (t - \mu)^k f(t)\,\mathrm{d}t \qquad\text{式}(13\text{-}2)$$

(一)零阶矩

血药浓度-时间曲线下面积定义为药时曲线的零阶矩:

$$\mathrm{AUC} = \int_0^\infty C\mathrm{d}t \qquad\text{式}(13\text{-}3)$$

通常血药浓度受仪器检测灵敏度的限制,只能测到某一时刻 $t^*$,此时血药浓度记为 $C^*$,故时间 $t^*$ 至 $\infty$ 时的药时曲线下的面积由外推公式 $\dfrac{C^*}{k}$ 计算,$k$ 为血药浓度-时间曲线末端直线部分求得的速率常数 $(\ln C\text{-}t)$,国外文献也称速率常数为 $\lambda_Z$。

$$\mathrm{AUC} = \int_0^{t^*} C\mathrm{d}t + \frac{C^*}{k} \qquad\text{式}(13\text{-}4)$$

曲线由 0 到 $t^*$ 的曲线下面积用梯形法求出:

$$\mathrm{AUC}_{0-t^*} = \sum_{i=1}^n \frac{C_i + C_{i-1}}{2}(t_i - t_{i-1}) \qquad\text{式}(13\text{-}5)$$

(二)一阶矩

药时曲线的一阶原点矩(一阶矩,$S_1$)定义为时间与血药浓度的乘积与时间曲线下的面积(area under the moment curve,AUMC),即以 $tC$ 对 $t$ 作图,所得曲线下面积。

$$S_1 = \mathrm{AUMC} = \int_0^\infty tC\mathrm{d}t = \int_0^{t_n} tC\mathrm{d}t + \int_{t_n}^\infty tC\mathrm{d}t = \int_0^{t_n} tC\mathrm{d}t + \int_{t_n}^\infty tAe^{-kt}\mathrm{d}t$$

$$= \int_0^{t_n} tC\mathrm{d}t + \left(\frac{A}{k^2} + \frac{At_n}{k}\right)e^{-kt_n} = \int_0^{t_n} tC\mathrm{d}t + \left(\frac{C_n}{k^2} + \frac{t_n C_n}{k}\right)$$

式(13-6)

同样，$\int_0^{t_n} tC\mathrm{d}t$ 可用梯形法或对数梯形法求出。计算 AUMC 的公式如下。

（1）梯形法：

$$\mathrm{AUMC} = \sum_{i=1}^{n} \frac{t_i C_i + t_{i-1} C_{i-1}}{2}(t_i - t_{i-1}) + \left(\frac{C_n}{k^2} + \frac{t_n C_n}{k}\right) \tag{式（13-7）}$$

（2）对数梯形法：

$$\mathrm{AUMC} = \sum_{i=1}^{n}\left\{\frac{t_i C_i - t_{i-1} C_{i-1}}{(1/\Delta t)\ln(C_i/C_{i-1})} - \frac{C_i - C_{i-1}}{[(1/\Delta t)\ln(C_i/C_{i-1})]^2}\right\} + \left(\frac{C_n}{k^2} + \frac{t_n C_n}{k}\right) \tag{式（13-8）}$$

式（13-8）中，$\Delta t = t_n - t_{n-1}$，$C_n$、$t_n$ 及 $k$ 含义同上。

平均滞留时间（mean residence time，MRT）是指所有的药物分子滞留在体内的平均时间，也称为平均通过时间或平均逗留时间。平均滞留时间中的"平均"二字系指单次给药后所有药物分子在体内滞留时间的平均值。由于绝大多数药物在体内的消除呈指数函数衰减，MRT 值的"平均"实际上遵从"对数-正态分布"曲线，而不是常见的对称型"正态分布"曲线。理论上，正态分布的累积曲线，平均值发生在样品总体的 50% 处，而对数-正态分布的累积曲线则在 63.2% 处。这样静脉注射后 MRT 所表示的时间是指被机体消除给药剂量的 63.2%（而不是 50%）所需要的时间。

药物在体内滞留时间的概率密度常数（药时曲线）$f(t)$ 的一阶矩 $S_1$ 和零阶矩 $S_0$ 的比值为药物在体内的平均滞留时间。MRT 的计算公式如下：

$$\mathrm{MRT} = \frac{S_1}{S_0} = \frac{\mathrm{AUMC}}{\mathrm{AUC}} = \frac{\int_0^{\infty} tf(t)\,\mathrm{d}t}{\int_0^{\infty} f(t)\,\mathrm{d}t} = \frac{\int_0^{\infty} tC\,\mathrm{d}t}{\int_0^{\infty} C\,\mathrm{d}t} \tag{式（13-9）}$$

这里的"平均"是统计学上的含义，假定为正态分布，则：

$$\text{平均} = \frac{1}{n}\sum_{i=1}^{n}(Y_i) \tag{式（13-10）}$$

但是药物体内处置函数服从线性动力学的指数衰减，所以，应用对数正态分布是合适的，它的平均值计算方法为：

$$\text{平均} = \frac{1}{n}\sum_{i=1}^{n}(\lg Y_i) \tag{式（13-11）}$$

### （三）二阶矩

药时曲线的二阶原点矩（$S_2$）定义为时间的平方和血药浓度的乘积与时间曲线下的面积即以 $t^2 C$ 对 $t$ 作图，所得曲线下面积。

$$S_2 = \int_0^{\infty} t^2 C\mathrm{d}t \tag{式（13-12）}$$

$S_2$ 的计算方法和 $S_0$、$S_1$ 相似。

$$S_2 = \int_0^{\infty} t^2 C\mathrm{d}t = \int_0^{t_n} t^2 C\mathrm{d}t + \frac{C_n}{k}\left(t_n^2 + \frac{2t_n}{k} + \frac{2}{k^2}\right) \tag{式（13-13）}$$

$\int_0^{t_n} t^2 C\mathrm{d}t$ 可用梯形法求算，则计算 $S_2$ 的公式如下：

$$S_2 = \int_0^{\infty} t^2 C\mathrm{d}t = \sum_{i=1}^{n} \frac{t_i - t_{i-1}}{2}(t_i^2 \cdot C_i + t_{i-1}^2 \cdot C_{i-1}) + \frac{C_n}{k}\left(t_n^2 + \frac{2t_n}{k} + \frac{2}{k^2}\right) \tag{式（13-14）}$$

平均滞留时间的方差（variance of mean residence time，VRT）定义为药物在体内的平均滞留时间的方差，它表示平均滞留时间的变化程度。

$$\mathrm{VRT} = \frac{\int_0^{\infty}(t - \mathrm{MRT})^2 C\mathrm{d}t}{\int_0^{\infty} C\mathrm{d}t} = \frac{\int_0^{\infty}(t - \mathrm{MRT})^2 C\mathrm{d}t}{\mathrm{AUC}} \tag{式（13-15）}$$

二阶矩在药物动力学中的应用不多,因为二阶矩表示药物在体内的平均滞留时间方差,要与一阶矩合用,将药时曲线下的面积转变成正态曲线下的面积表示时才能产生作用,转变药时曲线的误差较高,一般仅零阶矩和一阶矩用于药动学研究,因此对于单一成分来说失去了实际的应用价值,但对中药多成分的药物动力学研究,其二阶矩却有重要的作用:可反映各成分平均滞留时间方差,用来描述各成分药时曲线的离散程度。

不论是统计矩理论的一阶矩还是二阶矩,为了确保 AUC、MRT、VRT 的计算准确性,必须准确求算 $S_0$、$S_1$、$S_2$。在计算 $S_0$、$S_1$ 和 $S_2$ 时,均需应用血药浓度-时间曲线末端消除相拟合单指数函数求得 $k$ 值。

## 第二节 用矩量估算药物动力学参数

用矩量法估算药动学参数是一种非房室分析方法,在药物的体内过程符合线性过程条件下,它适用于任何可用于房室模型处理或无法用房室模型处理的药动学问题。

### 一、生物半衰期

通常用统计矩法计算平均滞留时间,MRT 代表给药剂量或药物浓度消除掉 63.2% 所需的时间,即

$$\mathrm{MRT} = t_{0.632} \qquad\qquad 式(13\text{-}16)$$

$$\ln\frac{C_0}{C} = kt, \ln\frac{C_0}{(1-0.632)C_0} = kt_{0.632}$$

$$\mathrm{MRT} = t_{0.632} = \frac{\ln\dfrac{C_0}{(1-0.632)C_0}}{k} = \frac{\ln\dfrac{1}{0.368}}{k} = \frac{0.997}{k} \approx \frac{1}{k} \qquad 式(13\text{-}17)$$

式(13-17)也可由式(13-9)广义积分值计算得到,即:

$$\mathrm{MRT} = \frac{\displaystyle\int_0^{+\infty} tC\mathrm{d}t}{\displaystyle\int_0^{+\infty} C\mathrm{d}t} = \frac{\displaystyle\int_0^{+\infty} tC_0\mathrm{e}^{-kt}\mathrm{d}t}{\displaystyle\int_0^{+\infty} C_0\mathrm{e}^{-kt}\mathrm{d}t} = \frac{\dfrac{C_0}{k^2}}{\dfrac{C_0}{k}} = \frac{1}{k}$$

对于静脉注射后具有单室模型特征的药物,其半衰期 $t_{1/2} = \dfrac{0.693}{k}$,则从式(13-17)推得:

$$t_{1/2} = 0.693\mathrm{MRT}_{\mathrm{i.v.}} \qquad\qquad 式(13\text{-}18)$$

即半衰期为平均滞留时间的 69.3%。

平均滞留时间与给药方法有关,非瞬时给药的 MRT 值总是大于静脉注射时的 $\mathrm{MRT}_{\mathrm{i.v.}}$。如静脉滴注时,有:

$$\mathrm{MRT}_{\mathrm{inf}} = \mathrm{MRT}_{\mathrm{i.v.}} + \frac{T}{2} \qquad\qquad 式(13\text{-}19)$$

式(13-19)中,$T$ 为静脉滴注时间。

### 二、清除率

清除率是表征药物消除的重要参数。可以把清除率定义为静脉注射给药后剂量标准化的血药浓度-时间曲线的零阶矩量的倒数。

$$\mathrm{Cl} = \frac{(X_0)_{\mathrm{i.v.}}}{\mathrm{AUC}_{\mathrm{i.v.}}} \qquad\qquad 式(13\text{-}20)$$

清除率通常在静脉注射某一剂量药物后求得,有时也可从肌内注射给药后求得,前提是肌内注射时全部药量进入体循环,但清除率一般不能通过口服给药来估算。

如果一种药物在胃肠液及肠壁上不分解或不代谢,全部被胃肠道吸收,且仅在肝脏中代谢时,则口服剂量与 AUC 比值等于肝脏的固有清除率,它往往与药物代谢酶的两个重要参数 $V_{max}$ 与 $k_m$ 有关。

### 三、表观分布容积

稳态表观分布容积为表征药物分布的重要参数。药物单剂量静脉注射后,稳态表观分布容积($V_{ss}$)可定义为清除率与平均滞留时间的乘积。

$$V_{ss} = \frac{Cl}{k}, Cl = \frac{X_0}{AUC}, MRT = \frac{1}{k}$$

$$V_{ss} = Cl \cdot MRT = \frac{X_0 \cdot AUMC}{AUC^2} = \frac{X_0 \cdot MRT}{AUC} \qquad 式(13-21)$$

式(13-21)仅适用于静脉注射给药,该式可经进一步修改后推广到其他给药方法,如静脉滴注。由式(13-19)可得到:

$$MRT_{i.v.} = MRT_{inf} - \frac{T}{2} = \frac{AUMC}{AUC} - \frac{T}{2}$$

代入式(13-21),得到:

$$V_{ss} = \frac{X_0}{AUC}\left(\frac{AUMC}{AUC} - \frac{T}{2}\right) = \frac{X_0 \cdot AUMC}{AUC^2} - \frac{X_0 T}{2AUC} \qquad 式(13-22)$$

式(13-22)中,$T$ 为静脉滴注时间,滴注剂量 $X_0$ 等于滴注速度 $K_0$ 乘以 $T$,式(13-22)可改写为:

$$V_{ss} = \frac{K_0 T \cdot AUMC}{AUC^2} - \frac{K_0 T^2}{2AUC} \qquad 式(13-23)$$

### 四、绝对生物利用度

绝对生物利用度通常指血管外途径给药实际到达体循环的百分数($F$),以口服给药为例,$F$ 即为:

$$F = \frac{D_{i.v.} AUC_{oral}}{D_{oral} AUC_{i.v.}} \times 100\% \qquad 式(13-24)$$

式(13-24)表明绝对生物利用度 $F$ 即为经剂量($D$)校正后,口服剂型与注射剂型零阶矩的比值。式(13-24)成立的前提是药物在口服和注射剂型中的清除率不变。对于相对生物利用度的计算,以此类推。

### 五、代谢分数

代谢分数为一定剂量的药物转化为某一特定代谢产物的比例。为对其进行准确的估算,需要给予单剂量的药物和代谢产物。尽管统计矩理论没有降低估算代谢分数的实验难度,但却使其更易于分析。

某一特定代谢产物的代谢分数 $F_m$,即为给予药物后代谢产物药时曲线与给予等摩尔代谢产物后代谢产物药时曲线零阶矩之比。

$$F_m = \frac{AUC'_X}{AUC'} \qquad 式(13-25)$$

式(13-25)中,$AUC'_X$ 为静脉给予药物后,从零到无穷时代谢产物浓度时间曲线下面积;$AUC'$ 为静脉给予等摩尔代谢产物后,从零到无穷时代谢产物浓度时间曲线下面积。

### 六、稳态浓度与达坪分数

平均稳态血药浓度($\overline{C_{ss}}$)等于稳态时一个剂量间隔内药时曲线下面积除以给药时间间隔($\tau$)。前面已经证明,在稳态时一个剂量间隔内药时曲线下面积等于单剂量给药时的药时曲线下面积。因此,平均稳态血药浓度可用式(13-26)计算求得:

$$\overline{C_{ss}} = \frac{AUC}{\tau} \qquad\qquad 式(13\text{-}26)$$

式(13-26)中,AUC 为单剂量给药后血药浓度-时间曲线下总面积。

稳态时,代谢产物与药物的浓度比也可以通过单剂量给药进行估算,但这需要同时对药物和代谢产物的浓度-时间曲线的零阶矩进行计算。

为了判断连续给药后患者的病情是否稳定,或是对稳态时的药动学参数进行分析,必须对达到稳态浓度百分比(达坪分数)所需的时间进行估算。对于符合单室模型的药物,达坪分数为半衰期的简单函数。但当药物符合多室模型时,情况较为复杂,需用式(13-27)进行计算。

$$f_{ss} = \frac{AUC_0^t}{AUC} \qquad\qquad 式(13\text{-}27)$$

式(13-27)中,$f_{ss}$ 为达坪分数;AUC($0 \to \infty$)及 $AUC_0^t$($0 \to t$)均为单剂量给药后血药浓度-时间曲线下面积,其中单次给药的 AUC($0 \to \infty$)等于稳态时一个给药周期内的 $AUC_0^\tau$。

**例 13-1** 静脉注射某药 150mg 后,测得血药浓度数据见表 13-1,试用统计矩法求 AUC、AUMC、MRT、Cl 和 $V_{ss}$。

表 13-1 某药的血药浓度-时间数据

| 时间/h | $C/(\mu g/L)$ | $C_中 \Delta t$ | $tC$ | $(tC)_中 \Delta t$ |
|---|---|---|---|---|
| 0 | 70 | | 0 | |
| 0.5 | 60 | 32.5 | 30 | 7.5 |
| 1 | 50 | 27.5 | 50 | 20 |
| 1.5 | 40 | 22.5 | 60 | 27.5 |
| 2 | 35 | 18.75 | 70 | 32.5 |
| 3 | 22 | 28.5 | 66 | 68 |
| 4 | 15 | 18.5 | 60 | 63 |
| 6 | 8 | 23 | 48 | 108 |
| 8 | 3 | 11 | 24 | 72 |
| 10 | 1.4 | 4.4 | 14 | 38 |
| 12 | 0.7 | 2.1 | 8.4 | 22.4 |

**解:**以最后四点数据进行 $\lg C\text{-}t$ 回归,得

$$k = 0.403(\text{h}^{-1})$$

$$AUC = \sum_{i=1}^n \frac{C_i + C_{i-1}}{2}(t_i - t_{i-1}) + \frac{C_n}{k} = 188.75 + \frac{0.7}{0.403} = 190.49 [(\mu g/L) \cdot h]$$

$$AUMC = \sum_{i=1}^n \frac{t_i C_i + t_{i-1} C_{i-1}}{2}(t_i - t_{i-1}) + \left(\frac{C_n}{k^2} + \frac{t_n C_n}{k}\right)$$

$$= 458.9 + \frac{0.7 \times 12}{0.403} + \frac{0.7}{0.403^2} = 484.05 [(\mu g/L) \cdot h^2]$$

$$MRT = \frac{AUMC}{AUC} = \frac{484.05}{190.49} = 2.54(h)$$

$$Cl = \frac{X_0}{AUC} = \frac{150}{190.49} = 0.79(L/h)$$

$$V_{ss} = \frac{X_0 \cdot AUMC}{AUC^2} = \frac{150 \times 484.05}{190.49^2} = 2.00(L)$$

**答**：用统计矩法求得 AUC = 190.49（μg/L）· h，AUMC = 484.05（μg/L）· $h^2$，MRT = 2.54h，Cl = 0.79L/h 和 $V_{ss}$ = 2.00L。

## 第三节　矩量法研究体内过程

### 一、释放动力学

药物以固体剂型（如片剂、胶囊剂）应用时，在吸收前还有崩解、溶出等过程，这些过程可用下图表示：

药物在剂型中 —崩解→ —溶出→ 药物在溶液中 —吸收→ 药物在体内 —消除→

根据上图，剂型中药物成为溶液状态是一个复杂的过程，难以用数学式表示。若将药物在体内的平均滞留时间（MRT）进一步分解，可得到非瞬间方式给药后 $MRT_{ni}$ 由四个部分组成，即固体制剂（胶囊剂或片剂）的平均崩解时间（mean disintegration time，MDIT）、药物的平均溶出时间（mean dissolution time，MDT）、溶出药物的平均吸收时间（mean absorption time，MAT）和药物在体内的平均处置（分布、代谢、排泄）时间（$MRT_{i.v.}$）。不同剂型的药物，其 MRT 的组成不同，其中静脉注射药物的体内平均滞留时间为：

$$MRT = MRT_{i.v.} \qquad\qquad 式(13-28)$$

溶液型药物的体内平均滞留时间为：

$$MRT_{溶液} = MRT_{i.v.} + MAT \qquad\qquad 式(13-29)$$

散剂或颗粒剂的体内平均滞留时间为：

$$MRT_{颗粒} = MRT_{i.v.} + MAT_{溶液} + MDT_{颗粒} \qquad\qquad 式(13-30)$$

胶囊剂或片剂的体内平均滞留时间为：

$$MRT_{片} = MRT_{i.v.} + MAT_{溶液} + MDT_{颗粒} + MDIT_{片} \qquad\qquad 式(13-31)$$

各种制剂的 MRT 表述如图 13-2，其中 $MRT_{ni}$ 表示非瞬间方式给药后的平均滞留时间。

| | $MRT_{ni}$ | | | |
|---|---|---|---|---|
| | MAT | | | $MRT_{i.v.}$ |
| | MDIT（崩解） | MDT（溶出） | MAT（吸收） | $MRT_{i.v.}$（处置） |
| 静脉注射 | | | | $MRT_{i.v.}$ |
| 溶液剂 | | | $MRT_{溶液}$ | |
| 散剂 | | | $MRT_{散}$ | |
| 片剂、胶囊剂 | | | $MRT_{片、胶囊}$ | |
| | | | $MAT_{片、胶囊}$ | |
| | | $MDT_{片、胶囊}$ | | |
| | $MDIT_{片、胶囊}$ | | | |

图 13-2　各种制剂的 MRT 表述

从图 13-2 可看出，如果一种药物以溶液剂、散剂、片剂分别口服及以注射给药后求得其 MRT（即 $MRT_{溶液}$、$MRT_{散}$、$MRT_{片}$、$MRT_{i.v.}$），则可求得该片剂的 $MRT_{片}$、$MAT_{片}$、$MDT_{片}$ 及 $MDIT_{片}$，从而了解该片剂体内崩解、溶出、吸收过程情况，并且根据其 AUC 估算相对生物利用度，可看出各过程所造成的损失情况，为改进剂型质量提供指导。对于普通口服制剂，由于崩解、溶出及吸收的时间较短，实际并不总能有效求算 MDIT、MDT 及 MAT。但对于缓释制剂，由于有较长的药物释放时间，因此 MAT 大于普通制剂。

例如，Dye 等用矩量法分析了两种茶碱缓释制剂与普通制剂及注射液的体内药动学参数，见表 13-2。

表 13-2　静脉注射及口服各种茶碱制剂后的药物动力学参数

| 参数 | 静脉注射 | 普通片 | 缓释胶囊 | 缓释片 |
|---|---|---|---|---|
| MRT/h | 11.5±2.9 | 12.9±1.2 | 19.4±3.2 | 15.8±4.8 |
| MAT/h | | 3.1±1.0 | 8.0±2.3 | 4.8±2.3 |
| $t_{max}$/h | | 1.1±0.6 | 9.7±3.2 | 6.8±4.6 |
| $F$/% | | 126±40 | 82±27 | 76±38 |

从以上数据可以清楚看出茶碱缓释胶囊 MRT 达到 19.4 小时，比普通片大很多，主要是由于其 MAT 较大，达 8.0 小时，即平均吸收时间延长，而吸收慢的原因是溶解释放变慢。

## 二、吸收动力学

药物给药后，除了静脉给药途径外，都有一个吸收过程。这样药物的体内过程包括吸收相和体内处置相（包括分布、代谢和排泄等过程）。而静脉注射途径的药物仅有体内处置相，即对于非静脉注射途径的药物 $MRT_{ni}$：

$$MRT_{ni} = MAT + MRT_{i.v.}　　　　式（13-32）$$

则：

$$MAT = MRT_{ni} - MRT_{i.v.}　　　　式（13-33）$$

式（13-32）、式（13-33）中，MAT 为平均吸收时间；$MRT_{ni}$ 为非瞬间方式（即非静脉注射途径）给药后的平均滞留时间；$MRT_{i.v.}$ 为静脉注射后的平均滞留时间。

在研究药物吸收动力学时，常以 $k_a$（表观一级吸收速率常数）值或达峰时间表示吸收快慢。应用矩量的方法，可通过计算不同给药方法的平均滞留时间之差，估算非静脉注射给药后的吸收速度。

当吸收属于单纯的一级速率过程时，则：

$$MAT = \frac{1}{k_a}　　　　式（13-34）$$

此时，吸收半衰期（$t_{1/2\alpha}$）应为：

$$t_{1/2\alpha} = 0.693MAT　　　　式（13-35）$$

当吸收属于零级过程（如静脉滴注）时，则：

$$MAT = \frac{T}{2}　　　　式（13-36）$$

式中，$T$ 为整个吸收过程的时间。

当药物制剂为非静脉给药时，则：

$$MAT = MRT_{ni} - \frac{1}{k}　　　　式（13-37）$$

根据非瞬间给药方式的特征，将式（13-34）代入，可得到：

$$MRT_{ni} = \frac{1}{k_a} + \frac{1}{k}　　　　式（13-38）$$

当已知 $MRT_{ni}$、$k$ 时，即可求算出 $k_a$ 值。

**例 13-2**　某药口服后其体内血药浓度数据如表 13-3 所示，用统计矩法求算吸收速度常数 $k_a$。

表 13-3  某药的血药浓度-时间数据

| 时间/h | 0.5 | 1 | 1.5 | 2 | 2.5 | 4 | 5 | 6 | 8 | 10 | 15 | 20 |
|---|---|---|---|---|---|---|---|---|---|---|---|---|
| C/（ng/ml） | 12 | 18 | 22.3 | 19.3 | 14.5 | 9.5 | 7.6 | 5.5 | 4.1 | 2.5 | 0.8 | 0.2 |

**解：**以最后四点数据进行 $\lg C\text{-}t$ 回归，得

$$k = 0.249(\text{h}^{-1})$$

$$\text{AUC} = \sum_{i=1}^{n} \frac{C_i + C_{i-1}}{2}(t_i - t_{i-1}) + \frac{C_n}{k} = 99.48 + \frac{0.2}{0.249} = 100.28[(\text{ng/ml}) \cdot \text{h}]$$

$$\text{AUMC} = \sum_{i=1}^{n} \frac{t_i C_i + t_{i-1} C_{i-1}}{2}(t_i - t_{i-1}) + \left(\frac{C_n}{k^2} + \frac{t_n C_n}{k}\right)$$

$$= 442.38 + \frac{0.2 \times 20}{0.249} + \frac{0.2}{0.249^2} = 461.67[(\text{ng/ml}) \cdot \text{h}]$$

$$\frac{1}{k_a} = \text{MRT} - \frac{1}{k} = \frac{\text{AUMC}}{\text{AUC}} - \frac{1}{k} = \frac{461.67}{100.28} - \frac{1}{0.249} = 0.59$$

$$k_a = 1.69(\text{h}^{-1})$$

**答：**用统计矩法求得吸收速度常数 $k_a = 1.69\text{h}^{-1}$。

**例 13-3**  某药口服的 $\text{MRT}_{\text{oral}}$ 是 5 小时，若药物的口服吸收为零级动力学，整个吸收过程的时间为 4 小时，计算其静脉注射后的 $\text{MRT}_{\text{i.v.}}$、消除速度常数和半衰期。

**解：**$\text{MRT}_{\text{oral}} = \text{MAT} + \text{MRT}_{\text{i.v.}} = \frac{T}{2} + \text{MRT}_{\text{i.v.}}$

$$\text{MRT}_{\text{i.v.}} = \text{MRT}_{\text{oral}} - \frac{T}{2} = 5 - 4/2 = 3(\text{h})$$

$$t_{1/2} = 0.693 \times \text{MRT}_{\text{i.v.}} = 0.693 \times 3 = 2.08(\text{h})$$

$$k = 0.693/t_{1/2} = 0.693/2.079 = 0.33(\text{h}^{-1})$$

**答：**用统计矩法求得静脉注射后的 $\text{MRT}_{\text{i.v.}} = 3\text{h}$，消除速度常数 $k = 0.33\text{h}^{-1}$ 和半衰期 $t_{1/2} = 2.08\text{h}$。

ER 13-2

第十三章
目标测试

**思考题**

1. 为什么要在药物动力学中应用统计矩分析？其与房室模型法相比有何优缺点？
2. AUMC、MRT、VRT 的意义是什么？
3. 统计矩法可解决哪些药动学问题？

（徐华娥）

## 参考文献

[1] SHARGEL L, WU-PONG S, YU A B C. Applied Biopharmaceutics & Pharmacokinetics. 5$^{\text{th}}$ Ed. Stamford：Appleton

& Lange,2005.

［2］YAMAOKA K,NAKAGAVA T,UNO T. Statistical moments in pharmacokinetics. J Pharmacokinet Biopharm,1978,6（6）:547-558.

［3］CULTER D J. Theory of the mean absorption time,an adjunct to conventional bioavailability studies. J Pharm Pharmacol,1978,30（1）:476-478.

［4］BENET L Z,GALEAZZI R L. Noncompartmental determination of the steady:tate volume of distribution. J Pharm Sci,1979,68（8）:1071-1074.

［5］RIEGELMAN S,COLLIER P. The application of statistical moment theory to the evaluation of in vivo dissolution time and absorption time. J Pharmacokinet Biopharm,1980,8（5）:509-534.

［6］GIBALDI M,PERRIER D. Pharmacokinetics,2$^{nd}$ ed. New York:Marcel Dekker,1982.

［7］DYE J A,MCKIERNAN B C,JONES S D. Sustained-release theophylline pharmacokinetics in the cat. J VET Pharmacol Therap,1989,12（2）:133-140.

［8］MUKHERJEE B. Pharmacokinetics:Basics to Applications. Springer Nature,2022.

［9］郭涛.新编药物动力学.北京:中国科学技术出版社,2005.

［10］印晓星,杨帆.生物药剂学与药物动力学.北京:科学出版社,2017.

［11］余敬谋,黄健耿.生物药剂学与药物动力学.武汉:华中科技大学出版社,2019.

# 第十四章

# 药物动力学在临床药学中的应用

ER 14-1

第十四章
教学课件

**学习目标:**

1. **掌握** 给药方案设计的基本方法,肾功能损害患者给药方案调整的方法,血药浓度与药物效应之间的关系及治疗药物监测的指征。
2. **熟悉** 抗菌药物的给药方案设计方法,肝功能损害患者和特殊群体患者的药动学特征及给药方案设计原则,治疗药物监测的主要内容、实施步骤及其在临床药学中的应用,群体药动学的特征、基本原理及应用。
3. **了解** 群体药动学的研究步骤及参数的估算方法。

药物动力学在临床上的应用是临床药学的重要组成部分,称为临床药动学(clinical pharmacokinetics),是应用动力学原理与数学模型,定量描述药物在人体的吸收、分布、代谢和排泄过程随时间变化规律的一门学科。本章主要介绍其中有关给药方案设计、特殊人群药动学、治疗药物监测及群体药动学等内容。

## 第一节 给药方案设计

给药方案(dosage regimen)是指医师给患者制订的给药计划,包括药物与剂型、给药剂量、给药间隔、给药疗程等。在临床治疗中,由于不同个体间的药动学和药效学存在差异,某些凭经验给药的方案不能达到满意的治疗效果,通过个体化给药可获得良好的治疗效果和较小的副作用。一般对于治疗浓度范围较宽的药物,无须实行个体化给药方案。但对于治疗窗较窄、个体差异大的药物或在常用治疗剂量就呈现非线性动力学特征的药物通常需要考虑个体化给药。

### 一、概述

#### (一)给药方案设计的基本考虑

药物治疗的成功与否很大程度上取决于给药方案。如图 14-1 所示,为获得理想的治疗效果,一般应使患者的血药浓度,特别是稳态血药浓度落在治疗窗(therapeutic window)内,并尽可能维持足够长时间。治疗窗又称为有效治疗浓度范围,在该浓度范围药物治疗的成功率较高,发生毒副作用的概率较小。此外,稳态血药浓度最好在治疗窗的中央线附近波动,一个周期内的血药浓度变化首先应低于最小中毒浓度(minimal toxic concentration, MTC),同时对于某些药物(如抗菌药物)接近最小有效浓度(minimal effective concentration, MEC)的时间也不宜过长,否则疗效将不明显或易产生耐药性。

#### (二)给药方案设计的基本步骤

在确诊患者的病情并确定治疗药物后,可按以下步骤制订给药方案:①根据治疗目的和药物性质,针对患者具体情况选择适宜的给药途径、药物制剂、给药疗程;②根据药物治疗窗和药动学参数,确定给药间隔、给药剂量(包括负荷剂量和维持剂量);③按初步给药方案用药,观察疗效,根据需要监测血药浓度,进行安全性、有效性评价和剂量调整,直至获得临床最佳给药方案。

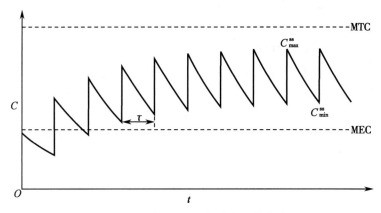

图 14-1　药物治疗窗与稳态血药浓度

应用药动学进行个体化给药方案设计和调整时,通常需要结合适当的临床疗效评价和治疗药物监测。当血药浓度与临床疗效或药物副作用相关时,对血药浓度进行监测即可,如地高辛、庆大霉素、苯妥英钠等药物;当血药浓度与临床效果相关性不佳时,可监测其药效学指标,如通过测定哮喘患者的第一秒用力呼气量评价沙丁胺醇的扩张支气管疗效;癌症患者常根据药物毒副作用、患者对药物的耐受性及敏感性来进行给药方案调整。

## 二、给药方案设计的基本方法

依据患者的具体药动学参数进行给药方案设计是最精确的方法,但临床实践中要获得每个患者的参数非常困难,因此多数情况下应用患者易得的个体参数(如体重、年龄等)和已知的群体平均药动学参数进行给药方案设计,后期再通过疗效观察或治疗药物监测等进行给药方案的调整。临床常见的给药方案设计一般有以下几种方法。

### (一)根据半衰期设计给药方案

通常,根据药物生物半衰期 $t_{1/2}$ 不同,分成以下几类。①超速处置类:$t_{1/2} \leqslant 0.5$ 小时的药物;②快速处置类:$t_{1/2}$ 为 0.5~3 小时的药物;③中速处置类:$t_{1/2}$ 为 3~8 小时的药物;④慢速处置类:$t_{1/2}$ 为 8~24 小时的药物;⑤极慢速处置类:$t_{1/2} > 24$ 小时的药物。表 14-1 列出了不同治疗指数(therapeutic index,TI)及半衰期 $t_{1/2}$ 药物维持治疗浓度的给药方案。

表 14-1　不同 $t_{1/2}$ 药物持续维持治疗浓度给药方案

| TI | $t_{1/2}/h$ | $X_0^*/X_0$ | $\tau/t_{1/2}$ | 方案总体评价 |
|---|---|---|---|---|
| 低至中 | <0.5 | — | — | 不适合多次给药,除非精密控制输注速率 |
| | 0.5~3 | — | — | 输注或频繁给药,使用缓/控释制剂可降低给药频率 |
| | 3~8 | 1~2 | ≤1 | 每日 3~4 次,使用缓/控释制剂可降低给药频率 |
| | 8~24 | 2~3 | 0.5~1 | 很常用,给药方案较理想 |
| | >24 | >2# | <1 | 每日 1 次较常用 |
| 高 | <0.5 | — | — | 适合恒速给药或短期治疗 |
| | 0.5~3 | 1 | 3~6 | 每日 3~4 次,使用缓/控释制剂可降低给药频率 |
| | 3~8 | 1~2 | 1~3 | 每日 3~4 次 |
| | 8~24 | 2 | 1 | 很常用,给药方案较理想 |
| | >24 | >2# | <1 | 每日 1 次较常用 |

注:#表示负荷剂量可分成小剂量多次服用,以免血药浓度过高产生不良反应。

1. $t_{1/2} \leq 0.5$ 小时的药物　对于治疗指数低的药物,通常只能选择静脉滴注;对于治疗指数高的药物,还可以选择其他恒速给药,如控释制剂等。

2. $t_{1/2}$ 为 0.5~8 小时的药物　主要考虑治疗窗和给药的方便性。①对于治疗指数低的药物,宜采用静脉滴注或选择缓释、控释制剂给药,以避免血药浓度的较大波动;②对于治疗指数高的药物,如青霉素($t_{1/2}$ 为 0.7 小时)、布洛芬($t_{1/2}$ 为 2 小时)可采用适当加大给药剂量和延长给药间隔的方案。

3. $t_{1/2}$ 为 8~24 小时的药物　最方便的给药方案为按半衰期($\tau = t_{1/2}$)给药,为迅速达到有效治疗浓度,还可采用首剂量加倍的负荷剂量。例如,磺胺类药常采用按半衰期给药,首次给予负荷剂量($X_0^* = 2X_0$),再给予维持剂量 $X_0$。

4. $t_{1/2} > 24$ 小时的药物　为了提高患者对医嘱的依从性,多采用每天一次的方案。对于某些半衰期特别长的药物如甲氟喹($t_{1/2}$ 为 20 天)、阿仑膦酸钠($t_{1/2}$ 为数年),可采用一周一次的方案。

对于临床常用剂量即呈现非线性药动学特性的药物,如给药剂量增加,药物半衰期 $t_{1/2}$ 延长,为保证临床用药的安全性和有效性,可能需要进行治疗药物监测,采用个体化给药。此外,$t_{1/2}$ 可受多种因素(如个体差异、年龄、药物相互作用、生理及疾病因素等)的影响,如某一药物的 $t_{1/2}$ 存在较大个体差异,可先测定患者个体的 $t_{1/2}$,再进行给药方案调整。

（二）根据平均稳态血药浓度设计给药方案

由第十一章的有关内容可知,符合单室模型特征药物的平均稳态血药浓度 $\overline{C}_{ss}$ 为:

$$\overline{C}_{ss} = \frac{FX_0}{kV\tau} = \frac{FX_0}{Cl\tau} \tag{式(14-1)}$$

符合双室模型特征药物的平均稳态血药浓度 $\overline{C}_{ss}$ 为:

$$\overline{C}_{ss} = \frac{FX_0}{k_{10}V_C\tau} = \frac{FX_0}{\beta V_\beta \tau} \tag{式(14-2)}$$

将式(14-1)整理得:

$$X_0 = \frac{\overline{C}_{ss}kV\tau}{F} = \frac{\overline{C}_{ss}Cl\tau}{F} \tag{式(14-3)}$$

$$\tau = \frac{FX_0}{\overline{C}_{ss}kV} = \frac{FX_0}{\overline{C}_{ss}Cl} \tag{式(14-4)}$$

将式(14-2)整理得:

$$X_0 = \frac{\overline{C}_{ss}k_{10}V_C\tau}{F} = \frac{\overline{C}_{ss}\beta V_\beta \tau}{F} \tag{式(14-5)}$$

$$\tau = \frac{FX_0}{\overline{C}_{ss}k_{10}V_C} = \frac{FX_0}{\overline{C}_{ss}\beta V_\beta} \tag{式(14-6)}$$

由于肝、肾功能正常患者的清除率 Cl 为确定值,根据 $\overline{C}_{ss}$ 设计给药方案,主要就是调整给药剂量 $X_0$ 和/或给药间隔时间 $\tau$。由式(14-1)、式(14-2)以及第十一章血药浓度的波动相关公式可知,给药方案调整时,如果给药速率 $\frac{FX_0}{\tau}$ 不变,则平均稳态血药浓度 $\overline{C}_{ss}$ 不会变,但稳态最大血药浓度 $C_{max}^{ss}$ 和稳态最小血药浓度 $C_{min}^{ss}$ 的波动程度随 $\tau$ 延长变大,对治疗窗较窄的药物(如氨茶碱等)容易产生不利影响。因此,在设计 $\tau$ 时,一般可选 1~2 个 $t_{1/2}$;对于治疗窗较窄的药物应小于 1 个 $t_{1/2}$;对于治疗窗非常窄的药物则必须采用小剂量多次给药或采用静脉滴注给药。对于治疗窗较窄而且半衰期又很短的药物,由于长期静脉滴注和一日内多次给药方案的依从性较差,也可选用缓释或控释制剂。

**例 14-1**　给一名体重 80kg 的成年男性气喘患者服用茶碱,已知药物消除半衰期为 5 小时,表观

分布容积为 0.5L/kg,平均稳态血药浓度为 10mg/L,生物利用度为 100%。求:

(1)如果每 6 小时服药 1 次,茶碱的剂量应为多少?

(2)若可用的茶碱是 225mg 胶囊,试设计给药方案。

**解:**已知 $\overline{C}_{ss}=10\text{mg/L},t_{1/2}=5\text{h},\tau=6\text{h},V=0.5\times80=40\text{L},F=1$。

$$(1)\ X_0=\frac{\overline{C}_{ss}kV\tau}{F}=\frac{10\times\dfrac{0.693}{5}\times40\times6}{1}=332.6(\text{mg})$$

$$(2)\ \tau=\frac{FX_0}{\overline{C}_{ss}kV}=\frac{1\times225}{10\times\dfrac{0.693}{5}\times40}=4(\text{h})$$

**答:**(1)每 6 小时服药 1 次,茶碱的剂量应为 332.6mg。

(2)若可用的茶碱是 225mg 胶囊,给药方案为每 4 小时给药 1 次。

临床上在静脉滴注控制患者病情后,通常希望以口服途径继续进行治疗。口服治疗一般应在滴注停止时立即开始,可以及时弥补滴注停止后血药浓度的下降。假设维持相似的药效,可用维持相同平均稳态血药浓度水平设计口服给药的方案。根据式(14-1)或式(14-2),如果 Cl 不变,只要维持 $\dfrac{FX_0}{\tau}$ 不变,则平均稳态血药浓度 $\overline{C}_{ss}$ 不变。因此,可首先通过式(14-7)计算 $\dfrac{X_0}{\tau}$,在确定 $\tau$ 后再计算 $X_0$。

$$\frac{X_0}{\tau}=\frac{\overline{C}_{ss}\text{Cl}}{F} \qquad\qquad 式(14\text{-}7)$$

**例 14-2**　以 30mg/h 速率给某男性哮喘患者(60 岁,75kg)静脉滴注氨茶碱,已知茶碱的平均稳态血药浓度为 10mg/L,总清除率为 2.55L/h,氨茶碱是茶碱的可溶性盐,含有 85% 的茶碱($S=0.85$),茶碱的口服生物利用度为 100%。已知药房有 0.1g 规格茶碱缓释片(1 次/12h),请设计适用于该患者的口服给药方案。

**解:**已知 $\overline{C}_{ss}=10\text{mg/L},\text{Cl}=2.55\text{L/h},S=0.85,F=1$,根据式(14-7)计算维持平均稳态血药浓度所需的给药速率:$\dfrac{X_0}{\tau}=\dfrac{\overline{C}_{ss}\text{Cl}}{F}=\dfrac{10\times2.55}{1}=25.5(\text{mg/h})$

当 $\tau$ 为 12 小时时应给予的静脉滴注剂量为:

$$X_0=25.5\times12=306(\text{mg})$$

当口服给药速率与静脉滴注相同时,即可维持相同的平均稳态血药浓度,即每 12 小时口服茶碱的剂量应为:

$$X_{0,\text{口服}}=\frac{Sk_0T}{F}=\frac{0.85\times30\times12}{1}=306(\text{mg})$$

**答:**根据药房现有的制剂品种,在静脉滴注停止后可为患者选用每 12 小时口服缓释片剂(0.1g)3 片的给药方案。

### (三)根据治疗窗设计给药方案

治疗时希望将稳态血药浓度维持在有效血药浓度范围,即 MTC 和 MEC 之间的治疗窗。进行给药方案设计时,如果将 MEC 定为稳态最小血药浓度 $C_{min}^{ss}$,MTC 定为稳态最大血药浓度 $C_{max}^{ss}$,则可通过稳态血药浓度从 MTC 变化至 MEC 计算多剂量给药时可供选择的最大给药间隔 $\tau_{max}$,然后在 $\tau_{max}$ 范围内选择依从性良好的给药间隔 $\tau$(如 6 小时、8 小时、12 小时或 24 小时),再根据维持平均稳态血药浓度或峰浓度确定维持剂量 $X_0$,如果希望给药后迅速达到有效血药浓度,还可根据维持剂量进一步计算负荷剂量 $X_0^*$。在获得维持剂量和负荷剂量后,通常还需要根据实际情况,利用四舍五入的方法确定适宜的制剂规格。

1. 多剂量静脉注射给药方案设计　对于符合单室模型特征的药物,多剂量静脉注射达稳态后,$C_{\max}^{ss}$、$C_{\min}^{ss}$ 与 $\tau_{\max}$ 之间的关系为:

$$C_{\min}^{ss} = C_{\max}^{ss} e^{-k\tau_{\max}}$$
式(14-8)

整理式(14-8)得:

$$\tau_{\max} = 1.44 t_{1/2} \ln \frac{C_{\max}^{ss}}{C_{\min}^{ss}}$$
式(14-9)

在一个最大给药间隔 $\tau_{\max}$ 内,维持稳态血药浓度在 $C_{\max}^{ss}$、$C_{\min}^{ss}$ 范围变化所需的最大维持剂量 $X_{0,\max}$ 为:

$$X_{0,\max} = (C_{\max}^{ss} - C_{\min}^{ss}) V$$
式(14-10)

由于 $\tau_{\max}$ 或对应的 $X_{0,\max}$ 可能并不现实,则可在 $\tau \leqslant \tau_{\max}$ 内选择适宜的给药间隔 $\tau$,如 $\tau_{\max}$ 为 15 小时,可选 12 小时(2 次/d)或 8 小时(3 次/d)为给药间隔 $\tau$,以利于患者遵从医嘱。已知当药物剂量与给药间隔的比值恒定时,其平均稳态血药浓度 $\bar{C}_{ss}$ 不变,因此,可利用式(14-11)计算适宜给药间隔 $\tau$ 所对应的维持剂量 $X_0$:

$$X_0 = \frac{X_{0,\max}}{\tau_{\max}} \tau$$
式(14-11)

如果需要较强的治疗强度,也可选择维持 $C_{\max}^{ss}$,则在确定 $\tau$ 后采用式(14-12)计算维持剂量 $X_0$:

$$X_0 = C_{\max}^{ss} V (1 - e^{-k\tau})$$
式(14-12)

为使血药浓度迅速达到有效浓度,可用式(14-13)计算负荷剂量 $X_0^*$:

$$X_0^* = \frac{X_0}{1 - e^{-k\tau}}$$
式(14-13)

**例 14-3**　某抗生素符合单室模型特征,其消除半衰期为 9 小时,表观分布容积为 12.5L,长期治疗中希望患者的血药浓度维持在 25~50mg/L。

(1)每隔 6 小时静脉注射 250mg 是否合理?

(2)若希望维持平均稳态血药浓度,试为患者设计合理的给药方案。

**解:**已知 $t_{1/2} = 9h$,$V = 12.5L$,$X_0 = 250mg$。

(1) $C_{\max}^{ss} = \dfrac{X_0}{V(1 - e^{-k\tau})} = \dfrac{250}{12.5 \times (1 - e^{-\frac{0.693}{9} \times 6})} = 54.1(mg/L)$

$C_{\min}^{ss} = \dfrac{X_0}{V(1 - e^{-k\tau})} e^{-k\tau} = \dfrac{250}{12.5 \times (1 - e^{-\frac{0.693}{9} \times 6})} \times e^{-\frac{0.693}{9} \times 6} = 34.1(mg/L)$

由于 $C_{\max}^{ss} > 50mg/L$,因此,该给药方案不合理。

(2)先根据有效血药浓度范围计算 $\tau_{\max}$:

$$\tau_{\max} = 1.44 t_{1/2} \ln \frac{C_{\max}^{ss}}{C_{\min}^{ss}} = 1.44 \times 9 \times \ln \frac{50}{25} = 9(h)$$

则维持相同的平均稳态血药浓度,给药间隔为 $\tau_{\max}$ 时对应的 $X_{0,\max}$ 应为:

$$X_{0,\max} = (C_{\max}^{ss} - C_{\min}^{ss}) V = (50 - 25) \times 12.5 = 312.5(mg)$$

考虑患者服用的方便性,选择一日三次的给药方案,即给药间隔 $\tau$ 为 8 小时,为了维持平均稳态血药浓度,则维持剂量为:

$$X_0 = \frac{X_{0,\max}}{\tau_{\max}} \tau = \frac{312.5}{9} \times 8 = 277.8(mg)$$

为使给药后能立即起效,可进一步计算负荷剂量:

$$X_0^* = \frac{X_0}{1-e^{-k\tau}} = \frac{277.8}{1-e^{-\frac{0.693}{9}\times 8}} = 604(\text{mg})$$

**答:** 每隔 6 小时静脉注射 250mg 的方案不合理; 该患者可采用首剂量 604mg, 维持剂量 277.8mg, 每日 3 次的给药方案。

2. **多剂量血管外给药方案设计**　对于符合单室模型特征且吸收与消除均为一级动力学过程的药物, 多剂量血管外给药时稳态最大血药浓度 $C_{\max}^{ss}$ 为:

$$C_{\max}^{ss} = \frac{k_a F X_0}{V(k_a-k)}\left(\frac{e^{-kt_{\max}}}{1-e^{-k\tau}} - \frac{e^{-k_a t_{\max}}}{1-e^{-k_a\tau}}\right)$$

稳态达峰时间 $t_{\max}$ 为:

$$t_{\max} = \frac{1}{k_a-k}\ln\frac{k_a(1-e^{-k\tau})}{k(1-e^{-k_a\tau})}$$

稳态最小血药浓度 $C_{\min}^{ss}$ 为:

$$C_{\min}^{ss} = \frac{k_a F X_0}{V(k_a-k)}\left(\frac{e^{-k\tau}}{1-e^{-k\tau}} - \frac{e^{-k_a\tau}}{1-e^{-k_a\tau}}\right)$$

当 $k_a \gg k$ 时, 有:

$$C_{\max}^{ss} = \frac{F X_0}{V}\left(\frac{e^{-kt_{\max}}}{1-e^{-k\tau}}\right) \qquad C_{\min}^{ss} = \frac{F X_0}{V}\left(\frac{e^{-k\tau}}{1-e^{-k\tau}}\right)$$

整理, 得:

$$C_{\min}^{ss} = C_{\max}^{ss} e^{-k(\tau-t_{\max})} \tag{式(14-14)}$$

将式(14-14)取对数, 整理, 得:

$$\tau_{\max} = t_{\max} + \frac{1}{k}\ln\frac{C_{\max}^{ss}}{C_{\min}^{ss}} \tag{式(14-15)}$$

当以 MTC 为 $C_{\max}^{ss}$, MEC 为 $C_{\min}^{ss}$, 根据式(14-15)求得血管外给药可选的最大给药间隔 $\tau_{\max}$, 然后可参照前述静脉注射的方法进行给药方案设计。另外, 虽然血管外给药(如口服不同剂型药物)的吸收速率常数 $k_a$ 常有差异, 但一般情况下, $k_a \gg k$, 为了计算简便, 临床上通常忽略吸收过程, 直接采用多剂量静脉给药方案的方法估算。需要注意的是, 计算时应将剂量除以吸收分数或生物利用度 $F$ 以校正进入体循环的药量。

**例 14-4**　已知符合单室模型特征某药物的吸收速率常数 $k_a$ 为 $1\text{h}^{-1}$, 消除速率常数 $k$ 为 $0.1\text{h}^{-1}$, 表观分布容积 $V$ 为 10L, 其稳态最小血药浓度为 2.0mg/L(最佳治疗浓度为 3~4mg/L), 现有 15mg、30mg 和 60mg 三种规格的片剂(生物利用度均为 0.8), 每日给药 3 次, 试为患者选择适宜的片剂。

**解:** 已知 $k_a = 1\text{h}^{-1}, k = 0.1\text{h}^{-1}, V = 10\text{L}, C_{\min}^{ss} = 2.0\text{mg/L}, \tau = 8\text{h}, F = 0.8$, 由 $C_{\min}^{ss} = \frac{F X_0}{V}\left(\frac{e^{-k\tau}}{1-e^{-k\tau}}\right)$ 得:

$$X_0 = \frac{C_{\min}^{ss} V}{F}(e^{k\tau}-1) = \frac{2.0\times 10}{0.8}(e^{0.1\times 8}-1) = 30.6(\text{mg})$$

即应选择 30mg 规格的片剂, 才能满足临床要求。

验证: 服用 30mg 的片剂后

$$t_{\max} = \frac{1}{k_a-k}\ln\frac{k_a(1-e^{-k\tau})}{k(1-e^{-k_a\tau})} = \frac{1}{1-0.1}\ln\frac{1\times(1-e^{-0.1\times 8})}{0.1\times(1-e^{-1\times 8})} = 1.90(\text{h})$$

$$C_{\max}^{ss} = \frac{F X_0}{V}\left(\frac{e^{-kt_{\max}}}{1-e^{-k\tau}}\right) = \frac{0.8\times 30}{10}\times\left(\frac{e^{-0.1\times 1.90}}{1-e^{-0.1\times 8}}\right) = 3.60(\text{mg/L})$$

**答:** 经验证, 选择 30mg 规格的片剂可满足临床要求。

3. **静脉滴注给药方案设计**　对于生物半衰期短且治疗指数小的药物, 频繁给药不方便, 但延长给药间隔又会引起较大的血药浓度波动,易出现血药浓度超出治疗窗的弊端,因此,临床上多采用静脉滴注给药。

（1）单纯静脉滴注给药:由第九章相关内容可知,单室模型特征的药物静脉滴注达稳态时血药浓度 $C_{ss}$ 如下式。

$$C_{ss} = \frac{k_0}{kV} \qquad \text{式（14-16）}$$

整理后得:

$$k_0 = C_{ss}kV \qquad \text{式（14-17）}$$

已知二室模型药物静脉滴注 $C_{ss}$ 为:

$$C_{ss} = \frac{k_0}{k_{10}V_C} = \frac{k_0}{\beta V_\beta} \qquad \text{式（14-18）}$$

整理后得:

$$k_0 = C_{ss}k_{10}V_C = C_{ss}\beta V_\beta \qquad \text{式（14-19）}$$

式（14-17）、式（14-19）可分别用于单室模型和双室模型药物的静脉滴注给药方案设计。

**例 14-5** 羧苄西林为单室模型药物,已知 $t_{1/2}=1h$,$V=9L$,有效治疗浓度为 150mg/L,现静脉滴注 1L 输液,若希望维持该浓度 10 小时,应将多少药物溶解在 1L 输液中?

**解:** 滴注速率 $k_0$ 为给药剂量与滴注时间的比值,即 $k_0 = \dfrac{X_0}{T}$,已知 $t_{1/2}=1h$,$V=9L$,$C_{ss}=150mg/L$,$T=10h$,则由 $k_0 = C_{ss}kV$,得:

$$X_0 = C_{ss}kVT = 150 \times \frac{0.693}{1} \times 9 \times 10 = 9\,356\,(\text{mg})$$

**答:** 若希望维持该浓度 10 小时,应将 9.356g 羧苄西林溶解于 1L 输液中。

（2）静脉滴注加静脉注射方式给药:静脉滴注给药后需一段时间才能达到稳态。为使血药浓度迅速达到有效浓度,可采用静脉滴注加静脉注射的方式给药,临床上主要有以下两种情况。

1）静脉滴注与静脉注射同时给药,其血药浓度与时间的关系式:

$$C = \frac{X_0}{V}e^{-kt} + \frac{k_0}{kV}(1-e^{-kt}) \qquad \text{式（14-20）}$$

2）先静脉注射后静脉滴注给药,血药浓度与时间的关系式:

$$C = \left(\frac{X_0}{V}e^{-kt}\right)e^{-kt'} + \frac{k_0}{kV}(1-e^{-kt'}) \qquad \text{式（14-21）}$$

式中,$t$ 为静脉注射给药开始至静脉滴注给药开始之间的时间;$t'$ 为静脉滴注给药的时间。

**例 14-6** 某药物符合单室模型特征,表观分布容积为 0.25L/kg,$t_{1/2}=10h$,某患者体重 80kg。求:

（1）要维持血药浓度为 8mg/L,应以怎样的速率恒速静脉滴注?

（2）试设计一种给药方案,使静脉注射后血药浓度维持在 8mg/L 水平。

**解:** 已知 $t_{1/2}=10h$,$V=0.25\times80=20L$,$C_{ss}=8mg/L$

$$k = \frac{0.693}{t_{1/2}} = \frac{0.693}{10} = 0.069\,3\,(h^{-1})$$

（1）$k_0 = C_{ss}kV = 8 \times 0.069\,3 \times 20 = 11.1\,(\text{mg/h})$

（2）可采用静脉注射与滴注同时进行的方案:

静脉注射负荷剂量:$X_0^* = C_{ss}V = 8 \times 20 = 160\,(\text{mg})$

静脉滴注速率:$k_0 = C_{ss}kV = 8 \times 0.069\,3 \times 20 = 11.1\,(\text{mg/h})$

**答:** 要维持血药浓度为 8mg/L,应采取 11.1mg/h 的速率恒速静脉滴注。

静脉注射 160mg 负荷剂量,同时以 11.1mg/h 的速率滴注即可使血药浓度维持在 8mg/L 水平。

(3)间歇静脉滴注给药:根据第十一章相关内容,给药间隔时间 $\tau$ 及滴注速率 $k_0$ 可按下列公式进行计算。

$$\tau = T + \frac{1}{k}\ln\frac{C_{max}^{ss}}{C_{min}^{ss}} \qquad 式(14\text{-}22)$$

$$k_0 = C_{max}^{ss}kV\left(\frac{1-e^{-k\tau}}{1-e^{-kT}}\right) \qquad 式(14\text{-}23)$$

**例 14-7**　已知某药物的生物半衰期 $t_{1/2}$ 为 10 小时,表观分布容积为 0.5L/kg,临床有效治疗浓度为 10~20mg/L。某患者体重 60kg,每次静脉滴注 2 小时,要想使血药浓度维持在有效治疗浓度范围,试求最佳给药间隔时间 $\tau$ 与静脉滴注速率 $k_0$。

**解:**已知 $t_{1/2}=10h, V=0.5\times60=30L, C_{min}^{ss}=10mg/L, C_{max}^{ss}=20mg/L, T=2h$。

$$k = \frac{0.693}{t_{1/2}} = \frac{0.693}{10} = 0.069\ 3(h^{-1})$$

$$\tau = T + \frac{1}{k}\ln\frac{C_{max}^{ss}}{C_{min}^{ss}} = 2 + \frac{1}{0.069\ 3}\times\ln\frac{20}{10} = 12(h)$$

$$k_0 = C_{max}^{ss}kV\left(\frac{1-e^{-k\tau}}{1-e^{-kT}}\right) = 20\times0.069\ 3\times30\times\left(\frac{1-e^{-0.069\ 3\times12}}{1-e^{-0.069\ 3\times2}}\right) = 181.4(mg/h)$$

**答:**最佳给药间隔 $\tau$ 为 12 小时,静脉滴注速率为 181.4mg/h。

**(四)非线性药动学给药方案**

对于具有非线性药动学特征的药物,给药达稳态后,消除速率等于给药速率($R$),即:

$$R = \frac{V_m'C_{ss}}{K_m + C_{ss}} \qquad 式(14\text{-}24)$$

参数 $K_m$ 和 $V_m'$ 不仅个体差异很大,而且对于同一个体,当病情变化或合用其他药物时也会产生差异。因此,确定每个患者的 $K_m$ 和 $V_m'$ 是设计该类药物给药方案的关键。可参照第十二章相关公式计算患者的 $K_m$ 与 $V_m'$,然后根据式(14-24)求给药速率或给药剂量。

静脉滴注给药时,给药速率等于滴注速率,即 $R = k_0$。

多剂量静脉注射给药时,给药速率 $R = \frac{X_0}{\tau}$;多剂量血管外给药时,给药速率 $R = \frac{FX_0}{\tau}$,代入式(14-24),得:

$$X_0 = \frac{V_m'C_{ss}\tau}{F(K_m + C_{ss})} \qquad 式(14\text{-}25)$$

$$\tau = \frac{FX_0(K_m + C_{ss})}{V_m'C_{ss}} \qquad 式(14\text{-}26)$$

**例 14-8**　某癫痫患者肝、肾功能正常,给予苯妥英钠进行治疗,当每日剂量为 300mg 时,稳态血药浓度为 8mg/L,症状不能控制;当每日剂量增大至 350mg 时,稳态血药浓度为 20mg/L,出现中枢神经系统副作用。

(1)求该患者的 $K_m$ 和 $V_m'$。

(2)欲使稳态血药浓度为 15mg/L,应给多大的剂量?

**解:**已知 $R_1 = 300mg/d, C_{ss1} = 8mg/L, R_2 = 350mg/d, C_{ss2} = 20mg/L$。

$$(1)\ K_m = \frac{R_2 - R_1}{R_1/C_{ss1} - R_2/C_{ss2}} = \frac{350-300}{300/8 - 350/20} = 2.5(mg/L)$$

$$V_m' = \frac{(K_m + C_{ss1})R_1}{C_{ss1}} = \frac{(2.5+8)\times300}{8} = 394(mg/d)$$

（2）根据式（14-24），有：

$$R = \frac{V'_{\mathrm{m}} C_{\mathrm{ss}}}{K_{\mathrm{m}} + C_{\mathrm{ss}}} = \frac{394 \times 15}{2.5 + 15} = 337.7 \, (\mathrm{mg/d})$$

答：

（1）该患者的 $K_{\mathrm{m}}$ 为 2.5mg/L，$V'_{\mathrm{m}}$ 为 394mg/d。

（2）欲使稳态血药浓度为 15mg/L，给药剂量应为 337.7mg/d。

（五）抗菌药物的给药方案

抗菌药物在临床上使用非常广泛，但如果应用不合理容易产生细菌耐药性、出现新的病原菌感染或发生不良反应等问题。抗菌药物的作用对象为致病菌，其能否达到预期治疗目的，主要依赖于机体-药物-致病菌三者之间的作用关系，即与抗菌药物的药动学（PK）/药效学（PD）过程密切相关。该 PK 过程是指一定剂量的药物在血液、体液和组织中达到杀灭或抑制细菌生长的浓度，并维持一定时间；而 PD 过程指在感染部位同样需要药物达到适宜浓度并维持足够的时间以发挥治疗作用。临床上，通常根据药物特点、病原菌种类和患者病情选择适宜的抗菌药物，并结合 PK-PD 原理设计合理的给药方案。图 14-2 为抗菌药物的 PK-PD 相关性模式图。

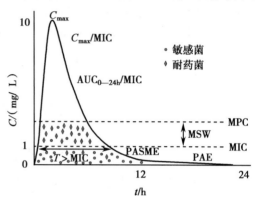

图 14-2　抗菌药物的 PK-PD 相关性模式图

1. 抗菌药物有关 PK-PD 结合参数　由于抗菌药物的靶浓度无法测定，常用最小抑菌浓度（minimum inhibitory concentration，MIC）代替。与 MIC 有关的抗菌药物 PK-PD 结合参数主要有①$C_{\mathrm{max}}$/MIC；②$\mathrm{AUC_{0-24h}}$/MIC（AUIC，24 小时抗菌药物血药浓度-时间曲线下面积与最低抑菌浓度的比值）；③$T$>MIC（给药后血药浓度大于 MIC 的持续时间，常以该部分占一个给药区间的百分率表示）。按照 PK-PD 特征不同，抗菌药物可分为浓度依赖和时间依赖型两类，见表 14-2。

表 14-2　按 PK-PD 参数分类的抗菌药物

| 抗菌药物分类 | PK-PD 参数 | 相关药物 |
| --- | --- | --- |
| 浓度依赖型 | $\mathrm{AUC_{0-24h}}$/MIC（AUIC）或 $C_{\mathrm{max}}$/MIC | 氨基苷类、氟喹诺酮类、甲硝唑、两性霉素 B、酮内酯类 |
| 时间依赖型 | | |
| 短 PAE | $T$>MIC | β-内酰胺类（青霉素类、头孢菌素类、碳青霉烯类、氨曲南等）、大部分大环内酯类、克林霉素、噁唑烷酮类 |
| 长 PAE | $\mathrm{AUC_{0-24h}}$/MIC | 阿奇霉素、四环素、氟康唑、克林霉素、链阳性菌素类、糖肽类、碳青霉烯类 |

某些抗菌药物在浓度降至 MIC 后仍可继续抑制细菌生长，这主要与其抗生素后效应（post antibiotic effect，PAE）、抗生素后促白细胞效应（post antibiotic leukocyte enhancement，PALE）、亚抑菌浓度下的抗生素后效应（post antibiotic sub-MIC effect，PASME）有关。上述 PD 参数与抗菌活性持续时间密切相关。其中，PAE 是指细菌与抗生素短暂接触，当血药浓度低于 MIC 或被机体完全清除后，细菌在一段时间内仍处于持续受抑制的状态。PAE 与药物品种、细菌种类、药物浓度、药物与细菌作用时间长短等有关，即不同药物对同一细菌的 PAE 可能不同，同一药物对不同细菌的 PAE 也可能不同，同一药物对同一细菌的 PAE 还可能受药物浓度、药物与细菌接触时间等因素的影响。如在 MIC 时，环丙沙星、氧氟沙星、培氟沙星、氟罗沙星、洛美沙星对金黄色葡萄球菌和大肠埃希菌的 PAE 为 1~2 小时，而诺氟沙星则几乎没有 PAE；环丙沙星（3μg/ml）对粪链球菌无 PAE，而对金黄色葡萄球菌、大肠

埃希菌的 PAE 分别为 1.9 小时和 4.1 小时。在一定范围内,喹诺酮类药物的 PAE 与药物浓度成线性关系,即随浓度增加 PAE 增大;药物与细菌接触时间延长,其 PAE 也可延长,如环丙沙星与铜绿假单胞菌接触 0.5 小时、3 小时后的 PAE 分别为 0.9 小时和 5.8 小时。PALE 是指细菌与高浓度的抗生素接触后,菌体发生变形,更易被吞噬细胞识别,从而产生抗生素与白细胞的协同效应,使细菌修复再生时间延长,从而产生 PAE。PASME 是指细菌与超抑菌浓度的药物接触后,当再次接触亚抑菌浓度(sub-MIC)的药物时,细菌生长受到长时间延缓的效应。

合理使用抗菌药物可减少耐药性的产生。1999 年 Zhao 和 Drlica 首先提出基于喹诺酮类药物研究的防突变浓度(mutant prevention concentration,MPC)和突变选择窗(mutant selection window,MSW)假说,如图 14-2 中所示。MPC 是指防止细菌耐药突变菌株被选择富集所需的最低抗菌药物浓度。MSW 则表示可产生耐药菌株的范围,为 MIC 与 MPC 之间的浓度范围。MSW 越宽,越可能筛选出耐药菌株;MSW 越窄,则产生耐药菌株的可能性越小。通常,当药物浓度低于 MIC 时,无法达到预期的治疗效果,但也不会导致耐药;当药物浓度大于 MIC、但落在 MSW 范围时,则容易选择耐药菌株;而药物浓度高于 MPC 时,既可达到治疗效果又不会出现耐药突变。因此,最理想的抗菌药物为 MPC 低、MSW 窄的药物。如 C-8-甲氧基结构的第四代新喹诺酮类药物莫西沙星、加替沙星具有比第三代 C-8-氢结构的环丙沙星更窄的 MSW,不易产生耐药性。此外,与细菌耐药性有关的参数还有选择期(selective period)和选择性压力。前者为当药物浓度落在细菌耐药范围内所持续的时间,后者为抗菌药物浓度-时间曲线上低于 MIC 的曲线下面积。选择期越长、选择性压力持续时间越长,越容易产生耐药。因此,在设计抗菌药物给药方案时,应选择浓度易于维持在 MIC 和 MPC 以上的药物以关闭 MSW,或缩短选择期使其在 MSW 以上的时间越长越好。

2. 抗菌药物给药方案设计　应根据 PK-PD 结合参数的不同类型、药物的 PAE 长短及耐药特性,选择适宜的抗菌药物并设计合理的给药方案,使抗菌药物既远离 MTC,又不能以较多时间接近 MEC,以降低不良反应发生率,获得尽可能高的疗效和最低耐药性。

(1)浓度依赖型抗菌药物:属于该类型的有氨基苷类、氟喹诺酮类、两性霉素 B、甲硝唑、酮内酯类等抗菌药物。其特点是杀菌作用取决于峰浓度、而与作用时间关系不大,并具有较长的 PAE。评价疗效的 PK-PD 参数主要为 $C_{max}/MIC$ 和 AUIC。如氨基苷类在 $C_{max}/MIC \geqslant 10$ 时可产生最大杀菌效果,而在 $C_{max}/MIC < 8$ 时易产生耐药;氟喹诺酮类在 $C_{max}/MIC \geqslant 10$ 或 AUIC $\geqslant 125$ 小时时可对革兰氏阴性菌产生最佳杀菌作用,AUIC $\geqslant 40$ 小时时对革兰氏阳性菌产生最佳杀菌作用,厌氧菌如脆弱拟杆菌和多型拟杆菌的 AUIC 分别大于 10 小时和大于 50 小时。

临床应用浓度依赖型抗菌药物时,提高疗效的关键在于加大给药剂量,即在不增加毒性的前提下,保证每日给药次数尽可能少,以获得高血药浓度。通常可根据 $C_{max}/MIC = 10$ 或 AUIC $= 125$ 小时以及药动学相关公式,计算最佳给药剂量和作用持续时间,并结合药物的 PAE 确定给药间隔时间。

例 14-9　某患者(体重 60kg,肾功能正常)采用阿米卡星治疗铜绿假单胞菌呼吸道感染,要求 1 小时内完成静脉滴注。已知阿米卡星具有二室模型动力学特征,$\alpha = 1.3h^{-1}$,$\beta = 0.23h^{-1}$,$k_{10} = 0.43h^{-1}$,$V_C = 10.13L$,MIC 为 2μg/ml,PAE 为 23.3 小时。请计算给药剂量、给药速率和给药间隔时间。

解:已知 $\alpha = 1.3h^{-1}$,$\beta = 0.23h^{-1}$,$k_{10} = 0.43h^{-1}$,$V_C = 10.13L$,MIC $= 2$μg/ml,PAE $= 23.3$h。

阿米卡星为浓度依赖型抗生素,当 $C_{max}/MIC \geqslant 10$ 时可产生最大杀菌效果,因此,若以 $C_{max}/MIC = 10$ 作为 PK-PD 参数,则 $C_{max} = 20$μg/ml。

根据 $C_{max} = \dfrac{k_0}{k_{10}V_C}\left(1 - \dfrac{k_{10}-\beta}{\alpha-\beta}e^{-\alpha t} - \dfrac{\alpha-k_{10}}{\alpha-\beta}e^{-\beta t}\right)$,有:

$$20 = \frac{k_0}{0.43 \times 10.13} \times \left(1 - \frac{0.43-0.23}{1.3-0.23}e^{-1.3\times1} - \frac{1.3-0.43}{1.3-0.23}e^{-0.23\times1}\right)$$

可得:$k_0 = 287.4$(mg/h)

由于滴注时间为 1 小时,则给药剂量为 287.4mg。

以 MIC 为稳态最小血药浓度(即有效浓度),$C_{max}$ 为稳态最大血药浓度,即 $C_{max}^{ss} = 20\mu g/ml$、$C_{min}^{ss} = 2\mu g/ml$,计算给药间隔时间为:

$$\tau = T + \frac{1}{\beta}\ln\frac{C_{max}^{ss}}{C_{min}^{ss}} = 1 + \frac{1}{0.23}\ln\frac{20}{2} = 11(h)$$

加上 PAE = 23.3h,即每日给药一次即可。

**答**:给药剂量为 287.4mg,给药速率为 287.4mg/h,每日给药一次。

氨基苷类药物(如阿米卡星、庆大霉素等)多采用一日一次的给药方法,主要依据如下:①浓度依赖型抗菌药物,其疗效与 $C_{max}$/MIC 密切相关,$C_{max}$/MIC 比值达 8~10 时,临床有效率可达 90%,将日剂量集中一次使用,可达到较理想的 $C_{max}$/MIC 发挥疗效。②革兰氏阴性菌(包括铜绿假单胞菌)有较长 PAE,因此,可在不改变剂量或增加剂量的前提下,适当延长给药间隔;也可在保持给药间隔不变的情况下适当减少用药剂量。此时需注意 MSW 较宽的药物可能产生耐药性。③具有首剂效应(first exposure effect,FEE),也称为适应性耐药,即细菌首次接触抗生素时可被迅速杀灭,而未被杀灭的细菌再次或多次接触同种抗生素时,药物的杀菌效果明显降低,主要发生在治疗革兰氏阴性杆菌(尤其是铜绿假单胞菌)感染时。适应性耐药为可逆现象,经过一段时间后杀菌活性可以恢复。如采用一日一次的给药方案,在再次给药时细菌的敏感性已大部分恢复,可获得良好的疗效。④氨基苷类的肾、耳毒性与肾皮质、内耳局部药物浓度及维持时间有关,采用一日一次给药方案时利于药物从局部返回血中,药物维持低浓度的时间较长,从而降低肾毒性和耳毒性。但需注意的是,氨基苷类药物治疗感染性心内膜炎、革兰氏阴性杆菌脑膜炎、骨髓炎、肾功能损害、大面积烧伤及肺囊性纤维化、新生儿和孕妇等患者感染时,不宜采用一日一次的给药方案。

氟喹诺酮类药物亦属于浓度依赖型抗菌药物,但与氨基苷类不同,其不良反应存在明显的浓度依赖性,使得临床较高剂量的使用受限,其评价参数常使用 AUIC。对于具有较长半衰期或 PAE 的药物,可以采用一日一次的给药方案以获得较高的峰浓度,起到快速杀菌作用;而对于半衰期较短的药物如环丙沙星($t_{1/2}$ 为 4 小时),通常分两次给药,以减少毒副作用的发生。但在治疗重症感染时,国外也有采用较大剂量的环丙沙星一日给药一次,认为可提高疗效,并能减少耐药菌的产生。如美国 FDA 和加拿大、欧洲的不少国家批准将治疗铜绿假单胞菌感染或重症感染的环丙沙星剂量提高至 0.8~1.2g/d。

**例 14-10** 为治疗患者(体重 60kg,肾功能正常)的铜绿假单胞菌感染,给其静脉滴注(每次滴注 1 小时)环丙沙星,已知环丙沙星具有单室模型动力学特征,MIC = 0.12$\mu g/ml$,$t_{1/2}$ = 4h,$V$ = 2.0L/kg;8 倍 MIC 时,环丙沙星对铜绿假单胞菌的 PAE 为 7.8 小时,0.9 倍 MIC 时的 PASME 达 24.0 小时。请计算给药剂量、给药速率和给药间隔时间。

**解**:已知 MIC = 0.12$\mu g/ml$,$t_{1/2}$ = 4h,$V$ = 2.0L/kg,PAE = 7.8h,PASME = 24.0h,$T$ = 1h,取 AUIC = 125h,则:

$$AUC = AUIC \times MIC = 125 \times 0.12 = 15(h \cdot mg/L)$$

停止静脉滴注时的血药浓度为:

$$C_{max} = \frac{k_0}{kV}(1 - e^{-kT}) = \frac{AUC}{T}(1 - e^{-kT}) = \frac{15}{1} \times (1 - e^{-\frac{0.693}{4} \times 1}) = 2.39(mg/L)$$

$$k_0 = \frac{C_{max}kV}{1 - e^{-kT}} = \frac{2.39 \times \frac{0.693}{4} \times 2 \times 60}{1 - e^{-\frac{0.693}{4} \times 1}} = 312.4(mg/h)$$

由于滴注时间为 1 小时,则给药剂量为 312.4mg。

根据静脉滴注停止后的血药浓度公式,计算滴注停止后可维持有效浓度的时间 $t'$,有:

$$C = \frac{k_0}{kV}(1 - e^{-kT})e^{-kt'}$$

$$t' = \frac{1}{k}\ln\frac{k_0(1-e^{-kT})}{kVC}$$

当 $C = 8\text{MIC} = 8 \times 0.12 = 0.96(\text{mg/L})$ 时,求得 $t' = 5.3(\text{h})$,则 $T + t' = 6.3(\text{h})$。

由于 8 倍 MIC 时,环丙沙星对铜绿假单胞菌的 PAE 为 7.8 小时,所以给药间隔时间为:

$$\tau = 6.3 + 7.8 = 14(\text{h})$$

**答:**给药剂量为 312.4mg,给药速率为 312.4mg/h,每日给药 2 次。若考虑 PASME,则也可每日给药一次。

（2）时间依赖型抗菌药物:该类抗菌药物的特点是当血药浓度达到 MIC 的 4~5 倍时,杀菌作用达到饱和,继续增加药物浓度并不能提高疗效。此时,疗效主要取决于药物浓度超过 MIC 时间的长短。根据是否存在 PAE,该类抗菌药物又可分为无明显 PAE 的时间依赖型和有明显 PAE 的时间依赖型。

1）无明显 PAE 的时间依赖型抗菌药物:有 β-内酰胺类、红霉素等老一代大环内酯类、克林霉素、噁唑烷酮类等。该类抗菌药物的特点是当药物浓度低于 MIC 时,细菌可迅速重新生长繁殖。T>MIC 是其发挥治疗作用的关键,设计给药方案时应尽量延长 T>MIC 的时间,通常达到给药间隔的 40%~50% 时,可获得 85%~100% 的细菌清除率。由于维持血药浓度的时间取决于半衰期,增加给药次数及延长静脉注射时间或连续静脉滴注可增加 T>MIC 的时间,提高疗效。故临床上常采用每日分多次给药的方案,对于高 MIC 的致病菌还可采用持续静脉滴注的方案。但对于半衰期较长的该类药物,不必增加给药次数。如头孢曲松的半衰期为 8.5 小时,12~14 小时给药一次即可维持血药浓度。此外,当药物对靶致病菌的效价高时,给药次数较少时即可达到足够的 T>MIC。如头孢噻肟的 $t_{1/2}$ 仅为 1~2 小时,但对常见致病菌的 MIC 很低,治疗下呼吸道感染时只需 12 小时给药一次即可。对于 PAE 较短、但 PASME 持续时间较长的该类抗菌药物,亦不必每日多次给药。如青霉素对化脓性链球菌 NCTCP1800 和肺炎链球菌 ATCC6306 的 PAE 较短,分别为 2.4 小时和 2 小时,但药物浓度为 0.3MIC 时两者的 PASME 分别超过 22 小时和 5.8 小时。因此,青霉素治疗一般感染时可利用其 PASME 的作用,先于 1 小时内静脉滴注 640 万 U,8~12 小时后再肌内注射 40 万 U。

对于无明显 PAE 的时间依赖型抗菌药物,可根据 T>MIC 为 40%~50% 和药物房室模型特征相应的血药浓度公式,以 MIC 作为有效浓度,计算给药剂量和给药间隔。

2）有明显 PAE 的时间依赖型抗菌药物:属于此类的有第二代大环内酯类、四环素类、氟康唑、克林霉素、链阳性菌素类、糖肽类等药物。主要评价指标是 AUIC,同时兼顾 $C_{\max}$、AUC 和 T>MIC。此类抗菌药物维持 T>MIC 也很重要,但由于存在 PAE,可允许药物浓度在给药间隔的大部分时间低于 MIC,因此可适当延长给药间隔。如阿奇霉素体内分布广,血药浓度较低,半衰期长,有较长 PAE,当 AUC/MIC>30 时可产生杀菌作用,临床只需每日给药一次即能获得理想疗效。又如碳青霉烯类的亚胺培南、美罗培南等对繁殖期和静止期的细菌都有很强杀菌活性,且有较长 PAE,因此也可适当延长给药间隔,采用每日 1~2 次的给药方案。具体抗菌药物的给药方案设计可利用药物 PK-PD 参数,参照浓度依赖型抗菌药物的设计方法。

### 三、特殊生理和病理状况下给药方案

#### （一）肾功能损害患者的给药方案调整

肾脏是药物消除的重要器官,肾功能决定肾脏排泄药物的能力。对于肾功能不全患者,当药物主要以原型（>70%）经肾排泄或肾功能下降 30% 时,由于肾脏排泄能力降低,药物的消除变慢,即药物清除率 Cl 降低,消除速率常数 $k$ 减小,生物半衰期 $t_{1/2}$ 延长,如应用治疗指数小的药物,易引起毒副作用,应考虑调整给药方案。

1. **根据肌酐清除率调整给药方案**　肾功能损害患者调整给药方案前需要了解肾功能状况,目前临床上常用反映肾小球滤过功能的内生肌酐清除率（creatinine clearance,$Cl_{cr}$）表示肾功能。肌酐是肌

肉代谢生成的一种内源性物质,几乎全部经肾小球滤过排出,且不被肾小管重吸收和分泌。当肾功能明显下降时,血清肌酐浓度(serum creatinine concentration,$S_{cr}$)升高。因此,可通过检测 $S_{cr}$ 水平反映肌酐清除率的变化。当药物主要经肾排泄消除时,由于药物的肾清除率($Cl_r$)与 $Cl_{cr}$ 成正比,可根据 $Cl_{cr}$ 估算药物的消除速率常数 $k$,进而调整给药剂量或给药间隔。

(1)肌酐清除率的估算:如第七章药物排泄中所述,肌酐清除率可以通过测定尿和血中肌酐浓度进行估算,但由于尿样收集不全、费时不便等原因,此法较少应用。在临床工作中成年患者 $Cl_{cr}$ 常采用 Cockcroft-Gault 法,依据患者 $S_{cr}$、年龄、体重和性别估算。男性患者的计算公式见式(14-27)和式(14-28),女性患者采用男性 $Cl_{cr}$ 的85%,见式(14-29)和式(14-30)。儿童患者常采用 Schwartz 法,依据 $S_{cr}$、体重、身高和校正因子估算 $Cl_{cr}$。表14-3列举了成人 Cockcroft-Gault 法及儿童 Schwartz 法估算肌酐清除率的有关公式。

1)男性患者:

$$Cl_{cr} = \frac{(140-\text{年龄})\times\text{体重}(kg)}{72\times S_{cr}} \quad (S_{cr}\text{单位}:mg/dl) \qquad \text{式}(14\text{-}27)$$

或

$$Cl_{cr} = \frac{1.23\times(140-\text{年龄})\times\text{体重}(kg)}{S_{cr}} \quad (S_{cr}\text{单位}:\mu mol/L) \qquad \text{式}(14\text{-}28)$$

2)女性患者:

$$Cl_{cr} = \frac{(140-\text{年龄})\times\text{体重}(kg)}{72\times S_{cr}}\times0.85 \quad (S_{cr}\text{单位}:mg/dl) \qquad \text{式}(14\text{-}29)$$

或

$$Cl_{cr} = \frac{1.04\times(140-\text{年龄})\times\text{体重}(kg)}{S_{cr}} \quad (S_{cr}\text{单位}:\mu mol/L) \qquad \text{式}(14\text{-}30)$$

表 14-3　Cockcroft-Gault 法估算成人肌酐清除率及 Schwartz 法估算儿童肌酐清除率

| 人群 | 肌酐清除率/(ml/min) | |
| --- | --- | --- |
| | 血清肌酐/(mg/dl) | 血清肌酐/(μmol/L) |
| 成人(20~100岁)* | | |
| 男性 | $\dfrac{(140-\text{年龄})\times\text{体重}}{72\times S_{cr}}$ | $\dfrac{1.23\times(140-\text{年龄})\times\text{体重}}{S_{cr}}$ |
| 女性 | $\dfrac{(140-\text{年龄})\times\text{体重}}{72\times S_{cr}}\times0.85$ | $\dfrac{1.04\times(140-\text{年龄})\times\text{体重}}{S_{cr}}$ |
| 儿童(0~20岁)** | | |
| $Cl_{cr}(/1.73m^2)$ | $\dfrac{\text{因子}^{\#}\times\text{身高}}{S_{cr}}$ | $\dfrac{88.3\times\text{因子}^{\#}\times\text{身高}}{S_{cr}}$ |
| $Cl_{cr}$ | $\dfrac{\text{因子}^{\#}\times\text{身高}}{S_{cr}}\times\left(\dfrac{\text{体重}}{70}\right)^{0.75}$ | $\dfrac{88.3\times\text{因子}^{\#}\times\text{身高}}{S_{cr}}\times\left(\dfrac{\text{体重}}{70}\right)^{0.75}$ |

注:* 年龄,岁;体重,kg;成人20岁及以上,肥胖或瘦弱患者估算值准确度较差。** 身高,cm;体重,kg;(/1.73m²)表示体表面积为 1.73m² 时(平均体重70kg个体)的肌酐清除率(ml/min)。因子^#:早产儿 ~ 1岁(0.33);足月儿 ~ 1岁(0.43);儿童及青春期女孩(0.55);青春期男孩(0.70)。

(2)由肌酐清除率估算消除速率常数:在利用表14-3中的公式,由 $S_{cr}$ 计算 $Cl_{cr}$ 后,可采用 Wagner 法或 Giusti-Hayton 法估算肾功能损害患者的消除速率常数 $k$。

已知药物总清除率(Cl)等于肾清除率($Cl_r$)与非肾清除率($Cl_{nr}$)之和:

$$Cl = Cl_r + Cl_{nr} \qquad \text{式}(14\text{-}31)$$

假设药物的非肾清除与肾功能无关,由于肾清除率 $Cl_r$ 与肌酐清除率 $Cl_{cr}$ 成正比,则肾功能损害患者的药物总清除率 $Cl_{(d)}$ 和消除速率常数 $k_{(d)}$ 为:

$$Cl_{(d)} = B \cdot Cl_{cr} + Cl_{nr} \qquad \text{式(14-32)}$$

$$k_{(d)} = b \cdot Cl_{cr} + k_{nr} \qquad \text{式(14-33)}$$

式中,B 和 $b$ 为药物的特性常数;$Cl_{nr}$ 和 $k_{nr}$ 分别为非肾清除率和非肾消除速率常数。

1)Wagner 法:假设患者肾功能损害时药物 $k_{nr}$ 不变,Wagner 建立了某些药物 $Cl_{cr}$ 与肾功能损害患者 $k_{(d)}$ 之间的线性关系式:

$$k_{(d)} = a + b \, Cl_{cr} \qquad \text{式(14-34)}$$

式中,$a$ 为非肾消除速率常数 $k_{nr}$,一些药物的 $k$、$a$、$b$ 值见表 14-4,通过估算肾功能损害患者的 $Cl_{cr}$ 和查表得 $a$、$b$ 值,即可计算患者的 $k_{(d)}$。

表 14-4 Wagner 法估算肾功能损害患者消除速率常数值

| 药物 | $a \times 100/h^{-1}$ | $b \times 100$ | 正常人的 $k/h^{-1}$ |
|---|---|---|---|
| 青霉素 | 3 | 1.37 | 1.4 |
| 氨苄西林 | 8.3 | 0.45 | 0.53 |
| 羧苄西林 | 6 | 0.54 | 0.6 |
| 头孢氨苄 | 3 | 0.67 | 0.7 |
| 头孢噻吩钠 | 3 | 0.37 | 0.4 |
| 链霉素 | 1 | 0.26 | 0.27 |
| 庆大霉素 | 2 | 0.28 | 0.3 |
| 卡那霉素 | 1 | 0.24 | 0.25 |
| 万古霉素 | 0.3 | 0.117 | 0.12 |
| 多黏菌素 E | 8 | 0.23 | 0.31 |
| 多黏菌素 B | 2 | 0.14 | 0.16 |
| 磺胺嘧啶 | 3 | 0.05 | 0.08 |
| 磺胺异二甲基嘧啶(儿童) | 1 | 0.14 | 0.15 |

2)Giusti-Hayton 法:该法用于已知原型药物肾排泄分数 $f_r$ 时计算消除速率常数,肾功能损害患者的肾消除速率常数 $k_{r(d)}$ 可根据以下公式计算:

$$\frac{k_{r(d)}}{k_r} = \frac{Cl_{cr(d)}}{Cl_{cr}} \qquad \text{式(14-35)}$$

则有:

$$k_{r(d)} = \frac{Cl_{cr(d)}}{Cl_{cr}} k_r \qquad \text{式(14-36)}$$

由于药物的总消除速率常数 $k_{(d)}$ 等于肾消除速率常数 $k_{r(d)}$ 与非肾消除速率常数 $k_{nr}$ 之和,即 $k_{(d)} = k_{r(d)} + k_{nr}$。假定肾功能损害时 $k_{nr}$ 不变,则:

$$k_{(d)} = \frac{Cl_{cr(d)}}{Cl_{cr}} k_r + k_{nr} \qquad \text{式(14-37)}$$

两边同时除以肾功能正常时的消除速率常数 $k$,得:

$$\frac{k_{(d)}}{k} = \frac{Cl_{cr(d)}}{Cl_{cr}} \frac{k_r}{k} + \frac{k_{nr}}{k} \qquad \text{式(14-38)}$$

令原型药物肾排泄分数 $f_r = \dfrac{k_r}{k}$,则非肾消除的分数 $1 - f_r = \dfrac{k_{nr}}{k}$,代入式(14-38)得:

$$\frac{k_{(d)}}{k} = \frac{Cl_{cr(d)}}{Cl_{cr}} f_r + (1 - f_r) \qquad\qquad 式(14\text{-}39)$$

或

$$\frac{k_{(d)}}{k} = 1 - \left(1 - \frac{Cl_{cr(d)}}{Cl_{cr}}\right) f_r = G \qquad\qquad 式(14\text{-}40)$$

式中，$G$ 为 Giusti-Hayton 因子，可通过肾功能损害患者的肾排泄分数 $f_r$ 与肌酐清除率 $Cl_{cr(d)}$ 计算获得。

（3）给药方案调整方法：假设肾功能损害患者的药效学不发生变化，即达到与肾功能正常时相同的平均稳态血药浓度可产生相似的药效，则：

$$\overline{C}_{ss} = \frac{FX_0}{kV\tau} = \frac{F_{(d)} X_{0(d)}}{k_{(d)} V_{(d)} \tau_{(d)}}$$

假设肾功能损害时，$F$ 和 $V$ 不变［即 $F = F_{(d)}$、$V = V_{(d)}$］，则：

$$\frac{X_{0(d)}}{\tau_{(d)}} = \frac{k_{(d)}}{k} \frac{X_0}{\tau} \qquad\qquad 式(14\text{-}41)$$

因此，当肾功能损害患者的药物消除速率常数 $k_{(d)}$ 显著减小时，根据患者实际情况和药物特性，常选择下述方法之一调整给药方案：①剂量减少，给药间隔时间不变；②给药间隔时间延长，剂量不变；③剂量适当减少，同时适当延长给药间隔时间。

若给药间隔不变［即 $\tau = \tau_{(d)}$］，则肾功能损害患者的给药剂量为：

$$X_{0(d)} = \frac{k_{(d)}}{k} X_0 \qquad\qquad 式(14\text{-}42)$$

或

$$X_{0(d)} = \frac{Cl_{(d)}}{Cl} X_0 \qquad\qquad 式(14\text{-}43)$$

若给药剂量不变［即 $X_0 = X_{0(d)}$］，则肾功能损害患者的给药间隔时间为：

$$\tau_{(d)} = \frac{k}{k_{(d)}} \tau \qquad\qquad 式(14\text{-}44)$$

或

$$\tau_{(d)} = \frac{Cl}{Cl_{(d)}} \tau \qquad\qquad 式(14\text{-}45)$$

**例 14-11**　肾功能正常患者肌内注射氨苄西林，剂量为 0.5g，每日 4 次，已知其 $k = 0.53h^{-1}$，Wagner 系数 $a = 0.083h^{-1}$，$b = 0.004\,5$。某 56 岁、70kg 男性肾功能不全患者的 $S_{cr}$ 为 180μmol/L，若给予该患者氨苄西林，其给药间隔应如何调整？

**解：**该患者的 $Cl_{cr}$ 为：

$$Cl_{cr} = \frac{1.23 \times (140 - 年龄) \times 体重}{S_{cr}} = \frac{1.23 \times (140 - 56) \times 70}{180} = 40.2\,(ml/min)$$

根据式（14-34），得：

$$k_{(d)} = 0.083 + 0.004\,5 \times 40.2 = 0.264\,(h^{-1})$$

根据式（14-44），得：

$$\tau_{(d)} = \frac{k}{k_{(d)}} \tau = \frac{0.53}{0.264} \times 6 = 12\,(h)$$

**答：**该患者的给药间隔应调整为 12 小时。

**例 14-12**　给体重 60kg 的患者服用某药，每次 1g，测得消除半衰期为 6 小时，已知 80% 药物以原型经肾脏排出，一段时间后发现患者肌酐清除率下降为 40ml/min，应如何调整患者用药剂量？（正常人的 $Cl_{cr} = 120ml/min$）

**解：**已知 $f_r = 0.8$，$Cl_{cr(d)} = 40ml/min$，$Cl_{cr} = 120ml/min$

根据式（14-40），得：

$$\frac{k_{(d)}}{k}=1-\left(1-\frac{Cl_{cr(d)}}{Cl_{cr}}\right)f_r=1-\left(1-\frac{40}{120}\right)\times0.8=0.467$$

根据式(14-42),得:

$$X_{0(d)}=\frac{k_{(d)}}{k}X_0=0.467\times1=0.467(g)$$

**答**:肌酐清除率下降为 40ml/min 时,应将剂量调整为 0.467g。

2. **根据血药浓度调整给药方案**　由于不同个体间存在较大差异,又缺少个体药动学参数数据,某些药物无法直接设计给药方案。在临床实际工作中,希望通过监测尽量少的血样以获得患者药动学参数,并依此设计合理的个体化给药方案。1977 年,Ritschel 提出了一点法用于因水肿、肥胖、心肌梗死、肾或肝衰竭、低蛋白血症、蛋白结合率变化引起表观分布容积改变,但总消除速率常数不变或可从血清肌酐浓度(或肌酐清除率)中进行准确校正的情况。1979 年,Ritschel 和合作者对一点法进行改进又提出重复一点法,不再需要测定血清肌酐浓度(或肌酐清除率),且适用于部分经代谢消除且肾外消除发生变化时(如肝损伤)药物剂量的调整。

(1)Ritschel 一点法:给予患者一个试验剂量 $X_0$ 后,在药物消除相的某一时间点 $t_x$ 抽取血样,分别测定血清肌酐浓度 $S_{cr}$ 和血药浓度 $C_x$。先用 $S_{cr}$ 计算患者的肌酐清除率 $Cl_{cr(d)}$ 及消除速率常数 $k_{(d)}$,然后通过 $C_x$ 和 $k_{(d)}$ 获得给予患者该试验剂量后的稳态最小血药浓度 $C_{min,试}^{ss}$,最后根据治疗所需的稳态最小血药浓度 $C_{min}^{ss}$ 计算调整后的剂量。具体计算方法如下:先根据表 14-3 中的相应公式由 $S_{cr}$ 估算患者 $Cl_{cr(d)}$,再利用 Wagner 法或 Giusti-Hayton 法进一步计算患者的 $k_{(d)}$,如已知药物的肾排泄分数 $f_r$,根据公式(14-40),可得患者 $k_{(d)}$ 为:

$$k_{(d)}=k\cdot G=k\left[1-\left(1-\frac{Cl_{cr(d)}}{Cl_{cr}}\right)\right]f_r \qquad 式(14-46)$$

已知单室模型多剂量口服给药的稳态最小血药浓度 $C_{min}^{ss}$ 为:

$$C_{min}^{ss}=\frac{k_aFX_0}{V(k_a-k)}\left(\frac{e^{-k\tau}}{1-e^{-k\tau}}-\frac{e^{-k_a\tau}}{1-e^{-k_a\tau}}\right)$$

由于 $k_a\gg k$,在 $\tau$ 时吸收基本结束,故 $e^{-k_a\tau}\rightarrow0$,有:

$$C_{min}^{ss}=\frac{k_aFX_0}{V(k_a-k)}\left(\frac{e^{-k\tau}}{1-e^{-k\tau}}\right) \qquad 式(14-47)$$

而单剂量口服给药的血药浓度-时间关系式为:

$$C=\frac{k_aFX_0}{V(k_a-k)}(e^{-kt}-e^{-k_at})$$

由于 $t_x$ 为消除相的某一时间点,此时吸收已基本完成,即 $e^{-k_at_x}\rightarrow0$,则:

$$C_x=\frac{k_aFX_0}{V(k_a-k)}e^{-kt_x} \qquad 式(14-48)$$

整理得:

$$\frac{k_aFX_0}{V(k_a-k)}=\frac{C_x}{e^{-kt_x}} \qquad 式(14-49)$$

将患者的 $k_{(d)}$ 代入式(14-49)并进一步代入式(14-47),得一点法的稳态最小血药浓度公式:

$$C_{min,试}^{ss}=\frac{C_x}{e^{-k_{(d)}t_x}}\left(\frac{e^{-k_{(d)}\tau}}{1-e^{-k_{(d)}\tau}}\right) \qquad 式(14-50)$$

由式(14-50)求出给予试验剂量达稳态时的 $C_{min,试}^{ss}$ 后,即可通过式(14-51)计算达到期望稳态血药浓度时患者所需调整的剂量 $X_{0,调}$:

$$X_{0,调} = \frac{C^{ss}_{min,期望}}{C^{ss}_{min,试}} X_0 \qquad 式(14-51)$$

（2）Ritschel 重复一点法：该法无须测定 $S_{cr}$，直接通过血药浓度推算患者的 $k_{(d)}$。具体操作为，首先给予患者第一个试验剂量 $X_0$，在消除相的某一时间点 $t_{x1}$ 取血样，并测得血药浓度 $C_{x1}$，然后再给予第二个试验剂量（给药剂量与第一个试验剂量相等），间隔相同时间在 $t_{x2}$ 测定血药浓度 $C_{x2}$，两次取样间隔为 $\tau$（即 $t_{x2} - t_{x1} = \tau$），则：

$$C_{x2} - C_{x1} = C_{x1} e^{-k_{(d)}\tau}$$

患者消除速率常数 $k_{(d)}$ 为：

$$k_{(d)} = \frac{\ln \dfrac{C_{x1}}{C_{x2} - C_{x1}}}{\tau} \qquad 式(14-52)$$

**重复一点法计算患者消除速率常数 $k_{(d)}$**

再按式（14-50）、式（14-51）计算 $C^{ss}_{min,试}$ 和 $X_{0,调}$。

**例 14-13**　给予患者某药物试验剂量 0.4mg，测得 10 小时后的血药浓度为 0.6μg/L；间隔 24 小时给予第二个试验剂量，10 小时后测得血药浓度为 0.9μg/L。该药物的有效浓度为 1.2μg/L。

（1）请问该试验剂量能否达到有效浓度？

（2）若需调整剂量，应如何调整？

**解：**已知 $C_{x1} = 0.6μg/L$，$C_{x2} = 0.9μg/L$，$\tau = 24h$

（1）根据式（14-52），有：

$$k_{(d)} = \frac{\ln \dfrac{C_{x1}}{C_{x2} - C_{x1}}}{\tau} = \frac{\ln \dfrac{0.6}{0.9 - 0.6}}{24} = 0.0289(h^{-1})$$

根据式（14-50），有：

$$C^{ss}_{min,试} = \frac{C_x}{e^{-k_{(d)}t_x}} \left( \frac{e^{-k_{(d)}\tau}}{1 - e^{-k_{(d)}\tau}} \right) = \frac{0.6}{e^{-0.0289 \times 10}} \times \frac{e^{-0.0289 \times 24}}{1 - e^{-0.0289 \times 24}} = 0.8(μg/L)$$

可见，未达到有效浓度，需调整剂量。

（2）根据式（14-51），有：

$$X_{0,调} = \frac{C^{ss}_{min,期望}}{C^{ss}_{min,试}} \times X_0 = \frac{1.2}{0.8} \times 0.4 = 0.6(mg)$$

**答：**该试验剂量未达到有效浓度；剂量应增加至 0.6mg。

（二）肝功能损害患者的给药方案调整

**1. 肝脏疾病对药动学的影响**　肝脏是药物代谢、胆汁排泄及蛋白质合成的重要场所。因此，肝脏疾病可能影响药物的吸收（A）、分布（D）、代谢（M）、排泄（E）过程而使药动学特性发生变化。如肝硬化时，门静脉分流以及药物的肝提取率降低，导致某些高抽提比药物的生物利用度增大。慢性肝炎和肝硬化时白蛋白合成减少，药物的血浆蛋白结合率下降，使血中游离药物增加，可促进药物向组织分布，同时也会影响药物的肝脏代谢和肾脏排泄。肝功能不全时会影响药物代谢酶（如 CYP450 酶）的活性，急性肝功能损害（如急性病毒性肝炎等）影响较小；脂肪肝、酒精性肝炎、慢性活动性肝炎、肝硬化等肝脏疾病时均会降低 CYP450 酶的含量和活性，而葡糖醛酸结合酶与硫酸结合酶的活性受肝功能损害的影响较小。如地西泮在肝脏中的代谢类型为氧化反应，奥沙西泮为葡糖醛酸结合反应。因此，慢性肝功能损害患者不宜选用地西泮，可选择奥沙西泮。此外，肝功能损害时药物的胆汁排泄能力降低，通过胆汁排泄的药物清除率下降，但对于某些具有肝肠循环的药物可能通过其他途径加快清除。表 14-5 列出了一些药物在肝功能损害时半衰期的变化情况。

表 14-5　肝功能损害患者体内一些药物半衰期的变化

| 肝脏疾病 | Cl 减少 $t_{1/2}$ 延长 | Cl 不变 $t_{1/2}$ 不变 | Cl 升高 $t_{1/2}$ 缩短 |
|---|---|---|---|
| 肝硬化 | 氨苄西林、异戊巴比妥、地西泮、异烟肼、哌替啶、利多卡因、苯巴比妥、保泰松 | 奥沙西泮、氯霉素、甲苯磺丁脲 | |
| 急性病毒性肝炎 | 地西泮、司可巴比妥、哌替啶 | 奥沙西泮、华法林、苯妥英、利多卡因、苯巴比妥、保泰松 | 甲苯磺丁脲 |
| 慢性活动性肝炎 | 地西泮 | | |
| 阻塞性黄疸 | 罗库溴铵 | | |

2. **肝功能损害患者的剂量调整**　肝脏可通过多种途径清除药物,由于不同类型肝功能损害对药物清除的影响存在明显差异,目前仍没有很好的临床定量检测指标估算药物肝清除率。因此,肝功能损害患者的给药方案调整与肾病患者相比困难得多,常依赖经验进行剂量调整,见表 14-6。

表 14-6　经验法调整肝功能损害患者给药方案

| 剂量调整方案 | 适用情况 |
|---|---|
| 不调整或稍许调整 | ①轻度肝功能损害;②药物主要由肾脏排泄,且肾功能正常;③肝外代谢药物;④短期用药;⑤静脉短期用药及不受酶/血流影响的药物;⑥药物敏感性不变 |
| 剂量下调约 25% | ①约 40% 药物通过肝脏消除,肾功能正常;②静脉给药,受血流影响,但药物蛋白结合率不变;③受酶/血流影响,短期口服给药;④安全范围较大的药物 |
| 剂量下调 25% 以上 | ①药物代谢受肝功能损害影响且长期用药;②安全范围小,药物蛋白结合率明显改变;③受血流影响且口服给药;④药物经肾排泄,且严重肾功能不全;⑤肝功能损害引起药物敏感性改变 |

假设药物只经肝脏和肾脏消除,如果药物消除为线性过程,且药物的蛋白结合率低或不存在特定结合,则可应用肝功能损害患者残存肝功能的方法调整剂量。当药物肝消除分数已知时,可估算肝功能损害患者的总清除率,再由此计算调整剂量。肝功能损害患者残存肝功能(RL)为:

$$RL = \frac{Cl_{h(d)}}{Cl_h} \qquad 式(14\text{-}53)$$

式(14-53)中,$Cl_{h(d)}$ 为肝功能损害患者的肝清除率;$Cl_h$ 为正常情况下的肝清除率。

肝清除率与总清除率之间的关系为:

$$Cl_h = (1-f_r)Cl \qquad 式(14\text{-}54)$$

式(14-54)中,$f_r$ 为肾消除分数,假定除肝、肾外的药物清除均忽略不计,则 $(1-f_r)$ 为肝消除分数。

将式(14-53)代入式(14-54),整理后得:

$$Cl_{h\,(d)} = RL \cdot Cl_h = RL(1-f_r)Cl \qquad 式(14\text{-}55)$$

假定肝功能损害时患者的肾清除率不变,即:

$$Cl_{(d)} = Cl_{h(d)} + Cl_r \qquad 式(14\text{-}56)$$

$Cl_{(d)}$ 为肝功能损害患者的药物总清除率;$Cl_r$ 为肾清除率。

将式(14-55)代入式(14-56),得:

$$\begin{aligned} Cl_{(d)} &= RL(1-f_r)Cl + Cl_r \\ &= RL(1-f_r)Cl + f_rCl \\ &= [RL(1-f_r)+f_r]Cl \qquad 式(14\text{-}57) \end{aligned}$$

则有：

$$\frac{X_{0(d)}}{X_0}=\frac{Cl_{(d)}}{Cl}=RL(1-f_r)+f_r \qquad 式（14-58）$$

$X_{0(d)}$ 和 $X_0$ 分别为肝功能损害患者与肝功能正常患者的剂量。

如果药物的表观分布容积 $V$ 不随肝脏疾病发生变化，则也可用式（14-59）计算：

$$\frac{X_{0(d)}}{X_0}=\frac{k_{(d)}}{k}=RL(1-f_r)+f_r \qquad 式（14-59）$$

**例 14-14**　苯甲异噁唑青霉素的消除半衰期为 0.5 小时，30% 的原型药物经肾消除，每日静脉注射 5g，若患者的肝清除率下降 50%，则应如何调整剂量？

**解**：已知 $f_r=0.3$，$RL=0.5$，$X_0=5g$，根据式（14-58），可得：

$$X_{0(d)}=\frac{Cl_{(d)}}{Cl}X_0=[RL(1-f_r)+f_r]X_0=[0.5\times(1-0.3)+0.3]\times5=3.25（g）$$

**答**：当患者肝清除率下降 50% 时，应将剂量减至 3.25g。

目前，国外也有根据患者的临床生化指标将肝功能进行量化，通过计算 Child-Pugh 分数，为肝功能损害患者特别是肝硬化患者的初始剂量提供参考，表 14-7 为 Child-Pugh 分级标准。

表 14-7　Child-Pugh 分级标准

| 临床生化指标 | 分数 | | |
| --- | --- | --- | --- |
| | 1 | 2 | 3 |
| 白蛋白/（g/dl） | >3.5 | 2.8~3.5 | <2.8 |
| 总胆红素/[mg/dl（μmol/L）] | <2(34) | 2~3(34~50) | >3(>50) |
| 凝血酶原延长时间/s | <4 | 4~6 | >6 |
| 腹水 | 无 | 轻度 | 中、重度 |
| 肝性脑病/级 | 无 | 1~2 | 3~4 |

当患者的 Child-Pugh 分数为 5 时，肝功能正常；当分数为 15，为严重肝功能不全。如果药物主要经肝脏清除（如占 60% 以上），当分值为 8~9 时，初始剂量应减小 25%；当分值≥10 时，初始剂量应减小 50%。在开始治疗后，应对治疗药物进行监测，并根据需要进行调整。

此外，也可应用前述 Ritschel 重复一点法调整肝功能损害患者剂量，此处不再复述。

**（三）老年人的药动学与给药方案调整**

通常我国将 60 岁以上的人称为老年人。一般从 30 岁开始，心排血量、肾血流量、肾小球滤过率等生理功能随年龄增长呈衰减趋势，而到老年，一些生理功能较大的退行性变化会影响药物体内 ADME 过程，如果对作用部位的药物浓度以及有效浓度的持续时间产生显著影响，引起疗效变化或出现不良反应，则需要对给药方案进行调整。

1. **吸收**　老年人胃肠道生理功能主要变化有：胃排空速率减慢；胃酸分泌量减少，胃内 pH 升高，如 70 岁老年人胃酸分泌量可减少 20%~25%；肠液和胆汁分泌量减少，消化酶含量也减少；胃肠黏膜萎缩，吸收面积减少，小肠黏膜面积可减少 30%；消化道血流量减少，如老年人胃肠道和肝脏血流量减少 40%~50%。上述变化可使药物口服吸收特性发生变化，如胃排空速率减慢使药物进入小肠延迟，药物吸收速率常数 $k_a$ 和峰浓度 $C_{max}$ 减小，吸收半衰期 $t_{1/2a}$ 和达峰时间 $t_{max}$ 延长，但有利于主动转运药物如维生素 $B_2$ 的吸收。一般来说，老年人吸收特性的改变对临床用药的影响相对较小，但有以下情况时需要注意：胃内 pH 升高，使弱酸性药物（如苯巴比妥类药物）离子化程度增大，胃内吸收减少，血药浓度降低而影响其疗效；由于 pH 升高，钙制剂如无机钙（碳酸钙）的溶解性下降，可选用溶解性受 pH 影响较小的有机钙（枸橼酸钙、氨基酸螯合钙等）制剂；一些肠溶制剂也可能因胃内 pH 的升高而使释放提前;胃肠液分泌量减少,使氨苄西林、地高辛、甲苯磺丁脲等药物的溶出减少,生物利用度降低。此外,老年人由于局部血液循环变差,非胃肠道给药时(如皮下或肌内注射)药物的吸收也会变慢。

2. 分布　药物分布主要受机体组成和血浆蛋白结合率的影响。老年人总体重中精瘦组织(如骨骼肌、肝、脑、肾等)和体液量减少,脂肪量增加,如老年男性脂肪组织从占体重的18%增至36%,女性则从33%增至48%。老年人也常因肝功能损害,合成蛋白质的能力降低,血浆白蛋白可减少15%~20%,使游离型药物增多。机体组成的变化使水溶性药物分布容积减少,脂溶性药物分布容积增加。如地西泮和利多卡因等脂溶性较大的药物在老年人组织中分布增多,半衰期延长,而对乙酰氨基酚、吗啡、哌替啶、锂盐、洋地黄毒苷等水溶性药物的表观分布容积变小,具有较高的峰浓度和较短的半衰期。老年人白蛋白浓度下降则易使高蛋白结合率的药物出现毒性反应,如华法林与白蛋白的结合率为99%,若给老年人用药,即使结合率出现很小的下降(如降低2%),也会使血浆游离药物浓度显著增加(增加2倍),从而引起出血反应。

3. 代谢　肝脏是药物代谢的主要器官。随着年龄增长,肝脏重量减轻,血流量减少,功能性肝细胞数量减少,肝微粒体酶活性降低。由于老年人微粒体酶活性的个体差异比年龄差异大,故无法按年龄推算肝药酶的活性。而非微粒体酶的活性不随年龄变化,即在老年人体内经非微粒体酶转化的药物(如乙醇、肼屈嗪和普鲁卡因胺等)代谢不发生改变。此外,老年人的肝微粒体酶不易诱导增生,对许多药物较少发生耐药性。但总的来说,老年人对药物的代谢较青年人慢,药物半衰期延长,消除率降低。如在青年人中保泰松的半衰期为81小时,而老年人为105小时。青年人异戊巴比妥的肝氧化率约为25%,而老年人仅为13%;给予等剂量异戊巴比妥后,老年人的血药浓度约高1倍。苯巴比妥、对乙酰氨基酚、吲哚美辛、氨茶碱和三环类抗抑郁药等也具有类似现象。因此,给予老年人主要经肝脏代谢的药物(如利多卡因、普萘洛尔、洋地黄毒苷)时,给药剂量可调整为青年人的1/2~2/3。

4. 排泄　肾脏是药物及其代谢产物排泄的主要器官。随着年龄增长,肾重量、肾单位数、肾小球细胞数和肾小管上皮细胞数均明显减少;肾组织还可出现肾小球玻璃样变、动脉硬化及间质纤维化等形态学改变。伴随肾的上述改变,肾血流量减少(每年减少1%~2%),肾小球滤过率降低,肾小管的主动分泌和重吸收功能降低,使得主要经肾排泄的药物在老年人体内消除变慢,半衰期延长,易在体内蓄积而造成中毒。如地高辛在20~30岁患者的半衰期为51小时,而73~81岁老年患者的半衰期为73小时。在调整老年人的给药剂量时应综合考虑三个因素:原型药物肾排泄分数、药物代谢产物活性或毒性及药物治疗安全范围。当药物(如甲苯磺丁脲、华法林)转化为无活性、无毒性的代谢产物,则肾功能下降时不需改变剂量。若药物(如锂盐、氨基苷类)大多以原型从肾排泄,则应减少给药剂量。临床用药时,肌酐清除率可反映肾脏排泄能力,与性别、年龄及体重的关系如下:

$$男性:肌酐清除率(ml/min) = (140-年龄) \times \left(\frac{体重}{70}\right)^{0.75} \qquad 式(14\text{-}60)$$

$$女性:肌酐清除率(ml/min) = 0.85 \times (140-年龄) \times \left(\frac{体重}{70}\right)^{0.75} \qquad 式(14\text{-}61)$$

式中,年龄单位为岁,体重单位为kg。

在估算老年患者的肌酐清除率后,可参照肾功能损害患者的方法进行给药方案调整。

**例14-15**　口服给予非洛地平5mg,测得老年患者的总清除率为248L/h,年轻患者的总清除率为619L/h。如果两组患者的生物利用度 $F$ 相同,给药间隔时间 $\tau$ 不变,应如何调整老年患者的给药剂量?

**解:**为使两组的平均稳态血药浓度相等,则:

$$\overline{C}_{ss} = \frac{X_0}{Cl\tau} = \frac{X_{0(老年)}}{Cl_{(老年)}\tau_{(老年)}}$$

$$X_{0(\text{老年})} = \frac{Cl_{(\text{老年})}}{Cl_{(\text{青年})}} \times X_0 = \frac{248}{619} \times 5 = 2(\text{mg})$$

**答**:若维持给药间隔时间不变时,应将老年患者的给药剂量减至2mg。

### (四)孕妇的药动学与给药方案调整

妊娠期为特殊的生理时期,根据孕妇的身心变化通常分为孕早期(停经≤12周),孕中期(12<停经≤28周)及孕晚期(停经>28周);根据胎龄大小及用药时损害性质通常分为:受精后2周内孕卵着床前后,药物对胚胎影响为"全"或"无"("全"表现为胚胎早期死亡导致流产;"无"则为胚胎继续发育,不出现异常);受精后3~8周胚胎器官分化发育阶段,胚胎开始定向分化发育,为致畸高度敏感期,受有害药物作用后可能产生形态异常出现畸形;受精后9周~足月,各器官生长发育、功能完善阶段,药物损害后可能出现功能异常或出生后生存适应不良。由于妊娠期母体、胎盘和胎儿为生物学整体,用药后药物不仅存在于母体,也可通过胎盘进入胎儿体内,对胎儿产生影响。因此,用药时应结合胎儿发育特点和母体、胎盘和胎儿的药动学特点,合理制订给药方案。

**1. 妊娠期母体的药动学**　妊娠期母体的生理变化可影响药物体内过程。

(1)吸收:妊娠期胃排空变慢,肠道蠕动能力下降,使口服药物吸收速率减小,达峰时间延迟。妊娠早期和中期胃酸分泌减少,晚期胃酸分泌增加,可影响弱酸性和弱碱性药物的吸收。孕期的恶心、呕吐等也会对药物的吸收产生不良影响。妊娠期肺的通气量和血流量增加,可促进药物经肺吸收。

(2)分布:妊娠期血容量增加,但血浆量增加往往比红细胞显著,体液平均增加8L,表现为药物表观分布容积明显增大,尤其对水溶性药物,可导致血药浓度峰值下降,维持相同药效可能需要增加剂量。血浆容积的增加还降低了血浆蛋白浓度,而妊娠期内源性皮质激素和胎盘激素占据蛋白结合位点,进一步降低了药物与血浆蛋白结合比例,使游离药物浓度升高,且药物更易透过血-脑屏障和胎盘屏障,对中枢神经系统以及胎儿产生影响。

(3)代谢:对于妊娠期的母体,孕酮可诱导肝药酶(如CYP3A、CYP2D6、CYP2C9、UGT1A4等)活性,使一些药物(如咪达唑仑、美托洛尔、苯妥英钠、格列本脲、拉莫三嗪等)的肝代谢加快;而另一些药物(如茶碱、咖啡因)由于黄体酮和雌二醇竞争性抑制肝药酶(如CYP1A2、CYP2C19等),使药物肝代谢变慢。

(4)排泄:妊娠期肾血流量增加,如在妊娠期后3个月,肾血浆流量几乎增加1倍,主要经肾排泄的药物及代谢产物清除明显加快。但妊娠晚期仰卧位时肾血流量减少,药物作用时间可延长。如果患者有妊娠高血压伴有肾功能障碍,则药物排泄变慢,易造成药物蓄积。此外,妊娠期的高雌激素水平可使胆汁淤积在肝脏,药物胆汁排泄减少。

**2. 胎盘的药动学**　胎盘是将母体血液与胎儿血液隔开的屏障(即胎盘屏障),具有保护胎儿的作用,又是两者之间进行物质交换的重要器官,还具有内分泌和代谢等功能,对胎儿内药物的ADME具有重要作用。药物经被动扩散、主动转运、胞饮作用和膜孔转运等方式通过胎盘,其中以被动扩散为主,通常分子量小、脂溶性大、解离度小的药物容易透过。由于脐血流量随妊娠时间增加而增多,使药物在胎盘的分布增多,同时也延长了药物在胎儿与母体间的扩散时间。胎盘在发育过程中生成多种蛋白,药物与其结合会延迟或无法进入胎儿体内。胎盘还具有某些代谢系统,如可将泼尼松代谢为无活性的11-酮衍化物,但地塞米松不经胎盘代谢,因此,妊娠母体疾病选用泼尼松,而胎儿疾病宜选用地塞米松。胎盘是胎儿药物排泄最重要的器官,药物代谢产物通常极性大、脂溶性低,不易通过胎盘转运回母体,易引起中毒,如沙利度胺代谢产物蓄积在胎儿体内导致胎儿畸形。

**3. 胎儿的药动学**　由于胎儿的各器官功能尚处于发育完善阶段,其药动学与成人存在差异,须特别注意母体用药对胎儿的影响。

(1)吸收:多数药物可通过胎盘转运至胎儿体内,某些药物也可通过羊膜转运进入羊水,再经过胎儿皮肤或随羊水被胎儿(妊娠12周后)吞咽后经胃肠道吸收。由于羊水中蛋白含量很低,药物多以游离型存在,同时由于胎儿的代谢能力低,导致胎儿体内暴露药量较大。此外,经肾排泄至羊水中的药物可再次被胎儿吞咽吸收,形成"羊水循环"。

(2)分布:胎儿体内水分较多,脂肪含量较少。因此,水溶性药物的分布容积较大,脂溶性药物则较小。胎儿血浆蛋白含量较低,游离药物浓度较高,进入组织的药量增多。胎儿肝脏体积相对较大,血流丰富,进入脐静脉的药物有 60% ~ 80% 随血流进入肝脏,但在妊娠中期,有 1/3 ~ 2/3 脐静脉血经静脉导管绕过肝脏直接进入体循环。此外,胎儿血-脑屏障功能较差,药物容易进入中枢神经系统。

(3)代谢:胎儿肝脏代谢酶活性较低,代谢能力较成人弱,另约有 50% 的胎儿循环(脐静脉)不经过肝脏,导致药物代谢缓慢,药物半衰期延长,如苯巴比妥、水杨酸盐等药物代谢缓慢,易发生中毒。

(4)排泄:妊娠 11 ~ 14 周后,胎儿肾脏具有一定排泄功能,但显著低于成人;妊娠晚期,胎儿的肾脏结构和功能均基本成熟,但药物或代谢产物排入羊水后,多被胎儿重吸收,最终排泄取决于胎盘的排泄功能。

**4. 妊娠期给药方案调整**　妊娠期用药应充分考虑母体及胎儿的药动学特点,以实现安全、有效治疗,并保证胎儿正常生长发育。妊娠期如必须用药,应选择对胎儿体内暴露风险低、危害小的药物,特别在 3 ~ 12 周内。对于受妊娠期肾脏排泄能力和酶代谢活性显著影响的底物药物,如果血药浓度下降导致疗效不足,可适当增加给药剂量或用药频率,但调节时应逐渐增至适宜剂量,以尽可能使用最小有效的剂量和最短暴露时间。如需持续用药,还应注意产后机体药物清除能力复原,及时调整给药方案。

**(五)儿童的药动学与给药方案调整**

目前对人类年龄段的划分无统一的标准。通常将未足月分娩的称早产儿(premature),足月分娩到满月(28 日内)的称新生儿(neonate),从满月到 1 周岁的称为婴幼儿(infant),1 ~ 12 岁的称为儿童(child)。

**1. 药动学特点**　儿童的许多组织器官随年龄增长发育迅速,解剖和生理上均发生连续变化,药动学与成人相比明显不同,即使在儿童各年龄组中也有较大差异。

(1)吸收:儿童的胃排空时间延长不利于大多数药物的迅速吸收起效,但肠蠕动减慢可增加一些药物的口服吸收。新生儿及婴幼儿胃酸分泌较少,且 pH 持续变化,如刚出生的新生儿,胃液呈中性,出生 24 小时后 pH 迅速降至 1 ~ 3,约 10 小时又逐渐回升至中性,随后 pH 逐渐降低,到 2 ~ 3 岁达到成人水平。因此,口服不同药物,吸收率可能存在差异,且与成人差异显著。如较少的胃酸分泌使青霉素、氨苄西林和萘夫西林等药物降解减少,口服吸收率增加;但可增加苯妥英钠、苯巴比妥、利福平等药物的解离型比例,口服生物利用度可能下降。新生儿及婴儿的胆汁分泌较少,脂溶性药物口服后吸收较差。新生儿及婴幼儿皮肤薄,相对体表面积较成人大,药物较易透过皮肤吸收。但新生儿皮下脂肪少,注射容量有限,皮下注射吸收不良。婴幼儿肌肉尚未发育成熟,血流量不恒定,末梢循环不佳,肌内注射后药物吸收缓慢。

(2)分布:新生儿及婴幼儿的细胞外体液量大,脂肪含量低,使水溶性药物的表观分布容积增大,峰浓度降低,消除变慢,作用时间延长;而脂溶性药物的表观分布容积降低,血药浓度升高,易发生药物中毒。新生儿的血浆蛋白含量较少,药物与血浆蛋白的亲和力低,且存在许多竞争抑制物(如胆红素等),导致新生儿的药物表观分布容积增加,血浆及组织中游离药物浓度升高,易引起药效增强或中毒,尤其是阿司匹林、苯妥英钠、苯巴比妥等高血浆蛋白结合的药物。儿童的血-脑屏障和脑组织发育不完善,如吗啡等镇痛药、镇静催眠药、全身麻醉药、四环素类抗生素等易穿过血-脑屏障,作用增强。

(3)代谢:新生儿的肝脏尚未发育完全,药物代谢酶活性低,主要通过生物转化消除的药物(如对乙酰氨基酚、苯巴比妥、地西泮、茶碱等)的代谢变慢,半衰期延长,可能出现蓄积中毒。由氯霉素引起早产儿和新生儿的"灰婴综合征"即是一个典型例子。不过肝脏代谢酶在 6 ~ 12 月龄时基本发育成熟,且由于肝脏重量与体重比值在儿童期较成人大。因此,表现出儿童的肝脏代谢能力超过成人,如卡马西平、丙戊酸、地西泮等药物在儿童体内的半衰期短于成人。此外,还应从多方面综合分析药物体内处置情况。如新生儿对药物的代谢减慢,但由于新生儿血浆蛋白结合率低,血浆游离药物浓度升高,会加速药物代谢。如新生儿每日注射苯妥英钠 10mg/kg 所达到的血药浓度比成人应用 5mg/kg 低得多。

(4)排泄:新生儿的肾组织结构发育还不完全,肾功能较成人低,药物清除率也很低,主要经肾排泄的药物(如氨基苷类、水杨酸类、地高辛等)在新生儿体内的半衰期显著延长。因此,新生儿的用药剂量较小,如临床推荐的氨苄西林给药剂量为:7 日龄以内,50~100mg/kg,每日 2 次;超出 7 日龄,100~200mg/kg,每日 3 次。一些药物在儿童与成人的半衰期比较见表 14-8。

表 14-8    儿童与成人药物半衰期的比较

| 药物 | 半衰期/h | | |
| --- | --- | --- | --- |
| | 婴儿 | 儿童 | 成人 |
| 庆大霉素 | 3~6 | 1~3 | 1~2.5 |
| 地高辛 | 35~88 | / | 30~60 |
| 茶碱 | 24~36 | 2.3~4.5 | 3~9 |
| 对乙酰氨基酚 | 49 | 4.5 | 3.6 |
| 苯妥英钠 | 25~100 | 10~20 | 12~18 |

此外,还需注意哺乳期妇女用药后对乳婴的影响。多数药物在乳汁中的药量非常有限,不会导致乳婴体内达到有效治疗量。因此,哺乳期妇女在使用安全性高的药物时不必停药,但需要调整给药时间,以避免在乳汁药物浓度峰值时进行哺乳。但大部分镇静催眠药由于脂溶性大,在乳汁中的浓度和药量足以使部分乳婴出现药理作用。如母体服用苯巴比妥可使乳婴出现镇静和吸吮反射消失;母体吸食阿片类毒品,可使乳婴成瘾。

2. 给药剂量计算    已知儿童体重随年龄变化显著,其肝、肾功能以及血-脑屏障不断发育完善,不同个体及同一个体在不同时期的药动学存在较大差异。因此,对儿童的给药剂量一定要谨慎,尽量做到个体化给药。儿童给药剂量的计算方法很多,包括按年龄、按体重或按体表面积计算等。虽然直接按年龄计算较简便,但可靠性不高。此外,由于机体许多与药物消除相关的生理参数(如心排血指数、肝血流量、肾血流量和肾小球滤过率等)与体重并不严格成正比,而与体表面积关系更为密切。因此,按体表面积计算儿童给药剂量较合理,并根据成人维持剂量中典型患者的年龄差异采用不同公式,如典型患者年龄为 60 岁,则:

$$儿童维持剂量 = 1.5 \times \frac{儿童体表面积(m^2)}{1.73m^2} \times 成人维持剂量 \qquad 式(14\text{-}62)$$

式(14-62)中,1.73m² 为 70kg 体重成人的平均体表面积,儿童的体表面积可根据其体重进行折算:

$$儿童维持剂量 = 1.5 \times \left[\frac{儿童体重(kg)}{70kg}\right]^{0.75} \times 成人维持剂量 \qquad 式(14\text{-}63)$$

式(14-62)和式(14-63)中,$\left[\dfrac{儿童体重(kg)}{70kg}\right]^{0.75}$ 为体表面积系数估计值,系数 1.5 依据患者 20 岁时肌酐清除率约为 60 岁时的 1.5 倍而设定。如果药物治疗的典型患者年龄为 20 岁,即儿童维持剂量参照的是 20 岁成人的维持剂量,则应去掉式(14-62)和式(14-63)中的系数 1.5。

例 14-16    请根据地高辛成人的维持剂量(0.25mg),计算某 4 岁体重 15kg 肾功能正常但有先天性心脏病患儿的剂量。

解:地高辛的典型患者至少为 60 岁,因此可根据式(14-63)得:

$$儿童维持剂量 = 1.5 \times \left(\frac{15}{70}\right)^{0.75} \times 0.25 = 0.12\,(\text{mg})$$

**答：**该患儿地高辛的维持量应为 0.12mg。

## 第二节　治疗药物监测

治疗药物监测（therapeutic drug monitoring，TDM）是 20 世纪 70 年代发展起来的一项临床药学专业技术。它以药动学与药效动力学理论为指导，借助现代分析技术与计算机手段，通过对患者血液或其他体液中的药物浓度进行监测，探讨用药过程中药物吸收、分布、代谢与排泄情况，为患者制订个体化给药方案，以避免或减少不良反应、达到最佳治疗效果，同时也可为判断药物过量中毒及患者用药的依从性等提供重要依据。

### 一、血药浓度与药物效应

TDM 利用体液中药物浓度作为个体化药物治疗和剂量调整的依据。

（一）血药浓度-药物效应之间的关系

当给予患者一定剂量药物，通过吸收或直接进入机体后，药物经血液循环分布于全身产生疗效或副作用。如图 14-3 所示，大多数药物的疗效和毒副作用与作用部位浓度直接相关，且作用部位药物浓度与血药浓度常处于动态平衡。虽然两者不一定相等，但是比值相对稳定。因此，即使实际工作中难以获得组织样品，可直接用血药浓度代表组织药物水平反映药物效应。TDM 就是基于大多数血药浓度与药物疗效及毒性之间具有高度相关性，即绝大多数药物当血药浓度维持在一定范围（治疗窗）内时，大多数患者可产生具最小毒副作用的期望疗效。

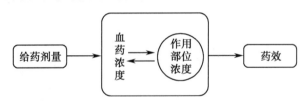

图 14-3　给药剂量与体内药物浓度及药效之间的关系

如果出现血药浓度与药效不同步或相关性差的情况，则需要结合药动学和药效学性质仔细分析，常见的可能原因有：①分布延迟，药物从血液向作用部位分布平衡需要一定时间，如地高辛的作用部位心肌分布达到平衡需要 6 小时左右。②作用延迟，药物间接作用于某一活性介质起效，如华法林通过抑制凝血酶原复合物的生成发挥抗凝血作用，由于已有凝血酶原复合物降解缓慢，华法林需要数日才呈现最大抗凝作用，明显滞后于血药浓度达峰时间，但从长期看高浓度药物水平呈现强抗凝作用。③存在活性代谢产物，许多药物在体内可转化为一种或多种仍有药效的活性代谢产物，如阿米替林血药浓度与其抗抑郁活性相关性差，只有同时考虑活性代谢产物去甲阿米替林才能建立良好的相关性。此外，TDM 通常监测药物总浓度，而游离药物是发挥药效和毒副作用的成分。当发生肝脏疾病、肾脏损害、合并用药等使血浆蛋白结合率显著变化时，测定游离药物浓度更能反映药效与毒性。

（二）影响血药浓度和药物效应的因素

在进行 TDM 时，需要充分掌握患者生理、病理及用药等各种信息，综合分析影响血药浓度和药物效应的可能因素，才能合理设计与调整给药方案。

1. 血药浓度影响因素　主要有①药物剂型因素，包括药物的一些理化性质（如溶解性、粒子大小、晶型）和剂型种类等；②生理因素，如消化系统因素、食物、年龄、性别、体重、妊娠状态等；③疾病因素，如肝脏、肾脏、心功能不全等；④药物在 ADME 过程中的相互作用；⑤遗传因素，主要表现在某些酶

（CYP2D6、CYP2C9、CYP2C19 和 NAT2 等）或转运体（OATP、P-gp 等）的异常影响药物的 ADME 过程；⑥吸烟、环境因素，如接触杀虫剂等污染可诱导 CYP1A2 酶活性使药物代谢增加；⑦患者用药的顺应性，如不按时服药、漏服、停服等均会显著影响血药浓度。

2. 药物效应影响因素　主要有①生理和病理因素，如不同年龄对某些药物的反应性不同；②药效学相互作用，如生理性或受体水平的拮抗或协同作用；③患者的心理因素和精神状态，如安慰剂效应；④长期用药后机体对药物反应的变化，如致敏反应、耐受性和耐药性等。

## 二、治疗药物监测的指征

临床用药繁多，并不推荐所有药物都进行监测，一般有以下情形时需要考虑。

（一）治疗指数低的药物

某些药物如地高辛、茶碱、洋地黄毒苷、锂盐、顺铂等治疗窗窄，血药浓度稍低无效，稍高则出现不良反应，有效剂量与中毒剂量十分接近，应进行血药浓度监测。

（二）个体差异大的药物

有些药物受遗传、年龄、药物相互作用、疾病或环境等因素影响大，给药后不易准确估计血药浓度，如三环类抗抑郁药等。对于一些因遗传多态性导致药动学、药效学具显著个体差异的药物，建议同时检测患者与药物代谢、转运或疗效等有关的特定基因，如华法林通常同时检测代谢酶 CYP2C19 和靶点维生素 K 环氧化物还原酶复合体 1（VKORC1）的基因型，以选择适宜治疗剂量，提高治疗的有效性和安全性。

（三）具有非线性动力学特征的药物

对于在治疗剂量下即可能出现非线性特征的药物（如苯妥英钠、水杨酸盐类等），剂量稍微增加会使血药浓度急剧升高，半衰期延长，药物易在体内蓄积而出现中毒，应进行血药浓度监测。

（四）无明显可观察的治疗终点或指标的药物

有些药物需要长期用药，但又无明显可观察的指标，如果血药浓度不足会造成严重后果，如患者器官移植术后使用抑制排斥反应的免疫抑制剂类药物，应进行治疗药物监测。

（五）显著改变药物体内过程的病理状况

当心、肝、肾和胃肠道功能显著影响某些药物的 ADME 时，应进行治疗药物监测，如肝功能损害时使用主要经肝代谢的药物，如普萘洛尔、硝苯地平；肾功能损害患者使用主要经肾排泄的药物如氨基糖苷类药物。

（六）合并用药

药物相互作用可影响合用药物的吸收、分布、代谢和排泄过程，进而影响血药浓度，如出现中毒危险时，需要进行血药浓度监测。

（七）治疗作用与毒性反应难以区分的药物

药物的治疗作用与毒性反应类似，而临床又不能明确辨别，通过血药浓度监测有助于区分用药过量或不足。如地高辛可用于室上性心律失常的治疗，但也可引起与疾病相似的毒性反应。

目前在临床上需进行血药浓度监测的常见药物见表 14-9。

表 14-9　临床上需进行血药浓度监测的常见药物

| 药物种类 | 常规监测的药物 | 非常规监测的药物 |
| --- | --- | --- |
| 抗癫痫药物 | 苯妥英钠[a]、卡马西平[a]、丙戊酸类[a]、苯巴比妥类[a]、扑米酮[a]、乙琥胺[a]、拉莫三嗪[b] | 地西泮、氯硝西泮、甲琥胺、γ-氨基丁酸、唑尼沙胺 |
| 心血管药物 | 地高辛[a]、奎尼丁[a]、丙吡胺[a]、利多卡因[a]、普鲁卡因胺[a]、N-乙酰普鲁卡因胺[a] | 氟卡尼、维拉帕米、美西律、妥卡胺、普萘洛尔、胺碘酮 |

续表

| 药物种类 | 常规监测的药物 | 非常规监测的药物 |
|---|---|---|
| 平喘药 | 茶碱[a]、咖啡因[a] | |
| 免疫抑制剂 | 环孢素[a]、他克莫司[a]、霉酚酸酯[a] | 西罗莫司、依维莫司 |
| 抗抑郁药 | 阿米替林、去甲替林、多塞平、丙咪嗪类、氯米帕明、锂盐[b] | 氟罗西汀、帕罗西汀、舍曲林、氟哌啶醇 |
| 抗生素 | 卡那霉素[a]、庆大霉素[a]、妥布霉素[a]、万古霉素[a] | 环丙沙星、头孢唑林、氯霉素、苯唑西林钠 |
| 抗病毒药 | | 茚地那韦、奈非那韦、利托那韦、沙奎那韦、地拉韦啶、奈韦拉平 |
| 抗肿瘤药 | 甲氨蝶呤[a]、顺铂 | 多柔比星、他莫昔芬、环磷酰胺、氟尿嘧啶 |
| 镇痛药 | 对乙酰氨基酚[a]、水杨酸盐类[a] | 布洛芬、戊巴比妥 |

注:[a]商品化的免疫检测;[b]商品化的全自动检测。

### 三、治疗药物监测的实施

TDM 的实施可分为申请、采样、检测、数据处理与分析、结果报告五个步骤,有时患者按新给药方案用药后,需要再次进行 TDM 和给药方案调整,以获得最佳治疗效果。

（一）申请

临床医师和临床药师根据患者疾病特征和使用药物,确定是否需要进行 TDM。由医师提出申请并填写 TDM 申请单,一般应包括以下内容:①患者基本信息,如姓名、性别、就诊科室、门诊号或住院号等;②临床诊断、并发症、实验室检查情况（如血清肌酐浓度 $S_{cr}$、血尿素氮 BUN、谷丙转氨酶 GPT、谷草转氨酶 GOT、白蛋白 ALB、心电图 EKG 等）;③监测体液类型、送检目的（测稳态谷浓度或峰浓度、怀疑中毒或疗效不佳）等;④监测药物名称、给药途径、合并用药情况、采样时间以及采样前的准确用药时间和用法用量等;⑤医师签名、送检日期等。

（二）采样

通常监测的体液为血浆或血清,若药物在红细胞中有较多分布,则需测定全血,如环孢素、他克莫司等。在某些特定情况下,也可监测唾液、尿液、脑脊液等。采样时间与结果分析、给药方案设计及调整密切相关,因此应根据监测目的、要求及具体药物性质进行详细分析后确定。在多剂量给药中,一般经 7 个 $t_{1/2}$ 达到稳态血药浓度。临床上为了尽快获得血药浓度数据,当血药浓度达 95%（经约 4.3 $t_{1/2}$）时常认为基本达稳态,即给药后一般需经 5 个 $t_{1/2}$。如果为了评估药效,通常测定给药前的稳态血药浓度,即稳态谷浓度;如果需要评估毒性,则通常监测稳态峰浓度。对于具有多室模型特征的药物,如地高辛通常测给药后 6~8 小时分布达平衡时的血药浓度。样品采集后应及时送至 TDM 实验室妥善保存,并确保待分析物在检测前稳定。

（三）检测

目标测定物有总体药物、游离药物、活性代谢产物、毒性代谢产物和对映体等,应根据药物的药动学、药效学特征选择适宜的测定对象。血样准确测定是 TDM 实施的关键步骤,临床药师在收到样品后应按照标准操作规程进行处理与分析。常用的分析方法有荧光偏振免疫法（fluorescence polarization immunoassay,FPIA）、酶联免疫法（enzyme linked immunosorbent assay,ELISA）、高效液相色谱法（high performance liquid chromatography,HPLC）、高效液相色谱-串联质谱法（high performance liquid chromatography-tandem mass spectrometry,HPLC-MS/MS）等。分析人员应根据测定成本和所需时间等综合考虑,事先建立适宜的测定方法,并从选择性、灵敏度、准确度、精密度、稳定性等方面进行方法学验证。实验室样品检测应进行质量控制,包括室内质量控制（internal quality control,IQC）和室间质量控制(external quality control,EQC),以保证测定结果的精密与准确。IQC 是指实验室内部对某一药物测定数据的误差及不准确性作长期连续的评价和监督,使分析结果在实验室内部保持最小偏差。EQC 是由质控中心将质控样品分发给各实验室,采用与测试患者相同的方法进行样品检测,由质控中心综合各实验室数据进行统计分析与反馈,从而客观评价自己所用方法检测的准确性。

（四）数据处理与分析

临床药师核对并记录测得的数据,必要时应用药动学原理和公式估算患者的药动学参数,以设计合理的给药方案。根据患者的临床资料和 TDM 结果进行分析,解释实测与预估结果或血药浓度与药效不一致的原因。

（五）结果报告

将结果分析以报告的形式发给临床医师,主要内容包括:①血药浓度实测值、有效浓度范围;②血药浓度的药学分析,包括患者药动学参数(如 Cl、$V$、$t_{1/2}$ 等)的评价和文献资料的比较,误差或引起误差的原因,必要时制定适当的取样要求;③给药方案调整建议,根据患者药动学参数制订新的给药方案,并拟订下次血药浓度测定的取样方案。

## 四、治疗药物监测的应用

TDM 对于深入了解患者用药后药物的体内过程、明确血药浓度与临床疗效的关系、提高用药的安全性和有效性等具有重要临床意义。

（一）指导临床个体化用药

药动学参数是制订给药方案的基础,通过 TDM,可获得个体的动力学模型和有关药动学参数。一方面可积累群体药动学资料;另一方面可指导必要的剂量调整,制订合理的个体化给药方案,减少治疗盲目性,提高有效率,使药物治疗更科学。TDM 与给药方案个体化程序如图 14-4 所示。根据TDM 结果报告结合药动学、药效学及患者相关参数判断给药方案的合理性,作出是否调整剂量或改变药物的决策,如调整方案给药,一般经 4~5 个 $t_{1/2}$ 后,根据疗效决定继续治疗,还是再次进行 TDM 与给药方案调整。

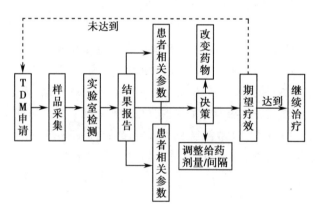

图 14-4　TDM 与给药方案个体化程序图示

（二）确定合并用药的原则

合并用药在临床上非常常见,但合用药物也可引起药效较低、毒副作用增加或药源性疾病。如苯巴比妥、卡马西平等酶诱导剂可降低合用药物的血药浓度,丙戊酸、异烟肼等酶抑制剂则可升高合用药物的血药浓度。通过开展 TDM 获得相关数据资料,了解药物相互作用,确定合并用药的原则,有助于更好地发挥药效,减少药源性不良事件的发生。

（三）诊断药物过量中毒

对安全范围窄的药物,应注意防止药物过量中毒。开展 TDM 对诊断和防止窄治疗窗药物的过量中毒具有重要意义,尤其是一些临床观察不易确诊的病例。有临床实践证明,TDM 可使地高辛中毒率由经验疗法的 44% 降至 5% 以下。对乙酰氨基酚的氧化代谢产物可致患者急性重型肝炎甚至死亡,用药早期同时使用乙酰半胱氨酸可对肝脏起保护作用。由于在服用初期,中毒症状并不明显,通常在用药 3 天后才出现,此时已延误治疗时机。若进行 TDM,则可及早诊断,采取相应措施,避免药物中毒。

### (四)评价患者用药依从性

有时药物治疗效果不佳并非药物无效或治疗方案欠妥,而是患者没有按医嘱用药。通过 TDM 可及时发现患者是否自行停药、减量或超量用药,从而督促患者严格按医嘱用药,也可作为医疗差错或事故的鉴定依据。有研究发现,给儿童服用丙戊酸钠治疗癫痫,在血药浓度小于 $50\mu g/ml$ 的患者中有 19.5% 的患者用药剂量明显偏低,其癫痫症状未能控制,其中 66.7% 因漏服药物引起。

## 第三节　群体药动学

### 一、群体药动学的特征与基本原理

群体药动学(population pharmacokinetics,PopPK)是将经典药动学基本原理与统计学模型相结合,研究药动学参数在目标患者人群的分布特征及群体变异性(包括固定效应和随机效应)的药动学分支学科。Lewis B. Sheiner 最早于 1972 年将经典药动学基本原理与统计学方法相结合提出群体分析的概念。1977 年 Sheiner 又系统阐述了非线性混合效应模型,并以地高辛为例分析临床稀疏数据获取群体药动学特征。

#### (一)特征

PopPK 研究的特征包括针对目标患者人群开展药动学研究,收集相关药动学资料,找出并测定变异,通过确定可影响药动学特征的人口统计学因素、病理生理因素、环境因素或与合并用药相关的因素,解释变异,并定量估计患者人群中无法解释变异的大小。传统的药动学研究一般关注单个变量(如剂型、不同制剂或肾功能等)的影响,常采用严格的入选标准/排除标准选择健康受试者或特定患者,并通过复杂的研究设计和对照方案,尽可能地将药动学变异降至最小,但该试验设计也导致临床应用期间对目标患者人群(如老年患者、女性患者、儿童患者等)中的变异、引起变异的重要因素及其交互作用缺乏了解。

#### (二)基本原理

PopPK 研究利用群体方法与 PK 理论结合研究某一群体药动学参数的分布特征,包括群体的药动学参数和群体中存在的变异性。其中,群体(population)是指根据研究目的确定研究对象的全体。群体方法(population approach)是指运用数学模型分析个体的观测值,描述与解释个体间的差异并说明群体行为的方法。由群体数据计算得到的药动学参数平均值,称为群体参数(population parameter),又称群体典型值(population typical value)。某一个体的药动学参数与群体典型值之间的差距称为群体变异性(population variability)。引起群体变异性的参数分固定效应和随机效应两类。将群体典型值与描述群体变异性的参数结合构成药动学参数的群体分布(population distribution),可用于描述药物在某群体体内的特征。

1. 群体典型值　是指可表征群体特性(或某一亚群特性)有代表性的药动学参数,描述药物在典型患者的处置情况,常用参数的平均值表示。通常为经典药动学获得的参数,如一级吸收单室模型的主要参数为 $k_a$、$k$、$V$、$t_{1/2}$、$Cl$。

2. 固定效应(fixed effect)　相比于随机效应,其来源和影响相对固定,是一类特定的或可测量的模型参数,用参数 $\theta$ 表示。群体模型中,固定效应参数可定义结构模型中的群体典型值,如 $k_a$、$V$、

$Cl$、$F$ 等；也包含影响药动学的协变量，如研究对象的生理（性别、年龄、体重、种族、基因多态性等）、病理（疾病类型、并发症、肝肾功能等）和其他因素（合并用药、吸烟、饮酒、饮食等）。当描述某主要经肾清除药物的清除率（$Cl$）时，可用下式表示：

$$Cl = Cl_{nr} + Cl_r = \theta_1 + \theta_2 \times Cl_{cr} \qquad \text{式（14-64）}$$

式中，$Cl_{nr}$、$\theta_1$ 均为非肾清除率；$Cl_r$ 为肾清除率；$Cl_{cr}$ 为肌酐清除率；$\theta_2$ 为比例系数，通常与个体年龄、性别及肾功能等协变量因素相关。

3. **随机效应（random effect）**　是指一类未知的、难以预知与评估的导致药动学特征发生随机变异的因素，包括以下几点。

（1）个体间变异（between-subject variability，BSV）：是指个体参数值对于群体典型值的偏离。当个体间变异较小时，受试者之间的药动学行为相似，各受试者达到目标浓度所需剂量相近，可使用固定剂量。反之，则固定剂量不能满足所有患者需求。若已知变异来源，如药物主要经肾清除，通常肌酐清除率为引起个体间变异的因素，因此可依据患者肌酐清除率调整剂量。个体间变异常用加和型、比例型或指数型模型表示，在函数式中表示为 $\eta$。

$$\text{加和型}：P_i = \hat{P} + \eta_i \qquad \text{式（14-65）}$$

$$\text{比例型}：P_i = \hat{P}(1 + \eta_i) \qquad \text{式（14-66）}$$

$$\text{指数型}：P_i = \hat{P} \times e^{\eta_i} \qquad \text{式（14-67）}$$

式中，$P_i$ 为第 $i$ 个个体的参数；$\hat{P}$ 为群体参数；$\eta_i$ 为第 $i$ 个个体的随机效应，符合均值为 0、方差为 $\omega^2$ 的正态分布。当个体间差异可能超过一个数量级时可用比例型或指数型模型。

（2）个体内变异（within-subject variability，WSV）：是指个体预测值相对于实测值的偏离，又称残差变异（residual unexplained variability，RUV），用 $\varepsilon$ 表示。该变异主要来源于测量误差、实验室间差异及模型本身。数值大表示同一受试者在相同给药方案下变异大，模型预测效果不佳。残差模型的选择需要考虑 PK 数据的特征，如 PK 数据是否经对数转换。残差模型会严重影响模型结构、个体间变异等评估。通常在建模初始阶段根据 PK 数据特征决定采用加和型、比例型、结合型或对数型模型。

$$\text{加和型}：Y = F + \varepsilon_1 \qquad \text{式（14-68）}$$

$$\text{比例型}：Y = F(1 + \varepsilon_1) \qquad \text{式（14-69）}$$

$$\text{结合型}：Y = F(1 + \varepsilon_1) + \varepsilon_2 \qquad \text{式（14-70）}$$

$$\text{对数型}：Y = \log F + \varepsilon_1 \qquad \text{式（14-71）}$$

式中，$Y$ 为实测值；$F$ 为模型预测值；$\varepsilon$ 为残差变异，符合均值为 0、方差为 $\sigma^2$ 的正态分布。

（3）场景变异（inter-occasion variability，IOV）：为因研究阶段不同引起 PK 参数的变异。考虑场景变异可提高个体参数估算的准确性。在临床 I 期常设计交叉、剂量递增试验，研究被分成不同周期；在临床 II 期、III 期试验因疾病特点，研究时间从数天到数年不等，随访时间较长，研究场景定义为 PK 参数可能改变的时间范围，如周、月、年等。因此，在 I 期试验场景定义为周期，在 II 期、III 期试验中场景定义为随访的时间范围如周、月、年等。场景变异与个体药动学参数时间的关系可表示为：

$$P_{i,n} = (\hat{P} + \kappa_n) + \eta_i \qquad \text{式（14-72）}$$

式中，$P_{i,n}$ 为第 $i$ 个个体在第 $n$ 个场景中的参数；$\hat{P}$ 为群体参数；$\kappa_n$ 为场景变异，符合均值为 0、方差为 $\pi^2$ 的正态分布。$\eta_i$ 为第 $i$ 个个体的随机效应，符合均值为 0、方差为 $\omega^2$ 的正态分布。

## 二、群体药动学参数的估算方法

估算 PopPK 模型参数主要有参数法、非参数法和贝叶斯法。

（一）参数法

在假设模型参数服从正态分布（或对数正态分布）的前提下，结合经典 PK 理论和混合效应模型

（固定效应和随机效应），直接求算群体药动学参数，是目前群体药动学研究中应用最广泛的一种方法，具体包括单纯集聚数据分析法、二步法和非线性混合效应模型法等。

1. 单纯集聚数据分析法（naive pooled data analysis，NPD）　将所有个体的原始数据集中进行模型拟合，确定群体药动学参数。由于该法忽视了个体间的药动学特征差异，将所有数据视为来自同一个体，对参数的估算较粗略，无法获得个体间变异数据，实用价值不大。

2. 二步法（two-stage method，TS）　先分别拟合每个受试者数据，得出个体药动学参数；第二步再对个体参数进行统计分析获得群体参数。二步法又有标准二步法（standard two-stage method，STS）、全局二步法（global two-stage method，GTS）和迭代二步法（iterative two-stage method，ITS）。STS以相同模型拟合每一个体密集数据得到个体药动学参数，并通过计算均值和方差获得群体参数，因此参数的平均拟合值较准确，但无法区分个体间/个体内变异，随机效应易出现过高估计现象。GTS以迭代处理估计均值和方差，可校正因试验设计和操作原因造成数据偏差大、精密度差的情况。STS和GTS要求密集数据（每一个体有足够的取样点，通常为10~20个），若取样点太少，结果偏差较大且无法拟合参数。ITS则先从文献中获得群体参数值或由NPD和STS计算得到的参数变异值开始估算个体药动学参数，第二步应用个体值重新计算更可能的群体参数，并重复该步骤直至迭代前后的参数分布没有差异即得群体模型。ITS模型对密集数据、稀疏数据或二者混合型数据均可进行分析。

3. 非线性混合效应模型法（nonlinear mixed-effects modeling，NONMEM）　于1977年由Sheiner提出，又称一步法，系将患者的原始血药浓度-时间数据集合在一起，同时考虑固定效应（生理、病理及其他因素等）对药物处置的影响，将经典药动学模型与固定效应模型、随机效应模型结合，一步求算出群体药动学参数。该法可分析临床监测的稀疏数据，并利用扩展非线性最小二乘法原理一步估算出群体药动学参数。

（1）经典药动学模型：又称结构模型，包括吸收模型和处置模型，处置模型常用房室模型表征，可用通式表示。

$$y_i = f(\theta, x_i) \qquad\qquad 式（14-73）$$

式中，$y_i$为某一个体的血药浓度测定值（因变量）；$x_i$为某一个体的已知变量（自变量，如采血时间、剂量等）；$\theta$为某一个体的药动学参数，如Cl、$V$等。

（2）固定效应模型：该模型定量考察确定性变量对药动学参数的影响，以清除率Cl为例，固定效应模型可表示为下式。

$$Cl_i = (\theta_0 + \theta_1 \cdot Cl_i^{cr} + \theta_2 \cdot AGE_i + \theta_3 \cdot BW_i)(1 - \theta_4 \cdot HF_i) \qquad 式（14-74）$$

式中，$Cl_i^{cr}$、$AGE_i$、$BW_i$、$HF_i$分别为第$i$个患者的肌酐清除率、年龄、体重、心力衰竭指数；$\theta_0$代表Cl的群体参数；$\theta_1$、$\theta_2$、$\theta_3$、$\theta_4$分别代表各变量的权重。

（3）随机效应模型：该模型描述药动学参数个体间、个体内变异（残差变异）及场景变异，各模型表示公式前文已述及。

（4）目标函数：进行参数估算时，应使目标函数为最小值，以获得较好的参数估算值，通常在线性回归中采用最小二乘法，有：

$$O(\theta, y) = \sum_{i=1}^{n} \frac{(y_i - f(\theta, x_i))^2}{z_i} \qquad\qquad 式（14-75）$$

式中，$O(\theta, y)$为目标函数；$n$为观测点数；$z_i$为权重系数。

在群体药动学中，采用扩展最小二乘法（ELS法），有：

$$O(\theta, y, \sigma^2) = \sum_{i=1}^{n} \left[ \frac{(y_i - f(\theta, x_i))^2}{\sigma^2 z_i} + \ln(\sigma^2 z_i) \right] \qquad 式（14-76）$$

式中，$\sigma^2$为残差变异的方差。

（二）非参数法

无须假设参数符合正态分布，适用于多种概率分布或联合分布的数据，有非参数最大似然法（nonparametric maximum likelihood method，NPML）、非参数最大期望值法（nonparametric expectation maximum method，NPEM）、半非参数法（semi nonparametric method，SNP）等。其中，NPML将药动学参数概率密度分布看成参数值在一定范围内的群体"集聚"，使所有个体观测值的似然值最大，从而对参数的联合概率密度分布进行估计。此法与NONMEM、ITS相似，每例患者可以只有一个数据，且不受参数分布形态限制，完全由原始数据本身决定。

（三）贝叶斯法

可以根据群体内的参数分布特征和个体实际观测数据，估算最大概率个体参数，又称最大后验贝叶斯法（maximum a posteriori Bayesian，MAPB）。该法可利用已报道目标人群的群体药动学特征参数（先验信息），通过一个TDM监测值即可进行个体药动学参数Cl和V的估算，是目前公认、有效的个体化给药计算方式，可较准确、可靠地预测个体药动学参数，制订合理的给药方案。

### 三、群体药动学研究的基本步骤

PopPK研究的流程主要包含分析计划、数据处理、探索分析、基础模型构建、协变量建模、模型优化、模型评价和模型应用。PopPK模型分析软件数量不断增加，其基本理论依据和方法与NONMEM相似。

（一）分析计划

包括研究目标、方法、假设、所需数据和时间表等重要因素，在分析计划中应明确研究数据集、研究方法及结果评价方法与标准。

（二）数据处理

PopPK的数据集由给药方案、体内暴露量、时间、协变量等组成。其中，给药方案包括剂量、间隔、途径等。体内暴露量通常包括给药后某时间点血液或组织中药物浓度，即PK数据。时间数据包括给药、采样等所有事件发生的时间信息。协变量数据通常包括①人口统计学：性别、年龄、体重、民族等；②实验室检查数据：如血常规、血生化（肝功能指标、肾功能指标、血糖）、电解质等；③合并用药情况；④既往疾病史；⑤生命体征：如月经周期、持续性失眠状态等；⑥其他：如药物基因组学数据、家族病史等。在尽可能完整收集每一位患者的数据后，还应对缺失数据、错误数据、低于定量下限浓度以及异常值进行适宜处理，如来自多个临床试验数据则经过整合得到分析数据集。

（三）探索分析

在构建模型前，采用图表化和统计学方法对人口统计学数据、给药方案相关数据和浓度数据等进行探索性分析，发现具有明显趋势的变量，辨别离群值、异常值及缺失值等，以揭示数据潜在规律，并纠正和验证模型假设等。

（四）基础模型构建

基础模型是表征数据整体特征的模型。一般不包括协变量对模型参数的影响，除非有公认影响药动学参数的协变量，如以肾脏清除为主的药物，肌酐清除率可加入基础模型的清除率公式。模型构建分结构模型和随机效应模型的建立与优化两步。

1. 结构模型　如一室模型、二室模型等，模型选择与构建同经典药动学模型，如常用AIC法判断适宜模型。

2. 随机效应模型　分个体内变异、个体间变异、场景间变异，函数式和选择见前述基本原理部分。

（五）协变量建模

协变量建模是为了描述和解释药动学参数的变异来源。一般先将药动学参数或参数的个体间变异与协变量作散点图进行初筛,考察两者之间是否存在相关性,再用逐步法分两步建模,包括采用前向纳入法即以加和、比例或指数模型加入各因素,建立全量模型后,再用逆向剔除法考察各影响因素,排除无显著意义的固定效应参数。

（六）模型优化

模型优化是筛选所有潜在协变量,保留具有重要科学或临床意义且统计检验显著的协变量后,获得最精简模型。

（七）模型评价

根据数据集的来源,模型评价分为内部评价和外部评价。前者指评价的数据集和建模的数据集来自同一研究;后者指应用独立于建模数据之外的数据集对模型进行评价。根据具体实施手段又分为基于预测的评价和基于模拟的评价。前者通过绘制模型诊断图、计算预测误差相结合的方法,比较预测值和观测值,综合评价模型预测性能;后者通过建立模型及参数,进行蒙特卡洛模型,生成模拟数据集,通过诊断图和统计学方法(预测误差检验、可视化预测检验、数值预测检验、正态化预测分布误差检验、后验预测检验和敏感性分析),综合评估模拟数据与观测数据分布特征的符合程度。

（八）模型应用

应用最终模型及参数估算值,采用蒙特卡洛模拟法,对不同给药方案进行模拟,观察患者模拟浓度是否达到目标浓度范围或药动学参数(如抗生素药物的 AUC/MIC)是否达到治疗靶标,确定适合目标人群的最佳给药方案。

## 四、群体药动学的应用

PopPK 经过多年发展,已从最初的指导临床个体化用药向新药研发阶段拓展,可提高新药研发效率,已得到多国药政审评部门的认可和推荐。

（一）新药研发与监管

PopPK 以研究目标为导向,可整合临床研究各阶段不同剂量范围内的药动学相关信息,包括患者和健康受试者信息、单次和稳态浓度信息、密集和稀疏采样信息等,有助于识别影响药物暴露的潜在影响因素。我国药品审评中心于 2020 年 12 月发布了《群体药代动力学研究技术指导原则》,适用于创新药在Ⅰ期、Ⅱ期、Ⅲ期或Ⅳ期临床试验中开展 PopPK 研究以及生物类似药临床研究中开展 PopPK 研究,主要应用在以下几个方面。①选择后续临床试验中用药方案:帮助识别显著影响 PK 变异的协变量,为临床试验中的给药方案提供指导,有助于降低不同患者治疗反应的差异。②儿科人群给药剂量与试验设计:分析不富集(即稀疏)的采样数据,减少总采血量,在儿科人群的 PK 研究中具有重要意义。③特定人群的用药指导:在后期临床试验中纳入具有拟考察的内在因素且有充分代表性的患者,可将可靠研究结果纳入药品说明书。④种族差异分析:可整合多个密集或稀疏采样临床试验数据,并经过量化得到特定种族人群相关 PK 参数,作为种族差异评价的支持性信息。⑤生成暴露-反应分析所需的药物暴露指标:群体 PK 模型可预测特定时间点的患者个体暴露情况,不受采样时间设计的限制(如可预测所有受试者的谷浓度)。⑥药物-药物间相互作用(DDI):通过 DDI 研究中的 PopPK 分析,可针对性地收集影响评价药物相互作用的信息(如给药剂量、给药时间、终止给药时间、合并用药等临床因素),为说明书提供安全有效用药所需的关键 DDI 信息。

（二）临床个体化合理用药

由于药物研究阶段存在研究周期短、研究对象为经选择后的人群等局限,无法依据个体药动学特性设计给药方案,而在临床应用 PopPK 分析方法,可综合考虑患者生理、病理和遗传等因素,为患者制订个体化给药方案。

1. 优化个体化给药方案　　用非线性混合效应模型分析稀疏数据,并获得群体中有显著意义的固定效应参数和个体间及个体自身变异。应用获得的固定效应参数,根据患者实际情况设计的初剂量较常规剂量法、经验法更准确。已有报道将群体药动学用于抗生素类、抗癫痫药、免疫抑制剂、化疗药物等的个体化给药方案优化。目前应用 PopPK 结合 MAPB 是大多数治疗领域公认的计算最佳剂量方法。基于 PopPK 的给药方案能显著提高患者浓度的达标率,如临床上常应用 PopPK 优化万古霉素个体化给药方案。

群体药动学在万古霉素个体化给药方案中的应用(拓展阅读)

2. 用药依从性判断与改善  在治疗方案有效的前提下,良好的用药依从性是保障患者获得理想治疗的决定性因素。但用药依从性不佳在疾病防治中普遍存在。当体内存在一定药物浓度时,较难判断患者用药依从性情况。通过结合体内药物浓度和 PopPK 模型,应用贝叶斯法,可估算各类用药依从性不良事件发生的后验概论或根据 PopPK 特征,模拟不同给药方案,计算不同用药依从性场景下的血药浓度概率分布,科学判断用药依从性问题。更重要的是,还可在上述基础上应用群体 PK/PD 模型进行分析与预测,为患者选择更有利的给药方案或为晚服、漏服药物提供有效的补救方案。

## 五、群体药动学与药效学

将经典的 PK、PD 或 PK-PD 链式模型与群体统计学模型相结合,分析 PK-PD 模型特性中存在的变异性,表征与描述个体参数的离散程度与分布情况,确定各种 PK/PD 参数的平均值与标准差,以估算单个患者的 PK/PD 参数,并研究各种病理生理状态对 PK/PD 影响的药学分支学科,称为群体药动学-群体药效动力学(population pharmacokinetics-pharmacodynamics,PopPK-PD)。PopPK-PD 研究除可考察药物 PK 和 PD 个体差异产生的机制外,还方便建立起剂量-浓度-效应之间的准确定量管理,是目前较为理想的个体化给药解决途径,在临床上应用广泛。如采用 NONMEM 法进行化疗药物甲氨蝶呤群体 PK/PD 研究评估中枢神经系统毒性、黏膜毒性、骨髓毒性等副作用,可为尽早采取干预措施降低毒副作用提供指导。

第十四章
目标测试

---

**思考题**

1. 药动学在临床中可发挥哪些重要作用?
2. 浓度依赖型和时间依赖型抗菌药物的给药方案有何不同?为什么?
3. 如何给肾功能损害患者设计合理的给药方案?
4. 如何应用药动学原理保障孕妇的合理与安全用药?
5. 哪些药物应进行治疗药物监测?
6. 儿童和老年患者的给药方案如何调整?
7. 群体药动学与经典药动学有何不同?

(斯陆勤)

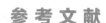

## 参 考 文 献

[1] SHARGEL L, WU P S, YU A B C. 应用生物药剂学和药物动力学.李安良,吴艳芬,译.北京:化学工业出版社,2006.

［2］MALCOLM R, THOMAS N T. 临床药代动力学与药效动力学.4 版. 陈东生,黄璞,译.北京:人民卫生出版社,2012.

［3］DONG Y, ZHAO X, DOMAGALA J, et al. Effect of fluoroquinolone concentration on selection of resistant mutants of Mycobacterium bovis BCG and Staphylococcus aureus. Antimicrob Agents Chemother, 1999, 43（7）: 1756-1758.

［4］NIGHTINGALE C H, MURAKAWA T, AMBROSE P G, et al. Antimicrobial pharmacodynamics in theory and clinical practice. New York: Marcel Dekker, 2002.

［5］刘建平.生物药剂学与药动学.5 版.北京:人民卫生出版社,2016.

［6］HEDAYA M A. Basic pharmacokinetics. 2$^{nd}$. New York:CRC Press, 2012.

［7］DASGUPTA A. 药物监测方法.陆林,译.北京:人民卫生出版社,2011.

［8］刘克辛.临床药物代谢动力学.3 版.北京:科学出版社,2016.

［9］马广立,许羚,陈锐,等.新药研发中群体药动学/药效学研究的一般考虑.中国临床药理学与治疗学,2019,24（11）:1201-1220.

［10］陈文倩,刘晓,李朋梅,等.群体药物动力学在治疗药物监测中的应用.中国医院用药评价与分析,2012,12（9）:855-859.

［11］焦正.基础群体药动学和药效学分析.北京:科学出版社,2019.

［12］HE N,SU S,YE Z K,et al. Evidence-based guideline for therapeutic drug monitoring of vancomycin:2020 update by the Division of Therapeutic Drug Monitoring, Chinese Pharmacological Society. Clin Infect Dis,2020,71(4):S363-S371.

［13］刘晓芹,焦正,高玉成,等.个体化给药辅助决策系统研究与应用进展.中国药学杂志,2019,54(1):1-8.

# 药物动力学在新药研究中的应用

第十五章
教学课件

**学习目标:**

1. **掌握** 新药非临床药动学研究、临床药动学研究的主要内容与研究方法,生物利用度研究、生物等效性研究的主要内容与研究方法。
2. **熟悉** 改良型新药调释制剂临床药动学研究(生物利用度研究、生物等效性研究)的主要内容与研究方法。
3. **了解** 纳米药物药动学研究的主要内容与研究方法,生物技术药物药动学研究的主要内容与研究方法。

在新药研究的不同阶段,药物动力学(pharmacokinetics,PK,以下统称为药动学)研究均具有重要的作用。本章主要围绕非临床药动学研究、临床药动学研究、生物利用度与生物等效性研究,以及调释制剂药动学研究、纳米药物药动学研究、生物技术药物药动学研究等内容展开。理论上生物利用度与生物等效性研究等属于临床药动学研究范畴,为了方便表达,结合国家相应指导原则,进行分别介绍。

## 第一节 新药药动学研究

### 一、药动学在新药研究开发中的作用

新药研究与开发过程通常分为药物发现、非临床研究与临床研究三个阶段,其中新药药动学研究包括非临床药动学研究(nonclinical pharmacokinetics)或称为临床前药动学研究(preclinical pharmacokinetics)以及临床药动学研究(clinical pharmacokinetics)。非临床药动学研究的受试对象主要是实验动物,又被称为动物药动学研究;临床药动学研究的受试对象是人,又被称为人体药动学研究。世界卫生组织曾在一份技术报告中强调:"对评价药物疗效与毒性来说,药动学的研究,不仅在非临床药理研究阶段,而且在新药研究的所有阶段都很重要。"

非临床药动学研究是通过体外和体内的研究方法,揭示药物在动物体内的动态变化规律,获得药物的基本动力学参数,阐明药物吸收、分布、代谢和排泄的过程和特点。非临床药动学研究在新药研究开发的评价过程中起着重要作用。药物或活性代谢产物浓度数据及其相关药动学参数是产生、决定或阐明药效或毒性大小的基础,可作为药物对靶器官产生效应(药效或毒性)的依据;非临床药动学研究结果可为评价药物制剂特性和质量提供重要依据,为临床研究中给药方案设计等提供有关参考信息。

临床药动学研究旨在阐明药物在人体内的吸收、分布、代谢和排泄的动态变化规律。对药物上述过程的研究,是全面认识人体与药物间相互作用不可或缺的重要组成部分,也是临床制订合理给药方案的依据。临床药动学研究可分为健康受试者药动学研究、目标适应证患者药动学研究以及特殊人群(如肝功能损害患者、肾功能损害患者、老年患者和儿童患者)药动学研究等。

### 二、新药非临床药动学研究

在进行新药非临床药动学研究中,应遵循以下基本原则:①研究目的明确;②研究设计合理;③符合动物伦理;④分析方法可靠;⑤所得参数全面,满足评价要求;⑥对试验结果应进行综合分析与评价,具体问题具体分析。

1. **研究对象的选择**　新药非临床研究一般采用成年健康动物。常用的有犬、小鼠、大鼠、兔、豚鼠、小型猪和猴等。选择实验动物应遵循以下基本原则:①结合人体药动学性质相关性,首选动物应尽可能与药效学或毒理学研究一致;②尽量在动物清醒状态下从同一动物个体多次采样获取药动学参数;③创新药应选用两种或两种以上的动物,其中一种为啮齿类动物,另一种为非啮齿类动物;其他类别药物,可选用一种动物,建议首选非啮齿类动物;④口服给药不宜选用兔等食草类动物;⑤建议采用体外模型比较动物与人代谢的种属差异性,包括代谢反应类型的差异和代谢产物种类及量的差异。通过比较,选取与人代谢性质相近的动物进行评价;同时尽可能明确药物代谢的研究对象(如原型药物、原型药物与代谢产物或几个代谢产物同时作为药动学研究观察的对象)。

以血药浓度-时间曲线的每个采样点一般不少于5个数据为限计算所需受试动物数。如由多只动物的数据共同构成一条血药浓度-时间曲线,应相应增加动物数。建议受试动物采用雌雄各半,如发现药动学存在明显的性别差异,应增加动物数验证这种差异。对于单一性别用药,应选择与临床用药一致的性别。

在速释、缓释、控释制剂药动学研究时,原则上采用成年比格犬,口服给药时一般应在给药前禁食12小时以上。

2. **试验样品的要求**　试验样品应采用工艺相对稳定、纯度和杂质含量能反映临床试验拟用样品和/或上市样品质量和安全性的样品。试验中所用溶媒和/或辅料应标明名称、标准、批号、有效期、规格及生产单位,并符合试验要求。

中药、天然药物一般应采用中试或中试以上规模样品,如不采用,应说明理由。

在药物研发的过程中,若受试物的工艺发生可能影响其安全性的变化,应进行相应的安全性研究。

3. **研究方案的设计**

(1)给药途径和剂量选择:药动学研究所用的给药途径和方式,应尽可能与临床用药一致。应设置至少3个剂量组,低剂量与动物最低有效剂量基本一致,中、高剂量按一定比例增加。不同物种之间可根据体表面积或药物暴露量进行剂量换算。主要考察在所试剂量范围内,药物的体内动力学过程是属于线性还是非线性,以利于解释药效学和毒理学研究中的发现,并为新药的进一步开发和研究提供信息。在剂量确定时,应尽量避免为了适应检测方法的灵敏度而任意加大剂量。

(2)采样点:血药浓度-时间数据是药动学研究的核心,其准确可靠程度一方面取决于分析检测技术,另一方面取决于正确的研究设计,其中取样点设置的合理性影响尤为显著。取样点的设计应兼顾吸收相、分布相和消除相。对于吸收快的血管外给药药物,应尽量避免第一个点是$C_{max}$;在$C_{max}$附近需要3个时间点,尽可能保证$C_{max}$的真实性;整个采样时间应持续到3~5个半衰期,或持续到血药浓度为$C_{max}$的1/20~1/10。为保证获得最佳采样点,建议根据预试验的结果,审核并修正原设计的采样点。同时应注意整个试验周期的采血总量不影响动物的正常生理功能和血流动力学,一般不超过动物总血量的15%~20%。例如,每只大鼠24小时内采血总量不宜超过2ml。

4. **药动学参数的计算**　根据血药浓度-时间数据,可采用适宜的房室模型或非房室模型方法进行数据处理,求算药动学参数。新药药动学研究通常要求提供的基本药动学参数有静脉注射给药的$t_{1/2}$、$V$、AUC 和 Cl 等;血管外给药的$C_{max}$、$t_{max}$、$t_{1/2}$、$V/F$、AUC 和 Cl/F 等。另外,应提供统计矩参数,如MRT 等。对于水溶性药物,还应提供血管外给药的绝对生物利用度。对缓、控释制剂,应根据多次给药达到稳态时完整给药间隔的血药浓度-时间数据,提供稳态时达峰时间 $t_{max}$、稳态峰浓度 $C_{max}^{ss}$、稳态谷浓度 $C_{min}^{ss}$、$AUC_{ss}$、波动度 DF 和稳态平均血药浓度 $\overline{C_{ss}}$ 等参数,并与对照制剂或普通制剂进行比较,考察试验制剂是否具有缓、控释特征。

### 5. 非临床药动学研究内容

(1)吸收:对血管外给药的药物制剂而言,吸收是药物发挥全身作用的必要条件,对吸收过程的研究有助于药物的结构设计、处方筛选、工艺优化等,尤其是缓释、控释制剂与速释制剂,其吸收的速度与程度几乎成为制剂的最主要特征。新药开发研究中要求缓、控释制剂(调释制剂)与速释制剂在药剂学研究资料中完成与普通制剂比较的单次与多次给药的药动学研究,以确定制剂的特殊释放特点。

对于口服给药的新药,进行整体动物研究时应尽可能同时进行血管内给药的研究,提供绝对生物利用度。如有必要,可进行体外细胞研究、在体或离体肠道吸收研究等以阐述药物的吸收特性。研究药物在胃肠道中吸收常用的离体实验方法包括 Caco-2 细胞模型、外翻肠囊法和在体肠灌流法等,具体的方法及操作可参见本书第三章的相关内容。目前肠道上皮细胞培养技术已被越来越多地应用于药物吸收机制的研究,其中应用最多的是 Caco-2 细胞模型。

对于其他血管外给药的药物及某些改变剂型的药物,应根据立题目的,提供绝对生物利用度或相对生物利用度。建议采用非啮齿类动物(如犬或猴等)自身交叉试验设计,用同一受试动物比较生物利用度。

(2)分布:通过新药的组织分布研究,可以获得试验药物在实验动物体内的分布规律、蓄积情况、主要蓄积的器官或组织、蓄积程度等。组织分布研究一般选用小鼠或大鼠,通常选择一个剂量(一般以有效剂量为宜),参考血药浓度-时间曲线,选择至少 3 个时间点分别代表吸收相、平衡相和消除相的药物分布。若某组织的药物或代谢产物浓度较高,应增加观测点,进一步研究该组织中药物消除的情况。每个时间点一般应有 6 只动物(雌雄各半)的数据,测定包括心、肝、脾、肺、肾、胃肠道、生殖腺、脑、体脂、骨骼肌等组织中药物及主要代谢产物的浓度,了解药物在体内分布的主要组织器官,特别是效应靶器官和毒性靶器官的分布特征。以下情况可考虑进行多次给药后特定组织的药物浓度研究:①药物/代谢产物在组织中的半衰期明显超过其血浆清除半衰期,并超过毒性研究给药间隔的两倍;②在短期毒性研究、单次给药的组织分布研究或其他药理学研究中,观察到未预料的而且对安全性评价有重要意义的组织病理学改变;③定位靶向释放的药物。研究中必须注意取样的代表性和一致性。

当药物的检测选择同位素测定技术,进行同位素标记物的组织分布试验时,应尽可能提供给药后不同时相的整体放射自显影图像。

靶向制剂(targeting drug delivery system,TDDS)是目前药物新剂型研究中最受关注的研究方向,这些制剂的体内分布特征及其影响因素是研究的重点。定量评价靶向制剂体内分布特征的指标主要有靶向指数(drug targeting index,DTI)、选择性指数(drug selectivity index,DSI)、靶向效率(drug targeting efficiency,DTE)和相对靶向效率(relative targeting efficiency,RTE)等,其计算公式如下:

$$DTI = \frac{给予靶向制剂后\ T\ 时刻\ I\ 器官的药物量}{给予非靶向制剂后\ T\ 时刻\ I\ 器官的药物量} \qquad 式(15\text{-}1)$$

$$DSI = \frac{T\ 时刻靶器官的药物量}{T\ 时刻血液非靶器官的药物量} \qquad 式(15\text{-}2)$$

$$RTE = \frac{给予靶向制剂后靶器官的药\text{-}时曲线下面积}{给予非靶向制剂后靶器官的药\text{-}时曲线下面积} \qquad 式(15\text{-}3)$$

$$DTE = \frac{靶器官的药\text{-}时曲线下面积}{血液或非靶器官的药\text{-}时曲线下面积} \qquad 式(15\text{-}4)$$

由上可知,DTI 用于比较不同制剂对靶器官趋向性的差异;DSI 用于比较某时刻靶向制剂在靶器官与非靶器官间分布量的差异,两者均以某时刻的检测数据为依据,不同时间点结果可能不同,且无法反映体内分布的动态变化过程,具有片面性。而 RTE 和 DTE 采用多个时间点的药时曲线下面积进行比较,可以反映不同制剂在靶器官分布的全过程,结果更客观与可靠。

(3)与血浆蛋白的结合:一般情况下,只有游离型药物才能通过脂膜向组织扩散、被肾小管滤过或被肝脏代谢,因此药物与蛋白的结合会明显影响药物分布与消除的动力学过程,并降低药物在靶部位的浓度。可根据药理毒理研究所采用的动物种属,进行动物与人血浆蛋白结合率比较试验,以预测和解释动物与人在药效和毒性反应方面的相关性。对于血浆蛋白结合率高于 90% 且安全范围窄的药物,应进行体外药物竞争结合试验,即选择临床上有可能合并使用的高蛋白结合率药物,考察其对所研究药物蛋白结合率的影响。

血浆蛋白结合的研究内容包括结合机制、潜在的结合相互作用、血浆蛋白结合对膜转运的影响等。在新药的血浆蛋白结合研究中,以血浆蛋白结合率测定为主要目的。血浆蛋白结合率测定可采用多种方法,如平衡透析法、超过滤法、分配平衡法、凝胶过滤法及光谱法等。根据药物的理化性质及试验条件,可选择使用一种方法进行至少 3 个浓度(包括有效浓度)的血浆蛋白结合试验,每个浓度至少重复试验 3 次,以了解药物的血浆蛋白结合率是否有浓度依赖性和种属差异。

(4)生物转化:对于创新性的药物,需要了解药物在体内的生物转化情况,包括转化类型、主要转化途径及其可能涉及的代谢酶。对于新的前体药物,除对其代谢途径和主要活性代谢产物结构进行研究外,还需对原型药和活性代谢产物进行系统的药动学研究。而对主要在体内以代谢消除为主的药物(原型药排泄<50%),生物转化研究则可分为两个阶段,即非临床可先采用色谱方法或放射性同位素标记方法分析和分离可能存在的代谢产物,并用色谱-质谱联用等方法初步推测其结构。如果 Ⅱ期临床研究提示其在有效性和安全性方面有开发前景,应进一步研究并阐明主要代谢产物的可能代谢途径、结构及酶催化机制。如有多种迹象提示可能存在有较强活性或毒性的代谢产物时,应尽早开展活性或毒性代谢产物的研究,以确定开展代谢产物动力学研究的必要性。

在药物的生物转化研究中,应考察药效和毒性试验所用的实验动物与人体代谢的差异性。这种差异有两种情况,其一是量的差异,种属间的代谢产物是一致的,但各代谢产物的量不同或所占的比例不同;其二是质的差异,即种属间的代谢产物不一致。这时应考虑这种代谢的种属差异性是否会影响到其药效和毒性,并以此作为药效和毒性试验中动物选择的依据。

体内药物生物转化可采用血药浓度-时间曲线和排泄试验等采集的样品进行代谢产物的鉴定及浓度测定。

(5)药物代谢酶及转运体研究:药物的有效性及毒性与血药浓度或靶器官浓度密切相关。一定剂量下的血药浓度或靶器官浓度取决于该药物的药动学过程,而转运体和代谢酶是影响药物体内过程的两大生物体系。因此,对于创新药物的研究开发,应重点关注药物主要清除途径的确定、代谢酶和转运体对药物处置过程的影响、基于代谢酶或转运体的药物-药物相互作用的评估等。

非临床药动学研究应鉴定药物是否是代谢酶或转运体的底物或抑制剂,并进行种属差异的比较。评价药物代谢酶和转运体作用机制常采用体外试验体系,同时结合体内试验,综合评价药物的处置过程。体外试验主要采用人源化材料(如人肝微粒体、肝 S9、原代肝细胞及 P450 重组酶等)。除了 P450 同工酶,葡糖醛酸结合酶、硫酸转移酶等也应该在适当的情况下进行研究。

非临床药动学研究应关注创新药物是否通过抑制或诱导代谢酶或转运体影响其他药物的动力学特征。对细胞色素 P450 同工酶(CYP1A2、CYP2B6、CYP2C8、CYP2C9、CYP2C19、CYP2D6、CYP3A4等)抑制的考察可以通过使用类药性探针底物(drug-like probe substrate)完成。抑制试验应该在酶动力学线性范围进行,即探针底物药物的浓度≤$K_m$(米氏常数),抑制强弱通过 $IC_{50}$ 或 $K_i$ 判断。创新药物对 P450 酶的诱导主要是对人 CYP3A4、CYP1A2 及 CYP2B6 进行研究。此外,对于创新药物,还需要对药物代谢酶和转运体基因多态性、代谢酶与转运体之间的相互影响、主要代谢产物(25% 原型药AUC)的清除机制及潜在的相互作用、人特异性代谢产物等进行研究。体外诱导试验可运用人肝细胞多次给药后相关 mRNA 表达和/或酶活性的变化进行评价。

具有重要临床意义的外排和摄取转运体主要包括 P-gp、BCRP、OATP1B1、OATP1B3、OAT1、OAT3 和 OCT2 等,建议针对这些转运体进行研究。除此之外的其他转运体研究,在必要时也可予以考虑。各种不同的细胞体系,如 Caco-2、原代肝细胞及单一药物转运体转染的细胞株(MDCK、HEK、CHO)等,是鉴定外排和摄取转运体是否介导药物跨膜转运的有效方法。以外排转运体 P-gp 为例,若创新药物的外排比≥2,可以初步认为该药物是 P-gp 的底物。进一步的验证需通过使用适当的抑制剂完成。确定一个创新药物是否是代谢酶或转运体的底物,可以协助判断该药物的动力学特征是否会受到其他药物的影响。

创新药物研究还应该考虑到代谢酶与转运体之间的相互影响及潜在的相互作用、人特异性代谢产物的评估等。

(6)排泄:通常可同时提供啮齿类和非啮齿类动物的排泄数据,啮齿类(大鼠、小鼠等)每种性别 3 只动物,非啮齿类(如犬)每种性别 2~3 只动物。

1)尿和粪的药物排泄:一般采用小鼠或大鼠,将动物放入代谢笼内,选定一个有效剂量给药后,按一定的时间间隔分段收集尿或粪的全部样品,测定浓度,直至收集到的样品中药物和主要代谢产物低于定量下限或小于给药量的 1%。粪样品收集后按一定比例制成匀浆,记录总重量或体积。取部分尿或粪样品进行药物和主要代谢产物浓度测定或代谢产物谱分析,计算药物和主要代谢产物经此途径排泄的速率及排泄量。每个时间段至少有 5 只动物的研究数据,应收集给药前尿及粪样,并参考预试验的结果,设计给药后收集样品的时间点,包括药物从尿或粪中开始排泄、排泄高峰及排泄基本结束的全过程。

2)胆汁排泄:一般采用大鼠,在麻醉下作胆管插管引流,待动物清醒且手术完全恢复后给药,并以合适的时间间隔分段收集胆汁(总时长一般不超过 3 天),进行药物和主要代谢产物测定。

在排泄研究中,还需要记录药物和主要代谢产物自粪、尿、胆汁排出的速度及总排出量(占总给药量的百分比),提供物质平衡的数据。

(7)物质平衡:在非临床和临床早期阶段,特别是毒性剂量和有效治疗剂量范围确定的情况下,运用放射性标记化合物,通过收集动物和人体粪、尿以及胆汁,检测浓度,根据总重量或体积,可以获得药物的物质平衡数据。根据药物和主要代谢产物的排泄途径和排泄速率等信息,有助于代谢产物的性质鉴定,并通过有限的数据比较它们的体内吸收和分布特点。通过体外和动物样品中分离出的代谢产物有时可作为参比品用于非临床和临床的定量研究。同时,组织分布研究和动物胆管插管收集的胆汁能够提供药物的组织分布数据和明确胆汁清除特点。一般应采用放射性同位素标记技术研究物质平衡。

## 三、新药临床药动学研究

新药临床药动学研究是以人为受试对象,根据世界医学会颁布的《赫尔辛基宣言》和国际医学科学组织委员会颁布的《人体生物医学研究国际道德指南》的要求,所有以人为对象的研究必须符合公正、尊重人格、力求使受试者最大程度受益和尽可能避免伤害的原则。因此,为了保证临床研究的严肃性和安全性,国家规定进行药品临床研究,须由申办者选择在国家药品监督管理局备案的临床研究单位(负责单位和协作单位),并遵循现行的《药物临床试验质量管理规范》等相关要求。

新药临床研究一般分为 4 期,各期临床研究的特点及一般要求等见表 15-1。

表 15-1　新药各期临床研究的特点及一般要求

| 研究阶段 | 例数 | 受试者 | 目的 | 研究单位条件 |
|---|---|---|---|---|
| Ⅰ期 | 20~30 例 | 一般为健康受试者 | 人体药动学研究及耐受性试验 | 国家备案的 Ⅰ 期临床试验研究室 |
| Ⅱ期 | ≥100 例 | 目标适应证患者 | 初步评价药物对目标适应证患者的治疗作用和安全性 | 国家备案的目标适应证专业 |
| Ⅲ期 | ≥300 例 | 目标适应证患者 | 进一步验证药物对目标适应证患者的治疗作用和安全性 | 国家备案的目标适应证专业 |
| Ⅳ期 | >2 000 例 | 目标适应证患者 | 新药上市后的应用研究阶段,考察在广泛使用条件下的药物疗效和不良反应等 | |

临床药动学研究贯穿整个新药临床研发过程。早期临床试验,通常在健康受试者中进行下列研究:①单次给药的药动学研究;②多次给药的药动学研究;③如为口服制剂,需进行进食影响研究;④人体药物代谢产物确证、生物转化、物质平衡、代谢产物的药动学及生物活性等研究;⑤对于仅在人体中出现的代谢产物,或人体中代谢产物水平远高于已知或已进行评价的实验动物种属中的水平时,应考虑进行非临床安全性评价;⑥与药动学相关的体外研究,如血浆蛋白结合率,药物代谢酶和转运体的表型、抑制和诱导等;⑦遗传多态性与药物基因组学相关体外研究。在后期临床试验阶段,一般选择目标适应证患者进行药动学研究、特殊人群(肝、肾功能损害患者,老年人、儿科人群等)的药动学研究,以及药动学相互作用研究等。临床药动学研究内容包括以下几个方面。

单次/多次给药剂量递增 PK 研究:单次给药剂量递增(single-ascending dose,SAD)研究和多次给药剂量递增(multiple-ascending dose,MAD)研究通常包含安全耐受性评价和 PK 评价等。其中,单次/多次给药剂量递增 PK 研究是最早探索创新药人体内 PK 特征并关联暴露量与药物安全性(有时包含药效)关系的研究,可结合在耐受性研究中开展。

患者 PK 研究:主要研究药物在目标适应证人群中的 PK 特征,以及患者与健康受试者(如有)的 PK 差异。患者 PK 研究结果为以患者为受试者的探索性和确证性临床研究提供设计依据。患者 PK 研究有时是独立研究,有时嵌套在评估患者疗效和安全性的探索性和确证性临床研究中。

物质平衡研究:主要考察创新药在人体内的吸收、代谢和排泄特征,阐明原型药及其代谢产物在人体内代谢/消除的途径和时间过程等问题,其对全面认知创新药的临床用药安全有效性结果具有重要意义。物质平衡研究结果对药物相互作用研究和探索性/确证性临床研究设计具有重要参考作用,对肝/肾功能不全人群研究的必要性提供依据。建议关注在人体物质平衡研究中发现的未在动物研究中观察到的新代谢产物和与其他物种体内不成比例的高浓度的代谢产物。物质平衡研究可以采用放射性同位素示踪法或其他合适的方法开展。

食物影响研究:考察与不进餐相比,受试者进餐后创新药体内暴露的变化,以及不同类型的饮食对暴露的影响。食物影响研究结果可用于支持后续临床研究中受试者服药和饮食类型或时间的设计安排,并最终用于指导撰写说明书。特别指出,食物引起的暴露的变化最终能否对临床用药带来明显影响,需结合临床研究的安全有效性结果以及暴露-效应关系分析进行综合评价。当食物引起的暴露水平的变化对临床用药有明显影响时,需要在说明书中明确患者服药时是否可以同时饮食或者服药和饮食之间的时间窗。如拟上市制剂与临床研究所用制剂不同,建议关注拟上市制剂的食物影响问题。

药物相互作用研究:应对创新药确定的和可能的产生药物相互作用的因素(如代谢酶、转运体等)开展临床药物相互作用(drug-drug interaction,DDI)研究,研究结果将指导后续临床研究入排标准、联合用药、剂量调整等设计问题,并将作为说明书中相关内容的撰写依据。

肝/肾功能不全患者 PK 研究:创新药拟开发适应证人群包含肝脏和/或肾脏功能不全患者时应考虑开展相关患者人群的 PK 研究。建议在创新药临床研发过程中评估肝/肾功能不全对药物 PK 的影响,以使肝/肾功能不全患者可以考虑被纳入后续临床研究中。

儿科人群 PK 研究:除非拟上市适应证或人群确定不包含儿科患者人群,其他情况通常需在批准儿科人群用药前开展儿科人群研究。研究结果用以指导儿科人群用药方案的制订。在考虑到目标适应证人群年龄的基础上,如必须开展儿科人群研究,应优先在较大年龄段的患儿中开展儿科人群 PK 研究。

生物利用度和生物等效性研究:在创新药临床研究早期阶段,可能通过相对生物利用度研究考察不同的处方、工艺、剂型、规格、给药途径等情况下的暴露量和吸收速率的相似性情况,或结合创新药理化性质和拟开发的目标适应证特点等,不断完善创新药制剂的处方和工艺,为创新药后续开发提供依据。有时需考虑开展绝对生物利用度研究,获得非静脉给药途径的绝对吸收百分数。创新药关键临床研究前甚至上市前(完成关键临床研究后)改变剂型、改变生产场地或放大生产批量等情况时,需按照相关指导原则要求,充分评估其对制剂性能的影响,根据风险评估结果开展研究,必要时需开展生物等效性研究,以支持与此前完成临床研究数据的可桥接性。仿制药上市前需开展生物等效性研究。

上述临床药动学研究等的设计与开展建议参考并遵循现行的相关法规文件和技术指导原则等要求。

本部分主要基于化学药创新药临床单次和多次给药剂量递增药动学研究进行重点介绍。

1. 研究内容　单次给药剂量递增和多次给药剂量递增 PK 研究以及药物代谢产物 PK 研究是创新药临床起始研究的主要内容之一,可为后续确定临床研究剂量和给药方式等提供重要依据。一般认为,PK 研究应在较宽剂量范围内进行,以充分了解剂量-暴露关系。

剂量递增 PK 研究与剂量递增耐受性研究可结合同时开展,即该研究中兼有耐受性研究与 PK 研究的内容。但单次给药剂量递增 PK 研究的剂量与单次给药剂量递增耐受性研究的剂量可以相同,有时也可以不同。耐受性研究剂量设计首要考虑安全性,而剂量递增 PK 研究的剂量设计通常考虑探索具有药理学活性暴露量水平的剂量范围。根据非临床研究结果,可将预估药理学活性剂量(pharmacologically active dose,PAD)和/或治疗剂量(anticipated therapeutic dose,ATD)范围作为设置 PK 研究范围的参考。无法准确预估 PAD 和 ATD 时,耐受性研究的每个剂量组都需进行 PK 评价。

(1)单次给药剂量递增药动学研究:单次给药剂量递增 PK 研究的目的包括了解药物在人体内的 PK 行为、获得药物在人体内单次给药的 PK 参数、探索剂量-暴露比例关系等信息。应谨慎选择研究药物剂量,保障受试者安全。一般认为,应根据预期与人类最相关动物种属体外、体内药代及毒代研究的结果,进行人类暴露量的预测并换算成相应的人体剂量。在估算起始剂量、剂量递增和最高递增剂量时,应考虑所有可用的非临床信息、前期临床研究数据以及类似作用机制药物的相关信息。单次给药剂量递增 PK 研究通常嵌套在耐受性研究中开展,鼓励在耐受性研究的每个剂量组中开展 PK 研究。应谨慎进行研究方案设计,保障受试者安全。通常应根据预期与人类最相关的动物种属的药理学机制、体内/体外 PK 特征以及毒代研究的结果,进行人体暴露量的预测并换算成相应的人体剂量。单次给药剂量递增 PK 研究的剂量设计通常考虑探索具有药理学活性暴露量水平的剂量范围,同时考察暴露量与安全性和耐受性的相关性。应特别注意预估人体起始剂量的暴露量以及剂量递增至预设最高剂量时的暴露量。单次给药剂量递增 PK 研究的起始剂量设计通常考虑探索具有药理学活性暴露量水平的较低剂量,通常等于或大于首次人体耐受性研究的起始剂量,以预先设定的剂量递增规则进行递增,直至达到预先设定的最高剂量。

(2)多次给药剂量递增药动学研究:多次给药剂量递增 PK 研究在单次给药剂量递增 PK 研究的

基础上开展,其目的包括研究连续多次给药 PK 行为,了解药物蓄积、波动、PK 参数(如清除率)随给药持续时间的变化等体内特征,为后续临床研究给药方案包括给药剂量、给药间隔和给药持续时间等的制订提供依据。在设计不同的给药间隔和给药持续时间时,应考虑目标适应证特点、研究药物的非临床研究数据以及前期已完成的单次给药研究数据等信息。同时应关注预期浓度范围内剂量-暴露比例关系特征、消除半衰期、药效持续时间、蓄积情况等。从安全性角度考虑,多次给药剂量递增 PK 研究的最大预期暴露量($C_{\max}^{ss}$ 和 $AUC_{0-\tau}$)通常不应超过已完成的单次给药剂量递增 PK 研究的最大暴露量。如果已完成的多次给药研究数据显示安全性良好,且需要继续探索有效剂量范围时,在充分考虑和做好处置预期和非预期风险的条件下,可以考虑探索更高的暴露水平。

(3)代谢产物的药动学研究:药物代谢产物可能具有明显的药理活性或毒性作用,或作为酶抑制剂而使药物的作用时间延长或作用增强,或通过竞争血浆和组织的结合部位而影响药物的处置过程。如果非临床研究结果表明代谢产物可能对安全性和有效性产生影响,则在单次/多次给药剂量递增 PK 研究时,建议同时进行主要代谢产物的 PK 研究。开展代谢产物的 PK 研究有利于了解药物在人体内的生物转化特征,为后期开展物质平衡研究等提供必要数据。

(4)药动学/药效动力学研究:基于早期生物标志物的暴露-效应关系研究和分析可以指导后期临床研究以及合理用药给药方案的选择和优化。建议在适合条件下,比如利用患者开展研究或健康受试者体内可以反映生物标志物的变化时,尽可能在单次和多次给药剂量递增 PK 研究中收集药效学(pharmacodynamics,PD)指标数据,有助于尽早建立药物的剂量-暴露-效应关系,为后期临床研究设计等提供依据。

2. 研究设计 单次和多次给药剂量递增 PK 研究设计应能实现信息获取的最优化,尽量减少将受试者暴露于无意义的研究剂量下,同时还应基于受试者安全保护考虑优化研究设计,避免不必要的风险暴露。研究设计应基于已有非临床和同类药物的安全性、有效性信息等,重点考虑以下内容:受试人群;给药途径;起始剂量、最大剂量/暴露量、剂量递增方式;最长给药持续时间、给药速度/频率;同一个剂量组中受试者给药间隔时间;风险控制计划;进入下一个剂量组或下一项研究前需要评估的内容;每个剂量组的样本量;多次给药的蓄积情况;采样设计;安全性和/或药效作用的评估指标、评估方法和评估频率等。

(1)受试人群:应根据研究目的选择受试人群。单次和多次给药剂量递增 PK 研究一般选择健康成年受试者;为了及早探索药物的疗效,获得 PK/PD 相关性,为后续研究提供关键依据,有时可选择患者。当基于安全性及伦理学考虑(如抗肿瘤药物)不能入选健康受试者,或其他无必要在健康受试者中开展研究时,应在患者中开展 PK 研究,受试人群应具有拟定适应证人群的一般特征。

采用健康受试者或是患者进行药动学研究,应考虑的特定临床因素,包括但不限于:①可预估的药物相关毒性/风险是否支持纳入健康受试者;②健康受试者和目标患者中靶标的差异性;③患者群体可能有更高的 PK、PD 或安全性变异;④目标患者群体与健康受试者之间在 PK、PD、安全性方面的潜在差异;⑤与受试者生活方式(如吸烟、饮酒或吸毒等)可能相关的相互作用;⑥患者使用可能影响 PK 或 PD 特性、产生不良反应和/或难以解释结果的伴随用药;⑦患者从其他药物或干预措施中存在获益的可能性;⑧研究药物的预期治疗窗口;⑨与人群特征相关的因素,包括年龄、性别、体重、种族、基因型、肝/肾功能不全等。涉及健康受试者的研究,纳入和排除标准应考虑一系列生命体征、心电图、实验室检查和临床观察与评估等,通常这些指标均应在正常范围内或超出正常范围但无临床意义。

Ⅰ期临床药动学研究通常选择健康成人作为受试者。受试者原则上应男女兼有,年龄以 18~45 岁为宜。体重一般在体重指数[BMI,BMI=体重(kg)/身高²(m²)]19~24kg/m² 范围内。因临床上大多数药物不按体重计算给药剂量,所以同批受试者的体重应比较接近,并要求不吸烟、不嗜酒。但应注意,女性作为受试者往往受生理周期或避孕药物的影响,因某些避孕药物具有药酶诱导作用或抑制作用,可能影响其他药物的代谢消除过程,从而改变试验药物的药动学特性。另外,一些有性别针对性的药物,如性激素类药物、治疗前列腺肥大药物、治疗男性性功能障碍药物及妇产科专用药物等则应选用相应性别的受试者。此外,如已知受试药物代谢的主要药物代谢酶具有遗传多态性,应查明受试者该酶的基因型或表型,使试验设计更加合理和结果分析更加准确。涉及健康受试者的研究,纳入和排除标准应考虑一系列生命体征,包括心电图(electrocardiogram,ECG)、实验室检查和临床观察和评估等,通常这些指标均应在正常范围内或虽异常但无临床意义。

在Ⅱ期、Ⅲ期临床试验阶段,可能需要开展相应药动学研究。如进行肝脏或肾脏功能不全对药物体内过程影响研究的受试者为肝、肾功能受损患者。进行老年人生理特点对药物体内过程影响研究的受试者应为60~65岁老年人。

另外,尤其应该注意的是临床药动学研究的受试对象是人。因此,全过程必须贯彻《药物临床试验质量管理规范》(good clinical practice,GCP)的精神并严格执行,试验的方案设计与试验过程中,均应注意对受试者的保护。试验方案按照GCP原则制订并经伦理委员会审评批准。受试者必须自愿参加试验,并签署书面知情同意书。

(2)受试药物的要求:作为新药临床药动学研究的试验药物应在符合《药品生产质量管理规范》条件的车间制备,并经检验符合质量标准。对申请Ⅰ期临床研究的化学药品,应提供的药学研究信息分为原料药信息和制剂信息。原料药信息包括生产厂商、制备工艺、结构确证、理化性质、质量控制、稳定性、包装及贮存。制剂信息包括剂型及产品组成、生产厂商名称与地址、生产工艺和工艺控制、质量控制、稳定性、包装和贮存条件等。如临床试验方案中需使用安慰剂,应提供安慰剂的处方、生产工艺及生产厂商的相关信息、质量控制和检验结果等研究资料。

(3)受试者例数:药动学研究的受试者例数与PK和PD参数的变异(如代谢酶引起的变异)及研究目的相关。受试者例数的大小也将影响获得的PK和PD参数的准确性。每个剂量组的受试者例数应预先定义,并在研究方案中具体阐述设计依据。PK和PD参数的变异主要来源于药物自身因素、受试者因素(如基因多态性、性别差异、种族差异、生理情况、病理因素等)、临床研究的质量控制、研究指标的测试等。对于变异较高的药物,可能需要增加受试者例数。同时还应考虑研究设计(如单次给药或多次给药)、受试者脱落率、研究中心的个数以及每个研究中心纳入受试者的数量等。

(4)剂量选择:剂量选择可以结合耐受性研究的剂量设计综合考虑。

单次和多次给药剂量递增PK研究中,应在方案中规定临床研究的剂量递增标准,明确相邻剂量组之间剂量/暴露量的最大增加倍数,以及将要评估的最大组数。剂量选择应考虑预估的暴露量、潜在不良反应、潜在PD效应等。相邻剂量组的剂量增量应以非临床研究中确定的剂量/暴露-毒性或剂量/暴露-效应关系为指导,考虑剂量/暴露-毒性或剂量/暴露-效应(有效性和安全性)曲线的陡度和这些关系预估的不确定性。

如果研究中出现新的临床数据显示与非临床或模型模拟数据有实质性差异,则可能需要调整计划的剂量水平。计划剂量水平的变化应考虑剂量-效应曲线的陡度或靶标饱和度等方面的因素。如果已获得的数据表明暴露水平已达平台期,则在确定剂量递增步骤(以及多次给药部分给药频率)时应考虑这一点。对于剂量-暴露量可能超线性增加的药物,应注意控制剂量递增比例,尤其是在单次和多次给药剂量递增PK研究的后期,以保障受试者安全。

在首次人体研究设计时,需充分结合非临床研究数据(动物和分子水平等)预设最大暴露量水平。后续研究设计应充分考虑已获得的人体PK、PD、安全性等研究数据。应根据所有可用的非临床和临床数据,来证明最大暴露量的合理性。在适当情况下还应考虑靶标饱和度,预估达到完全抑制或激活靶标的情况下的最大暴露量。在某些情况下,如在无法充分检测暴露量的研究中,有必要预设最大剂量。在包括患者在内的研究部分,如果前期已确定最大耐受剂量(maximum tolerated dose,MTD),一般不得超过MTD。在确定剂量范围时,应始终考虑预估的治疗/临床相关剂量(暴露量)和获益/风险的平衡。药物代谢产物 PK 研究一般在单次和多次给药剂量递增 PK 研究中的一个或多个剂量组中同时开展,以阐明药物代谢产物的剂量-暴露关系、蓄积情况等。

(5)给药与试验期间管理:筛选合格受试者,在试验前一日晚统一进清淡饮食,进入Ⅰ期临床试验观察室或病房,而后禁食,不禁水过夜。次日晨空腹(注射给药可不空腹)给药,用 200~250ml 温水送服,4 小时后进统一午餐。试验期间受试者避免剧烈活动,禁止饮茶、咖啡和含咖啡及醇类饮料,并禁止吸烟。试验期间均应按方案统一饮食。

(6)样品采集:根据药物和制剂特性确定样品采集时间。应科学合理设定样品采集时间,使其包括吸收、分布、消除相,且能完整反映药物在人体内的 PK 特征和 PK 参数。给药前应取空白血。一般在吸收相至少需要 2~3 个采样点,峰浓度附近至少需要 3 个采样点,消除相至少需要 3~5 个采样点。一般不少于 11~12 个采样点。应有 3~5 个消除半衰期的时间,或采样持续到血药浓度为 $C_{max}$ 的 1/20~1/10。

多次给药剂量递增 PK 研究还应至少采集连续 3 个谷浓度数据,以确定是否达稳态。如达稳态浓度在最后 1 次给药后,采集一系列包括各时相的血样(同单次给药),以获得稳态血药浓度-时间数据。

如果需同时收集尿液/粪便样品,则应收集用药前尿液/粪便样品及用药后不同时间段的尿液/粪便样品。取样点的确定可参考动物 PK 研究中药物排泄过程的特点,应包含开始排泄、排泄高峰及排泄基本结束的全过程。研究设计应考虑避免饮食、时辰以及其他因素的干扰。

建议在 PK 研究中同时检测 PD 指标,阐释创新药的暴露-效应关系,为探索目标剂量和临床用药的安全有效性等提供科学合理的用法用量依据。在需要测定 PD 指标时,应根据生理和病理情况设计适当的采集点,尽量覆盖暴露-效应曲线的各个阶段。

另外,PK 研究还可基于研究目的采集其他体内样品,如动脉血液、唾液、脑脊液、肺泡灌洗液、角质层、皮肤微透析取样、伤口渗液等。鉴于这些取样方法的特殊性,研究前应建立标准化的取样流程(包括取样设备/器材),确保取样的一致性,并在研究方案中具体规定采样过程和采样时间点。

3. 数据分析

(1)药动学参数的估算:个体血药浓度-时间数据可采用非房室模型、房室模型等方法进行 PK 分析,其中非房室模型在密集采样的 PK 研究中最常使用。应有效整合各项研究数据,选择科学合理的数据处理及统计方法。如用计算机处理数据,应注明所用程序的名称、版本和来源,并对其可靠性进行确认。根据研究中获得的各受试者的血药浓度数据绘制个体受试者的药时曲线及各组受试者的平均药-时曲线,通过计算药物的主要药动学参数,全面反映药物在人体内吸收、分布和消除特征。

单次给药剂量递增 PK 研究主要 PK 参数有 $t_{max}$(实测值)、$C_{max}$(实测值)、$AUC_{0-t}$、$AUC_{0-\infty}$、$V_d$ 或 $V_d/F$、$K_{el}$、$t_{1/2}$、MRT、Cl 或 Cl/$F$、尿/粪排泄率(如适用)等。应根据具体情况提供相应 PK 参数的研究结果。

多次给药剂量递增 PK 研究除上述参数外,还包括 $C_{min}^{ss}$、$C_{max}^{ss}$、$C_{av}^{ss}$、$AUC_{ss}$ 及波动度(DF)、蓄积因子等。每个 PK 参数应根据数据分布提供算数均值、标准差、变异度、几何均值、最大值、最小值等。应根据具体情况提供相应 PK 参数的研究结果。

(2)剂量-暴露关系分析:比较不同剂量组给药 PK 参数值随剂量的变化规律可采用剂量-PK 参数散点图和描述性统计分析等方法;考虑到主要的 PK 暴露参数呈现对数正态分布,可选择幂指数模型(power model)等方法对获得的 PK 暴露参数进行剂量-暴露比例关系分析。

(3)多个研究数据的汇总分析:当存在多个临床 PK 研究时,可对这些研究数据进行汇总分析,此时需考虑不同研究的受试人群、给药方案、研究用药剂型、采样点等设计要素的异同问题。

4. 研究报告 研究报告应提供药动学研究关键设计考虑,如受试人群选择、样本量、剂量和预估暴露量水平的设置依据。应提供受试者个体和平均的血药浓度时间数据、药时曲线图(包括半对数图)、PK 参数等,并分析剂量-暴露比例关系。如果采集了 PD 指标,应进行 PK/PD 相关性分析。

结合数据情况,可对年龄、性别、种族、体重、肝/肾功能损伤、基因多态性、饮食影响、药物相互作用等一个或多个可能影响 PK 的相关因素进行分析。

研究报告应与研究目的呼应,能对新药的人体 PK 特征进行初步总结,分析剂量-暴露比例关系和药物体内蓄积情况,为后续临床研究与合理用药等提供建议。

## 四、药动学研究中生物样品的分析检测方法

### (一)生物样品分析的意义与特点

生物样品分析检测的准确程度通常决定了药动学研究结果的可靠性,因此采用合适的、准确可靠的分析方法以检测生物样品中的药物,成为药动学研究的重要条件。由于生物样品一般来自全血、血清、血浆、尿液或其他临床生物样品,具有取样量少、药物浓度低、干扰物质多(如激素、维生素、胆汁以及可能同用的其他药物)以及个体差异大等特点,因此必须根据待测物的结构、生物基质和预期的浓度范围,建立灵敏、专一、精确、可靠的生物样品定量分析方法,并根据具体目的对方法进行验证。

### (二)生物样品分析检测的方法

目前,生物样品的常用检测技术包括以下几种。①色谱法:气相色谱法(GC)、高效液相色谱法(HPLC)、色谱-质谱联用法(LC-MS、LC-MS/MS、GC-MS、GC-MS/MS)等,可满足大多数药物的检测。②免疫学方法:放射免疫分析法、酶联免疫分析法、荧光免疫分析法等,多用于蛋白质、多肽类物质检测。③微生物学方法,可用于抗生素类药物的检测。

色谱法通常是生物样品分析的首选,这类方法灵敏度、特异性、准确性一般都能适应药动学研究的需要,多数实验室均具备条件,因此应用最为广泛,约 90% 的药物浓度检测可以用色谱法来完成。具体选用何种分析方法,应根据药物的化学结构、理化性质、仪器条件以及借鉴文献方法多方面因素来考虑确定。

免疫分析法应用较多的有放射免疫分析、酶联免疫分析及荧光偏振免疫分析。这些方法多已实现自动化,常用于血药浓度快速检测。放射性同位素检测技术因灵敏度高、样品前处理简单和可进行批量检测而适用于药物吸收、分布或排泄试验,对内源性生物活性物质的药动学研究具有重要的作用。当放射性同位素检测技术用于药动学研究时,应配合色谱技术,阐明总放射量与原型药物放射量的关系。放射免疫法和酶联免疫法具有一定特异性,灵敏度高,但原型药与其代谢产物或内源性物质常有交叉反应,需注意其特异性。酶联免疫检测(ELISA)是常见的抗体或抗原检测方法,基于相关联的酶对相应免疫复合物发生酶催化反应进行检测。在免疫分析法中,荧光偏振免疫分析将荧光偏振方法及抗原、抗体之间竞争结合的免疫反应相结合,通过计算机程序化控制,从而使方法的自动化程度高,表现出快速、简便、准确的特点。

生物学方法通常以药物效应为检测信号,使检测的结果更直接地与临床应用相关,但其生物检测的选择性与重现性常限制其广泛应用。

近年来,新的检测方法如超临界流体色谱(SFC)、高效毛细管电泳(HPCE)等不断出现,另外色谱联用技术在生物样品检测中也得到了大量应用。如气相色谱/质谱联用(GC-MS)、液相色谱/质谱联用(LC-MS)、毛细管电泳/质谱联用(CE-MS)以及高效液相色谱/磁共振联用(HPLC-NMR)等。其中色谱/质谱联用时能够使样品的分离、定性、定量一次完成,色谱技术为质谱分析提供了纯化的试样,而质谱则提供准确的结构信息。因此通过联用的方法能结合不同检测方法的特点,在生物样品的检测中往往更具有优势。

### (三)生物样品分析方法的验证

建立可靠的和可重复的定量分析方法是进行药动学研究的关键之一。为了保证分析方法可靠,必须对检测方法进行充分验证,必须完整记录应用的生物分析方法,以获得可靠的结果。

分析方法验证的主要目的是证明特定方法对于检测在某种生物基质中分析物浓度的可靠性。方法验证应采用与试验样品相同的抗凝剂。应对每个新分析方法和新分析物进行完整验证。当难于获得相同的基质时,可以采用适当基质替代,但要说明理由。

对照标准物质:在方法验证中,含有分析物对照标准物质的溶液将被加入到空白生物基质中。色谱方法通常使用适当的内标。应从可追溯的来源获得对照标准物质。应科学论证对照标准物质的适用性。分析证书应确认对照标准物质的纯度,并提供储存条件、失效日期和批号。对于内标,只要能证明其适用性即可,例如显示该物质本身或其相关的任何杂质不产生干扰。

分析方法验证类型有:①完整验证,一个完整的生物分析方法,其主要特征包括选择性、定量下限、响应函数和校正范围(标准曲线性能)、准确度、精密度、基质效应、分析物在生物基质以及溶液中储存和处理全过程中的稳定性等。②部分验证,在对已被验证的分析方法进行小幅改变情况下,根据改变的实质内容,可能需要部分方法验证,可能的改变包括生物分析方法转移到另一个实验室,改变仪器、校正浓度范围、样品体积,其他基质或物种,改变抗凝剂、样品处理步骤、储存条件等,应报告所有的改变,并对重新验证或部分验证的范围说明理由。③交叉验证,应用不同方法从一项或多项试验获得数据,或者应用同一方法从不同试验地点获得数据时,需要互相比较这些数据时,需要进行分析方法的交叉验证。如果可能,应在试验样品被分析之前进行交叉验证,同一系列质控品或试验样品应被两种分析方法测定。对于质控样品,不同方法获得的平均准确度偏差应在±15% 范围内,如果放宽,应该说明理由。对于试验样品,至少 67% 样品测得的两组数值差异应在两者均值的 ±20% 范围内。

1. 选择性（selectivity）　建立的分析方法应该能够区分目标分析物和内标与基质的内源性组分或样品中其他组分。应该使用至少 6 个受试者的适宜空白基质来证明选择性(动物空白基质可以不同批次混合),它们被分别分析并评价干扰。干扰组分的响应低于分析物定量下限响应的 20% ,并低于内标响应的 5%。应考察代谢产物、经样品预处理生成的分解产物引起干扰的程度。在适当情况下,也应该评价代谢产物在分析过程中恢复转化为分析物的可能性。

2. 残留（residue）　应该考察残留并尽量降低。残留可能不影响准确度和精密度。应通过在分析高浓度样品或校正标样后,分析空白样品来估计残留。高浓度样品之后在空白样品中的残留不应超过定量下限的 20% ,并且不超过内标的 5%。如果残留不可避免,应考虑特殊措施,在方法验证时检验并在试验样品分析时应用这些措施,以确保不影响准确度和精密度。这可能包括在高浓度样品后注射空白样品,然后分析下一个试验样品。

3. 定量下限（lower limit of quantitation，LLOQ）　定量下限是指能够被可靠定量的样品中分析物的最低浓度,具有可接受的准确度和精密度,是标准曲线上的最低浓度点,代表了分析方法的灵敏度(sensitivity),应能满足预期的研究目的。

4. 标准曲线及定量范围（calibration curve and range of quantity）　应该在指定的浓度范围内评价仪器对分析物的响应,获得标准曲线。通过加入已知浓度的分析物(和内标)到空白基质中,制备各浓度的校正标样,其基质应该与目标试验样品基质相同。方法验证中研究的每种分析物和每一分析批,都应该有一条标准曲线。

在进行分析方法验证之前,最好应该了解预期的浓度范围。标准曲线范围应该尽量覆盖预期浓度范围,由定量下限和定量上限(校正标样的最高浓度)来决定,该范围应该足够描述分析物的药动学。

应该使用至少 6 个校正浓度水平,不包括空白样品(不含分析物和内标的处理过的基质样品)和零浓度样品(含内标的处理过的基质)。每个校正标样可以被多次处理和分析。应该使用简单且足够描述仪器对分析物浓度响应的关系式。空白和零浓度样品结果不应参与计算标准曲线参数。应该提交标准曲线参数,测定校正标样后回算得出的浓度应一并提交。在方法验证中,至少应该评价 3 条标准曲线。

校正标样回算的浓度一般应该在标示值的±15%以内,定量下限应该在±20%内。至少75%校正标样,最少6个有效浓度,应满足上述标准。如果某个校正标样结果不符合这些标准,应该拒绝这一标样,不含这一标样的标准曲线应被重新评价,包括回归分析。最好使用新鲜配制的样品建立标准曲线,但如果有稳定性数据支持,也可以使用预先配制并储存的校正标样。

**5. 准确度（accuracy）**　准确度描述分析方法测得值与分析物标示浓度的接近程度,表示为:(测得值/真实值)×100%。应采用加入已知量分析物的样品来评估准确度,即质控样品。质控样品的配制应该与校正标样分开进行,使用另行配制的储备液。

应该根据标准曲线分析质控样品,将获得的浓度与标示浓度对比。准确度应报告为标示值的百分比。应通过单一分析批(批内准确度)和不同分析批(批间准确度)获得质控样品值来评价准确度。

为评价一个分析批中不同时间的任何趋势,推荐以质控样品分析来证明准确度,其样品数不少于一个分析批预期的样品数。

批内准确度:为了验证批内准确度,应取一个分析批的定量下限及低、中、高浓度质控样品,每个浓度至少用5个样品。浓度水平覆盖标准曲线范围为定量下限、在不高于定量下限浓度3倍的低浓度质控样品、标准曲线范围中部附近的中浓度质控样品以及标准曲线范围上限约75%处的高浓度质控样品。准确度均值一般应在质控样品标示值的±15%之内,定量下限准确度应在标示值的±20%范围内。

批间准确度:通过至少3个分析批,且至少2天进行,每批用定量下限以及低、中、高浓度质控样品,每个浓度至少5个测定值来评价。准确度均值一般应在质控样品标示值的±15%范围内,对于定量下限,应在标示值的±20%范围内。

报告的准确度和精密度的验证数据应该包括所有获得的测定结果,但是已经记录明显失误的情况除外。

**6. 精密度（precision）**　精密度可描述分析物重复测定的接近程度,定义为测量值的相对标准差(变异系数)。应使用与证明准确度相同分析批样品的结果,获得在同一批内和不同批间定量下限以及低、中、高浓度质控样品的精密度。对于验证批内精密度,至少需要一个分析批的4个浓度,即定量下限以及低、中、高浓度,每个浓度至少5个样品。对于质控样品,批内变异系数一般不得超过15%,定量下限的变异系数不得超过20%。

对于验证批间精密度,至少需要3个分析批(至少2天)的定量下限以及低、中、高浓度,每个浓度至少5个样品。对于质控样品,批间变异系数一般不得超过15%,定量下限的变异系数不得超过20%。

**7. 稀释可靠性（reliability of dilute）**　生物样品测定时,有时需要对高浓度样品稀释后进行测定,样品稀释不应影响精密度及准确度。应该通过向基质中加入分析物至高于定量上限浓度,并用空白基质稀释该样品(每个稀释因子至少5个测定值),来证明稀释的可靠性。精密度和准确度应在±15%之内,稀释的可靠性应该覆盖试验样品所用的稀释倍数。可以通过部分方法验证来评价稀释可靠性。如果能够证明其他基质不影响精密度和准确度,也可以接受其使用。

**8. 基质效应（matrix effect, ME）**　基质效应是指在样品测试过程中,由于待测物以外其他物质的存在,直接或间接影响待测物响应的现象。液相色谱-质谱法(LC-MS)技术被广泛用于生物样品中药物及其代谢产物浓度的检测。由于质谱检测是基于化合物离子化并通过特定的核质比来检测和定量,因此任何干扰待测物离子化的物质都可能影响检测方法的灵敏度和选择性,这些基质成分包含了生物样品中的内源性成分和样品前处理过程中引入的外源性成分。

当采用质谱方法时,应该考察基质效应。对基质效应的考察,至少使用6批来自不同供体的空白基质,不应使用合并的基质。如果基质难以获得,则使用少于6批基质,但应该说明理由。对于每批基质,应该通过计算基质存在下的峰面积(由空白基质提取后加入分析物和内标测得),与不含基质的相应峰面积(分析物和内标的纯溶液)比值,计算每一种分析物和内标的基质因子,进一步通过分析物的基质因子除以内标的基质因子,计算经内标归一化的基质因子。从6批基质计算的内标归一化基质因子的变异系数不得大于15%。该检测应分别在低浓度和高浓度下进行。如果不能适用上述方式,例如采用在线样品预处理的情况,则应该通过分析至少6批基质,分别加入高浓度和低浓度(定量下限浓度3倍以内以及接近定量上限)来获得批间响应的变异。其验证报告应包括分析物和内标的峰面积,以及每一样品的计算浓度。这些浓度计算值的总体变异系数不得大于15%。除正常基质外,还应关注其他样品的基质效应,例如溶血的或高血脂的血浆样品等。

9. **稳定性(stability)**　　必须在分析方法的每一步骤确保稳定性,用于检查稳定性的条件,例如样品基质、抗凝剂、容器材料、储存和分析条件,都应该与实际试验样品的条件相似。用文献报道的数据证明稳定性是不够的。采用低浓度和高浓度质控样品(空白基质加入分析物至定量下限浓度3倍以内以及接近定量上限),在预处理后以及在所评价的条件储存后立即分析。由新鲜制备的校正标样获得标准曲线,根据标准曲线分析质控样品,将测得浓度与标示浓度相比较,每一浓度的均值与标示浓度的偏差应在±15%范围内。应通过适当稀释,考虑到检测器的线性和测定范围,检验储备液和工作溶液的稳定性。稳定性检查应考察不同储存条件,时间尺度应不小于试验样品储存的时间。

稳定性考察主要包括:①分析物和内标的储备液和工作溶液的稳定性;②从冰箱储存条件到室温或样品处理温度,基质中分析物的冷冻和融化稳定性;③基质中分析物在冰箱储存的长期稳定性;④处理过的样品在室温下或在试验过程储存条件下的稳定性;⑤处理过的样品在自动进样器温度下的稳定性。

在多个分析物试验中,特别是对于生物等效性研究,应该关注每个分析物在含所有分析物基质中的稳定性。应特别关注受试者采血时,以及在储存前预处理基质中分析物的稳定性,以确保由分析方法获得的浓度可反映受试者采样时刻的分析物浓度。可能需要根据分析物的结构,按具体情况证明其稳定性。

10. **微生物学与免疫学方法确证**　　上述分析方法确证主要针对色谱法,很多参数和原则也适用于微生物学或免疫学分析,但在方法确证中应考虑到它们的一些特殊之处。如微生物学或免疫学分析的标准曲线本质上为非线性,因此应尽可能采用比化学分析更多的浓度点来建立标准曲线。结果的准确度是关键因素,如果重复检测能改善准确度,则应在方法确证和未知样品测定中采用同样的步骤。

**(四)试验样品分析**

在分析方法验证后,可以进行试验样品或受试者样品分析。需要在试验样品分析开始前证实生物分析方法的效能。应根据已验证的分析方法处理试验样品以及质控样品和校正标样,以保证分析批被接受。

配体结合分析主要用于大分子药物。前述的验证原则以及对试验样品分析的考虑一般也适用。但是由于大分子固有的特点和结构复杂性,使其难以被提取,所以常在无预先分离的情况下检测分析物。此外,方法的检测终点并不直接来自分析物的响应,而是来自与其他结合试剂产生的间接信号。配体结合分析中,每个校正标样、质控样品以及待测样品一般都采用复孔分析。具体方法参见《中国药典》(2020年版)中有关生物样品定量分析方法验证指导原则。

## 五、计算机在药动学研究中的应用

数学方法与计算机技术的发展,是药动学发展的重要条件。在药动学研究中,试验方案的拟订、数据的处理及结果的阐述等均与数学方法及计算机技术有关。近年来,国内外不少相关药动学的专用软件广泛应用于药动学计算以及定量药理学模拟等。本节将对 WinNonlin、MaS Studio、NONMEM 等常用软件作简单的介绍。

（一）WinNonlin 软件

Phoenix WinNonlin(Phoenix 为软件数据处理平台)为美国 Certara 公司的产品,是国外最常用的药动学/药效学(PK/PD)数据分析软件,广泛应用于药动学、药效学分析。全球主要国家和地区的药物监管部门都使用 Phoenix 软件,美国 FDA 于 1998 年开始使用,目前有 10 多个部门用 Phoenix 产品进行药动学数据计算、药物安全性评价以及生物等效性评价等。WinNonlin 软件基于微软视窗操作系统,其界面友好,数据处理功能强大,并且兼容性好,使用也比较灵活。WinNonlin 分为标准版、专业版、企业版 3 个版本,其中标准版包含了药动学与药效学分析的各种工具,专业版和企业版较标准版增加了几个功能模块,主要用于商业用途。由 Certara 公司供应的 WinNonlin 配套产品还有 Phoenix NLME 软件(用于群体 PK/PD 研究数据处理和建模)和 IVIVC Toolkit 软件(用于体内-体外相关性分析工具)。WinNonlin 的主要计算分析功能如下。

（1）房室模型分析:处理各种非线性回归问题;参数估计;各种微分方程求解;模拟不同用药方案或参数调整后的药效变化;提供广泛的 PK 模型库、PD 模型库,能解决各种模型拟合问题,包括药动学模型、药效学模型、间接效应模型及药动/药效联合模型等;用户可用内置的工具来自定义模型;使用动态内存管理技术,可处理大型数据和复杂模型。

（2）非房室模型分析:支持多种数据分析,血样、尿样或药物效应数据;单剂量或稳态剂量数据;离散采样数据;多种 AUC 计算方法、提供 BestFit 及自定义计算、自定义参数计算等。

（3）自定义模型方程解析药动学模型分析,拟合效率高,并支持微分方程直接求解拟合模型。

（4）支持 PK-PD 联合模型分析。

（5）生物等效性和生物利用度计算。

WinNonlin 是国外最常用的 PK 和生物利用度(bioavailability,BA)/生物等效性(bioequivalence,BE)软件。但是该软件也有一些缺点:有些数据需分几次选择多个模型进行比较才能得出最佳的结果;对于一些异常数据的计算结果有错;使用费用较高,每年收取使用费。

（二）MaS Studio

MaS Studio(Modeling and Simulation Studio)是我国开发的一款功能强大的建模与模拟平台(https://www.drugchina.net/mas),是 DAS(Drug And Statistics)的升级版。主要用于 PK、PD、PK/PD 及 BE 等数据分析。以"工作流"的形式完成从简单至复杂的数据分析,并对分析过程和操作记录进行留存,结果可回溯,符合新药申报与核查要求。

MaS Studio 的操作方式分为书写代码和图形化界面(即点菜单方式)两种形式,前者灵活性高,后者操作便利。MaS Studio 平台下主要功能模块包括药动学分析模块(MaS for PK)、NONMEM 软件支持模块(MaS for NM)、生物等效性分析模块(MaS for BE)、群体药动学分析模块(MaS for NLM),还包括生理的药动学分析模块(MaS for PBPK)、药效学分析模块(MaS for PD)、模型化荟萃分析模块(MaS for MBMA)、统计分析模块(MaS for STAT)和临床试验模拟模块(MaS for CTS)等其他分析模块。

（三）GastroPlus 软件

GastroPlus 是全球应用最广泛的 PBPK/PD 及制剂模拟软件;法规部门验证新药及仿制药的数据合理性,评估用药风险等;制药企业考察药物的体内吸收与处置过程,决策新药与仿制药的制剂开发,指导临床试验的开展等;学术单位进行机制研究,指导试验设计,减少盲目摸索。GastroPlus 具有多种吸收模型、生理药动学模型等,可较好预测药物在动物和人体内的 ADME 过程。

（四）R 语言软件

R 语言是当今有影响力的计算机语言,相比较于 Python,R 语言是统计学家创造的语言,其主要功能为帮助统计学家处理问题。在 R 语言中有众多的包,不同的包应用于不同工作,其 nlme 包主要应用于非线性混合效应模型建模,并且 R 语言进行数据处理也是 FDA 认可的形式。一般来讲,R 语言需要搭配 Rstudio 进行使用,其目的在于优化 R 语言的使用过程,并且简化操作。R 语言同时具有强大的绘图功能,其 ggplot2 包可以很好地完成各种绘图要求。R 语言存在的问题在于国内目前很多 R 语言的教程过于老套,基于 tidyverse 的教程很少见,所以让很多人误认为 R 语言使用起来较麻烦,不如 Python 简单。

### (五) NONMEM 软件

NONMEM 软件由美国旧金山加州大学的 NONMEM 课题组根据非线性混合效应模型(nonlinear mixed effect model,NONMEM)的理论编写而成,主要用于群体药动学的参数估算及分析,是群体药动学分析的主流软件。NM-WIN 是其 Windows 版本,NONMEM 程序本身就是一个通用的(非交互式的)用于拟合各种数据的回归程序。PREDPP(群体药动学核心程序)则包括一系列可以利用 NONMEM 对群体药动学进行预测的子程序。NM-TRAN 是文件转换的预加工处理器,可以控制文件、其他必需的输入文件及误差信息转换为 NONMEM/PREDPP 可识别的方式。软件采用模型参数估计的引擎。最新版本加入了一些新的模型估算方法,如最大期望法(expectation-maximization algorithm)、马尔科夫链蒙特卡洛法(Markov chain Monte Carlo,MCMC)以及经验贝叶斯法。NONMEM 采用较老的计算机语言编写,需要附带的软件进行模型编写与优化,再通过 NONMEM 提供的算法进行数据建模分析。

NONMEM 主要计算分析功能:进行非线性混合效应模型的构建;对数据进行 Bootstrap 重抽样;借助 R 软件进行数据绘图,得到 vpn 等对模型描述分析的图形;自行选择模型构建方法,通过改变 ADVAN 来自己选择编写房室模型的微分方程,方便建模人员选择更为复杂的 PopPK 或者 PK/PD 等模型。应用于群体药动学研究,可将经典药动学基本原理和统计学方法相结合,研究药物体内过程的群体规律,研究药动学参数的统计分布及影响因素,可应用于新药开发与药物评价;分析药动学参数及其影响因素;群体药效学;治疗药物监测及个体化用药;药动学生理模型;药动学/药效学联合模型;药物相互作用及生物利用度等。

除了上述主要的药动学软件外,目前常用的药动学、定量药理软件还有 SAS、SPSS、ADAPT 5、Monolix 等。

## 第二节　人体生物利用度和生物等效性研究

### 一、基本概念

**1. 生物利用度(bioavailability,BA)**　是指药物活性成分从制剂释放并被吸收进入全身循环的速度和程度。一般分为绝对生物利用度和相对生物利用度。

绝对生物利用度(absolute bioavailability,$F_{abs}$)是以静脉制剂(通常认为静脉制剂生物利用度为100%)为对照制剂获得的药物活性成分吸收进入体内循环的相对量。是同一种药物血管外给药与静脉给药比较获得的药物吸收进入体循环的比值。通常用血管外给药血药浓度-时间曲线下面积与静脉给药血药浓度-时间曲线下面积的比值来表示。

相对生物利用度(relative bioavailability,$F_{rel}$)是以其他非静脉途径给药的制剂(如片剂和口服溶液)为对照制剂获得的药物活性成分吸收进入体循环的相对量。是同一种药物不同制剂之间比较吸收程度而得到的生物利用度。两者的计算公式如下:

$$绝对生物利用度\ F_{abs} = \frac{AUC_t \times X_{i.v.}}{AUC_{i.v.} \times X_t} \times 100\% \qquad 式(15\text{-}5)$$

$$相对生物利用度\ F_{rel} = \frac{AUC_t \times X_r}{AUC_r \times X_t} \times 100\% \qquad 式(15\text{-}6)$$

式(15-5)和式(15-6)中,脚注 t 与 r 分别代表受试制剂与参比制剂;i. v. 表示静脉注射给药;$X$ 表示给药剂量。从公式中可以看出,生物利用度主要以药物吸收程度(AUC)的大小进行比较,未能反映药物吸收速度的快慢,吸收速度的快慢主要用达峰浓度($C_{max}$)或达峰时间($t_{max}$)表示,在生物利用度研究中也非常重要。

2. 生物等效性(bioequivalence,BE)　是指一种药物的不同制剂在相同试验条件下,给予相同剂量,反映其吸收程度和速度的主要药动学参数无统计学意义。通常意义的生物等效性研究是指采用生物利用度的研究方法,以药动学参数为终点指标,根据预先确定的等效标准和限度进行的比较研究。当药动学方法确实不可行时,可以考虑以临床综合疗效、药效学指标或体外试验指标等进行比较性研究,但需充分论证所采用的方法具有科学性和可行性。

药学等效性(pharmaceutical equivalence):两制剂含等量的相同活性成分,具有相同的剂型,符合同样的或可比较的质量标准,可认为药学等效。药学等效不一定意味着生物等效,因为辅料的不同或生产工艺差异等可能会导致生物不等效。

治疗等效性(therapeutic equivalence):如果两制剂含有相同活性成分,并且临床上显示具有相同的安全性和有效性,可以认为两制剂具有治疗等效性。如果两制剂中所用辅料本身并不会导致有效性和安全性问题,生物等效性研究是证实两制剂治疗等效性最合适的办法。如果药物吸收速度与临床疗效无关,吸收程度相同但吸收速度不同的药物也可能达到治疗等效。含有相同的活性成分只是活性成分化学形式不同(如某一化合物的盐、酯等)或剂型不同(如片剂和胶囊剂)的药物制剂也可能治疗等效。

基本相似药物(essentially similar product):如果两个制剂具有等量且符合同一质量标准的药物活性成分,具有相同剂型,并且经过证明具有生物等效性,则两个制剂可以认为是基本相似药物。从广义上讲,这一概念也适用于含同一活性成分的不同剂型,如片剂和胶囊剂。

## 二、创新药人体生物利用度和生物等效性研究

生物利用度和生物等效性均是评价制剂质量的重要参数,生物利用度研究是新药研究过程中选择合适给药途径和确定用药方案的重要依据之一。生物等效性则强调以预先确定的等效标准和限度进行的比较,是保证含同一药物的不同制剂体内行为一致性的依据,是判断所研发产品是否可替换已上市药品使用的依据。在新药研究阶段,为了确定处方、工艺的合理性,需要考察上述因素对生物利用度的影响;开发新剂型,要对拟上市剂型进行生物利用度研究以确定剂型的合理性,通过与原剂型(原研药)比较的生物利用度研究来确定新剂型的给药剂量,也可通过生物等效性研究来证实新剂型与原剂型是否等效;在仿制生产已有国家标准的药品时,可通过生物等效性研究来证明仿制产品是否可与原研药替换使用。

在创新药开发期间通常采用 BA 研究评价变更前后两种制剂的变化情况,同时还可通过 BA 研究获得变更后制剂的药动学信息。一般应提供变更前后两种制剂的药动学信息。当基于药物峰浓度($C_{max}$)和暴露量(AUC)的 BA 相似的结论可能不足以证明变更前后两种制剂的安全性或有效性没有差异时,可能需要提交额外的数据分析,如以部分暴露量(partial AUC)、暴露-效应关系或临床研究结果评价两制剂的 BA。

创新药生物等效性(以 PK 为终点)是指在相似的试验条件下单次或多次给予相同剂量的试验药物后,变更后制剂中药物的吸收速度和吸收程度与变更前制剂的差异在可接受范围内。一般情况下,BE 研究的等效标准为变更前后两制剂的主要药动学参数(AUC 和 $C_{max}$)几何均值比的 90% 置信区间在 80.00% ~ 125.00% 范围内。当变更前后两制剂不具有生物等效性时,申办者应基于现有剂量-效应或暴露-效应数据说明吸收速度和程度的差异对药物的安全性和有效性不会产生明显影响,当无充分证据时,应考虑调整处方、改变生产工艺,或补充新的安全性和

有效性数据。

### （一）BA/BE 研究在不同阶段的应用

在创新药临床试验早期阶段，可进行 BA 研究以反映制剂质量、阐明药物绝对生物利用度，为制订下一步给药方案提供依据。在药物上市前发生变更时，应根据《创新药（化学药）临床试验期间药学变更技术指导原则（试行）》等指导原则，并结合对药动学特征、安全性、有效性等可能存在的影响，评估是否需要进行 BA/BE 研究。在药品批准上市后发生变更时，应参考《已上市化学药品药学变更研究技术指导原则（试行）》等指导原则，并结合药品实际情况进行评估。确定是否需要进行 BE 研究。

### （二）研究方法

一般情况下，推荐的 BA/BE 研究方法包括体内和体外的方法。按照研究方法的评价效力，国家药品监督管理局推荐的优先顺序为药动学（PK）研究、药效动力学（PD）研究、临床研究以及体外研究。

药动学研究通过测定生物基质（如血液、血浆、血清等）中的药物浓度，获得 PK 参数以反映药物从制剂中释放并被吸收进入循环系统的速度和程度。通常采用 PK 终点指标 $C_{max}$ 和 AUC 进行评价。在药动学研究确实不可行时，也可以考虑进行 PD 研究、临床研究以及体外研究等，但需充分证实所采用的方法具有科学性和合理性。

### （三）研究设计

创新药 BA/BE 研究涉及的总体设计、样本量、受试者选择、单次给药/多次给药（稳态）研究的选择、生物样品分析、用于评价的 PK 参数、试验实施过程及数据统计分析的具体要求等，可参考《化学药创新药临床单次和多次给药剂量递增药代动力学研究技术指导原则》《以药动学参数为终点评价指标的化学药物仿制药人体生物等效性研究技术指导原则》《生物等效性研究的统计学指导原则》《高变异药物生物等效性研究技术指导原则》和《窄治疗指数药物生物等效性研究技术指导原则》等相关指导原则。

一般推荐使用非重复交叉研究设计。对于长半衰期药物（如消除半衰期 ≥ 24 小时），可选择采用平行研究设计。申办者也可以采用其他研究设计进行创新药 BA/BE 研究，并提供充分的科学依据。

对于创新药 BA/BE 研究，通常在空腹条件下开展，这是评价制剂间潜在差异最敏感的条件，空腹条件下可能有严重安全性风险的，可开展餐后条件下的 BA/BE 研究。是否需开展变更后制剂的食物影响研究，可参考《新药研发过程中食物影响研究技术指导原则》。

## 三、人体生物利用度研究和生物等效性研究基本要求

1. 研究单位应具备的基本条件　人体生物利用度研究、生物等效性研究是临床试验，须具备现行《药物临床试验质量管理规范》等要求的各项必要条件，并按相关规范、指导原则要求进行试验。要求临床研究单位有良好的医疗监护条件，分析检测单位有良好的分析测试条件，数据管理与统计单位有良好的数据分析处理条件。临床研究单位应是国家备案的 I 期临床试验研究室。生物利用度研究和生物等效性研究需要多学科、多部门的协同合作，参加研究的人员，应包括临床药动学研究人员、研究医生、研究护士、分析检验技术人员和数据管理与统计人员等。

2. 受试制剂和参比制剂

（1）受试制剂：试验用的受试制剂应具有对将上市药品的代表性，例如对于全身作用的口服固体制剂。①受试制剂应来自一个不少于生产规模 1/10 的批次或 100 000 单位，两者中选更多的，除非另外说明理由。②使用的生产批次应该确实保证产品和过程在工业规模可行。在生产批次规模小于 100 000 单位时，需要整个生产批次的样品供抽样用。③对于受试批号药品，应

该建立其关键性质量属性的特点和说明,如溶出度。④为支持申请,应该从额外的预备性试验或整个生产批次的产品取样,与生物等效性试验的受试批次的样品比较,并在采用合适的溶出度检验条件时,应显示相似的体外溶出曲线。对其他全身作用的普通药物制剂,应该类似地论证受试制剂批次的代表性。

(2)参比制剂:所选择的参比制剂应该已经在中国获得上市授权或特别批准进口。申请者应对参比制剂的选择说明理由,并必须引用其资料。对于仿制药品申请,受试制剂通常与可从市场获得的参比制剂相应的剂型比较。该药品已有多个上市剂型时,如果能在市场上获得,推荐使用该药品最初批准的剂型(原研产品作为参比制剂。选择用于生物等效性研究的参比制剂应该包含含量分析和溶出度数据。用于受试制剂的批号的测得含量不应与使用的参比制剂相差5%以上。

3. 试验设计方法　由于生物利用度的影响因素多,生物利用度研究、生物等效性研究中尽量避免生物因素与给药方法对结果产生影响。试验设计方法的选择,主要目的就是消除个体差异与试验周期对试验结果的影响。

(1)交叉试验设计:是目前应用最多、最广的方法,因为多数药物吸收和清除在个体之间均存在很大变异,个体间的变异系数远远大于个体内变异系数,因此生物利用度研究和生物等效性研究一般要求按自身交叉对照的方法设计,把受试对象随机分为几组,按一定顺序处理,一组受试者先给予受试制剂,后给予参比制剂;另一组受试者先给予参比制剂,后给予受试制剂。两顺序间应有足够长的间隔时间,为清洗期(wash-out period)。每位受试者都连续接受两次或更多次的处理,可以将制剂因素对药物吸收的影响与其他因素区分开来,减少不同试验周期和个体间差异对试验结果的影响。

当一个受试制剂与一个参比制剂进行生物利用度研究时,采用两制剂双周期交叉设计;若有3个制剂(2个受试制剂和1个参比制剂)时,宜采用3制剂3周期二重3×3拉丁方设计。

例如有制剂T与参比制剂R,若受试者为24人,则试验时将24名受试者随机分为A、B两组,每组12名受试者,按表15-2进行。每一受试者均接受两种制剂,尽量排除个体差异对结果的影响。

如有T1和T2两个受试制剂同时进行生物利用度研究,所选参比制剂为R,若受试者为24人,则试验时将24名受试者随机分为A、B、C、D、E、F六组,每组4名受试者,按表15-3的试验安排进行。由表15-3可见,每一受试者均接受3种制剂,从而尽量排除个体差异对结果的影响;3种制剂组合成的6种顺序均在研究中出现,从而避免了用药顺序对结果可能产生的影响。

表 15-2　两制剂、两周期、交叉设计

| 序列 | 试验周期 | |
| --- | --- | --- |
| | 1 | 2 |
| A | T | R |
| B | R | T |

表 15-3　三制剂、三周期、二重3×3拉丁方交叉设计

| | 序列 | A | B | C | D | E | F |
| --- | --- | --- | --- | --- | --- | --- | --- |
| | 1 | T1 | T2 | R | T1 | R | T2 |
| 周期 | 2 | T2 | R | T1 | R | T2 | T1 |
| | 3 | R | T1 | T2 | T2 | T1 | R |

(2)平行组试验设计:在某些特定情况下(例如半衰期较长的药物),可选择使用平行组设计,即每个制剂分别在具有相似人口学特征的两组受试者中进行试验。因个体间变异给试验带来的影响较

交叉设计大,应有更严格的受试者入选条件,如年龄、性别、体重、疾病史等,且需使用合理的随机化方案确保组间的基线水平均衡,以得到更好的组间可比性。

(3)重复试验设计:是指将同一制剂重复给予同一受试者,可设计为部分重复(单制剂重复,即三周期)或完全重复(两制剂均重复,即四周期)。重复试验设计适用于部分高变异药物(个体内变异≥30%),优势在于可以入选较少数量的受试者进行试验。具体见表 15-4、表 15-5。

表 15-4　两制剂、三周期、三序列重复交叉试验设计

| 序列 | 周期 | | |
|---|---|---|---|
| | 1 | 2 | 3 |
| 1 | T | R | R |
| 2 | R | T | R |
| 3 | R | R | T |

表 15-5　两制剂、四周期、两序列重复交叉试验设计

| 序列 | 周期 | | | |
|---|---|---|---|---|
| | 1 | 2 | 3 | 4 |
| 1 | T | R | T | R |
| 2 | R | T | R | T |

对于高变异药物,可根据参比制剂的个体内变异,将等效性评价标准进行适当比例的调整,但调整应有充分的依据。

当由于安全性等原因不能在健康受试者进行单剂量试验,并且对患者不适于进行单剂量试验时,可以接受对患者进行多剂量试验。

4. 生物样品分析方法的选择　生物样品中药物的分离测定应选灵敏度高、专属性强、精密度好、准确度高的分析方法。如抗生素测定,能用色谱法测定时,最好不要用微生物测定法。生物样品分析方法在选择性、灵敏度、精密度、准确度、重现性等方面应符合验证要求。具体要求可参见相关的技术指导原则。可参考本章第一节的相关内容。

5. 受试者的选择　受试者的选择一般应符合以下要求:①年龄在 18 周岁以上(含 18 周岁);②应涵盖一般人群的特征,包括年龄、性别等;③如果研究药物拟用于两种性别的人群,一般情况下,研究入选的受试者应有适当的性别比例;④如果研究药物主要拟用于老年人群,应尽可能多地入选 60 岁以上的受试者;⑤入选受试者的例数应使生物等效性评价具有足够的统计学效力;⑥健康成年受试者体重指数 BMI 在 19~25kg/m² 范围内;⑦试验前 3 个月未参与其他临床研究或献血;⑧试验前两周内未使用其他药物,且受试期间禁烟、酒;⑨试验期间及试验后(不少于 3 个月)采取有效避孕措施等。

儿童用药以健康成人作为受试者;妇产科专用药品需以健康妇女作为受试者;对特殊适用人群的药物,所选受试者应予说明。

筛选受试者时的排除标准应结合药物作用特点,主要基于安全性方面的考虑。当入选健康受试者参与试验可能面临安全性方面的风险时,则建议入选试验药物拟适用的患者人群,并且在试验期间应保证患者病情稳定。

按医学伦理要求,参加试验的受试者应在了解试验内容、试验方法、药物特性和试验对受试者要求等充分信息的基础上,自愿签署受试者知情同意书。

6. 受试者例数的确定　生物利用度研究、生物等效性研究究竟选择多少受试者,主要由 3 个基

本因素决定:①统计的显著性水平,即 $\alpha$ 值的大小,通常取 $\alpha=0.05(5\%)$;②把握度,即 $(1-\beta)$ 值的大小,一般定为80.00%,$\beta$ 取20.00%;③变异性($CV\%$)和差异($\theta$),在试验前并不知道 $\theta$ 和 $CV\%$,只能根据已有参比制剂的上述参数来估算或进行预试验。通常,一个交叉试验所需的样本数具有以下特点:当受试制剂和参比制剂的平均生物利用度评价参数(如 AUC、$C_{max}$、$t_{max}$ 等)相等时,即未经对数转换时 $\theta=0$、经对数转换时 $\theta=1$ 时所需的样本数最少;在同样的条件下,随着统计指标 $CV\%$(个体内变异)的增加,所需的样本数随之增加;样本数越大,所得结果的把握度越大。一个理想的生物等效性研究方案是采用最少的样本数达到有80.00%以上把握度证明制剂间的生物等效性,否则受试者例数过大可能会带来其他非重要变异的出现,也增加了试验的成本支出。由于试验前并不知道 $\theta$ 和统计指标的 $CV\%$,所以只能根据已有参比制剂的上述参数来估算受试者例数值。当一个研究完成后,可以根据结果的 $\theta$、$CV\%$ 和 $(1-\beta)$ 值来求出受试者例数,并与试验所选择的受试者例数进行对比,检查所选用的样本大小是否合适,尤其是应避免因受试者例数过少而得到假阴性结果,当然也可以根据有关公式和统计表估算试验的把握度大小。对于目前的统计方法,18~24 例可满足大多数药物对样本量的要求,但对某些变异性大的药物可能需要适当增加例数。

7. 清洗期的确定　清洗期是指两次试验周期之间的间隔时间或交叉试验时各次用药间隔的时间。试验中设置清洗期是为了避免前一次所用药物对后一次试验产生影响。生物利用度和生物等效性研究时,清洗期的确定以受试药物消除半衰期而定。清洗期应足够,以尽量使所有受试者下一周期开始时药物浓度低于生物分析定量下限。一般要求至少需要 7 个消除半衰期。

8. 给药剂量的选择

(1)生物利用度研究:给药剂量一般应与临床单次用药剂量一致,不得超过临床推荐的单次最大剂量或已经证明的安全剂量。受试制剂和参比制剂一般应给予相等剂量,需要使用不相等剂量时,应说明理由并提供所用剂量范围内的线性药动学特征依据,结果可以采用剂量校正公式计算生物利用度。

一般情况下普通制剂可仅进行单剂量给药研究,然而在一些特殊情况下,如受试药单次给药后原型药或活性代谢产物浓度很低,难以用分析方法精密测定血药浓度或受试药的生物利用度有较大个体差异,以及改良型新药调释制剂等,则需要考虑进行多次给药研究,如进行多次给药研究应按临床推荐的给药方案给药,至少连续 3 次测定谷浓度,确定血药浓度达稳态后选择一个给药间隔取样进行测定,并据此计算生物利用度。

(2)生物等效性研究:对于常释片剂和胶囊,建议采用申报的最高规格进行单次给药的空腹及餐后生物等效性研究。若最高规格有安全性方面风险,在同时满足如下条件的情况下,可采用非最高规格的制剂进行生物等效性研究。①在治疗剂量范围内具有线性药动学特征;②受试制剂和参比制剂的最高规格与其较低规格的制剂处方比例相似;③受试制剂和参比制剂最高规格的溶出试验比较结果显示两制剂溶出曲线具有相似性。调释制剂可采用申报的最高规格进行单次给药的空腹及餐后生物等效性研究,一般不推荐进行多次给药研究。

9. 给药方法的选择

(1)单次给药:通常推荐采用单次给药药动学研究,因为单次给药在评价药物释放的速度和程度方面比多次给药稳态药代研究的方法更敏感,更易发现制剂释药行为的差异。

(2)多次给药:若出于安全性考虑,需入选正在进行药物治疗,且治疗不可间断的患者时,可采用多次给药达稳态后进行研究。

(3)餐后给药:食物与药物同服,可能影响药物的生物利用度,因此通常需进行餐后给药来评价进食对受试制剂和参比制剂生物利用度影响的差异,应注意以下几种情况。①如果说明书中明确该药物仅可空腹服用(饭前 1 小时或饭后 2 小时服用)时,则可不进行餐后给药研究;②仅能与食物同服的口服常释制剂,如空腹服用没有严重安全性风险,均建议进行空腹和餐后两种研究;③口服调释制剂建议进行空腹和餐后研究。

### 10. 给药方法实施

(1)空腹给药:试验前夜至少空腹 10 小时。一般情况下,在空腹状态下用 240ml 水送服受试制剂和参比制剂。口腔崩解片等特殊剂型应参考说明书规定服药。

(2)餐后试验:试验前夜至少空腹 10 小时。受试者试验当日给药前 30 分钟时开始进食标准餐,并在 30 分钟内用餐完毕,在开始进餐后 30 分钟时准时服用试验药,用 240ml 水送服。

餐后给药研究标准餐的组成:建议采用对胃肠道生理功能和药物生物利用度影响大的餐饮进行餐后生物等效性研究,如高脂(提供食物中约 50% 的热量)高热(800~1 000kcal)饮食。其中蛋白质约提供 150kcal 热量,碳水化合物约提供 250kcal 热量,脂肪提供 500~600kcal 热量。

(3)服药前 1 小时至服药后 1 小时内禁止饮水,其他时间可自由饮水。服药后 4 小时内禁食。每个试验周期受试者应在相同的预定时间点用标准餐。

### 11. 样品采集

(1)通常建议采集血液样品。多数情况下检测血浆或血清中的药物或其代谢产物浓度,有时分析全血样品、尿液样品。

(2)采样点的确定:可参见本章第一节的相关内容。应该采集数量足够多的样品,以充分描述血药浓度-时间曲线。采样方案应该在预计的 $t_{max}$ 附近包括密集的采样点,以可靠地估计暴露峰值。应避免 $C_{max}$ 成为浓度-时间曲线上的第一个点。采样持续到 $AUC_{0-t}/AUC_{0-\infty}$ 大于 80% 为止,以可靠估计暴露程度。在多剂量试验中,零时样品应该在给药前立即采样(5 分钟内),整个周期最后一个采样点应在标示时间的 10 分钟之内,以保证准确测得 $AUC_{0-t}$。

应用尿药法时,采尿时间应大于 3 倍的消除半衰期。尿样采集不必超过 72 小时。如果要测定排泄速率,则在吸收相内的采样间隔需要尽可能短。

### 12. 数据计算
一般用非房室数学模型分析方法来估算药动学参数。主要有 $AUC_{0-t}$,$AUC_{0-\infty}$,$C_{max}$、$t_{max}$ 等,其中 $C_{max}$、$t_{max}$ 采用实测值。建议采用实际样品采集时间进行药动学参数计算。

如果给药前血药浓度大于 $C_{max}$ 的 5%,则该受试者的数据不应纳入生物利用度计算以及等效性评价。

如果受试者服用常释制剂后,在 $t_{max}$ 中位数值两倍的时间以内发生呕吐或腹泻,则该受试者的数据不应纳入评价。

对于服用调释制剂的受试者,如果在服药后短于说明书规定的服药间隔时间内发生呕吐或腹泻,则该受试者的数据不应纳入评价。

### 13. 数据处理

(1)数据集:事先需要在方案中明确定义,包括具体的受试者剔除标准。一般情况下,BA/BE 研究的数据集应至少包括药动学参数集(pharmacokinetics parameter set,PKPS)和生物等效性集(bio-equivalence set,BES)。用于不同药动学参数分析的受试者数量可能不同。药动学参数集包括接受过至少一次研究药物的受试者中获得的药动学参数数据集,是用于描述性统计受试者的药动学参数数据。生物等效性集通常包括至少一个周期且具有至少一个可评价药动学参数的统计分析集,是推断受试制剂和参比制剂是否生物等效的主要数据集。

(2)数据转换:应对药动学参数(如 AUC 和 $C_{max}$)使用自然对数进行数据转换。

(3)统计假设与推断:平均生物等效要求受试制剂和参比制剂的差异在一定可接受范围内,通过以下假设检验来进行统计推断。

原假设 $H_0: \mu_T - \mu_R \leqslant -\theta$ 或 $\mu_T - \mu_R \geqslant \theta$

备择假设 $H_1: -\theta < \mu_T - \mu_R < \theta$

其中 $\mu_T$ 为受试制剂对数变换后药代参数总体均数,$\mu_R$ 为参比制剂对数变换后药代参数总体均数,$\theta$ 为生物等效性界值。在设定的检验水准下,若拒绝原假设 $H_0$,则表明生物等效。通常设定 $\theta = \ln(1.2500)$,$-\theta = \ln(0.8000)$,即生物等效性要求受试制剂和参比制剂的几何均数比(geometric mean ratio,GMR)落在 80.00% ~ 125.00% 范围内。

生物等效性标准应同时适用于各主要药动学参数,包括 $C_{max}$、$AUC_{0-t}$ 和 $AUC_{0-\infty}$。通常情况下,如果研究药物包含多个组分,则每个组分均应符合生物等效性标准。当 $t_{max}$ 与药物的临床疗效密切相关时,通常采用配对非参数方法对 $t_{max}$ 进行差异性检验。

14. 数据分析

(1)构建 $\mu_T - \mu_R$ 的双侧 90% 置信区间,之后可通过逆对数变换(指数变换)得到受试制剂和参比制剂原始数据 GMR 的双侧 90% 置信区间,若此置信区间落在区间 $[-\theta, \theta]$ 内,则可推断受试制剂和参比制剂满足生物等效。

(2)对于交叉设计,可使用线性混合效应模型进行分析计算。

(3)对于平行组设计,可采用基于正态分布均数差值的置信区间构建方法。

(4)不建议剔除离群值。必要时需要针对离群值进行敏感性分析,即评价剔除和不剔除离群值对生物等效性结果的影响。如果结论不一致,需解释说明并分析原因。

15. 研究报告  研究报告中,应提供如下资料:

(1)受试者编号、给药周期、给药顺序、制剂种类。

(2)各受试者的血药浓度-时间数据、平均值及标准差,并绘制血药浓度-时间曲线。

(3)生物利用度评价所需参数,如药时曲线下面积 $AUC_{0-t}$ 或 $AUC_{0-\infty}$。$AUC_{0-t}$ 采用梯形面积法计算,$AUC_{t-\infty}$ 采用 $C_t/k$ 计算,其中 $k$ 为消除速度常数,可以通过末端血药浓度时间数据,用对数血药浓度对时间回归所得直线的斜率计算。$AUC_{0-\infty}$ 按式(15-7)计算:

$$AUC_{0-\infty} = AUC_{0-t} + C_t/k \qquad \text{式(15-7)}$$

要求 $AUC_{t-\infty} < 20\% \ AUC_{0-\infty}$。在生物等效性评价时,以 $AUC_{0-t}$ 为主,$AUC_{0-\infty}$ 作为参考。

(4)单次给药:$AUC_{0-t}$、$AUC_{0-\infty}$、$C_{max}$,以及 $t_{max}$、$\lambda_z$ 和 $t_{1/2}$;稳态研究:$AUC_{0-\tau}$、$C_{max}^{ss}$、$C_{min}^{ss}$、$C_{av}^{ss}$、$t_{max}^{ss}$,以及波动系数 $[(C_{max}^{ss} - C_{min}^{ss})/C_{av}^{ss}]$ 和波动幅度 $[(C_{max}^{ss} - C_{min}^{ss})/C_{min}^{ss}]$;药动学参数的个体间、个体内和/或总的变异(如果有)。

(5)生物利用度研究还需提供绝对生物利用度 $F_{abs}$、MRT 等。

(6)还应具体说明试验用的随机化系统和随机化方案;所采用的统计学方法包括药动学参数的计算方法、分析模型和等效性检验方法、对数转换等内容;使用软件的名称与版本号等。

## 四、人体生物利用度研究方法

### (一)生物利用度研究方法

PK 研究是 BA/BE 最常用的方法。受试者分别给予试验制剂和参比制剂后,测定血药浓度,估算生物利用度。药物的吸收量应等于给药剂量乘以吸收分数 $f$,即:

$$fX_0 = kV \int_0^\infty C \mathrm{d}t \qquad \text{式(15-8)}$$

制剂的生物利用度 $F$ 为:

$$F = \frac{f_T}{f_R} = \frac{AUC_T \times (kV)_T \times X_R}{AUC_R \times (kV)_R \times X_T} \times 100\% \qquad \text{式(15-9)}$$

如果给予试验制剂与参比制剂后机体的清除率不变、所给剂量相等,则:

$$F = \frac{AUC_T}{AUC_R} \times 100\% \qquad \text{式(15-10)}$$

如果剂量不相同,则:

$$F = \frac{AUC_T \times X_R}{AUC_R \times X_T} \times 100\% \qquad\qquad 式（15-11）$$

如果药物吸收后很快生物转化成代谢产物（如前体药物），无法测定原型药物的血药浓度-时间曲线，则可以通过测定血中代谢产物浓度来进行生物利用度研究，但测定的代谢产物最好为活性代谢产物。

$$F = \frac{AUC_{m(T)}}{AUC_{m(R)}} \times 100\% \qquad\qquad 式（15-12）$$

式中，$AUC_m$ 为血中活性代谢产物浓度-时间曲线下面积。

1. 尿药浓度法　当体内药物或其代谢产物的全部或大部分经尿排泄，并且排泄量与药物吸收量的比值恒定时，药物吸收的程度可以通过尿中排泄量进行计算，从而进行药物制剂生物利用度评价。但因该方法误差因素较多，一般不提倡采用。

2. 药理效应法　如果药物的吸收程度与速度采用血药浓度法与尿药浓度法均不便评价，而药物的效应与药物体内存留量有定量相关关系，且能较容易地进行定量测定时，可以通过药理效应测定结果进行药动学研究和药物制剂生物等效性评价，此方法称为药理效应法。药理效应法的一般步骤是：测定剂量-效应曲线；测定时间-效应曲线；通过上述两条曲线转换出剂量-时间曲线；通过剂量-时间曲线进行药物制剂生物利用度研究。测定剂量-效应曲线是在最小效应剂量与最大安全剂量间给予不同剂量，测定某时间点（通常是效应强度峰值时间）的效应强度，得到剂量-效应曲线；测定时间-效应曲线是给予一个剂量，测定不同时间的效应强度，得到时间-效应曲线；将不同时间点的效应强度经剂量-效应曲线转换成不同时间的剂量，即可得到剂量-时间曲线，此时的剂量-时间曲线与血药浓度法中浓度-时间曲线相似，通过曲线获得的参数，可以进行药动学研究和药物制剂生物利用度研究。药理效应法实施中，效应的测定时间通常应大于药物 $t_{1/2}$ 的 3 倍。

（二）影响生物利用度测定的因素　影响生物利用度测定的因素主要分为生物因素和剂型因素。为了控制生物因素对生物利用度测定的影响，在试验中主要采取严格挑选受试者、严格设计试验来减少或消除生物学因素与给药方法对生物利用度测定的影响。如受试者的性别、年龄、体重均控制在规定范围内，要求身体状况良好；采用严格的自身对照、随机分组的试验设计；为考察食物对药物吸收的影响，可采用空腹以及不同饮食条件下（高脂、高糖等）给药；控制饮水量、饮水频率和饮水水温，以减少饮水相关因素对药物吸收的影响；由于含黄嘌呤类物质和乙醇等饮料能影响胃肠道生理，烟草中尼古丁能影响胃肠运动，所以生物利用度试验的受试者应无烟酒嗜好，试验过程应禁烟、酒、茶和咖啡；避免受试者参加剧烈运动或静卧，因剧烈的体育活动和繁重的体力劳动使尿量减少，尿 pH 降低，从而影响药物肾脏排泄，静卧也可通过影响胃肠道运动而影响药物吸收；血药浓度的分析检测方法均应符合规定，力求减少检测方法误差对结果造成影响等。

## 五、人体生物等效性研究方法

### （一）生物等效性研究方法

1. 药动学研究　即采用人体药动学比较研究的方法。通过测定不同时间点的生物样品（如全血、血浆、血清或尿液）中药物浓度，获得药物浓度-时间曲线来反映药物从制剂中释放吸收到体循环中的动态过程。药动学研究已经证明，大多数药物的临床效应都与给药后的血药浓度有关，而药物吸收的速度与程度直接影响着血药浓度的变化，因此，选择能描述血药浓度时间曲线特征的适宜药动学参数如 $AUC$、$C_{max}$ 等，通过统计学分析比较以上参数，可以判断两制剂是否生物等效。

药物制剂的疗效不仅与药物吸收量有关，而且也与吸收速度有关。如果一种药物的吸收速度太慢，在体内不能达到足够高的治疗浓度，即使药物全部被吸收，也不能达到治疗效果。如图 15-1 中，A、B、C 三种制剂具有相同的 $AUC$，制剂 A 的吸收快，达峰时间短，峰浓度大，已经超过最小中毒浓度,因此,临床应用时出现中毒反应的概率较大。制剂 B 达峰时间比 A 稍慢,血药浓度在较长的时间内落在最小中毒浓度和最小有效浓度之间,因此可以有较好的临床治疗效果与安全性。制剂 C 的血药浓度一直在最小有效浓度以下,临床应用时无效的概率较大。因此,以药动学参数进行制剂间生物等效性评价时,应该用峰浓度 $C_{max}$ 和血药浓度-时间曲线下面积 AUC 来全面评价,它们是制剂间生物等效性评价最主要的药动学参数。

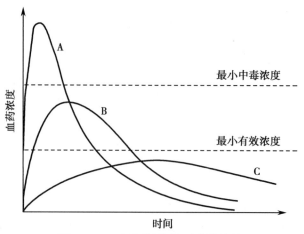

图 15-1　三种制剂的药-时曲线比较

AUC、$C_{max}$ 和 $t_{max}$ 与药物的动力学参数 $K$、$K_a$ 密切相关,$K$、$K_a$ 的变化直接影响 AUC、$C_{max}$ 和 $t_{max}$ 的变化。如果 $K$ 保持不变,$K_a$ 增加,即药物的吸收加快,则 $C_{max}$ 增加,$t_{max}$ 变小,但 AUC 保持不变。如果 $K_a$ 保持不变,$K$ 增加,即药物的消除加快,则 $t_{max}$ 减小,$C_{max}$ 和 AUC 同时减小。

2. 药效动力学研究方法　在无可行的药动学研究方法(如无灵敏的血药浓度检测方法、浓度和效应之间不存在线性相关)进行生物等效性研究时,可以考虑用药效学指标进行生物等效性评价。例如,阿卡波糖是一种治疗糖尿病的 α-糖苷酶抑制剂,其作用靶点在胃肠道,血药浓度与其临床疗效无直接关系。基于阿卡波糖特殊的作用机制,FDA 在阿卡波糖生物等效性评价的指南中,推荐以药效动力学指标进行生物等效性研究。由于阿卡波糖是降血糖药物,所以可以采用血清血糖的变化作为效应指标。效应指标及获取方法如下。

给药之前,应测定给予 75g 蔗糖后的血糖基线值:禁食一夜后,受试者服用蔗糖水(75g 蔗糖溶于 150ml 水中),采血点为服糖水后的 0~4 小时。第 2 天,阿卡波糖与 75g 蔗糖同服,采血点与前一天相同。给予阿卡波糖后血糖的最大降幅可能出现在 1 小时内,因此此时间段内应密集采血。阿卡波糖生物等效性的评价应基于与基线相比血糖的降低值。主要有两个指标:①$\Delta C_{max}^{SG}$,血清葡萄糖浓度降低幅度的最大值(maximum reduction in serum glucose concentration);②$AUEC_{0-4h}$,血清葡萄糖浓度减少量经药-时曲线下 4 小时内的面积,$AUEC_{(0-4h)} = \Delta AUC_{0-4h}^{SG} = AUC_{0-4h}^{SG}$(服阿卡波糖前只服蔗糖水的面积)$- AUC_{0-4h}^{SG}$(蔗糖/阿卡波糖同服的面积)。

等效性标准为:受试制剂和参比制剂 $\Delta C^{SG}$ 和 $AUEC_{0-4h}$ 均值比的 90% 置信区间应落在生物等效性的 80.00%~125.00%。类似药物还有伏格列波糖、米格列醇等。

3. 临床比较试验　当无适宜的药物浓度检测方法,也缺乏明确的药效学指标时,也可以通过以参比制剂为对照的临床比较试验,以适应证患者综合的疗效终点指标来验证两制剂的等效性。药物的临床试验通常所需受试者例数多(≥100 例),药物临床疗效与毒副作用影响因素众多,试验方法不易降低个体差异对结果的影响,同时有试验周期长、成本高等问题,因此,临床比较试验是在其他体外、体内等方法都没有办法充分证明效力时的最后选择。

4. 体外研究　一般不提倡用体外方法来确定生物等效性,但在某些情况下,如根据生物药剂学分类证明属于高溶解度、高渗透性、快速溶出的口服制剂,可以采用体外溶出度比较研究的方法验证生物等效,因为该类药物的溶出、吸收不是药物进入体内的限速步骤。对于难溶但具有高渗透性的药物,如已建立良好的体内外相关关系,也可用体外溶出的研究来替代体内研究。

（二）生物等效性统计分析

1. 生物等效性判断标准　目前,国内外最常用的 BE 评价方法是药动学方法,就是考察药学等效制剂或可替换药品在相同试验条件下,使用相同剂量,其活性成分吸收的程度和速度是否满足预先设定的等效标准。在药动学参数中,表征吸收程度和速度的参数主要是 AUC、$t_{max}$ 和 $C_{max}$。因此,用药动学方法评价制剂间是否具有生物等效性,就是以统计学方法评价试验制剂与参比制剂测得的 AUC 和 $C_{max}$ 等指标是否满足预先设定的等效标准。预先设定的等效标准如何,也就成为影响 BE 评价的关键因素之一。

（1）全球一些国家、组织和机构采用的生物等效性判定标准:对大多药品来说,如果循环系统的药物暴露差别在 20% 以内,将不会对临床治疗效果产生显著影响。因此,FDA 设定了试验制剂和参比制剂的药动学参数（AUC 和 $C_{max}$）"差异应小于 20%"作为等效性判定标准,具体判定方法为:通过双向单侧 $t$ 检验及（$1-2\alpha\%$）置信区间法,得到两种制剂 AUC 或 $C_{max}$ 几何均值比值的 90% 置信区间（confidence interval,CI）,对于非窄治疗窗的药物,此 90% CI 必须落在 80.00% ~ 125.00% 范围内,且此置信区间必须保留两位有效数字,不得四舍五入,如某项生物等效性试验结果为 79.99% ~ 110.20%,则判定为生物不等效。作为非正态分布的 $t_{max}$,则要求用非参数的统计方法证明制剂间差异无统计学意义。

除了 FDA,世界上一些国家、地区的药品监管机构如 EMEA、世界卫生组织（WHO）和日本厚生省都以 80.00% ~ 125.00% 作为 AUC 和 $C_{max}$ 90% CI 的等效性判定标准。在上述机构所制定的指导原则中,对于 AUC 的等效性判定标准比较严格,通常只能缩小范围（如针对某些治疗窗窄的药物,EMEA 建议可以缩小范围至 90.00% ~ 111.11%）。相对而言,$C_{max}$ 的等效性判定标准具有一定的灵活性,比如加拿大药品监管机构（Health Canada）只要求 $C_{max}$ 均值的比值落在 80% ~ 125% 即可。EMEA 和 WHO 则提出,对于某些特殊情况的药物（如高变异药物,即药动学参数的个体内差异在 30% 以上）,可以根据情况适当扩大等效性判定标准的范围,如 EMEA 建议对于个体内变异（$CV_{intra}$）为 35% 的药物,$C_{max}$ 均值可以扩大到 77.23% ~ 129.48%,当 $CV_{intra}$ 为 40% 时,该范围可扩大至 74.62% ~ 134.02%,当 $CV_{intra}$ 为 50% 或以上则可以扩大至 69.84% ~ 143.19%。但申办方必须提供证据证明,在此判定标准下不会引起药物安全性问题,并保证药物的临床疗效没有显著差异。此外,$C_{max}$ 等效性判定标准范围的扩大必须在 BE 试验开始前设定,并提供相应的证据,而不能在试验结束后根据试验结果更改。日本厚生省则建议,如果扩大 $C_{max}$ 的等效性判定标准范围,必须满足以下 3 个条件:①受试者人数不低于 20 人,或在增加受试者人数之后总人数不低于 30 人;②$C_{max}$ 均值的对数差值在 log0.9 ~ log1.1;③对于体外溶出试验,在任何的试验条件下,当参比制剂体外溶出为 30%、50% 和 80% 时,受试制剂和参比制剂溶出度差别都在 10% 以内。

（2）我国生物等效性判定标准:我国 2016 年发布的《以药动学参数为终点评价指标的化学药物仿制药人体生物等效性研究技术指导原则》中,生物等效的接受标准为 $AUC_{0-t}$、$AUC_{0-\infty}$、$C_{max}$（稳态研究提供 $AUC_{0-\tau}$、$C_{max}^{ss}$）几何均值比值的 90% 置信区间数值应不低于 80.00%,且不超过 125.00%。对于窄治疗窗药物,应根据药物的特性适当缩小 90% 置信区间范围。我国 2018 年发布的《高变异药物生物等效性研究技术指导原则》明确:①采用平均生物等效性（average bioequivalence,ABE）方法,等效标准为受试制剂与参比制剂的主要药动学参数（AUC 和 $C_{max}$）几何均值比的 90% 置信区间落在 80.00% ~ 125.00% 范围内;②根据参比制剂的个体内变异,采用参比制剂标度的平均生物等效性（reference-scaled average bioequivalence,RSABE）方法,$(\overline{Y}_T-\overline{Y}_R)^2-\theta s_{WR}^2$ 的单侧 95% 置信区间上限小于等于零,同时制剂间主要药动学参数的几何均值比 GMR 的点估计值在 80.00% ~ 125.00% 范围内,可判定受试制剂与参比制剂的药动学评价指标（AUC 或 $C_{max}$）具有生物等效性。

**2. 生物等效性评价的检验方法**　常用的生物等效性检验方法可分为如下几类：①置信区间法（confidence interval approach）；②等效性检验法（interval hypotheses testing）；③贝叶斯法（Bayesian approach）；④非参数检验法（nonparametric methods）。它们都要通过方差分析得出基本参数，然后进行相应的统计分析。目前常用 Bayesian 法、双向单侧 $t$ 检验法、（$1-2\alpha$）% 置信区间法等，它们分属于上述的几类方法。

主要药动学参数经对数转换后可以通过多因素方差分析（ANOVA）进行显著性检验，然后用双向单侧 $t$ 检验和计算 90% 置信区间的统计分析方法来评价和判断药物间的生物等效性。

（1）方差分析：方差检验是显著性检验，用于评价受试制剂组与参比制剂组的组内和组间差异，即个体间、试验周期间、制剂间的差异，设定的无效假设是两药无差异，检验方式为是与否，在 $P<0.05$ 时认为两者差异有统计学意义，但不一定不等效；$P>0.05$ 时认为两者差异无统计学意义，但 $P>0.05$ 并不能认为两者相等或相近。在生物等效性研究中，采用多因素方差分析（ANOVA）进行统计分析，以判断药物制剂间、个体间、周期间和给药顺序间的差异。在生物等效性试验中，方差分析中通常将把握度（$1-\alpha$）设为 80%，$\alpha=0.2$，显著性水平为 0.05。方差分析可提示误差来源，为双向单侧 $t$ 检验计算提供了误差值。

方差分析应用的条件是：试验设计的随机性、方差齐性、统计模型的可加性、残差的独立性和正态性等。在生物等效性中对应的要求为受试者选择与分组的随机性、受试制剂组与参比制剂组的误差来源和影响因素相等或相当、误差的作用具有可加性且不交互影响、评价指标为正态分布。

由于生物等效性评价的药动学指标中，AUC 与 $C_{\max}$ 为非正态分布，接近对数正态分布，其变异随平均值增大而增大，经对数转换后可成为正态分布或接近正态分布的参数，使其数据趋于对称，变异与平均值无关。此外，生物等效性评价主要比较制剂间各动力学参数平均值的比值，而不是比较差值，平均值的比值经对数转换后可成为平均值的差值。其中：

$$AUC = FD/KV$$

式中，$K$ 与 $V$ 是受试者个体生物因素对测定值 AUC 的影响，其影响不具有可加性条件，经对数转换后，上式则成为如下的线性公式：

$$\ln AUC = \ln F + \ln D - \ln K - \ln V \qquad\qquad 式（15-13）$$

$$C_{\max} = \frac{FD}{V}e^{-kt_{\max}} \qquad\qquad 式（15-14）$$

经对数转换后，成为如下的线性公式：

$$\ln C_{\max} = \ln F + \ln D - \ln V - kt_{\max} \qquad\qquad 式（15-15）$$

（2）双向单侧 t 检验法（two one side t-test）：等效性检验与差异显著性检验则是本质完全不同的两种检验，等效性检验的无效假设是两药不等效（供试药在参比药正负一定范围之外），只在 $P<0.05$ 时说明供试药没有超过参比药的高限和低限，才认为两药等效，因此等效性检验离不开等效标准。差异显著性检验即方差检验，与等效标准无关。根据统计学原理，应确认"供试药数值应大于参比药的80.00%，且经单侧 $t$ 检验有统计学意义（$P<0.05$）；同时，供试药数值又应小于参比药的125.00%，也要经单侧 $t$ 检验有统计学意义（$P<0.05$），即在两个方向上的单侧 $t$ 检验均能以 95% 的置信度确认没有超出范围"才能确定生物等效，故称为"双向单侧 $t$ 检验"。双向单侧 $t$ 检验的原假设也是为了比较和推断试验品与参考品两个总体均数的差别，但却把一定范围之外的不等效作为出发点。

方差分析和双向单侧 $t$ 检验既相互独立又相互关联，如前所述，因为两者为两种不同的检验，其检验假设和得出的结论均不一样，但两者其实又相互关联。如通过方差分析可以判断两个周期间是否存在残留效应，从而为进行双向单侧 $t$ 检验提供前提条件。此外，在生物等效性试验中，方差分析也可用于提示误差来源。

双向单侧 $t$ 检验法的假设为：

无效假设 $H_0$：

$$\overline{X}_T - \overline{X}_R \leqslant \ln r_1 \qquad \overline{X}_T - \overline{X}_R \geqslant \ln r_2 \qquad 式(15\text{-}16)$$

备选假设 $H_1$：

$$\overline{X}_T - \overline{X}_R \geqslant \ln r_1 \qquad \overline{X}_T - \overline{X}_R \leqslant \ln r_2 \qquad 式(15\text{-}17)$$

检验统计量为：

$$t_1 = \frac{(\overline{X}_T - \overline{X}_R) - \ln r_1}{s/\sqrt{n/2}} \qquad 式(15\text{-}18)$$

$$t_2 = \frac{\ln r_2 - (\overline{X}_T - \overline{X}_R)}{s/\sqrt{n/2}} \qquad 式(15\text{-}19)$$

式中，$\overline{X}_T$、$\overline{X}_R$ 分别为供试制剂与参比制剂的 AUC 或 $C_{max}$ 的对数均值（原始数据经对数转换）；$r_1$ 与 $r_2$ 分别为管理部门定出的生物等效的低侧界限与高侧界限，如检验的参数为经对数转换的 AUC、$C_{max}$，$r_1$ 与 $r_2$ 分别为 0.800 0 与 1.250 0；$s$ 为来自方差分析的样本误差均方的平方根；$n$ 为样本数。按假设检验理论，$t_1$ 与 $t_2$ 均服从自由度 $v = n-2$ 的 $t$ 分布，临界值 $t_{1-\alpha}(v)$ 可由 $t$ 单侧分位数表得到，当 $t_1 \geqslant t_{1-\alpha}(v)$ 与 $t_2 \geqslant t_{1-\alpha}(v)$ 同时成立，则拒绝 $H_0$，接受 $H_1$，认为制剂间生物等效。

双向单侧 $t$ 检验及 $(1-2\alpha)\%$ 置信区间法是目前生物等效检验的唯一标准，其他方法虽可使用，但均以双向单侧 $t$ 检验法结果为准。$(1-2\alpha)\%$ 置信区间是双向单侧 $t$ 检验的另一种表达方式。若受试制剂在高、低两个方向均能以 90% 置信区间确认没有超出规定范围，则可认为受试制剂与参比制剂生物等效。

（3）90% 置信区间分析：按式（15-20）计算供受试剂与参比制剂的药动学参数比值的 90% 置信区间对数值。

$$\overline{X}_T - \overline{X}_R \pm t_{0.1(v)} \times s\sqrt{2/n} \qquad 式(15\text{-}20)$$

式（15-20）中，$t_{0.1(v)}$ 由 $t$ 值表查得，计算值经反对数即为受试制剂与参比制剂的动力学参数比值 90% 可能存在的范围。

**（三）生物等效性研究实例**

欲对某药物制剂（T）进行生物等效性评价，选择的参比制剂为 R。经筛选，选取 24 名健康受试者并随机分为 A、B 两组。A、B 两组分别空腹服用 250mg 受试制剂 T 与参比制剂 R，于设定时间点取静脉血约 5ml，离心分取血浆，置 -80℃ 冰箱保存备测；经一周的清洗期后，A、B 两组交叉服药（即 A、B 两组分别服用 250mg R 与 T），在相同时间点取血样。血样采集时间点为：服药前取空白血，服药后 0.17 小时、0.5 小时、1.0 小时、1.5 小时、2.0 小时、2.5 小时、3.0 小时、4.0 小时、6.0 小时、9.0 小时、12.0 小时、15.0 小时。血浆样品用 HPLC 法测定浓度，梯形法计算 $AUC_{0-\infty}$，$C_{max}$ 与 $t_{max}$ 为实例试验数据。以 $AUC_{0-\infty}$ 为指标的数据处理结果见表 15-6、表 15-7。

表 15-6　$AUC_{0-\infty}$ 测定结果与数据处理

| 受试者 | 周期 | 试验制剂 T | | 参比制剂 R | | F/% |
| --- | --- | --- | --- | --- | --- | --- |
| | | $AUC_T$ | $\ln AUC_T$ ($X_T$) | $AUC_R$ | $\ln AUC_R$ ($X_R$) | |
| 1 | T/R | 11.747 | 2.46 | 10.969 | 2.40 | 107.093 |
| 2 | T/R | 12.566 | 2.53 | 11.595 | 2.45 | 108.368 |
| 3 | T/R | 16.136 | 2.78 | 14.391 | 2.67 | 112.126 |
| 4 | T/R | 13.156 | 2.58 | 12.631 | 2.54 | 104.156 |
| 5 | T/R | 13.156 | 2.58 | 13.058 | 2.57 | 100.751 |
| 6 | T/R | 12.984 | 2.56 | 14.467 | 2.67 | 89.748 |
| 7 | T/R | 13.422 | 2.60 | 11.101 | 2.41 | 120.909 |

续表

| 受试者 | 周期 | 试验制剂 T | | 参比制剂 R | | F/% |
|---|---|---|---|---|---|---|
| | | $AUC_T$ | $lnAUC_T$ ($X_T$) | $AUC_R$ | $lnAUC_R$ ($X_R$) | |
| 8 | T/R | 13.675 | 2.62 | 16.335 | 2.79 | 83.715 |
| 9 | T/R | 13.873 | 2.63 | 13.760 | 2.62 | 100.820 |
| 10 | T/R | 11.723 | 2.46 | 12.206 | 2.50 | 96.040 |
| 11 | T/R | 20.135 | 3.00 | 18.393 | 2.91 | 109.475 |
| 12 | T/R | 15.108 | 2.72 | 13.584 | 2.61 | 111.215 |
| 13 | R/T | 10.865 | 2.39 | 10.106 | 2.31 | 107.510 |
| 14 | R/T | 11.812 | 2.47 | 11.907 | 2.48 | 99.203 |
| 15 | R/T | 10.210 | 2.32 | 10.645 | 2.37 | 95.914 |
| 16 | R/T | 17.080 | 2.84 | 20.364 | 3.01 | 83.876 |
| 17 | R/R | 11.406 | 2.43 | 10.092 | 2.31 | 113.022 |
| 18 | R/T | 12.478 | 2.52 | 13.303 | 2.59 | 93.801 |
| 19 | R/T | 12.463 | 2.52 | 10.143 | 2.32 | 122.883 |
| 20 | R/T | 12.465 | 2.52 | 14.183 | 2.65 | 87.885 |
| 21 | R/T | 11.791 | 2.47 | 13.021 | 2.57 | 90.553 |
| 22 | R/T | 11.504 | 2.44 | 11.318 | 2.43 | 101.644 |
| 23 | R/T | 24.527 | 3.20 | 26.165 | 3.26 | 93.741 |
| 24 | R/T | 17.800 | 2.88 | 21.505 | 3.07 | 82.771 |
| 均值 | | 13.837 | 2.61 | 13.968 | 2.60 | 100.717 |
| 总和 | | | 62.52 | | 62.50 | |

表 15-7　$lnAUC_{0-\infty}$ 方差分析数据处理

| 受试者 | $X_T^2$ | $X_R^2$ | $(X_T + X_R)^2$ | 周期 1 ($P_1$) | 周期 2 ($P_2$) |
|---|---|---|---|---|---|
| 1 | 6.069 3 | 5.736 4 | 23.606 7 | 2.46 | 2.40 |
| 2 | 6.405 9 | 6.005 3 | 24.816 0 | 2.53 | 2.45 |
| 3 | 7.734 3 | 7.110 8 | 29.677 0 | 2.78 | 2.67 |
| 4 | 6.640 3 | 6.432 1 | 26.143 1 | 2.58 | 2.54 |
| 5 | 6.640 3 | 6.601 8 | 26.484 2 | 2.58 | 2.57 |
| 6 | 6.572 6 | 7.138 9 | 27.411 4 | 2.56 | 2.67 |
| 7 | 6.743 9 | 5.793 8 | 25.039 3 | 2.60 | 2.41 |
| 8 | 6.841 2 | 7.802 6 | 29.256 0 | 2.62 | 2.79 |
| 9 | 6.916 6 | 6.873 7 | 27.580 5 | 2.63 | 2.62 |
| 10 | 6.059 2 | 6.259 6 | 24.636 1 | 2.46 | 2.50 |
| 11 | 9.014 8 | 8.479 6 | 34.980 5 | 3.00 | 2.91 |

| 受试者 | $X_T^2$ | $X_R^2$ | $(X_T+X_R)^2$ | 周期1（$P_1$） | 周期2（$P_2$） |
|---|---|---|---|---|---|
| 12 | 7.372 4 | 6.806 3 | 28.346 2 | 2.72 | 2.61 |
| 13 | 5.690 8 | 5.350 6 | 22.077 6 | 2.31 | 2.39 |
| 14 | 6.096 5 | 6.136 2 | 24.465 3 | 2.48 | 2.47 |
| 15 | 5.398 0 | 5.593 7 | 21.981 6 | 2.37 | 2.32 |
| 16 | 8.053 7 | 9.082 8 | 34.242 1 | 3.01 | 2.84 |
| 17 | 5.925 0 | 5.344 2 | 22.523 4 | 2.31 | 2.43 |
| 18 | 6.370 4 | 6.697 7 | 26.132 1 | 2.59 | 2.52 |
| 19 | 6.364 3 | 5.367 5 | 23.421 2 | 2.32 | 2.52 |
| 20 | 6.365 1 | 7.033 3 | 26.780 3 | 2.65 | 2.52 |
| 21 | 6.087 7 | 6.587 2 | 25.340 1 | 2.57 | 2.47 |
| 22 | 5.966 8 | 5.887 4 | 23.708 0 | 2.43 | 2.44 |
| 23 | 10.238 6 | 10.656 5 | 41.785 8 | 3.26 | 3.20 |
| 24 | 8.289 8 | 9.414 4 | 35.372 6 | 3.07 | 2.88 |
| 总和 | 163.857 8 | 164.192 2 | 655.807 2 | 62.88 | 62.14 |

注：表中数据为 lnAUC 未取舍小数点后得到的数据。

将所得的 AUC 进行对数转换，得 $X_T$ 和 $X_R$，按下列公式进行方差分析（分析结果见表15-8）。

校正因子：$C=\dfrac{(\sum X_T+\sum X_R)^2}{48}=\dfrac{(62.52+62.50)^2}{48}=325.625\,0$

总离差平方和：

$$SS_\text{总}=\sum X_T^2+\sum X_R^2-C=163.857\,8+164.192\,2-325.625\,0=2.425\,0$$

个体间离差平方和：

$$SS_\text{个体间}=\dfrac{\sum(X_T+X_R)^2}{2}-C=\dfrac{655.807\,2}{2}-325.625\,0=2.278\,6$$

周期间离差平方和：

$$SS_\text{周期间}=\dfrac{(\sum P_1)^2+(\sum P_2)^2}{24}-C=\dfrac{62.88^2+62.14^2}{24}-325.625\,0=0.011\,4$$

制剂间离差平方和：

$$SS_\text{制剂间}=\dfrac{(\sum X_T)^2+(\sum X_R)^2}{24}-C=\dfrac{62.52^2+62.50^2}{24}-325.625\,0=0$$

误差离差平方和：

$$SS_\text{误差}=SS_\text{总}-SS_\text{个体间}-SS_\text{周期间}-SS_\text{制剂间}=2.425\,0-2.278\,6-0.011\,4-0=0.135$$

各因素的自由度：$df_\text{总}=48-1=47$，$df_\text{个体间}=24-1=23$，$df_\text{周期间}=2-1=1$，$df_\text{制剂间}=2-1=1$，$df_\text{误差}=47-23-1-1=22$，均方 $MS=SS/df$，各因素的均方见表15-8。

统计量：个体间 $F=\dfrac{MS_\text{个体间}}{MS_\text{误差}}=16.245\,9$

周期间 $F=\dfrac{MS_\text{周期间}}{MS_\text{误差}}=1.868\,9$

$$制剂间 \ F = \frac{MS_{制剂间}}{MS_{误差}} = 0$$

依据 $F$ 值的相应自由度,查方差分析用 $F$ 值表,得 $F_{0.05(23,22)} = 2.07$,$F_{0.05(1,22)} = 4.30$。当 $F$ 值大于 $F_{0.05}$ 者为有统计学意义,所以本例中试验制剂与参比制剂间无统计学意义,试验周期间亦无统计学意义。

表 15-8  $AUC_{0-\infty}$ 方差分析结果

| 方差分析 | df | SS | MS | F | $\alpha = 0.05$ |
|---|---|---|---|---|---|
| 个体间 | 23 | 2.278 6 | 0.099 1 | 16.245 9 | $F_{0.05(23,22)} = 2.07$ |
| 周期间 | 1 | 0.011 4 | 0.011 4 | 1.868 9 | $F_{0.05(1,22)} = 4.30$ |
| 制剂间 | 1 | 0.000 0 | 0.000 0 | 0.000 0 | $F_{0.05(1,22)} = 4.30$ |
| 误差 | 22 | 0.135 | 0.006 1 | | |
| 总变异 | 47 | 2.417 5 | | | |

在方差分析的基础上进行双向单侧 $t$ 检验。

由表 15-6,均值为:$\overline{X}_T = 2.61$,$\overline{X}_R = 2.60$,$\overline{X}_T - \overline{X}_R = 0.01$

样本误差均方的平方根 $S = \sqrt{MS_{误}} = \sqrt{0.006\ 1} = 0.078\ 1$

检验统计量为:

$$t_1 = \frac{(\overline{X}_T - \overline{X}_R) - \ln r_1}{S \cdot \sqrt{2/n}} = \frac{0.01 - \ln 0.8}{0.078\ 1 \sqrt{2/24}} = 10.341\ 0$$

$$t_2 = \frac{\ln r_2 - (\overline{X}_T - \overline{X}_R)}{S \cdot \sqrt{2/n}} = \frac{\ln 1.25 - 0.01}{0.078\ 1 \sqrt{2/24}} = 9.452\ 0,当 \alpha = 0.05,\nu = 22,$$

查 $t$ 单侧分位数表得:$t_{1-0.05(22)} = 1.717$

即:$t_1 > t_{1-0.05(22)}$,$t_2 > t_{1-0.05(22)}$

所以试验制剂与参比制剂生物等效。

进行 90% 置信区间分析,按公式 $(\overline{X}_T - \overline{X}_R) \pm T_{0.1(\nu)} \cdot S \cdot \sqrt{2/n}$

查 $t$ 值表 $t_{0.1(22)} = 1.717$,则

上限:$0.01 + 1.717 \times 0.078\ 1 \times \sqrt{2/24} = 0.048\ 7$,其反对数为 1.049 9。

下限:$0.01 - 1.717 \times 0.078\ 1 \times \sqrt{2/24} = -0.028\ 7$,其反对数为 0.971 7。

即试验制剂 $AUC_{0-\infty}$ 与参比制剂 $AUC_{0-\infty}$ 比值的 90% 置信区间为 97.17% ~ 104.99%,在 80.00% ~ 125.00% 的范围之内。

结果表明,以 $AUC_{0-\infty}$ 为评价指标,试验制剂与参比制剂生物等效。

对 $C_{max}$ 进行同样的统计分析,其数据与处理结果见表 15-9 和表 15-10。

表 15-9  $C_{max}$(μg/ml)测定结果与数据处理

| 受试者 | 给药周期 | 试验制剂 T | | 参比制剂 R | |
|---|---|---|---|---|---|
| | | $C_{maxT}$ | $\ln C_{maxT}$($X_T$) | $C_{maxR}$ | $\ln C_{maxR}$($X_R$) |
| 1 | T/R | 2.37 | 0.86 | 2.94 | 1.08 |
| 2 | T/R | 3.39 | 1.22 | 3.30 | 1.19 |
| 3 | T/R | 3.31 | 1.20 | 3.13 | 1.14 |
| 4 | T/R | 2.89 | 1.06 | 3.79 | 1.33 |

| 受试者 | 给药周期 | 试验制剂 T | | 参比制剂 R | |
|---|---|---|---|---|---|
| | | $C_{maxT}$ | $\ln C_{maxT}$（$X_T$） | $C_{maxR}$ | $\ln C_{maxR}$（$X_R$） |
| 5 | T/R | 3.66 | 1.30 | 3.05 | 1.12 |
| 6 | T/R | 3.12 | 1.14 | 4.35 | 1.47 |
| 7 | T/R | 2.59 | 0.95 | 2.49 | 0.91 |
| 8 | T/R | 2.74 | 1.01 | 3.08 | 1.12 |
| 9 | T/R | 3.06 | 1.12 | 3.72 | 1.31 |
| 10 | T/R | 3.06 | 1.12 | 3.51 | 1.26 |
| 11 | T/R | 4.53 | 1.51 | 2.92 | 1.07 |
| 12 | T/R | 3.47 | 1.24 | 3.36 | 1.21 |
| 13 | R/T | 2.91 | 1.07 | 2.31 | 0.84 |
| 14 | R/T | 3.16 | 1.15 | 2.44 | 0.89 |
| 15 | R/T | 2.66 | 0.98 | 2.74 | 1.01 |
| 16 | R/T | 3.10 | 1.13 | 4.32 | 1.46 |
| 17 | R/T | 3.02 | 1.11 | 2.96 | 1.09 |
| 18 | R/T | 3.38 | 1.22 | 3.03 | 1.11 |
| 19 | R/T | 3.78 | 1.33 | 2.74 | 1.01 |
| 20 | R/T | 3.11 | 1.13 | 4.10 | 1.41 |
| 21 | R/T | 3.44 | 1.24 | 2.98 | 1.09 |
| 22 | R/T | 3.16 | 1.15 | 3.95 | 1.37 |
| 23 | R/T | 4.96 | 1.60 | 4.18 | 1.43 |
| 24 | R/T | 3.12 | 1.14 | 3.94 | 1.37 |
| 均值 | | 3.25 | 1.17 | 3.31 | 1.18 |
| 总和 | | | 27.97 | | 28.30 |

表 15-10　$\ln C_{max}$ 方差分析数据处理

| 受试者 | $X_T^2$ | $X_R^2$ | （$X_T + X_R$）² | 周期 1（$P_1$） | 周期 2（$P_2$） |
|---|---|---|---|---|---|
| 1 | 0.74 | 1.16 | 3.77 | 0.86 | 1.08 |
| 2 | 1.49 | 1.43 | 5.83 | 1.22 | 1.19 |
| 3 | 1.43 | 1.30 | 5.47 | 1.20 | 1.14 |
| 4 | 1.13 | 1.78 | 5.73 | 1.06 | 1.33 |
| 5 | 1.68 | 1.24 | 5.82 | 1.30 | 1.12 |
| 6 | 1.29 | 2.16 | 6.80 | 1.14 | 1.47 |
| 7 | 0.91 | 0.83 | 3.47 | 0.95 | 0.91 |
| 8 | 1.02 | 1.27 | 4.55 | 1.01 | 1.12 |

续表

| 受试者 | $X_T^2$ | $X_R^2$ | $(X_T + X_R)^2$ | 周期1（$P_1$） | 周期2（$P_2$） |
|---|---|---|---|---|---|
| 9 | 1.25 | 1.73 | 5.92 | 1.12 | 1.31 |
| 10 | 1.25 | 1.58 | 5.64 | 1.12 | 1.26 |
| 11 | 2.28 | 1.15 | 6.67 | 1.51 | 1.07 |
| 12 | 1.55 | 1.47 | 6.03 | 1.24 | 1.21 |
| 13 | 1.14 | 0.70 | 3.63 | 0.84 | 1.07 |
| 14 | 1.32 | 0.80 | 4.17 | 0.89 | 1.15 |
| 15 | 0.96 | 1.02 | 3.95 | 1.01 | 0.98 |
| 16 | 1.28 | 2.14 | 6.73 | 1.46 | 1.13 |
| 17 | 1.22 | 1.18 | 4.80 | 1.09 | 1.11 |
| 18 | 1.48 | 1.23 | 5.41 | 1.11 | 1.22 |
| 19 | 1.77 | 1.02 | 5.46 | 1.01 | 1.33 |
| 20 | 1.29 | 1.99 | 6.48 | 1.41 | 1.13 |
| 21 | 1.53 | 1.19 | 5.42 | 1.09 | 1.24 |
| 22 | 1.32 | 1.89 | 6.37 | 1.37 | 1.15 |
| 23 | 2.56 | 2.05 | 9.19 | 1.43 | 1.60 |
| 24 | 1.29 | 1.88 | 3.77 | 1.37 | 1.14 |
| 总和 | 33.20 | 34.16 | 133.60 | 27.81 | 28.46 |

将所得的 $C_{max}$ 进行对数转换，得 $X_T$ 和 $X_R$，按下列公式进行方差分析。

校正因子：$C = \dfrac{(\sum X_T + \sum X_R)^2}{48} = \dfrac{(29.97 + 28.30)^2}{48} = 65.96$

总离差平方和：

$$SS_{总} = \sum X_T^2 + \sum X_R^2 - C = 33.20 + 34.16 - 65.9676 = 1.3899$$

个体间离差平方和：

$$SS_{个体间} = \dfrac{\sum(X_T + X_R)^2}{2} - C = \dfrac{133.60}{2} - 65.9676 = 0.8343$$

周期间离差平方和：

$$SS_{周期间} = \dfrac{(\sum P_1)^2 + (\sum P_2)^2}{24} - C = \dfrac{27.81^2 + 28.46^2}{24} - 65.9676 = 0.0089$$

制剂间离差平方和：

$$SS_{制剂间} = \dfrac{(\sum X_T)^2 + (\sum X_R)^2}{24} - C = \dfrac{27.97^2 + 28.30^2}{24} - 65.9676 = 0.0023$$

误差离差平方和：

$$SS_{误差} = SS_{总体} - SS_{个体间} - SS_{周期间} - SS_{制剂间} = 1.3899 - 0.8343 - 0.0089 - 0.0023 = 0.5444$$

各因素的自由度：$df_{总} = 48 - 1 = 47$，$df_{个体间} = 24 - 1 = 23$，$df_{周期间} = 2 - 1 = 1$，

$df_{制剂间} = 2 - 1 = 1$，$df_{误差} = 47 - 23 - 1 - 1 = 22$，

均方 $MS = SS/df$，各因素的均方见表 15-11。

表 15-11　$C_{max}$方差分析结果

| 方差分析 | df | SS | MS | F | $\alpha = 0.05$ |
|---|---|---|---|---|---|
| 个体间 | 23 | 0.834 3 | 0.036 3 | 1.466 0 | $F_{0.05(23,22)} = 2.07$ |
| 周期间 | 1 | 0.008 9 | 0.008 9 | 0.359 6 | $F_{0.05(1,22)} = 4.30$ |
| 制剂间 | 1 | 0.002 3 | 0.002 3 | 0.092 6 | $F_{0.05(1,22)} = 4.30$ |
| 误差 | 22 | 0.544 4 | 0.024 7 | | |
| 总变异 | 47 | 1.389 9 | | | |

统计量：个体间 $F = \dfrac{MS_{个体间}}{MS_{误差}} = 1.466\ 0$

周期间 $F = \dfrac{MS_{周期间}}{MS_{误差}} = 0.359\ 6$

制剂间 $F = \dfrac{MS_{制剂间}}{MS_{误差}} = 0.092\ 6$

依据 F 值的相应自由度，查方差分析用 F 值表，得 $F_{0.05(23,22)} = 2.07$，$F_{0.05(1,22)} = 4.30$。当 F 值大于 $F_{0.05}$ 者为无统计学意义，所以本例中试验制剂与参比制剂间无统计学意义，试验周期间亦无统计学意义。

在方差分析的基础上进行双向单侧 t 检验。

由表 15-7，均值为：$\overline{X}_T = 1.17$，$\overline{X}_R = 1.18$，$\overline{X}_T - \overline{X}_R = -0.01$

样本误差均方的平方根 $S = \sqrt{MS_{误}} = \sqrt{0.024\ 7} = 0.157$

检验统计量为：$t_1 = \dfrac{(\overline{X}_T - \overline{X}_R) - \ln r_1}{s \cdot \sqrt{2/n}} = \dfrac{0.01 - \ln 0.7}{0.157 \cdot \sqrt{2/24}} = 7.550$

$t_2 = \dfrac{\ln r_2 - (\overline{X}_T - \overline{X}_R)}{s \cdot \sqrt{2/n}} = \dfrac{\ln 1.43 - 0.01}{0.157 \sqrt{2/24}} = 8.181$

当 $\alpha = 0.05$、$\nu = 22$ 时，查 t 单侧分位数表得：$t_{1-0.05(22)} = 1.717$。

即：$t_1 > t_{1-0.05(22)}$，$t_2 > t_{1-0.05(22)}$

进行 90% 置信区间分析，按公式 $(\overline{X}_T - \overline{X}_R) \pm T_{0.1(\nu)} S \sqrt{\dfrac{2}{n}}$，查 t 值表 $t_{0.1(22)} = 1.717$，则：

上限：$-0.01 + 1.717 \times 0.157 \times \sqrt{2/24} = 0.064\ 1$，其反对数为 1.066 2，

下限：$-0.01 - 1.717 \times 0.157 \times \sqrt{2/24} = -0.091\ 8$，其反对数为 0.912 3，

即试验制剂与参比制剂 $C_{max}$ 比值的 90% 置信区间为 91.23% ~ 106.62%，在 80.00% ~ 125.00% 的范围之内。

结果表明，以 $C_{max}$ 为评价指标，试验制剂与参比制剂生物等效。

根据 $t_{max}$ 的分布特点，采用非参数检验法的秩和检验进行统计分析，数据与结果见表 15-12 和表 15-13。

表 15-12 $t_{max}$ 数据与秩和检验计算数据

| 受试者 | 给药周期 | I周期 $t_{max}$ | II周期 $t_{max}$ | 差值 $d1$ | 秩次 $R1$ | 差值 $d2$ | 秩次 $R2$ | 和 $S1$ | 秩次 $R'1$ | 和 $S2$ | 秩次 $R'2$ |
|---|---|---|---|---|---|---|---|---|---|---|---|
| 1 | T/R | 1.5 | 1.0 | 0.5 | 16 | | | 2.5 | 16.5 | | |
| 2 | T/R | 0.5 | 1.0 | -0.5 | 5 | | | 1.5 | 6 | | |
| 3 | T/R | 1.0 | 1.5 | -0.5 | 5 | | | 2.5 | 16.5 | | |
| 4 | T/R | 2.0 | 1.0 | 1.0 | 23.5 | | | 3.0 | 22.5 | | |
| 5 | T/R | 1.0 | 0.5 | 0.5 | 16 | | | 1.5 | 6 | | |
| 6 | T/R | 1.0 | 1.5 | 0.5 | 16 | | | 2.5 | 16.5 | | |
| 7 | T/R | 2.0 | 1.0 | 1.0 | 23.5 | | | 3.0 | 22.5 | | |
| 8 | T/R | 1.5 | 1.0 | 0.5 | 16 | | | 2.5 | 16.5 | | |
| 9 | T/R | 1.0 | 0.5 | 0.5 | 16 | | | 1.5 | 6 | | |
| 10 | T/R | 1.5 | 1.0 | 0.5 | 16 | | | 2.5 | 16.5 | | |
| 11 | T/R | 0.5 | 1.0 | -0.5 | 5 | | | 1.5 | 6 | | |
| 12 | T/R | 1.0 | 1.5 | -0.5 | 5 | | | 2.5 | 16.5 | | |
| 13 | R/T | 1.5 | 1.0 | | | 0.5 | 16 | | | 2.5 | 16.5 |
| 14 | R/T | 2.0 | 1.5 | | | 0.5 | 16 | | | 3.5 | 24 |
| 15 | R/T | 0.5 | 1.0 | | | -0.5 | 5 | | | 1.5 | 6 |
| 16 | R/T | 1.5 | 1.0 | | | 0.5 | 16 | | | 2.5 | 16.5 |
| 17 | R/T | 0.5 | 1.0 | | | -0.5 | 5 | | | 1.5 | 6 |
| 18 | R/T | 1.0 | 0.5 | | | 0.5 | 16 | | | 1.5 | 6 |
| 19 | R/T | 0.5 | 1.0 | | | -0.5 | 5 | | | 1.5 | 6 |
| 20 | R/T | 1.5 | 1.0 | | | 0.5 | 16 | | | 2.5 | 16.5 |
| 21 | R/T | 0.5 | 1.0 | | | -0.5 | 5 | | | 1.5 | 6 |
| 22 | R/T | 1.0 | 0.5 | | | 0.5 | 16 | | | 1.5 | 6 |
| 23 | R/T | 1.0 | 0.5 | | | 0.5 | 16 | | | 1.5 | 6 |
| 24 | R/T | 1.5 | 1.0 | | | 0.5 | 16 | | | 2.5 | 16.5 |
| 总和 | | | | | 152 | | 148 | | 168 | | 132 |

表 15-13 $t_{max}$ 秩和检验结果

| | $T1$ | $T2$ | $T'1$ | $T'2$ | $n1\ (=n2)$ | $T0.05$ |
|---|---|---|---|---|---|---|
| 制剂间 | 152 | 148 | | | 12 | 121 ~ 179 |
| 周期间 | | | 168 | 132 | 12 | |

由表 15-13 可知,制剂间差别检验秩和 $T1$ 与 $T2$,周期间差别检验秩和 $T'1$ 与 $T'2$ 均在 $T$ 值临界范围之内,表明本例试验制剂与参比制剂间的 $t_{max}$ 无统计学意义,试验周期间亦无统计学意义。

由上述 3 个用于生物等效性评价的主要药动学参数的统计分析结果可知,受试制剂与参比制剂具生物等效性,受试制剂与参比制剂为生物等效制剂。

## 第三节　改良型新药调释制剂临床药动学研究

### 一、概述

改良型新药是在已知活性成分(active pharmaceutical ingredient,API)的基础上,对其结构、剂型、处方工艺、给药途径、适应证等进行优化;同时被改良药物的结合靶点、作用机制、药效学数据、人体药动学数据、有效性证据和安全性特征均较为明确;具有明显临床优势的药物。

调释制剂是活性成分的释放速率、释放时间或释放部位与普通剂型不同的制剂。主要包括用于口服、肌内注射、皮下给药的调释制剂(缓释制剂、控释制剂及迟释制剂)和透皮贴剂。①缓释制剂指在规定释放的介质中,按要求缓慢地非恒速释放药物,其与相应的普通制剂比较,给药频率比普通制剂减少一半或有所减少,且能显著增加患者顺应性的制剂。②控释制剂指在规定的释放介质中,按要求缓慢地恒速释放药物,且与相应的普通制剂比较,给药频率比普通制剂减少一半或有所减少,血药浓度比缓释制剂更加平稳,且能显著增加患者顺应性的制剂。③迟释制剂指在给药后不立即释放药物的制剂,包括肠溶制剂、结肠定位制剂和脉冲制剂等。缓释、控释、迟释制剂的释药原理主要有控制溶出、扩散、溶蚀或扩散与溶出相结合,或者渗透压或离子交换机制。口服缓释、控释制剂与普通制剂比较,因其具有血药浓度波动小、有效血药浓度维持时间长、可减少每日用药次数等优点,可以提高药物疗效、减少毒副作用、增加患者用药的顺应性。

改良型新药调释制剂是在已有普通制剂或调释制剂的基础上,基于明确的临床需求(如改善安全性、有效性和/或患者依从性等),结合释放部位的生理条件以及药物理化性质、生物药剂学特性、药效学和药动学等方面综合考虑,对制剂处方工艺进行优化,从而使其具有明显的临床优势。改良型新药调释制剂的评价通常基于整体证据,包括药动学、暴露-效应关系及临床研究结果。改良型新药调释制剂的药动学研究,一方面可阐明调释制剂的体内释放特性和药动学特征,另一方面可为后期的开发策略、临床试验的设计和开展提供支持,在调释制剂的开发和评价中均发挥重要作用。

### 二、缓、控释制剂的药动学基础

#### (一)缓、控释制剂研发的一般考虑

口服缓释、控释制剂虽有其显著的优点,但并非所有的药物都适合制成缓释、控释制剂。对于溶解度差、剂量很大(如>0.5g)、半衰期很短(如<1小时)或很长(如>24小时)、吸收差、体内吸收部位受限的药物,制成口服缓释、控释制剂应特别慎重,必须充分考虑到制成缓释、控释制剂后对溶出、吸收、蓄积效应等的改变或影响。例如,对于溶解度很差的药物考虑制成缓、控释制剂,应采用适当方式改善其溶解度。体内在特定部位(如小肠上端)吸收的药物制成缓、控释制剂,应采用适当方式延长制剂在该部位的滞留及释放药物的时间,以保证药物吸收完全。而从治疗学角度考虑,毒性极大、治疗窗很窄、血药浓度与药效没有相关性的药物不宜制成缓释、控释制剂。例如对于某些浓度依赖型抗菌药物,其抗菌效果依赖于峰浓度,原则上不适宜制成缓释、控释制剂。

但事实上,在实际的缓释、控释制剂开发研究中,对药物的要求有了一些突破。如普萘洛尔、维拉帕米等首过效应强的药物可做成缓释、控释制剂;硝酸甘油半衰期很短,也可制成每片2.6mg的控释片;而卡马西平($t_{1/2}$=36h)、地西泮($t_{1/2}$=32h)、非洛地平($t_{1/2}$=22h)等半衰期长的药物也制成了缓释、控释制剂;环丙沙星、庆大霉素等抗菌药物以及可待因、吗啡等成瘾性药物也有制成缓释、控释制剂。

另一方面,药物制剂口服后处于不断运动的消化道中,在消化道不同的部位具有不同的pH和其他环境条件下,药物在消化道不同部位有不同的吸收与不同的稳定性。因此,口服缓释、控释制剂的

设计特别应充分考虑上述因素的影响。

药物口服后在胃内滞留 2～3 小时,然后到达吸收的主要部位小肠。小肠的长度为 300～400cm,通过的时间为 4～6 小时,因此缓、控释制剂应在给药后 9～12 小时内被吸收。如果超过这段时间,药物到达大肠就很难被吸收。假设缓释、控释制剂在 9～12 小时内应吸收 80%～95%,则它最大的吸收半衰期是 3～4 小时,即最小吸收速率常数是 0.17～0.25/h。

缓释制剂中药物被吸收的限速步骤应是药物的释放,而不是药物的透膜过程。因此与释药速率($k_r$)相比,药物的吸收速率($k_a$)应该快得多,即:

$$k_r \ll k_a$$

对于一些吸收很快的药物 $k_a \gg 0.25/h$,如果缓释制剂的一级释放速率常数<0.17/h,则在很多患者中的生物利用度将很差。对于吸收慢的药物,则难于制备生物利用度高的缓释、控释制剂。

缓释、控释制剂经过胃肠道时,需经受胃肠道内不同 pH 的影响,胃内 pH 约为 1,而远端小肠 pH 大于 7。弱酸或弱碱性药物制成缓释、控释制剂时,应考虑在胃肠道不同部位释放与吸收的差异。

有很多因素可引起药物生物利用度降低,如分配系数小、酸水解、代谢和部位特殊吸收等,这些问题可以通过适宜的剂型设计与处方筛选而减少影响。

### (二)缓、控释制剂的体内动力学过程

缓释制剂口服后的体内过程可以表示为:

$$X_S \xrightarrow[\text{释放}]{k_r^1} X_{gi} \xrightarrow[\text{吸收}]{k_a} X \xrightarrow[\text{消除}]{k}$$

$X_S$ 为缓释、控释制剂中的药物量;$k_r^1$ 为一级释放速率常数;$X_{gi}$ 为胃肠道可吸收的药物量;$X$ 为体内药物量。因为缓释制剂的 $k_r^1 \ll k_a$,则符合一室模型药物的血药浓度与时间关系为:

$$C = \frac{FX_s k_r^1}{(k_r^1 - k)V}(e^{-kt} - e^{-k_r^1 t}) \qquad 式(15\text{-}21)$$

控释制剂中药物以零级速率释放,药物很快被吸收,则它们的血药浓度与时间的关系为:

$$C = \frac{k_r^0}{kV}(1 - e^{-kt}) \qquad 式(15\text{-}22)$$

式(15-22)中,$k_r^0$ 为零级释放速率,如果控释部分以零级速率释放药物,同时有速释部分剂量 $X_i$ 时,血药浓度与时间关系为:

$$C = \frac{Fk_a X_i}{V(k_a - k)}(e^{-kt} - e^{-k_a t}) + \frac{k_r^0}{kV}(1 - e^{-kt}) \qquad 式(15\text{-}23)$$

### (三)缓释、控释制剂的剂量考虑

缓释、控释制剂的剂量,一般根据普通制剂的剂量决定。如普通制剂一天给药 4 次,每次 50mg,制成一天给药 2 次的缓释制剂,一般设计剂量为 100mg。如欲得到理想的血药浓度-时间曲线,缓释、控释制剂的剂量可应用药动学参数,根据需要的治疗血药浓度和给药间隔设计。

当控释制剂以零级速率释放药物时,控释制剂的维持剂量 $X_m$ 等于释放速率 $k_r^0$ 与维持时间 $T$ 的乘积,而释放速率 $k_r^0$ 应与体内药物消除速率相等,即:

$$X_m = k_r^0 T \qquad 式(15\text{-}24)$$

$$k_r^0 = kX_b \qquad 式(15\text{-}25)$$

式(15-25)中,$X_b$ 为产生希望疗效时的体内药量。

如临床治疗希望该药物达到的稳态血药浓度为 $C_{ss}$,则

$$X_0 = \frac{C_{ss}V}{F} \qquad 式(15\text{-}26)$$

$$k_r^0 = \frac{C_{ss}Vk}{F} \qquad 式(15\text{-}27)$$

为了很快达到有效血药浓度,需要给予速释剂量 $X_i$。如果同时给予一个普通剂量 $X$ 作为速释剂量,则在速释剂量释放药物的同时,维持剂量亦释放药物。如图15-2所示,曲线1是给予一个普通剂量 $X$ 后的血药浓度曲线,曲线2是给予维持剂量 $X_m$ 后的血药浓度曲线,曲线3是同时给予速释剂量 $X$ 与维持剂量 $X_m$ 后的血药浓度曲线,该曲线的开始部分药物浓度已超出了期望的水平,因此不能以普通剂量作为速释剂量。速释剂量的校正方法为:

$$X_i = X - (k_r^0 t_{max})　　　　　式(15-28)$$

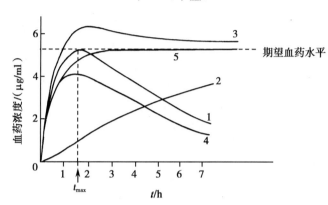

图 15-2　控释制剂的速释剂量与维持剂量所产生的血药浓度时间曲线

校正后的速释剂量 $X_i$ 所产生的血药浓度曲线如图15-2中的曲线4,此剂量加维持剂量得到了期望的血药浓度曲线,如曲线5所示。

药物按一级动力学消除,药物的消除速率 $R = k \cdot V \cdot C$,为了维持治疗血药浓度水平,要求 $k_r^0 = R$。若维持剂量在给药后不马上释放,而在速释部分的达峰时开始释放,亦可避免给药开始阶段血药浓度较高的风险,如图15-3所示。曲线1为速释部分所产生的血药浓度曲线,曲线2为维持剂量所产生的血药浓度曲线,而曲线3是控释制剂所产生的血药浓度曲线。

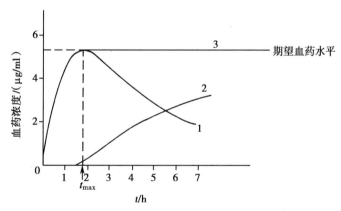

图 15-3　维持剂量滞后释放的控释制剂血药浓度曲线

控释制剂的总剂量为速释剂量与缓释剂量之和。

$$X_{tot} = X - (t_{max}k_r^0) + k_r^0 T　　　　　式(15-29)$$

或
$$X_{tot} = X_i + k_r^0 T　　　　　式(15-30)$$

**例 15-1**　某药物常规给药方法为每天给药4次、每次20mg,现欲研制每天给药2次的控释制剂,试设计剂量(已知 $k = 0.3/h$,$k_a = 2.0/h$,$V = 10L$,$F = 1$)。

根据常规给药的剂量与给药间隔,计算多次给药的平均稳态血药浓度,可认为其为需要达到的血药浓度。

$$\overline{C}_{ss} = \frac{FX_0}{kV\tau} = \frac{1 \times 20}{0.3 \times 10 \times 6} = 1.11(mg/L)$$

$$X_b = \overline{C}_{ss} \times V = 1.11 \times 10 = 11.10 \, (\text{mg})$$

$$k_r^0 = k X_b = 0.3 \times 11.1 = 3.33 \, (\text{mg/h})$$

$$X_m = k_r^0 \times T = 3.33 \times 12 = 39.96 \, (\text{mg})$$

如该药的体内过程符合一室模型,产生期望的血药浓度所需的速释部分剂量可用下式计算:

$$C = \frac{F k_a X_i'}{(k_a - k) V} (e^{-k t_{max}} - e^{-k_a t_{max}})$$

$$t_{max} = \frac{2.303}{k_a - k} \lg \frac{k_a}{k} = \frac{2.303}{2.0 - 0.3} \lg \frac{2.0}{0.3} = 1.12 \, (\text{h})$$

$$1.11 = \frac{1 \times 2.0 \times X_i'}{(2.0 - 0.3) \times 10} (e^{-0.3 \times 1.12} - e^{-2.0 \times 1.12})$$

$$X_i' = 15.52 \, (\text{mg})$$

如控释部分与速释部分同时释药,则速释剂量校正为:

$$X_i = X_i' - k_r^0 \times t_{max} = 15.52 - 3.33 \times 1.12 = 11.79 \, (\text{mg})$$

该制剂的总剂量为:

$$X_{tot} = X_i + X_m = 11.79 + 39.96 = 51.75 \, (\text{mg})$$

如果控释部分是在速释部分释放后血药浓度达峰值时释放,则

$$X_i = X_i' = 15.52 \, (\text{mg})$$

$$X_m = k_r^0 (T - t_{max}) = 3.33 \times (12 - 1.12) = 36.23 \, (\text{mg})$$

$$X_{tot} = 15.52 + 36.23 = 51.75 \, (\text{mg})$$

缓释制剂中缓释部分剂量与药物的半衰期及期望维持治疗血药浓度的时间有关。表 15-14 为不同半衰期药物,缓释时间分别为 6 小时、8 小时、12 小时的缓释与速释的剂量比。如某药半衰期为 3 小时,常用剂量为 200mg,希望维持 12 小时的治疗血药浓度。查表得 $X_m / X_i$ 为 2.77,则缓释剂量 $X_m = 200 \times 2.77 = 554$mg。

表 15-14　不同半衰期药物的缓释速释剂量比

| 半衰期/h | 缓释 6 小时 | 缓释 8 小时 | 缓释 12 小时 |
|---|---|---|---|
| 1 | 4.60 | 5.54 | 8.32 |
| 2 | 2.08 | 2.77 | 4.16 |
| 3 | 1.39 | 1.85 | 2.77 |
| 4 | 1.01 | 1.29 | 2.08 |
| 5 | 0.83 | 1.11 | 1.66 |
| 6 | 0.69 | 0.92 | 1.39 |
| 7 | 0.59 | 0.79 | 1.19 |
| 8 | 0.52 | 0.69 | 1.04 |
| 9 | 0.46 | 0.62 | 0.92 |
| 10 | 0.42 | 0.55 | 0.83 |

大部分缓释与控释制剂需要重复给药,如果缓释部分能在整个给药间隔内使血药浓度保持在治疗水平,则可不设速释剂量。

（四）缓释、控释制剂释放度考察

释放度是指一定剂型的药物在规定介质中释放的速度和程度。释放度是口服缓释、控释制剂处方工艺筛选的重要指标,同时释放度检查也是有效控制产品质量、验证批内与批间产品质量是否一

致、确定产品是否可以通过以及产品在有效期内质量是否符合要求的重要指标。对于所建立的体外释放度检查方法,如能结合体内研究结果,建立体内-体外相关性,则体外释放度测定不仅可以作为控制产品质量的指标,甚至可以在一定程度上预测产品的体内行为。如用同一药物的不同剂型体内试验数据计算出它们的 AUC 为纵坐标、释放时间点的累积释放百分数为横坐标,可以求算相关系数 $r$ 以评价参数间的相关关系。释放度测定包括以下内容。

(1)仪器装置:除另有规定外,缓释、控释、迟释制剂的体外药物释放度试验可采用溶出度测定仪进行。

(2)温度控制:缓释、控释、迟释制剂应控制在(37±0.5)℃,但是贴剂应在(32±0.5)℃模拟表皮温度。

(3)释放介质:以脱气的新鲜纯化水为常用释放介质,或根据药物的溶解特性、处方要求、吸收部位,使用稀盐酸(0.001~0.1mol/L)或 pH 3~8 的磷酸盐缓冲液,对难溶性药物不宜采用有机溶剂,可加少量的表面活性剂(如十二烷基硫酸钠等)。

(4)取样点:通常缓释制剂释放度测定至少需设置 3 个时间点。一般而言,第一点的取样时间在 0.5~2 小时内,用于考察药物是否有突释,由于缓释、控释制剂剂量较普通制剂大 2~3 倍或以上,如短时间内全部释放,失去缓释效果,可能导致药物中毒,所以此点的考察具有重要意义;第二点为中间的取样时间点,用于确定释药特性;最后的取样时间点应能考察药物的释放是否基本完全。控释制剂除以上 3 个点外,还应增加 2 个取样点,此 5 点可用于表征体外控释制剂药物释放度。控释制剂释放百分率的范围应小于缓释制剂。如果需要,可以再增加取样点。迟释制剂根据临床要求,设计释放度取样时间点。多于一个活性成分的产品,要求对每一个活性成分均按以上要求进行释放度测定。

(5)工艺的重现性与均一性:试验应考察 3 批以上、每批 6 片(粒)产品批与批之间体外药物释放度的重现性,并考察同批产品 6 片(粒)体外药物释放度的均一性。

(6)释药模型的拟合:缓释制剂的释药数据可用一级方程和 Higuchi 方程等拟合,即:

$$\ln\left(1-\frac{M_t}{M_\infty}\right)=-\kappa t \qquad （一级方程） \qquad 式(15-31)$$

$$\frac{M_t}{M_\infty}=-\kappa t^{1/2} \qquad （Higuchi 方程） \qquad 式(15-32)$$

控释制剂的释药数据可用零级方程拟合,即:

$$\frac{M_t}{M_\infty}=\kappa t \qquad （零级方程） \qquad 式(15-33)$$

式(15-33)中,$M_t$ 为 $t$ 时间的累积释放量;$M_\infty$ 为 $\infty$ 时间的累积释放量;$\frac{M_t}{M_\infty}$ 为 $t$ 时间的累积释放百分率。拟合时以相关系数($r$)最大而均方误差最小的为最佳拟合结果。

由于药物的研究开发本身具有明显的阶段性,是一个不断完善的过程,因此,通常释放度的研究也会随着产品从申报临床向申报生产的推进、认识的不断深入、体内试验信息的获取而不断得到完善。

（五）多次给药稳态时血药浓度波动情况的评价

缓释、控释制剂的重要特征表现在多次给药时血药浓度波动幅度小,且在治疗所需浓度范围内维持时间长。因此需要采用适宜的指标来描述缓、控释制剂的特征。目前常用的参数如下。

1. 坪时间（plateau time）　指血药浓度维持在某一范围内的时间。有 3 种表示方法。

(1)半峰浓度维持时间(half-value duration,HVD):半峰浓度维持时间指单次给药后,血药浓度维持在峰浓度一半以上水平的时间。

(2)治疗维持时间:即血药浓度超过 75% $c_{\max}^{ss}$ 值的维持时间[$T(75\% c_{\max}^{ss})$]。

（3）延迟商（retard quotients，$R_\Delta$）：延迟商是受试制剂与参比制剂 HVD 的比值，可表示血药浓度-时间曲线峰的宽度，它与生物利用度没有直接关系。缓释和控释制剂的半峰浓度维持时间应该延长。当 $R_\Delta \leqslant 1$，HVD 没有增加，无缓释作用；$R_\Delta = 1.5$，表示有弱的缓释作用；$R_\Delta = 2$，有中等程度的缓释作用；$R_\Delta \geqslant 3$，有强的缓释作用。可见，$R_\Delta$ 可用于评价制剂的缓释、控释效果。

$$R_\Delta = \mathrm{HVD}_t / \mathrm{HVD}_r \qquad\qquad 式（15\text{-}34）$$

2. 血药浓度超过平均稳态血药浓度 $\overline{C}_{ss}$ 的维持时间

$$T(C > \overline{C}_{ss})$$

3. 波动度（degree of fluctuation，DF）　亦称为峰谷波动百分率（PTF%）。

$$\mathrm{DF} = 100 \times (C_{\max}^{ss} - C_{\min}^{ss}) / \overline{C}_{ss}$$

4. 峰谷摆动率（Swing%）

$$\mathrm{Swing\%} = 100 \times (C_{\max}^{ss} - C_{\min}^{ss}) / C_{\min}^{ss} \qquad\qquad 式（15\text{-}35）$$

5. AUC 波动百分率（AUC- fluctuation，AUCF%）

$$\mathrm{AUCF\%} = [100 \times \mathrm{AUC}(C > \overline{C}_{ss}) + \mathrm{AUC}(C < \overline{C}_{ss})] / \mathrm{AUC}_{0-\pi} \qquad\qquad 式（15\text{-}36）$$

6. 波动系数（fluctuation index，FI）

$$\mathrm{FI} = 2 \times (C_{\max}^{ss} - C_{\min}^{ss}) / (C_{\max}^{ss} + C_{\min}^{ss})$$

7. 面积偏差法（method of area deviation，$R_A$）　将受试制剂与参比制剂的 $R_A$ 进行比较，可以反映整个用药间隔中血药浓度偏离坪浓度的程度。

$$R_A = \mathrm{AUC}(C > \overline{C}_{ss}) / \mathrm{AUC}(C < \overline{C}_{ss}) \qquad\qquad 式（15\text{-}37）$$

在上述指标中，国内目前多用 DF；欧盟常用 $T(75\% \, C_{\max}^{ss})$ 及 $T(C > \overline{C}_{ss})$；国外的文献报道则多用 DF。由于 DF 通过 $\overline{C}_{ss}$ 消除了个体及个体间清除率差异对结果的影响，被认为是一个较好的评价指标。

### 三、调释制剂临床药动学研究内容和要求

#### （一）主要研究内容与整体要求

改良型新药调释制剂通常基于活性成分或代谢产物的系统暴露与效应之间的相关性等进行研发。多数情况下，其药动学研究主要评价活性成分达到与对照制剂（已上市的普通制剂或调释制剂）相似的暴露量（如 AUC、稳态浓度水平）。由于调释制剂与对照制剂可能具有不同的生物利用度或不同的规格，因此给药剂量、给药间隔时间以及样品采集时间点等不一定相同。

为阐释调释制剂在体内的特性，临床药动学研究的内容主要有：①吸收的速度和程度；②稳态药物浓度波动情况；③药动学参数的个体间变异；④剂量比例关系；⑤影响调释制剂特性的因素；⑥非预期释放的风险。

1. 吸收的速度和程度以及药物浓度的波动　需要进行单次和多次给药的药动学研究，通过与普通制剂比较，来评价调释制剂药物吸收的速度与程度。药物波动研究应在多次给药达稳态后进行。通过比较研究，证实调释制剂具有符合要求的释放特性；通过与普通制剂比较，证实其峰、谷浓度波动较低并具有相似的药物暴露量。主要观察的药动学参数为 AUC、$C_{\max}$、$C_{\min}$，以及其他反映血药浓度波动的参数 $C_{\max}/C_{\min}$ 等。

2. 药动学参数的变异性　通过个体间药动学参数分析，来比较调释制剂与普通制剂间药动学参数的变异。调释制剂在个体间的药动学参数变异一般不应超过普通制剂个体间的变异。也可以通过重复获得达稳态时的浓度曲线，或再次重复单次给药，来评价个体内药动学参数的变异。

3. 剂量效应相关性（明确剂量比例关系）　当有多种规格时，应进行剂量效应相关性研究。应该根据药物的药动学特性，提供必要的数据。如果药物呈线性药动学特征，必须确定调释制剂的一个剂量水平在多次给药后的药物总暴露量与普通制剂近似。如果药物在治疗血浆浓度范围内呈非线性

药动学特征,则有必要在多次给药条件下进行调释制剂和普通制剂最高剂量与最低剂量的比较。此外,在所有情况下,调释制剂所有规格的剂量与效应一致性都应充分说明。

改良型新药调释制剂临床药动学研究可以在健康受试者中进行,或出于安全性考虑在患者中进行。研究需测定活性成分和/或代谢产物的浓度,或结合药效学的测定。由于吸收速率或给药途径的变化可能会改变代谢的程度和方式,因此需同时检测活性代谢产物。在某些情况下还需额外的研究,例如调释制剂若以新的给药途径给药,可能需要开展进一步研究来描述其代谢特征。

鼓励对调释制剂进行体内体外相关性研究,对浓度-时间数据与相应的普通制剂进行反卷积,以获得调释制剂的累积吸收(或体内释放)与时间的关系。累积吸收量和吸收速率与时间的关系均用以支持其预期的释放特性。

在药动学的比较研究中,参比制剂一般采用已上市的具有相同活性物质的普通制剂或调释制剂。受试制剂一般应使用拟上市制剂,否则需证明研究用制剂与拟上市制剂之间的差异不影响释放特性和生物利用度。

（二）单次给药

1. 剂量选择　单次给药研究旨在通过与对照制剂比较,评估调释制剂的吸收速率和吸收程度,阐明调释制剂的药动学特征。在治疗剂量范围内呈现线性药动学的药物,通常开展最高规格的单次给药药动学对比研究。若最高规格有安全性风险,可采用低规格。

如果活性成分呈现非线性药动学特征,通常至少开展最高和最低规格的调释制剂与相应参比制剂的单次给药药动学对比研究。如果不能根据上述试验的结果推断出中间规格调释制剂的生物利用度,通常还需开展中间规格的调释制剂与相应参比制剂的对比研究。

单次给药对比研究推荐在调释制剂的给药间隔内给予相应对照制剂,以达到相同的总剂量或相似的暴露量,对照制剂按照说明书用法给药(如以 100mg 缓释制剂每日一次给药对比 50mg 普通制剂每日两次给药)。

2. 药动学参数　单次给药研究评估的药动学参数包括 $AUC_{0-t}$、$AUC_{0-\infty}$、残留面积、$C_{max}$、$t_{max}$、$t_{1/2}$ 和 $t_{lag}$。采用最有可能反映疗效和安全性的参数作为主要比较的药动学参数,并说明其合理性。同时应比较调释制剂和参比制剂的药动学参数的个体间变异。调释制剂药动学参数的个体间变异通常不应超过对照制剂,除非可充分证明其影响无临床意义。

3. 其他考虑　单次给药试验旨在比较受试者于空腹或餐后状态下单剂量服用缓释、控释制剂与参比制剂的吸收速度和吸收程度,并确认受试制剂的缓释、控释药动学特征。试验设计基本同普通制剂。单次给药药动学研究的方法与要求(如受试者选择、受试者例数、受试制剂的要求与参比制剂的选择、取样时间点的确定、检测方法的要求等)可参考本章第二节所述。

（三）多次给药

多次给药试验则旨在比较缓释、控释制剂与参比制剂多次连续用药达稳态时,药物的吸收程度、稳态血药浓度和波动情况。

通常需进行多次给药研究,可选择最高规格开展研究。多次给药研究需证明已达到稳态,通过比较至少三次给药前血药浓度(预期达稳态后连续三天)来评估是否达到稳态。

在某些情况下,如果调释制剂无明显蓄积(如单次给予最高规格剂量的调释制剂后 $AUC_{0-\tau}$ 至少覆盖 $AUC_{0-\infty}$ 的 90%),且单次给药可充分描述两种制剂药动学的对比特征,可考虑免于开展多次给药研究。

多次给药研究评估的药动学参数包括 $AUC_{0-\tau}^{ss}$、$t_{max}^{ss}$、$C_{max}^{ss}$、$C_{min}^{ss}$ 和药物浓度波动度。多次给药研究也需采用最有可能反映疗效和安全性的参数作为主要药动学参数进行评价,并说明其合理性。药动学参数的个体间变异评价要求同单次给药研究。除非有充分的说明,调释制剂药物浓度的波动应与参比制剂相似或更低。

多次给药药动学研究的方法与要求(如受试者选择、受试者例数、受试制剂的要求与参比制剂的选择、取样时间点的确定、检测方法的要求等)均可参考本章第二节内容。试验中需注意的特殊点在于给药方法与稳态的确定方法。

如以普通制剂作为参比制剂时,该参比制剂照常规方法服用,但应与调释受试制剂的剂量相等。

稳态的确定方法:按临床推荐的给药方案连续服药达 7 个消除半衰期后,通过连续测定至少 3 次谷浓度,以证实受试者血药浓度已达稳态。达稳态后参照单次给药采样时间点设计,测定末次给药的完整血药浓度-时间曲线。

### (四)影响调释特性的相关研究

**1. 食物影响研究**　通常口服调释制剂需开展食物影响研究,一般采用单次给药试验评估食物对生物利用度的影响。建议使用高脂肪(约占餐总热量的 50%)、高热量(800~1 000kcal)饮食。食物影响研究建议参照《新药研发过程中食物影响研究技术指导原则》。主要评价参数包括 AUC 和 $C_{max}$,同时还建议比较调释制剂药时曲线的形状是否有明显变化,并阐述这些变化是否有临床意义。

目前用来考察食物对调释制剂生物利用度影响的推荐方法如下,但由于食物药物相互影响的复杂性,也可采用一些不同于常规的体内研究方法,但需要充分说明理由。

(1)以新化学实体开发的调释制剂:采用单剂量、二阶段交叉试验。给药方法为①空腹口服调释制剂;②空腹口服溶液或普通制剂;③高脂餐后口服调释制剂;④高脂餐后口服溶液或普通制剂。

(2)在已上市普通制剂之后开发调释制剂:采用单剂量、三阶段交叉试验。给药方法为①空腹口服调释制剂;②高脂餐后口服调释制剂;③空腹口服普通制剂。以判断有无明显的食物作用(AUC,$C_{max}$,$t_{1/2}$,MRT),或证明有无显著的食物效应。

(3)与上市制剂基本相似的调释制剂:第一种情况,文献数据表明有显著的食物效应或没有数据,采用单剂量、双二阶段交叉试验,给药方法为①空腹口服受试制剂;②空腹口服参比制剂;③高脂餐后口服受试制剂;④高脂餐后口服参比制剂。第二种情况,文献数据表明没有显著的食物效应,采用单剂量、二阶段交叉试验,给药方法为①高脂餐后口服受试制剂;②高脂餐后口服参比制剂。

食物影响研究的设计需考虑所研究的口服调释制剂与参比制剂所进行的相关比较研究,以及食物对参比制剂的影响是否具有临床意义:①如果食物影响不具有临床意义,可进行双交叉研究比较调释制剂空腹和进食状态的差异;②如食物影响具有临床意义,推荐采用三交叉或四交叉研究对空腹和进食状态下的调释制剂与参比制剂进行比较,从而有助于量化食物对各制剂生物利用度的影响。

食物影响的临床意义需从疗效和安全性两方面讨论,必要时给出与膳食相关的给药方案建议。开展进餐后不同时间间隔内服药以及不同类型食物影响等相关研究,将有利于支持所提出的给药方案建议。

如果在药物开发过程中发生制剂或生产工艺变更,从而影响其释放特性,则可能需要对最终制剂的食物影响重新进行评估。

调释制剂如有不同的服药方式,需进行不同服药方式下的生物等效性研究。如含有微丸的缓释胶囊的药品说明书中建议可将药物微粒洒在松软食物上或分散在非碳酸的水中,不经咀嚼或通过胃管吞咽服用,需评价不同服药方式下的生物利用度或生物等效性。

**2. 其他影响调释特性的研究**　如果调释制剂与影响胃肠道生理的药物合用,应进行该状态下的调释特性研究。如果调释制剂拟用于胃肠道功能有改变的患者,则应在该人群进行调释制剂的相关研究。考虑到昼夜节律的不同,建议在稳态下获得 24 小时的血药浓度曲线。如果调释制剂含有比普通制剂更高的剂量,意外释放(如突释)可能导致不能接受的高剂量的药物暴露,应避免这种意外释放的可能性。如果调释制剂拟用于普通制剂尚未应用的人群时,应进行该人群的药动学研究。

### (五)剂量比例研究

当调释制剂有多种规格或者给药剂量需同时给予多个单一规格时,需进行剂量比例研究,论证调释制剂不同规格/剂量的剂量比例关系。一般通过单次给药研究,比较不同规格/剂量的药动学参数。如果药物有蓄积,也可以通过多次给药研究考察。

如果药物呈线性药动学特征,必须确定调释制剂的一个剂量水平在多次给药后的药物总暴露量与普通制剂近似。如果药物在治疗血浆浓度范围内呈非线性药动学特征,则有必要在多次给药条件下进行调释制剂和普通制剂最高剂量与最低剂量的比较。另外,在所有情况下,调释制剂所有规格的剂量与效应一致性都应充分说明。

（六）非预期释放

调释制剂中全部或大部分活性成分出现非预期、快速释放的现象一般称为突释。对于某些适应证和治疗指数窄的药物,突释可能给患者带来重大风险(如安全性问题和/或疗效降低)。

对于调释制剂,应避免非预期释放导致暴露量升高的风险。如果观察到突释(如因不适当的释放特性而导致 $C_{max}$ 较高)或怀疑有突释的可能(如在某些受试者中检测不到肠溶制剂中酸不稳定的活性成分),则应重新研发制剂。

某些调释制剂的活性成分和/或辅料,在乙醇溶液中比在水中溶解度高,与含乙醇性饮料同服时,可能造成突释,并改变全身暴露。这类口服调释制剂应进行体外研究,以确定体内乙醇突释的可能性。体外研究可考察不同乙醇浓度对药物从制剂中释药特性的影响。若观察到活性成分加速释放风险较高,建议考虑优化制剂或比较调释制剂与乙醇合并使用的生物利用度,并充分评估获益风险比。

## 四、调释制剂生物等效性研究

推荐进行调释制剂的生物等效性研究,比较口服药物同一剂型的两种制剂(受试与参比)。如果两种药品在释放控制辅料或机制上不同,但体外溶出曲线相似,使用区分性检验并具有相同的释放行为,则可认为这些产品属于相同类别剂型。若生物等效性成立,即可认为基本相似。如果两种药品在释放控制辅料或机制上不同,且体外溶出曲线也不同,则应考虑进行适应证患者临床随机对照研究,除非在罕见的情况下能够证明其生物等效性。

1. 缓释制剂　根据单次和多次给药试验,可认为缓释制剂生物等效。开展的试验应证明:①受试制剂与参比制剂的缓释特性相同;②受试制剂中的活性物质没有意外突释;③受试制剂和参比制剂在单剂量和稳态下行为都相同;④预定的高脂餐后进行单次给药,受试制剂和参比制剂受食物影响的体内行为相似,该试验应选择关键的生物等效性相同的规格进行。

在缓释制剂有多个规格时,需要对每个规格进行单次给药试验。如果满足普通制剂生物等效性试验外推的相同标准(线性药动学、相同的定性组成等),多次给药(稳态试验)可仅在最高规格进行。对于一种药品的多种规格制剂,如果显示多规格内线性药动学的情况,进行最大规格单次给药试验即足够,只要小规格的组成与最大规格成比例,制剂含有相同的单元,且溶出曲线可以接受。

根据 AUC、$C_{max}$ 和 $C_{min}$,以及与普通制剂相似的统计分析步骤,评价生物等效性。任何放宽接受标准都应在临床试验计划中预先确定,申请者应该从临床角度说明理由。

对于仿制缓释制剂,推荐进行下列试验:①一项单次给药、非重复性、空腹试验,比较受试制剂的最高规格和参比制剂;②一项食物影响、非重复性试验,比较最高规格的受试制剂和参比制剂。由于单次给药试验被认为可以更敏感地回答生物等效性的基本问题(如药物从制剂中释放进入系统循环),所以一般不推荐进行仿制缓释制剂的多次给药试验。

2. 迟释制剂　采用与普通制剂相同的主要参数和统计方法评估生物等效性,强调迟释特点。由于食物可能影响肠溶包衣制剂中的活性物质吸收,应进行餐后生物等效性试验。

对于特殊的缓释、控释制剂,如盐酸唑吡坦为催眠药物,吸收快,起效迅速。但是由于消除半衰期平均为 2.4 小时,作用仅可维持 6 小时,开发盐酸唑吡坦口服缓释制剂,能有效延长睡眠时间。此时如果仅要求参数 AUC、$C_{max}$ 生物等效,并不能保证患者同时达到快速入眠和延长睡眠时间两个目的。要达到快速入眠则要求药时曲线在达峰前有较高浓度水平,FDA 为此提出新的药动学表征参数"部分 AUC(partial AUC,pAUC)"。FDA 制定的唑吡坦口服缓释制剂生物等效性指南中,停用参数 $AUC_{0-t}$,要求空腹状态参数 $C_{max}$、$AUC_{0-1.5h}$、$AUC_{1.5h-t}$、$AUC_{0-\infty}$ 等效。其中,以 $AUC_{0-1.5h}$ 表征入睡时间,$AUC_{1.5h-t}$ 表征睡眠维持时间。等效标准依然是 80.00% ~ 125.00%。以上参数能保证:①启动睡眠的速度与参比制剂相当;②保证睡眠稳定性;③不会引起后遗效应。

此外,鉴于缓释、控释制剂体内代谢的特性,除了比较受试制剂和参比制剂的药动学参数外,还应比较两种制剂的 $C\text{-}t$ 曲线形状、MRT 以及治疗窗内的时间,以获得客观的评价结果。

### 五、调释制剂体内-体外相关性评价

建立和评价体内-体外相关性(in vitro-in vivo correlation,IVIVC)模型的主要目标是通过释放度检查方法替代人体生物等效性研究。根据这一目标,IVIVC 的主要应用体现在两方面:首先是在临床研究期间或批准后,为药品生产过程发生变更(如处方、工艺等方面的变更)时的豁免生物等效性研究提供依据;其次是为更好地制定释放度质量标准提供依据。根据对用途的有效性程度,即相关性预测体内药时曲线的能力,《美国药典(第 34 版)》(USP34-NF29)将 IVIVC 划分为 A 级、B 级和 C 级相关。A 级相关为体外整个释放过程与体内整个反应过程(如体外释放度与体内药时曲线或吸收药物量)之间的点点对应关系,表明两曲线可重叠。B 级相关为依据统计矩原理,对体外释放时间平均值与体内滞留时间平均值或体内释放时间平均值进行比较,此类相关性不属于点对点的相关性,不能预测实际的体内血药浓度曲线,因为不同的血药浓度曲线可能有相同的滞留时间平均值。C 级相关为单点对应关系,如体外释放度参数 $t_{50\%}$、$t_{90\%}$ 等与药动学参数(如 AUC、$C_{max}$、$t_{max}$)之间的关系。《中国药典》(2020 年版)将 IVIVC 划分为 3 种,分别与美国药典 A 级、B 级、C 级一致。从用途和药品注册角度考虑,A 级相关提供的信息量最多,是药品审评机构推荐的首选方法。多重 C 级相关与 A 级相关作用相当,然而若可建立多重 C 级相关,A 级相关也有可能建立,此时应优先选择 A 级相关。C 级相关一般用于制剂处方筛选早期阶段。B 级相关一般不适用于药政注册。

生物利用度是评价药物制剂质量的一项重要指标,然而由于生物利用度研究的特殊性,无法将其作为常规的产品质量控制手段。释放度则可以在一定程度上反映药物制剂的体内吸收与临床疗效,但前提是体外释放度与体内药动学之间应有良好的相关性。缓释、控释制剂体外试验与体内试验的相关性评价方法有室模型依赖法、逆卷积分方法、应用统计矩原理建立体外释放平均时间 MDT 与体内平均滞留时间 MRT 之间的相关、释放时间点对应药动学参数的线性关系考察方法等。

室模型依赖法与逆卷积分法均为点对点的相关性考察方法,两种方法各有特点。①室模型依赖法:计算方法简单,易于理解,融入了较多的研究数据,数据的点对点对应能较完整地反映制剂中药物的体外释放和体内吸收之间的关系,但是室模型所需的计算公式复杂,某些参数不易得到或需另外进行试验;同时吸收分数的计算引入了消除速率常数 $K$($K$ 由血药浓度-时间曲线的尾段数据回归得到,由于缓释、控释制剂体内的停留时间较长,药物从制剂中释放出来的速度较慢,释放时间较长,尾段数据常混杂有吸收相,加之动力学试验中的选点偏差及尾段数据低浓度点的分析测定误差较大,所以根据缓释、控释制剂的药时数据得到的 $K$ 值常与静脉注射或速释制剂药时数据得到的 $K$ 值有一定偏差)。②逆卷积分法:不依赖室模型的拟合,对于模型化困难的药物尤其适合,适用于各种体内外数据的相关性研究,具有概念简单、可进行直观数学运算的特点,既可通过体内药时数据推算体内药物吸收(溶出),又可根据体外释放数据预测体内药时数据;但是权函数的计算需要另一速释制剂的血药浓度-时间数据,与室模型法相比,要求的数据量大,同时试验时间点的安排上亦有要求,常用作缓释、控释制剂体内动力学研究对照的普通制剂有时也不能认为可以替代其溶液剂或"标准"速释制剂。

（1）室模型依赖法：为了证明体外释放度与体内生物利用度的相关性，可以比较累积释放分数与吸收百分率。体内吸收百分率的计算通常采用给予某制剂后测定得到的血药浓度-时间数据，应用 Wagner-Nelson 法求得不同时间的吸收分数（$f$），此法适用于单室模型。根据吸收的药物量等于体内的药物量加消除了的药物量，则 $f$ 为：

$$f = \frac{C_t + k\mathrm{AUC}_{0-t}}{k\mathrm{AUC}_{0-\infty}} \times 100\% \qquad \text{式（15-38）}$$

以体外累积释放百分率为自变量，体内吸收分数为因变量，进行最小二乘法线性回归，求得相关方程和相关系数，判断体外释放与体内吸收的相关性。

二室模型药物可用 Loo-Riegelman 法求得不同时间的药物吸收分数。吸收的药物量等于血浆中的药物量加外周室的药物量与已消除的药物量，则吸收分数 $f$ 为：

$$f = \frac{C_t + k_{10}\int_0^t C\mathrm{d}t + \dfrac{(X_\mathrm{P})_t}{V_\mathrm{C}}}{k_{10}\int_0^\infty C\mathrm{d}t} \qquad \text{式（15-39）}$$

式（15-39）中，$C_t$ 和 $(X_\mathrm{P})_t$ 分别是时间 $t$ 时的血药浓度和外周室药物量。

**例 15-2**　某茶碱缓释片口服后测得不同时间的血药浓度及计算得到的吸收分数见表 15-15，累积释放百分数见表 15-16。

表 15-15　茶碱缓释片的血药浓度与吸收分数

| 时间 | $C/(\mu g/ml)$ | $\int_0^t C\mathrm{d}t$ | $C_t + k\int_0^t C\mathrm{d}t$ | $F/\%$ |
|---|---|---|---|---|
| 1 | 1.96 | 0.98 | 2.01 | 29.2 |
| 2 | 3.10 | 3.51 | 3.29 | 47.9 |
| 3 | 4.00 | 7.06 | 4.38 | 63.7 |
| 4 | 4.74 | 11.43 | 5.36 | 77.9 |
| 6 | 5.08 | 21.25 | 6.21 | 90.4 |
| 8 | 5.18 | 31.51 | 6.88 | 99.9 |
| 12 | 4.14 | 50.15 | 6.85 | |
| 16 | 3.53 | 65.49 | 7.06 | |
| 24 | 2.13 | 88.13 | 6.88 | |

注：$k = 0.054/h$。

表 15-16　茶碱缓释片的累积释放分数与吸收分数

| 时间/h | 1 | 2 | 3 | 4 | 5 | 6 |
|---|---|---|---|---|---|---|
| 累积释放分数 $f_\mathrm{r}$ | 29.71 | 51.48 | 70.29 | 83.21 | 96.46 | 100.32 |
| 体内吸收分数 $f_\mathrm{a}$ | 29.20 | 47.00 | 63.50 | 77.80 | 90.10 | 99.9 |

以 $f_\mathrm{r}$ 对 $f_\mathrm{a}$ 回归，得直线方程

$$f_\mathrm{a} = 0.977 f_\mathrm{r} - 1.958 \qquad r = 0.995$$

因此，茶碱缓释片的体外释放度与体内吸收有很好的相关性。

（2）逆卷积分方法：该法不需使用模型而直接根据研究数据就可以得到药物体内动态情况。其原理为根据质量守恒原则，可用数学方法严格证明。药物在体内的浓度 $C_{(t)}$ 可以用下面的卷积分（convolution）方程来表示：

$$C_{(t)} = \int_0^t R(\theta) \cdot W(t - \theta)\,\mathrm{d}\theta \qquad\qquad 式(15\text{-}40)$$

式中,$R(\theta)$为给药速度,称为输入函数。对于控释制剂来说,就是药物体内释放特性(模型)。$W(\theta)$是单位脉冲给药后体内药物浓度变化(时间$\theta$的函数),称为权函数。

式(15-40)的意义:时间$t$时体内药物浓度$C_{(t)}$可以表示为无限个微小输入函数与权函数乘积的和。$W$是口服溶液或标准速释制剂的药物浓度函数;$R(\theta)$是口服控释制剂的输入函数;$C$为口服控释制剂的药物浓度函数。已知输入函数$R$和权函数$W$,求浓度$C_{(t)}$的过程称为卷积分方法;反之,如果已知$W$和$C_{(t)}$,求输入函数$R$的过程就称为逆卷积分法。

(3)平均释放时间与平均滞留时间之间的相关:缓、控释制剂在体内释放的平均时间等于口服缓、控释制剂和溶液剂(或标准速释制剂)的平均滞留时间差。即有:

$$\mathrm{MDT}_{体内} = \mathrm{MRT}_{缓、控释} - \mathrm{MRT}_{溶液(参比)} \qquad\qquad 式(15\text{-}41)$$

对体外释放过程:

$$\mathrm{MDT}_{体外} = \frac{\int_0^\infty t(\frac{\mathrm{d}m}{\mathrm{d}t})\,\mathrm{d}t}{\int_0^\infty (\frac{\mathrm{d}m}{\mathrm{d}t})\,\mathrm{d}t} = \frac{\int_0^\infty t(\frac{\mathrm{d}m}{\mathrm{d}t})\,\mathrm{d}t}{M_\infty} \qquad\qquad 式(15\text{-}42)$$

$M_\infty$是无限时间药物的释放量。$\mathrm{MDT}_{体内}$和$\mathrm{MDT}_{体外}$分别表示63.2%药物在体内和体外释放所需要的时间。两者的关系可用线性方程描述,式(15-43)中$A$值越接近1,表明体内外释放特性越接近,相关性越好。

$$\mathrm{MDT}_{体内} = A \times \mathrm{MDT}_{体外} + B \qquad\qquad 式(15\text{-}43)$$

统计矩分析法不受模型的限制,无须假设药物在系统中的转运动力学,把药时曲线看作某种概率统计曲线,运用了所有的体内外数据进行计算,体内参数可采用体内MRT、平均药物吸收时间(MAT)或体内平均释药时间($\mathrm{MDT}_{体内}$),体外参数采用体外平均释放时间($\mathrm{MDT}_{体外}$),通过比较体内外参数建立起较高水平的相关性,但是能产生相似的平均滞留时间可有很多不同的体内曲线,体内平均药物滞留时间并不能代表体内完整的血药浓度-时间曲线。

# 第四节　纳米药物药动学研究

## 一、概述

### (一)纳米药物的定义

纳米药物指利用纳米制备技术将原料药等制成的具有纳米尺度的颗粒,或以适当载体材料与原料药结合形成的具有纳米尺度的颗粒等,及其最终制成的药物制剂。纳米药物的最终产品或载体材料的外部尺寸、内部结构或表面结构具有纳米尺度(约100nm以下),或最终产品或载体材料的粒径在1 000nm以下,且具有明显的尺度效应。纳米药物一般具有明确的物理界面。

### (二)纳米药物的效应特点

与普通药物制剂相比,纳米药物具有基于纳米结构的尺度效应,可以实现多种目标。有可能具有以下潜力:①增加药物的表观溶解度,提高难溶性药物的口服吸收,可显著降低食物效应和个体间差异;②通过包载或复合药物,提高药物的体内外稳定性,或控制及修饰药物的溶出或释放行为,可改善药物的动力学特性;③适应组织器官或细胞的选择性,改善药物体内分布,提高药物疗效和降低毒副作用;④制成特殊制剂后实现新的给药途径,优化药物联合治疗策略,可提高候选药物的成药性;⑤改变药物的最终制剂形态、贮存条件或给药方式等,降低贮存和运输成本,提高药品生产和使用的便利性,改善患者顺应性等。

（三）纳米药物的分类

纳米药物通常分为三类:药物纳米粒、载体类纳米药物和其他类纳米药物。

1. 药物纳米粒　通常采用特定制备方法直接将原料药等加工成纳米尺度的颗粒,然后再制成适用于不同给药途径的不同剂型。其中,常以药物活性物质为原料,通过自上而下、自下而上或其他方法制备相应的药物纳米粒。自上而下法常通过研磨或均质等方法,将难溶性药物的大颗粒分散成小颗粒,不需有机溶剂;自下而上法常将难溶性药物溶解于良溶剂后与其不良溶剂混合,并通过适当方法控制析出颗粒的大小和分布。

2. 载体类纳米药物　指以天然或合成的高分子聚合物(以下简称聚合物)、脂质材料、蛋白类大分子、无机材料等作为药物递送的载体材料,基于特定的制备工艺,将原料药包载、分散、非共价或共价结合于纳米载体形成具有纳米尺度的颗粒。按载体材料的种类和结构等,载体类纳米药物包括但不限于脂质体(liposomes)、聚合物纳米粒(polymeric nanoparticles)、聚合物胶束(polymeric micelles)、白蛋白结合纳米粒(protein-bound nanoparticles)、无机纳米粒(inorganic nanoparticles)等。载体类纳米药物可通过高压均质法、薄膜分散法、溶剂注入法、乳化溶剂扩散法、乳化溶剂蒸发法等工艺制备。

3. 其他类纳米药物　包括抗体药物偶联物、大分子修饰的蛋白质药物、融合蛋白、病毒样颗粒或其他技术路径制备的创新纳米制剂。

## 二、纳米药物药动学研究内容与考虑

与普通药物相比,纳米药物因其特殊的纳米尺度效应和纳米结构效应等理化特性,使其具有特殊的生物学特性,从而导致其药动学特征与普通药物可能存在较大差异,如组织分布、蓄积和清除等。另外,由于纳米药物理化性质的特殊性及体内可能存在多种形态,其药动学研究方法具有特殊要求。

根据不同纳米药物的特点,应科学合理地进行相应非临床、临床药动学研究设计,并对研究结果进行综合评价,为非临床有效性及安全性评价提供参考,以支持开展相应的临床试验及临床应用。

（一）受试药物

应采用工艺相对稳定、能充分代表临床拟用样品的受试药物开展非临床药动学研究。试验样品储存、运输、配制和测定过程中,所包含的纳米粒子性质有可能发生变化(如聚集、渗漏、结构破坏等),导致其动力学行为改变,而不能真实反映纳米药物的药动学特征。因此,在研究过程中需确保受试物的相关性质不发生明显改变。

（二）载体类纳米药物药动学研究

与普通药物相比,载体类纳米药物具有特殊的纳米尺寸、纳米结构和表面性质等,可能改变药物的理化性质和生物学行为,如提高药物的体内外稳定性、改善药物的溶解与释放特性、促进药物的跨膜转运、改善药物的药动学特征、体内分布以及对组织器官或细胞的选择性等。因此,充分了解载体类纳米药物的体内、体外药动学信息对其非临床、临床安全性和有效性评价具有重要的意义。

（1）体外试验:鉴于当前技术手段的局限性,某些体内信息尚无法准确获得,但在体外模拟情况下,可以对某些体内相关行为进行预测性分析。针对载体类纳米药物的体外试验,包括①生物样本中的稳定性,应对载体类纳米药物在合适的动物种属和人的全血或血浆、其他生理体液、生物组织匀浆中的体外稳定性进行研究,观察指标包括载体类纳米药物渗漏或释放情况、载体材料降解、载药纳米的分散程度等。②血浆蛋白吸附,对于具有长循环效应的纳米药物,其体内(尤其是全血或血浆中)的滞留时间是决定纳米药物向单核吞噬系统(mononuclear phagocyte system,MPS)以外的靶部位定向分布的关键因素之一,而血浆调理素(如免疫球蛋白、补体蛋白等)的吸附及其介导的吞噬作用则是体内长循环时间的最主要限制因素。为此,对于经注射进入体循环或经其他途径给药但最终进入体循环的纳米药物,应在体外进行血浆蛋白的吸附试验,以评价血浆蛋白对纳米药物的调理作用。试验中可选用提纯的蛋白对吸附作用进行定量考察。③蛋白冠研究,在体内环境中,蛋白可能附着于载体类纳米药物表面形成蛋白冠,蛋白冠的形成可能影响纳米药物的血液循环时间、靶向性、生物分布、免疫反应、毒性等。必要时,考虑采用动物和人血浆在模拟体内条件下对蛋白冠的组成及其变化进行定性和/或定量分析。④细胞摄取与转运,细胞对纳米药物的摄取与转运与普通药物可能存在差异。必要时,在充分考虑纳米药物体内的处置过程的基础上,选择适当的细胞系进行细胞摄取以及胞内转运过程和转运机制的研究。

(2)体内试验:载体类纳米药物进入体内后,存在载药粒子、游离药物、载体材料及其代谢产物等多种形态成分,"载药粒子-游离药物-载体材料"始终处于一个动态的变化过程之中,对其体内相互关系进行全面解析,是载体类纳米药物药动学研究的关键。体内药动学研究的内容,主要包括以下几个方面。

1)吸收:纳米药物可以通过静脉给药、口服、皮下或肌内注射等多种途径进入机体,给药途径是决定纳米药物吸收的重要因素。静脉给药后,纳米药物直接进入体循环;经口给药后,载药粒子进入胃肠道后少量可能通过淋巴系统被吸收进入全身循环;经皮下注射和肌内注射途径给药后,载药粒子通过淋巴系统吸收(主要为局部淋巴结),然后分布进入全身循环。普通药物的体内吸收主要通过测定体循环中的活性药物浓度,以暴露量来体现。载体类纳米药物与普通药物的区别,在于其功能单位"载药粒子"的存在。因此需要分别测定血液中游离型药物、负载型药物和载体材料等不同形态成分的浓度,鼓励测定血中载药粒子的浓度(以质量计),以进一步获得体内药物释放动力学及载体解聚/降解动力学的相关信息。

因此,生物样品采集时,需合理选择采样时间点和采样持续时间,以充分反映纳米粒子在体内的清除过程。通常认为初始分布相(如静脉注射给药<30分钟内)的信息对于评估纳米药物从血液循环中的消除过程至关重要,应特别关注。

值得重点关注的是,某些载体类纳米药物静脉注射(如聚乙二醇化载药粒子)可诱导免疫反应。再次注射后,在血液中会被加快清除,甚至降低长循环过程,并且在肝脾等 MPS 组织的聚集量增加,即加速血液清除(accelerated blood clearance,ABC)现象。因此,相应载体类纳米药物在多次给药试验时,应考察是否存在 ABC 现象。

2)分布:纳米药物在组织器官中的分布取决于载药粒子自身的物理化学性质及其表面特性;同时,还受血中蛋白结合、组织器官血流动力学、血管组织形态(如间隙大小)等多种因素影响。载药粒子是药物的运输工具和储库,靶部位/靶点(如肿瘤组织)中的游离药物是发挥药效的物质基础,而其他组织中的游离药物、载药粒子、载体材料等则是导致不良反应的物质基础。

因此,应进行不同组织中总药物分布研究,应对靶器官和潜在毒性器官中的游离型药物和负载型药物分别进行测定。对缓慢生物降解或具有明显穿透生理屏障性质的高分子载体材料,应进行不同组织中总载体材料的分布研究。同时考虑在不同组织中进行总粒子分布动力学和释药动力学研究。

3)代谢:载体类纳米药物中的成分及其解聚的载体材料在体内主要经肝脏和其他组织中的代谢酶代谢。另外,载药粒子易被 MPS 吞噬,进而被溶酶体降解或代谢,也可能对药物和载体材料代谢产物的种类和数量产生影响。因此,应确定药物和载体材料的主要代谢途径,并对其代谢产物进行分析鉴定。

4)排泄:载体类纳米药物中的成分和载体材料可能经肾小球滤过和肾小管分泌通过尿液排泄,或经肝脏以胆汁分泌形式随粪便排泄。载药粒子自身一般不易经过上述途径直接排泄,往往需解聚成载体材料或载体材料降解后主要从肾脏通过尿液排泄,经肝脏排泄的较少。因此,应明确给药后活性成分的排泄途径、排泄速率及物质平衡。同时鉴于载体材料的特殊性,建议根据载体材料的具体情况对其开展排泄研究。

5)药物相互作用:载体类纳米药物进入体内后可能会对代谢酶和转运体产生影响。联合用药时,可能发生基于载药粒子、游离药物、载体材料与其他药物之间的相互作用,带来潜在的安全性风险。应评估是否存在对代谢酶及转运体的抑制或诱导作用。

(3)样品分析

1)分析方法:试验时需根据载体类纳米药物的具体情况采用合适并经过验证的分析方法。活性成分的常用分析方法有 HPLC、LC-MS/MS、荧光标记法、放射标记法、ELISA 等。

对载药粒子进行体内检测,可采用荧光、放射性物质等标记载药粒子,采用小动物活体荧光成像仪(IVIS)、单光子发射计算机断层成像术(SPECT)等示踪载药粒子,并基于影像信号进行半定量分析。在适用条件下,可采用环境响应探针,如基于聚集导致淬灭(ACQ)、Föster 能量共振转移(FRET)、聚集诱导发光(AIE)效应的近红外荧光探针,标记载药粒子,进行载药粒子的体内定量或半定量分析。

高分子载体材料由于其自身及其体内代谢产物分子量呈多分散性,采用荧光或放射标记的方法可对其进行体内定性和半定量分析,但是需通过试验证明标记物在体内不会脱落或被代谢。随着 LC-MS/MS 法在高分子材料中的广泛应用,可尝试采用 LC-MS/MS 法进行载体材料体内定性与定量分析研究。

2)样品处理方法:载药粒子在体内存在游离型药物与负载型药物,在进行药动学研究时需要对载药粒子与游离型药物进行有效地分离。分离体液中游离型/负载型药物的常用方法包括平衡透析、超速离心、超滤、固相萃取、排阻色谱、柱切换色谱等。目前,尚没有适用于所有类型纳米药物的标准处理方法,应基于载药粒子和活性药物的性质选择合适的方法。

对于体内游离型/负载型药物的测定主要包括直接法与间接法。直接法是分别测定游离型药物和载药粒子中的负载型药物,更能准确体现暴露量;间接法是测定总药物浓度和游离药物浓度,取两者差值即为负载药物浓度。为保证测定的准确性,两种方法在样品处理和分离过程中,均需确保载药粒子、游离药物、解聚材料等不同形态成分的状态不能发生变化。

载药粒子在组织匀浆过程中易被破坏或释放药物,从而可能导致无法准确测定组织中不同形态药物或载体材料的真实浓度,因此,建议选择合适的组织样品预处理与分离方法,必要时可探索新的组织浓度测定方法。

3)分析方法学验证:载体类纳米药物体内分析方法学建立时,建议校正曲线及质控生物样本应模拟给药后载药粒子、游离型药物、负载型药物、载体材料的体内实际状态进行制备。分析方法学验证内容参照相关指导原则。

(4)数据分析及评价:应有效整合各项试验数据,选择科学合理的数据处理及统计方法。如用计算机处理数据,应注明所用程序的名称、版本和来源,并对其可靠性进行验证。

对所获取的数据应进行科学和全面的分析与评价,综合阐述载体类纳米药物的药动学特点,分析药动学特点与药物的制剂选择、有效性和安全性的关系,从体外试验和动物体内试验的结果,推测临床药动学可能出现的情况,为药物的整体评价和临床研究提供更多有价值的信息。

普通药物给药在达到分布平衡后,一般情况下药物在循环系统中的浓度与在靶组织中的浓度成正相关,基于血药浓度的传统药动学模型,可以间接反映药物在靶组织中的浓度及其药理效应。但是载体类纳米药物在体内一直存在着释药过程,在测定载药粒子、载体材料、负载与游离型药物浓度的基础上,结合纳米药物发挥药效的作用方式,应建立适合于纳米药物的药动学模型,以评估载体类纳米药物的药动学行为,特别是纳米药物的临床药动学模型。

### （三）药物纳米粒药动学研究

药物纳米粒主要由活性成分以及少量稳定剂构成,不需要载体材料,活性成分分散于介质中,形成一定粒度的胶体分散体系(通常被称为纳米混悬剂)。纳米粒子的形成显著改变了活性成分的溶出特征及其与机体的相互作用,因此其体内药动学行为可能发生显著的改变。药物纳米粒是由药物自身形成的固态粒子,与载体类纳米药物有一定的相似性,因此,其药动学研究可参考载体类纳米药物的研究思路,并根据自身特征进行适当调整。

另外,仅以提高表观溶解度和溶解速率为目的的口服药物纳米粒的药动学研究可参考非纳米药物的研究方法。

药物纳米粒的体内过程也可以采用标记法进行研究,但由于药物纳米粒的骨架排列紧致,标记物不易被包埋。药物纳米粒的标记可采用杂化结晶技术,探针标记的使用应不影响药物纳米粒的基本理化性质和药动学行为。

## 第五节　生物技术药物药动学研究

### 一、概述

生物技术药物是指采用 DNA 重组技术或其他创新生物技术生产的治疗药物,包括细胞因子、纤溶酶原激活剂、重组血浆因子、生长因子、融合蛋白、受体、疫苗和单抗、干细胞等。其中按注册研究要求,生物技术药物又可分为治疗性蛋白药物、单克隆抗体药物、抗体偶联药物、细胞治疗产品、生物类似药等。

### 二、治疗性蛋白药物临床药动学研究

#### （一）基本概念

治疗性蛋白药物是一类以分子量不同的多肽到蛋白质为基本构成的生物制品。治疗性蛋白药物和小分子药物的药动学（PK）研究目的一致,主要是为患者用药的有效性和安全性提供依据。因此,治疗性蛋白药物的 PK 应与传统小分子药物以相同的科学依据进行评估。但是,由于治疗性蛋白药物的特性,与传统小分子相比,在 PK 研究设计时应特别考虑。

治疗性蛋白药物的代谢产物包括体内降解产物和其他截短形式的蛋白质。

#### （二）治疗性蛋白药物药动学研究内容与一般要求

治疗性蛋白药物的 PK 研究应贯穿临床试验的各阶段,逐步收集数据,以充分描述产生药物效应（药效及临床安全性事件相关）的物质基础的特征。

关于受试者例数,建议根据不同研究目的,结合产品特征,以可获得目标剂量下稳健的 PK 数据为基本原则,考虑纳入目标受试人群的例数。

在健康受试者研究中获得的 PK 结果,外推到目标患者人群时需进行论证。由于某些治疗性蛋白药物的消除在很大程度上取决于靶受体的摄取,健康受试者和目标患者人群之间受体密度的差异（例如肿瘤或炎症组织中受体的过度表达）可能会导致重要的 PK 特征（如半衰期等）产生差异,采用健康受试者数据预测患者人群数据时应充分考虑该问题。

1. 吸收　应在健康受试者或患者中开展适当的体内研究,描述药物的吸收特征,即吸收的速度和程度。单剂量研究通常足以描述吸收特征,也可用以比较不同给药途径的吸收情况。

大多数治疗性蛋白药物通过静脉注射、皮下注射或肌内注射途径进行肠道外给药。给药途径的变化可能改变药物的 PK 和免疫原性。皮下注射给药后,药物通过淋巴系统可能会产生体循环前消除。通过淋巴回流而回收的蛋白质,与其分子量大小有关:分子量小的蛋白药物可通过首过效应在组

织中发生蛋白水解性降解;而分子量较大的蛋白药物皮下注射给药时,在吸收过程中淋巴转运起重要作用。不同给药部位(如上臂、大腿、腹部)的生物利用度可能有所不同。如果需要不同部位给药,则应针对每个给药部位的相对生物利用度进行临床研究。对生物利用度有影响的其他因素还包括注射深度、注射浓度、注射体积和患者特异性因素等。

2. 分布　稳态分布容积($V_{ss}$)与分子量成负相关,渗透性与分子量也有类似的关系。对于分子量较大的蛋白药物,$V_{ss}$与白蛋白的分布相近(约 0.1L/kg)。与传统小分子药物不同,蛋白药物分布到组织(即细胞摄取)通常是消除过程的一部分,而非分布过程的一部分,这种看似分布实为消除的过程是其分布容积较小的原因之一。因此,$V_{ss}$低不一定代表低组织渗透性,可能由于受体介导的摄取,在单一靶器官中已达到足够浓度。可结合非临床 PK 研究结果,了解药物在体内的主要分布组织,特别是在效应靶器官和毒性靶器官的分布及其通过生物膜屏障的情况。

有些治疗性蛋白药物进入血液后,与血液成分结合(如可溶性受体可能会通过改变分布和/或清除而改变其 PK 特征)。由于受试者体循环受体水平的个体差异,治疗性蛋白药物与可溶性受体结合后,可导致个体间 PK 参数变异性的增加。可溶性受体水平随时间的变化,也可能导致药物的 PK 特征出现时间依赖性变化。应采用适当的方法,在给药前和给药期间测定可溶性受体的水平,同时区分游离型受体和结合型受体,并评估其对药物 PK 的影响及与临床效应的相关性。

当治疗性蛋白药物结合血浆蛋白(白蛋白、α-酸性糖蛋白)的能力与其 PK 相关时,应进行相关研究。某些特异性结合蛋白可能影响一些治疗性蛋白药物的 PK,如生长激素(GH)与生长激素结合蛋白结合,胰岛素样生长因子(IGF-1)与血浆中的载体蛋白结合。

3. 消除　在进行 PK 研究时应首先明确药物的主要消除途径。对于治疗性蛋白药物来说,在很大程度上可通过分子量大小预测消除途径。蛋白质的分解代谢常常是经水解作用发生。分子量< 69kD 的小蛋白通过肾脏滤过被消除(随着分子量的降低,肾滤过作用越来越重要),随后被肾小管重吸收和次级代谢分解;对于分子量较大的治疗性蛋白药物,在水解作用之外主要通过在其他组织和/或靶细胞中受体介导的内吞后,再分解代谢进行消除。

治疗性蛋白药物大多以代谢产物的形式排出体外,极少以原型排出体外,体内降解的终极产物为氨基酸,并参与体内氨基酸循环。因此,治疗性蛋白药物的物质平衡研究可不开展,对确定代谢及排泄方式意义不大。

针对其消除和代谢的特定研究(如微粒体、全细胞或组织匀浆研究)以及体外代谢产物鉴定的必要性和可行性,应视具体情况而定。

与母体药物相比,代谢产物可能具有不同的 PK 特征,应结合研究目的及可行性考虑,对有药效活性的代谢产物进行测定。另外,治疗性蛋白药物的活性不仅与血浆中的游离成分有关,还与结合部分以及结合动力学有关,因而需明确生物分析中分析物的具体形态。

4. 其他相关问题考虑

(1)剂量和时间依赖性:应在单剂量或多剂量研究中评估剂量-暴露比例关系,并对临床 PK 结果进行讨论。在长期研究中,可在各个剂量水平和各种情况下进行 PK 探索,并考虑对长期试验的 PK 数据进行群体药动学(PopPK)分析。

(2)蛋白质的修饰:如果出现异构体,同时研究结果提示异构体的 PK 特征及活性可能显著不同时,建议进一步研究。

(3)变异性:对于多剂量给药的药物,需对个体内的变异程度予以关注。可研究不同情况下的变异性,尤其是安全性风险较高、推荐滴定给药的药物。

(4)免疫原性:当存在药物相关的抗体反应时,应研究抗药抗体(anti-drug antibody,ADA)对治疗性蛋白药物 PK 的影响,特别是需要多剂量给药或长期治疗的新药。

5. 特殊人群

（1）肾损伤：对于分子量低于 69kD 的蛋白质，肾脏排泄对其消除过程和半衰期可能非常重要，且分子量越小影响越显著。因此，对于这些治疗性蛋白药物，应在肾损伤患者中进行 PK 研究。

（2）肝损伤：如果肝脏降解是蛋白药物的主要消除途径，肝功能减退（主要是肝脏疾病引起的肝损伤）可能会影响治疗性蛋白药物的 PK 行为。可对肝损伤患者开展单一的 PK 研究。或在其他研究中加入肝损伤的评价，也可利用 PopPK 分析来评价肝损伤对治疗性蛋白药物的 PK 影响。目前单一的肝功能标志物可能无法可靠地评估肝功能，应综合评估受试者的 Child-Pugh 评分或其他相似的肝功能评价指标。

6. PK/PD 关系研究　治疗性蛋白药物的 PK 特征和 PD 反应均可因分子修饰或其生产表达系统的变化、与血液成分的结合或抗药性抗体的形成等发生改变。应对药物 PK/PD 关系进行评价，特别是在同一项研究中获得的 PK/PD 指标数据将更有意义。

7. 相互作用研究　有的治疗性蛋白药物（如促炎细胞因子或细胞因子调节剂）可不同程度地影响特定 CYP 酶和/或药物转运体的表达和稳定性，是否需要开展药物相互作用研究应根据前期研究结果而定。

### 三、单克隆抗体药物药动学研究

（一）基本概念

1. 抗体（antibody）　是指机体由于抗原刺激，由浆细胞（B 淋巴细胞分化形成）合成分泌的免疫球蛋白（immunoglobulin，Ig）。可被免疫系统用来鉴别与中和外来物质（如细菌、病毒等的大型"Y"形蛋白质），具有保护作用。抗体仅发现存在于脊椎动物的体液如血液等以及 B 细胞的细胞膜表面。

2. 单克隆抗体（单抗，monoclonal antibody，mAb）　是通过分子生物学手段获得的由单一 B 细胞克隆产生的高度均一的抗体。单抗制备技术是 20 世纪一项里程碑式的免疫学技术。相对于多克隆抗体，单抗具有明显优势：①理化特性、生物活性及抗原表位的单一，与靶标的结合具有极高的特异性和强度；②易于进行药效学和安全性评价；③能更好地控制生产质量。

3. 单克隆抗体药物　1986 年美国 FDA 批准上市全球首个治疗性单抗莫罗单抗-CD3（muromonab-CD3）。此后，单克隆抗体药物发展迅速，迄今已有 30 余个单抗药物成功上市，数百个单抗药物正处于不同临床试验阶段。

根据重链的类型，抗体分为 5 类，即 IgA（α 链）、IgD（δ 链）、IgE（ε 链）、IgG（γ 链）和 IgM（μ 链）。其中 IgG 约占血清免疫球蛋白总量的 85%，又分为 1、2、3、4 四个亚型。人体内自然抗体 IgG1、IgG2 和 IgG4 的半衰期约为 21 天，而 IgG3 和其他 Ig 的半衰期在 2.5～7 天范围内。因此，目前开发的单抗药物基本上都是 IgG1、IgG2 和 IgG4 这 3 种类型。

早期的单抗药物多为鼠源抗体（rodent mAb）如莫罗单抗-CD3，或嵌合抗体（chimeric mAb）如阿昔单抗，因异源性或同源性低，在人体内的半衰期短，且易使人体产生 ADA，成药性较差，也易导致安全性隐患。近年来，不断面世的抗体药物同源性越来越高，有人源化抗体（humanized mAb）如贝伐珠单抗（bevacizumab）和全人源化抗体（full-human mAb）如阿达木单抗（adalimumab），逐步避免了抗体的异源性问题。

单抗药物与传统小分子药物相比，理化性质（分子质量、体积和极性都远大于小分子）和生物学特征差异极大，其吸收、分布和消除等药动学特征和机制明显不同。另外，单抗药物与靶标之间的特异性结合还可显著影响单抗药物的消除等过程。

4. 抗体偶联药物（antibody-drug conjugate，ADC）　是指将具有生物活性的小分子毒素通过连接子（linker）偶联至单克隆抗体（单抗）上所产生的药物。通过靶向肿瘤细胞表面抗原的抗体,将小分子毒素靶向递送至肿瘤细胞进而发挥杀伤肿瘤的作用,使 ADC 药物既具有抗体与靶抗原特异性结合的特点,也具有高效的杀伤作用。ADC 药物兼具高度靶向性和高细胞毒性优势的同时,由于其结构的多样性和复杂性,以及循环系统中释放的小分子毒素含量较低等特殊性,给其药动学研究带来了诸多挑战。

（二）单抗药物药动学研究内容与一般要求

大部分单抗药物经静脉注射给药,小部分经皮下或肌内注射给药。皮下或肌内注射的抗体主要经淋巴系统吸收,血药浓度达峰时间一般长达 1~8 天,生物利用度一般为 50%~100%。单抗药物生物利用度可因注射部位不同而异。抗体可在注射部位被酶降解,这种局部的酶降解能力可达到饱和状态,导致生物利用度随剂量的增加而提高。

抗体的分布:主要通过血液-组织液对流（convection）和内吞（endocytosis）的方式,速率较慢。

抗体的消除:由于极大的分子量,抗体无法通过肝脏药物代谢酶进行代谢,也不能从肾脏以原型形式排泄,主要以细胞内酶降解的方式被消除。已上市的单抗药物的清除率一般较低,为 0.1~1ml/（h·kg）,半衰期较长,为 2~30 天。单抗药物的消除方式有①抗原介导的消除（antigen-mediated elimination）;②胞饮作用（pinocytosis）;③FcRn 介导的抗体保护（FcRn-mediated IgG protection）;④Fcγ 受体介导的消除（FcγR-mediated elimination）;⑤抗药物抗体的中和作用（neutralization）等。

单抗药物虽然具有上述药动学特殊性,但其属于治疗性蛋白药物,因此,单抗药物药动学研究内容与一般要求可借鉴治疗性蛋白药物药动学研究。

## 四、抗体偶联药物药动学研究

ADC 药物的安全性和有效性与其免疫原性、内化速度低以及连接子的不稳定性等多种因素有关。作用于同一靶点的 ADC 药物,由于其识别的抗原表位、连接位点、连接子以及小分子毒素的不同,其血浆稳定性、体内代谢过程、PK/PD 关系和药物不良反应等也可能不同。

ADC 药物通常经静脉途径给药,分布与抗体药物类似,同时具有抗体和小分子的代谢和排泄途径,其药动学过程在低剂量下呈非线性、高剂量下表现出线性特征。

1. ADC 药物的 PK 研究主要内容　包括 ADC 药物的稳定性、血药浓度-时间曲线、分布、代谢及排泄过程等;若小分子药物是新化合物,建议综合应用体内外研究方法,定性和/或定量检测手段,对小分子药物的系统暴露量、血浆蛋白结合及排泄特征、肿瘤和正常组织的摄取/分布特征等进行详细研究,必要时,应对小分子药物代谢产物进行系统暴露量、代谢产物谱、分布、脱落方式、断裂点等研究。

（1）分布:ADC 药物的抗体分布研究常采用抗体标记方法,但了解游离和结合的小分子毒素的组织分布也很必要。也可对抗体和小分子毒素进行双重放射性同位素标记研究。

（2）清除:抗体进入细胞的主要方式有靶点介导和非特异性摄取,在体内主要通过蛋白水解清除。

ADC 与裸抗体具有不同的代谢特点,其通过两种途径释放细胞毒性代谢产物。①解偶联:连接子裂解,释放出游离的小分子毒素,抗体骨架仍保留。②分解代谢:ADC 药物中的抗体部分蛋白水解为多肽/氨基酸,同时产生游离小分子毒素,或带有连接子的小分子毒素,或带有氨基酸-连接子的小分子毒素类似物。上述代谢产物仍具有较高细胞毒性。必要时,应对其上述过程进行研究。

2. ADC 药物的 PK 研究考虑

（1）目标分析物:应包括结合型抗体（至少偶联一个小分子毒素的抗体）、总抗体（偶联和未偶联小分子毒素的抗体）、结合型效应分子、游离小分子毒素及其类似物。

（2）免疫原性：与其他大分子生物疗法类似，ADC 药物在人体内也可诱导免疫反应产生抗药抗体 ADA。ADA 发生率与制剂和患者等因素有关，其中，ADC 药物的相关变体（如三级结构变形）可增加免疫原性的风险。ADA 会中和 ADC 药物，是 ADC 药物清除途径之一，可增加 ADC 药物本身和裸抗体的清除率。与单抗一样，在临床试验过程中也需要严格监控和评估 ADC 药物的免疫原性。

（3）PK/PD 分析：与未结合的裸抗体相比，ADC 药物通常具有较窄的治疗指数。完善全面评估暴露-反应（exposure-response，ER）关系分析可为患者的给药剂量、用药频率和剂量调整等提供建议，有利于指导临床研究和实际用药。

ADC 药物可同时存在多种药理作用机制（如靶点特异性毒性和非特异性毒性），体内代谢会产生多种活性分析物（如 ADC、总抗体、游离小分子及其结构类似物等），不同分析物具有不同的药理/毒性作用，在进行 PK/PD 研究时应对分析物进行充分考察，全面分析。

（4）多种研究结合开展：ADC 药物代谢机制和代谢产物研究需要体外研究和体内研究（动物和人体）相结合。合理的研究（如在表达目标的细胞系中进行的分解代谢研究以及跨物种的血浆稳定性研究）有助于阐明 ADC 的代谢途径和机制，可鉴定 ADC 分解代谢产物，建立种属的相关性等，为后续临床试验提供参考。

## 五、细胞治疗产品药动学研究

### （一）基本概念

近年来，随着干细胞治疗、免疫细胞治疗和基因编辑等基础理论、技术手段和临床医疗探索研究的不断发展，细胞治疗产品为一些严重及难治性疾病提供了新的治疗思路与方法。

细胞治疗产品是指用于治疗人的疾病，来源、操作和临床试验过程符合伦理要求，按照药品管理相关法规进行研发和注册申报的人体来源的活细胞产品。不包括用于输血用的血液成分，已有规定的、未经体外处理的造血干细胞移植，生殖相关的细胞，以及由细胞组成的组织、器官类产品等。

传统的药动学研究方法并不适合细胞治疗产品的药动学研究，因此对于现阶段无法开展药动学研究的细胞治疗产品不是必须进行的。但对于作用机制未知的细胞治疗产品，明确其在人体内的过程对于了解掌握细胞治疗产品的有效性和安全性具有潜在的重要意义，因此在现有技术条件下，应尽可能开展细胞治疗产品体内过程研究，包括细胞的活力、增殖与分化能力、体内的分布/迁移和相关的生物学功能。

### （二）细胞治疗产品药动学研究的内容与一般要求

细胞治疗产品药动学研究应能阐明细胞的体内过程以及伴随的生物学行为，应根据细胞治疗产品类型和特点选择合适的动物模型，一般考虑雌雄各半。根据研究目的及检测指标的临床价值，建立合适的生物分析方法并对方法进行必要的验证。药动学研究要关注目标细胞在体内的增殖、生物分子的表达和/或分泌，以及与宿主组织的相互作用；相互作用还包括细胞治疗产品的非细胞成分（辅料成分）及分泌的生物活性分子引起的相关组织反应。其药动学研究内容主要包括以下几个方面。

1. 细胞的分布、迁移、归巢　应采用一种或多种合适的细胞追踪方法评价细胞产品的分布、迁移、归巢及其存续和消亡特性，并阐述方法的科学性。细胞治疗产品的分布及存续时间是影响细胞治疗产品有效性和安全性的最重要因素，应进行动态观察，必要时观察直至这些细胞的消失或功能丧失。可选择的技术方法有影像技术、PCR 技术、免疫组化技术等，试验设计需要考虑技术方法的适用性和优缺点。

2. 细胞分化　细胞在分布、迁移和归巢后进一步分化为功能细胞发挥其治疗作用或功能衰退；

对于细胞产品分化的程度及其后果(功能化或去功能化、安全参数),可应用体外方法和动物体内方法进行定量或定性评价研究。

3. 对于经基因修饰/改造操作的人源细胞的特殊考虑　对于基因修饰/改造的细胞,除上述要求外,还需对目的基因的存在、表达以及表达产物的生物学作用进行必要的研究,以体现基因修饰/改造的体内生物学效应。

### 六、生物类似药的药动学研究

(一)基本概念

1. 生物类似药　是指在质量、安全性和有效性方面与已获准注册的参比制剂具有相似性的治疗用生物制品。主要是指结构和功能明确的治疗用重组蛋白质制品。对聚乙二醇等修饰的产品及抗体偶联药物类产品等,按生物类似药研发时应慎重考虑。

生物类似药候选药物的氨基酸序列原则上应与参照药相同。对研发过程中采用不同于参比制剂所用的宿主细胞、表达体系等的,需进行充分研究。

2. 参照药　是指已获批准注册的,在生物类似药研发过程中与之进行比对试验研究用的产品,包括生产用的或由成品中提取的活性成分,通常为原研产品。参照药的选择:①应尽可能使用相同产地来源的产品;②对不能在国内获得的产品,可以考虑其他合适的途径;③临床比对试验研究用的参照药,应在我国批准注册;④比对试验研究需使用活性成分的,可以采用适宜方法分离,但需考虑并分析这些方法对活性成分的结构和功能等质量特性的影响;⑤按生物类似药批准的产品原则上不可用作参照药。

(二)药动学研究内容与一般考虑

1. 非临床药动学研究　应选择相关动物种属开展单次给药(多个剂量组)和重复给药的药代比对试验研究。单次给药的药代试验应单独开展;重复给药的药代试验可结合在 PK/PD 研究中或者重复给药毒性试验中进行。对结合开展的药代试验影响主试验药物效应或毒性反应评价的,应进行独立的重复给药比对试验研究来评估药代特征变化。

2. 临床药动学研究　在符合伦理的前提下,应选择健康受试者作为研究人群,也可在参照药适应证范围内选择适当的敏感人群进行研究。

对于半衰期短和免疫原性低的产品,可采用交叉设计以减少个体间的变异性;对于较长半衰期或可能形成 ADA 的蛋白类产品,可采用平行组设计,并应考虑组间的均衡。

单次给药的药代比对试验研究无法评判相似性的,或药代呈剂量或时间依赖性,并可导致稳态浓度显著高于根据单次给药数据预测的浓度的,应进行额外的多次给药药代比对试验研究。

药代比对试验研究通常采用等效性设计研究吸收率/生物利用度的相似性,应预先设定等效性界值并论证其合理性,应对消除特征(如 Cl、$t_{1/2}$)进行分析。

一般情况下不需进行额外的药物-药物相互作用研究和特殊人群研究等。

3. 药动学/药效动力学研究　PK/PD 比对试验研究结果用于临床相似性评判的,所选择的药代参数和药效指标应与临床相关,应至少有一种药效指标可以用作临床疗效的评判,且对剂量/暴露量与该药效指标的关系已有充分了解;研究中选择了测定 PK/PD 特征差异的最敏感人群、剂量和给药途径,且安全性和免疫原性数据也显示为相似。

药效比对试验研究应选择最易于检测出差异的敏感人群和量效曲线中最陡峭部分的剂量进行,通常可在 PK/PD 研究中考察。对药代特性存在差异,且临床意义尚不清楚的,进行药效比对尤为重要。对药效指标,应尽可能选择有明确的量效关系,且与药物作用机制和临床终点相关的指标,并能敏感地检测出候选药和参照药之间具有临床意义的差异。

**知识链接**

## 口服多肽药物

通常,小分子药物的吸收主要在胃肠道进行。因胃肠道中存在多种肽酶,多肽类药物易在被吸收前降解,很难开发出口服制剂,均为注射剂。索马鲁肽是天然激素 GLP-1 的类似物,口服索马鲁肽制剂的独特之处在于,添加了小分子吸收增强剂 SNAC,可让索马鲁肽在胃部直接被吸收;同时,SNAC 在胃部溶解能够提高局部环境的 pH,增加索马鲁肽的溶解度,可防止索马鲁肽被胃中的肽酶降解。

2019 年 9 月 20 日,FDA 正式批准诺和诺德 Rybelsus(口服索马鲁肽片,每日 1 次)的上市申请,用于结合饮食和运动以改善 2 型糖尿病患者的血糖控制。此前,FDA 共批准了 8 款 GLP-1 受体激动剂产品上市。除索马鲁肽片剂外,其余均为注射剂。

索马鲁肽片剂的出现,突破了 2 型糖尿病患者每天或每周需接受注射给药的局限性,为患者提供了更便捷的治疗选择。

ER 15-2

第十五章
目标测试

**思考题**

1. 新药非临床药动学研究的主要内容有哪些?请试述其设计要点以及数据分析要点。
2. 新药临床药动学研究的主要内容有哪些?请试述其设计要点以及数据分析要点。
3. 药物生物利用度的影响因素有哪些?
4. 生物等效性的影响因素有哪些?不同类型生物等效性研究的等效性标准有什么不同?
5. 请结合纳米药物、生物技术药物等的特点,试述开展药动学研究的考虑要点。

（钟国平）

# 参 考 文 献

［1］国家药典委员会.中国药典,2020 年版.北京:中国医药科技出版社,2020.

［2］郭涛.新编药物动力学.北京:中国科学技术出版社,2005.

［3］蒋新国.生物药剂学与药物动力学.北京:高等教育出版社,2009.

［4］BAUER R J,GUZY S,NG C . A survey of population analysis methods and software for complex pharmacokinetic and pharmacodynamic models with examples. AAPS J,2007,9(1):60-83.

［5］季双敏,王玉珠,杨进波.抗体偶联药物的分子特点及其药代动力学研究考虑.中国临床药理学杂志,2021,37(06):777-782.

［6］郭建军,王丽丽,张琪,等.单克隆抗体药物的药代动力学研究进展.中国药理学通报,2016,32(2):172-176.

# 第十六章

# 药动学研究进展

学习目标：

1. **掌握** 生理药动学模型结构与应用、药动学与药效动力学模型及其相互关联。

2. **熟悉** 药动学研究的新理论。

3. **了解** 细胞研究进展；中药药动学研究特点和进展；模型引导的药物研发的重要性、建模和模拟技术及应用；药物基因组学与生物芯片技术新进展。

ER 16-1

第十六章
教学课件

## 第一节　生理药动学模型

### 一、概述

#### （一）生理药动学的发展

应用房室模型描述药物在体内的吸收、分布、代谢和排泄过程，具有良好的实际应用价值，是药动学研究的主要理论依据。但是传统房室模型中的"房室"并不是以生理解剖为基础来划分的，它仅是数学上的抽象概念，与解剖结构或生理功能没有直接联系，所表征的药物体内过程也比较粗糙。对于具有高亲和性的药物或对某些组织具有毒性以及有特殊目标器官的药物，传统的房室模型则无法描述。为了克服这些局限性，人们设想以体内实际器官的解剖生理学特征为依据，建立生理药动学模型（physiologically based pharmacokinetics model，PBPK model）。

有关生理药动学的研究可追溯至 1937 年，当时 Teorell 提出了多个房室组成的生理药动学模型的概念，即将数学模型与生物系统相结合来描述药物在体内的处置过程，但由于当时在数学解析上的困难，生理药动学仅停留在概念层面。20 世纪 60—70 年代，随着色谱分析技术和计算机技术的发展，生理药动学方有发展。从 2000 年开始，生理药动学模型在药品研发和监管中应用药动学，并越来越受到人们的重视。自 2016 年以来，美国食品药品管理局（Food and Drug Administration，FDA）和欧洲药品管理局（European Medicines Agency，EMA）相继出台和颁布了关于合理应用生理药动学模型的指导文件，使模型的使用和预测更加规范和可信。

#### （二）生理药动学模型的基本原理和研究意义

生理药动学模型是根据机体的生理学、生物化学和解剖学特性，通过模拟机体循环系统的血液流向，将与药物处置相关的组织或器官连接成一个整体，每一组织或器官在实际血流速率、组织/血浆分配系数以及药物物理化学性质的控制下，遵循物质平衡原理进行药物吸收、分布、代谢和排泄速率的模拟和预测，并以此为基础处理和获得药动学数据的研究方法。生理药动学模型中将每个器官或组织定义为一个房室，它们之间由血管和血液串联起来，在血液和组织的交叉点，药物可以通过血液组织屏障出入器官或者组织，药物在每个交叉点扩散的方式有灌注限制扩散或渗透限制扩散。前者由血液流动、组织和血浆中的浓度以及分配系数决定；后者则由药物本身的化学性质决定，如解离常数

p$K_a$、油水分配系数 Log$P$、氢键数量等。传统房室模型仅描述药物自身以浓度-时间为特性的动力学变化，而生理药动学模型是在明确药物处置与生物体系的相互作用及其机制的条件下，描述药物在各组织及靶组织中的暴露量及其经时变化过程。

生理药动学模型可以预测药物在特定组织或器官内的时变过程，并可模拟不同生理病理条件对药物体内过程的影响。此外，这种模型可为动物种属之间药动学相关关系研究提供可行性试验基础，可以利用动物的生理学和解剖学参数来预测药物在人体血液和组织中的药物浓度的变化，这也是生理药动学模型最突出的研究意义。

虽然目前生理药动学模型的研究非常成熟，但仍需克服一些困难和局限性。对化合物的透膜能力、主动和被动转运动力学的精确定量尚难以明晰；对于Ⅰ相/Ⅱ相药物代谢酶、药物转运体在生理、病理状态下分布、功能和基因多态性等缺乏全面的认识；对不同人种、不同种属、不同个体之间的生理和生化参数，以及代谢转运存在的差异难以克服，需要更多遗传学的、系统生物学、生理学和药动学的联合研究和信息积累。

## 二、生理药动学模型的研究内容

### （一）生理药动学的模型结构

1. **全身生理药动学模型**　又称为整体生理药动学模型，它根据解剖学和生理结构将机体分为若干房室，分别代表各个组织和器官，通过血液循环将这些房室串联成一个闭合的模型结构（图 16-1）。其间的物质转运用物质平衡方程描述，输入和输出分别通过相应器官或组织血液的灌注（$Q_{in}$）和流出（$Q_{out}$）表示。此外，有时还可将单环的整体生理药动学模型扩展为多环结构，如母亲和胎儿、血液循环和淋巴循环、药物及其代谢产物。

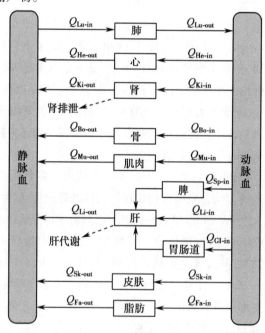

图 16-1　整体生理药动学模型示意图（箭头表示血液流动方向）

整体模型包括了血液以及各个主要组织和器官，是从整体来描述药物在体内吸收、分布、代谢、排泄过程的模型。实际应用时，常根据研究目的对模型的结构进行简化，将其分为核心器官组织和非核心器官组织。核心器官组织包括①血液循环：如动脉和静脉血流；②与药物代谢相关的组织：主要是肝脏，有时肺和小肠亦参与代谢，如药物经肾清除，则应纳入肾脏；③与药物效应相关的组织：如肿瘤组织，再如孕妇的乳汁分泌组织；④给药部位：如皮下给药时的皮肤组织，大分子蛋白药物吸收相关的淋巴组织等;⑤特殊部位:如非线性药动学的组织或器官。机体的其余部分为非核心器官或组织,可分为快平衡和慢平衡两类,以简化模型结构。对于一些容易获得且可测定的组织样品,不推荐与其他器官或组织合并,而将其单列为一个房室。如研究亲脂性药物时,脂肪组织可作为一个单独的房室。上述的结构简化可使生理药动学的研究更为可行,但也应注意可能由此引入错误的经验型模型,从而影响结果。

2. 组织和器官生理药动学模型　又称为部分生理药动学模型,可作为整体模型中的一部分,也可进行单独研究。如图 16-2 所示,药物进入各组织或器官的生化过程可利用灌注限速模型(perfusion-rate-limited model)与渗透限速模型(permeability-rate-limited model)描述。其中,灌注速率限速模型是指生理学室药物的摄取速率受该组织血液速率的限制,而与该物质跨细胞膜速率无关。灌注限速模型可用充分搅拌模型(well-stirred model)的单房室表示,它假设药物在整个组织中无扩散屏障,迅速分布,并且无浓度梯度,药物在组织中的浓度取决于其组织-血浆分配系数。对于小分子中性化合物,多数组织属于此类模型。渗透限速模型是指在生理学室中药物的摄取速率由细胞膜的渗透性和膜的总面积决定,药物的跨膜速率是其转运的限速步骤。对于很多大分子极性药物,药物跨膜转运速率相对于血流速率较慢,因此发生渗透限制转运。渗透限速模型可采用两个或三个充分搅拌模型的房室结构表示。此外,如果药物的渗透屏障无法从生理结构上辨别,但存在渗透梯度时,则可以采用分散模型来描述组织中存在药物浓度梯度的情形。分散模型用分散系数($D_N$)描述混合的程度,分散系数越大则分散程度越高,当分散系数无穷大时,分散模型近似于充分搅拌模型。

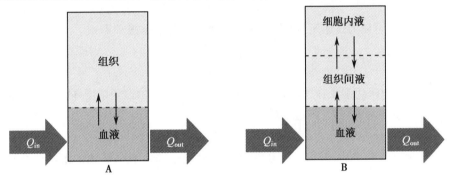

图 16-2　灌注速率限速模型(A)和扩散速率限速模型(B)

(二)生理药动学的模型参数

生理药动学的模型参数主要分为两大类:一类是生理解剖学参数,它们只和机体的生理解剖学特性有关,一般与药物无关;另一类是生化参数,这类参数则密切依赖于药物的物理化学和生化特征。

1. 生理解剖学参数　主要包括血液灌注的流量($Q$)和组织或器官的容积($V$)。它们通常都是体重的函数,并且在各种哺乳动物之间具有很好的相似性,特别是在同一种动物(或人)之间的差异很小。在实际研究中,可以根据动物实验数据进行种属间的外推,或从临床数据进行种属类推,推测人类的药动学或药效学行为。

2. 生化参数　在生理药动学研究中,药物在血液或组织中的游离分数($f$)、药物在组织和血液间的表观分配系数($K_p$)以及组织的内在清除率($Cl_{int}$)等参数被称为生化参数。它们不仅与动物种属有关,更取决于药物的化学结构及理化性质。研究中,这些参数可以通过体内、体外试验获得,也可以通过计算机预测或者种属间类推得到。

(1)药物的游离分数($f$):可根据测定药物血浆蛋白结合率的有关方法来求算药物在组织或血液中的游离分数。通常采用的方法有平衡透析法、离心分离法、凝胶色谱法等。采用平衡透析法时,通常是测定滤出液中药物浓度(游离浓度)和透析袋内药物浓度(总浓度),按式(16-1)计算游离分数。

$$f = \frac{游离浓度}{总浓度}$$　　　　　　　　式(16-1)

测定时应注意血浆 pH、血浆浓度、药物浓度等因素均可能影响药物与蛋白的结合程度,血浆 pH 应固定为 7.4,并至少选择 3 个浓度进行实验。

（2）内在清除率（$Cl_{int}$）:是指在不考虑血流和蛋白结合限制的情况下,组织对药物清除的真实能力。在已知血液中药物的游离分数和该特定组织的血流量时,可以根据机体的表观清除率来计算该特定组织的内在清除率。

当药物进入某组织并达到稳态时,定义药物在该组织的清除率（Cl）为:

$$Cl = \frac{Q(C_A - C_V)}{C_A} = Q(1 - C_V/C_A) = Q \cdot E \qquad 式（16-2）$$

式中,$C_A$ 为药物进入组织的动脉血药浓度;$C_V$ 为药物离开组织的静脉血药浓度;$E$ 为组织对药物的摄取率。通常在组织中,实际被清除的部分是组织中的游离型药物,而组织中游离型药物浓度又等于血液中游离型药物浓度。这里的血液应该是药物离开组织的静脉血,因此根据式（16-2）有:

$$Cl \cdot C_A = Cl_{int} \cdot f \cdot C_V \qquad 式（16-3）$$

根据式（16-2）和式（16-3）即可得 $Cl_{int}$ 的计算公式:

$$Cl_{int} = \frac{Cl \cdot Q}{f(Q - Cl)} \qquad 式（16-4）$$

式（16-4）反映了组织清除率和内在清除率之间的关系。一般来说,药物在体内的清除主要发生在肝脏和肾脏,因此机体的总清除率（$Cl_{tot}$）主要和肝清除率（$Cl_h$）及肾清除率（$Cl_r$）有关,即:

$$Cl_{tot} \approx Cl_h + Cl_r \qquad 式（16-5）$$

式（16-5）中的 $Cl_r$ 可以通过测定累积尿药总量和血药浓度数据来求算:

$$Cl_r = \frac{X_u^\infty}{AUC} \qquad 式（16-6）$$

式（16-6）中,$X_u^\infty$ 为累积尿药排泄总量;AUC 为静脉注射剂量 $X_0$ 后的血药浓度-时间曲线下面积。假设体内药物只通过肝脏和肾脏清除,则进一步可求算:

$$Cl_h = (X_0 - X_u^\infty)/AUC \qquad 式（16-7）$$

在求出组织表观清除率后,即可进一步根据组织血流量和血液中药物的游离分数计算内在清除率。

根据组织提取率 $E$ 也可求算内在清除率,由式（16-2）和式（16-4）可得:

$$Cl_{int} = \frac{Q \cdot E \cdot Q}{f(Q - Q \cdot E)} = \frac{Q \cdot E}{f(1 - E)} \qquad 式（16-8）$$

此外,还可通过体外酶动力学实验求算 $Cl_{int}$。通常药物的代谢由多个酶反应介导完成,按照酶动力学理论,采用米氏方程可以描述游离药物的代谢速率。药物的内在清除率则可表示为:

$$Cl_{int} = \sum \frac{V_{max,i}}{K_{m,i} + C_{uf}} \qquad 式（16-9）$$

式中,$V_{max,i}$ 和 $K_{m,i}$ 分别为最大酶促反应速度和相应的米氏常数;$C_{uf}$ 为药酶部位游离药物浓度;i 为第 i 个酶。当 $K_{m,i} \gg C_{uf}$ 时,式（16-9）可表示为:

$$Cl_{int} = \sum \frac{V_{max,i}}{K_{m,i}} \qquad 式（16-10）$$

利用体外酶动力学实验求算出 $Cl_{int}$ 后,可利用比放系数（scaling factor,SF）将体外结果转换为整个肝脏的清除率,并进行体内清除率的预测。

（3）表观分配系数（$K_p$）:$K_p$ 是组织中药物浓度和血中药物浓度的比值,它直观地反映药物在体内各脏器和组织中的分布特征。$K_p$ 值的大小主要取决于药物的脂溶性、药物对特定组织或器官的亲和力。它的测定方法有两种,一是通过直接测定组织和血液中的药物浓度来求算,二是根据药物在血液和组织中的游离分数来求算。

在通过测定组织和血液中药物浓度来求算 $K_p$ 时,当药物以恒定速率进入体内并达到稳态后,对于不存在代谢或排泄的组织,$K_p$ 的计算公式如下:

$$K_p = \frac{C_T^{ss}}{C_B^{ss}} \quad\quad 式(16\text{-}11)$$

对于存在代谢和排泄的组织,则有:

$$K_p = \frac{C_T^{ss}}{C_B^{ss}} \cdot \left(1 + \frac{Cl_{int} \cdot f}{Q_T}\right) \quad\quad 式(16\text{-}12)$$

式(16-11)和式(16-12)中,$C_T^{ss}$ 为稳态时组织中药物浓度;$C_B^{ss}$ 为稳态时血液中药物浓度;$Q_T$ 为该组织的血流量。

当静脉注射给药时,可待药物的体内过程进入消除相后,根据消除相的数据计算 $K_p$ 值,对于不存在代谢和排泄的组织有:

$$K_p = \frac{Q_T \cdot C_T}{Q_T \cdot C_B + \beta \cdot V_T \cdot C_T} \quad\quad 式(16\text{-}13)$$

对于存在代谢和排泄的组织有:

$$K_p = \frac{C_T \cdot (Q_T + Cl_{int} \cdot f)}{Q_T \cdot C_B + \beta \cdot V_T \cdot C_T} \quad\quad 式(16\text{-}14)$$

式(16-13)和式(16-14)中,$C_T$ 为组织中药物浓度;$C_B$ 为血液中药物浓度;$V_T$ 为组织容积;$\beta$ 为消除相速率常数。

当利用药物在血液和组织中的游离分数来求算 $K_p$ 值时,根据 $K_p$ 的定义有:

$$K_p = \frac{C_T}{C_B} = \frac{C_{T,f} + C_{T,uf}}{C_{B,f} + C_{B,uf}} \quad\quad 式(16\text{-}15)$$

式(16-15)中,$C_{T,f}$ 为组织中游离药物浓度;$C_{T,uf}$ 为组织中未游离药物浓度;$C_{B,f}$ 为血液中游离药物浓度;$C_{B,uf}$ 为血液中未游离药物浓度。根据组织中和血液中游离药物浓度相等的原则,即 $C_{T,f} = C_{B,f}$,将式(16-15)分子和分母同除以游离药物浓度,可得:

$$K_p = \frac{C_T}{C_B} = \frac{\dfrac{C_{T,f} + C_{T,uf}}{C_{T,f}}}{\dfrac{C_{B,f} + C_{B,uf}}{C_{B,f}}} = \frac{f_B}{f_T} \quad\quad 式(16\text{-}16)$$

式(16-16)中,$f_B$ 和 $f_T$ 分别为药物在血液和组织中的游离分数。因此只要分别测定药物在血液和组织中的游离分数,即可很容易地求算 $K_p$ 值。

（三）生理药动学的模型方程

在生理药动学研究中,应该综合考虑药物在整个机体的清除状况和各器官或组织中的清除情况,在考虑某生理学室的真实状况时,还应全面考虑与其相邻有关联的生理学室,而这些相关的生理学室都是通过血液流通来联系的。首先可作如下假设:①药物的分布受到血流速度的限制;②各房室内的药物分布是均匀的;③肝代谢和肾排泄服从一级速率过程;④药物在组织血液中的分配系数与时间无关。

根据物质平衡原理,当药物进入某组织时,组织中药物的浓度变化可利用药物进入组织和离开组织的速度来表示,对于非消除性的生理房室,在单位时间内流入该房室的药量为 $Q_T \cdot C_A$,流出该房室内的药量为 $Q_T \cdot C_V$,则在单位时间内该房室药量的改变量为:

$$V_T \cdot dC_T/dt = Q_T \cdot C_A - Q_T \cdot C_V \quad\quad 式(16\text{-}17)$$

式(16-17)中,$V_T$ 为组织或器官体积;$C_T$ 为组织或器官中药物浓度;$Q_T$ 为流经组织或器官的血流量;$C_A$ 为动脉血中药物浓度;$C_V$ 为流出静脉血中药物浓度。由于在活体组织中,流出静脉血浓度是难以测定

的,因此可通过测定组织中药物的浓度以及药物在组织和血液中的表观分配系数 $K_p$ 来换算,计算公式如下:

$$C_V = C_T/K_p \qquad\qquad 式(16\text{-}18)$$

对于消除性器官而言,药物被清除的部分是组织中的游离型药物,而组织中的游离型药物浓度又等于血液中游离型药物浓度。因此,药物在消除性组织中的浓度变化可表示为:

$$V_T \cdot dC_T/dt = Q_T \cdot C_A - Q_T \cdot C_V - Cl_{int} \cdot C_V^{uT} \qquad\qquad 式(16\text{-}19)$$

式(16-19)中,$Cl_{int}$ 为药物在该组织中的内在清除率;$C_V^{uT}$ 为流出组织的静脉血中游离型药物的浓度。

（四）生理药动学模型的研究方法

建立一种生理药动学模型一般需要遵循如下步骤。

1. 资料的收集　通常包括实验动物或人体的生理数据、药物的理化性质和生物学资料。这些资料多数可从文献查得,但也有一些需要通过实验获得。

2. 确定模型结构与设计循环血流图　根据机体真实的解剖和生理状况,以及药物在人或动物体内的处置过程来设计模型的结构。纳入整体模型的器官至少应该包括:①药理活性的作用部位;②药物蓄积部位;③药物消除部位。如有需要还应包含肝肠循环、肠道清除等重要的药物处置过程。模型设计的原则是突出重点,去繁存精,能够按照解剖学、生理学知识,尽量反映机体的真实情况,以满足研究目的的要求,其他方面则应该尽可能简化,以利于实际运用,不应过分强调模型的复杂精细和多室性。设计好的生理模型应该以循环血流图(图 16-1)表示出来。

3. 模型运算　用质量平衡方程表示各房室内物质变化,即用流入该房室的动脉血中该物质的浓度和流出该房室的静脉血中的浓度之差乘以该室的血流量,同时将该房室中该物质的生成项和消除项纳入计算,即可得该房室内该物质的瞬时变化量。一个房室建立一个微分方程,因此一个模型就简化为一个微分方程组,然后再利用计算机软件进行求解。模型建立之后,还需要根据研究目的进行灵敏度分析以及检验模型结构是否需要简化等。

4. 模型的验证和修订　通常通过求解模型的物质平衡方程式,得到各器官预测的药物-时间曲线,通过与动物实验所得的各器官药物浓度数据进行比较分析,即可验证模型的准确性和有效性。如果预测值与实验值不符,则需要对模型进行修订。

（五）生理药动学研究规范与指南

近年来,生理药动学模型在药学领域的应用越来越广泛,各国药品监管部门和国际监管机构认可生理药动学模型在新药研发中的积极指导作用,相继出台了一系列的生理药动学研究规范或指南。例如,欧洲药品管理局(EMA)于 2016 年出台了关于生理药动学平台规范和研究报告规范的指南;美国食品药品管理局(FDA)于 2018 年颁布了关于生理药动学模型研究指南。EMA 和 FDA 发布指导原则的目的是提高新药审评效率,也为新药研发中生理药动学研究提供明确的指导。

1. 对生理药动学研究报告的要求　EMA 和 FDA 生理药动学研究报告的要点应包括:①模型的假设具体内容,法规部门将依此判断假设是否合理;②输入参数的具体数值及对应的来源,是实验值、预测值还是软件优化得到的数值;③对参数进行敏感性分析。此外,FDA 要求提交的申请资料中必须含建模的所有文件(包括支持文档)。FDA 对生理药动学研究报告的结构要求应与文章发表相似,在材料部分需提供建模的方法、参数、模拟的设计、采用的软件等,而且结果需验证模型的准确性,并提供验证的方法。另外,除了报告外,EMA 还关注 PBPK 模型的质量如模型模拟是否正确,是否有好的预测能力等,因此,EMA 还要求新药研发机构或软件开发商提供大量的证明文件。

2. 对生理药动学研究平台质量的要求　所采用的软件如是自己编程的,则需提供每个具体的算法、方程;若是商业软件则需提供软件的名称,具体版本号,以便法规部门后期用于验证。此外,还需提供建模人员的经验及专业背景介绍。

（六）生理药动学研究的专业软件

目前用于生理药动学研究的专业软件主要分为四类,包括房室与非房室模型分析软件(如

Phoenix Winnonlin®、DAS、PKanalix®、Kinetica™、PKQuest等）、生理药动学-药效学建模软件（如 Gastro-Plus™、Simcyp®、PK-Sim®、CloePK™、mrgsolve）、群体药动学-药效学建模软件（如 NONMEN®、Phoenix-NLME™、Monolix Suite、nlmixr 等）、系统生物学工具软件（如 BioGears®、Berkeley Madonna™、SimBiology®等），其中重要软件的相关信息如下。

（1）Phoenix Winnonlin®：该软件可用于几乎所有的药动、药效及非房室模型的数据分析，支持药动学数据处理、药物安全性及生物等效性评价，数据处理可靠，受到美国 FDA 推荐，是目前药动/药效房室模型和非房室模型分析的行业标准。

（2）PKQuest：PKQuest 功能包括常规房室和非房室药动学分析，该软件可利用解卷积方法研究药物体内-体外相关性（in vitro-in vivo correlation，IVIVC），同时整合了人和鼠的生理解剖学数据，提供一个良好的生理药动学研究框架。

（3）Simcyp®：该软件包含大量的生理信息数据库，可用于人群差异性的预测，利用虚拟人群综合多种因素（人群、生理、病理、遗传和种族差异）模拟药物相互作用，该软件也具有儿科模块。目前公开发表的 PBPK 模型研究中，Simcyp®是使用率最高的软件。

（4）GastroPlus™：目前 GastroPlus 内建药物相互作用，基于体外数据的体内预测，基于化合物结构的 ADME/T 预测，特殊给药途径模拟，代谢与转运，生物大分子药物，参数优化，房室与非房室分析，药效学模型，体内-体外相关性等 10 多个功能模块，能提供完整的药物 ADME 模拟，用户可按照自己的需求选择相应的模块进行建模。该软件还具有儿科模块，可为儿科临床用药提供指导。GastroPlus 软件预测准确性最高，应用范围非常广泛。

（5）PK-Sim®：PK-Sim®建模过程由多个独立的模块来完成，这些模块包括个体（设定物种及个体生理数据）、群体（设定需模拟的群体生理学轮廓）、化合物（输入药物理化性质和体内过程相关参数，选择药物分布和渗透性计算方法）、药物制剂（定义药物释放性质）和给药方案。模块可以保存和重复使用，灵活易用。该软件也有儿科模块。

（6）CloePK™：CloePK™是基于生理模型的化合物体内过程特征性预测的服务产品。该产品可提供基于化合物结构的人体 PK 和 ADME/T 预测，药物相互作用预测等多种服务。但由于其分布模型较为简化，其应用受到一定限制。

（7）Berkeley Madonna™：该软件可提供高效、快速且直观的计算平台，用户从工具栏中选择各种图标以快速构建模型，方程会由程序自动编写，并通过图形工具将结果可视化。该软件广泛适用于包括系统生物学研究在内的数学建模与模拟。

### 三、生理药动学与体外体内外推的联合应用

药物在体内的吸收、分布、代谢及排泄过程决定了它们在血液循环系统及组织或器官中的药时曲线特征，利用简单的房室模型对其进行分析可得到该药物的药动学参数。但是这些参数反映的不仅是药物的性质，还包括机体与试验条件等多因素综合作用的结果。生理药动学模型可以很好地分析机体自身因素（如年龄、种族、性别等）与其他外部条件（如饮食、联合用药等）对药动学参数的影响，这对解释临床上个体间药动学差异以及设计个体化给药方案有着重要的意义。但是，在确定某一因素对药动学的影响时通常需要进行大量的动物实验或临床试验，不仅耗时耗力，而且很多情况下，开展临床试验是不可行的，因此如何利用体外试验来预测真实的体内动力学过程显得尤为重要。

体外-体内外推（in vitro-in vivo extrapolation，IVIVE）是将药物的体外数据转化成体内药动学参数的一种有效方法。将其与生理药动学联合应用，即可通过药物的体外性质预测人体内药物吸收、分布、清除的过程，并准确模拟出药物的血浆浓度-时间曲线。在生理药动学与体外体内外推联合模型（PBPK-IVIVE）中，通常需要对模型参数进行重新定义，使其更能反映药物自身的性质，而与机体或实验条件无关。例如在经典的药动学模型中，药物从体循环中清除的效率可用清除率（Cl）表示；而在

PBPK-IVIVE 联合模型中,则将其定义为多种因素共同作用的综合结果,包括机体代谢酶和转运体、器官血流量、药物的被动排泄以及药物与血浆蛋白及红细胞的结合等。PBPK-IVIVE 联合模型通过分析不同的疾病或生理因素对药物体内过程的影响,可以预测药物在不同人体内的药动学特征。此外,PBPK-IVIVE 联合模型在确定药物临床试验的初始剂量以及评价药物在人体内的毒性等方面也有应用。

PBPK-IVIVE 联合模型的建立由 3 个步骤组成:一是选择合适的药动学软件,确定其输入参数,并利用体外试验或计算机模拟等方法对相关参数进行测定;二是针对药物在体内的过程,确定合适的数学模型;最后是对模型进行修订,提高预测的可信度。以口服给药为例,可以选择药物的膜渗透性、溶解度以及 p$K_a$ 等化合物体外性质作为输入参数;评价吸收动力学的数学模型可选择一级吸收模型,但是对于溶解度限速吸收或者具有 pH 依赖性溶解度的化合物而言,可选择高级溶出、吸收及代谢(advanced dissolution,absorption and metabolism,ADAM)模型进行研究。

## 四、生理药动学模型的应用

### (一)种属间外推和种属内推

1. 种属间外推　在生理药动学模型研究时,一些生理学参数容易获得,而一些生化参数需要手术摘取实验动物的有关脏器组织测定,这在一些物种(包括人)进行实验是不现实的。研究人员通过大量实验资料的归类分析,发现不同物种之间的生理生化参数虽然存在差异,但是这种差异具有一定的规律性。利用这种规律,可以根据在动物体内获得的有关实验数据推算出人体的相应数据,这种方法即为种属间外推。目前研究中用于种属间外推的方法主要有 3 种:基于代表单个药动学参数的体形变异法、基于不同物种寿命差异的等价时间法、基于生理药动学的生理类比法。

(1)体形变异法:人类与其他哺乳动物在解剖、生理及生化方面具有很多相似性,其最显著的差别在于它们的体积和形态不同;很多解剖、生理参数以及药动学参数都是体重的函数,因此可以根据物种的大小,允许进行近似物种间的定标。

(2)等价时间法:考虑到不同种属的动物在平均寿命,即完成整个生命过程所需时间上的显著差异,认为对于各种内源性或外来物质(包括药物)完成其体内过程所需的时间也会有相应差异。例如,人的平均寿命为 70 年,猴的平均寿命为 35 年,假设某药在人体内滞留 4 天,则在猴体内应只滞留 2 天,猴体内药物的清除速率应比人体快 1 倍。

体形变异法与等价时间法虽然简单方便,但它们只是经验预测,缺乏生理学基础,也没有考虑某些特定的物种间差异,例如性别、病理生理情况、营养情况等。因此,近年来提出了基于生理药动学的生理类比法。

(3)生理类比法:此法结合了药物的生化性质、物理化学性质以及种属特异性的生理参数,来预测药物在不同物种体内的处置过程。它假定药物的表观分配系数 $K_p$、组织摄取率 $E$ 在动物间是不变的,根据在动物中建立的药物在组织或器官中的速率方程,将有关人体的生理、生化参数代入其中,通过求解方程,即可对药物在人体各种组织中浓度-时间曲线进行预测。因人组织中药物浓度难以测定,可利用血药浓度-时间曲线进行验证。生理模型可在以下几种药物研究中使用:需要了解体内分布的药物、中央室不是作用部位的药物、高脂溶性和高度代谢药物、高比例或非线性结合药物、只能获得一种动物体系药动学参数的药物。

临床很难测定人体组织中药物浓度变化,PBPK 模型能够很好地预测和描述药物在组织中处置特征。按照大鼠相似的特性进行设置并选择相同的膜限速组织以及细胞膜渗透能力与表面积的乘积(PStc)数值,外推至人体 PBPK 模型,可以预测单剂量和多剂量给药后药物在人体血浆、组织中浓度变化。例如,有研究者利用 GastroPlus 软件搭建万古霉素在大鼠及人体的 PBPK 模型,预测并验证药物在血浆、肾脏、肾小管中的 PK 曲线;推测给药剂量、药物在人体内血浆及组织中的浓度随时间的变化,并进一步分析各类数据间体内外关系,用以深入认知万古霉素在人体肾脏暴露及其引发肾毒性的基本过程。

2. 种属内推 种属内推是根据在正常实验动物或人体内获得的药动学参数,推测当机体发生生理和病理改变时,体内过程可能发生的变化,如老年、儿童、体重过重、血液速率变化、肝肾功能不全、低蛋白血症等情况;此外,它还可以在不同剂量、不同给药途径和方案之间进行内推。

（二）口服药物吸收预测

药物的口服吸收是一个十分复杂的过程,包括药物的崩解与溶出、胃排空、肠道传输、药物跨膜转运、肠壁代谢和肝代谢等许多步骤。有些研究在理解口服药物吸收过程和主要影响因素的基础上建立了胃肠道生理模型(physiologically based gastrointestinal model,PBGI model),它将胃肠道分段为不同的房室,利用不同的方程来描述这些房室中药物的转运、溶出和摄取动力学。常见的胃肠道生理模型包括扩散模型、房室吸收和传输(compartmental absorption and transit,CAT)模型、高级房室吸收和传输(advanced compartmental absorption and transit,ACAT)模型、胃肠道传输和吸收模型(gastrointestinal transit and absorption,GITA)及 ADAM 模型。图 16-3 所示为 ACAT 模型的示意图,它是一种基于半生理学的转运模型,由 9 个房室组成,分别对应于胃、十二指肠以及结肠等不同的消化道片段。药物的口服吸收情况可通过溶解度、渗透率、颗粒大小、$\log P$、$pK_a$ 等数据来进行预测。

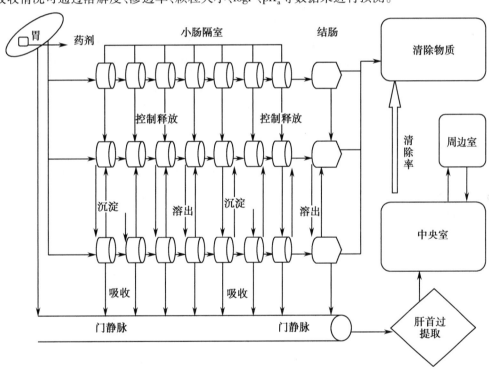

图 16-3 高级房室吸收转运模型（箭头代表物质在模型中各个房室的运动方向）

（三）药物毒性和危险性评估

生理药动学模型由于具有可以将动物实验结果外推到人类的特点,使其在药物毒性与危险性评估中有着特殊的价值。与经典房室模型不同,生理药动学模型的房室和绝大部分参数具有生理意义,可以预测药物在靶组织与非靶组织中的暴露程度及其代谢变化情况,这对于评价药物的治疗效果和安全性非常重要。此外,生理药动学模型在与药效动力学模型联合应用时,不仅可从药物浓度方面,而且还可从药效方面来进行危险性评估,使结果更为直接和明确。在毒理学领域,生理药动学模型还可用于药物毒理机制研究。

（四）药物间相互作用评价

患者在治疗疾病时,常同时接受两种或两种以上药物以增强治疗效果。当多种药物同时给药时,就可能发生药物间相互作用,这也是目前临床上合并用药出现毒副作用的主要因素之一。但是在动物体内和体外观察到的相互作用,会因为代谢酶或转运体的种属差异,而缺乏临床相关性;同时也可能因伦理的限制,无法进行人体研究的验证。生理药动学模型可以通过模拟组织中的代谢速率和浓度变化,说明不同药物之间的相互作用。当多种药物联合应用时,首先建立每个药物的生理学模型,然后将单一模型通过二元相互作用连接起来,形成多个药物相互作用的生理模型,进而推算多个药物之间的相互作用,这对于指导合理的临床药物联合应用具有重要意义。目前 FDA 已推荐采用生理药动学模型作为一种可靠方法来评价基于酶抑制或诱导的药物间相互作用。

（五）协助儿科合理用药

儿科临床研究常缺乏合适的研究设计,很多药物的儿童临床试验都失败了,原因主要包括不合理的剂量选择,以及对成人和儿童人群之间 ADME/T 的差异认知不足,导致儿科药物制剂匮乏。PBPK 模型可以反映儿童生长和发育相关的生理生化变化,可用于儿科有效药物剂量的确定。FDA 和 EMA 均推荐将 PBPK 模型用于儿科临床用药研究。我国高度重视和保障儿童安全合理用药,为了促进儿童药品研发,进一步明确儿科用药临床药理学研究及技术要求,国家药品监督管理局药品审评中心于2020 年颁发了《儿科用药临床药理学研究技术指导原则》,并组织起草了《儿科用药临床药理学指导原则（征求意见稿）》,以进一步规范儿科药物研发、注册和应用。

（六）指导新药研发

新药研发周期长、投资大,成功率低,候选药物淘汰的原因很大一部分是药动学方面引起的。生理药动学模型可以分别研究药物在体内吸收、分布、代谢、排泄过程,得到吸收速率常数、生物利用度、分布容积、肝清除率等参数,也能在整体动物实验基础上建立整体模型,预测各器官、组织中药物浓度的经时变化过程。利用这些结果对药物在人体中的动力学行为进行预测,可分析其研究开发价值。此外,生理药动学模型还有助于从动力学角度比较同系列药物某些作用上的差异,在新药开发过程中可与已上市的同系列药物相比较,以评估其异同,预测临床应用的前景。另外,PBPK 模型也是对仿制药监管的一种重要工具。例如,监管部门可以通过 PBPK 模型预测仿制药的体内的 PK,进而评估仿制药发生滥用和不良反应的危险性;也可以通过 PBPK 模型预测仿制药体内的 BE,进而控制药物质量;通过 PBPK 模型还可以确定新的 BE 评价指标或指导原则等。

# 第二节    药动学与药效动力学模型

药动学与药效动力学是按时间同步进行着的两个密切相关的动力学过程。前者着重阐明机体对药物的作用,即药物在体内的吸收、分布、代谢和排泄及其经时过程;后者则是侧重研究药物对机体的作用原理与规律,主要描述药理效应是如何随血药浓度变化的,并对药理效应的时间过程进行分析,后者更具有临床实际意义。但是,传统的药效动力学研究主要在离体水平进行,一般只根据经验观察起效时间、药理作用强度与持续时间,没有考虑到药物在体内的动态变化。随着药动学和药效学的发展,人们发现两者关系密切。将两者结合起来同步研究,即提出了药动学/药效学结合模型（pharmacokinetic/pharmacodynamic model,PK/PD model）。PK/PD 模型用以研究药物效应随时间变化的过程,近年来在药物的研发以及临床应用方面得了广泛应用。

PK/PD 模型是通过测定不同时间的血药浓度和药物效应,将时间、浓度、效应三者进行模型分析,拟合出血药浓度及其效应经时过程的曲线,推导产生效应部位的药物浓度,定量地描述在一定剂量方案下药物的"效应-时间"过程。在研究方法上,可在确定剂量与效应关系后,根据药动学模型,研究经时过程血药浓度和效应的关系。PK/PD 模型能较客观地阐明"时间-浓度-效应"之间的三维关系,在优选临床用药剂量、提高疗效和减少药物毒副作用等领域具有重要的应用价值。

## 一、药效动力学模型

药效动力学模型将药物的药理作用和作用部位的浓度联系起来,建立数学关系式。常见的药效动力学模型包括固定作用模型、线性和对数线性模型、最大效应模型、S形最大效应模型。

1. 固定作用模型　固定作用模型是联系药物浓度和药理作用的简单模型。只有当药物浓度达到阈值以上时,药物才能产生特定的药理作用;不同个体的阈值浓度不同,可根据群体中阈值浓度分布情况,计算特定的药理效应的发生概率。此模型可用于临床剂量研究,例如,根据地高辛浓度和毒性的关系,可以求算出地高辛在3ng/ml时发生毒性反应的概率为50%。

2. 线性和对数线性模型　线性模型假设药物浓度和效应之间呈简单线性关系,见式(16-20):

$$E = E_0 + k \cdot C \qquad 式(16\text{-}20)$$

式中,$E$为药理效应;$E_0$为用药前的基线效应;$k$为斜率;$C$为药物浓度。当药物浓度为0时,药理效应为无效。该模型适用范围较窄,一般在药物浓度远小于$EC_{50}$(产生50%最大药理效应的药物浓度)时应用。

在比较大的浓度范围内,药物效应和浓度常呈曲线关系。如将浓度取对数,则可在一定浓度范围内(最大效应的20%~80%),浓度的对数和效应呈线性关系,可用式(16-21)表示:

$$E = E_0 + k \cdot \ln(C + C_0) \qquad 式(16\text{-}21)$$

当$C = 0$时,式(16-21)则变换为:

$$E = E_0 + k \cdot \ln C_0 \qquad 式(16\text{-}22)$$

式(16-22)中,$C_0$为假定的内源性物质浓度。对数线性模型仅适合于中间浓度范围的药效预测,对于高或低浓度则不适用。

线性模型和对数线性模型均不能预测最大药效,仅适用于研究一定浓度范围内的药效作用。

3. 最大效应模型　许多药物是通过与受体非共价键结合而发挥药理作用的,基于药物受体理论衍生出最大效应模型($E_{max}$)。

$$E = E_0 + \frac{E_{max} \cdot C}{EC_{50} + C} \qquad 式(16\text{-}23)$$

式(16-23)中,$E_0$为基线效应;$E_{max}$为最大效应;$EC_{50}$为药物-受体复合物平衡解离常数($k_D$)的倒数,也是药物产生50%最大效应时的浓度。在此模型中,$E_{max}$和$EC_{50}$都是可测量的。当$C \gg EC_{50}$时,达到药物的最大效应,即受体被高浓度的药物饱和后,药物浓度的增加不会影响药效作用。最大效应模型效仿了药理作用-药物浓度的双曲线特征;$EC_{50}$对于探索药物有效浓度具有重要意义。

当药物效应为抑制效应时,则可由式(16-24)表示:

$$E = E_0 - \frac{I_{max} \cdot C}{IC_{50} + C} \qquad 式(16\text{-}24)$$

式(16-24)中,$I_{max}$为最大抑制效应;$IC_{50}$为药物产生50%最大抑制效应时的浓度。

4. S形最大效应模型　该模型是最大效应模型的延伸,与最大效应模型相比,增加了指数常数$n$。药物效应与浓度关系如式(16-25)所示:

$$E = \frac{E_{max} \cdot C^n}{EC_{50} + C^n} \qquad 式(16\text{-}25)$$

式(16-25)中,$n$用于描述与受体结合的药物分子数量。$n$值与模型拟合曲线斜率有关,$n$值非常大时,表明药物分子与受体之间的"变构或协同作用",当$n = 1$时,此模型简化为最大效应模型。

## 二、药动学与药效动力学的关联

药效学模型描述了浓度和药物效应的关系,但没有表明药物效应的经时变化过程,结合药动学与药效动力学信息,建立 PK/PD 模型,即可描述和预测药物效应-时间过程。根据 PK 和 PD 联结方式的不同属性,可将 PK 和 PD 的关联方式分为 4 种类型。由于 PK/PD 模型具有多样性,按不同属性划分出来的模型之间没有明确界限,它们之间存在着相互交叉。

（一）药动学-药效动力学的关联方式

1. 直接连接和间接连接　　直接连接是指给药后血药浓度与作用部位的药物浓度很快达到平衡,血药浓度与药理效应之间的比值恒定,峰浓度和最大效应同步,不存在药效滞后的现象,血药浓度可以作为药理效应的输入函数,直接将血药浓度与其效应联系起来,建立直接连接 PK/PD 模型。

间接连接 PK/PD 模型则是血药浓度与作用部位的药物浓度没有直接相关性,药效滞后于血药浓度,需要一定的时间两者方可达到平衡,这种类型的药物需要借助于假想的效应室将血药浓度与作用部位的药物浓度联系起来,建立间接连接 PK/PD 模型,以效应室的药物浓度作为效应输入函数（图 16-4）,此种连接模型的 PD 模型以 S 型最大效应模型为代表。

直接连接和间接连接尽管有所不同,但是都可反映药物的效应与其作用部位的药物浓度是直接相关的,只是血药浓度与作用部位的药物浓度相关性不同。

2. 直接效应和间接效应　　根据药物所产生的药理效应与作用部位药物浓度之间的相关性,可将 PK/PD 模型划分为直接效应和间接效应。直接效应即药物到达作用部位后立即产生药理效应,没有药效延迟或提前现象。间接效应是指药物的效应与其作用部位的浓度没有直接相关性,药物的效应相对于药物的血浆暴露会有一定的提前或延迟,其药物的浓度-效应曲线分别呈顺时针滞后环和逆时针滞后环特征（图 16-5）。滞后环提示单一血药浓度可对应两个效应水平,而导致其产生的原因有很多,如药物分布至靶点的延迟、通过间接机制产生活性、受体激活延长以及耐受现象的产生等。

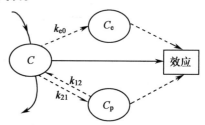

血药浓度 $C$ 与药理效应直接连接（—）；
通过外周室药物浓度 $C_p$ 或效应室药物浓度
$C_e$ 与药理效应间接连接（---）。

图 16-4　直接连接和间接连接示意图

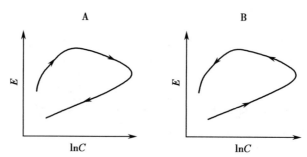

A. 顺时针滞后环曲线；B. 逆时针滞后环曲线。

图 16-5　血药浓度对数（ln$C$）与药理效应（$E$）的相关性

3. 软连接和硬连接　　软连接和硬连接是根据建立 PK/PD 模型时所采用的数据信息来区分的（图 16-6）。软连接是指借助于假设的效应室模型将血药浓度和效应数据联系起来,效应室模型就是软连接的典型代表;硬连接借助于药动学数据和体外药效数据将 PK 和 PD 联系起来,是一种基于药物作用机制的模型,可用于预测新化合物的体内活性。

4. 时间非依赖性和时间依赖性　　时间非依赖性是指药物的效应只取决于作用部位的药物浓度,药效学参数不随时间而变化,大部分药物属于这种类型,对于这类药物可以运用时间非依赖性 PK/PD 模型加以描述。某些药物的药效学参数具有时间依赖性,在作用部位的药物浓度相同的情况下,不同时间所产生的效应是不同的。这类药物常具有增敏或耐受现象,如抗生素。

（二）药动学-药效动力学模型

1. 具有效应室的 PK/PD 模型　具有效应室的 PK/PD 模型通常用于解释间接或滞后的药效动力学现象（图 16-7）。效应室不是药动学模型的一部分，而是与含药物的血液连接的虚拟药效动力学室。药物只从血液室转运到效应室，基本上不从效应室逆转至血液室，只有游离的药物能扩散进入效应室，其转运速率通常服从一级过程。药理效应取决于药物向效应室转运的速率常数（$k_{e0}$）和效应室药物浓度（$C_e$）。$k_{e0}$ 越小，效应越延迟，且作用时间越长。该模型的特点是随着给药剂量的增加，药效增大，发挥药效的时间延长，但是出现最大效应的时间不变。

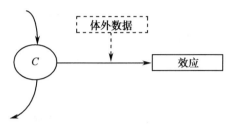

采用浓度和效应数据的软连接（—）；
采用药动学数据和体外药效数据的硬连接（---）。

图 16-6　软连接和硬连接示意图

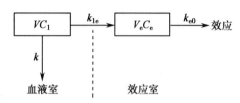

图 16-7　具有效应室的药动学-药效动力学模型

在 PK/PD 模型中，效应室的归属是一个关键问题。因为它是连接 PK 模型和 PD 模型的桥梁，PK 与 PD 的转换是通过效应室而实现的，它的归属直接关系到 PK/PD 模型解析的正确与否。因此，在建立 PK/PD 模型时首先要确定效应室归属。判别效应室的归属常用以下几种方法。

（1）Wagner 法：该法的理论认为，药物所产生的效应变化与其在作用部位的药量变化应是平行的关系，其方法就是分别将各室内药量的经时变化规律与效应的经时变化规律进行比较，以两者的变化情况是否同步来判别效应室的归属。如效应的经时变化与某一室内的药理变化是平行的，则说明其效应室就在该室之中。

（2）Gibaldi 法：该法的理论基础是药物所产生的效应与其在作用部位的药量应是一一对应的关系。该法是通过观察多剂量给药后各室中产生同一强度的效应所需要的药量是否相同来判别效应室的归属。若为效应室，则产生相同的效应所需要的药量应是相同的，与给药剂量无关；若产生相同的效应所需的药量是不同的，则说明该室不是效应室。

（3）Paalzow 法：该法是通过作图的方法来确定效应室的归属。如血药浓度与效应呈现"S"形曲线，则说明血药浓度和效应是严格的一一对应关系，这提示效应室就在血液室；如血药浓度-效应曲线呈现出明显的逆时针滞后环特征，则说明血药浓度和效应不是严格的一一对应关系，这提示效应室不在血液室，因而出现效应滞后血药浓度的现象。

（4）Sheiner 法：该法在研究血药浓度与效应之间的关系时首次提出了一个全新的概念，即效应室，他认为有必要在原 PK 模型中增设一个效应室，把效应室看成一个独立的房室，而不是归属在哪一个房室中，效应室与中央室按一级过程相连。

2. 间接效应模型　间接效应（indirect response，IDR）模型又称为翻转模型，是指由于药物刺激或抑制了药物效应生成或消除所需的内源性物质，导致测定的药物效应与药物在作用部位的作用是间接相关的。该模型假定药理效应以零级生成和一级消除，将常见的间接效应模型主要分为以下 4 种，即抑制生成模型、抑制消除模型、刺激生成模型、刺激消除模型（图 16-8）。图中 $k_{in}$ 和 $k_{out}$ 分别表示效应（R）的零级生成和一级消除速率常数，黑框和白框分别表示抑制作用 $I(C)$ 和刺激作用 $S(C)$。

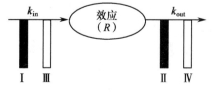

Ⅰ. 抑制生成模型；Ⅱ. 抑制消除模型；
Ⅲ. 刺激生成模型；Ⅳ. 刺激消除模型。

图 16-8　四种基本的间接效应模型

当不存在药物时,单位时间的效应变化可表示如下:

$$\frac{\mathrm{d}R}{\mathrm{d}t}=k_{\mathrm{in}}-k_{\mathrm{out}}\cdot R \qquad\qquad 式(16\text{-}26)$$

对于效应基础值($R_0$)为常数的指标,$k_{\mathrm{in}}$和$k_{\mathrm{out}}$达到平衡时:

$$\frac{\mathrm{d}R}{\mathrm{d}t}=0 \qquad\qquad 式(16\text{-}27)$$

$$R_0=\frac{k_{\mathrm{in}}}{k_{\mathrm{out}}} \qquad\qquad 式(16\text{-}28)$$

$$\frac{\mathrm{d}R}{\mathrm{d}t}=k_{\mathrm{in}}\cdot I(C)-k_{\mathrm{out}}\cdot R \qquad 模型\ \mathrm{I} \qquad 式(16\text{-}29)$$

$$\frac{\mathrm{d}R}{\mathrm{d}t}=k_{\mathrm{in}}-k_{\mathrm{out}}\cdot R\cdot I(C) \qquad 模型\ \mathrm{II} \qquad 式(16\text{-}30)$$

$$\frac{\mathrm{d}R}{\mathrm{d}t}=k_{\mathrm{in}}\cdot S(C)-k_{\mathrm{out}}\cdot R \qquad 模型\ \mathrm{III} \qquad 式(16\text{-}31)$$

$$\frac{\mathrm{d}R}{\mathrm{d}t}=k_{\mathrm{in}}-k_{\mathrm{out}}\cdot R\cdot S(C) \qquad 模型\ \mathrm{IV} \qquad 式(16\text{-}32)$$

间接效应模型对于解释药物效应机制方面,应用范围更加广泛,包括降血糖药、抗高血压药、调血脂药等。4 种基本模型的共同特点在于随着给药剂量的增大,最大效应增强且达到最大效应的时间延长。

3. 时间依赖型转运房室模型　效应信号的传递需要时间,当单纯用间接效应模型不能很好地拟合时,可以尝试采用转运房室模型进行描述。该模型假定效应传递需要经过数个房室,房室间的平均转运时间为 $\tau$ 模型,如图 16-9 所示。

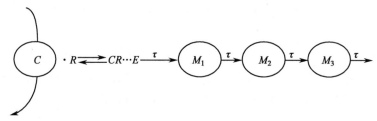

图 16-9　时间依赖型转运房室模型

依模型图建立微分方程组:

$$\frac{\mathrm{d}RC}{\mathrm{d}t}=k_{\mathrm{out}}(R_{\mathrm{T}}-RC)\cdot C-k_{\mathrm{off}}\cdot RC \qquad\qquad 式(16\text{-}33)$$

$$E=E_0+\frac{E_{\max}\cdot RC^{\gamma}}{RC^{\gamma}+EC_{50}^{\gamma}}(R_{\mathrm{T}}-RC)\cdot C-k_{\mathrm{off}}\cdot RC \qquad\qquad 式(16\text{-}34)$$

$$\frac{\mathrm{d}M_1}{\mathrm{d}t}=\frac{E-M_1}{\tau}\cdots\frac{\mathrm{d}M_i}{\mathrm{d}t}=\frac{M_{i-1}-M_i}{\tau} \qquad\qquad 式(16\text{-}35)$$

式中,$C$、$R$ 与 $RC$ 分别表示药物浓度、受体和药物-受体复合物;$k_{\mathrm{out}}$ 和 $k_{\mathrm{off}}$ 分别为 $RC$ 的二级结合和一级分解速率常数;$R_{\mathrm{T}}$ 为受体总量。$RC$ 在体内产生效应($E$),$M_i$ 为转运房室 $i$ 中的药物效应,$\tau$ 为平均转运时间,$k$ 为一级转运速率($k=1/\tau$)。$E$ 经过数个转运房室以一级动力学过程向下游传递,其转运房室的数量和转运速率常数的大小以拟合结果为准。在该模型中,随着药物剂量的增大,药效增强,使最大效应的时间延长。

4. 其他　PK/PD 模型还包括不可逆模型与耐受及反弹模型。其中,化疗药物杀伤肿瘤细胞、抗病毒药物抑制或杀灭病毒等药物作用的不可逆过程适用于不可逆模型。不可逆模型的特点在于:药物的作用消失后,药效学指标不能完全回到给药前状态;不存在药物作用时,药效学指标是变化的;药物可能对机体固有系统参数造成影响。不可逆模型具体分为细胞寿命周期模型、细胞增殖作用模型以及病毒动力学模型等。耐受及反弹模型主要用于描述由于药效学相关机制引起的药物耐受及反弹现象。包括储库依赖型间接效应模型、负反馈调节、受体脱敏、mRNA或受体上/下调模型等。

　　PK/PD模型的研究需借助计算机软件进行,用于PK/PD模型研究软件包括国外的WinNonlin、NONMEM、ADAPT Ⅱ等,国内的CAPP和PK/PD S2等。

### （三）具有效应室的PK/PD模型示例

　　以静脉注射给药为例,介绍具有效应室的单室PK/PD模型。静脉注射给药后,效应室药量的变化可以用以下微分方程表示:

$$\frac{\mathrm{d}D_e}{\mathrm{d}t} = k_{1e}D_1 - k_{e0}D_e \qquad\qquad 式（16-36）$$

式（16-36）中,$D_e$是效应室中药物量;$D_1$是中央室药物量;$k_{1e}$是药物从中央室向效应室转运的速率常数;$k_{e0}$是药物转运出效应室的速率常数。

　　将式（16-36）和$-\frac{\mathrm{d}X}{\mathrm{d}t}=kX$进行拉氏变换,可得:

$$s\,\overline{D_e} = k_{1e}\overline{D} - k_{e0}\overline{D_e} \qquad\qquad 式（16-37）$$

$$s\,\overline{D} - \overline{D_0} = -k\overline{D} \qquad\qquad 式（16-38）$$

经整理得到:

$$\overline{D} = \frac{\overline{D_0}}{(s+k)} \qquad\qquad 式（16-39）$$

$$\overline{D_e} = \frac{k_{1e}\overline{D}}{(s+k_{e0})} = \frac{k_{1e}\overline{D_0}}{(s+k)(s+k_{e0})} \qquad\qquad 式（16-40）$$

经拉氏变换得到效应室中药量变化的函数表达式:

$$D_e = \frac{D_0 k_{1e}}{(k_{e0}-k)}(\mathrm{e}^{-kt} - \mathrm{e}^{-k_{e0}t}) \qquad\qquad 式（16-41）$$

将式（16-41）除以效应室容积$V_e$,得到效应室药物浓度$C_e$。

$$C_e = \frac{D_0 k_{1e}}{V_e(k_{e0}-k)}(\mathrm{e}^{-kt} - \mathrm{e}^{-k_{e0}t}) \qquad\qquad 式（16-42）$$

式中,$D_0$为剂量;$k$为中央室消除速率常数。

　　用"S"形曲线模型表达效应室中药物浓度与药理效应的相关:

$$E = \frac{E_{\max}C_e^m}{EC_{50}^m + C_e^m} \qquad\qquad 式（16-43）$$

　　在药动学和药效动力学模型分析时,给药后测定不同时间的血药浓度与药理效应,利用药动学模型计算药动学参数,同时拟合药理效应-时间曲线,求出药效动力学参数。

## 第三节　时辰药动学

　　节律活动是生命的基本特征之一,其中以昼夜节律（circadian rhythm）研究的最多。如图16-10所示,人体的许多生理功能,包括心排血量、各种体液的分泌量、胃肠运动、肝肾血流量、pH、血浆蛋白量、肝药酶的活性、膜通透性以及尿和胆汁的排泄等均存在明显的昼夜节律。机体组织活动的昼夜节律性变化可导致药物的体内过程发生改变,这种改变与药物治疗效果有着密切的关系。因而研究时辰对药动学性质的影响成为人们关注的一个新热点,形成了药动学的一个新分支——时辰药动学。

时辰药动学(chronopharmacokinetics)是研究药物及其代谢产物在体内过程中的节律性变化及其规律和机制的科学,是介于时辰生物学与药动学之间的一种新的分支学科。它主要研究药物浓度-时间的规律及由此得出的各种药动学参数,如血药峰浓度、半衰期、药时曲线下面积、表观分布容积、达峰时间、吸收速率常数、血浆蛋白结合率、消除速率常数、清除率、生物利用度等。

在时辰药动学研究中,涉及的药物主要有激素、抗哮喘药、抗生素、抗肿瘤药、抗心绞痛药、抗高血压药、治疗胃肠疾病的药物、非甾体抗炎药、阿片制剂以及治疗精神疾病的药物等。时辰药动学研究有助于理解药物体内的处置过程,阐明其时辰药效现象,并运用时辰药动学有关理论知识制订合理的给药方案,对提高药物疗效,降低不良反应,指导临床合理用药具有重要意义,同时亦能更好地指导药物新剂型的设计和开发。

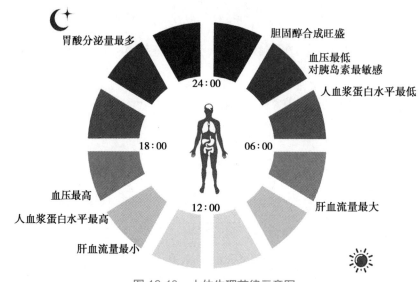

图 16-10　人体生理节律示意图

## 一、时辰药动学的机制

药物在体内吸收、分布、代谢和排泄的过程均可能受到人体生理功能昼夜节律变化的影响,导致药物体内过程的时辰差异。

（一）药物吸收的时辰差异

口服药物的吸收受药物理化性质和机体生理功能的影响。其中,机体胃肠道生理功能包括胃酸分泌量、胃液 pH、胃肠的蠕动强度、胃排空时间以及胃肠血流量、肠道转运体和代谢酶的活性以及肠道紧密连接的通透性等,它们都具有昼夜节律性。例如,胃液 pH 在 8：00 最高,22：00 最低;胃液分泌量在 6：00 最低,22：00 最高;胃排空的速率和小肠的蠕动速率均是白天大于夜晚;血流量在活动期较高,而休息期较低;小肠 SLC 型摄取转运体(如 PepT1 和 Octn1 等)的活性、小肠外排转运体(如 P-gp、BCRP、MRP2 等)的活性,以及影响小肠紧密连接通透性的相关基因(如 *OCCLUDIN*、*CLAUDIN*-3)的表达水平都受昼夜节律的影响。这些因素导致某些药物,特别是脂溶性药物吸收的时辰差异,如地高辛、埃罗替尼、氯沙坦、氯雷他定、伊立替康、足叶乙苷、柳氮磺吡啶、吲哚美辛、保泰松、呋塞米等。但是这种生物节律差异基本不影响水溶性药物的药动学特性,例如水溶性 β 受体拮抗剂阿替洛尔则不存在这种差异。

除口服吸收外,透皮给药、肌内注射、眼部用药时,药物的吸收也受到昼夜节律的影响。例如,给儿童用利多卡因经皮吸收制剂时,早晨给药其局部麻醉作用维持时间较短;而药物在下午的经皮渗透速率较高,给药后其局部麻醉作用维持时间较长。又如哌替啶上午肌内注射的吸收速率为晚上给药的 3.5 倍。

（二）药物分布的时辰差异

药物的分布往往取决于器官血流量、血浆和组织蛋白的结合率以及药物透过生物膜的能力。

一般来说，器官血流量在活动期较高、休息期较低，存在时辰差异。血流丰富的组织药物分布较多，尤其是在分布的最初阶段。药物的血浆蛋白结合水平也具有时辰差异，健康成人血浆蛋白水平的昼夜节律变化幅度较大，其峰值在 16：00，谷值在 4：00，但老年人的峰值大约在 8：00，谷值仍在 4：00，峰谷浓度相差 20%。对于具有高蛋白结合率（>80%）而表观分布容积小的药物，其结合率稍有改变，游离药物就会成倍变化，从而影响药物的临床疗效甚至产生不良反应。

有研究证实，啮齿类动物血浆中白蛋白和 α1-酸性糖蛋白的水平会发生昼夜节律变化。这种波动对血浆蛋白结合率高的药物（如麦考酚酸、丙戊酸等）血药浓度影响尤为严重。组织细胞膜通透性的节律变化也会导致药物分布的时辰差异。例如，血-脑屏障、胎盘屏障、血-睾屏障中外排转运体表达和功能受昼夜节律影响，会导致这些屏障对药物的渗透性发生改变，进而影响药物向中枢神经系统、胎儿体内、睾丸中的分布。

此外，随着细胞外液 pH 昼夜节律的改变，药物的分布也会存在节律变化。夜晚睡眠时，细胞外液的 pH 降低，酸性药物在细胞外液以非解离的形式存在，使药物的分布容积增加。细胞外液 pH 昼夜节律对碱性药物和非电解质药物无明显影响。

（三）药物代谢的时辰差异

肝脏是药物代谢的主要器官，药物代谢取决于肝药酶的活性以及肝脏的血流量。当药物转化率较高时（即肝提取率 $E>0.7$），肝血流量的大小是限制因素，药物清除率变化主要依赖于肝血流量的节律变化。

健康成人仰卧时，8：00 肝血流量最大，14：00 最小。但如前所述，器官血流量在活动期较高、休息期较低。因此，在服用高提取率的药物如咪达唑仑、硝酸甘油时，其清除率白天较高，夜晚减少；相应地，半衰期白天较短，夜间延长。然而，人和动物生理节律有所不同。例如，啮齿类动物由于其活动周期在夜间，导致肝、肾血流量均是夜间高于白昼。例如，大鼠的肝血流量在 21：00 最高，16：00 最低。

昼夜节律不仅影响肝血流量，而且影响药物代谢酶的表达和活性。动物实验研究证实，肝、肾、脑中许多代谢酶的活性均存在昼夜节律变化。例如，大鼠肝微粒体细胞色素 P450、NADPH-细胞色素 C 还原酶等具有昼夜变化且变化规律同步。因此，为了评估药物体内代谢特征和药物器官毒性（如肝毒性），建议先量化未转化的母体化合物以及形成的代谢产物，再分析节律变化的影响，最后做综合评价。

（四）药物排泄的时辰差异

肾脏是药物及其代谢产物的重要排泄器官。肾脏的药物排泄过程具有昼夜节律变化，与药物排泄相关的肾小球滤过率、肾小管重吸收、肾小管分泌、肾血流量和尿 pH 等肾功能指标都会受到节律变化的影响。

根据生理学研究，正常人的肾血流量、肾小球滤过率、排尿量和尿素清除率以 17：30 为峰值，5：00 为最低。尿液的 pH 通常在 4.5~8.0 之间变化。正常人尿量早晨多而睡眠时少。根据尿液 pH 的时辰变化特点，傍晚尿液 pH 较高，酸性药物如水杨酸钠的脂溶性降低，肾小管重吸收减少，药物经尿排泄快，排泄时间较短；早晨尿液的 pH 较低，则酸性药物经尿排泄较慢，排泄时间较长。而弱碱性药物苯丙胺在夜间或早晨（尿液 pH 较低）尿排泄率高，白天（尿液 pH 较高）的排泄率则较低。

另外，胆汁流量、胆汁浓度和胆汁脂质的排泄率具有昼夜节律变化，能够影响药物的胆汁排泄，进而影响与之对应的药物肝肠循环及其效应结果。此外，ABC 转运蛋白参与肝胆将药物及其代谢产物排泄到胆汁中的过程。因此，ABC 转运蛋白的昼夜节律变化也会影响药物的肝胆排泄。

## 二、时辰药动学的数学模型

对于一些具有时辰差异的药物，给药时间的不同可导致不同的药动学行为，因此，一般的房室模型并不能较好地模拟这类药物的体内过程和分布速度。近年,研究者提出了如下几种数学模型来模拟药物应答的时辰药理方式。

**（一）余弦模型**

余弦模型常用于生物节律的微观分析,基本数学表达式为:

$$Y = M + A\cos(\omega t + \varphi) \tag{16-44}$$

式(16-44)中,$Y$ 为生物变量;$M$ 为该生物变量节律的调整中值(即最高值与最低值的平均值);$A$ 为节律的振幅(即节律最大值与最小值之差的一半);$\omega$ 为节律的角频率,以一个相位周期为 360°、时间周期为 24 小时计,角频率为 16°/h;$\varphi$ 为节律的初始峰值相位,即峰值出现的时间点与节律周期的时间参考点之间的角度。为方便计算,常以 00:00 为周期时间的参考点,$\varphi$ 的角度为 0°。

在上述数学模型中,$M$、$A$、$\omega$ 和 $\varphi$ 是待测参数。根据实际测得的生物变量的时间序列数据 $t_j$ 和 $Y_j$($j = 1、2、\cdots、n,n \geqslant 4$),用最小二乘法计算出这些待定参数的估计值,即可建立所测生物变量的余弦数学模型。该模型能定量地给出调整中值、振幅和峰值相位等特征值。根据研究对象个体或组的生物节律及其特性,余弦法又可分为单一余弦法、群体平均余弦法和组平均余弦法等,每种方法各有不同的计算程序。

**（二）药动学-药效学链式模型**

有学者以奥沙利铂为模型药物,对小鼠骨肉瘤细胞的抑瘤效果建立了 PK/PD 模型,以优化其临床静脉滴注的给药方式。其中药动学标量为血浆中铂的浓度($P$)、正常组织中与核酸结合的铂浓度($C$)以及肿瘤中的药物浓度($D$),其一级动力学过程为:

$$\frac{dP}{dt} = -\lambda P + \frac{i(t)}{V_{d_i}} \tag{16-45}$$

$$\frac{dC}{dt} = -\mu C + \xi_C P \tag{16-46}$$

$$\frac{dD}{dt} = -\nu D + \xi_D P \tag{16-47}$$

式中,$\lambda$、$\mu$、$\nu$ 为衰变参数,分别代表药物因与血浆蛋白结合、正常细胞或肿瘤细胞中谷胱甘肽结合所致浓度降低的百分率;$V_{d_i}$ 为常数,表示药物分布容积;$i(t)$ 为药物输注速率;$\xi_C$、$\xi_D$ 分别表示药物从血液向外周室的转运速率;$V_{d_i}$、$\lambda$、$\mu$ 和 $\nu$ 的值可通过血浆浓度以及药物在血浆和外周组织的半衰期进行估算。

根据奥沙利铂对骨肉瘤细胞的抑瘤效果 $f(C)$ 和对正常细胞的毒性 $g(D)$ 建立了药效学模型:

$$f(C) = F \cdot \left[1 + \cos\left(2\pi \cdot \frac{t - \varphi_S}{T}\right)\right] \cdot \frac{C^{\gamma_S}}{C_{s50}^{\gamma_S} + C^{\gamma_S}} \tag{16-48}$$

$$g(D) = H \cdot \left[1 + \cos\left(2\pi \cdot \frac{t - \varphi_T}{T}\right)\right] \cdot \frac{D^{\gamma_T}}{D_{T50}^{\gamma_S} + D^{\gamma_T}} \tag{16-49}$$

该模型为 Hill 函数,其中 $\gamma_S$、$\gamma_T$ 为系数;$C_{S50}$、$D_{T50}$ 为最大效应一半所对应的浓度;$F$、$H$ 为最大活性的一半;$T$ 为 24 小时;$\varphi_S$、$\varphi_T$ 分别为函数 $f$、$g$ 的峰值相位。

研究结果表明,此模型能较好地优化奥沙利铂的给药时间和滴注速度。

## 三、时辰药动学的应用

与常规给药方法不同,按照时辰规律给药是根据机体生理、生化和病理功能的节律变化,以及药物在体内的代谢动力学特征、靶器官的敏感性节律等制订合理的给药方案,从而提高药物疗效,减轻不良反应。此外,时辰药动学亦可指导药物新剂型的设计与开发。

**（一）时辰药动学与合理用药**

1. **确定最佳服药时间**　对于治疗具有明显昼夜节律的疾病如心绞痛、夜间哮喘、高血压等药物,研究其时辰药动学很有必要。例如,无论是健康人体或是高血压患者,其血压变化均呈明显的昼夜波动性(图16-11)。一般来说,在3:00—4:00最低,早晨清醒后逐渐升高,至16:00最高,因此高血压患者的给药时间通常为早晨一次给药或上午、下午两次给药。此外,近年来研究发现,人体内胆固醇的合成也有昼夜节律性,通常在午夜至清晨之间合成最旺盛,故洛伐他汀、普伐他汀等他汀类药物,采用每日睡前顿服代替每日3次服药,效果更佳。对于一些治疗消化性溃疡的药物,如奥美拉唑、雷尼替丁等,由于夜间胃酸分泌较多,因此夜间服药有助于病灶的迅速愈合,同时又可保证患者白天正常的生理分泌和消化功能。

药物的毒副作用有时也会随着生物节律变化而波动,时辰药动学的研究有助于此类药物给药方案的合理制订,从而减少不良反应的发生。如抗肿瘤药物阿霉素在6:00左右、顺铂在16:00—20:00期间,5-氟尿嘧啶在0:00—4:00期间的耐受性好于其他时间给药,能减少这些抗肿瘤药物的毒副作用。另外,抗肿瘤药舒尼替尼是新型的酪氨酸激酶抑制剂,患者早上服用和晚上服用所产生的耐受性虽无显著性区别,但是早上服药组的疲劳、3级腹泻和中性粒细胞减少的发生率低于晚上组。因此,临床上舒尼替尼多采用早晨服药。

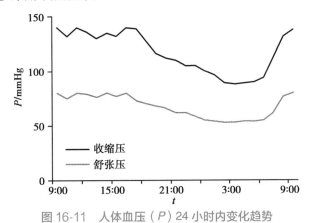

图16-11　人体血压($P$)24小时内变化趋势

2. **确定给药剂量**　对于治疗范围窄的药物,在剂量调整时除需进行血药浓度检测外,还应考虑药物的时辰药动学差异。例如,地高辛的治疗浓度与中毒浓度非常接近,而心力衰竭患者4:00对该药最为敏感,作用比其他时间高10~20倍。故当地高辛在晚间给药时,需要调整剂量:如白天给药剂量300μg时,血药浓度达1.5μg/ml,晚上可调整至250μg。这样不仅可以增强疗效,还可减少毒性反应的发生。

3. **联合给药**　时辰药动学的研究有助于联合给药方案的制订。在氟尿嘧啶治疗膀胱癌的研究中发现,其血药浓度在个体间及个体内的波动均很大,用不恒定速度持续输注并将其流速峰值定在4:00,可耐受较高剂量而毒性较低;对转移性实体瘤患者于18:00给予卡铂较6:00给药后恶心、呕吐等不良反应发生率更低,而肾毒性与患者尿钾的昼夜排泄节律有关,在尿钾排泄峰值时肾毒性最小。有研究者在制订两者联合化疗方案时,将氟尿嘧啶的流速峰值定在早晨4:00,将卡铂的流速峰值定在16:00,取得了较好疗效和较低毒性。

（二）时辰药动学与剂型设计

近年来,根据生理节律的不同和临床治疗的需要开发了定时定量的释药系统,以达到临床用药的要求,脉冲给药系统即其中之一。例如,双脉冲多相释药杯形片可通过设计两个时滞(图16-12),用于治疗如高血压等昼夜有两次发作的时辰性疾病。此外,还有用于预防凌晨哮喘发作的基于"慢速-快速"双相释放特征的茶碱时辰给药系统、用于预防凌晨心绞痛的单硝酸异山梨酯定时脉冲控释片、用于晚期乳腺癌患者注射多柔比星时应用程序植入泵等。

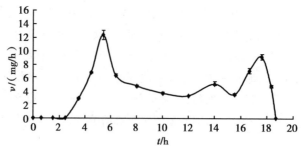

图 16-12　盐酸维拉帕米四层片芯杯形片药物速度（$v$）-时间（$t$）释放曲线

# 第四节　手性药物药动学

在有机化合物分子中,具有相同结构基团、但三维空间排列不同的化合物称为立体异构体。立体异构体可分为对映体与非对映体两大类。对映体之间互为镜像关系,在空间上不能重叠,就像人的左手和右手一样,因此称为手性化合物(chiral compound)。手性药物对映体与生物分子如基因、载体、酶、受体等的相互识别与作用具有一定的立体选择性,从而导致手性药物对映体在体内的吸收、分布、代谢和排泄过程产生差异,即药动学立体选择性(stereoselectivity in pharmacokinetics)。

## 一、手性对映体的药动学差异

### （一）吸收

大多数药物以被动扩散的方式在体内被吸收,其吸收速度和程度主要取决于药物的脂溶性大小。由于对映体之间的脂溶性并无明显差异,因此其吸收与药物的立体结构关系不大,不存在立体选择性。但是,对于通过载体媒介转运(主动转运或促进扩散)吸收的药物,不同构型的对映体与细胞膜转运载体的结合具有立体选择性,因而会出现对映体间的吸收差别。例如,塞利洛尔的外消旋体在Caco-2 细胞模型中,其 $S$-(−)-对映体的表观渗透系数几乎是 $R$-(+)-对映体的 3 倍以上。这是由于外排体 P-gp 对 $R$-(+)-塞利洛尔的亲和力比 $S$-(−)-对映体强得多,从而使 $S$-(−)-对映体更容易穿透生物膜而利于吸收。此外,不同的剂型也会导致手性药物不同对映体吸收的差异。例如,当给大鼠服用布洛芬消旋体缓释颗粒剂后,对映体 $S$-型与 $R$-型血药浓度-时间曲线下面积(AUC)之比为 7.3,要显著高于混悬剂(3.6)和溶液剂(3.5)。产生这一现象主要是由于服用布洛芬缓释颗粒剂后,药物在胃肠道中滞留时间更长,$R$-型布洛芬更多地转化为 $S$-型布洛芬,因此其 AUC 要显著高于混悬剂和溶液剂。此外,在吸收过程中药物代谢酶对于不同对映体的代谢程度差异也会导致对映体的吸收差异。

### （二）分布

手性药物对映体分布的立体选择性主要体现在与血浆蛋白和组织蛋白的结合力或亲和力不同。在血浆中,与药物结合的血浆蛋白主要有白蛋白和 $\alpha_1$-酸性糖蛋白,同一药物不同对映体与两种蛋白的结合力可能不同,进而影响其药动学行为。如 $S$-维拉帕米与白蛋白和 $\alpha_1$-酸性糖蛋白的结合均比 $R$-维拉帕米小。对于血浆蛋白结合率越高的药物,由于立体选择性引起的蛋白结合率改变对分布和药效的影响就越大。

药物的组织分布也有一定的立体选择性。如大鼠口服抗前列腺增生药萘哌地尔后,其前列腺、肝脏、肾脏中 $R$-(+)-对映体的浓度显著高于 $S$-(−)-对映体,产生这一现象的原因主要与两对映体组织分配系数不同有关。此外,手性药物各对映体在跨膜转运过程中,与相关转运体亲和力的不同亦可引起组织分布的立体选择性。

### （三）代谢

立体选择性代谢是手性药物产生药动学立体选择性差异的主要原因。药物在体内的代谢途径有多种,多数受生物大分子如酶、受体及核酸等介导。这些生物大分子本身具有手性,对底物的选择也具有手性,因此可产生不同的代谢行为。

1. 对映体代谢途径的立体选择性　两对映体之间可能存在不同的代谢途径。普萘洛尔在体内的代谢途径有7-羟基化、5-羟基化、4-羟基化、$N$-去异丙基化和葡糖醛酸化结合反应,不同的代谢途径表现出不同的立体选择性。例如,犬肝微粒体中CYP2D15介导的4-羟基化反应会优先选择$S$-(+)-对映体。

2. 代谢酶对底物的立体选择性　药物代谢酶对手性药物的对映体代谢会产生立体选择性。如柚皮素在肝微粒体中CYP2C19对$S$-对映体有较高的代谢活性,而CYP3A对$R$-对映体的代谢活性更高。

3. 手性对映体之间的转化　不同手性对映体可在人体代谢器官内发生转化,尤其是在肝及胃肠道和肾脏内。例如,利格列酮的两种对映体可以相互转化,在大鼠血浆中$R$-对映体转化成$S$-对映体的速度是其$S$-对映体转化成$R$-对映体的3.81倍。这种对映体之间的转化可使一种对映体的消除减慢甚至产生蓄积,应引起足够的重视。

4. 药物代谢产物的立体选择性　结构中存在酮基或不饱和键的药物经还原、羟化等反应可产生含手性中心的手性代谢产物,从而导致药动学差异。

（四）排泄

1. 肾排泄　肾排泄包括肾小球被动滤过、肾小管主动分泌、肾小管被动和主动重吸收及肾药物代谢。被动过程一般不存在立体选择,而主动过程则会有对映体肾排泄差别。例如,奎尼丁与奎宁互为对映体,两者的肾清除率之比为4.2±1.4,这与肾小管主动分泌有关。此外,由于药物对映体的蛋白结合率不同,导致游离的药物浓度不同,进而间接影响肾小球被动重吸收的过程。

2. 胆汁排泄　胆汁排泄是药物及其代谢产物的主要排泄途径之一。胆管中存在有机酸、有机碱和中性化合物转运系统,这些转运系统介导的胆汁排泄过程往往存在立体选择性。如在大鼠体内,酮洛芬代谢产物酮洛芬葡糖醛酸苷的$S$-对映体比$R$-对映体更易经胆汁排泄。

## 二、影响手性药物药动学立体选择性的因素

（一）药物因素

1. 药物相互作用　对映体间可能存在相互作用,主要是由于两对映体相互竞争相同的酶催化位点或蛋白结合部位。如单独给予$S$-(+)-氯胺酮后测得的清除率明显高于给予消旋体后测得的$S$-(+)-对映体的清除率,这可能是由于$R$-(−)-对映体抑制了$S$-(+)-对映体的代谢。此外,联合用药对手性药物动力学的立体选择性消失。

2. 给药途径因素　给药途径不同可导致不同对映体间药动学或药效学的差异。如奥昔布宁口服给药和经皮给药相比,前者的代谢率高,其代谢产物氮去乙基奥昔布宁的$R$-对映体比$S$-对映体的AUC要大,但是后者则相反。

3. 剂型因素　不同剂型的手性药物可受到立体选择性首过效应和门静脉内立体选择性血浆蛋白结合的影响,使药物对映体进入体循环的量和速度有所不同,进而产生药动学立体选择性的差异。如口服维拉帕米时存在首过效应,其缓释制剂药效比常释制剂高,这是由于常释制剂中活性高的$S$-维拉帕米可更快地被代谢。

4. 剂量因素　剂量不同也会对一些药物产生药动学立体选择性差异。如口服富马酸伊布利特外消旋体后,其首过效应具有对映体选择性的浓度依赖性,高剂量时两对映体的药动学参数具有显著差异,而在低剂量时则不明显。

（二）生理与病理因素

1. 生理因素　人的性别和年龄不同,其酶活性、器官功能及血浆蛋白结合率等也会不同,因此会

导致手性药物动力学的立体选择性差异。如在老年人体内,氨氯地平 $R$-对映体与 $S$-对映体的 AUC 比值要显著高于年轻人;人体口服 $(S,S)$ 与 $(R,R)$ 型瑞波西汀对映体后,其血浆峰浓度比在男性与女性体内约为 1.6∶2.3。

2. 病理因素　人体的疾病状态也会引起药动学立体选择性的改变。肝硬化患者由于肝功能性细胞数减少,使得首过效应减弱,从而对有选择性首过效应作用的手性药物产生较大影响。肾脏疾病的发生可导致肾血流量减少,也会对药动学的立体选择性产生影响,如肾功能不全者体内 $S/R$ 布洛芬浓度比及 AUC 的比值均大于正常人。

（三）种属与遗传因素

1. 种属因素　已有许多研究表明药动学的立体选择性存在种属差异。如在不同动物肝微粒体中,卡洛芬与葡糖醛酸结合具有立体选择性,均以 $R$-对映体占优势,但因动物种属不同而有差异,在大鼠肝微粒体中的立体选择性高,在犬、羊和马肝微粒体中的立体选择性低。

不同种族间药物代谢往往也存在立体选择性差异。口服普萘洛尔后,在白种人和黑种人体内 $R$-对映体的清除率分别约为 $S$-对映体的 1.3 倍和 1.5 倍。

2. 遗传因素　药动学立体选择性还受遗传多态性的影响,这主要是药物代谢酶( 如 CYP450 )的遗传多态性引起的。酶的活性存在较大差异,可将个体按代谢速度的快慢分为弱( 慢 )代谢型( PM )与强( 快 )代谢型( EM )。在人体内,兰索拉唑经 CYP2C19 催化代谢,在快代谢和慢代谢受试者体内, $R$-对映体的血浆浓度与血浆蛋白结合率均要比 $R$-对映体高;在快代谢者体内 $S$-对映体的表观分布容积比 $R$-对映体大 3 倍,而在慢代谢者体内则大 10 倍。

## 第五节　模型引导的药物开发

模型引导的药物研发( model-informed drug development,MIDD )作为一种先进的药物研发方法,以药动学-药效学-疾病进程的建模和模拟( modeling and simulation,M&S )为基础,在新药研发各阶段均能起到指导性作用。

自 20 世纪 60 年代末 Sheiner 和 Jelliffe 首次提出应用数学模型开展个体化用药的概念以来,随着定量药理学理论的发展以及在新药研发中的广泛应用,MIDD 的概念应运而生。建模和模拟技术的出现可追溯至 20 世纪 90 年代,已在新药研发领域中屡见不鲜。近年来,从美国食品药品管理局( FDA )公开的创新药审评报告显示,提交新药注册申请的品种几乎全部包含 MIDD 的研究内容;2018 年国家药品监督管理局( NMPA )批准的 1 类创新药中,约 1/4 品种运用了 MIDD 相关研究方法,另有 1/3 的品种被要求在上市后研究中开展 MIDD 相关分析,MIDD 的形成与应用是新药研发领域划时代的进步。

模型引导的药物研发理念贯穿药物研发全过程。由于建模与模拟技术在新药研发领域的应用已有一定的历史,因此在不同历史发展时期,其在不同资料中存在不同术语:建模与模拟( modeling and simulation )、定量药理学( pharmacometrics )、模型辅助的药物研发( model-aided drug development )、基于模型的药物研发( model-based drug development )、模型引导的药物研发( model-informed drug development )、模型引导的药物发现与开发( model-informed drug discovery )。

MIDD 本质是以数学建模和模拟及统计分析为基础,通过构建相应的模型,对大量非临床及临床试验数据进行定量描述、分析,以预测药物在体内的药动学、药效学行为,并对其中信息的不确定性进行量化,从而为新药开发和药物治疗提供合理决策依据。MIDD 的核心要素是通过建模和模拟,整合非临床及临床试验数据、分析药物-疾病-人体三者的关系,以加速新药研发的进程,提高新药研究过程中的重大决策的正确率,指导整个新药开发进程的开展。

基于不同的建模和模拟技术和应用场景,MIDD 常用的模型种类包括但不限于:群体药代动力学

（PopPK）模型、药动学/药效学（PK/PD）模型、暴露-效应（dose-exposure-response）模型、基于生理的药代动力学（PBPK）模型、疾病进展（disease progression）模型、基于模型的荟萃分析（model-based Meta-analysis，MAMB）等。

与传统模式相比，MIDD 在指导药物研发、上市以及药物的全生命周期管理中均发挥了重要的作用。鉴于国内对 MIDD 方法应用尚处于起步阶段，为规范和引导 MIDD 相关方法的合理使用，提高药物研发效率，2020 年 12 月 31 日，我国首个有关 MIDD 的技术指导文件——《模型引导的药物研发技术指导原则》，由国家药品监督管理局药品审评中心正式发布。该指导原则通过借鉴国内外相关文献资料，详细阐述 MIDD 的一般性考虑和原则性要求，重点强调 MIDD 对新药研发过程和决策的指导意义。在新药研发过程中，MIDD 依靠建模和模拟技术，通过精准的定量试验设计以加速临床试验流程和改进新药研发模式，从而直接降低新药开发成本，节省研究时间，提高研发效率，最终使更多的患者获益。

## 一、建模与模拟技术

### （一）群体药动学/药效学

群体 PK/PD 是将群体分析理论与药动学、药效学理论相结合，定量研究剂量-暴露-效应的经时变化及其变异程度，以及影响 PK/PD 变异的因素。这些影响因素（也称为协变量）可包括人口统计学（如年龄、性别、体质量、种族、基因型），生理和病理学因素（如肝肾功能），合并用药和生活方式（如吸烟、嗜酒）等。群体 PK/PD 模型描述了目标群体的药动学、药效学参数的典型特征及其变异性。目前，该方法是精准用药中最成熟、应用最为广泛的技术手段。该法结合最大后验贝叶斯法（maximum a posteriori-Bayesian，MAPB）已有众多的应用案例，并在多个治疗领域获得了成功应用。

应用群体 PK/PD 建模与模拟技术，不仅可为用药有效性和安全性提供保障、帮助判断患者药物治疗的依从性，也是指导晚服或漏服药后的补救方案的有效手段。此外，应用群体 PK/PD 建模与模拟技术还可比较不同药物治疗方案的经济性、优化治疗路径等。

### （二）生理药动学

PBPK 模型是建立在机体的解剖、生理、生化和药物理化性质等基础上的模型。利用 PBPK 模型，可研究药物在体内的处置过程，预测组织器官中母体药物与代谢产物的经时过程，定量描述机体的病理、生理参数的变化对药物处置过程的影响。在一定程度上，PBPK 模型可基于体外实验数据或动物实验结果实现外推，预测药物在人体内的药动学行为。目前，PBPK 模型广泛应用于药物相互作用评价、药物毒性和风险评估、特殊人群的药动学研究和精准用药等。

PBPK 建模与模拟方法具有以下优势：①具有基于数据的合理外推能力，根据目标人群的特征参数，可预测各类人群的 PK 行为；②根据获得的体外或体内数据，可对已有模型进行灵活的更新；③可与药效学模型结合，更准确地预测不同给药方案下药物在体内的 PK/PD 过程；④可考察建模人群以外的生理和病理等因素对药物在体内 PK 行为的影响。近年来，PBPK 模型在预测药物相互作用、特殊人群（如儿童、孕妇、肝肾功能不全的患者等）中的给药方案制订等领域有较为成功的应用。

但是，PBPK 建模与模拟方法也有不足之处：①建立 PBPK 模型常需获取较多的模型参数值，如体内靶组织或靶细胞内的药物浓度或生物标志物水平等，而囿于生物分析技术的局限性，部分参数包括生理和病理的参数难以获取，所以 PBPK 模型的应用是否成功，很大程度上取决于模型参数是否准确和全面；②PBPK 模型的参数多为群体或亚群体的均值，由于个体间参数的变异度通常比较高，限制了 PBPK 模型对于个体 PK 行为预测的准确性；③由于个体的生理参数难以获取，PBPK 模型多应用于初始给药方案的制订。

### （三）人工智能

人工智能（artificial intelligence，AI）主要包括模式识别、机器学习、数据挖掘和智能算法等。机器学习(machine learning,ML)是 AI 的一个重要分支。ML 模拟人类的学习方式,利用已有数据或既往经验,用先进的算法推断出计算机自己的逻辑规则,最后做出预测和支持决策。ML 使用的算法种类繁多,在医疗领域较为经典的算法包括人工神经网络、决策树、梯度提升决策树、极端树、支持向量机等。

虽然各种 ML 算法的原理不同,但应用 ML 制订个体化药物治疗方案的步骤相似:①收集研究群体的人口统计学信息、实验室检验指标和遗传信息等作为特征值数据,将药物特征相关的检测数据(如药物浓度、疗效等)作为目标值数据,并将总的研究数据划分为"训练集"和"测试集";②基于"训练集"数据,运用 AI 算法,考察影响给药方案的协变量,建立剂量预测模型;③采用"测试集"数据,比较和评价候选模型的预测性能,选择预测性能最佳的模型,并在建模数据以外的群体中进行外部验证、评价预测性能;④基于构建的模型和患者个体特征信息,制订给药方案。

AI 是一种经验性的"建模与模拟"方法,可综合考虑疾病进程、药物和患者特征,准确地预测药物疗效,从而为患者制订最佳的个体化药物治疗方案。不同的机器学习算法都有各自的优缺点。但是,何种算法的预测性能最佳,目前尚无定论。此外,现有报道的算法仍缺乏严格的临床验证,难以广泛应用。

（四）基于模型的荟萃分析

基于模型的荟萃分析(model based Meta-analysis,MBMA)是在经典荟萃分析基础上发展而来,并随着定量药理学的快速发展而被逐渐重视。MBMA 可将多种来源的数据(如非临床和临床各阶段研究数据等)进行整合,通过建立数学模型,将多个维度的信息(疾病/适应证、人群特征、靶标/机制、给药方案、药代/药效动力学、安全性指标、生物标记物/临床终点等)有机地联系在一起,形成强大的证据集成。作为一种新颖的数据定量分析方法,MBMA 将药理学知识、Meta 分析和数学模型有效结合,能够充分挖掘各类数据所蕴藏的信息,减少潜在偏倚和风险,进而辅助新药研发人员进行决策,也可帮助患者制订合理的治疗方案。目前该方法已逐渐成为 MIDD 策略中的重要方法之一。

传统的 Meta 分析对数据的同质性要求较高,而 MBMA 通过建模可将不同剂量、不同疗程和不同人群的异质性数据合并分析,从而对药物的剂量效应、时间效应和影响因素进行量化,预测以往研究中不曾涉及的剂量、时间和协变量水平下的药效或安全特征。尽管 MBMA 的建模和模拟技术与群体药动学/药效学(PopPK/PD)相似,但相比 PopPK/PD,MBMA 最大的优势是可对文献数据进行充分利用,不仅提高了结论的证据强度,还可回答单个研究不能回答的问题。

由于 MBMA 可模拟预测以往试验中不曾涉及的剂量、时间和协变量条件下的药效或安全终点,并且其具有间接比较功能,可将受试药物与其他竞争药物进行全面对比,因此,MBMA 在药物发现与转化研究、药物研发决策制定、临床试验优化设计、给药方案合理制订、上市药物全面比较等领域都广泛应用。

（五）其他

除了上述建模与模拟技术之外,近年来发展的新理论和新技术方法为临床精准用药提供了更多的方法和手段,如定量系统药理学(quantitative systems pharmacology, QSP)、虚拟双胞胎(virtual twins)、药物经济学模型(pharmacoeconomic modeling,PM)等。

此外,多种模型技术联用,相互取长补短,也是解决临床实际问题的重要手段。例如,将机器学习和群体药动学相结合,利用 ML 筛选协变量,进而提高模型的预测准确性。又如,当目标人群的 PK/PD 信息比较少,可利用更为机制性的建模方法(如 PBPK、QSP 等)进行预测和给药方案的制订;随着实践应用的深入、相关信息的积累越来越充分时,可以采用经验性的建模与模拟方法(如群体 PK/PD、AI 等)对治疗方案进一步进行修正和完善。

## 二、建模与模拟在药物研发中的应用

国际上已有多个药物研发案例体现了建模与模拟方法在指导药物研发、上市以及全生命周期管理中的价值。具体而言,通过建模与模拟技术对生理学、药理学以及疾病过程等信息进行定量分析,深入理解药物的作用机理、作用特点、疾病发生发展的原理和进程等,从而为获益风险比的评估、研发决策、剂量选择以及药物在患者亚群体中用法用量的调整等提供支持,并可用于支持药品说明书的撰写。具体应用很丰富,例如,在儿童药和生物类似药等新药研究中整合稀疏数据;评估 PK 试验研究中由种族等引起的个体变异和特殊人群 PK 特征;新药上市前后、疾病亚群体等给药剂量优化与调整;指导临床试验设计等。

通常,科学合理的模型分析可以提供较强的"证据基础",对于药物研发决策的制定和方向具有指导意义。模型,特别是基于机理的模型,是总结既往的已有知识或数据然后据此预测未来结果的工具。从提高药物研发效率的角度出发,参与新药研发的研究者和决策者应合理运用建模与模拟技术,在药物研发的关键点(如 Ⅱ/Ⅲ 期临床试验前)积极寻求基于一个或多个相关联模型分析的证据,结合模型分析结果和实测研究结果,循环更新模型和模拟预测,综合判断后续研究方向。建议参与模型分析的专业人员在药物研发过程中尽早介入,参与研究设计和数据分析,形成模型引导的药物研发模式,可提高研发效率。

## 三、国内外相关技术指导原则

2020 年 12 月,国家药品监督管理局(NMPA)药品审评中心发布首个有关 MIDD 的技术指导文件《模型引导的药物研发技术指导原则》。除此之外,原国家食品药品监督管理局和现在的 NMPA 还颁布了一系列技术指导原则,建议在新药开发中考虑采用 MIDD 相关方法开展研究,如《抗菌药物药代动力学/药效学研究技术指导原则》指出,以抗菌药物体外 PK/PD 模型、动物感染模型和临床药代动力学研究包括经典 PK 和群体药代动力学(population pharmacokinetics,PPK)结合 PD 研究为基础,通过蒙特卡洛(Monte Carlo simulation,MCS)等方法的基于模型模拟的药物研发(model based drug development,MBDD)手段,为抗菌药物各期临床试验给药方案的制订、抗菌药物群体量效关系的探索、特殊患者群体和特定患者个体给药方案的调整等提供支持性数据;可为抗菌药物对各目标病原菌的药敏折点(susceptibility breakpoint)的制定提供 PK/PD 界值(pharmacokinetic/pharmacodynamic cutoff,PK/PD cutoff),并在剂型变化、新适应证增加、新适用人群、上市后给药方案优化以及药品审评审批和监管决策等方面发挥重要作用。

1999 年 2 月,美国 FDA 首次发布针对群体药代动力学的技术指导原则,并于 2019 年 7 月对该指导原则进行了更新,为 PopPK 在新药研发中的应用以及研究报告的整理等提供技术指导。PopPK 分析应用的主要方面包括筛选临床试验剂量方案、推导用于协变量效应分析的临床试验样本量和采样方案、推导暴露量数据用于量效关系分析、儿科试验设计、特殊人群用法用量、药物相互作用研究等。2007 年 6 月,EMA 发布了群体药代动力学研究报告的指导原则,为 PopPK 研究结果的整理和呈现提供指导。另外,FDA 和 EMA 还分别于 2018 年 8 月和 2019 年 7 月发布了各自关于 PBPK 研究申报资料格式和内容的指导原则,用于规范相关研究的注册申报资料要求。2017 年 11 月,人用药品注册技术国际协调会(ICH)管委会更新了关于 MIDD 未来战略重点的建议,明确指出了对建立 MIDD 建议书的支持。此后,美国药品研究与制造商协会(PhRMA)牵头起草了 MIDD 建议书草案,并经各方修订。FDA 于 2018 年 4 月开展了 MIDD 试点项目,并于 2020 年 10 月发布了基于生理学的药代动力学分析指南。2019 年 6 月,ICH 管委会决定同意 PhRMA 邀请管委会各方加入非正式讨论组,以进一步推进 MIDD 议题。由此预期,ICH 可能在不久的将来出台 MIDD 相关指南。除上述专门针对 MIDD 特定主题的指导原则外,FDA、EMA 以及 ICH 还发布了一系列相关技术指导原则,如 FDA 发布的儿童药临床药理研究考虑、EMA 发布的抗菌药 PK/PD 研究技术指导原则、ICH 发布的 E4(药物注册所需的量效关系信息)、E5(接受国外临床试验数据的种族因素)、E7(特殊人群的研究:老年医学)等议题,均推荐了 MIDD 相关研究方法在新药研发中的应用。

## 第六节　药动学研究的新理论、新方法与新技术

近年来,由于科学技术的迅猛发展,药动学的研究技术与思路日益完善,其研究内容与研究对象也实现了从宏观走向微观,从单组分到多组分,从单靶点向多靶点的跨越。本节将从药动学研究的新理论、新方法与新技术三方面介绍本研究领域的一些最新进展。

### 一、药动学研究的新理论

#### (一)细胞药动学

细胞药动学(cellular pharmacokinetics)是将细胞视为一个整体,定量研究药物在细胞内吸收、转运、分布、代谢和排泄的动力学过程,阐明药物在细胞内的处置规律,预测药物在细胞内的靶向性及药动学-药效学的关系。细胞药动学的研究需要整合先进的现代分析技术及细胞和分子生物学研究技术,并进行细胞破碎以及亚细胞器的分离,同时还需联合高分辨率的检测技术对细胞/亚细胞内的药物摄取、转运、代谢以及外排动力学过程进行定量研究。例如,利用荧光多重标记和活细胞成像技术,不仅可以实时记录药物在细胞/亚细胞内的动态分布过程,还可进行半定量分析。细胞药动学的产生完善了药动学评价系统,可以合理解释作用于细胞内靶点的药物的药动、药效行为。

1. 细胞药动学研究的细胞模型　不同组织不同种类细胞的性质会影响体内药物的处置及其产生的药理作用。由于肝脏是药物代谢的主要器官,小肠是药物吸收的主要场所,肿瘤很容易被诱导产生耐药性。因此,细胞药动学研究常选用肝、肠和肿瘤单层细胞或三维细胞作为模型。

(1)单层细胞模型:基于生理单层细胞的药动学研究是药动学研究发展的重要载体。将细胞看作一个微观有机整体,定量研究药物在细胞内动态变化过程,并通过建立数学模型阐明药物在细胞内的处置规律,预测、评价药物在细胞内的靶向性及药效。但基于单层细胞的药动学研究仍无法与在体结果完全匹配。原因是基于体外培养的单层细胞研究模式直接将细胞暴露于含药体系中,忽视了药物经血管逐渐向组织深处扩散的过程,这一点在抗肿瘤药物的评价中尤为明显,肿瘤组织内部血管分布稀疏,远离血管处的细胞的药物累积量及动力学特征与血管近端细胞相差甚远;此外,单层细胞在培养过程中直接与营养物质接触,无法模拟肿瘤组织的微环境,且细胞状态呈均一分布,与在体实体瘤的真实情况相差甚远。仅采用体外培养的单层细胞模型对抗肿瘤药物进行评价,可能会忽略实体瘤的生理屏障和微环境,造成治疗效果的过高估计,无法与在体药效相匹配。

(2)三维细胞模型:这种模型是体外细胞培养的新技术,主要包括多层细胞模型(multicellular layer,MCL)和多细胞球体模型(multicellular spheroid,MCS)。作为体外培养的细胞模型,其不仅可以阐明药物在细胞及亚细胞水平的摄取、分布、代谢、排泄等动力学过程,还可以模拟在体肿瘤组织的生理状态及特异性微环境。三维细胞模型因特有的立体结构,成为评价药物在肿瘤内穿透、分布的最佳模型之一。三维细胞模型对于在体肿瘤组织内的微环境具有较好的模拟,基于其的药动学模型更能反映药物在实体瘤内的真实情况;一方面其解决了基于单层细胞模型研究的体内外不相关问题,另一方面,相比在体动物研究,其干扰因素更小,成本更低、更适用于基于药动学行为、药效的早期药物筛选。现阶段三维细胞模型已广泛应用于抗肿瘤药物的药动学和药效学研究。

2. 影响细胞药动学研究的因素　药物在细胞内的动力学过程是药物分子与细胞内靶点结合从而影响其治疗效果的决定因素。药物在靶细胞内的处置是一个复杂过程,包括吸收、细胞内分布、代谢、靶标结合和外排等,而且整个过程会受到诸多因素(如主动转运、生物转化、pH分配、电化学梯度等)的影响。

(1)主动转运:药物摄取转运体如有机阳离子转运蛋白和有机阴离子转运蛋白,可主动将药物从细胞外转运至细胞内,而药物外排转运体如P-gp、BCRP、MRP等可将药物从细胞内泵出至细胞外。

这些转运蛋白具有非常广泛的底物特异性,并影响药物底物在细胞质的浓度。因此,药物转运体在研究细胞内药物浓度与药物疗效的关系中受到了广泛关注。

(2)生物转化:药物代谢酶能够催化包括药物在内的多种外源性物质,进而激活或灭活药物。因此,药物代谢酶可以影响组织和细胞对药物治疗作用和毒性的敏感性。同时,肿瘤相关药物代谢酶的表达在预测某些抗肿瘤药物的疗效中起关键作用。了解肿瘤细胞和正常细胞之间药物代谢酶表达和活性的差异可以为调节细胞内药物代谢行为提供有力支持,有助于实现抗肿瘤药物疗效的最优化。

(3)pH分配:pH分配是阐明细胞器内弱酸性/碱性药物选择性积累的机制之一。药物的pH与其解离常数($pK_a$)之间的差值是药物在细胞内积聚程度的两个主要决定因素。pH分配影响许多药物的细胞内分布。例如,相对于细胞质,弱酸性药物可优先积聚在线粒体中,因为线粒体的pH通常高于细胞质。另有研究证实,癌细胞pH梯度的改变可能使癌细胞产生多药耐药。

(4)电化学梯度:跨细胞间隔的电化学梯度差异也会影响药物在细胞内的分布。线粒体具有160~180mV的净负内膜电位,为亲脂性阳离子药物积累到线粒体中提供了驱动力。有研究证实,在37℃下,膜电位每增加61.5mV,线粒体对亲脂性阳离子药物的摄取可增加10倍,可累积达到100~500倍;另外,细胞对药物的摄取是由质膜电位(30~60mV,内部为负)驱动的。癌细胞的血浆和/或线粒体膜电位高于正常上皮细胞。癌细胞线粒体膜上扩大的电化学梯度将导致亲脂性阳离子药物的线粒体积累增加,从而增强其对癌细胞的选择性细胞毒性。

3. 优化细胞动力学研究的策略　细胞药动学在药物的筛选、靶向制剂的设计、阐明药物作用机制以及指导药物的合理应用等方面具有重要的意义。但是上述多种因素可以严重影响药物的细胞药动学,进而影响药物治疗效果。针对这些因素,可以通过制定策略来克服不当的细胞药动学并增强药理作用。这些策略包括:①选择优良的抑制剂。针对外排转运体和pH分配的影响,可以选用相应的抑制剂。例如特异性P-gp抑制剂,可通过增加柔红霉素或米托蒽醌在多药耐药细胞中的积累来增强细胞毒性;$H^+$-ATP酶的抑制剂能削减弱碱性化疗药物柔红霉素的酸性pH依赖性积累,从而逆转耐药细胞对蒽环类药物的耐药性。②修饰药物结构。可以通过一系列的药物结构修饰,包括酸性碱性基团、酯基、单克隆抗体等,赋予药物新的靶点行为,包括使药物易于在溶酶体或线粒体等亚细胞器中的积累、增加药物在细胞内积累和活性等,如修饰的柔红霉素前药可以避免被P-gp识别,并在靶细胞内释放游离药物,导致选择性细胞毒性。③采用纳米药物制剂。载药微球可以增加药物的吞噬率和缓慢释放来提高药物在细胞内活性;负载柔红霉素的纳米粒能增强细胞对其的摄取和抗癌活性,并克服耐药性;基于聚合物的纳米给药系统,能够更有效地将柔红霉素选择性地输送至肿瘤,而且能够将柔红霉素导向某些亚细胞靶点。④采纳基因导向酶促前药治疗。基因导向酶促前药治疗(gene-directed enzyme prodrug therapy,GDEPT)是一种通过将编码外源酶的目的基因导入肿瘤细胞中表达,并特异性地将前药代谢为具有细胞毒性的药物,从而杀死肿瘤细胞的治疗方法。例如,可通过构建CYP450、胞嘧啶脱氨酶、β-半乳糖苷酶激活的前药系统,使癌细胞将低细胞毒性的前药转化为高效药物来提高化疗的选择性。

(二)中药药动学

中药药动学是指在中医药理论指导下,利用动力学的原理与数学处理方法,定量地描述中药有效成分、有效部位、单味中药和中药复方通过各种给药途径进入机体后的吸收、分布、代谢和排泄等过程的动态变化规律。中药药动学研究是连接复杂化学组分和药理活性的桥梁,亦是揭示中药有效物质基础的重要研究手段。

中药药动学的研究对象是中药及其复方。在体外,中药或复方的煎制过程就可能发生复杂的成分变化;在体内,成分间相互作用对吸收、分布、代谢等过程产生显著的影响,如按化学药物的药理研究方法和思路,仅仅单从化学成分的药理作用来认识中药,可能会遗漏真正的有效成分,进而难以阐明中药的作用机制和特点。借助于动力学的理论和方法研究中药,定量分析中药中各种化学成分的相互作用和变化,是中药现代化的重要途径,其研究结果对阐明和揭示中药物质作用基础、作用机制及其科学内涵,设计及优选中药给药方案,促进中药新药开发、剂型改进及质量控制具有重要的意义。

1. 中药药动学的研究特点　由于中药成分复杂,含量差异大,其药动学研究面临诸多问题和挑战。①难以全面地分析中药药效的物质基础。完整地分析中药药效的物质基础是认识中药药动学研究的难点,也是中药研究的特点。许多中药的已知有效成分在体内处置过程中可能发生较大变化,在体内发挥疗效的作用形式可能与原有形式不同,同时说明了研究中药有效成分体内代谢情况、确定中药(复方)体内疗效发挥有效成分作用形式的必要性。②难以确证真正的效应成分。由于中药具有多成分、多靶点、多效应的特点,当选择不同的药效模型,真正发挥药效的物质基础也会不同。③生物样本中成分测定困难。中药多以复方给药,其中所含成分可能多达几十甚至几百种,存在成分众多且含量低等问题。④需要采用多种方法、多指标进行研究。由于中药有效成分含量低,尤其是进入人体内后的血药浓度很难检测,这就需要更好的检测技术,同时要采用多种方法、多指标的研究相结合,才能得出更准确的结果。

2. 中药药动学数学模型　中药多成分体系中的单个成分的动力学研究可采用经典药动学方法,如采用线性(房室模型)、非线性(Michaelis-Menten 模型)及统计矩分析。中药多成分体系的总量完全根据统计矩原理,建立起中药多成分的总量零阶矩、一阶矩、二阶矩,及由此推导出的一系列总量药动学表观参数体系,如表观半衰期、表观清除率、表观分布容积、生物利用度、平均血药浓度、平均稳态血药浓度、达稳分数、平均吸收时间、平均溶解时间、平均崩解时间等总量统计矩数学模型参数系统进行研究。

3. 中药药动学研究的关键技术

(1)中药复杂组分快速检出与结构鉴定技术:研究中药复杂体系所含成分的结构与归属,从而确定主要成分组成,为中药药动学研究、中药质量控制与药效学研究提供物质基础。高效液相-离子阱-飞行时间质谱(LC-MS-IT-TOF)检测是一种具有普适性的中药复杂组分快速检出与结构鉴定技术。该技术主要是利用 LC-MS-IT-TOF 对中药多组分分析具有高分辨且同步获得精确相对分子质量及多级碎裂信息的特点,通过同类或结构类似成分的质谱碎裂规律的关联分析,对检出组分进行快速检出与分类,在获得分类信息的基础上,结合网络化合物数据库搜寻、标准品确证等策略,对复杂、未知化合物进行结构解析。

指纹图谱技术是随着现代分析技术发展而诞生的一种从整体上研究复杂物质体系的技术,它具有信息量大、特征性强、整体性和模糊性等特点。借助指纹图谱的优势进行药动学研究,能够将可知化学成分的指纹和体内过程从数量上联系起来,进而有助于研究药物活性成分、有效部位在体内吸收、分布、代谢、排泄的动态变化规律。指纹图谱技术适用于复杂药物组分,尤其是天然产物的药动学研究,它可真实地反映中药用药的整体性,为中药给药的机制研究提供一种新的思路与方法。

目前指纹图谱技术在中药药动学研究中的应用主要集中在血液指纹图谱方面。通过中药血液指纹图谱的研究,可获得给予中药后进入血液的所有化学成分的光谱图或色谱图,它不局限于口服给药,也不局限于血清中的化学成分。通过分析血液指纹图谱除了有助于全面了解进入血液的所有化学成分外,经过成分分离及谱效学研究,还可筛选确定进入血液的真正有效成分。针对有效成分进行定性定量分析,可明确中药的生物利用度。尽管目前关于中药指纹药动学的研究还很少,但它对于中药的机制研究与中药的现代化必将发挥越来越重要的作用。

(2)中药复杂组分体内外代谢网络分析技术:生物体内原型药物成分及其代谢产物的检出与结构鉴定对于揭示中药复杂药效物质基础具有重要意义,同时也是确定药动学研究中定量分析组分的基本前提。体内外代谢网络分析是一种具有普适性的中药复杂组分(原型成分及其代谢产物)快速检出与结构鉴定技术。参照体外成分结构鉴定技术,运用 LC-MS-IT-TOF 等技术进行成分检出,并引进代谢组学研究思路与技术,开发相应的化学信息学处理软件,比较分析空白生物样品与给药后的样品质谱数据,获得重构"药源性成分谱";比较分析原型成分与"药源性成分谱"质谱数据,区分生物样品中的原型成分与代谢产物,获得生物样品中的"原型成分谱"与"代谢产物谱";结合已知的所有可能的代谢途径信息,对代谢产物结构进行推测,并建立体内外成分的代谢关联网络,从而阐明主要成分在体内的代谢途径与代谢网络。

(3)生物样品中中药多组分同步定量技术:基于 UPLC-TOF/MS、UHPLC-Q-Orbitrap HRMS、LC-MS/MS 等高分辨、高灵敏度技术,建立中药多组分定量分析技术。①针对可获得标准品的中药成分建立生物样品中 10 个以上中药多组分同步、快速定量分析技术,灵敏度达到纳克、皮克级,定量跟踪分析中药在生物体内尽可能多的成分,为中药多组分整体药动学研究奠定基础;②针对难以获得标准对照品的中药成分,建立了一种中药多组分相对定量分析技术,引入外加内标校正等方法,对生物体内的中药组分进行分析,基于相对浓度计算中药组分的表观药动学参数,并与定量分析的结果进行比较,验证相对定量分析技术在中药药动学研究中的实用性与可行性。

### (三)代谢组学

代谢组学(metabonomics/metabolomics)主要是通过对机体内的代谢产物进行全面的定性定量分析,阐述机体处于正常生命状态及内外环境变化后代谢过程的动态变化规律。它所关注的对象是代谢组,即生物样本中相对分子质量小于 1 000 的内源性分子代谢产物,反映的是内部因素或外界刺激所导致的细胞或组织代谢应答变化。外源性化学异物(药物)在体内代谢谱的变化可以引起内源性分子的变化,从而引起体内代谢组的变化。因此,代谢组学与经典药动学紧密联系、相互补充。

完整的代谢组学分析流程包括样品的采集和预处理、数据的采集和分析及解释。生物样品采集后需进行生物反应灭活、预处理,然后运用核磁共振、质谱或色谱等技术检测其中代谢产物的种类、含量,得到代谢谱或代谢指纹,而后使用多变量数据分析方法对获得的多维数据进行降维和信息挖掘,找寻关键代谢产物,并研究相关的代谢途径和变化规律,以阐述生物体对相应刺激的机制、发现生物标志物。代谢组学力求分析生物体系中所有的代谢产物,整个分析过程应尽可能地保留和反映总的代谢产物信息。代谢组学的应用可以更加全面、清晰地阐明药物的作用机制及其作用靶点,对于疾病的诊断与个性化药物治疗有着重要的意义。

代谢组学作为系统生物学的重要组成部分,其表征生物体整体功能状态的特点与中药"多组分、多靶点、强调整体观、辨证施治"的特点相吻合,因此已成为研究系列中药现代化关键科学问题的重要手段。代谢组学在中药现代化研究中的应用可分为三个方面,即中药化学物质组学、中药代谢组学及中药效应代谢组学。其中,中药化学物质组学的研究对象是中药本身所含有的化学成分,其研究目的是揭示中药因产地、储藏、炮制、制剂等因素所产生的化学物质基础的差异;中药代谢组学主要研究的是中药及其制剂在进入生物体后所形成的复杂代谢产物组;中药效应代谢组学则是通过研究中药对模式生物和人体内源性小分子代谢产物的影响,从而表征中药的整体生物学效应。目前,代谢组学技术在阐释中药的作用靶点、配伍机制,发现效应物质基础,以及毒性和安全性评价等多方面均有着广泛的应用。

### (四)毒代动力学

毒代动力学(toxicokinetics)是一门新兴的、涉及药代动力学和毒理学研究的边缘性分支学科,它运用药代动力学原理和方法,定量研究毒性剂量下药物在动物体内的吸收、分布、代谢、排泄过程和特点,进而探讨药物毒性发生和发展的规律。毒代动力学的研究一般包括在毒性研究中进行单剂量、多剂量、遗传毒性、生殖毒性、致癌毒性的试验以及特殊药物的毒代动力学研究,实际工作中应根据需要确定具体的研究内容。毒代动力学有别于经典的药代动力学和毒理学,主要区别在于它所用的剂量远远高于临床所用剂量,其侧重点在于阐明药物的致毒机制和毒性发生及发展的动态变化规律性。毒代动力学的研究有助于了解药物的全身暴露情况,在临床给药剂量的确定、毒性种属差异比较和药物安全性评价等多方面都具有非常重要的意义。

进行药物毒代动力学试验时应注意以下一些基本原则:①毒代动力学与药代动力学研究一样,要求建立专属性好、灵敏度高的血药浓度测定方法;②应尽可能采用与临床研究相同的给药途径和药物剂型,以便比较不同种属动物的全身暴露情况;③应该有适宜的动物数量;④测定目标物可以是原型药物,也可以是活性代谢产物;⑤全身暴露主要以血浆、血清或全血中药物或代谢产物的药时曲线下面积表示;⑥数据和参数统计通常以平均值和变异系数(或相对标准差)或中位数表示。

毒代动力学研究的最终目的是通过毒性试验和毒代动力学研究,对药物的非临床安全性进行全面和综合地评价,提高非临床安全性评价的可参考价值,为药物的临床安全性评价提供更为可靠的依据。虽然目前毒代动力学研究只是新药非临床评价的很少一部分内容,但却为新药非临床和临床安全性评价提供了重要的线索和依据,并将发挥越来越重要的作用。

## 二、药动学研究的新方法与新技术

### (一)高通量筛选技术

高通量筛选(high throughput screening,HTS)技术是指以分子水平和细胞水平的实验方法为基础,以微板形式作为实验工具载体,以自动化操作系统执行试验过程,以灵敏快速的检测仪器采集实验结果数据,以计算机分析处理实验数据,在同一时间检测数以千万的样品,并以得到的相应数据库支持运转的技术体系,它具有微量、快速、灵敏和准确等特点。

药动学研究是新药开发的重要内容,也是很多候选药物在非临床阶段被淘汰的主要原因。但是无论在动物或人体进行药动学实验,均需对大量的生物样品进行检测,数据的统计处理也非常耗时,因此迫切需要采取有效的手段来提高药动学的研究效率,降低研发成本。近年来,随着一些现代药物分析技术的推广与应用,实现了采用高通量筛选的研究方法进行药动学研究。

药动学研究的高通量筛选体系应建立在体内、体外方法及计算机技术的基础之上,并具有自动化、可靠性、整体性和高效的数据处理能力。其中,体外筛选模型可以通过高通量技术对大量的候选化合物进行初筛,对其药动学特性作出初步评价,以缩小体内筛选范围;而药动学的体内筛选可以对体外筛选的结果加以验证,并帮助寻找更富有预见性的体外筛选模型。目前,体内药动学筛选模型在药物研发中仍占有很高的地位,这是由于药物在体内的处置过程极为复杂,可能受到多种因素的影响,因此很难用一个完整的体外筛选模型来分析。但是体内药动学筛选本身也存在许多缺点,为解决其筛选规模小、周期长等问题,有学者采用组合给药(cassette dosing)来提高筛选的效率。这种方法同时给予一种动物服用多个候选化合物,通过采用灵敏度和选择性均很高的检测方法分析各个化合物的浓度及代谢产物,从而一次从一种动物身上获得多个候选化合物的药动学参数。此外,为了增加筛选通量,还可考虑同时使用多个色谱柱使样品平行测定,这样有助于抵消相对较长的分析时间。

### (二)药物基因组学与生物芯片技术

药物基因组学(pharmacogenomics)是以提高药物疗效及安全性为目标,研究药物体内过程差异的基因特性,以及基因变异所致的不同患者对药物的不同反应,并由此开发新药和指导合理用药的学科。它主要研究药物体内过程相关蛋白基因的多态性,包括药物代谢酶的基因多态性、药物受体基因的多态性、药物转运基因和疾病通路基因的多态性。药物体内过程相关蛋白的基因多态性的存在可能导致许多药物在治疗过程中的药动学行为、药效和不良反应的个体或种族差异。因此,药物基因组学的发展将促使临床药物治疗由诊断定向治疗向基因定向治疗的转变,为临床个体化给药开辟新途径。

生物芯片技术是随着人类基因组研究,在最近几年出现的一种高新技术。它是指通过微加工技术和微电子技术在固相基质表面构建的微型生物化学分析系统,以实现对生命机体的组织、细胞、蛋白质、核酸、糖类以及其他生物组分的准确、快速与大信息量的检测。利用生物芯片技术可进行基因功能及其多态性的研究,以确认与药物效应及药物吸收、代谢、排泄等相关基因,并查明这些基因的多态性,从而促进药物基因组学的发展。

### (三)基因转染、基因敲除与基因编辑

基因转染技术(gene transfection)是指将具有生物功能的核酸转移或运送到细胞内并使核酸在细

胞内维持其生物功能的技术。核酸主要包括 DNA 和反义寡核苷酸。RNA 干扰技术(RNAi,包括 siRNA 和 miRNA)可用于反义寡核苷酸的转染,进而考察目的基因的功能。小干扰 RNA(small interfering RNA,siRNA)作为外源性的 RNA,通常借助于质粒、病毒或阳离子脂质体试剂法等手段从细胞外运送至细胞内,可特异性地激发与之互补的目标 mRNA 沉默,从而产生下调基因的作用。如 siRNA 沉默人大肠癌 HT-29 细胞株中代谢酶 UGT1A1 的表达,进而研究抗肿瘤药伊立替康代谢行为的改变。微小 RNA(microRNA,miRNA)能够识别特定的目标 mRNA,通过与 mRNAs 的 3'非翻译区(3'-UTR 区)结合,抑制靶标基因的翻译,属于内源性的调控体内基因表达。例如,采用 miRNA 干扰质粒可抑制 293T 细胞中 CYP2E1 的表达,进而研究 CYP2E1 介导的药物代谢动力学行为。近年来,基因转染技术已广泛应用到药物代谢动力学的研究中,且已成为体外研究转运体和药物代谢酶的重要手段。

基因敲除技术(gene knock-out)是指将一个结构已知的基因去除,或用其他序列相近的基因取代,然后从整体观察实验动物,推测相应基因功能的技术。通过基因敲除技术可特异性地研究目的基因的功能对动物整体药物代谢动力学的影响。基因敲除技术目前被广泛应用于药物转运体和药物代谢酶的研究,为新药开发提供了一条与人体内环境近似而又基于整体动物水平的高通量筛选途径。

基因编辑实现目标 DNA 片段敲除、置换和插入等操作的技术方法。基因编辑技术的基本思路大体相同,都是通过人工编辑的核酸内切酶精准地剪切 DNA 双链,形成特异性的 DNA 双链断裂(double-strand break,DSB),再通过非同源末端连接(non-homologous end joining,NHEJ)和基于同源 DNA 片段的重组修复(homology-directed repair,HDR)这两种细胞的天然修复机制进行修复。细胞通常通过 NHEJ 进行修复,这种修复途径会在 DSB 位点随机产生碱基插入或者缺失,使得基因失活,从而产生敲除目的基因的作用。当研究人员导入一个同源 DNA 链作为模板链时,细胞会以同源重组的方式进行修复,从而实现目的基因的插入。目前常用的方法包括基于锌指核酸酶(ZFN)、转录激活子样效应因子核酸酶(TALEN)、规律性重复短回文序列簇(CRISPR/Cas9)等基因编辑技术,该项技术广泛应用于疾病筛查,个性化用药。

第十六章
目标测试

思考题

1. 生理药动学模型优缺点有哪些?

2. 生理药动学模型的新增应用有哪些?

3. 生理药动学与体外体内外推的联合应用研究的意义是什么?

4. 建模和模拟技术体现形式有哪些?各有什么特点?

5. 时辰药动学的机制及影响有哪些?

6. 手性药物药动学研究的特点和影响因素有哪些?

7. 细胞药动学研究的特点及意义有哪些?

8. 中药药动学研究的特点及意义有哪些?

9. 举例说明药动学研究的新方法与新技术的应用特点和范围。

(孟胜男)

# 参考文献

［1］ Europen Medicine Agency. Guideline on the reporting of physiologically based pharmacokinetic（PBPK）modelling and simulation. （2018-12-13）［2022-06-15］. https：//www. ema. europa. eu/en/reporting-physiologically-based-pharmacokinetic-pbpk-modelling-simulation/.

［2］ U. S. Food and Drug Administration. Physiologically based pharmacokinetic analyses-format and content guidance for industry. （2018-09-03）［2022-06-15］. https：//www. fda. gov/regulatory-information/search-fda-guidance-documents/physiologically-based-pharmacokinetic-analyses-format-and-content-guidance-industry/.

［3］ MILLER N A，REDDY M B，HEIKKINEN A T，et al. Physiologically based pharmacokinetic modelling for first-in-human Predictions：an updated model building strategy illustrated with challenging industry case studies. Clin Pharmacokinet，2019，58（6）：727-746.

［4］ 沈淑娇,樊玉娟,裴福荣,等.生理药动学模型发展现状及其在药物临床研究中的应用.中国临床药理学与治疗学,2020,25（3）：334-343.

［5］ DARYAEE F，TONGE P J. Pharmacokinetic-pharmacodynamic models that incorporate drug-target binding kinetics. Curr Opin Chem Biol，2019，50：120-127.

［6］ KI S. A semi-compartmental model describing the pharmacokinetic-pharmacodynamic relationship. Anesth Pain Med（Seoul），2020，31，16（1）：1-7.

［7］ BICKER J，ALVES G，FALCÃO A，et al. Timing in drug absorption and disposition：The past，present，and future of chronopharmacokinetics. Br J Pharmacol，2020，177（10）：2216-2239.

［8］ OHDO S，KOYANAGI S，MATSUNAGA N. Chronopharmacological strategies focused on chrono-drug discovery. Pharmacol Ther，2019，202：72-90.

［9］ SINGH A P，SHAH D K. Measurement and mathematical characterization of cell-level pharmacokinetics of antibody-drug conjugates：A case study with trastuzumab-vc-MMAE. Drug Metab Dispos，2017，45（11）：1120-1132.

［10］ 贺福元,罗杰英,邓凯文.中药复方动力学数学模型-总量统计矩法的研究.世界科学技术—中医药现代化,2006,8（6）：13-18.

［11］ 贺福元,邓凯文,马家骅,等.药物动力学总室线性乳突数学模型建立及参数分析.数理医药学杂志,2006,19（6）：561-564.

［12］ 贺福元,罗杰英,邓凯文,等.中药（复方）药动学研究现状及研究方法探讨.中草药,2005,36（10）：1582-1586.

［13］ DARWICH A S，POLASEK T M，ARONSON J K，et al. Model-informed precision dosing：background，requirements，validation，implementation，and forward trajectory of individualizing drug therapy. Annu Rev Pharmacol Toxicol，2020，61（1）：225-245.

［14］ WICHA S G，MARTSON A G，NIELSEN E I，et al. From therapeutic drug monitoring to model-informed precision dosing for antibiotics. Clin Pharmacol Ther，2021，109（4）：928-941.

［15］ 焦正,李新刚,尚德为,等.模型引导的精准用药：中国专家共识（2021 版）.中国临床药理学与治疗学,2021,26（11）：1215-1228.

［16］ 吴昱铮,王广基,郝海平.中药代谢组学研究进展.中国药科大学学报,2014,45（2）：129-135.

［17］ 刘昌孝.新药安全性评价中的毒代动力学研究.毒理学杂志,2007,21（4）：275-276.

［18］ 梁艳,邢蓉,刘嘉莉,等.药代动力学新技术与新理论的研究进展.中国药科大学学报,2014,45（6）：607-616.

［19］ 刘建平.生物药剂学与药物动力学.5 版.北京：人民卫生出版社,2016.

［20］ 潘少伟,张华莉.CRISPR-Cas9 系统的发现.中南大学学报：医学版,2021,46（12）：1392-1402.

| | |
|---|---|
| $X$ | 体内药量(mg 或 μmol) |
| $X_0$ | 给药剂量(mg 或 μmol) |
| $X_C$ | 中央室的药量(mg 或 μmol) |
| $X_P$ | 周边室的药量(mg 或 μmol) |
| $X_a$ | 在吸收部位有待于吸收的药量(mg 或 μmol) |
| $X_A$ | 吸收进入体循环的药量(mg 或 μmol) |
| $X_u$ | 尿中累计原型药物排泄量(mg 或 μmol) |
| AUC | 血药浓度-时间曲线下面积,一般指从 0 时至无穷大时间,除非指明时间区域[(mg/L)·h 或 (μmol/L)·h] |
| $\text{AUC}_{0-\infty}$ | 时间从 0 时至无穷大时血药浓度-时间曲线下面积[(mg/L)·h 或(μmol/L)·h] |
| $\text{AUC}_{0-t}$ | 时间从 0 时至 $t$ 时血药浓度-时间曲线下[(mg/L)·h 或(μmol/L)·h] |
| AUMC | 一阶矩-时间曲线下面积[(mg/L)·h²] |
| $C$ | 血药浓度(mg/L 或 μmol/L) |
| $C_0$ | 起始血药浓度,一般指通过曲线延伸至 0 时来估算(mg/L 或 μmol/L) |
| $C_m$ | 血浆中药物代谢物浓度(mg/L 或 μmol/L) |
| $C_{max}$ | 血管外给药后最大血药浓度(mg/L 或 μmol/L) |
| $\overline{C_{ss}}$ | 固定给药剂量及给药间隔,当达到稳态时的平均血药浓度(mg/L 或 μmol/L) |
| $C_{max}^{ss}$ | 固定给药剂量及给药间隔,当达到稳态时,最大血药浓度(mg/L 或 μmol/L) |
| $C_{min}^{ss}$ | 固定给药剂量及给药间隔,当达到稳态时,最小血药浓度(mg/L 或 μmol/L) |
| TBCl 或 Cl | 血浆药物总清除率(L/h) |
| $\text{Cl}_h$ | 血液药物肝清除率(L/h) |
| $\text{Cl}_r$ | 肾清除率(L/h) |
| $X_0^*$ | 负荷剂量(mg) |
| ER | 肝抽提比(无单位) |
| $F$ | 药物生物利用度(无单位) |
| $F_R$ | 在肾小管重吸收的药物分数(无单位) |
| GFR | 肾小管滤过率(ml/min) |
| $k$ | 总消除速率常数(h⁻¹) |
| $k_a$ | 吸收速率常数(h⁻¹) |
| $k_e$ | 肾排泄速率常数(h⁻¹) |
| $k_{12}$ | 药物从中央室向周边室转运的一级速率常数(h⁻¹) |
| $k_{21}$ | 药物从周边室向中央室转运的一级速率常数(h⁻¹) |
| $k_{10}$ | 药物从中央室消除的一级速率常数(h⁻¹) |
| $k_f$ | 代谢物形成速率常数(h⁻¹) |
| $k_m$ | 代谢物的消除速率常数(h⁻¹) |

$K_m$               米-曼常数(mg/L 或 μmol/L)

$\alpha$            分布速率常数或快配置速率常数($h^{-1}$)

$\beta$             消除速率常数或慢配置速率常数($h^{-1}$)

MRT               平均滞留时间(h)

$R$                蓄积因子(无单位)

$k_0$              滴注速率(mg/h)

$\tau$             给药间隔(h)

$t_{max}$          血管外给药时,达到最大血药浓度的时间(h)

$t_{1/2}$          半衰期(h)

$t_0, T_{lag}$     开始至血液中开始出现药物的那段时间(h)

$V$                表观分布容积(L)

$V_m$              酶介导代谢反应的最大速度(mg/h 或 μmol/h)

# 附录二 拉普拉斯变换

拉普拉斯变换(Laplace transform)在某种意义上是为了把复杂的运算转化为简单的运算,它是一种微分方程或积分方程求解的简化方法。即把微分方程通过积分变换(把一个函数变为另一个函数的变换)转换为代数方程并求解,求得代数方程的解后,由逆变换(查变换表,即附表1)即得原方程的解。此方法简单方便。

(一)定义

函数 $f(t)$ 的拉普拉斯变换定义为 $L[f(t)] = \int_0^\infty f(t)\mathrm{e}^{-st}\mathrm{d}t = F(s)$

式中,$L[\ ]$ 为拉普拉斯变换符号;$f(t)$ 为原函数,即给定的时间函数;$s$ 为参变量或拉氏运算子;$F(s)$ 是象函数,即 $f(t)$ 的拉氏变换。

所以函数 $f(t)$ 的拉氏变换即是将该函数乘以 $\mathrm{e}^{-st}$,然后从 0 到 ∞ 时间内定积分。$\mathrm{e}^{-st}$ 称为拉氏变换的核。其结果得出仅含有 $s$ 参数的另一个函数 $f(s)$,它建立在 $s$ 变量域上,习称为频域。拉氏变换的实质是将时间函数表达式转换为拉氏运算子 $s$ 的函数表达式。

(二)拉普拉斯变换的性质与公式

1. 常数的拉普拉斯变换

$$L[A] = \frac{A}{s}$$

2. 常数与原函数积的拉普拉斯变换

$$L[Af(t)] = AL[f(t)] = AF[s]$$

3. 函数和的拉普拉斯变换

$$L[f_1(t) + f_2(t)] = L[f_1(t)] + L[f_2(t)] = F_1(s) + F_2(s)$$

4. 原函数导数的拉普拉斯变换

$$L\left[\frac{\mathrm{d}f(t)}{\mathrm{d}t}\right] = sLf(t) - f(0)$$

5. 指数函数的拉普拉斯变换

$$L[\mathrm{e}^{-\alpha t}] = \frac{1}{s+\alpha}$$

(三)拉普拉斯变换表与常微分方程的解

为了计算方便,人们已将某些函数的表达式,采用拉普拉斯积分导出了这些函数表达式的拉普拉斯变换,而造出了拉普拉斯变换表(附表1),以后查表就可省出积分步骤。

常数线性微分方程的解分三步进行。

第一步:将方程中的每一项取拉氏变换。

第二步:解所得拉氏变换的代数方程。

第三步:求出代数方程解的逆变换(查表)。

为方便起见,常数 $L[X] = \overline{X}$,可以使式子简化。

**例** 解微分方程 $\dfrac{\mathrm{d}X}{\mathrm{d}t} = k_0 - kX$

两边取拉氏变换 $\quad L\left[\dfrac{\mathrm{d}X}{\mathrm{d}t}\right] = L[k_0] - L[kX], t = 0, X = 0$

$$sL[X] - 0 = \frac{k_0}{s} - kL[X], s\overline{X} = \frac{k_0}{s} - k\overline{X}$$

解此拉氏变换的代数方程得

$$\overline{X} = \frac{k_0}{s(s+k)}$$

查表求代数方程的逆变换得

$$X = \frac{k^0}{k}(1 - e^{-kt})$$

附表 1    常用拉普拉斯变换表

| 原函数 | 象函数 $F(s)$ |
|--------|--------------|
| $A$ | $\dfrac{A}{s}$ |
| $t$ | $\dfrac{1}{s^2}$ |
| $t^m$ | $\dfrac{m!}{s^{m+1}}$ |
| $Ae^{-at}$ | $\dfrac{A}{s+a}$ |
| $Ate^{-at}$ | $\dfrac{A}{(a+s)^2}$ |
| $\dfrac{A}{a}(1-e^{-at})$ | $\dfrac{A}{s(s+a)}$ |
| $\dfrac{(B-Aa)e^{-at} - (B-Ab)e^{-bt}}{b-a}(b \neq a)$ | $\dfrac{As+B}{(s+a)(s+b)}$ |
| $\dfrac{A}{b-a}(e^{-at}-e^{-bt})$ | $\dfrac{A}{(s+a)(s+b)}$ |
| $e^{-at}[A+(B-Aa)t]$ | $\dfrac{As+B}{(s+a)^2}$ |
| $-\dfrac{Aa^2-Ba+C}{(c-a)(a-b)}e^{-at} - \dfrac{Ab^2-Bb+C}{(b-c)(a-b)}e^{-bt} - \dfrac{Ac^2-Bc+C}{(b-c)(c-a)}e^{-at}$ | $\dfrac{As^2+Bs+C}{(s+a)(s+b)(s+c)}$ |
| $A\left[\dfrac{1}{ab} + \dfrac{1}{a(a-b)}e^{-at} - \dfrac{1}{b(a-b)}e^{-bt}\right]$ | $\dfrac{A}{s(s+a)(s+b)}$ |
| $\dfrac{B}{ab} - \dfrac{Aa-B}{a(a-b)^2}e^{at} + \dfrac{Ab-B}{b(a-b)}e^{bt}$ | $\dfrac{As+B}{s(s+a)(s+b)}$ |
| $\dfrac{B}{ab} - \dfrac{a^2-Aa+b}{a(b-a)}e^{-at} + \dfrac{b^2-Ab+B}{b(b-a)}e^{-bt}$ | $\dfrac{s^2+As+B}{s(s+a)(s+b)}$ |

| 药物 | | 吸收分数 | 尿中排出原药分数 | 分布容积 | 蛋白结合率/% | $t_{1/2}$/h | 最低有效浓度/($\mu$g/ml) |
|---|---|---|---|---|---|---|---|
| Acebutolol Hydrochloride | 盐酸醋丁诺尔 | 0.37 | 0.40 | 1.2L/kg | 26 | 3~4 | |
| Acetamino-phen | 对乙酰氨基酚 | 0.88±0.15 | 0.03±0.01 | (67±8)L | 0 | 2.0±0.4 | 10~20 |
| Acyclovir | 阿昔洛韦 | 0.15~0.30 | 0.75±0.10 | (48±13)L | 15±4 | 2.4±0.7 | |
| Alprazolam | 阿普唑仑 | 0.88±0.16 | 0.2 | (0.72±0.12)L/kg | 71±3 | 12±2 | 0.02~0.04 |
| Allopurinol | 别嘌醇 | 0.80~0.90 | <0.10 | (0.6~1.6)L/kg | <1 | 1~3 | |
| Alprenolol Hydrochloride | 盐酸阿普洛尔 | 0.086 | 0.002 | 3.3L/kg | 85 | 2.5 | |
| Amantadine Hydrochloride | 盐酸金刚烷胺 | 0.50~0.90 | 0.50~0.90 | 6.6L/kg | 67 | 9.7~14.5 | |
| Amikacin | 阿米卡星 | | 0.98 | (19±4)L | 4 | ~2.5 | |
| Amiodarone | 胺碘酮 | 0.46 | 0 | 66L/kg | 100 | 14~28 | |
| Amitriptyline | 阿米替林 | 0.6~0.7 | <0.02 | 9.43L/kg | 94.8 | 10.3~25.3 | 0.08~0.2 |
| Amobarbital | 异戊巴比妥 | 1.0 | 0 | 1.05L/kg | 34 | 21 | 1~5 |
| Amoxicillin | 阿莫西林 | 93±10 | 0.86±0.08 | (15±2)L | 18 | 1.7±0.3 | |
| Amphotericin B | 两性霉素 B | | 0.02~0.05 | (53±36)L | >90 | 18±7 | 0.03~1.0 |
| Ampicillin | 氨苄西林 | 0.62±0.17 | 0.82±0.10 | (20±5)L | 18±2 | 1.3±0.2 | |
| Aspirin | 阿司匹林 | 0.68±0.03 | 0.014±0.012 | (11±2)L | 49 | 0.25±0.3 | 见水杨酸 |
| Atenolol | 阿替洛尔 | 0.56±0.30 | 0.94±0.08 | (67±11)L | <5 | 6.1±2.0 | 1 |
| Atropine | 阿托品 | 0.50 | 0.57±0.08 | (120±49)L | 14~22 | 4.3±1.7 | |
| Atorvastatin | 阿托伐他汀 | 0.122 | <2 | 565L | 95~99 | 7~14 | |
| Betamethasone | 倍他米松 | 0.72 | 0.048 | 1.4L/kg | 64 | 5.6 | |
| Buspirone | 丁螺环酮 | 0.039 | ≤0.001 | 5.3L/kg | 95 | 2.5(2~11) | |
| Captopril | 卡托普利 | 0.60~0.75 | 0.38±0.11 | (57±13)L | 30±6 | 2.2±0.5 | 0.05 |
| Carbamaz-epine | 卡马西平 | >0.70 | <0.01 | (98±26)L | 74±3 | 15±5 | 6.5 |
| Cefaclor | 头孢克洛 | | 0.52 | 0.36L/kg | 25 | 0.67 | |
| Cefamandole | 头孢孟多 | | 0.80~0.95 | 0.16L/kg | 70~80 | 0.1~1 | 0.1~8.0 |
| Cefazolin | 头孢唑林 | | 0.96 | 0.14L/kg | 89 | 1.8 | 0.1~6.3 |
| Cefoperazone | 头孢哌酮 | | 0.29 | 0.09L/kg | 89~93 | 2.1 | |

| 药物 | | 吸收分数 | 尿中排出原药分数 | 分布容积 | 蛋白结合率/% | $t_{1/2}$/h | 最低有效浓度/(μg/ml) |
|---|---|---|---|---|---|---|---|
| Cefotaxime | 头孢噻肟 | | 0.50 | 0.23L/kg | 36 | 1.1 | 0.03~16 |
| Ceftizoxime | 头孢唑肟 | | 0.80~0.90 | 0.35~0.40L/kg | 30 | 1.4~1.8 | |
| Ceftriaxone | 头孢曲松 | | 0.46 | 0.16L/kg | 90~95 | 7.3 | |
| Cefalexin | 头孢氨苄 | 0.90±0.09 | 0.91±0.18 | (18±2)L | 14±3 | 0.90±0.18 | |
| Cefaloridine | 头孢噻啶 | | 0.85 | 0.23L/kg | 20 | 1.12 | 10~20 |
| Cefalothin Sodium | 头孢噻吩钠 | | 0.52 | 0.26L/kg | 65 | 0.47 | 10~35 |
| Cefradine | 头孢拉定 | >0.90 | 0.90 | 0.25L/kg | 10~20 | 0.8 | |
| Chlorambucil | 苯丁酸氮芥 | 0.87 | <0.01 | 0.29L/kg | 99 | 1.3 | |
| Chlordiazepoxide | 氯氮䓬 | 1 | <0.01 | (21±2)L | 96.5±1.8 | 10±3 | >0.7 |
| Chloramphenicol | 氯霉素 | 0.75~0.90 | 0.25±0.15 | (66±4)L | 53±5 | 2.7±0.8 | 1~12.5 |
| Chloroquine | 氯喹 | 0.89±0.16 | 0.61±0.04 | (13 000±4 600)L | 61±9 | 53.7 | 0.015~0.030 |
| Chlorothiazide | 氯噻嗪 | 0.09~0.56 | 0.92 | 0.20L/kg | 94.6 | 1.5 | |
| Chlorpromazine Hydrochloride | 盐酸氯丙嗪 | 0.32 | <0.01 | 8.88L/kg | 95~98 | 31.5 | 0.5~1 |
| Chlorpropamide | 氯磺丙脲 | >0.90 | 0.20±0.18 | (6.8±0.8)L | 96±1 | 33±6 | |
| Chlortalidone | 氯噻酮 | 0.64 | 0.65 | 3.9L/kg | 75 | 44 | |
| Cimetidine | 西咪替丁 | 0.62±0.06 | 0.62±0.20 | (70±14)L | 19 | 1.9±0.3 | 0.8 |
| Ciprofloxacin | 环丙沙星 | 0.60~0.70 | 0.30~0.45 | 2.0L/kg | 20~40 | 3.3~4.9 | 2 |
| Cisplatin | 顺铂 | | 0.23 | 0.28L/kg | 90 | 0.53 | |
| Clindamycin | 克林霉素 | 0.9 | 0.1 | 1.0L/kg | 90 | 2.4 | 0.2~0.5 |
| Clofibrate | 氯贝丁酯 | 0.95 | 0.057 | 0.11L/kg | 96.5 | 13 | |
| Clonazepam | 氯硝西泮 | 0.98 | <0.01 | 1.5~4.4L/kg | 85 | 18~50 | 0.02 |
| Clonidine | 可乐定 | 0.95 | 0.62±0.11 | (150±30)L | 20 | 12±7 | 0.000 2~0.002 |
| Cloxacillin Sodium | 氯唑西林钠 | 0.8 | 0.3 | 0.15L/kg | 94 | 0.5 | 0.6 |
| Cocaine | 可卡因 | 0.57 | 0.10~0.12 | 2.0L/kg | 91 | 0.8 | |
| Codeine Phosphate | 磷酸可待因 | 0.50 | 0.10 | 3.48L/kg | 7 | 3.3 | 0.025 |
| Cyclophosphamide | 环磷酰胺 | 1.0 | 0.17~0.23 | 0.78L/kg | 13 | 6.46 | |
| Cyclosporin | 环孢素 | 0.237 | <0.01 | 1.2L/kg | 93 | 5.6 | 0.10~0.40 |

| 药物 | | 吸收分数 | 尿中排出原药分数 | 分布容积 | 蛋白结合率/% | $t_{1/2}$/h | 最低有效浓度/($\mu$g/ml) |
|---|---|---|---|---|---|---|---|
| Cytarabine | 阿糖胞苷 | 1.0 | 0.04~0.1 | 2.22L/kg | 13 | 0.22 | 0.01~0.1 |
| Dapsone | 氨苯砜 | 0.93 | 0.15 | 1.0L/kg | 73 | 10~15 | 8 |
| Dexamethasone | 地塞米松 | 0.78 | 0.026 | 0.82L/kg | 68 | 3.0 | |
| Diazepam | 地西泮 | 1 | <0.01 | (77±20)L | 98.7±0.2 | 43±13 | 0.3~0.4 |
| Dicloxacillin | 双氯西林 | 0.8 | 0.73 | 0.13L/kg | 96 | 0.7 | 0.6 |
| Dicoumarol | 双香豆素 | 0.7~0.85 | <0.01 | 0.131L/kg | >99 | 8.153 | 5~10 |
| Diflunisal | 二氟尼柳 | 0.90 | 0.06±0.03 | (0.1±0.02)L/kg | 99.9±0.01 | 11±2 | |
| Digitoxin | 洋地黄毒苷 | 0.9 | 0.08 | 0.5L/kg | 97 | 120 | 0.014~0.03 |
| Digoxin | 地高辛 | 0.70±0.13 | 0.60±0.11 | (440±150)L | 25±5 | 39±13 | >0.0008 |
| Diltiazem | 地尔硫草 | 0.40 | 0.02~0.04 | 3.3~5.1L/kg | 70~80 | 3~5 | |
| Diphenhydramine Hydrochloride | 盐酸苯海拉明 | 0.51 | 0.03 | 3.68L/kg | 98.4 | 5.16 | 1~5 |
| Dirithromycin | 地红霉素 | 0.06~0.14 | 0.17~0.25 | 800L | 10~30 | 44(16~65) | |
| Disopyramide | 丙吡胺 | 0.83±0.11 | 0.55±0.06 | (41±11)L | 剂量依赖 | 6.0±1.0 | 3±1 |
| Doxorubicin | 多柔比星 | 0.05 | <0.15 | 25L/kg | 79~85 | 30 | |
| Doxycycline | 多西环素 | 0.93 | 0.33 | 0.748L/kg | 82 | 20 | 0.8 |
| Enalapril | 依那普利 | 0.36~0.44 | 0.69~0.75 | 1.7L/kg | <50 | 11 | |
| Enoxacin | 依诺沙星 | 0.79 | 0.60 | | | 3.2~6.2 | 3 |
| Erythromycin | 红霉素 | 0.35 | 0.15 | 0.57L/kg | 73 | 1.2 | 0.5~2.5 |
| Ethambutol | 乙胺丁醇 | 0.8 | 0.9 | 1.87L/kg | 39 | 3.5 | 1~10 |
| Ethinylestradiol | 炔雌醇 | 0.40 | | 1.5~4.3L/kg | 98 | 6~20 | |
| Ethosuximide | 乙琥胺 | 1 | 0.25±0.15 | (0.72±0.16)L/kg | 0 | 45±8 | 40~100 |
| Famciclovir | 泛昔洛韦 | 0.77±0.08 | 0.74±0.09 | (0.98±0.13)L/kg | <20 | 2.3±0.4 | |
| Famotidine | 法莫替丁 | 0.45±0.14 | 0.67±0.15 | (1.3±0.2)L/kg | 17±7 | 2.6±1.0 | 0.013 |
| Fentanyl Citrate | 枸橼酸芬太尼 | | 0.08 | 4.0L/kg | 13 | 3.7 | |
| Flecainide | 氟卡尼 | 0.70 | 0.43 | 4.9L/kg | 61 | 11 | 0.2 |
| Flucloxacillin | 氟氯西林 | 0.49 | 0.41 | 0.11L/kg | 96 | 0.8 | 0.25~0.50 |
| Fludrocortisone | 氟氢可的松 | 1.0 | 0.84 | 0.06L/kg | 0.82 | 4.8 | 42 |

续表

| 药物 | | 吸收分数 | 尿中排出原药分数 | 分布容积 | 蛋白结合率/% | $t_{1/2}$/h | 最低有效浓度/($\mu$g/ml) |
|---|---|---|---|---|---|---|---|
| Fluorouracil | 氟尿嘧啶 | 0.28 | <0.10 | 0.25L/kg | 48 | 3.0 | |
| Furosemide | 呋塞米 | 0.61±0.17 | 0.66±0.07 | (7.7±1.4)L | 98.8±0.2 | 1.5±0.1 | |
| Fluoxetine | 氟西汀 | >0.60 | <0.025 | (35±2)L/kg | 94 | 53±41 | <0.5 |
| Ganciclovir | 更昔洛韦 | 0.03 | 0.73±0.31 | (1.1±0.3)L/kg | 1~2 | 4.3±1.6 | |
| Gentamicin Sulfate | 硫酸庆大霉素 | 1.0(肌内注射) | 0.9 | 0.28L/kg | 30 | 2 | 2~8 |
| Guanethidine Monosulphate | 硫酸胍乙啶 | 0.35 | 0.43 | 60L/kg | 0 | 120 | 0.008 |
| Haloperidol | 氟哌啶醇 | 0.6 | <0.01 | 20L/kg | 92 | 12~38 | |
| Hydralazine Hydrochloride | 盐酸肼屈嗪 | 0.20~0.60 | 0.01~0.15 | (105±70)L | 87 | 1.0±0.3 | 0.1 |
| Hydrochlorothiazide | 氢氯噻嗪 | 0.71 | >0.95 | 0.83L/kg | 58 | 2.5 | |
| Ibuprofen | 布洛芬 | >0.8 | <0.01 | 0.15L/kg | >99 | 2~2.5 | |
| Imipramine | 丙米嗪 | 0.40±0.12 | <0.02 | (1 600±600)L | 90.1±1.4 | 18±7 | 0.1~0.3 |
| Indometacin | 吲哚美辛 | 0.98 | 0.15±0.08 | (18±5)L | 90 | 2.4±0.4 | 0.3~3 |
| Isoniazid | 异烟肼 | 0.9 | 0.05~0.25 | 0.6L/kg | 15 | 1.1 | |
| Isosorbide Dinitrate | 硝酸异山梨酯 | 0.22~0.30 | <0.01 | 1.5L/kg | 28 | 0.8 | |
| Kanamycin Sulfate | 硫酸卡那霉素 | 0.7(肌内注射) | 1 | 0.19L/kg | 0 | 2.3 | 2~8 |
| Ketoconazole | 酮康唑 | | <0.01 | 2.4L/kg | 95~99 | 3.3 | |
| Labetalol | 拉贝洛尔 | 0.18±0.05 | <0.05 | (660±240)L | 50 | 4.9±2.0 | 0.13 |
| Lidocaine | 利多卡因 | 0.35±0.11 | 0.02±0.01 | (77±28)L | 70±5 | 1.8±0.4 | 1.5~6 |
| Lincomycin | 林可霉素 | 0.3 | 0.15 | 0.33L/kg | 72 | 4.6 | 0.2~0.5 |
| Lithium Carbonate | 碳酸锂 | 0.97 | 0.95 | 0.33L/kg | 0 | 5.1 | 37~111 |
| Lomefloxacin | 洛美沙星 | 0.97±0.02 | 0.65±0.09 | (2.3±0.3)L/kg | 10 | 8.0±1.4 | |
| Lovastatin | 洛伐他汀 | 0.05 | <0.10 | | 95 | 1.1~1.7 | |
| Meperidine | 哌替啶 | 0.52±0.03 | 0.01~0.25 | (310±60)L | 58±9 | 3.2±0.8 | 0.4~0.7 |
| Meprobamate | 甲丙氨酯 | 0.9 | 0.1 | 0.7L/kg | 0 | 12 | 5~15 |
| Mercaptopurine | 巯嘌呤 | 0.12 | 0.22 | 0.56L/kg | 20 | 0.9 | |
| Methacycline | 美他环素 | 0.6 | 0.6 | 0.97L/kg | 79 | 14.3 | 1.6 |
| Methadone Hydrochloride | 盐酸美沙酮 | 1.0(肌内注射) | 0.1 | 1.39L/kg | 87.3 | 7.6 | 0.04~0.06 |

续表

| 药物 | | 吸收分数 | 尿中排出原药分数 | 分布容积 | 蛋白结合率/% | $t_{1/2}$/h | 最低有效浓度/(μg/ml) |
|---|---|---|---|---|---|---|---|
| Methicillin | 甲氧西林 | | 0.80 | 0.31L/kg | 35~40 | 0.5 | 1.6~6.25 |
| Methotrexate | 甲氨蝶呤 | 0.70±0.27 | 0.48±0.18 | (39±13)L | 34±8 | 7.2±2.1 | |
| Metoclopramide | 甲氧氯普胺 | 0.76 | 0.2 | 3.4L/kg | 40 | 4.5~8.8 | |
| Metoprolol | 美托洛尔 | 0.38±0.14 | 0.10±0.03 | (290±50)L | 11±1 | 3.2±0.2 | 0.025 |
| Metronidazole | 甲硝唑 | 0.99±0.08 | 0.10±0.02 | (52±7)L | 10 | 8.5±2.9 | 3~6 |
| Mexiletine | 美西律 | 0.87±0.13 | 0.04~0.15 | (4.9±0.5)L/kg | 63±3 | 9.2±2.1 | 0.5~2.0 |
| Midazolam | 咪达唑仑 | 0.44±0.17 | 0.56±0.26 | (77±42)L | 95±2 | 1.9±0.6 | |
| Minocycline | 米诺环素 | 0.9 | 0.1 | 0.98L/kg | 76 | 12.6 | 1.6 |
| Morphine | 吗啡 | 0.24±0.12 | 0.06~0.10 | (230±60)L | 35±2 | 1.9±0.5 | 0.065 |
| Moxalactam | 拉氧头孢 | | 0.76±0.12 | (19±6)L | 50 | 2.1±0.7 | |
| Nafcillin | 萘夫西林 | 0.5 | 0.38 | 0.29L/kg | 90 | 0.5 | 1.6 |
| Naloxone | 纳洛酮 | 0.02 | 0 | 2.1L/kg | | 1.1 | |
| Naproxen | 萘普生 | 0.99 | <0.05 | 0.16L/kg | 99.7 | 12~15 | |
| Neomycin Sulfate | 硫酸新霉素 | 0.06 | 0.50 | 0.009L/kg | | 2.0 | 5~10 |
| Nicardipine | 尼卡地平 | 0.19~0.38 | <0.01 | 1.1L/kg | 89~99.5 | 1.3 | |
| Nifedipine | 硝苯地平 | 0.50±0.13 | <0.01 | (55±15)L | 96±1 | 1.8±0.4 | 0.047±0.020 |
| Nimodipine | 尼莫地平 | 0.13 | 0.001 | 0.94~2.3L/kg | 95 | 5 | |
| Nitrazepam | 硝西泮 | 0.78 | <0.01 | 1.9L/kg | 87 | 26 | |
| Nitroglycerin | 硝酸甘油 | <0.01 | <0.01 | 3.3L/kg | | 2.3 min | |
| Norethisterone | 炔诺酮 | 0.65 | | 1.5~4.3L/kg | 80 | 5~14 | |
| Norfloxacin | 诺氟沙星 | 0.30~0.40 | 0.26~0.32 | 3.225~30L | 10~15 | 3~5 | 1 |
| Nortriptyline | 去甲替林 | 0.51±0.5 | 0.02±0.01 | (1 300±300)L | 92±2 | 31±13 | 0.05~0.14 |
| Omeprazole | 奥美拉唑 | | <0.01 | 0.19~0.48L/kg | 95 | 1~2.3 | |
| Oxacillin Sodium | 苯唑西林钠 | 0.67 | 0.55 | 0.19L/kg | 90 | 0.5 | 0.1~0.8 |
| Oxytetracycline Hydrochloride | 盐酸土霉素 | | 0.70 | 1.89L/kg | 35 | 9.2 | 0.6 |
| Pefloxacin | 培氟沙星 | 0.01 | <0.10 | 1.5~1.9L/kg | 20~30 | 7~14 | |
| Penicillin G | 青霉素 G | 0.3 | 0.79 | 0.47L/kg | 65 | 0.7 | 0.03~0.6 |
| Penicillin V | 青霉素 V | 0.60~0.73 | 0.26 | 0.73L/kg | 80 | 0.6 | 0.03~0.6 |

| 药物 | | 吸收分数 | 尿中排出原药分数 | 分布容积 | 蛋白结合率/% | $t_{1/2}$/h | 最低有效浓度/(μg/ml) |
|---|---|---|---|---|---|---|---|
| Phenobarbital | 苯巴比妥 | 1±0.11 | 0.24±0.05 | (38±2)L | 51±3 | 86 | 10~25 |
| Pethidine Hydrochloride | 盐酸哌替啶 | 0.50 | 0.01~0.25 | 4.4L/kg | 58 | 3.6 | 0.10~0.82 |
| Phenylbutazone | 保泰松 | 0.80~1.0 | 0.01 | 0.097L/kg | 96.1 | 56 | 40~60 |
| Phenytoin | 苯妥英 | 0.90±0.03 | 0.02 | (45±3)L | 89±23 | 剂量依赖 | >10 |
| Pindolol | 吲哚洛尔 | 0.75 | 0.54 | 2.3L/kg | 51 | 3.6 | |
| Pravastatin | 普伐他汀 | 0.18±0.08 | 0.47±0.07 | (0.46±0.04)L/kg | 43~48 | 1.8±0.8 | |
| Prazosin | 哌唑嗪 | 0.68±0.17 | <0.01 | (42±9)L | 95±1 | 2.9±0.8 | |
| Prednisolone | 泼尼松龙 | 0.82 | 0.26 | 1.5L/kg | 90~95 | 2.2 | |
| Prednisone | 泼尼松 | 0.80 | 0.03 | 0.97L/kg | 75 | 3.6 | |
| Primidone | 扑米酮 | 0.7~0.9 | 0.10 | 1.0L/kg | 0 | 6.5 | 10~20 |
| Procainamide | 普鲁卡因胺 | 0.83±0.16 | 0.67±0.08 | (130±20)L | 16±5 | 3.0±0.6 | 3~14 |
| Propranolol | 普萘洛尔 | 0.26±0.10 | <0.005 | (270±40)L | 87±6 | 3.9±0.4 | 0.02 |
| Pyridostigmine | 溴吡斯的明 | 0.14±0.03 | 0.80~0.90 | (77±21)L | | 1.9±0.2 | 0.05~0.10 |
| Pyrimethamine | 乙胺嘧啶 | 1 | 0.2~0.3 | 2.19L/kg | 27 | 95.7 | 0.069 3 |
| Quinidine | 奎尼丁 | 0.80±0.15 | 0.18±0.05 | (190±80)L | 87±3 | 6.2±1.8 | 2~6 |
| Ranitidine | 雷尼替丁 | 0.52±0.11 | 0.69±0.06 | (91±28)L | 15±3 | 2.1±0.2 | 0.10 |
| Ribavirin | 利巴韦林 | 0.45±0.05 | 0.35±0.08 | (9.3±1.5)L/kg | 0 | 28±7 | |
| Salicylic acid | 水杨酸 | 1.0 | 0.02~0.30 | (12±2)L | 80~90 | 3.5±0.8 | 0.15~0.30 |
| Sotalol | 索他洛尔 | 0.90~1 | >0.75 | (2.0±0.4)L/kg | 0 | 12±3 | |
| Spectinomycin | 大观霉素 | 1.0 | 0.74 | 0.12L/kg | | 1.03 | 7.5~20 |
| Streptomycin Sulfate | 硫酸链霉素 | | 0.3~0.8 | 0.26L/kg | 34 | 2.4 | 1~16 |
| Sulfadiazine | 磺胺嘧啶 | 0.9 | 0.5~0.7 | 0.92L/kg | 45 | 17.0 | 100~150 |
| Sulfadimethoxine | 磺胺二甲氧嘧啶 | 1.0 | 0.58 | 0.645L/kg | 99 | 69.3 | 1~50 |
| Sulfaethylthiadiazole | 磺胺乙噻二唑 | 0.93 | | 0.176L/kg | 99 | 7.7 | 0.57 |
| Sulfasomidine | 磺胺二甲异嘧啶 | 0.78 | 0.09 | 0.316L/kg | 86 | 7.4 | 12.5~50 |
| Sulfisoxazole | 磺胺二甲异噁唑 | 1.0 | 0.53 | 0.16L/kg | 86 | 6.0 | 1~20 |

续表

| 药物 | | 吸收分数 | 尿中排出原药分数 | 分布容积 | 蛋白结合率/% | $t_{1/2}$/h | 最低有效浓度/($\mu$g/ml) |
|---|---|---|---|---|---|---|---|
| Sulfamethazine | 磺胺二甲嘧啶 | 0.85 | 0.1~0.3 | 0.61L/kg | 80 | 7.0 | 10~100 |
| Sulfamethoxazole | 磺胺甲噁唑 | 0.9 | 0.3 | 0.22L/kg | 68 | 11.0 | 0.2~50 |
| Sulfamethoxydiazine | 磺胺甲氧嘧啶 | 1.0 | | 0.261L/kg | 87 | 36.6 | 1~20 |
| Sumatriptan | 舒马曲坦 | 0.14±0.05 (口服) 0.97±0.16 (舌下) | 0.22±0.04 | (0.65±0.1) L/kg | 14~21 | 1.9±0.3 | |
| Tamoxifen | 他莫昔芬 | | <0.01 | 50~60L/kg | >98 | 96~264 | |
| Terbutaline | 硫酸特布他林 | 0.14±0.02 | 0.56±0.04 | (125±15)L | 20 | 14±2 | 2.3± 1.8ng/ml |
| Tetracycline | 四环素 | 0.77 | 0.58±0.08 | (105±6)L | 65±3 | 11±1.5 | 0.8 |
| Theophylline | 茶碱 | 0.96±0.08 | 0.18±0.03 | (35±11)L | 56±4 | 8.1±2.4 | 10~20 |
| Thiopental Sodium | 硫喷妥钠 | | <0.01 | 2.3L/kg | 85 | 9.0 | |
| Timolol | 噻吗洛尔 | 0.50 | 0.15 | 2.1L/kg | 60 | 4.1 | |
| Tobramycin Sulfate | 硫酸妥布霉素 | | 0.90 | (18±6)L | <10 | 2.2±0.1 | 0.03~2 |
| Tocainide | 妥卡胺 | 0.89±0.05 | 0.38±0.07 | (210±15)L | 10±15 | 14±2 | 6~15 |
| Tolbutamide | 甲苯磺丁脲 | 0.93±0.10 | 0 | (7±1)L | 96±1 | 5.9±1.4 | 80~240 |
| Triamterene | 氨苯蝶啶 | 0.52 | 0.52 | 13.4L/kg | 61 | 4.2 | |
| Triazolam | 三唑仑 | 1 | | 0.8~1.8L/kg | 90 | 1.5~5 | |
| Trimethoprim | 甲氧苄啶 | 0.95 | 0.36 | 2.0L/kg | 70 | 14.0 | 0.5~12 |
| Tubocurarine | 氯筒箭毒碱 | | 0.63±0.35 | (27±8)L | 50±8 | 2.0±1.1 | 0.6±0.2 |
| Valproic acid | 丙戊酸 | 1±0.10 | 0.018±0.024 | (9.1±2.8)L | 93±1 | 14±3 | 30~100 |
| Vancomycin | 万古霉素 | | 0.79±0.11 | (27±4)L | 30±10 | 5.6±1.8 | |
| Verapamil | 维拉帕米 | 0.22±0.08 (口服) 0.35±0.13 (舌下) | <0.03 | (5.0±2.1) L/kg | 90±2 | 4.0±1.5 | 0.12±0.02 |
| Warfarin | 华法林 | 0.93±0.08 | <0.02 | (9.8±4.2)L | 99±1 | 37±15 | 2.2±0.4 |
| Zidovudine | 齐多夫定 | 0.63±0.13 | 0.18±0.05 | (1.4±0.4) L/kg | <25 | 1.1±0.2 | |
| Zalcitabine | 扎西他滨 | 0.88±0.17 | 0.65±0.17 | (0.53±0.13)L/kg | <4 | 2.0±0.8 | |

| 转运体家族 | 家族成员 | 基因代码 | 人类染色体位点 |
|---|---|---|---|
| 有机阳离子转运体（OCT） | OCT1 | *SLC22A1* | 6q26 |
| organic cation transporter | OCT2 | *SLC22A2* | 6q26 |
| | OCT3 | *SLC22A3* | 6q26-q27 |
| 有机阳离子/肉毒碱转运体（OCTN） | OCTN1 | *SLC22A4* | 5q31.1 |
| organic cation/carnitine transporter | OCTN2 | *SLC22A5* | 5q31 |
| | OCTN3 | *SLC22A21* | 5q31 |
| | CT2 | *SLC22A16* | 6q22.1 |
| 有机阴离子转运体（OAT） | OAT1 | *SLC22A6* | 11q13.1-q13.2 |
| organic anion transporter | OAT2 | *SLC22A7* | 6p21.2-p21.1 |
| | OAT3 | *SLC22A8* | 11q11.7 |
| | OAT4 | *SLC22A11* | 11q13.1 |
| | OAT5 | *SLC22A10* | 11q12.3 |
| | OAT6 | *SLC22A20* | 11q13.1 |
| | URAT1 | *SLC22A12* | 11q13.1 |
| 有机阴离子转运多肽（OATP） | OATP1C1 | *SLCO1C1* | 12p12.2 |
| organic anion transporting polypeptide | OATP1B1 | *SLCO1B1* | 12p12.2 |
| | OATP1A2 | *SLCO1A2* | 12p12 |
| | OATP1B3 | *SLCO1B3* | 12p12 |
| | OATP2A1 | *SLCO2A1* | 3q21 |
| | OATP2B1 | *SLCO2B1* | 11q13 |
| | OATP3A1 | *SLCO3A1* | 15q26 |
| | OATP4A1 | *SLCO4A1* | 20q13.33 |
| | OATP4C1 | *SLCO4C1* | 5q21.2 |
| | OATP5A1 | *SLCO5A1* | 8q13.3 |
| | OATP6A1 | *SLCO6A1* | 5q21.1 |
| 寡肽转运体（PEPT） | PEPT1 | *SLC15A1* | 13q33-q34 |
| peptide transporter | PEPT2 | *SLC15A2* | 3q21.1 |
| | PHT1 | *SLC15A4* | 12q24.32 |
| | PHT2 | *SLC15A3* | 11q12.2 |
| 单羧酸转运体（MCT） | MCT1 | *SLC16A1* | 1p12 |
| monocarboxylate transporter | MCT2 | *SLC16A7* | 12q13 |
| | MCT3 | *SLC16A8* | 22q12.3-q13.2 |

| 转运体家族 | 家族成员 | 基因代码 | 人类染色体位点 |
|---|---|---|---|
| 单羧酸转运体（MCT）<br>monocarboxylate transporter | MCT4 | SLC16A3 | 17q25 |
| | MCT5 | SLC16A4 | 1p13.3 |
| | MCT6 | SLC16A5 | 17q25.1 |
| | MCT7 | SLC16A6 | 17q24.2 |
| | MCT8 | SLC16A2 | Xq13.2 |
| | MCT9 | SLC16A9 | 10q21.1 |
| | MCT11 | SLC16A11 | 17q13.1 |
| 钠依赖单羧酸转运体（SMCT）<br>sodium monocarboxylate transporter | SMCT1 | SLC5A8 | 12q23 |
| | SMCT2 | SLC5A12 | 11p14 |
| 核苷转运体<br>nucleoside transporter | | | |
| 浓缩型核苷转运体（CNT）<br>concentrative nucleoside transporter | CNT1 | SLC28A1 | 15q25.3 |
| | CNT2 | SLC28A2 | 15q15 |
| | CNT3 | SLC28A3 | 9q22.2 |
| 平衡型核苷转运体（ENT）<br>equilibrative nucleoside transporter | ENT1 | SLC29A1 | 6p21.1-p21.2 |
| | ENT2 | SLC29A2 | 11q13 |
| | ENT3 | SLC29A3 | 10q22.1 |
| | ENT4 | SLC29A4 | 7p22.1 |
| 胆酸转运体<br>bile acid transporter | NTCP | SLC10A1 | 14q24.1 |
| | ASBT | SLC10A2 | 13q33 |
| | BSEP | ABCB11 | 2q24 |
| | OST-α | OSTalpha | 3q29 |
| | OST-β | OSTbeta | 15q22.31 |
| 钠/葡萄糖协同转运体（SGLT）<br>sodium/glucose cotransporter | SGLT1 | SLC5A1 | 22q12.3 |
| 葡萄糖转运体（GLUT）<br>glucose transporter | GLUT2 | SLC2A2 | 3q26.1-q26.2 |
| | GLUT5 | SLC2A5 | 1p36.2 |
| | GLUT8 | SLC2A8 | 9q33.3 |
| L型氨基酸转运体（LAT）<br>L-type amino acid transporter | LAT1 | SLC7A5 | 16q24.3 |
| | LAT2 | SLC7A8 | 14q11.2 |
| | LAT3 | SLC43A1 | 11p11.2-p11.1 |
| 多药耐药蛋白（MDR）<br>multidrug resistance protein | MDR1（P-gp） | ABCB1 | 7q21.1 |
| | MDR2 | ABCB4 | 7q21.1 |

续表

| 转运体家族 | 家族成员 | 基因代码 | 人类染色体位点 |
| --- | --- | --- | --- |
| 多药耐药相关蛋白（MRP）<br>multidrug resistance-associated protein | MRP1 | *ABCC1* | 16p13.1 |
| | MRP2 | *ABCC2* | 10q24 |
| | MRP3 | *ABCC3* | 17q22 |
| | MRP4 | *ABCC4* | 13q32 |
| | MRP5 | *ABCC5* | 3q27 |
| | MRP6 | *ABCC6* | 16p13.1 |
| | MRP7 | *ABCC10* | 6p21.1 |
| | MRP8 | *ABCC11* | 16q12.1 |
| | MRP9 | *ABCC12* | 16q12.1 |
| 乳腺癌耐药蛋白（BCRP）<br>breast cancer resistance protein | BCRP1 | *ABCG2* | 4q22 |

附录五 药物转运体的组织分布及转运特征

| 转运体 | 组织分布 | 转运特点（驱动力等） | 底物药物 | 抑制剂 |
|---|---|---|---|---|
| **1. 寡肽转运体** | | | | |
| PEPT1 | 小肠>肾 | 质子共转运 | 伐昔洛韦,氨苄西林,阿莫西林,卡托普利 | 甘氨酸-肌氨酸二肽 |
| PEPT2 | 肾 | 质子共转运 | 伐昔洛韦,氨苄西林,阿莫西林,卡托普利 | 甘氨酸-肌氨酸二肽,佐芬普利,福辛普利 |
| PHT1 | 肠,脾,大脑,淋巴细胞(胞内细胞器的膜) | 质子共转运 | 组氨酸,二肽,三肽 | |
| PHT2 | 心,脾,胎盘,肺癌 | 质子共转运 | 组氨酸,二肽,三肽 | |
| **2. 葡萄糖转运体** | | | | |
| SGLT1 | 小肠,肾 | Na$^+$依赖型 | 葡萄糖,半乳糖 | |
| SGLT2 | 肾,小肠,脑,肺 | Na$^+$依赖型 | 葡萄糖,半乳糖 | 达格列净,恒格列净,格列净类药物 |
| GLUT1 | 广泛分布 | 促进扩散转运 | 葡萄糖,半乳糖,甘露糖,葡萄糖胺 | |
| GLUT2 | 小肠,肝,肾 | 促进扩散转运 | 葡萄糖,半乳糖,甘露糖,葡萄糖胺 | |
| GLUT3 | 脑,肾(胞内细胞器的膜 | 促进扩散转运 | 葡萄糖,半乳糖,甘露糖,葡萄糖胺 | |
| **3. 氨基酸转运体** | | | | |
| LAT1 | 脑,脾,胎盘 | 氨基酸交换转运,Na$^+$非依赖型,胞内低亲和性 | 大中性 L 型氨基酸,左旋多巴,甲状腺素,BCH | |
| LAT2 | 小肠,肾,胎盘,脑 | 促进扩散转运 | 大中性 L 型氨基酸,BCH | |
| **4. 维生素转运体** | | | | |
| SMVT | 小肠,肾,胎盘 | Na$^+$依赖型 | 加巴喷丁恩那卡比,生物素,硫辛酸,泛酸 | |

续表

| 转运体 | 组织分布 | 转运特点<br>（驱动力等） | 底物药物 | 抑制剂 |
|---|---|---|---|---|
| SVCT1 | 小肠，肾，前列腺 | Na$^+$依赖型 | 维生素 C | |
| SVCT2 | 体内分布广泛 | Na$^+$依赖型 | 维生素 C | |
| **5. 一元羧酸转运体** | | | | |
| MCT1 | 心 > 骨骼肌，肾，肝，小肠，脑 | 质子共转运，一元羧酸交换转运 | 乳酸,丙酮酸,丁酸,丙酸,羟基丁酸 | |
| MCT2 | 肝,脑、肾 | 质子共转运 | 乳酸,丙酮酸,丁酸,丙酸,羟基丁酸 | |
| MCT3 | 眼,视网膜色素上皮 | 质子共转运 | 乳酸、丙酮酸、酮体 | |
| SMCT1 | 大脑，子宫,肾,视网膜 | Na$^+$依赖型 | 乳酸 | |
| SMCT2 | 小肠,脑,肾,视网膜 | Na$^+$依赖型 | 短链脂肪酸酸,乳酸,烟酸 | |
| AE2 | 肠,胰腺,肾,脑,眼睛 | Cl$^-$/HCO$_3^-$阴离子交换转运 | 短期链脂肪酸,乳酸,丙酮酸,烟酸 | |
| **6. 核苷酸酸转运体** | | | | |
| CNT1 | 肝,小肠,肾 | Na$^+$依赖型 | 嘧啶核苷,腺苷,叠氮胸苷,吉西他滨,阿糖胞苷,齐多夫定,拉米夫定,扎西他宾 | |
| CNT2 | 肾 | Na$^+$依赖型 | 嘌呤核苷,尿苷,去羟肌苷,利巴韦林,克罗拉滨,齐多夫定 | |
| CNT3 | 乳腺,胰腺,骨髓,气管和肠 | Na$^+$依赖型 | 嘧啶(5-氟尿苷,氟苷,吉西他滨),嘌呤(克拉屈滨,氯法拉滨,氟达拉滨) | |
| ENT1 | 体内分布广泛 | 促进扩散转运 | 嘌呤和嘧啶核苷,克拉屈滨,吉西他滨,氟达拉滨,阿糖胞苷,氯法拉滨,利巴韦林 | |
| ENT2 | 体内分布广泛 | 促进扩散转运 | 嘌呤和嘧啶核苷,嘌呤和嘧啶碱基,齐多夫定,去羟肌苷,吉西他滨和氯法拉滨 | |
| ENT3 | 乳腺,子宫,脾,胎盘,骨骼,肺泡细胞型 | 促进扩散转运,质子促进 | 嘌呤和嘧啶核苷,一些嘌呤和嘧啶碱基,克拉屈滨,虫草素(3-脱氧腺苷),氟达拉滨,齐多夫定,去羟肌苷 | |

续表

| 转运体 | 组织分布 | 转运特点（驱动力等） | 底物药物 | 抑制剂 |
|---|---|---|---|---|
| **7. 有机离子转运体** | | | | |
| **1) 有机阴离子转运体** | | | | |
| OAT1 | 肾>脑 | Na⁺非依赖型,二元羧酸交换转运 | 对氨基马尿酸,甲氨蝶呤,阿昔洛韦,更昔洛韦,拉米夫定,齐多夫定,阿德阿伟,阿德福韦,扎西他宾,去羟肌苷,西咪替丁,四环素,头孢菌素Ⅱ,环丙沙星 | 丙磺舒,头孢羟氨苄,头孢唑林,新生霉素 |
| OAT2 | 肝>肾 | Na⁺非依赖型 | 对氨基马尿酸,环鸟苷酸,齐多夫定,四环素,水杨酸,甲氨蝶呤,红霉素,茶碱 | |
| OAT3 | 肝>肾>脑 | Na⁺非依赖型,二元羧酸交换转运 | 甲氨蝶呤,西咪替丁,齐多夫定,水杨酸,头孢菌素Ⅱ,伐昔洛韦,雌酮-3-硫酸酯,氯氨苄青霉素,呋塞米,布美他尼 | 丙磺舒,头孢羟氨苄,头孢唑林,新生霉素 |
| OAT4 | 肾,胎盘 | Na⁺非依赖型,二元羧酸交换转运 | 尿酸,齐多夫定,头孢噻啶 | |
| URAT1 | 肾 | 尿酸/阴离子交换 | 尿酸 | |
| NTCP | 肝>肾,小肠 | Na⁺共同转运 | | |
| ISBT(ASBT) | 回肠 | Na⁺共同转运 | 胆酸,瑞舒伐他汀胆酸 | 尼莫地平,尼卡地平,洛伐他汀 |
| NPT1 | 肾,肝 | Na⁺依赖型(磷酸),Na⁺非依赖型(有机阳离子) | 有机酸,磷酸,氯离子 | |
| OSTα（OST-alpha） | 肠,肾,肝,睾丸,肾上腺 | 促进扩散转运,与OSTβ形成二聚体 | 甘氨酸和牛磺酸结合胆汁酸,底物广泛,常为低渗透性药物 | |
| OSTβ（OST-beta） | 肠,肾,肝,睾丸,肾上腺 | 促进扩散转运,与OSTα形成二聚体 | 甘氨酸和牛磺酸结合胆汁酸底物广泛,常为低渗透性药物 | |

续表

| 转运体 | 组织分布 | 转运特点<br>（驱动力等） | 底物药物 | 抑制剂 |
|---|---|---|---|---|
| 2）有机阳离子转运体 | | | | |
| OCT1 | 肾，肝>小肠 | 膜电位依赖型，促进扩散转运 | 二甲双胍，阿昔洛韦，金刚烷胺，地昔帕明，更昔洛韦，四乙胺，多巴胺，胆碱，褪黑素，奥沙利铂 | 丙吡胺，咪达唑仑，苯乙双胍，奎尼丁，奎宁，利托那韦，维拉帕米，地昔帕明，奎宁，酚苄明，西咪替丁，奎尼丁 |
| OCT2 | 肾>脑 | 膜电位依赖型 | 西咪替丁，金刚烷胺，美金刚，四乙胺多巴胺，胆碱，褪黑素，心得乐雷尼替丁，普鲁卡因胺，阿米洛利，奥沙利铂 | |
| OCT3 | 胎盘 > 小肠，心，脑>肾，肺 | 膜电位依赖型 | 西咪替丁，四乙胺，组胺，胍 | 地昔帕明，哌唑嗪，酚苄明 |
| MATE1 | 肝，肾 | 质子交换转运 | 二甲双胍，西咪替丁，普鲁卡因，四乙胺，拉米夫定，褪黑素，$N$-甲基吡啶 | 法莫替丁，茚地那韦，利托那韦，伊马替尼，乙胺嘧啶，西咪替丁，奎尼丁，普鲁卡因胺 |
| MATE2 | 肾 | 质子交换转运 | 二甲双胍，西咪替丁，普鲁卡因，四乙胺，拉米夫定，$N$-甲基吡啶 | 乙胺嘧啶，西咪替丁，奎尼丁 |
| hCTR1 | 体内分布广泛 | | 一价铜离子，顺铂 | |
| hCTR2 | 体内分布广泛 | | 一价铜离子，顺铂，卡铂 | |
| 3）新型有机阳离子转运体 | | | | |
| OCTN1 | 肾，气管，骨髓，肝 > 心，骨骼肌 | 质子交换转运，膜电位非依赖型，pH敏感性 | 维拉帕米，奎尼丁，四乙胺，吡拉明 | |
| OCTN2 | 肾，心，骨骼肌，胎盘，肝 | $Na^+$依赖型（肉毒碱），$Na^+$非依赖型（其他有机阳离子），pH敏感性 | 四乙胺，肉毒碱，维拉帕米，奎尼丁，吡拉明，丙戊酸 | |
| 8. 有机阴离子转运多肽 | | | | |
| OATP1A2<br>（OATP-A） | 肝，脑，睾丸，肺，肾 | $Na^+$非依赖型 | 罗库溴铵，胆酸盐，前列腺素 $E_2$ 非索非那定，卡托普利，替莫普利拉，罗苏伐他汀，雌酮-3-硫酸酯，甲氨蝶呤，四溴酚酞磺酸钠，地高辛，左氧氟沙星，乌本苷 | |

续表

| 转运体 | 组织分布 | 转运特点（驱动力等） | 底物药物 | 抑制剂 |
|---|---|---|---|---|
| OATP1B1（OATP-C, LST-1） | 肝,脾 | $Na^+$非依赖型 | 四溴酚酞磺酸钠,雌酮-3-硫酸酯,雌二醇-17β-葡糖醛酸,瑞格列奈,胆酸盐,普伐他汀,罗苏伐他汀,甲氨蝶呤,甲状腺素,苄青霉素,阿托伐他汀,卡泊芬净,西立伐他汀,非索非那定,匹伐他汀,胆红素,胆红素-葡糖醛酸 | 利福平,环孢素,沙奎那韦,利托那韦,洛匹那韦 |
| OATP1B3（OATP8,LST-2） | 肝 | $Na^+$非依赖型 | 四溴酚酞磺酸钠,地高辛,甲氨蝶呤,利福平,非索非那定,匹伐他汀,罗苏伐他汀,氟伐他汀,雌二醇-17β-葡糖醛酸,胆酸,替米沙坦,替米沙坦葡糖醛酸,缬沙坦,奥美沙坦 | 利福平,环孢素,利托那韦,洛匹那韦 |
| OATP2B1（OATP-B） | 肠,肝,肾,脑 | $Na^+$非依赖型 | 普伐他汀,阿托伐他汀,氟伐他汀,苄青霉素,脱氢表雄酮,BSP,前列腺素 $E_2$,雌酮-3-硫酸酯,四溴酚酞磺酸钠,牛磺胆酸,非索非那定,格列本脲 | 利福平,环孢素 |
| OATP3A1（OATP-D） | 脾,脑,卵巢,睾丸,喉,眼 | | 前列腺素,雌酮-3-硫酸酯,青霉素 | |
| OATP4A1（OATP-D） | 体内广泛分布 | | 前列腺素,牛磺胆酸,三碘甲状腺原氨酸 $T_3$,青霉素 | |
| OATP4C1（OATP-H） | 脑,肺,肾 | | 哇巴因（Ouabain）,甲状腺激素,甲氨蝶呤,地高辛,三碘甲状腺原氨酸 $T_3$ | |
| **9. ABC 族转运体** | | | | |
| 1）P 糖蛋白 MDR1,P-gp | 肝,肾,副肾,小肠,胎盘,脑 | 原发性主动转运 | 地高辛,非索非那定,茚地那韦,紫杉醇,长春新碱,拓扑替康,秋水仙碱,罗丹明 123,F-3,钙黄绿素,阿霉素,小檗碱,洛派丁胺 | 维拉帕米,环孢素,红霉素,酮康唑,伊曲康唑,奎尼丁,依克利达,LY335979,Tariquidar,Zosuquidar,Laniquidar（诱导剂:利福平） |
| MDR3 | 肝 | 原发性主动转运 | 磷脂,地高辛,紫杉醇,长春新碱 | 维拉帕米,环孢素（诱导剂:利福平） |

续表

| 转运体 | 组织分布 | 转运特点（驱动力等） | 底物药物 | 抑制剂 |
|---|---|---|---|---|
| 2）MRP | | | | |
| MRP1 | 肠，肝，肾，脑，单核巨噬细胞 | 原发性主动转运 | 茚地那韦，阿德福韦，钙黄绿素，白细胞三烯 C4，雌二醇-17β-葡糖醛酸，甲氨蝶呤，依托泊苷-葡糖醛酸，对-氨基马尿酸，谷胱甘肽，钙黄绿素 | |
| MRP2/cMOAT | 肠，肝，肾，脑 | 原发性主动转运 | 茚地那韦，顺铂，白细胞三烯 C4，雌二醇-17β-葡糖醛酸，甲氨蝶呤，依托泊苷-葡糖醛酸，对-氨基马尿酸，谷胱甘肽，钙黄绿素，尿酸，羟乙酸盐，谷胱甘肽和葡糖醛酸结合物，依托泊苷，米托蒽醌，SN-38葡糖醛酸，缬沙坦，奥美沙坦 | 环孢素，丙磺舒，依法韦伦，恩曲他滨，地拉夫定，MK571 |
| MRP3/cMOAT3 | 肠，肝，肾，胎盘，肾上腺 | 原发性主动转运 | 依托泊苷，甲氨蝶呤，替尼泊苷，羟乙酸盐，雌二醇-17β-葡糖醛酸，白细胞三烯 C4，非索非那定，葡糖醛酸结合物 | 依法韦伦，恩曲他滨，地拉夫定 |
| MRP4 | 体内分布广泛 | 原发性主动转运 | 雌二醇-17β-葡糖醛酸，尿酸，甲氨蝶呤，阿德福韦，替诺福韦，拓扑替康，呋塞米 | 双氯芬酸，塞来昔布 |
| MRP5 | 体内分布广泛 | 原发性主动转运 | 谷胱甘肽，阿德福韦， | |
| MRP6 | 肾，肝 | 原发性主动转运 | 白细胞三烯 C4，顺铂，柔红霉素 | |
| 3）BCRP | 肝，小肠，乳腺，胎盘 | 原发性主动转运 | 柔红霉素，多柔比星，拓扑替康，伊立替康，罗苏伐他汀，柳氮磺吡啶，甲氨蝶呤，米托蒽醌，伊马替尼，硫酸酯结合物，卟啉，罗丹明 123 | 依克立达，吉非替尼，雌酮，17β-雌二醇，fumitremorgin C |
| 4）BSEP/SPGP | 肝 | 原发性主动转运 | 胆酸盐，牛磺胆酸，普伐他丁 | 环孢素，利福平，格列本脲 |

注：肽/组氨酸转运体（peptide/histidine transporter，PHT）；Na⁺依赖型多种维生素转运蛋白（sodium-dependent multivitamin transporter，SMVT）；Na⁺偶联单羧酸转运蛋白（sodium-coupled monocarboxylate transporter，SMCT）；阴离子转运体（anion exchanger，AE）；尿酸盐转运体（urate transporter，URAT）；钠依赖型回肠胆汁酸转运体（sodium-dependent ileal bile acid transporter，ISBT）；Na⁺依赖型无机磷酸转运体（Na⁺-dependent inorganic phosphate transporter，NPT）；有机溶质转运体（orangic solute tansporter，OST）；多药及毒性化合物外排转运体（multidrug and toxic compound extrusion transporter，MATE）；人类铜离子转运体（human copper transporter，hCTR）。

# 中 文 索 引

# 英 文 索 引